Handbuch der inneren Medizin

Begründet von L. Mohr und R. Staehelin
Fortgeführt von H. Schwiegk
Herausgegeben von E. Buchborn

Tumoren der Atmungsorgane und des Mediastinums B

Spezieller Teil

Bearbeitet von

P. Alberto · U. Dold · P. Drings · H. Dürschmied · F. Eich
H.-J. Eichhorn · A. Gabler · D. Huhn · R. Joss · N. Konietzko
B. Kossmann · J. Kraft-Kinz · D. Krumhaar · S. Liebig
R. Loddenkemper · N.M. Merkle · K.-M. Müller · H.W. Pees
W. Pertzborn · R. Schuh · F. Trendelenburg · K.H. Tscheliessnigg
I. Vogt-Moykopf · I. Volkmer · J. Wilde · D. Zeidler

Herausgegeben von

F. Trendelenburg

Mit 116 Abbildungen und 134 Tabellen

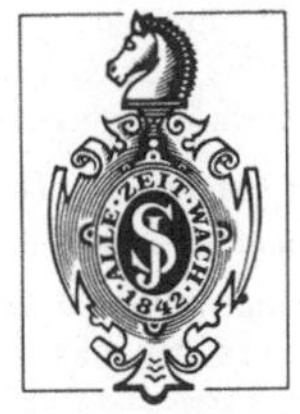

Springer-Verlag
Berlin Heidelberg NewYork Tokyo

Handbuch der inneren Medizin

Band IV: Erkrankungen der Atmungsorgane
Fünfte, völlig neu bearbeitete und erweiterte Auflage
Teil B: Tumoren der Atmungsorgane und des Mediastinums B

CIP-Kurztitelaufnahme der Deutschen Bibliothek

Handbuch der inneren Medizin / begr. von L. Mohr u. R. Staehelin. Hrsg. von H. Schwiegk u. E. Buchborn. Berlin; Heidelberg; New York; Tokyo: Springer

Teilw. fortgef. von H. Schwiegk u. hrsg. von E. Buchborn. – Teilw. mit d. Erscheinungsorten Berlin, Heidelberg, New York

NE: Mohr, Leo [Begr.]; Buchborn, Eberhard [Hrsg.]; Schwiegk, Herbert [Hrsg.]

Bd. 4. Erkrankungen der Atmungsorgane. 4. Tumoren der Atmungsorgane und des Mediastinums. B. Spezieller Teil. 5., völlig neu bearb. u. erw. Aufl. – 1985

Erkrankungen der Atmungsorgane. – Berlin; Heidelberg; New York; Tokyo: Springer

(Handbuch der inneren Medizin; Bd. 4) Teilw. mit d. Erscheinungsorten Berlin, Heidelberg, New York

4. Tumoren der Atmungsorgane und des Mediastinums. B. Spezieller Teil – 5., völlig neu bearb. u. erw. Aufl. – 1985.

Tumoren der Atmungsorgane und des Mediastinums / hrsg. von F. Trendelenburg. – Berlin; Heidelberg; New York; Tokyo: Springer (Erkrankungen der Atmungsorgane; 4) (Handbuch der inneren Medizin; Bd. 4)

NE: Trendelenburg, Friedrich [Hrsg.]

B. Spezieller Teil / bearb. von P. Alberto ... – 5., völlig neu bearb. u. erw. Aufl. – 1985.

ISBN-13: 978-3-642-70223-5 e-ISBN-13: 978-3-642-70222-8
DOI: 10.1007/978-3-642-70222-8

NE: Alberto, Pierre [Mitverf.]

Softcover reprint of the hardcover 5th edition 1985

Gesamtherstellung: Universitätsdruckerei H. Stürtz AG, Würzburg
2122/3130-543210

Mitarbeiterverzeichnis

TRENDELENBURG, FRIEDRICH, Professor Dr., Medizinische Universitätsklinik und Poliklinik, Abteilung für Pneumonologie, D-6650 Homburg/Saar

ALBERTO, P., Privatdozent Dr., Hôpital Cantonal Universitaire, Division d'Onco-Hématologie, Rue Micheli-du-Crest 24, CH-1211 Genève 4

DOLD, U., Professor Dr., Zentralkrankenhaus, Innere Abteilung, Unterbrunner Str. 85, D-8035 Gauting

DRINGS, P., Professor Dr., Krankenhaus Rohrbach, Klinik für Thoraxerkrankungen, Innere und Onkologische Abteilung, Amalienstr. 5, D-6900 Heidelberg 1

DÜRSCHMIED, H., MR Dr., Zentralklinik für Herz- und Lungenkrankheiten, Röntgenstr. 2, DDR-5302 Bad Berka

EICH, F., Dr., Medizinische Universitätsklinik und Poliklinik, Abteilung für Pneumonologie, D-6650 Homburg/Saar

EICHHORN, H.-J., Professor Dr., Hagenstr. 7, DDR-1116 Berlin-Karow

GABLER, A. †

HUHN, D., Professor Dr., Universitätsklinikum Charlottenburg, Medizinische Klinik und Poliklinik, Spandauer Damm 130, D-1000 Berlin 19

JOSS, R., Dr., Institut für medizinische Onkologie, Inselspital, CH-3010 Bern

KONIETZKO, N., Professor Dr., Ruhrlandklinik, Abteilung für Innere Medizin und Funktionsdiagnostik, Tüschener Weg 40, D-4300 Essen 16

KOSSMANN, B., Dr., Klinikum der Universität, Zentrum für Anästhesiologie, Prittwitzstr. 43, D-7900 Ulm

KRAFT-KINZ, J., Professor Dr., Landeskrankenhaus, Universitätsklinik für Chirurgie, Auenbruggerplatz 1, A-8036 Graz

KRUMHAAR, D., Professor Dr., I. Abteilung für Lungenkranke, Lungenklinik Havelhöhe, Krankenhaus Spandau, Kladower Damm 221, D-1000 Berlin 22

LIEBIG, S., Dr., Krankenhaus Zehlendorf, Lungenklinik Heckeshorn, Chirurgische Abteilung, Am Großen Wannsee 80, D-1000 Berlin 39

LODDENKEMPER, R., Privatdozent Dr., Krankenhaus Zehlendorf, Lungenklinik Heckeshorn, Innere Abteilung, Am Großen Wannsee 80, D-1000 Berlin 39

MERKLE, N.M., Privatdozent Dr., Krankenhaus Rohrbach, Klinik für Thoraxerkrankungen, Thoraxchirurgische Abteilung, Amalienstr. 5, D-6900 Heidelberg 1

MÜLLER, K.-M., Professor Dr., Institut für Pathologie, Berufsgenossenschaftliche Krankenanstalten „Bergmannsheil Bochum", Universitätsklinik, Hunscheidtstr. 1, D-4630 Bochum 1

PEES, H.W., Professor Dr., Medizinische Universitätsklinik und Poliklinik, Innere Medizin I, D-6650 Homburg/Saar

PERTZBORN, W., Dr., Krankenhaus Rohrbach, Klinik für Thoraxerkrankungen, Anaesthesieabteilung, Amalienstr. 5, D-6900 Heidelberg 1

SCHUH, R., Dr., Medizinische Universitätsklinik und Poliklinik, Abteilung für Pneumonologie, D-6650 Homburg/Saar

TSCHELIESSNIGG, K.H., Dr., Landeskrankenhaus, Universitätsklinik für Chirurgie, Auenbruggerplatz, A-8036 Graz

VOGT-MOYKOPF, I., Professor Dr., Krankenhaus Rohrbach, Klinik für Thoraxerkrankungen, Thoraxchirurgische Abteilung, Amalienstr. 5, D-6900 Heidelberg 1

VOLKMER, I., Dr., Chirurgische Universitätsklinik, Abteilung für Herz- und Thoraxchirurgie, D-6650 Homburg/Saar

WILDE, J., MR Dr., Zentralklinik für Herz- und Lungenkrankheiten, Domagkstr. 1, DDR-5302 Bad Berka

ZEIDLER, D., Professor Dr., Krankenhaus Merheim, Ostmerheimer Str. 200, D-5000 Köln 91

Inhaltsverzeichnis

I. Das Bronchuskarzinom

A. Früherkennung und erste Merkmale. Röntgenreihenuntersuchungen.
J. WILDE

B. Lokale Symptome, Verlauf, Komplikationen. Lokale Ausbreitung. Fernmetastasierung. A. GABLER †

Inhaltsübersicht Teil 4A

I. Das Bronchuskarzinom

A. Früherkennung und erste Merkmale. Röntgenreihenuntersuchungen

J. WILDE

Mit 11 Abbildungen und 5 Tabellen

A. Möglichkeiten und Grenzen der Früherkennung eines Bronchialkarzinoms

Krebsfrüherkennung ist eine Forderung der praktischen Onkologie mit der Zielsetzung der Verbesserung der Heilungschancen des Kranken. Ihre Realisierung schafft jedoch beim Bronchialkarzinom erhebliche Probleme. Während die klinisch stumme Phase eines lokalisierten Krebses einen Zeitraum von 2–4, gelegentlich bis zu 10 und mehr Jahren umfaßt, ist die zeitliche Spanne für rechtzeitige therapeutische Maßnahmen entsprechend den Berechnungen der Zellteilungszyklen von der ersten malignen Zelle bis zum Endstadium der Geschwulst (COLLINS et al. 1956) außerordentlich begrenzt. Diesen zeitlichen diagnostisch-therapeutischen Freiraum voll zu nutzen ist eine interdisziplinäre Aufgabe aller klinischen Fachrichtungen. Daneben sind in einigen Ländern Europas sowie in Japan Röntgenreihenuntersuchungen zur Früherfassung der Lungentuberkulose und bronchogener Tumoren gesetzlich geregelt. Die Ablehnung derartiger Vorsorgeuntersuchungen zur Früherkennung des Bronchialkarzinoms (BOUCOT u. WEISS 1973; OESER 1974; KROKOWSKI 1981; SHIELDS 1974) hat folgende Argumente:

1. Eine Früherkennung im strengen Sinne gelingt bei dieser Geschwulst nicht.
2. Ein großer Teil der rechtzeitig erfaßten Geschwulstkranken sind infolge anderer Begleitkrankheiten nicht therapiefähig.
3. Selbst bei überzeugender Verbesserung der Heilungschancen wird die Gesamtmortalität praktisch nicht beeinflußt.
4. Der Nutzen rechtfertigt nicht den großen ökonomischen Aufwand.

Versucht man anhand der jüngsten internationalen Erfahrungen eine sachliche Klärung des Für und Wider vorzunehmen, so stellt sich die Situation wie folgt dar:

Es trifft zu, daß eine Erfassung eines Bronchialkarzinoms in situ bzw. in seiner präinvasiven Phase selbst unter optimalen Bedingungen nur in 12–15% aller Fälle gelingt (WOOLNER et al. 1981). Demgegenüber sind unter solchen Voraussetzungen etwa 40–60% aller Kranken im Stadium I diagnostizierbar und zur Behandlung zu bringen (WOOLNER et al. 1981; MARTINI 1982; HAYATA et al. 1982). Eine Heilung okkulter und präinvasiver Tumoren gelingt in 70–80% aller Fälle (MARTINI et al. 1974; PEARSON et al. 1967; WOOLNER et al. 1970). Die 5-Jahre-Überlebensrate der Kranken im Stadium I beträgt 40–50% und die der peripheren Tumoren (<3 cm) ohne Lymphknotenbeteiligung 60% und mehr (MOUNTAIN 1980; MARTINI 1982). Zur Zeit werden etwa $^1/_3$ aller Lungenkrebskranken im Stadium I erfaßt (MARTINI 1982; BERNDT et al. 1980). Der Umstand, daß in den USA die Heilungschancen im Verlauf der letzten zwei Jahrzehnte zugenommen haben (AXTELL et al. 1976), ist nicht nur ein Beleg für die verbesserten therapeutischen Methoden, sondern auch eine Rechtfertigung für das Bemühen um rechtzeitige Erkennung bzw. frühere Diagnose.

Etwa 40% aller Lungenkrebskranken sind 70 Jahre alt und älter. Diese kommen für kurative Maßnahmen kaum in Betracht und sind somit keine Zielgruppe für Suchverfahren. Auch bei den jüngeren Patienten im Alter von 40–55 Jahren liegt infolge Operationsverweigerung, früher Metastasierung, einer Einschränkung der kardiorespiratorischen Funktion sowie einer Schädigung anderer Organsysteme die Resektionsrate nur zwischen 40–65% (WILDE 1978; WILDE et al. 1983a). Andererseits sind viele Patienten dieser Altersgruppe Familienväter, deren Heilung schwerwiegende soziale Probleme vermeiden hilft.

LEVIN et al. (1982) sowie WILDE et al. (1983a) fanden bei der Analyse prospektiver Studien keine entscheidende Beeinflussung der Bronchialkarzinommortalität. Ob diese zum gegenwärtigen Zeitpunkt als Kriterium der Wirksamkeit überhaupt sinnvoll benutzt werden kann, erscheint unter Berücksichtigung eines Anteils von 13–31% falsch negativen klinischen Fehldiagnosen im Sektionsgut (HAUPT u. ZÖMISCH 1967; HEASMAN u. LIPWORTH 1966; SCHULZE 1974; GROSSE 1980) und der relativ niedrigen Sektionsrate fraglich.

Die wiederholt vorgebrachten Argumente, daß die rechtzeitige Erkennung und Therapie eines Organkrebses an der Gesamtmorbidität und -mortalität nichts ändere (OESER 1974; KROKOWSKI 1981) ist zwar statistisch belegbar, berücksichtigt jedoch nicht, daß das Geschwulstleiden stets ein Einzelschicksal bleibt und es nicht gleichgültig ist, ob ein Mensch im Alter von 45 Jahren oder mit 80 Jahren dieser Krankheit erliegt.

Zur Aufwand-Nutzen-Relation wird in dem Abschnitt Röntgenreihenuntersuchung Stellung genommen. Es steht außer Frage, daß bei aller ärztlichen Verantwortung für den einzelnen Kranken die ökonomischen Zwänge auch dem Arzt, der sich diesen nicht beugen möchte, alternative Entscheidungen hinsichtlich der Prioritäten seines Handelns abverlangen. Im Blick auf die Vorsorgeuntersuchungen zur Früherfassung des Bronchialkarzinoms sind Überlegungen zur

Tabelle 1. Möglichkeiten der Eingrenzung der Risikopopulation zur Effizienzsteigerung eines Screenings, aufgezeigt an den Zahlen der DDR des Jahres 1973. Anteile der Raucher wurden ermittelt durch Stichprobenuntersuchungen im Bezirk Erfurt

Population	Populationsgröße (in Mill.)	Bronchialkarzinominzidenz (in ‰)
Gesamtpopulation	16,8	0,44
Männliche Gesamtpopulation	7,8	0,83
Männer, 40–70 Jahre	2,3	1,71
Männliche Raucher, 40–70 Jahre	1,14	3,25
Starke Raucher (männlich), 40–70 Jahre	0,57	5,14

Effizienzsteigerung in vielfältiger Form bereits erfolgt (SUTNICK et al. 1976; WILDE 1974; WILDE et al. 1983a, b; LEMOINE 1979; SCHWEIGER u. HUTAS 1981).

Von grundsätzlicher Bedeutung ist dabei die Krebsmorbidität einer Population und die Spezifität einer in Betracht kommenden Suchmethode (LILIENFELD 1974). Während die verfügbaren Suchverfahren zur Zeit noch sehr begrenzt sind, ist die Eingrenzung der Risikopopulation ein wesentlicher Faktor der Effizienzsteigerung. Daß eine solche möglich ist, geht aus Tabelle 1 hervor. Die Inzidenz einer Screeningpopulation sollte nicht unter 3‰ liegen.

B. Definition des Begriffs Früherkennung

Unter dem Eindruck der außerordentlich günstigen Therapie- und Heilungschancen kleiner peripherer aber auch zentraler Bronchialkarzinome hat IKEDA (1981) das „frühe" zentrale Karzinom mit 4 Kriterien charakterisiert:

1. Der Ursprung des Tumors befindet sich in der Region Haupt- bis Segmentbronchus.
2. Am resezierten Präparat ist der Tumor nachweislich auf die Bronchialwand beschränkt.
3. Lymphknotenmetastasen lassen sich nicht nachweisen.
4. Hinsichtlich des histologischen Types gibt es keine Einschränkung.

Die Definition des „Frühkarzinoms" in der Peripherie der Lunge umfaßt nach IKEDA (1981) 3 Kriterien:

1. Das Karzinom stammt aus einer Gegend distal des Subsegmentniveaus.
2. Größe des Tumors <2 cm (am resezierten Material).
3. Keine Infiltration der Pleura, keine Metastasierung (N_0M_0).

Angesichts der Berechnung COLLINS et al. (1956) und der Erfahrungen WOOLNER's et al. (1981) ist zu bedenken, ob der Begriff „Früherkennung" nicht besser vermieden und nur vom „rechtzeitig erfaßten" Tumor gesprochen werden sollte. Die Rechtzeitigkeit bezieht sich dann auf die lokale Operabilität. Das TNM-System (UICC 1978) kennzeichnet diese Geschwülste mit dem klinischen Stadium I.

C. Methodische Ansatzpunkte zur Früherkennung

Bei den Bemühungen um rechtzeitige Diagnose eines Bronchialkrebses muß den differenten Chancen der Nachweisbarkeit der 3 Lokalisationsformen durch einander ergänzende Erfassungsmethoden Rechnung getragen werden.

Im Rahmen von Vorsorgeuntersuchungen bei symptomlosen lungenkrebsgefährdeten Bevölkerungsgruppen fanden bisher

1. röntgenologische Untersuchungen der Lunge
2. zytologische Untersuchungen repräsentativen Sputums (d.h. Expektorats der tiefen Atemwege) und
3. bronchoskopische Kontrollen

in angemessenen Intervallen Anwendung.

Darüberhinaus haben in den letzten Jahren immunologische und mikrobiologische Methoden Hoffnungen auf eine Verbesserung der Chancen der Tumorfrüherkennung geweckt.

In der klinischen Phase der Geschwulstentwicklung sind 4 Symptomgruppen zu unterscheiden:

1. lokale Symptome
2. allgemeine Symptome
3. Paraneoplasien
4. Fernsymptome

Von diesen kommt den ersten lokalen und allgemeinen Symptomen und den Paraneoplasien für die rechtzeitige Tumorerfassung eine besondere Bedeutung zu.

D. Röntgenologische Früherkennung

Die Maßnahmen zur rechtzeitigen Erfassung und die der Diagnostik und Verifizierung eines Tumors sind zwei differente Teile eines Systems. Zielsetzung und Aufgabe der Schirmbildreihenuntersuchung ist die Ermittlung von Befunden mit aktuellem Krankheitswert, das heißt unter anderem auch von Tumorverdachtsfällen.

I. Röntgenreihenuntersuchungen

1. Historische Entwicklung der Röntgenreihenuntersuchung

Die Röntgenreihenuntersuchung wurde als ein epidemiologisches Instrument zur wirkungsvollen Bekämpfung der Tuberkulose entwickelt. Nach KATTENTIDT (1934) ist das Jahr 1921 das eigentliche Geburtsjahr der Röntgenreihendurchleuchtung. Unter dem Eindruck rückläufiger Neuerkrankungsziffern an Tuberkulose wurde die Frage nach der Zweckmäßigkeit der Röntgenreihenuntersuchung während der letzten Jahrzehnte wiederholt gestellt. Da die ersten Bemühungen um deren Nutzung zur Früherfassung des Bronchialkarzinoms unbefriedigend verliefen (WILDE 1978), sprachen sich eine Reihe von Fachleuten gegen dieses Screeningverfahren aus (BOUCOT et al. 1961; BOUCOT u. WEISS 1973; GARLAND et al. 1962; SHIELDS 1974; KROKOWSKI 1981).

2. Effektivitätskriterien

Die WHO fordert von einem idealen Krebstest, daß er

1. sicher, das heißt spezifisch und sensitiv,
2. schnell praktikabel und reproduzierbar und
3. einfach und billig, das heißt technisch leicht wiederholbar ist.

Darüberhinaus sollte er für die zu Untersuchenden geeignet und zumutbar sein. Ausmaß und Erfolg der sich aus der Untersuchung ergebenden ärztlichen Maßnahmen bedürfen der Ausgewogenheit und Realisierbarkeit. Entsprechend der Zielsetzung zweckmäßiger Reihenuntersuchungen ist die Verringerung der Morbidität und Sterblichkeit einer Population an der in Betracht kommenden Krankheit das entscheidende Kriterium für die Wirksamkeit eines Suchverfahrens. Unter Berücksichtigung der hohen Anteile negativer klinischer Fehldiagnosen, die zwischen 13 und 31% liegen (HAUPT u. ZÖMISCH 1967; GROSSE 1980) erhebt sich die Frage, ob die Mortalität bei der niedrigen Autopsierate ein geeignetes Effektivitätskriterium ist. Die Beeinflussung der Letalität könnte demgegenüber eine wesentliche Entscheidungshilfe sein. KROKOWSKI 1982 empfiehlt die altersbezogene Lebenserwartung als Bezugsgröße des Erfolgs.

3. Retrospektive klinische und epidemiologische Analysen

In einer Vielzahl klinischer Studien wurden bereits in den sechziger Jahren die günstigeren chirurgischen Behandlungsergebnisse der durch Röntgenuntersuchung erfaßten noch symptomlosen Bronchialkarzinomkranken gegenüber den symptombehafteten klinisch aufgedeckten Fällen herausgestellt (SCHULZE 1974; HIGGINS et al. 1975; OVERHOLT et al. 1975; LEGHA et al. 1977; WIDOW u. MATTHES 1976). Im Rahmen einer kooperativen Studie (WIDOW 1979) aller thoraxchirurgischen Zentren der DDR wurden die resezierten Bronchialkarzinome von 16, ab 1973 von 17 Kliniken erfaßt und damit das Schicksal nahezu aller, das heißt 90–100%, (bis 1972 85–90%) dieser Kranken eines Landes verfolgt. Die 5-Jahre-Überlebensraten der durch Schirmbild erfaßten Patienten schwankten zwischen 34–38%, die der klinischen Fälle zwischen 26 und 30%. Entsprechend der Abb. 1 ist 1971/72 ein Gipfel mit 1286 Operationen von Katasterfällen festzustellen. An Stelle einer zu erwartenden weiteren Zunahme wurde 1973/74 und 1975/76 ein Abfall registriert, der nicht durch einen markanten Anstieg der Operationsfrequenz der klinischen Fälle aufgefangen worden ist. Er muß dem drastischen Rückgang der Volksröntgenreihenuntersuchung in einigen Bezirken der DDR zugeordnet werden, der sich in einer verminderten Erfassung von Bronchialkarzinomkranken niederschlug. In retrospektiven Analysen eines vollständigen unausgewählten Krankengutes zweier Bezirke der DDR (BAUDREXL et al. 1970; WILDE 1974) ließ sich epidemiologisch belegen, daß „Katasterkrebse" unabhängig von einer Altersgrenze eine Resektionsrate von 26,8% und eine 5-Jahre-Heilung von 12,2% aufwiesen, während die chirurgische Behandlungsfähigkeit bei klinischer Erfassung nur 5,5% und die 5-Jahre-Heilung 1,8% betrug. Eine neuerliche epidemiologische Studie aller 2943 im Bezirk Erfurt in den Jahren 1963, 1968 sowie 1972–1977 erfaßten und registrierten Bron-

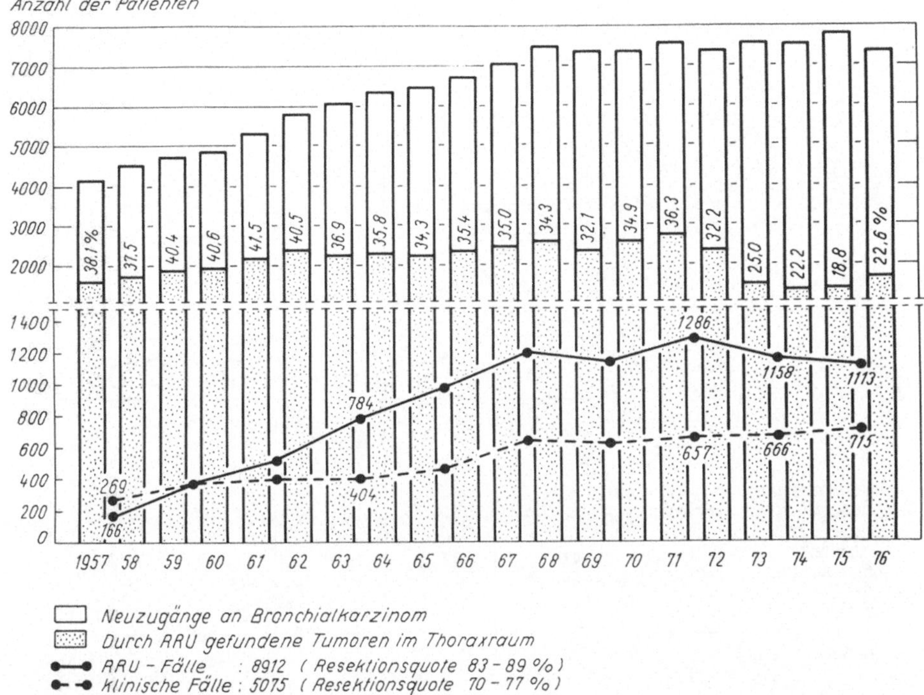

Abb. 1. Darstellung der in den Jahren 1967–1976 in der DDR insgesamt registrierten Bronchialkarzinome, der davon durch RRU erfaßten Fälle sowie der Zahlen der operierten Patienten (jeweils für 2 Jahre), differenziert nach RRU-Erfaßten und klinischen Fällen. Die Kurven machen deutlich, daß nach 1972 statt einer zu erwartenden weiteren Zunahme der Krankheitsfälle und der Operationen eine Stagnation eintrat. Diese ist dem drastischen Rückgang der RRU zuzuschreiben

chialkarzinomkranken ergab bei einem Rhythmus der Röntgenreihenuntersuchungen von 2 Jahren, zum Teil auch von 1 Jahr bzw. von 6 Monaten einen Erfassungsanteil von 29,3% durch Schirmbildscreening und von 60,8% durch klinische Befunderhebung. Die zufällige Entdeckung brachte 3,1%, die Kontrolle gesunder Befundträger 1,7% zur Diagnostik und durch Obduktion wurden 149 Lungenkrebsfälle registriert, das heißt 5,1% aller Bronchialkarzinome in dieser Zeit. Die Resektionsfähigkeit war entsprechend dem Erfassungsmodus deutlich different und belief sich zwischen 5,6% (klinisch) und 34,7% (Röntgenreihenuntersuchung). Der Anteil der 5-Jahre Überlebenden betrug bei klinischer Erfassung 1,0%. Das Schirmbild brachte für 10,8% Heilungschancen (s. Abb. 2). Diese besseren Heilungsaussichten der durch Röntgenreihenuntersuchung erfaßten Patienten werden bereits durch die Unterschiede in den klinischen Tumorstadien zum Zeitpunkt der Erstdiagnose demonstrabel. 54,8% der so aufgefundenen Kranken waren dem Tumorstadium I und II (UICC 1968) zuzuordnen. Demgegenüber betrug dieser Anteil bei den klinisch Erfaßten nur 22,8%, bei den Kontrollen gesunder Befundträger 40,0% und bei den zufällig Entdeckten 33,7%. Auch im Blick auf die unterschiedliche Prognose und Biologie der verschiedenen histologischen Typen ist es interessant, daß die im Rahmen

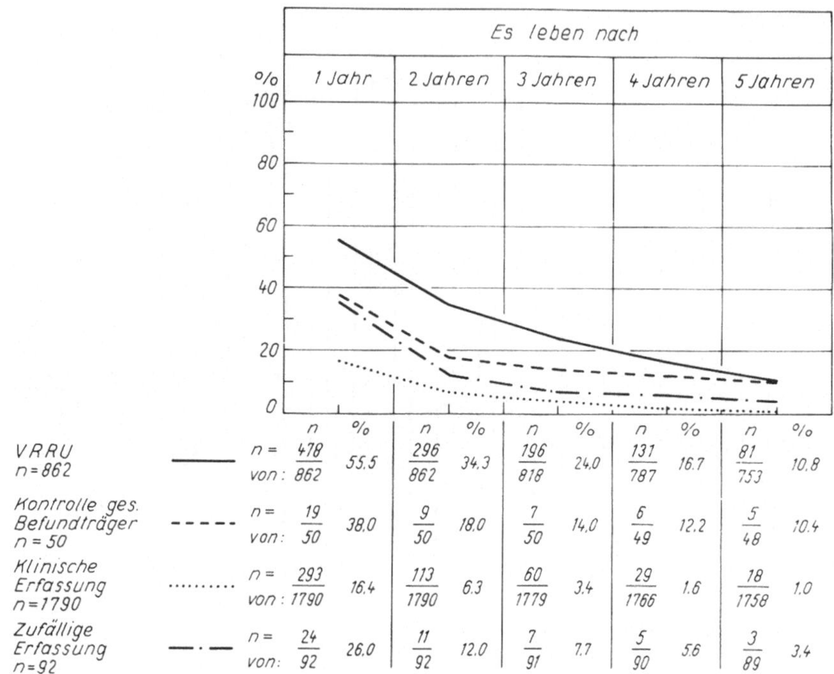

Abb. 2. Die Heilungschancen der Bronchialkarzinomkranken in Abhängigkeit von der Art der Erfassung. Die Darstellung gibt das Bild eines unausgewählten epidemiologischen Krankengutes des Bezirkes Erfurt der Jahre 1963, 1968 sowie 1972–1977 wieder

der Röntgenreihenuntersuchung erfaßten Kranken nur einen Anteil von 26,5% an kleinzelligen Karzinomen, aber den größten Anteil von 18,9% an Adenokarzinomen unter allen Erfassungsformen aufwiesen. Im klinischen Krankengut war der Anteil der kleinzelligen Karzinome mit 38,3% absolut und relativ am höchsten und der der Adenokarzinome mit 8,5% am niedrigsten (Abb. 3). Das entspricht der Erfahrung, daß die mittels Röntgenreihenuntersuchung entdeckten Bronchialkarzinome zu 57,5% peripher, zu 5,2% intermediär und zu 34,5% zentral lokalisiert sind. Unter den auf Grund klinischer Symptome zur Diagnostik gekommenen Patienten betrug der Anteil der zentralen Geschwülste 54,5% und der der peripheren Tumoren 29,6%.

4. Prospektive Studien

BOUCOT et al. (1961) waren die ersten, die systematische prospektive Röntgenuntersuchungen in 6 monatlichen Intervallen aufnahmen. Trotz der eingesetzten Aktivitäten erzielten sie nur eine 5-Jahre-Überlebensrate von 6%. 1966 berichteten LILIENFELD et al. über eine Pilotstudie zur Klärung der Wertmaßstäbe für radiologische und zytologische Screenings in 6monatlichen Intervallen. Auf Grund organisatorischer Mängel erfüllte die Studie ihre Zielsetzung nicht,

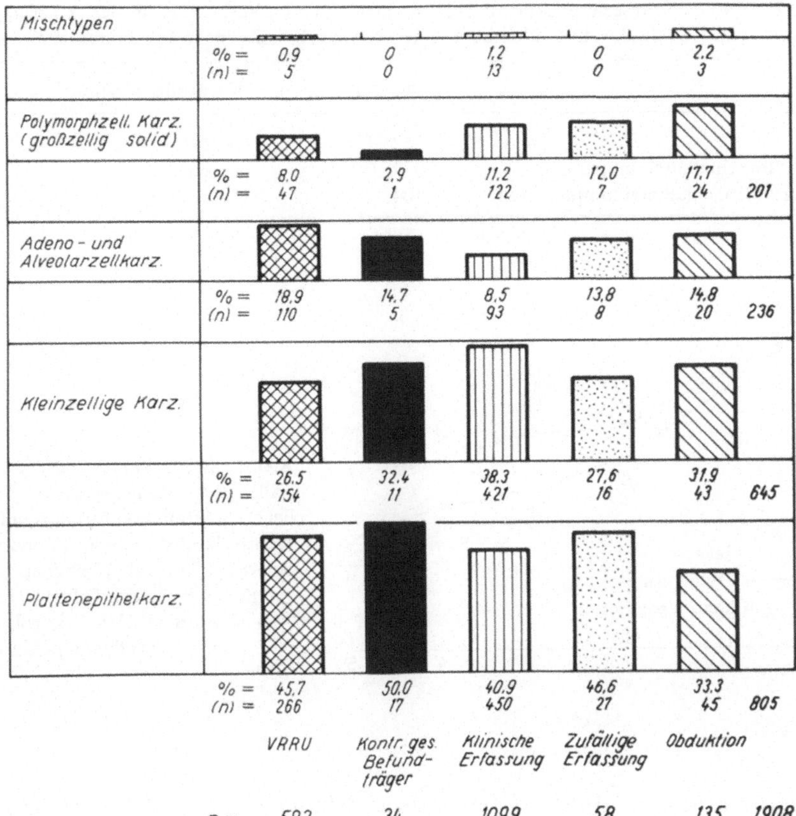

Abb. 3. Verteilung der histologischen Typen auf die verschiedenen Erfassungsmethoden. Im klinischen Krankengut ist der Anteil der kleinzelligen Karzinome absolut und relativ am höchsten, die der Adenokarzinome am niedrigsten. Umgekehrt ist bei den durch RRU-erfaßten Kranken der Anteil der Adenokarzinome am höchsten. (Alle Männer und Frauen aller Jahrgänge; $n = 2943$, davon typisiert $n = 1908$, Mischtypen $n = 21$)

ermittelte jedoch für die Röntgenreihenuntersuchung eine Sensibilität von 42% und eine Spezifität von 98%. Neuere prospektive Untersuchungen wurden in den 70er Jahren in einigen Ländern aufgenommen, um endgültige Klärung der Wirksamkeit des Schirmbildsuchverfahrens in Verbindung mit der Sputumzytologie zu erzielen (Fontana et al. 1975; Martini 1982; Sanderson u. Fontana 1982; Wilde et al. 1978, 1983a). Die Ergebnisse lassen übereinstimmend eine vorsichtige, positive Bewertung der Röntgenreihenuntersuchung zur rechtzeitigen Erfassung der Bronchialkarzinomkranken zu. Unter den Bedingungen engmaschiger Röntgenuntersuchungen kommt es

1. zu einer Erhöhung des Anteils niederer Tumorstadien
2. zu einer Steigerung der Resektionsanteile der erfaßten Tumorkranken
3. zu einer Verbesserung der Heilungschancen der Resezierten (s. Tabelle 2 und Abb. 4)

(s. auch Berlin et al. 1984)

Tabelle 2. Erfaßte und resezierte Bronchialkarzinompatienten im Verlauf der im Bezirk Erfurt erfolgten prospektiven Studie zur Früherfassung des Bronchialkarzinoms in den Jahren 1972–1977

	Studienpopulation	Kontrollpopulation
n	41532	102348
Erfaßte Bronchialkarzinompatienten	374	667
Resezierte Bronchialkarzinompatienten	104	125

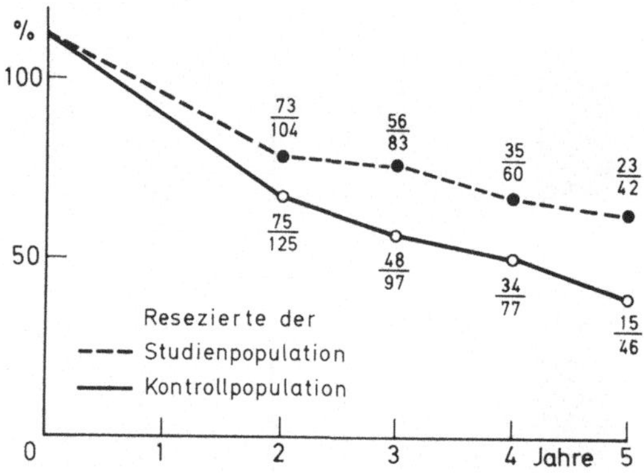

Abb. 4. Lebenskurven der resezierten Fälle des Screeningkollektivs (6 monatliche Schirmbildkontrolle) und des Kontrollkollektivs (ca. 18 monatliche Schirmbildkontrolle) einer prospektiven Studie im Bezirk Erfurt 1972–1977. —— Resezierte der Kontrollpopulation, ---- Studienpopulation

Legt man die im Rahmen der Erfurter Studie ermittelten Prozentsätze der 5-Jahre-Heilung, die auf Grund der kleinen Zahl noch wenig verläßlich sind, einer Vorausberechnung zu Grunde, so ergibt sich eine Heilungschance aller erfaßten Bronchialkarzinomkranken bei halbjährlichem Turnus von 14% und bei $1^1/_2$jährlichem Rhythmus von 6,9%. Diese Schätzwerte kommen den von BRETT (1969) mitgeteilten Resultaten sehr nahe (15 und 6%). HAYATA et al. (1982) ermittelten eine 5-Jahre-Heilung im Screeningkollektiv von 20,6% gegenüber 5,3% bei den Kontrollpatienten. Die auf Grund theoretischer Erwägungen (VEEZE 1968; SAXEN et al. 1964) zu erwartende Zunahme des Anteils kleinzelliger Bronchialkarzinome durch ein engmaschiges Screening fand sich weder im Mayo Lung Cancer Project (TAYLOR et al. 1981) noch in der Erfurter Studie (WILDE et al. 1983a). Demgegenüber war unter den resezierten Tumoren des Screeningkollektivs im Bezirk Erfurt ein deutlicher Überhang der Adenokarzinome zu beobachten, der im Lung Cancer Project der Mayo-Klinik nicht in Erscheinung trat. Hier ließ sich jedoch anhand der bisherigen Erfahrungen zeigen, daß Plattenepithel- und Adenokarzinome durch das Screening nicht nur im niederen Stadium vermehrt erfaßt werden, sondern daß auch die Absterberate deutlich unter der der Kontrollen liegt. Das trifft für die undifferenzierten klein- und großzelligen Tumoren nicht zu. Eine Feststellung BRETT's (1969), daß jüngere Jahrgänge von einer engmaschigen Tumorsuche den größeren Nutzen ziehen, ließ sich auch anhand der Analyse des Erfurter Krankengutes treffen (WILDE et al. 1978, 1983a). Ursache hierfür ist die mit ansteigendem Alter zunehmende

Funktionseinschränkung und Belastungsintoleranz, so daß die Resektionsfähigkeit limitiert wird.

5. Möglichkeiten der Effektivitätssteigerung

Wenn heute die Schirmbilduntersuchung unter den Bedingungen eines jährlichen Katasters zu einer 5-Jahre-Heilung in 11–12% aller erfaßten Fälle führt und symptombehaftete Kranke nur eine Heilungschance in 1,0–1,8% aufweisen (BAUDREXL et al. 1970; WILDE 1974), so ist damit der Gewinn eines solchen Screenings für ein Land wie die DDR bei 7500 Bronchialkarzinomen pro Jahr mit (12% weniger 1,8%) 900 weniger 135 = 765 5-Jahre-Geheilten zu kalkulieren. Nimmt man an, daß ein Teil dieser Patienten zufällig erfaßt und möglicherweise auch geheilt würde, so bliebe sicher ein Anteil von 600–700 Kranken, die jährlich bei funktionierendem Screening geheilt würden, ohne eine angemessene Heilungschance. Der Aufwand, der zu deren Erfassung betrieben werden muß, ist allerdings nicht gering. Unter Zugrundelegung des Herstellungspreises eines Schirmbildes von 2,58 M errechnet sich die Kostenlast für die Erfassung eines heilbaren Bronchialkarzinomkranken in der DDR mit 18000–19000 M.

a) Risikoeingrenzung (Möglichkeiten der Risikogruppenbildung)

Die Möglichkeit einer Optimierung der Aufwand-Nutzen-Relation ist vor allem durch die Eingrenzung der Risikogruppen gegeben. Je höher die Inzidenzrate, um so effektiver ist ein Screeningverfahren (LILIENFELD 1974). Auf Grund epidemiologischer Daten läßt sich feststellen, daß 60% aller Bronchialkarzinome der Altersgruppe von 40–69 Jahren zugehören. Jenseits des 70. Lebensjahres ist nur in Ausnahmefällen eine kurative Therapie möglich.

Die Inzidenz männlicher zu weiblicher Bronchialkarzinome weist regional differente mittlere Relationen von 10:1 bis 4:1 auf, die jedoch in zunehmendem Maße absinken.

Der Zigarettenkonsum ist der wichtigste Risikofaktor. Zwischen ihm und dem Auftreten eines Lungenkrebses besteht eine Dosiswirkungsbeziehung. Entsprechend den Erhebungen im Bezirk Erfurt entfallen auf die männliche Population der Altersgruppe 40–70 Jahre 33% mittelstarke (100000–200000 Zigaretten) und 14,7% starke Raucher (>200000 Zigaretten im bisherigen Leben). Dieser Bevölkerungsgruppe, die 6,8% der Gesamtbevölkerung ausmacht, sind aber 50% aller Neuzugänge an Lungenkrebs zuzuordnen. $^3/_4$ von diesen sind in der Gruppe der starken Raucher zu finden. In 3,4% der Gesamtpopulation ließen sich 39% aller zu erwartenden malignen Tumoren auffinden (s. Tabellen 1 und 3). Nach WILDNER u. KLEIN (1969) ist der ökonomisch-geographische Faktor der Inzidenzzunahme verhältnismäßig gering.

Professionelle Teilursachen sind seit langem unter anderen bei Beschäftigten im Uranbergbau, in der Asbest herstellenden und verarbeitenden Industrie, bei arsenexponierten Arbeitern und Landwirten bekannt. Nach MILLER (1980) wird in Zukunft in 40% aller Lungenkrebse in den USA ein professioneller Risikofaktor zu erwarten sein. Diese Exponierten sind eine gut überschaubare Risiko-

Tabelle 3. Risikogruppen und Untersuchungsintervalle zur gestaffelten Früherfassung des Bronchialkarzinoms nach den Erfahrungen der prospektiven Studie im Bezirk Erfurt 1972–1977

RRU-Untersuchungsfolge			
	Risikogruppe 0:	Nichtraucher und Raucher, 100000 Zigaretten	52% der Männer von 40–70 Jahren
sollte 1 × jährlich erfolgen	Risikogruppe I:	Raucher, 100000 bis 200000 Zigaretten	33% der Männer von 40–70 Jahren
muß 1 × jährlich erfolgen	Risikogruppe II:	Raucher >200000 Zigaretten	15% der Männer von 40–70 Jahren
sollte $^{1}/_{2}$jährlich erfolgen	Risikogruppe III:	Raucher >200000 Zigaretten mit Zusatzrisiken	
		Zusatzrisiken:	
		1. Berufliche Exposition: Asbest, Arsen-, Beryllium-, Chrom-, Kadmium-, Nickelverbindungen u.a.; ionisierende Strahlen	
		2. Familiäre Disposition: Lungenkrebs bei Eltern oder Geschwistern	

gruppe, die aber auch dann dieser zugeordnet bleiben müssen, wenn die Exposition beendet ist.

Lungennarben stellen einen lokalen Realisationsfaktor für ein Bronchialkarzinom dar. Nach HAUPT (1973) sind Narbenkarzinome in 5–14% aller Lungenkrebse zu erwarten. Die Krebsmorbidität gesunder Befundträger liegt 2,2–3,2mal höher als in der Vergleichspopulation (STEINBRÜCK u. GANGUIN 1967; KUBIK u. POLAK 1980).

TOKUHATA (1964) wies erstmalig eine familiäre Häufung von Bronchialkarzinomen nach. Berndt (1966) fand in Familien von Lungenkrebskranken ebenfalls eine Lungenkrebsübersterblichkeit. Möglicherweise ist eine familiäre Disposition mit einer genetisch determinierten verstärkten Reaktionsweise des Enzyms Arylhydroxycarbonhydrolase (AHH) auf bestimmte Kohlenwasserstoffe erklärbar (KELLERMANN et al. 1973). Einen interessanten Zusammenhang zwischen Ulcus pepticum bzw. Magenresektion und Lungenkrebs beobachteten BERNDT (1962) sowie SALZER u. SCHENNACH (1973). Diese Koinzidenz betrifft alle histologischen Typen gleichmäßig (KOHOUT 1978).

b) Komputersteuerung

Der personelle Aufwand zur persönlichen Vorladung der zur Röntgenreihenuntersuchung zu bringenden Bevölkerungsgruppen ist erheblich. Er läßt sich durch Komputersteuerung wirksam reduzieren. Voraussetzung hierfür ist ein aktualisierter Einwohnerdatenspeicher, der Namen, Vornamen, Geburtsdatum, Geschlecht und Wohnung enthalten muß. Außerdem sollte er möglichst auch Beruf, Arbeitsstelle und Expositionszeiten gegenüber professionellen aerogenen Schadstoffen sowie Zigarettengesamtkonsum und subjektive pulmonale Beschwerden erfassen.

Mittels eines risikoorientierten komputergesteuerten intervallgestaffelten persönlichen Vorladesystems lassen sich bei hoher Beteiligung Spitzenbelastungen vermeiden und Geräte und Personal zweckmäßig einsetzen (s. Tabelle 3).

c) Senkung der röntgenologischen Verschleppung

Eine Chance der Effektivitätssteigerung der Röntgenreihenuntersuchung liegt in der Senkung der Verschleppungsrate bzw. der Verschleppungszeiten, die bei ca. 40% liegt (PETERSON 1977; WILDE jr. et al. 1983b). ANGERSTEIN et al. (1975) haben in einem Test von 77 Auswertern eine Treffsicherheit von 84% bei 10% falsch positiven Befunden erzielen können.
Die Röntgenbefunde mit den häufigsten und längsten Verschleppungen sind atypische und typische periphere Rundherde (WILDE jr. et al. 1983b).

d) Kombination der Röntgenreihenuntersuchung mit anderen Screeningverfahren bzw. -programmen

Das Bestreben an einer Population, die einem erhöhten Risiko unterliegt, sowohl an Lungenkrebs als auch an chronischer Bronchitis, Hypertonie, Myokardischämie und Diabetes mellitus zu erkranken, ein komplexes Screening durchzuführen, hat eine Reihe von Autoren zu unterschiedlichem Vorgehen veranlaßt (RICHTER et al. 1974; LEMOINE 1979; KUNZE 1978; SCHWEIGER u. HUTAS 1981).

e) Kombination von Röntgenreihenuntersuchung mit zytologischem Screening

Die Untersuchungen von LILIENFELD et al. (1966) waren die ersten Screeninguntersuchungen einer solchen Kombination. Die Sensibilität der Erfassung wurde von 42% (Röntgenreihenuntersuchung) bzw. 33% (Sputumzytologie) auf 63% durch Verknüpfung beider Methoden angehoben. Positive Anfangserfolge hatte auch das Mayo Lung Cancer Project (FONTANA et al. 1975; WOOLNER et al. 1981; TAYLOR et al. 1981). Trotz eines engmaschigen Screenings fanden sich nur in 12–15% okkulte Karzinome. Im Auffinden der Tumoren des Stadiums I erwies sich das Röntgenbild 3,6fach effektiver als die Sputumzytologie. NARUKE (1980) berichtete über eine erhebliche Steigerung der Erfassungschancen bei einem solchen kombinierten Vorgehen. Gleiche Bemühungen führten andernorts zu negativen Ergebnissen (JÄGER u. WILDE 1977; HELBICH 1981). Das Resultat ist sicher abhängig vom materiellen und personellen Aufwand.

6. Risiko der Röntgenreihenuntersuchung

Der zunehmende Einsatz ionisierender Strahlen in Diagnostik und Therapie hat in den letzten Jahren einen Anstieg der medizinischen Strahlenbelastung bis zu 8% pro Kopf der Bevölkerung zur Folge gehabt (OESER 1975). Die Frage nach schädlichen Einflüssen einer solchen ärztlich induzierten Erscheinung hat auch zu einer kritischen Bewertung der Röntgenreihenuntersuchung geführt. Trotz der praktischen Bedeutung des Problems und der Heftigkeit dieses Meinungsstreites gibt es bis heute keine unangefochtenen verläßlichen Daten für oder gegen eine Strahlengefährdung durch ein Schirmbildscreening. In der BRD hat die mittlere genetische Strahlenbelastung von etwa 20 mrem/a innerhalb von 14 Jahren einen Anstieg bis zu etwa 60 mrem/a erfahren (Oeser 1975). Unter Berücksichtigung der genetisch-signifikanten Gonadendosis beträgt der effektive Wert nur 30–50% davon (Angerstein 1974). Damit liegt die medizinisch bedingte genetische Strahlenbelastung deutlicher unter der der natürlichen Strahlenexposition und wird als vertretbar eingeschätzt.

Als weit größeres Risiko der künstlichen Strahlenexposition einer Population wird jedoch die Induktion somatischer Strahlenschäden von einigen Experten diskutiert (Beir-Report 1972; Icrp 1977; Unscear Report 1977; Kitabatake et al. 1973; Morgan 1974; Rausch 1976). Als Voraussetzung hierfür gilt die Möglichkeit einer stochastischen somatischen Strahlenwirkung, bei der die Wahrscheinlichkeit der Zunahme der Krebsfälle in einer Population mit steigender Strahlenbelastung steigt. Eine solche Hypothese, die aus der Extrapolation von Befunden nach hohen Strahlendosen abgeleitet wurde, wird jedoch von einigen ernstzunehmenden Autoren abgelehnt (Mole 1975; Oeser 1975).

Neben dem Mammakarzinom wird als Folge von Thoraxreihenuntersuchungen eine strahlenbedingte Erhöhung der Neuzugangsrate an Bronchialkarzinomen (Angerstein 1979; Kitabatake et al. 1973) und an Leukämien (Morgan 1974; Kitabatake et al. 1973; Angerstein 1979) diskutiert.

Das Ausmaß der Strahlenschädigung durch symptomatische Röntgenreihenuntersuchungen wird bei 12 Millionen Bürgern mit je 30 Thoraxaufnahmen auf jährlich 180 Lungenkrebsfälle, 27 Leukämiefälle und 5 Mammakarzinome kalkuliert (Angerstein 1979). Gegen all diese Erörterungen ist unter anderem einzuwenden, daß trotz der Zunahme der medizinischen Strahlenexposition seit der Jahrhundertwende eine Konstanz der altersspezifischen Krebsgefährdung nachzuweisen ist (Grosse 1960; Lock 1974; Oeser et al. 1974).

Bei der Bevölkerung der Schweiz läßt die altersspezifische Krebssterblichkeit während der letzten 50 bis 60 Jahre sogar einen deutlichen Rückgang bei beiden Geschlechtern erkennen (Gsell 1969).

7. Einschätzung der Effektivität der Röntgenreihenuntersuchung

Die Röntgenreihenuntersuchung ist derzeitig das einzige Suchverfahren, das beim Bronchialkarzinom den Kranken gewisse Chancen auf Heilung erhält. Sowohl die epidemiologischen Analysen als auch die prospektiven Studien ermittelten 5-Jahre-Überlebensraten von 11–20%. Die durch klinische Symptomatologie erfaßten Kranken haben eine Heilungschance von 1,8–6%. Eine sichere Beeinflussung der Sterblichkeit an Lungenkrebs durch ein Schirmbildscreening gelang bisher nicht. Die Frage, ob die Röntgenreihenuntersuchung lediglich eine Vorverlegung der Diagnostik bewirkt und die Zeit von der ersten Geschwulstzelle bis zum Tod unbeeinflußt läßt, kann unter Hinweis auf die 10-Jahre-Überlebensraten eindeutig beantwortet werden. An einem klinischen Pa-

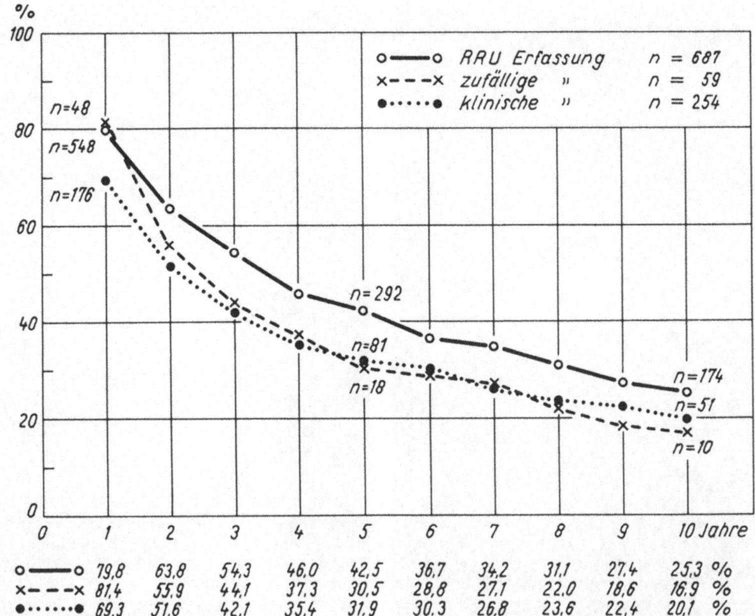

Abb. 5. Lebenskurven von 1000 resezierten Bronchialkarzinomkranken in Abhängigkeit von der Erfassung

tientenkollektiv von 1000 resezierten Bronchialkarzinomkranken hatten die durch Röntgenreihenuntersuchung Erfaßten eine 10-Jahre-Heilung von 25,3% und die klinisch Entdeckten eine solche von 20,1% (s. Abb. 5). Außerdem widersprechen dieser These die Tatsachen, daß unter den Bedingungen eines Screenings

1. eine eindeutig verbesserte Stadienverteilung und
2. eine Erhöhung der Resektionsraten signifikant resultieren.

Wenn Miller (1981) darüberhinaus eine Möglichkeit der Verfälschung der Screeningresultate in der Bevorzugung langsam wachsender Tumoren erblickt, dann muß darauf verwiesen werden, daß die durch das Schirmbildscreening bedingten verbesserten 5-Jahre-Überlebensraten alle histologischen Typen einschließlich des kleinzelligen Bronchialkarzinoms betreffen. Eine endgültige Klärung dieses Problems wird erst nach einer hinreichend langen Nachbeobachtung der in die prospektiven Studien aufgenommenen Probanden möglich sein.

Zur Empfindlichkeit und Spezifität hatten bereits Lilienfeld et al. (1966) Stellung genommen. Sie fanden eine Sensibilität von 33% und eine spezifische Sicherheit der Erfassung von 98%. Wilde et al. (1983a) ermittelten eine Sensibilität der Methode von 47% und eine durch andere zum Teil behandlungsbedürftige pulmonale Erkrankungen bedingte Spezifität von nur 85%.

Praktikabilität, Reproduzierbarkeit und Zumutbarkeit der Schirmbilduntersuchungen haben dieses Verfahren in verschiedenen Ländern zu einem Kristallisationskern eines komplexen Screenings einer Risikopopulation jenseits des 40.

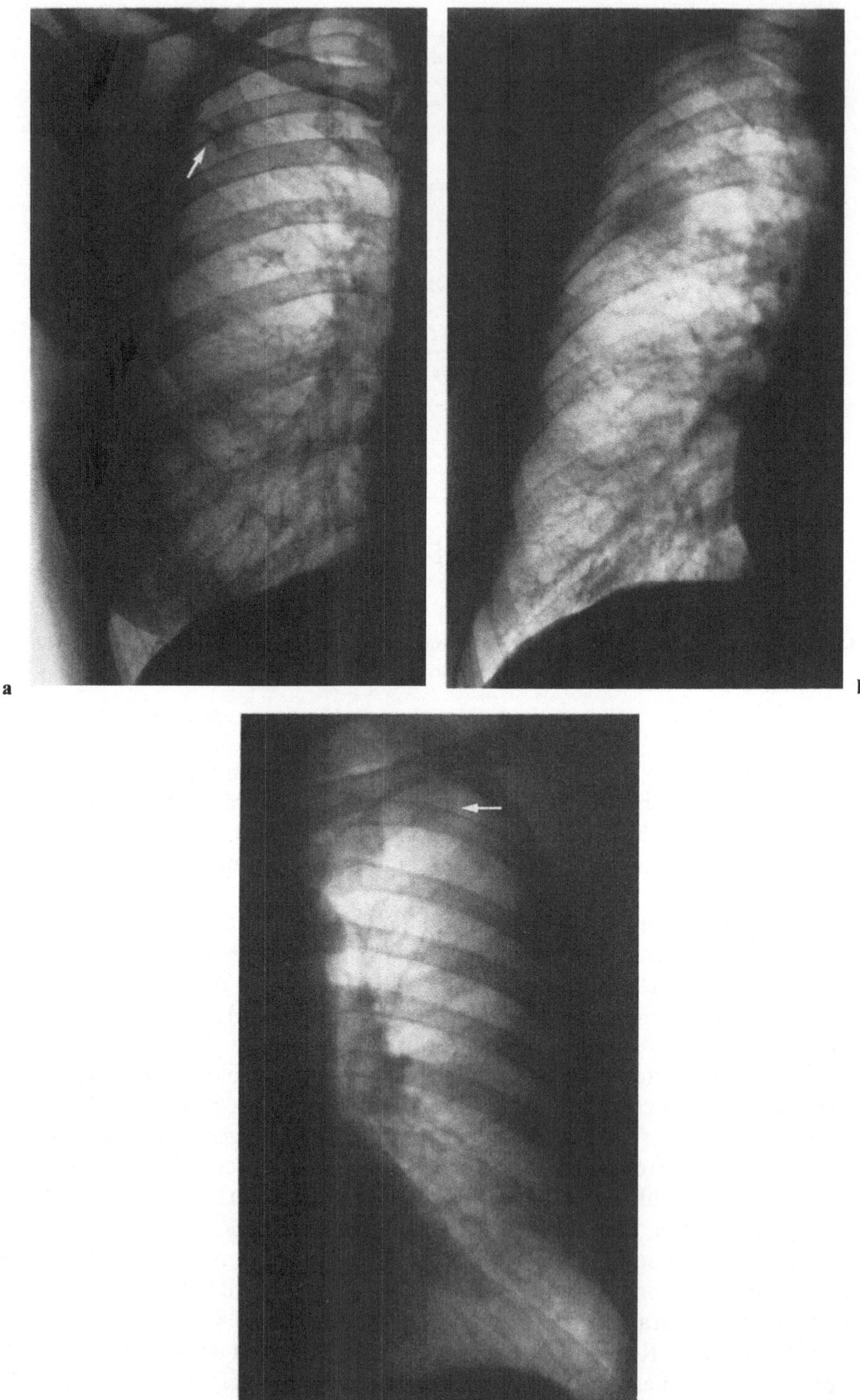
a
b
c

Lebensjahres werden lassen. Wirksamkeit und Wirtschaftlichkeit sind dabei ständig zu überwachen. Sie bleiben aktuelle Hebel zur Optimierung einer Methode, für die es gegenwärtig keinen gleichwertigen Ersatz gibt.

II. Röntgenologische ‚Früherkennung' als Gelegenheitsbefund

Darüberhinaus werden pro Jahr von einer großen Zahl von Personen Thoraxübersichtsaufnahmen aus unterschiedlichen Gründen angefertigt. Diese zur rechtzeitigen Erkennung früher Bronchialkarzinomstadien zu nutzen, ist ein dringendes Anliegen, was die genaue Kenntnis röntgenologischer Erstsymptome bei den befunderhebenden Ärzten erfordert. Dabei ist es wichtig, sich zu vergegenwärtigen, daß praktisch jede röntgenologische Abnormalität von einem malignen Primärtumor verursacht werden kann.

1. Röntgenologische ‚Frühsymptome' des peripheren Bronchialkarzinoms

Die röntgenologischen Grundformen des peripheren Bronchialkarzinoms lassen sich in

solide Krebsknoten
diffuse Tumorinfiltrate und
kavernisierende Prozesse

differenzieren.

Die äußeren Gestaltsmerkmale der Tumoren treten schon frühzeitig in Erscheinung. Sie prägen sich jedoch im Verlauf ihrer Entwicklung häufig noch deutlicher aus, wenn auch besondere Merkmale wie zentrale exzentrische Aufhellungen und perifokale Reaktionen von wechselnder Intensität sein können.

Unter dem Bilde des soliden Geschwulstknotens erscheint der weitaus größte Teil der peripheren Bronchialkarzinome. Sie werden mit dem Sammelbegriff der Rundherde charakterisiert.

Die Nekrobiose intrapulmonaler Tumoren und deren Anschluß an einen Drainagebronchus, ermöglichen die Expektoration nekrotischen Tumorgewebes

◄

Abb. 6a–c. Röntgenmorphologie des rechtzeitig erfaßten peripheren Bronchialkarzinoms. **a** H. A., ♀, 52 J. Haselnußkerngroßes (0,6 × 0,8 cm) subpleurales gut differenziertes Adenokarzinom. 2. Segment rechts. Röntgenologisch gut abgegrenzter Rundherd mit Pleurafinger, rechtes Oberfeld. **b** B. K., ♂, 62 J. Kirschgroßes (2,0 × 2,2 cm) peripheres bronchiolo-alveoläres Karzinom (Alveolarzellkarzinom) im 2. Segment rechts. Röntgenologisch gering progrediente diffuse Infiltration im rechten Oberfeld. **c** H. G., ♂, 68 J. Kirschgroßes (2,0 × 1,5 cm) peripheres bronchogenes papilläres Adenokarzinom mit Muzinbildung im 2. Segment links mit herdförmig streifiger Tumorinfiltration der Pleura visceralis. Röntgenologisch in Projektion auf die 1. Vorderrippe links umschriebene kleine Verdichtung. [Die Röntgenaufnahmen in diesem Kapitel wurden in der Zentralen Röntgenabteilung (Leiter: OMR Prof. Dr. Eger) der Zentralklinik für Herz- und Lungenkrankheiten Bad Berka angefertigt]

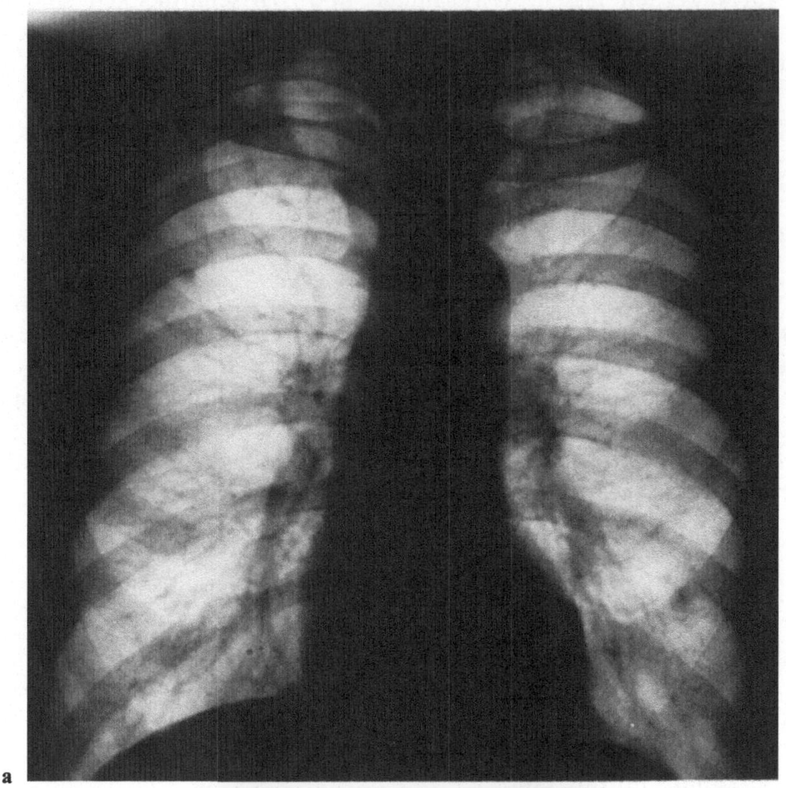
a

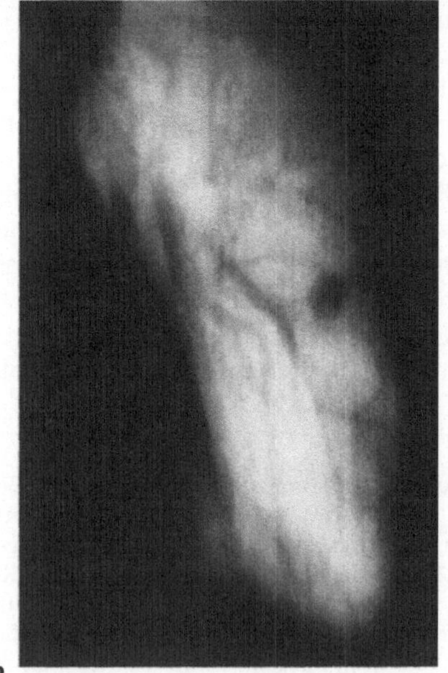
b

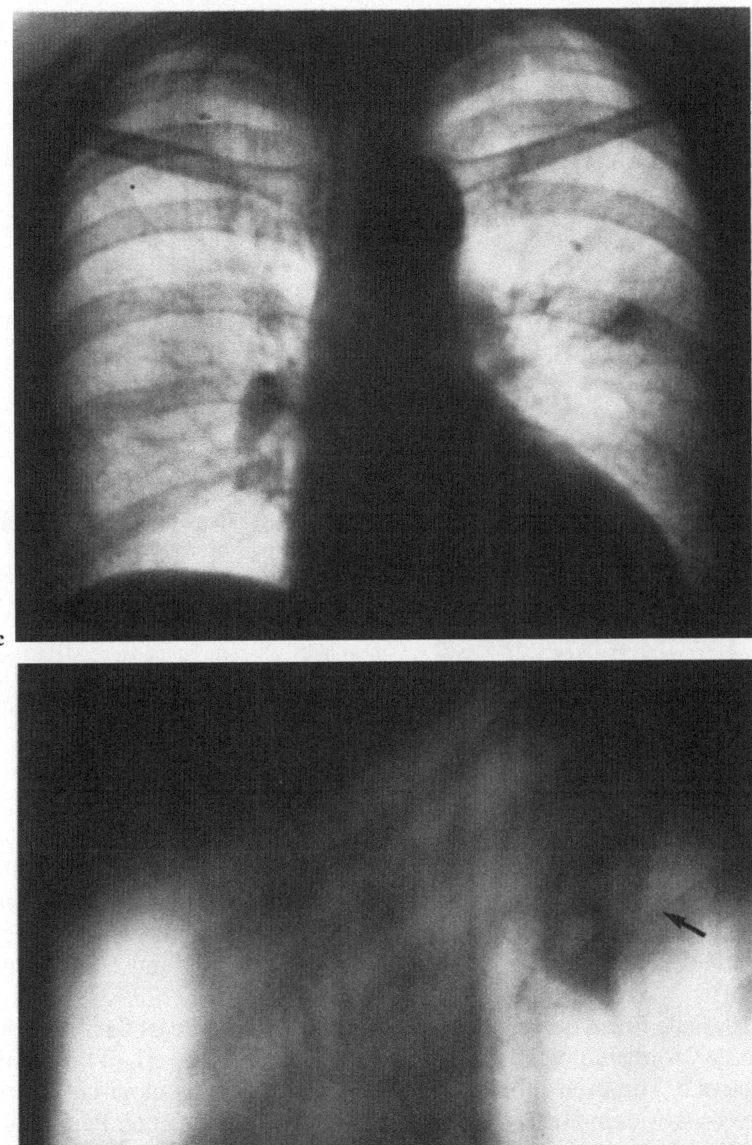

Abb. 7a–d. Röntgenmorphologie des rechtzeitig erfaßten peripheren Bronchialkarzinoms. **a** Sch. H., ♂, 49 J. Schirmbild, **b** Tomogramm p.a. Kirschkerngroßes (0,8 × 0,8 cm) peripheres mäßig differenziertes nicht vorhornendes Plattenepithelkarzinom des 8. Segments links. Röntgenologisch kleiner mäßig dichter homogener Rundherd im linken Unterfeld, der im Tomogramm zum Teil zarte besenreiserartige Ausläufer aufweist. **c** Sch. L., ♀, 59 J. Schirmbild, **d** Tomogramm sagittaler Strahlengang. Kirschgroßes (2,2 × 1,5 cm) peripheres überwiegend hochdifferenziertes bronchogenes Adenokarzinom im axillären Feld des 2. Segments links mit kirschkerngroßer Kavernisierung. Röntgenologisch kleiner homogener Rundherd im linken Ober-Mittelfeld, der sich im sagittalen Tomogramm als Tumorkaverne mit Pleurafinger erweist. Interlobarspalt (↖)

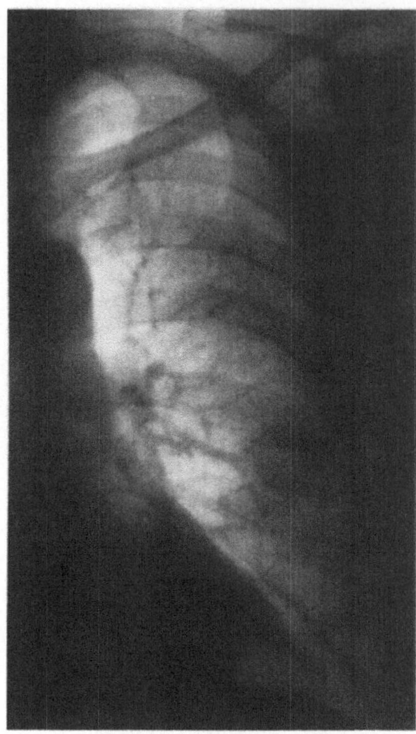

Abb. 8. Röntgenmorphologie des rechtzeitig erfaßten peripheren Bronchialkarzinoms. M. K., ♂, 61 J. Walnußgroßes (3,0 × 2,8 cm) peripheres, zentral kavernisierendes, mäßig differenziertes, gering verhornendes Plattenepithelkarzinom im 6. Segment links. Diskrete lymphogene Metastase im Peribronchium des linken Unterlappens. Röntgenologisch typische Tumorkaverne im linken Mittelunterfeld links

und die Auffüllung des Hohlraumes mit Luft. Das entstehende Röntgenbild einer Kaverne ist bei der Dynamik des Wachstumsprozesses der Tumorzellklone, der Veränderlichkeit der Durchblutung der zentralen Tumoranteile und der Passagefreiheit des drainierenden Bronchus sehr wechselnd. Der Anteil primär kavernisierender peripherer maligner Tumoren schwankt im Schrifttum zwischen 3–10%.

Eine spezielle Form der peripheren Bronchialkarzinome ist das Narbenkarzinom, das sich röntgenologisch lediglich durch seinen Filmverlauf von den übrigen peripheren Tumoren unterscheidet. In 32 von 77 histologisch gesicherten Narbenkrebsen wiesen HASCHE u. WILDE (1970) präexistierende Parenchymnarben und ältere Indurationsfelder am Entstehungsort des nachfolgenden Lungenkrebses nach. Diese alten Befunde bewirken bei der Befundung und beim Bildvergleich nicht selten eine falsche Sicherheit, so daß erhebliche Verschleppungszeiten auftreten.

2. Röntgenologische ‚Frühsymptome' des zentralen Bronchialkarzinoms

Der im zentralen Bronchialbaum bis zur Subsegmentaufteilung des Segmentbronchus entstehende maligne Tumor ist in seiner frühen Phase nur ausnahmsweise durch direkte Symptome röntgenologisch auffällig. Das trifft vor allem zu, wenn die Thoraxaufnahme nur in einer Ebene vorliegt. Da Röntgen- und Schirmbilder in der Regel nur im sagittalen Strahlengang vorliegen, gilt eine Tumorgröße von 3 cm Durchmesser als Schwellenwert röntgenologischer Nachweisbarkeit zentraler Geschwülste. Das schließt nicht aus, daß bei entsprechender Technik (Hartstrahltechnik in 2 Ebenen) wesentlich kleinere Primärtumoren erfaßt werden. Als Grundform des zentralen Bronchialkarzinoms kommen in Betracht:

1. der Rundschatten im Hilus
2. die einseitige Hilusverbreiterung
3. die Atelektase
4. die pneumonische Infiltration
5. die regionale Transparenzzunahme einer Seite
6. die Anhebung des rechten Hilus
7. die Verkleinerung des Hilus
8. Doppelkontur des Aortenbogens

Die Rundschatten im Hilus entsprechen den in den Segmentbronchien sich entwickelnden und ins Lungenparenchym hineindrängenden Tumoren. Sofern sie im 3.–6. Segment entstehen, können sie lange Zeit im Schatten des Herz- und Gefäßbandes sowie der Hilusstrukturen unbemerkt bleiben. Eine Aufnahme im seitlichen Strahlengang führt dann zu ihrer Aufdeckung.

Je nach den benachbarten Strukturen und der Ausbreitung des Tumors imponieren eine Reihe zentraler Tumoren allein durch die Kompaktheit oder durch die Vergrößerung des Hilus. Diese können zu Rückwirkungen auf das Parenchym in Form von verstärkter Streifenzeichnung oder wechselnd starken dystelektatischen Veränderungen führen. Eine Atelektase ist bei zentralen oder intermediären Tumoren häufig das erste röntgenologische Erscheinungsbild. Je nach der Lage des Tumors imponiert sie als Subsegment-, Segment- oder Lobäratelektase. Meist wird die Bronchusobstruktion durch einen exophytisch polypösen Tumor bedingt. Gelegentlich verursachen auch metastatisch vergrößerte Lymphknoten eine Bronchuskompression und den Kollaps des nachgeschalteten Parenchyms. Im Falle einer atelektatischen Lappenretraktion können die pathologischen Strukturen im Schattenbild der Hili verschwinden und einen unauffälligen Befund vortäuschen. Die Aufnahme im frontalen Strahlengang bewahrt im Verdachtsfall vor falscher Sicherheit. Bei entzündlichen Begleitreaktionen des Tumors kommt es in einem Teil der Fälle zur echten Retentionspneumonie im nachgeschalteten Lungengewebe. Der Tumorkernschatten verschwindet dann bei relativ kleinen Geschwülsten in deren Schattenbild. Eine Beurteilung der Größe und die Abgrenzung des Primärtumors können dann oft nicht erfolgen. Dieselbe differentialdiagnostische Schwierigkeit besteht, wenn eine Retentionspneumonie eine reaktive entzündliche Vergrößerung der Lymphknoten im Hilus bedingt.

Die „regionale helle Lunge“, die auch als totale einseitige Transparenzzunahme imponieren kann, ist vielfach ein bedeutsames Frühzeichen eines zentralen Bronchialkarzinoms. Sie hat zumeist ihre Ursache in einer Entlüftungssperre infolge einer ventilartigen Tumorstenose. Sie kann aber auch Folge einer vikariierenden Überblähung des gesunden ipsilateralen Restparenchyms bei totaler

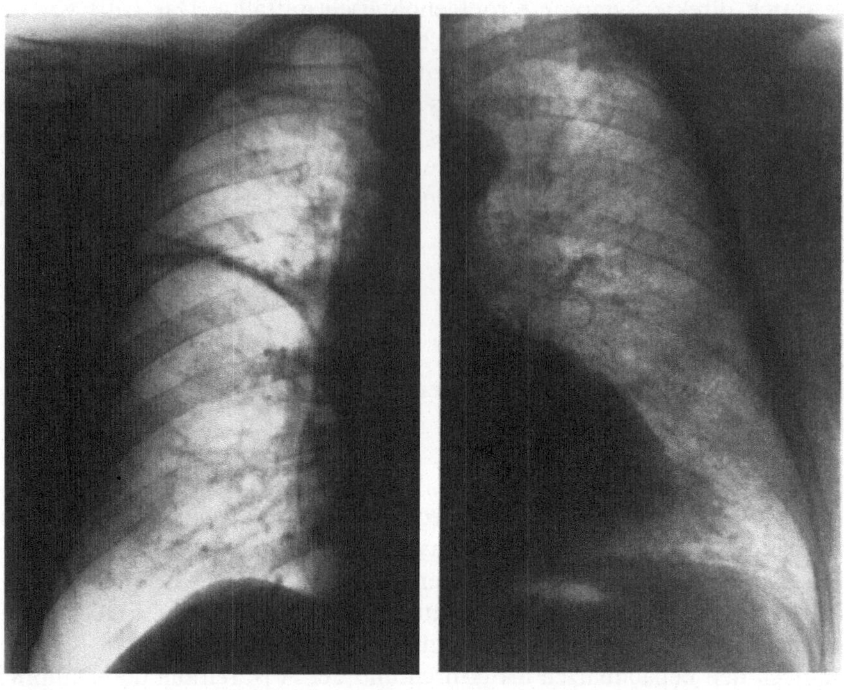

Abb. 9a–e. Röntgenmorphologie des rechtzeitig erfaßten zentralen Bronchialkarzinoms. **a** D. G., ♂, 54 J. Walnußgroßes (2,5 × 1,5 cm) zentrales papilläres gut differenziertes vorwiegend nicht verhornendes Plattenepithelkarzinom im Bereich der Karina des 1/2. Segmentbronchus rechts. Pleuritische Verdickung und Verklebung des kleinen Lappenspalts. Starke Schrumpfung des 1. und 2. Segments. Röntgenologisch erkennt man eine deutliche Verbreiterung des kleinen Lappenspalts (Ober/Mittellappen) mit Schrumpfung des Oberlappens rechts. **b** Sch. K., ♂, 60 J. Übersicht, **c** Tomogramm p.a., **d** Tomogramm im sagittalen Strahlengang. Kirschgroßes (2,0 × 2,0 cm) zentrales gering differenziertes nicht verhornendes Plattenepithelkarzinom der Karina des 1/2. Segmentbronchus mit Befall des benachbarten Lymphknotens und Retentionspneumonie mit Induration und Schrumpfung des 1/2. Segments. (Tumor und Lymphknoten) Röntgenologisch erkennt man eine schleirige streifige Trübung vom linken oberen Hiluspol ins Oberfeld auslaufend. Sagittales Tomogramm: Erkennbarer Oberlappenstammbronchus. Lateral von diesem über dessen Teilungsstelle hinweg reichend kleinkirschgroße homogene relativ scharf begrenzte Verschattung, der sich kranialwärts eine fächerförmige inhomogene Verschleierung anschließt. Im frontalen Strahlengang zeigt das Tomogramm ein geschrumpftes, homogen abgeschattetes 2. Segment mit dystelektatischem 1. Segment. **e** R. F., ♂, 51 J. Haselnußgroßes (1,0 × 1,0 cm) zentrales vorwiegend endobronchial und intramural wachsendes mäßig differenziertes nicht verhornendes Plattenepithelkarzinom im Bereich der Karina des 8/9. Segments mit Retentionspneumonie und sekundären Bronchiektasen in den beiden geschrumpften Segmenten. Röntgenologisch inhomogene segmentär begrenzte Abschattung im linken Unterfeld, die vom unteren Hiluspol brustwandwärts fächerförmig ausläuft

Atelektase des tumortragenden Lappens sein. In beiden Fällen liegt den pathophysiologischen Mechanismen ein exophytisch intrakanikuläres Tumorwachstum zugrunde. Je nach dessen Ausmaß bzw. der Expektoration nekrotischer obstruierender Tumoranteile können Atelektase, Dystelektase und Emphysem temporär rasch miteinander wechseln.

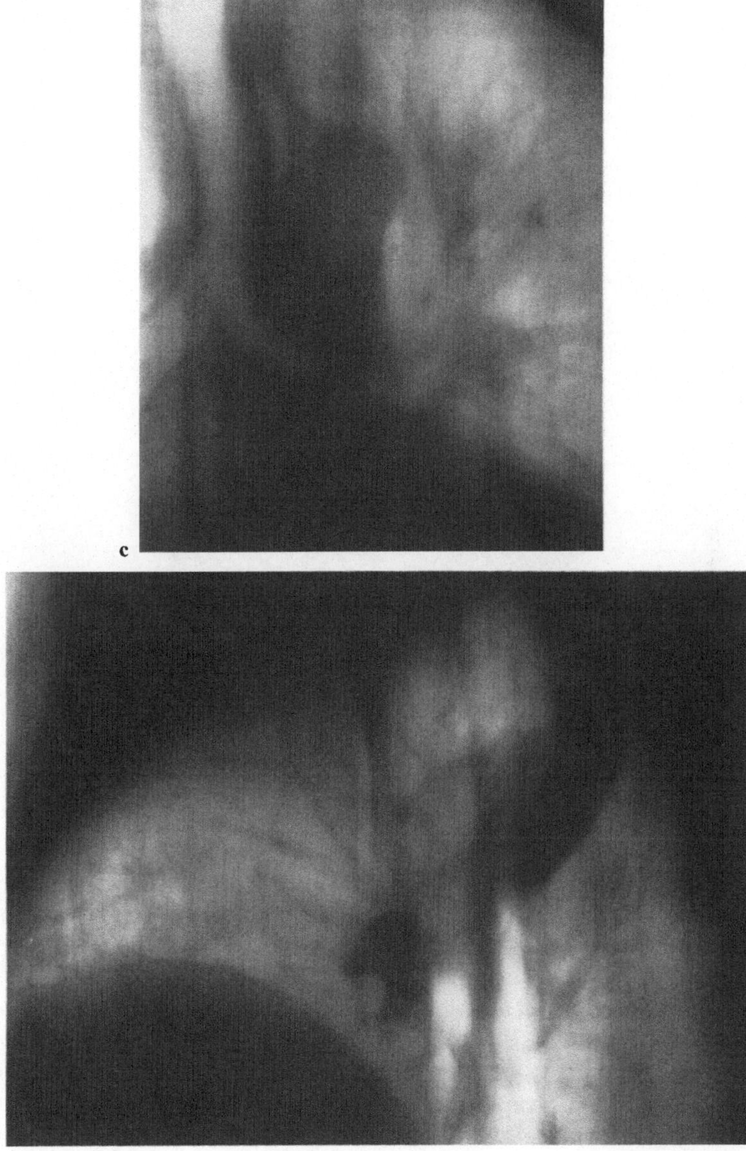

c

d

JOCHEM (1974) beschrieb die Anhebung des rechten Hilus als Hinweiszeichen auf ein zentrales rechtsseitig gelegenes Bronchialkarzinom. Er verweist in diesem Zusammenhang darauf, daß die linke Pulmonalarterie in 97% der Fälle höher als die rechte liegt und in 3% zwischen beiden ein Gleichstand besteht. Niemals liegt die rechte Pulmonalarterie höher als die linke (FELSON 1960).

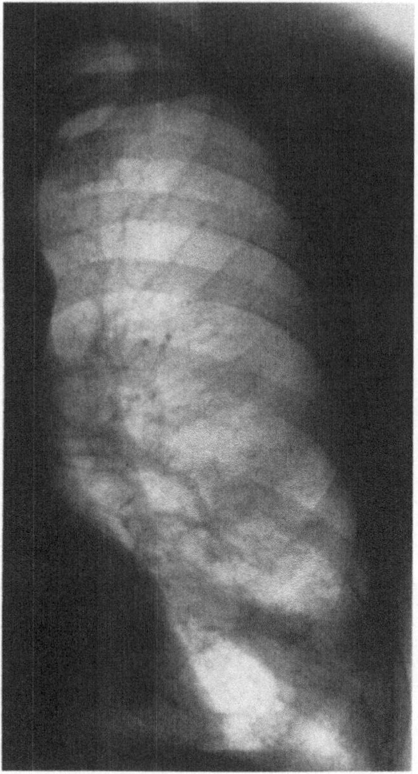

Abb. 9e

Als „paradoxes Hiluszeichen“ beim zentralen Bronchialkarzinom wurde von OESER et al. (1969) eine als Folge einer bronchostenotischen Hypoventilation mit regulativer Vasokonstriktion der zugeordneten Gefäße eingeschätzte Verschmälerung des Hilus der tumortragenden Seite charakterisiert und als Frühsymptom bewertet. Die Deutung der Pathophysiologie dieser Erscheinung ist nicht einheitlich (SCHULZE 1974). Ebenso ist die Bewertung dieser Röntgensymptomatik als Frühzeichen durchaus noch offen. Insgesamt ist es ein seltenes Phänomen. Die Doppelkontur des Aortenbogens als Hinweiszeichen auf ein Bronchialkarzinom wurde von MESCHAN (1967) beschrieben. Sie entspricht einem paramediastinal sich entwickelnden zentralen oder intermediären Tumor mit bzw. ohne Segmentatelektase oder Retentionspneumonie. Da das röntgenologische Erscheinungsbild eines Lungenkrebses eine Momentaufnahme eines dynamischen Entwicklungsprozesses ist, lassen 2 Aufnahmen mit gleicher Technik von einem Patienten zur unterschiedlichen Zeit aufgenommen, gewisse Rückschlüsse auf die Dynamik des Geschwulstwachstums und seiner Wechselbeziehungen zum Makroorganismus zu. Die qualitative und quantitative Differenz der Befunde sollte den Erfahrenen zu keiner Zeit selbst bei vorübergehender rückläufiger Entwicklungstendenz über die Bösartigkeit der Ursache hinwegtäuschen.

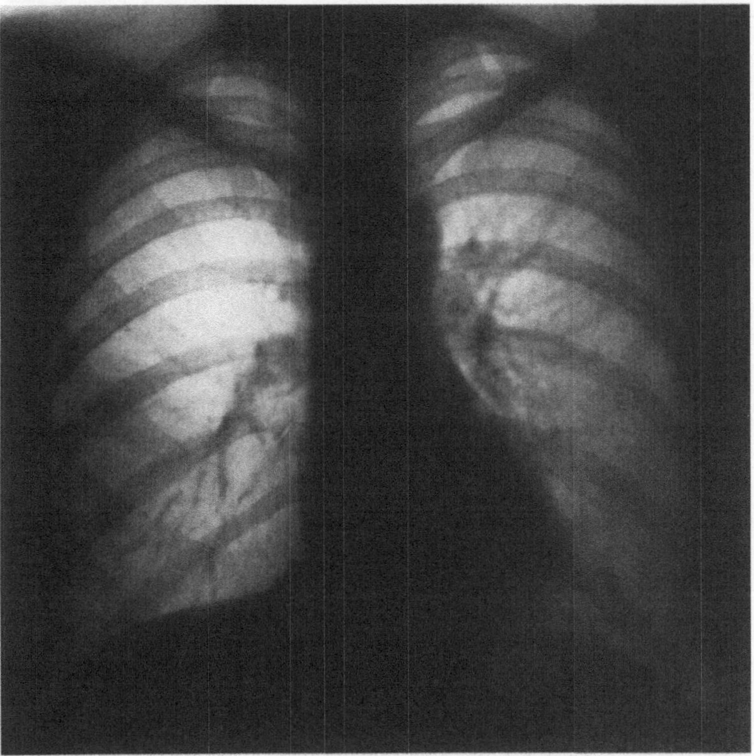

Abb. 10. Röntgenmorphologie eines rechtzeitig erfaßten zentralen Tumors. F. S., ♀, 50 J. Endobronchial wachsendes vom rechten Oberlappenstammbronchus ausgehendes Karzinoid. Röntgenologisch symptomatisches Emphysem rechte Lunge, insbesondere des rechten Oberlappens

E. Klinische ‚Früherkennung'

I. Klinische pulmonale Erstsymptome

Ebenso wie das röntgenologische Erscheinungsbild kleiner maligner Tumoren des Bronchialsystems ist der Charakter der klinischen Erstsymptome weitgehend von der Lokalisation der Geschwülste abhängig. Periphere Bronchialkarzinome können infolge ihres ungehinderten Wachstums zum Teil beträchtliche Größe gewinnen bevor sie Beschwerden auslösen. Im allgemeinen darf man annehmen, daß beim Auftreten eindeutiger pulmonaler oder allgemeiner Beschwerden im Verlauf der Entwicklung eines peripheren Bronchialkarzinoms das kurative Stadium bereits überschritten ist (s. Tabelle 4).

Das Wachstum eines in einem Segmentbronchus entstehenden Karzinoms verursacht häufig in seiner frühen Phase nicht nur Husten oder gelegentlich blutig tingiertes Sputum, sondern auch eine Destruktion der Schleimhaut sowie

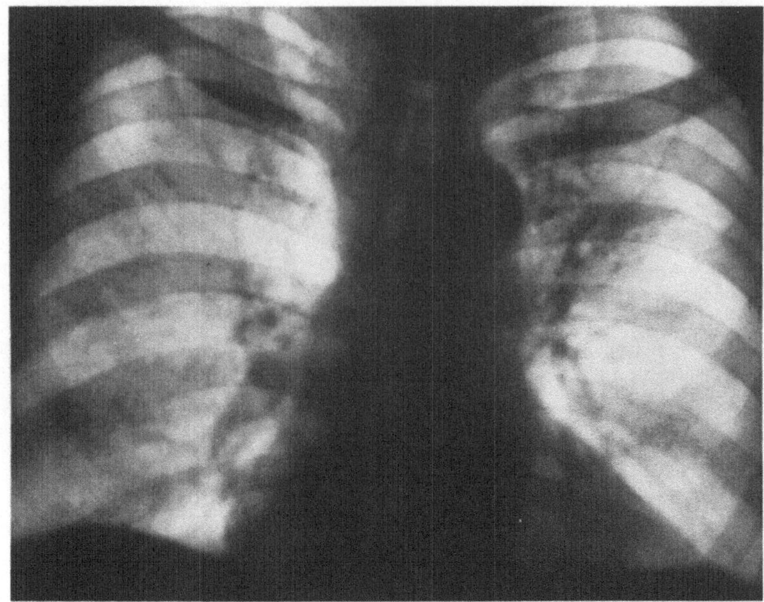

a

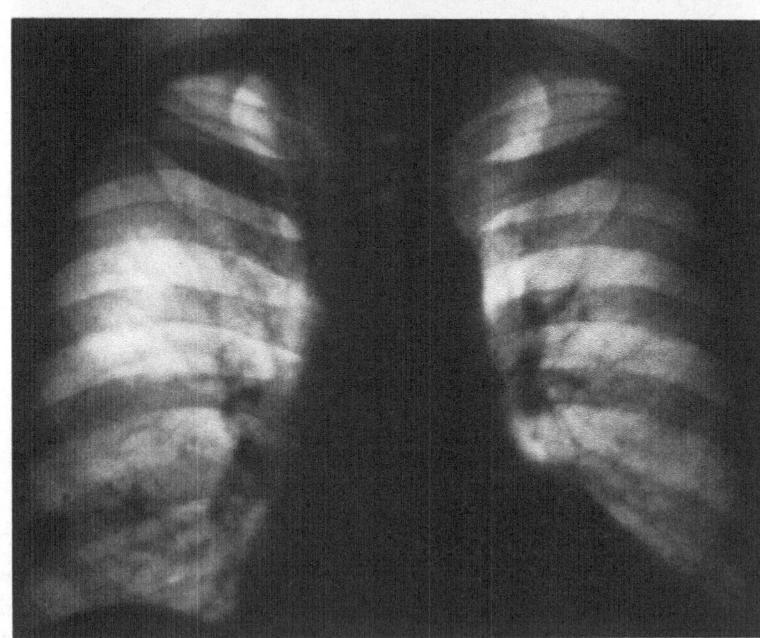

b

Abb. 11 a, b. Wechselnde Röntgenmorphologie bei relativ kleinem zentralen Bronchialkarzinom (zwei Aufnahmen mit einem zeitlichen Intervall von 8 Monaten. **a** M. O., ♂, 66 J. Vom linken oberen Hilus kranialwärts auslaufende fächerförmige inhomogene Eintrübung, die fehleingeschätzt wurde. **b** Nach Lösung der Bronchopneumonie verbleibt eine homogene Verdichtung, die dem oberen Hiluspol aufsitzt. Kirschgroßes (2,2 × 2,0 cm) zentrales gering differenziertes nicht verhornendes Plattenepithelkarzinom im Bereich der Karina des 1/2. Segmentbronchus

Tabelle 4. Erstsymptome und 5-Jahre-Heilung. Resultate entstammen einer epidemiologischen Studie im Bezirk Erfurt in den Jahren 1963, 1968, 1972–1977. $n=2943$

	Patienten im Alter bis 69 Jahren ($n=1819$)		
	n	%	5-Jahre-Heilung (%)
1. Symptomlos	453	15,4	18,9
2. Husten	118	4,0	0,9
3. blutiger Auswurf	75	2,5	1,4
4. Dyspnoe	48	1,6	2,3
5. Brustschmerzen	133	4,5	0,8
6. Fieber	51	1,7	2,0
7. Heiserkeit und sonstige Symptome	175	5,9	0
8. Kombinierte Symptome	766	26,0	2,3

Tabelle 5. Tumorerwartungsraten bei Männern zwischen 40–64 Jahren mit bestimmten Symptomen bzw. ohne solche. (Nach KUBIK 1970)

Vorhandensein von chronischem Husten	2,74‰/Jahr
bei Verschlimmerung des Hustens	4,39‰/Jahr
bei Auswurf	3,3 ‰/Jahr
bei Hämoptysen	10,2 ‰/Jahr
Nichthusten	0,51‰/Jahr
ohne Hustenverschlimmerung	1,27‰/Jahr
bei fehlendem Auswurf	0,73‰/Jahr
ohne Hämoptysen	1,25‰/Jahr

eine Störung der ziliaren Funktion (s. Tabelle 4). Dadurch kann eine Sekretretention und im Fall einer bakteriellen Infektion eine segmentäre Pneumonie die Folge sein. Bei Wiederfreigabe des Drainagebronchus klingt sie rasch ab, aber ebenso rasch rezidiviert sie wieder. Hat ein Tumor seinen Ausgang von einem Lappen- oder Hauptbronchus genommen, finden sich ähnliche Symptome, nur entsprechend dem größeren Lumen und dem zentralen Sitz in der Anfangsphase diskreter später aber mit um so stärkerer Auswirkung. Im Hinblick auf die rechtzeitige Erfassung des zentralen Bronchialkarzinoms verdient die Tumorerwartungsrate bei entsprechenden Symptomen besondere Aufmerksamkeit.

KUBIK (1970) (s. Tabelle 5) fand im Rahmen einer prospektiven Studie die höchste Erwartungsrate von 10,2‰ je Jahr bei Patienten mit ungeklärten Hämoptysen, gefolgt von den Fällen, die eine Verschlimmerung des Hustens angaben (4,39‰/Jahr).

Entgegen früheren Auffassungen (BOUCOT et al. 1964) eilt die radiologische Erkennbarkeit der klinischen Symptomatologie in mehr als der Hälfte der Fälle voraus (RIGLER 1966; WILDE jr. et al. 1983b). In 31,4% entsprechen beide zeitlich einander. In 14,5% aller Fälle treten klinische Symptome vor erfaßbaren

Röntgenzeichen auf (WILDE jr. et al. 1983b). Der Schlüssel zur Verbesserung der rechtzeitigen Erfassung Lungenkrebskranker liegt somit in der erhöhten Sensibilität sowohl gegenüber röntgenologischen Befunden als auch gegenüber klinischen Symptomen.

II. Paraneoplastische Syndrome

Eine Reihe von Bronchialkarzinomen führen unabhängig von ihrer Größe und ihrem Metastasierungsausmaß zu Begleiterscheinungen, die Folgen spezifischer und unspezifischer Stoffwechselstörungen der Geschwulstzellen sind. Toxische und autoantigene Eigenschaften werden diskutiert. Sie verschwinden mit der Tumorentfernung, treten aber im Fall eines Rezidivs oder bei Metastasierung erneut in Erscheinung. Sie werden unter dem Sammelbegriff paraneoplastische Syndrome zusammengefaßt. Ihre Häufigkeit wird sehr unterschiedlich beziffert. Je nach der Stärke der Ausprägung und der Aufmerksamkeit der Untersucher werden sie bei 5–12% der Bronchialkarzinomkranken beobachtet (SAVIČ u. CLEMENS 1975; JAKOBASCH 1976; HARDY et al. 1981). Am bekanntesten sind die Zeichen einer hypertrophen pulmonalen Osteoarthropathie, die Trommelschlegelfinger sowie endokrine Störungen. Nach HANSEN (1952) ist die Osteoarthropathie hypertrophiante in 4% der Fälle das Initialsymptom eines Bronchialkarzinoms. In dem großen Krankengut von SAVIĆ u. CLEMENS (1975) war das in 14% der Fall. Die Palette paraneoplastischer Reaktionen ist jedoch weit umfangreicher und schließt Myopathien, dermatologische, neurologische, kardiovaskuläre und haematologische Krankheitszeichen mit ein (s. Kapitel „Paraneoplasien“ in diesem Handbuch).

Für die Früherkennung des Karzinoms der Atemwege haben diese Krankheitsbilder bzw. -symptome insofern Bedeutung, als sich bei ihrer differentialdiagnostischen Abklärung eine intensive Tumorsuche erforderlich macht (SIEGENTHALER u. JENNY 1975).

F. Zytologische Früherkennung

Am prinzipiellen Wert der Sputumzytodiagnostik für die Erkennung früher Stadien, des zentralen und intermediären Bronchialkarzinoms bestehen heute keine Zweifel mehr (FONTANA 1977; SACCOMANNO 1982; WOOLNER et al. 1981; HELBICH 1981; BERLIN et al. 1984). Ihre Trefferquote liegt zwischen 30–38% (PETER u. SCHEFFEL 1967; FONTANA et al. 1975; LILIENFELD et al. 1966; WOOLNER et al. 1981).

Die differente Exfoliationsneigung der einzelnen histologischen Typen bedingt erhebliche Unterschiede in deren zytologischer Erfaßbarkeit. Die hohe Exfoliationsrate der Plattenepithelkarzinome kommt deren Früherfassung sehr entgegen, so daß dieser Typ auch die überragende Zahl okkulter Karzinome stellt (WOOLNER et al. 1981; HAYATA et al. 1982). Für die anderen histologischen Typen bringt die Sputumzytodiagnostik als Suchverfahren wenig Gewinn. Der ökonomische Aufwand des Verfahrens ist demgegenüber beträchtlich (JÄGER u. WILDE 1977). Er fordert das Zehnfache von dem der Zervixzytologie (SCHENCK 1980). Bei Patienten mit ungeklärter pulmonaler Symptomatik ist der wiederholte und gezielte Einsatz dieses nichtaggressiven Diagnostikums nach voraufgegangener Bronchoskopie eine noch zu selten genutzte Möglichkeit zur rechtzeitigen Erkennung eines Lungenkrebses.

Als Suchverfahren ist es dem Schirmbild hinsichtlich der Effektivität deutlich unterlegen (WOOLNER et al. 1981). Es ergänzt aber das Erfassungsspektrum der röntgenologisch nicht erkennbaren zentralen Plattenepithelkarzinome wesentlich. Seine Problematik liegt in der fehlenden Lokalisation des Tumors, die durch bronchologische Untersuchung ergänzend vollzogen werden muß.

Eine Reihe voneinander unabhängiger Faktoren vermögen die Effektivität der zytologischen Sputumdiagnostik zu steigern:

1. Eingrenzung des zu untersuchenden Personenkreises mit hoher Prävalenz- bzw. Inzidenzrate, wobei der Anteil der zu erwartenden Plattenepithelkarzinome besondere Beachtung findet (starke Raucher und Patienten mit eindeutigen Plattenepithelmetaplasien des Bronchialepithels).
2. Qualität und Quantität des Sputums sind für das Ergebnis entscheidend. Es muß repräsentatives Bronchialsekret in hinreichender Menge enthalten.
3. Die Bearbeitungsmethoden des Sputums und der Umfang der zytologischen Untersuchungen schaffen zur Zeit noch technische und personelle Probleme in der Routine. Das Zellanreicherungsverfahren nach SACCOMANNO (1982) und SACCOMANNO et al. (1963) führt zur Zeit zu den besten Ergebnissen.

I. Das okkulte Bronchialkarzinom

Kleine zentrale Bronchialkarzinome bleiben im Röntgenbild lange Zeit unauffällig. Sie werden als okkulte Tumoren bezeichnet und zur Zeit in einer Häufigkeit von 1–2‰ beobachtet. Erster Anhalt ist häufig eine positive Sputumzytologie. Nicht selten werden diese röntgenologisch stummen Geschwülste anläßlich einer Bronchoskopie mittels Biopsie oder bei zytologischer Untersuchung des Bronchialsekrets erfaßt. Zwischen erstem zytologischen Nachweis und erster röntgenologischer Erfassung liegen etwa 10–18 Monate (CARTER et al. 1976). Die bronchoskopischen Erscheinungsbilder dieser zentralen Mikrokarzinome können ebenso diskret wie ihre klinische Symptomatik sein: umschriebene entzündliche Schleimhautveränderung, erhöhte Verletzlichkeit von Mukosaabschnitten, geringe Unregelmäßigkeiten des Schleimhautreliefs, Verdickung einer Segmentkarina, zirkumskripte Motilitätsstörung eines Bronchus, unter Umständen fehlt jedes Hinweiszeichen. Dennoch bleibt die Bronchoskopie die einzige Methode der morphologischen Lokalisation und Sicherung röntgenologisch okkulter Bronchialkarzinome. Der Einsatz der Fluoreszenzbronchoskopie (BALCHUM et al. 1982; KING et al. 1982; HAYATA et al. 1982) kann dabei eine wertvolle Hilfe sein. Das Entscheidende für die korrekte Lokalisation und Sicherung eines sputumzytologisch positiven und röntgenologisch okkulten Bronchialkarzinoms ist das programmatische diagnostische Vorgehen. In Anlehnung an FONTANA et al. (1975), BAKER et al. (1979), HERMANEK u. GALL (1980) und MARSH et al. (1982) empfiehlt sich folgender Ablaufplan:

1. Tomographie beider Lungenflügel in 2 Ebenen.
2. Orientierende Bronchoskopie unter Einsatz der Fiberoptik in Lokalanästhesie, wobei nach makroskopischen Schleimhautveränderungen systematisch gefahndet wird und von allen auffälligen Details Biopsien bzw. Bürstenabstriche entnommen werden. Direkte Inspektion des Larynx am Ende der bronchoskopischen Untersuchung.
3. Fachärztliche Abklärung von Mundhöhle, Nase, Rachen, Kehlkopf und Speiseröhre zum Ausschluß eines Karzinoms dieser Region.
4. Bronchographie, wenn möglich in Form der Kinematographie unter Verwendung von Tantalumpuder, um neben den Lumeneinengungen auch die in ihrer Motilität und Selbstreinigungsfähigkeit gestörten Bronchusabschnitte sicherer erfassen zu können.
5. Subtile Bronchoskopie in Allgemeinnarkose. Sie fordert ein möglichst gereinigtes Bronchialsystem, das frei von akuten Entzündungsreaktionen ist. Eine Spülung der rechten und linken Lunge ermöglicht eine Seitendifferenzierung bei zytologisch positivem Sediment. Nachfolgend werden der Bronchialbaum über einen liegenden Carlenstubus mit der Fiberoptik systematisch Segment für Segment inspiziert, Biopsien aus suspekten Arealen und Karinen sowie Bürstenabstriche aus den Lappen- und Segmentbronchien entnommen. Dabei sollte, um eine Verschleppung von karzinomatösem Zellmaterial und damit eine diagnostische Fehlleitung zu vermeiden, die Bürste nur bis zur Spitze des Bronchoskops zurückgezogen und jeweils mit dem Bronchoskop über den Carlenstubus zur Materialabgabe gebracht werden (MARSH et al. 1982).

Nach dieser aufwendigen Prozedur gelingt es 90% der okkulten Tumoren zu lokalisieren (BAKER et al. 1979; MARSH et al. 1982). Ein negatives Ergebnis schließt ein Mikrokarzinom des Atemtraktes jedoch keinesfalls aus. In 4-monatigen Intervallen sollten dann erneute gleichartige Kontrollen erfolgen.

G. Immunologische Methoden zur ‚Früherkennung'

Während des letzten Jahrzehnts wurden große Erwartungen geweckt, daß die Tumorimmunologie einen wichtigen Beitrag zur Tumorfrüherkennung liefern könne. Gegenwärtig lassen sich auf diesem Gebiet 3 Arbeitsrichtungen erkennen:

1. Suche tumorassoziierter Antigene bei potentiell Tumorkranken.
2. Nachweis spezifisch (das heißt durch Tumorantigen) sensibilisierter Lymphozyten.
3. Nachweis von Antikörpern gegenüber Vitalformen von apathogenen Klostridien nach intravenöser Applikation von deren Sporen.

Als eines der ersten tumorassoziierten Antigene wurde das karzinoembryonale Antigen (CEA) von Gold u. Freedman (1965) zunächst bei Erkrankungen des Verdauungstraktes entdeckt. Auch bei Bronchialkarzinomkranken fand man dieses Antigen in 50–70% der Fälle (Lamerz u. Fateh-Moghadam 1975; Gropp u. Havemann 1981) im Serum aber auch im Sputum, leider erst in fortgeschrittenen Stadien. Wegen der fehlenden Spezifität liegt sein Wert nur in der Verlaufskontrolle und der Früherkennung von Rezidiven und Metastasen operierter oder bestrahlter Patienten.

Spezifische Lungenkrebsantigene sind inzwischen isoliert worden, so daß Ansatzpunkte zur Früherfassung möglich erscheinen (Wolf 1978; Braatz et al. 1978; Kelly u. Levy 1977).

Zum Nachweis von Mediatoren aus spezifisch gegen Tumorantigene sensibilisierten Lymphozyten wurden der sogenannte Makrophagan-Elektrophorese-Mobilitäts-Test (Douwes et al. 1977; Müller et al. 1977) und der Leukozyten-Adhärenz-Hemmtest entwickelt (Thomson et al. 1981). In Abhängigkeit von der Qualität der eingesetzten Antigene schwankt beim Makrophagen-Elektrophorese-Mobilitäts-Test die Trefferquote in geübter Hand zwischen 75 und 90% (Friedrich et al. 1980).

Nach Thomson et al. (1981) wurde mittels Leukozyten-Adhärenz-Inhibitions-Test ein positiver Testausfall in 56% (20 von 36) der Patienten mit Plattenepithelkarzinom des Bronchus festgestellt, wobei die Reaktion um so häufiger positiv ausfiel, je niedriger das Tumorstadium war. In 4% der entzündlichen Lungenerkrankungen fanden sich falsch positive Reaktionen, aber keiner der 46 Kranken mit Lungenmetastasen anderer Organtumoren wies einen positiven Test auf.

Das sogenannte Tumorklostridienphänomen ist eine seit vielen Jahren von Möse (1970), Möse u. Möse (1970) sowie Schneeweiss et al. (1980) erarbeitete Laboratoriumsmethode von hoher Spezifität. Diese findet darin ihren Ausdruck, daß das fortschreitende Wachstum der Dauerzellklone die Bedingungen für das Auskeimen der auf dem Blutweg in den Tumor gelangenden Sporen und die Vermehrung der Vitalformen der Indikatorklostridien darstellt. Darüber hinaus ist die immunologische Reaktivität des Organismus auf die differenten Antigene von Sporen und Vitalformen unerläßlich. Das frühest erkennbare Stadium ist das Stadium I. Das Carcinoma in situ wird hingegen nicht erfaßt. Dieser serologische Tumortest hat seine klinische Erprobungsphase noch zu bestehen. Problematisch bleibt die mit diesem Test ausbleibende Lokalisierbarkeit des angezeigten Karzinoms.

H. Die Organisation der ‚Früherkennung'

Die Ergebnisse der jüngsten wissenschaftlichen Studien entkräften den größten Teil der vorgebrachten Argumente gegen ein Bemühen um Früherkennung des Bronchialkarzinoms. Die epidemiologische Bedeutung dieser Geschwulstlokalisation verbietet darüberhinaus ärztlichen Nihilismus. Wenn man „Früherkennung" will, so kann man sie nicht dem Selbstlauf überlassen. Sie bedarf einer klaren Organisationsform, die die Effektivität der Methoden und ihren ökonomischen Aufwand nicht unwesentlich beeinflussen kann.

Jedes gesundheitspolitische Konzept erfordert leistungsstarke medizinische Strukturen. Zur Bewältigung des Problems Bronchialkarzinom sind diese in den Schirmbildeinrichtungen, den zuständigen Pulmologen und den zugeordneten Thoraxzentren mit entsprechenden Laboratorien für Zytodiagnostik und Histologie zu erkennen und zu entwickeln. Um Fehler und Zeitverluste in Diagnostik und Therapie zu vermeiden, ist zwischen diesen Institutionen eine enge Kooperation und Koordination anzustreben. Nur die Konzentration von hochspezialisierter Diagnostik und Therapie in entsprechenden Zentren macht optimale Ergebnisse möglich.

Unter solchen Bedingungen kann die Ärzteschaft der verschiedenen Disziplinen zur gesteigerten Aufmerksamkeit gegenüber diskreten pulmonalen Symptomen im krebsgefährdeten Alter erzogen und zur rechtzeitigen qualifizierten Abklärung entsprechender Befunde veranlaßt werden.

Im Wissen um die methodische Untauglichkeit des Schirmbildscreenings für das frühe zentrale Bronchialkarzinom ist die Entwicklung eines geeigneten zytologischen Screenings eine Forschungsaufgabe von hohem Stellenwert. Unter Berücksichtigung der internationalen Erfahrungen sind mit dieser Methode offensichtlich Fortschritte zu erzielen. In jedem Fall ist die zytologische Sputumuntersuchung als nichtaggressives Diagnostikum bei uncharakteristischen pulmonalen Symptomen frühzeitig und bei Risikokranken wiederholt einzusetzen. Aber auch die Schirmbilduntersuchung ist einer Effektivitätssteigerung bedürftig und zugänglich (siehe Abschnitt D.I.). Durch Konzentration auf Risikogruppen mit hoher Bronchialkarzinominzidenz und Nutzung der elektronischen Datenverarbeitung, die den administrativen Aufwand erheblich reduziert, gelingt es, Geräte und Personal operativ und wirkungsvoll einzusetzen. Bei funktionstüchtigen medizinischen Strukturen und dem gezielten Einsatz bewährter Methoden dürfte das Bemühen um rechtzeitige Erfassung der Bronchialkarzinomkranken eine reale Verbesserung deren Heilungschancen von gegenwärtig 4–9% um das 2–3fache erwarten lassen.

Literatur

Angerstein W (1979) Zur Frage der Strahlenschädigung durch röntgenologische Untersuchungen im Thoraxbereich. Z Erkr Atmungsorgane 152:42–50

Angerstein W, Oehmke G, Steinbrück P (1975) Über die Treffsicherheit bei der Schirmbildauswertung. Z Erkr Atmungsorgane 142:87–93

Axtell LM, Asire AJ, Myers MH (eds) (1976) Cancer patient survival, Report No 5 Natl Cancer Institute Bethesda, Maryland, Government Printing Office

Baker RR, Ball WC Jr, Carter D, Frost JK, Marsh BR, Stitik FP, Tockman MS (1979) Identification and treatment of clinically occult cancer of the lung. In: Muggia FM, Rozencweig M (eds) Lung cancer: Progress in therapeutic research. Raven, New York

Balchum OJ, Doiron DR, Profio AE, Huth GC (1982) Fluorescence bronchoscopy for localizing early bronchial cancer and carcinoma in situ. In: Band PR (ed) Early detection and localization of lung tumors in high risk groups. Springer, Berlin Heidelberg New York, Recent results in cancer research, vol 82, pp 97–120

Baudrexl A, Rothe G, Kurpat D (1970) Katamnestische Analyse aller im Jahre 1962 im Bezirk Leipzig erfaßten Bronchialkarzinome, reale Zahl der Zugänge. Z Erkr Atmungsorgane 132:111–125

Beir-Report (1972) The effects on populations of exposure to low levels of ionizing radiation, Division of Medical Sciences; Natl Acad Sc Natl Res Counsil Washington Nov 1972

Berlin NI, Buncher CR, Fontana RS, Frost JK, Melamed MR (1984) The national cancer institute cooperative early lung cancer detection program. Results of the initial screen (Prevalence). Amer Rev Respir Dis 130:545–549; 565–570

Berndt H (1962) Bronchialkarzinom und Ulcus pepticum. Med Klin 57:1397–1401

Berndt H (1966) Zur Epidemiologie des Lungenkrebses. Arch Geschwulstforsch 28:28–42

Berndt H (1969) Behandlungsergebnisse bei zufällig entdecktem und symptomlosen Bronchialkarzinom. Dtsch Med Wochenschr 94:1559–1563

Berndt H, Benke E, Hünerbein Ch, Lehmann Ch, Weber HG, Weber S (1980) Zum Stand der Erfassung und Behandlung des Bronchialkrebses in der DDR. Dt Gesundh-Wesen 35:321–325

Boucot KR, Sokoloff MJ (1954) Preclinical Bronchogenic Carcinoma. Amer Rev Tuberc Pulmon Dis 69:164–172

Boucot KR, Weiss W (1973) Is curable lung cancer detected by semiannual screening? JAMA 224:1361–1365

Boucot KR, Cooper DA, Weiss W (1961) The Philadelphia pulmonary neoplasm research project: An interim report. Ann Intern Med 54:363–378

Boucot KR, Cooper DA, Weiss W, Carnahan WJ (1964) Appearance of first roentgenographic abnormalities due to lung cancer. JAMA 190:1103–1106

Braatz JA, McIntire KR, Princler GL, Kortright KH, Herberman RB (1978) Purification and characterization of a human lung tumor-associated antigen. J Natl Cancer Inst 64/4:1035–1046

Brett GZ (1969) Earlier diagnosis and survival in lung cancer. Br Med J 4:260–262

Carter D, Marsh BR, Baker RR, Erozan YS, Frost JK (1976) Relationships of morphology to clinical presentation in 10 cases of early squamous carcinoma of the lung. Cancer 37:1389–1396

Collins VP, Loeffler RK, Tivey H (1956) Observations on growth rates of human tumors. Am J Roentgenol 76:988–1056

Douwes FR, Hanke R, Mross K (1976) Der Elektrophorese-Mobilitäts-Test (EMT) in der Diagnostik von Malignomen. Z Krebsforsch 87:281–290

Douwes FR, Hüttmann U, Mross K (1977) Der Elektrophorese-Mobilitätstest in der Diagnostik des Bronchialkarzinoms. Dtsch Med Wochenschr 102:419–422

Felson B (1960) Fundaments of chest roentgenology. Saunders, Philadelphia

Fontana RS (1977) Early diagnosis of lung cancer. Am Rev Respir Dis 116:399–402

Fontana RS, Sanderson DR, Woolner LB, Miller WE, Bernatz PE, Payne WS, Taylor WF (1975) The Mayo Lung Project of early detection and localization of bronchogenic carcinoma: A status report. Chest 67:511–522

Friedrich A, Jenssen HL, Mix E, Schill H, Glass W (1980) Ein Beitrag zur immunologischen Karzinomdiagnostik in der Allgemeinchirurgie. Dt Gesundh-Wesen 35:1662–1666

Garland LH, Beier RL, Coulson W, Heald JH, Stein RL (1962) The apparent sites of origin of carcinomas of the lung. Radiology 78:1–11

Gold P, Freedmann SO (1965) Demonstration of tumor specific antigens in human colonic carcinomata by immunological tolerance and absorption techniques. J Exp Med 121:439–462

Gropp C, Havemann K (1981) Tumormarker beim Bronchialkarzinom: Ihre Bedeutung für die Frühdiagnose, Stadieneinteilung und Therapiekontrolle. In: Hamelmann H, Troidl H (Hrsg) Behandlung des Bronchialkarzinoms – Resignation oder neue Ansätze? Thieme, Stuttgart New York, S 81–91

Grosse H (1960) Krebssyntropien. Fischer, Jena

Grosse H (1980) Negative und positive Fehldiagnosen des Krebsleidens im Sektionsgut. Arch Geschwulstforsch 50/8:794–800

Gsell O (1969) Trend der Carcinomsterblichkeit der letzten 50–60 Jahre dargestellt am Beispiel der Schweiz. Z Krebsforsch 72:197–220

Hansen JL (1952) Bronchial carcinoma presenting as arthralgia. Acta Med Scand [Suppl 226] 142:467–472

Hardy JD, Ewing HP, Neely WA, Stauss HK, Vance RB (1981) Lung carcinoma – survey of 2286 cases with emphasis on small cell type. Ann Surg 193:539–546

Hasche E, Wilde J (1970) Zur Klinik des Narbenkrebses der Lunge. Z Erkr Atmungsorgane 131:171–183

Haupt R (1973) Narbenkrebs der Lunge – Abhandlungen moderner Medizin, Bd 4. Barth, Leipzig

Haupt R, Zömisch J (1967) Negative und positive Fehldiagnosen beim Bronchialkarzinom. Z Tuberk 126:67–80

Hayata Y, Funatsu H, Kato H, Saito Y, Sawamura K, Furose K (1982) Results of lung cancer screening programs in Japan. In: Band PR (ed) Early detection and localization of lung tumors in high risk groups. Springer, Berlin Heidelberg New York, Recent results in cancer research, vol 82, pp 163–173

Heasman MA, Lipworth L (1966) Accuracy of certification of cause of death. HMSO, London

Helbich P (1981) Zur Wertigkeit der Sputumdiagnostik als Screeningverfahren für die Bronchialkarzinomerfassung im Rahmen einer Studie. Vorgetragen zum Internationalen Symposium: Effektivität eines Schirmbildscreenings zur Früherfassung des Bronchialkarzinoms am 29. und 30.10.1982 Schloß Reinhardsbrunn (DDR)

Hermanek P, Gall FP (Hrsg) (1979) Lungentumoren, Kompendium der klinischen Tumorpathologie, Bd 2. Witzstrock, Baden-Baden Köln New York

Higgins GA Jr, Shields ThW, Keehn RJ (1975) The solitary pulmonary nodule. 10 year follow-up of Veterans Administration – Armed Forces Cooperative Study Arch Surg 110:570–575

Ikeda S (1981) Die Effizienz der Fiberbronchoskopie bei der Früherkennung des Bronchialkarzinoms. In: Hamelmann H, Troidl H (Hrsg) Behandlung des Bronchialkarzinoms – Resignation oder neue Ansätze? Thieme, Stuttgart New York

Jäger J, Wilde J (1977) Zur Wertigkeit der Sputumdiagnostik als Screeningverfahren für die Bronchialkarzinomdiagnostik – Ergebnisse einer Studie. Z Erkr Atmungsorgane 149:307–312

Jakobasch K-H (1976) Zur Klinik des Bronchialkarzinoms. In: Widow W (Hrsg) Symposium über den Lungenkrebs. Akademie Verlag, Berlin

Jochem W (1974) Radiologische Zeichen des Bronchialkarzinoms im Thoraxübersichtsbild. Roentgenblaetter 27:165–172

Kattentidt B (1934) Die Thoraxreihendurchleuchtung in ihrer Bedeutung für die Gegenwart. Z Gesd Verw 5:169–175

Kellermann G, Shaw ChR, Luyten-Kellermann M (1973) Aryl Hydrocarbon Hydroxylase inducibility and bronchogenic carcinoma. N Engl J Med 289:934–937

Kelly B, Levy JG (1977) Evidence for a common tumour – associated antigen in extracts of human bronchogenic carcinoma. Br J Cancer 35:828–833

King EG, Doiron D, Man G, Profio AE, Huth G (1982) Hematoporphyrin derivative as a tumor marker in the detection and localization of pulmonary malignancy. In: Band PR (ed) Early detection and localization of lung tumors in high risk groups. Springer, Berlin Heidelberg New York, Recent results in cancer research, vol 82, pp 90–96

Kitabatake T, Yokoyama M, Sakka M, Koga S (1973) Estimation of benefits and radiation risks from mass chest radiography. Radiology 109:37–40

Kohout J (1978) Endogene Faktoren beim Bronchialkarzinom. Wien Med Wochenschr 128:1–8

Krokowski E (1981) Kritische Gesichtspunkte bei der Erfolgsbeurteilung des Bronchialkarzinoms. In: Hamelmann H, Troidl H (Hrsg) Behandlung des Bronchialkarzinoms – Resignation oder neue Ansätze? Thieme, Stuttgart New York

Kubik A (1970) Screening for Lung Cancer High-Risk Groups. Br Med J II:666

Kubik A, Polak J (1980) Dispensairebetreuung der durch Lungenkrebs gefährdeten Personen. Z Ärztl Fortbild (Jena) 74:291–294

Kunze M (1978) Raucherfürsorge – Modellfall einer Risikogruppenuntersuchung. Mitteilungen der österr. Sanitätsverwaltung 79:1–16

Lamerz R, Fateh-Maghadam A (1975) Carcinofetale Antigene II. Carcinoembryonales Antigen (CEA). Klin Wochenschr 53:193–203

Legha SS, Muggia FM, Carter SK (1977) Adjuvant chemotherapy in lung cancer review and prospects. Cancer 39:1415–1424

Lemoine JM (1979) Les modalités du dépistage, présymtomatique des cancers bronchogéniques. Bronchopneumonologie 29:265–272

Levin ML, Tockman MS, Frost JK, Ball WC Jr (1982) Lung cancer mortality in males screened by chest x-ray and cytologic sputum examination: A preliminary report. In: Band PR (ed) Early detection and localization of lung tumors in high risk groups. Springer, Berlin Heidelberg New York, Recent results in cancer research, vol 82, pp 138–146

Lilienfeld AM (1974) Some limitations and problems of screening for cancer. Cancer 35:1720–1724

Lilienfeld A, Archer G, Burnett CH, Chamberlain EW, Chazin BJ, Davies D, Davis RL, Haber PA, Hodges FJ, Koprowska I, Kordan B, Lane JT, Lawton AH, Lee L, MacCallum DB, McDonald JR, Milder JW, Naylor B, Papanicolaou GN, Slutzker B, Smith RT, Swepston ER, Umiker WO (1966) An evaluation of radiologic and cytologic screening for the early detection of lung cancer. A cooperative pilot study of the American Cancer Society and the Veterans Administration. Cancer Res 26:2083–2121

Lock W (1974) Diskussionsbeitrag, Dtsch Med Wochenschr 99:1157–1158

Marsh B, Frost J, Erozan Y (1982) Bronchoscopic localization of radiologically occult cancer. In: Band PR (ed) Early detection and localization of lung tumors in high risk groups. Springer, Berlin Heidelberg New York, Recent results in cancer research, vol 82, pp 87–89

Martini N (1982) Results of Memorial Sloan-Kettering Lung Project. In: Band PR (ed) Early detection and localization of lung tumors in high risk groups. Springer, Berlin Heidelberg New York, Recent results in cancer research, vol 82, pp 174–178

Martini N, Melamed MR (1980) Occult carcinoma of the lung. Ann Thorac Surg 30:215–223

Martini N, Beattle EJ, Clifften EE, Melamed MR (1974) Radiologically occult lung cancer: report of 26 cases. Surg Clin North Am 54:811–823

Meschan I (ed) (1967) Roentgen signs in clinical practice, vol II. Saunders Philadelphia, pp 895–902

Miller A (1980) Epidemiology and etiology of lung cancer. In: Hansen HH, Rørth M (eds) Lung cancer 1980. Excerpta Medica, Amsterdam Oxford Princeton, pp 9–26

Miller DG (1981) Principles of early detection of cancer. Cancer 47:1142–1145

Mole RH (1975) Ionizing radiation as a carcinogen: practical questions and academic pursuits. Br J Radiol 48:157–169

Morgan KZ (1974) Mögliche Folgen einer übermäßigen medizinischen Strahlenbelastung in den Vereinigten Staaten von Amerika. Roentgenblaetter 27:127–146

Möse JR (1970) Versuche zu einer serologischen Tumordiagnostik mittels sporenbildender Bakterien. Z Krebsforsch 73:329–341

Möse JR, Möse G (1970) Versuche zu einer serologischen Tumordiagnostik mittels sporenbildender Bakterien. Z Krebsforsch 74: 91–99

Mountain CF (1980) Surgical therapy of lung cancer. In: Fishman AF (ed) Pulmonary diseases and disorders. McGraw-Hill, New York, pp 1422–1429

Müller M, Irmscher J, Fischer R, Friemel H, Jenssen H-L, Köhler H, Werner H, Seyfarth M, Broen B v, Pasternak G (1977) Zellelektrophorese-Mobilitätstest in der Geschwulstdiagnostik: simultan an mehreren Meßgeräten durchgeführte methodisch orientierte Blindversuche. Dt Gesundh-Wesen 32:1057–1061

Naruke T (1980) The Japan lung project. In: Hansen HH, Dombernowsky P (eds) II. World Conference on lung cancer. Copenhagen 1980 Abstracts. Excerpta Medica, Amsterdam Oxford Princeton, p 44

Oeser H (1974) Krebsbekämpfung: Hoffnung und Realität. Thieme, Stuttgart

Oeser H (1975) Krebs als Risiko der medizinischen Strahlenexposition. Münch Med Wochenschr 117:1257–1263

Oeser H, Ernst H, Gerstenberg E (1969) Das „paradoxe Hiluszeichen“ beim zentralen Bronchialkarzinom. Fortschr Roentgenstr 110/2:205–208

Oeser H, Koeppe P, Rach K (1974) Die Konstanz der Krebsgefährdung des Menschen. Dtsch Med Wochenschr 99:273–277, 1156–1159

Overholt RH, Neptune WB, Ashraf MM (1975) Primary cancer of the lung. Ann Thorac Surg 20:511–519

Pearson FG, Thompson DW, Delarue N (1967) Experience with the cytologic detection, localization and treatment of radiologically undemonstrable bronchogenic carcinoma. J Thorac Cardiovasc Surg 54:371–382

Peter L, Scheffel B (1967) Zur zytologischen Krebsdiagnose aus dem Bronchialinhalt. Z Tuberk 126:81–85

Peterson BE (1977) Lungenkrebs – ein wachsendes Problem der modernen Onkologie. Sov Med 4:7–12

Rausch L (1976) Nutzen/Risiko-Abwägung in der Röntgendiagnostik. Grundlagen und praktische Umsetzung. Fortschr Roentgenstr 124:171–180

Richter K, Anders G, Block HG, Böck G, Cobet H, Reisinger W, Schmidt G, Steinbach W, Waas WD, Warnke D, Wolff B (1974) Das Röntgenschirmbild als Herz-Kreislauf-Screening. Z Ärztl Fortbild (Jena) 68:1233–1270

Rigler LG (1966) The earliest roentgenographic signs of carcinoma of the lung. JAMA 195:655–657

Rotte K-H (1977) Computerunterstützte Röntgendiagnostik am Beispiel peripherer Lungenprozesse. Akademie-Verlag, Berlin

Saccomanno G (1982) The contribution of uranium miners to lung cancer histogenesis. In: Band PR (ed) Early detection and localization of lung tumors in high risk groups. Springer, Berlin Heidelberg New York, Recent results in cancer research, vol 82, pp 43–52

Saccomanno G, Saunders RP, Ellis H, Archer VE, Wood BG, Beckler PA (1963) Concentration of carcinoma or atypical cells in sputum. Acta Cytol 7:305–310

Salzer GM Jr, Schennach W (1973) Ulcuskrankheit und Lungenkrebs. Dtsch Med Wochenschr 98:2001–2003

Sanderson D, Fontana R (1982) Results of the Mayo Lung Project. An interim report. In: Band PR (ed) Early detection and localization of lung tumors in high risk groups. Springer, Berlin, Heidelberg New York, Recent results in cancer research, vol 82, pp 179–186

Savic B, Clemens W (1975) Zur Frühdiagnostik des Bronchialkarzinoms. Therapiewoche 25:7061–7066

Saxèn E, Hakama M (1964) Cancer illness in Finland. With a note of the effect of age adjustment and early diagnosis. Ann Med Exp Biol Fenniae [Suppl 2] 42:5–28

Schenck U (1980) Zur Realisierbarkeit effektiver Früherkennungsuntersuchungen des Bronchialkarzinoms. Munch Med Wochenschr 122:1246–1248

Schneeweiss U, Fabricius EM, Schmidt W (1980) Tumorforschung am biologischen Modell – Experimentelle und theoretische Grundlagen des Tumor-Tetanus-Phänomens. Fischer, Jena

Schulze W (1974) Geschwülste der Bronchien, Lungen und Pleura. In: Strnad F (Redigiert von) Röntgendiagnostik der oberen Speise- und Atemwege, der Atemorgane und des Mediastinums. Springer, Berlin Heidelberg New York, Handbuch der medizinischen Radiologie, Bd IX/4a/b

Schweiger O, Hutas I (1981) Die neuen Aufgaben der Schirmbildreihenuntersuchungsstellen in der medizinischen Fürsorge der Bevölkerung Ungarns. Vorgetragen Internationales Symposium Effektivität eines Schirmbildscreenings zur Früherfassung des Bronchialkarzinoms am 29. und 30.10.1981 Schloß Reinhardsbrunn (DDR)

Shields TW (1974) Bronchial carcinoma, chapt VII. Thomas, Springfield, pp 75–81

Siegenthaler W, Jenny S (1975) In: Hegglin R, Siegenthaler W, Hegglin M (Hrsg.) Differentialdiagnose innerer Krankheiten 13. Auflage. Thieme, Stuttgart, S 1–18

Steinbrück P, Ganguin H-G (1967) Beschluß der Problemkommission Lungenkrankheiten und Tuberkulose zur Aufstellung einer Sammlung aller „gesunden Befundträger" in den Kreisstellen für Tuberkulose und Lungenkrankheiten der DDR. Mschr Tbk-Bekämpf 10:114–117

Sutnick AI, Miller DG, Samson B, Dean DH, Kukowski KM, Halpern L, Jefferys C, Bahn AK (1976) Population cancer screening. Cancer 38:1367–1372

Taylor WF, Fontana RS, Uhlenhopp MA, Davis ChS (1981) Some results of screening for early lung cancer. Cancer 47:1114–1120

Thomson DMP, Ayeni RO, MacFarlane JK, Tatoniyn DN, Terrin M, Schraufnagel D, Wilson J, Mulder DS (1981) A coded study of antitumor to human lung cancer assayed by tube leukocyte adherence inhibition. Ann Thorac Surg 31:314–321

Tokuhata GK (1964) Familial factors in human lung cancer and smoking. Am J Publ Health 54:24–32

UICC (1968) TNM classification of malignant tumors. UICC, Geneva

UICC (1978) TNM classification of malignant tumors, 3. rel edn. Harmer MH (ed). UICC, Geneva

Unscear Report (1977) Sources and effects of ionizing radiation (United Nations 1977). Recommendations of the International Commission of Radiological Protection. ICRP Publication No 26 New York, Frankfurt/Main. Pergamon Press, Oxford

Veeze P (1968) Rationale and methods of early detection in lung cancer. Van Gorcum, Assen

Widow W (1978) Cooperative Study Group (GDR) Roentgenographic chest screening in the detection and survival of patients with lung cancer. Ann Thorac Surg 26:406–412

Widow W (1979) Kooperative Studiengruppe (DDR) zur Bedeutung von jährlichen Röntgenreihenuntersuchungen für die Erfassung und Behandlung des Bronchialkarzinoms. Zentralbl Chir 104:81–90

Widow W, Matthes Th (1976) Die chirurgische Behandlung der Bronchialkarzinome. In: Widow W (Hrsg) Symposium über den Lungenkrebs. Akademie-Verlag, Berlin

Wilde J (1974) Risikogruppen und Früherfassung des Bronchialkarzinoms. Z Erkr Atmungsorgane 141:293–294

Wilde J (1976) Risikogruppen und Früherfassung des Bronchialkarzinoms. In: Widow W (Hrsg) Symposium über den Lungenkrebs. Akademie Verlag, Berlin

Wilde J (1978) Screening auf Lungenkrebs. Arch Geschwulstforsch 48/1:74–88

Wilde J (1981) Früherkennung beim Bronchialkarzinom. Möglichkeiten – Grenzen – Organisationsform. Arch Geschwulstforsch 51/8:721–726

Wilde J, Dürschmied H, Dubitzky J, Lorenz H, Niegsch G, Schmidt H, Ziemer H-M (1978) Zur Früherfassung des Bronchialkarzinoms. Dt Gesundh-Wesen 33:193–198

Wilde J Sen, Dürschmied H, Dubitzky J, Lorenz H, Niegsch G, Schmidt H, Ziemer H-M, Wilde J Jr (1983a) Effektivität der Schirmbildreihenuntersuchung zur frühen Erfassung des Bronchialkarzinoms. Z Erkr Atmungsorgane 160:128–141

Wilde J Jr, Wilde J Sen, Ganguin HG (1983b) Die gegenwärtige röntgenologische Verschleppung beim Bronchialkarzinom. Z Erkr Atmungsorgane 160:107–127

Wildner GP, Klein K (1969) Über den Einfluß epidemiologischer Faktoren auf die histologische Struktur des Bronchialkarzinoms. Dt Gesundh-Wesen 24:1013–1018

Wolf A (1978) A tumor-associated antigen from pleural effusion of patients with squamous cell carcinoma of the lung. Br J Cancer 36:1046–1052

Woolner LB, David E, Fontana RS, Anderson HA, Bernatzy PE (1970) In situ and early invasive bronchogenic carcinoma. J Thorac Cardiovasc Surg 60:275–290

Woolner LB, Fontana RS, Sanderson DP, Miller WE, Mühm JR, Taylor WF, Uhlenkopp MA (1981) Mayo Lung Project, evaluation of lung cancer screening through December 1979. Mayo Clin Proc 56/9:544–555

B. Lokale Symptome, Verlauf, Komplikationen. Lokale Ausbreitung. Fernmetastasierung*

A. GABLER

Mit 2 Abbildungen und 21 Tabellen

A. Symptome, die vom Primärtumor ausgehen (lokale Symptome)

I. Allgemeines

In der vorigen Ausgabe dieses Handbuches hat MÜLLY (1956) zur Symptomatologie des Bronchuskarzinoms einleitend ausgeführt: „Das Krankheitsbild des primären Lungenkrebses ist gekennzeichnet einerseits durch die Armut der Symptome in den Frühstadien, andererseits durch die Mannigfaltigkeit der Erscheinungen im Spätverlauf". Später heißt es: „Oft kann der Tumor Monate lang stumm bleiben, ja überhaupt selbst nie Symptome auslösen, sondern nur durch Komplikationen oder seine Metastasen die Aufmerksamkeit auf sich lenken. Die respiratorischen Beschwerden sind so vieldeutig, daß sie nicht auffallen und oft eine banale Ursache zu haben scheinen, z.B. eine Raucherbronchitis".

Diese Feststellungen haben auch heute noch weitgehend Gültigkeit. Die Auswertung der entsprechenden Publikationen aus den letzten 10 Jahren läßt das klar erkennen. Die meisten Autoren – auf wenige bemerkenswerte Ausnahmen wird später eingegangen – betonen, sofern sie überhaupt Einzelheiten der Symptomatologie besprechen, daß Symptomarmut und fehlende Charakteristik des Beschwerdebildes ein spezielles Problem darstellen (Koordinierungsprogramm 1970; SALZER 1970; TRENDELENBURG u. MALL 1970; SAVIĆ u. CLEMENS 1975; TRENDELENBURG 1976; MITTMAN u. BRUDERMAN 1977; SCHULTE u. IRLICH 1977; VOGT-MOYKOPF 1977; KESSLER u. WOLF 1978; ECKERT et al. 1979; SIGHART 1980), das zur Vernachlässigung vorhandener Beschwerden durch den Patienten, aber auch durch den Arzt führt (UNGEHEUER u. MAUSBACH 1970; BRANDT 1971; ZEIDLER u. LINDER 1973; SCHÖNLEBEN et al. 1975; DITTRICH 1976; GÜTGEMANN et al. 1976; FRIEDEL u. PREISLER 1978; HENNEMANN et al. 1979; BORKENSTEIN 1980; KUTSCHERA 1980a; RYBAKOVA et al. 1980).

---

* Herrn Prof. Dr. med. K.L. RADENBACH zum 65. Geburtstag gewidmet

II. Asymptomatische Fälle

Zwischen 2% und 61% der Patienten sind zum Zeitpunkt der Feststellung des Bronchuskarzinoms ohne Symptome bzw. ohne Beschwerden, die Bezug zur Tumorkrankheit haben, wie Tabelle 1 zeigt. Es handelt sich um eine Zusammenstellung der diesbezüglichen Angaben aus 33 Publikationen der letzten 10 Jahre, durch die 13494 Patienten aus 13 Ländern erfaßt sind. Die Schwankungsbreite der Angaben erklärt sich zum Teil aus dem unterschiedlich zusammengesetzten Krankengut der verschiedenen Autoren. Von einer pneumologischen Einrichtung, die alle Patienten mit Bronchuskarzinom versorgt sind andere, besonders niedrige, Zahlen zu erwarten als aus einer thoraxchirurgischen Klinik. Darüber hinaus beziehen sich viele Angaben nur auf eine bestimmte Gruppe von Patienten. Die Berichte von RINK (1970), LEE (1973), LIEBIG et al. (1981) betreffen nur Operierte. Die Arbeit von MILLER et al. (1980) bezieht sich nur auf kurativ resezierte Kranke und bei KRAUSE (1977) handelt es sich um Patienten mit operiertem Plattenepithelkarzinom.

Es erscheint folgerichtig, daß diese Publikationen über chirurgische Fälle eine größere Rate symptomloser Patienten aufweisen (7–38%). In der Arbeit von MORGAN (1980) werden nur Kranke mit kleinzelligem Karzinom besprochen, so daß es nicht überrascht, wenn nur 4% asymptomatisch waren. Bei MARCQ und GALY (1973) sowie bei JAMES et al. (1976) und DUNN et al. (1978) handelt es sich ausschließlich um Fälle mit Bronchioloalveolarzellkarzinom, bei MUNNEL et al. (1978) nur um ebensolche mit Solitärherden. In diesen Gruppen finden sich die meisten Patienten ohne Symptome (35–50%). Bemerkenswert erscheint, daß die beiden Arbeiten, die sich nur mit jungen Patienten befassen (KYRIAKOS u. WEBBER 1974; DECARO u. BENFIELD 1982), die niedrigsten Raten symptomloser Kranker (2 und 3%) ausweisen. Die Autoren, in deren Arbeitsbereich regelmäßige Röntgenreihenuntersuchungen vorgenommen werden, berichten über die größten Anteile an symptomlosen Patienten (BAUDREXL et al. 1970; WIDOW 1971; ANSTETT 1974: 39–61%). Aus der Aufstellung von WIDOW (1971) bzw. der Arbeit von MATTHES et al. (1969) geht hervor, daß einerseits nicht alle Patienten, die durch Röntgenreihenuntersuchungen gefunden werden, asymptomatisch sind, andererseits symptomlose Patienten auch auf andere Weise als durch Röntgenreihenuntersuchungen diagnostiziert werden. Da ANSTETT (1974) in seiner Zusammenstellung nur zwischen sogenannten Katasterkarzinomen und solchen, die durch Befunde auffielen, unterscheidet, ist es vielleicht nicht ganz berechtigt, die 61% „Katasterkarzinome" mit den asymptomatischen gleichzusetzen, wie das in Tabelle 1 geschehen ist. Das gleiche dürfte für die große Zusammenstellung der *Kooperativen Studiengruppe für die Früherkennung des Bronchuskarzinoms der DDR* (1978) gelten, die über 13293 Patienten aus dem Jahre 1949 bis 1974 berichtet und die nicht in der Tabelle enthalten ist. In dieser wird zwischen „screened group" (7988 Operierte) und „clinical group" (5305 Operierte) unterschieden.

Unter den Patienten mit peripherem Bronchuskarzinom finden sich mehr asymptomatische Fälle als unter denen mit zentralen Tumoren (SALZER 1970; EULE 1978; FRIEDEL u. PREISLER 1978). Das Philadelphia pulmonary neoplasm

Tabelle 1. Asymptomatische Patienten, Angaben aus 33 Publikationen von Autoren aus 13 Ländern, 1970–1981 ($n = 13494$)

Autoren	Jahr	Land	Fallzahl	Zentrale Tumoren				Periphere Tumoren				Nicht getrennt angegeben, ohne Symptome	
				mit Symptomen		ohne Symptome		mit Symptomen		ohne Symptome			
				n	%	*n*	%	*n*	%	*n*	%	*n*	%
ANSTETT	1974	DDR	2246	577	55	473	45	293	24	903	76	[a]	–
BAUDREXL et al.	1970	DDR	527	145	75	50	25	165	50	167	50	[a]	–
BRONZ et al.	1979	Schweiz	15	keine, da Alveolarzellkarzinome								5	33
CROMARTIE et al.	1980	USA	702									82	12
DE CARO u. BENFIELD	1982	USA	35	nur Patienten unter 40 Jahre								1	3
DUNN et al.	1978	USA	39	nur Alveolarzellkarzinome								18	46
FEINSTEIN et al.	1974	USA	449									25	6
GEROULANOS et al.	1973	Schweiz	28	22	79	6	21	nur „Mittellappensyndrome“					
HUHTI et al.	1980	Finnland	439										15
JAMES et al.	1976	USA	58	nur Alveolarzellkarzinome								17	35
KRAUSE	1977	DDR	100	nur operierte Plattenepithelkarzinome								23	23
KYRIAKOS u. WEBER	1974	USA	102	nur Patienten bis 45 Jahre								2	2
LEE	1973	USA	117	nur operierte Patienten									7
LIEBIG et al.	1981	BRD	496	strenge Symptomauswahl, nur operierte Patienten, ohne kleinzellige								187	38
LINCE u. LULU	1971	USA	366									40	11
MARABELLA et al.	1977	USA	734	nur Plattenepithelkarzinome								87	12
MARCQ u. GALY	1973	Frankreich	29	nur Alveolarzellkarzinome								14	48
MARTINI u. MELAMED	1980	USA	47	nur Fälle mit „occultem“ Karzinom								24	51
MENON u. SEONG	1979	Malaysia	388										2
MILLER et al.	1980	USA	161	nur kurativ resezierte Patienten								30	19
MORGAN	1980	GB	230	nur kleinzellige Karzinome								10	4
MUNNEL et al.	1978	USA	12	nur Patienten mit solitärem Alveolarzellkarzinom								6	50
NÔU u. ÅBERG	1979	Schweden	273	die durch RRU entdeckten Fälle als symptomlos bewertet								52	19
RINK	1970	BRD	503	nur operierte Patienten								59	12
ROSTAD et al.	1979	Norwegen	1053	–	–	–	15	–	–	–	40	231	22
RYBAKOVA et al.	1980	UdSSR	1450	durch „prophylaktische Schirmbilduntersuchung nachgewiesen“ =asymptomatisch?								300	21
SCHERRER et al.	1980	Schweiz	722									30	4
SENIOR u. ADAMSON	1970	USA	646										13
STRUNGE	1975	Dänemark	212									13	6
VUTUC u. HOLZER	1980a	Österreich	112	nur männliche Patienten								26	23
VUTUC u. HOLZER	1980b	Österreich	41	nur weibliche Patienten								3	7
WEISS et al.	1980	USA	121	nur männliche Patienten, im Screening einer Risikogruppe diagnostiziert								22	18
WIDOW	1971	DDR	1041									409	39

[a] Sogenannte Katasterkarzinome, wahrscheinlich teilweise doch mit Symptomen, aber durch RRU entdeckt.

research project hat nach WEISS und BOUCOT (1974) bei peripheren Karzinomen 49% und bei zentralen 14% Patienten ohne Symptome ergeben. Tabelle 1 gibt nur wenige Informationen darüber, weil die meisten aufgeführten Autoren dazu keine differenzierten Zahlenangaben machen. ROSTAD et al. (1979) erwähnen 40 bzw. 15%. Aus den Daten von BAUDREXL et al. (1970) lassen sich errechnen: Rate symptomloser Patienten mit peripherem Karzinom 50%, mit zentralem Tumor 25%. Für ANSTETT (1974) würde diese Rechnung 76 bzw. 45% ergeben und für die Kooperative Studiengruppe der DDR (1978) die gleichen Werte.

III. Die verschiedenen lokalen Symptome

„Der Durchschnittspatient mit Lungenkrebs kommt zu seinem Arzt mit einer Vorgeschichte von zunehmendem Husten und oft mit einem Wechsel des Hustenklanges. Gewöhnlich liegt vermehrt Auswurf vor, der Blutbeimengungen enthält oder nicht enthält, und es bestehen Beschwerden, die an eine Pneumonie denken lassen“ (POOL 1971). Nach HUZLY (1978) sind klinische Symptome des Bronchuskarzinoms die Zeichen des „Bronchialsyndroms“ mit Störungen der Atmung, Husten mit und ohne Auswurf – evtl. Hämoptoe, evtl. besondere Geräusche und auch CROFTON und DOUGLAS (1981) betonen, daß die allgemeinen respiratorischen Symptome auch die Initialsymptome des Bronchuskarzinoms sind. VOGT-MOYKOPF (1977) stellt fest, daß die Symptome des Bronchuskarzinoms bei allen anderen Lungenkrankheiten ebenso zu beobachten sind. DRINGS (1980) weist in diesem Zusammenhang ebenso wie RYBAKOVA et al. (1980) auf die Lungentuberkulose hin. Demgegenüber fanden SCHERRER et al. (1980) bei einer Gegenüberstellung von 722 Patienten mit Bronchuskarzinom und 1475 Patienten mit chronisch-obstruktiver Bronchitis, daß die Symptome Appetitverlust/Gewichtsverlust, Hämoptysen, Brustschmerz und Ermüdbarkeit beim Bronchuskarzinom signifikant häufiger vorkommen, während die Symptome febriler Luftwegsinfekt und Atemnot bei der chronisch-obstruktiven Bronchitis signifikant häufiger sind und das Symptom Reizhusten in beiden Gruppen etwa gleichhäufig verzeichnet wird. Auf extrapulmonale Tumorsymptome bzw. auf solche Beschwerden, die nicht vom Primärtumor ausgehen, kann aber an dieser Stelle nicht eingegangen werden.

COHEN (1977), der zwischen lokalen Tumorsymptomen, regionalen Krankheitssymptomen, Metastasensymptomen und paraneoplastischen Syndromen unterscheidet und für die verschiedenen Tumorzelltypen des Bronchuskarzinoms unterschiedliche Symptomverteilungsmuster aufgestellt hat, unterteilt die lokalen Tumorsymptome wie folgt: Symptome vom zentralen und endobronchialen Tumorwachstum (Husten, Dyspnoe – obstruktiv, Brustschmerz, Hämoptyse, „wheeze“ oder Stridor und pneumonische – Fieber bzw. produktiver Husten).

Symptome vom peripheren Tumorwachstum (Schmerz – pleural oder von der Brustwand, Husten, Dyspnoe – restriktiv).

Diese Einteilung soll zunächst den weiteren Ausführungen zugrundegelegt werden.

1. Husten

Husten wird laut Hyde und Hyde (1974) ausgelöst durch einen endobronchialen Tumor, der als Fremdkörper wirkt oder durch eine tumorbedingte Ulzeration der Bronchialschleimhaut. Dieser zentrale Tumor kann sehr klein sein. Periphere Tumoren können recht groß werden ohne Husten zu bewirken. In diesem Sinne äußern sich auch Eule (1978) sowie Friedel und Preisler (1978). „In diesen peripheren Bronchialabschnitten gibt es keinen Hustenreflex mehr" (Friedel u. Preisler 1978).

Cechner et al. (1980) führten eine Studie zur Frage der Fehldiagnostik beim Bronchuskarzinom durch. Unter 14674 ausgewerteten Autopsien fanden sie 490 Bronchialkarzinome. Husten hatte statistisch eindeutig Bezug zum Bronchuskarzinom, und das Herausfinden dieses einzelnen Symptoms verbesserte signifikant die Chance, ein Bronchuskarzinom zu diagnostizieren. Bei Patienten, die ein Bronchuskarzinom hatten und keinen Husten angaben, wurde der Tumor eindeutig zu selten diagnostiziert. Einen klinischen Vergleich zwischen Bronchuskarzinom und anderen malignen Lungenherden nahm Lee (1973) vor. Husten kam beim Bronchuskarzinom signifikant häufiger vor. Weiss et al. (1978) berichten über 33 Patienten mit Bronchuskarzinom, die im Rahmen eines Screeningprogrammes bei 6025 älteren Männern diagnostiziert wurden. Bei allen 33 Fällen lagen lückenlos Röntgenbefunde und Beschwerdekataloge, über 4 Jahre in sechsmonatigen Abständen vor der Feststellung des Bronchuskarzinoms erhoben, vor. Das Symptom Husten zeigte dabei einen signifikanten Anstieg von der ersten Untersuchung bis zur Diagnosestellung von 30 auf 49% der Patienten (Kontrollen von 28,5 auf 29,4%). Martini u. Burton (1981) weisen darauf hin, daß die Ausbeute einer zytologischen Sputumuntersuchung, die beim symptomlosen Bronchuskarzinom 30% beträgt, auf 50% ansteigt, wenn Husten als einziges Symptom vorhanden ist.

Die Hustencharakteristik wird als quälend (Friedel u. Preisler 1978) und überwiegend als trockener Reizhusten angegeben (Salzer 1970; Schulte u. Irlich 1977), der nicht mehr nur morgens, sondern auch tagsüber und nachts auftritt (Trendelenburg u. Mall 1970; Ungeheuer u. Mausbach 1970). Ekkert et al. (1979) bewerten diese Art Husten als einziges „spätes Frühsymptom". Nach den vergleichenden Untersuchungen von Scherrer et al. (1980) kommt demgegenüber Reizhusten bei Patienten mit Bronchuskarzinom und bei Kranken mit chronisch-obstruktiver Bronchitis gleich häufig vor. Eine besondere Rolle spielt deshalb eine Änderung der Hustenintensität (Crofton u. Douglas 1981; Weiss et al. 1980) oder des Hustentyps (Ungeheuer u. Mausbach 1970; Brandt 1971; Jones 1980; Sighart 1980). Friedel und Preisler (1978) formulieren: „Der Raucher, der seither gewohnt war, morgens abzuhusten um tagsüber beschwerdefrei zu sein, wird nun seinen Husten nicht mehr los". Auch Salzer (1970) weist darauf hin: „Der Raucherkatarrh ändert seinen Charakter".

2. Thoraxschmerz

Turnbull (1979), Berater für Schmerzprobleme an der Cancer Control Agency of British Columbia überblickt 6214 Patienten mit Bronchuskarzinom.

Eine genauere Analyse von 280 Fällen führte zu der Einteilung in 6 Syndrome: 1. kein Schmerz; 2. substernaler Schmerz; 3. tiefer, einseitiger Schmerz; 4. brachialer Schmerz; 5. kostopleuraler Schmerz und 6. peripherer Schmerz. Davon sind die Syndrome 2, 3 und 5 im Zusammenhang mit der Besprechung der lokalen Symptome von Bedeutung. Nach HYDE und HYDE (1974) war in deren Krankengut ein dumpfer intermittierender Schmerz am häufigsten, gewöhnlich unilateral auf der Tumorseite auftretend, nicht exakt lokalisiert und jeweils Minuten bis Stunden anhaltend. Er wurde als nicht gravierend beschrieben oder als „Schweregefühl" und persistierte nicht. Seine Ursachen bleiben unklar; weder schließt er operative Behandlung aus noch zeigt er pleurale Metastasen an. Dieser Schmerz hat keinen Bezug zu Husten, Atmung oder Infektion und bessert sich häufig noch während der diagnostischen Maßnahmen. Jedoch haben andere Patienten schwere persistierende Schmerzen, gut lokalisiert und gewöhnlich metastatischen Befall der Pleura anzeigend. COHEN (1977) sieht Brustschmerzen bei zentralen Tumòren als Ausdruck der Beteiligung mediastinaler Strukturen oder perivaskulärer bzw. peribronchialer Nerven an. Bei den Symptomen peripherer Tumoren führt er Schmerzen an erster Stelle und bezeichnet sie als Ausdruck einer Beteiligung der parietalen Pleura oder der Brustwand. Ähnlich äußern sich CROFTON und DOUGLAS (1981). Entsprechend konstatiert DRINGS 1980, daß eine Schmerzsymptomatik bereits ein T_3-Stadium vermuten läßt. Nach SCHULTE und IRLICH (1977) weisen Thoraxschmerzen auf ein fortgeschrittenes Stadium hin und SALZER (1970) zählt Druck in der Brust zu den Spätsymptomen. Demgegenüber berichtet HUBER (1969) in seiner Publikation über 70 Patienten mit Adenokarzinom (überwiegend periphere Tumoren), daß 9 von 15 Kranken mit dem Symptom Thoraxschmerz noch operabel waren. Eine besondere Rolle spielen Schmerzen beim Sulcus superior Tumor (Pancoast-Syndrom), der nach PAULSON (1975) durch das Fehlen pulmonaler Symptome gekennzeichnet ist. Bei diesem Karzinom bestimmen neben Horner-Syndrom und Anhidrose Schmerzen das klinische Bild. Sie sind ständig vorhanden, stark und von gleichbleibender Intensität. Es besteht ein charakteristisches Schmerzmuster. Auf Einzelheiten soll hier aber nicht eingegangen werden, da dieser Tumor an anderer Stelle gesondert besprochen wird. Zwar stellen MILLER et al. (1980) fest, daß ungewöhnlich viele ihrer Patienten mit Bronchuskarzinom Schmerzen unterschiedlicher Grade angeben, die sie nicht immer vollständig erklären können, doch können Schmerzen für die Abgrenzung zu anderen bronchopulmonalen Krankheiten Bedeutung haben. Nach SCHERRER et al. (1980) kam das Symptom Brustschmerz bei Patienten mit Bronchuskarzinom signifikant häufiger vor als bei Kranken mit chronisch-obstruktiver Bronchitis. In der bereits erwähnten Gruppe von 33 Kranken mit Bronchuskarzinom, diagnostiziert durch die Screeninguntersuchungen von WEISS et al. (1978), stieg die Häufigkeit des Symptoms „Schweregefühl in der Brust" innerhalb der acht Untersuchungen in sechsmonatigen Abständen bis zur Feststellung des Tumors von 6 auf 18% an, während bei den Kontrollpatienten keine Zunahme verzeichnet wurde. Für das eigentliche Brustschmerzsymptom allerdings wurde zwar ein Anstieg von 3 auf 9% registriert (Kontrollen 12,8 zu 12%). Jedoch wurde Signifikanz nicht ermittelt.

3. Dyspnoe

SCHERRER et al. (1980) kamen über die Analyse ihrer Begriffskette zu folgender Symptomdefinition: „Atemnot besagte eine im Verlaufe des letzten Jahres neu aufgetretene, nicht mehr weichende Dyspnoe, die vor allem bei Anstrengungen zunehmend plagte. Neu aufgetretenes Anfallsasthma wurde ausgeklammert, weil es selten Frühmanifestation eines Bronchialkarzinoms ist.“ Andere Autoren definieren den Begriff im Zusammenhang mit dem Bronchuskarzinom nicht. Dyspnoe wird überraschend häufig aufgeführt. Bei HYDE und HYDE (1974) in 58% der Fälle als frühes Symptom. Als solches ist es schwer zu erklären. Nach EULE (1978) wird Dyspnoe durch ein Bronchuskarzinom erst dann verursacht, wenn durch Bronchusobstruktion größere Bezirke der Lunge von der Ventilation abgeschlossen werden (COHEN 1977: Dyspnoe – obstruktiv) oder wenn ein Pleuraerguß als Begleiterscheinung einer Retentionspneumonie oder als Ausdruck der lokalen Tumorausdehnung aufgetreten ist (COHEN 1977: Dyspnoe – restriktiv). Darüber hinaus erwähnen CROFTON und DOUGLAS (1981) Lymphangiosis der Lungen, Zwerchfellähmung und Neuropathie als weitere mögliche Grundlagen. Bei HYDE und HYDE (1974) werden noch Ausdehnung des Tumors auf die Trachea, Atelektase und bronchopulmonale Infekte angeführt. Auf Schwierigkeiten der Abgrenzung bei Patienten mit Lungenemphysem und Herzinsuffizienz wird hingewiesen. Nach CROFTON und DOUGLAS (1981) kann Atemnot beim Bronchuskarzinom einer pulmonalen Leistungsminderung zugeordnet werden, wenn bei den Patienten die Funktion bereits durch eine chronische Bronchitis verschlechtert ist. BORKENSTEIN (1980) zählt aus diesem Grunde Dyspnoe zu den Symptomen, die nur bedingt als Charakteristik des Bronchuskarzinoms anzusehen sind. Bei WEISS et al. (1978) zeigte dieses Symptom in den letzten 4 Jahren vor der Feststellung des Bronchuskarzinoms keinen signifikanten Häufigkeitsanstieg. SCHERRER et al. (1980) fanden Atemnot bei Patienten mit chronischer obstruktiver Bronchitis signifikant häufiger als beim Bronchuskarzinom. Es überrascht daher nicht, daß der Anamnesebogen zur Erfassung von Risikogruppen in Bezug auf das Bronchuskarzinom von TRENDELENBURG (1976) die Frage nach Atemnot nicht enthält. Mit steigender Tumorklasse nimmt Dyspnoe nach den Untersuchungen von HELD und RINGSGWANDL (1977) signifikant zu. Entsprechend zählt SALZER (1970) diese Beschwerden zu den Spätsymptomen, nach SCHULTE und IRLICH (1977) weisen sie auf ein fortgeschrittenes Stadium des Bronchuskarzinoms hin.

4. Hämoptyse

HYDE und HYDE (1974) sehen die Ursache für Blutbeimengungen im Auswurf in Bronchialschleimhautulzerationen durch den Tumor. Gewöhnlich handelt es sich um geringe Mengen. Einige ihrer Patienten jedoch gaben ausgeprägte Hämoptysen von 25–200 ml an. Diese sind ihrer Ansicht nach auf tumorbedingte Läsionen von Bronchialvenen oder Bronchialvenolen zurückzuführen. Nach CROFTON und DOUGLAS (1981) sowie nach EULE (1978) führt blutiger Auswurf die Patienten am sichersten zum Arzt. WEISS et al. (1980) rechnen Hämoptysen zu den mehr spezifischen Erscheinungen des Bronchuskarzinoms. VOGT-MOYKOPF (1977) und DRINGS (1980) zählen sie zu den führenden Symptomen. Für SIGHART (1980) sind Blutbeimengungen im Auswurf das gravierendste Symptom überhaupt. Besonders bei Patienten im Karzinomalter – für KUTSCHERA (1980a) beginnt das in diesem Zusammenhang im dritten Lebensjahrzehnt – ist stets konsequente Durchuntersuchung erforderlich (CROFTON u. DOUGLAS 1981; TRENDELENBURG u. MALL 1970). „Geplatze Äderchen", Bronchiektasen und anderes dürfen nur nach Ausschluß aller anderen, insbesondere der malignen Möglichkeiten als Quelle blutigen Auswurfs betrachtet werden (TRENDELENBURG u. MALL 1970). Vor allem kleinere Blutexspektorationen und fadenförmige Beimengungen zum Sputum haben diagnostische Bedeutung (EULE 1978; BORKENSTEIN 1980). Blutig tingierter Auswurf kann bezüglich Menge, Häufigkeit und Dauer variieren (CROFTON u. DOUGLAS 1981; HYDE u. HYDE 1974). Das klassische Himbeergeleesputum ist eher selten (BORKENSTEIN 1980). SALZER (1970) rechnet es zu den Spätsymptomen, SCHULTE und IRLICH (1977) zählen überhaupt blutigen Auswurf zu den Symptomen, die bereits auf ein fortgeschrittenes Stadium hinweisen und bei LINCE und LULU (1971) sind Hämoptysen als Erstsymptom selten dagegen bei bestimmten Tumorstadien häufiges Spätsymptom. Damit ließe sich auch erklären, daß von den 336 Patienten aus Nordindien, über die JINDAL et al. (1982) berichten, 58% Hämoptysen hatten, denn aus diesem Krankengut waren nur 10% resezierbar und 20% im Terminalstadium. Bei MENON und SEONG (1979) aus Malaysia betrug der Anteil der Patienten mit blutigem Auswurf sogar 68%. Von ihren 388 Fällen hatten 87% Tumoren im Stadium III. Demgegenüber berichtet HUBER (1969), daß 12 von 15 Patienten mit Adenokarzinom die Hämoptysen hatten, noch operabel waren und MARTINI und MELAMED (1980) fanden unter 47 Patienten mit Bronchuskarzinom bei unauffälligem Röntgenbild 17 mit blutigem Auswurf.

Die enge Beziehung zwischen dem Symptom Hämoptysen und der Krankheit Bronchuskarzinom läßt sich aus der Literatur zahlenmäßig belegen. HOPPE (1977), der über 20829 Fälle mit Verdacht auf Bronchuskarzinom berichtet, von denen sich bei 12360 der Verdacht bestätigen ließ, konnte zeigen, daß 58% der Patienten, die blutigen Auswurf als erstes Initialsymptom angaben, tatsächlich ein Bronchuskarzinom hatten. Wurde blutiger Auswurf als zweites Initialsymptom registriert, konnte in 77% der Verdachtsfälle ein Bronchuskarzinom gefunden werden. Bei SCHERRER et al. (1980) gehören Hämoptysen zu den Symptomen, die beim Bronchuskarzinom im Vergleich zur chronisch-obstruktiven Bronchitis signifikant häufiger vorkommen. Bei den 33 regelmäßig untersuchten Patienten von WEISS et al. (1978) stieg die Häufigkeit registrierter Hämoptysen in den 4 Jahren bis zur Diagnose des Bronchuskarzinoms von 0 auf 12% (Kontrollen von 0,7 auf 1,1%). In der Untersuchung von LEE (1973) zeigte sich, daß Hämoptysen bei Patienten mit Bronchuskarzinom signifikant häufiger waren als bei anderen malignen Lungenprozessen (40 und 13%). Andererseits fanden GEROULANOS et al. (1973) bei ihrer Untersuchung an 73 operierten Patienten mit typischem Mittellappensyndrom Hämoptysen in der Vorgeschichte in 14% der Patienten, bei denen ein Bronchuskarzinom Ursache des Mittellappensyndroms war, jedoch in 31%, wenn andere, nicht maligne Prozesse ursächlich zu Grunde lagen.

Hyde und Hyde (1974) weisen auf gelegentliche Schwierigkeiten der Abgrenzung gegenüber Fällen mit Tuberkulose, Coccidioidomykose, Lungeninfarkt, Bronchiektasie, Bronchialadenom, Lungenabszeß oder benigner Bronchialerosion hin. Stross et al. (1974) betonen ein diagnostisches Dilemma bei Bronchuskarzinom und Herzkrankheit und wollen Fehleinschätzungen des Symptoms Hämoptyse bei Patienten mit Mitralstenose, die zur Verkennung eines gleichzeitig bestehenden Bronchuskarzinoms führen, durch folgende Gegenüberstellung verhüten helfen: Mitralstenose; Hämoptysen selten (10%), plötzlich, wiederholt, in größerer Menge (über 100 ml). Bronchuskarzinom; Hämoptysen häufig (57%), täglich, wenig (Blutbeimengungen).

5. „Wheeze" und Stridor

Für das Symptom, das im Englischen mit „wheeze" oder „wheezing" bezeichnet wird, scheint es einen deutschen Ausdruck, der dem völlig entspricht, nicht zu geben. In der letzten Ausgabe dieses Handbuches hat Mülly (1956) ein fauchendes asthmatisches Geräusch (Englisch „wheezing") als Symptom der partiellen Bronchusstenose beschrieben. Hahn und Longin (1980) übersetzen in ihrem Zitat der Symptomeinteilung von Feinstein (1964) „wheeze" mit Giemen. Wahrscheinlich denkt auch Huzly (1978) an dieses Symptom, wenn er unter den Zeichen des Bronchialsyndroms „besondere Geräusche" anführt. Eule (1978) schreibt von Veränderungen des Atemgeräusches als Folge einer Stenosierung des Bronchuslumens. Scherrer et al. (1980) erwähnen, daß sie sich in ihrer Arbeit mit den Symptomen „wheezing" und Stridor wegen ihrer Seltenheit beim Bronchuskarzinom nicht näher befassen. Darüber hinaus kommt der Begriff oder etwas dem Entsprechendes in der deutschsprachigen Literatur nicht vor. Aber auch in englischsprachigen Publikationen wird er im Zusammenhang mit dem Bronchuskarzinom selten verwendet. Crofton und Douglas (1981), die auf „wheeze" bei der Besprechung der klinischen Manifestationen respiratorischer Krankheiten ausführlich eingehen und es als ein musikalisches Geräusch bezeichnen, das hauptsächlich in der Exspiration zu hören ist, wenn Luft durch verengte Bronchien bläst, führen es bei den Symptomen des Bronchuskarzinoms nicht auf. In 9 Publikationen aus den letzten 10 Jahren, die laut Titel Symptome und Zeichen bzw. das klinische Bild des Bronchuskarzinoms zum Hauptgegenstand haben, werden die Symptome „wheeze" oder Analoges und Stridor nicht erwähnt (Huber 1969; Brandt 1971; Held u. Ringsgwandl 1977; Marabella et al. 1977; Vogt-Moykopf 1977; Hamm 1979; Menon u. Seong 1979; Rostad et al. 1979; Kutschera 1980a). Bei Cohen (1977) steht „wheezing" oder Stridor an fünfter Stelle der lokalen Symptome zentral sitzender Tumoren. Nach Hyde u. Hyde (1974) kommt „wheezing" bei etwa 2% der Patienten vor. Es wird hilären Bronchuskarzinomen zugeordnet, die zu einer Einengung großer Bronchien oder, seltener, der Trachea führen und ist speziell von Wert, wenn es unilateral besteht oder neu aufgetreten ist. Einer der 47 Patienten mit röntgenologisch nicht erkennbarem Bronchuskarzinom, über die Martini u. Melamed (1980) berichten, hat „wheezing" als Symptom angegeben. In den Publikationen über das Philadelphia pulmonary neoplasm research project (WEISS et al. 1978, 1980) spielt „wheeze" neben Stridor als eines der ausgewerteten Symptome des Bronchuskarzinoms eine Rolle. Es wird dort zu den seltenen, aber charakteristischen Zeichen gerechnet. JOSS et al. (1980a) berichten, daß Stridor für die Symptomatologie des kleinzelligen Bronchuskarzinoms Bedeutung hat.

6. Pneumonische Symptome

Zwar sind pneumonische Symptome des Bronchuskarzinoms stets Ausdruck einer Komplikation (CROFTON u. DOUGLAS 1981) und als solche sind sie an anderer Stelle ausführlich zu besprechen. Bei 670 von 1450 Patienten mit Bronchuskarzinom, über die RYBAKOVA et al. (1980) berichten, begann aber die Krankheit wie eine akute Pneumonie mit allen charakteristischen Merkmalen. Deshalb erscheint es durchaus berechtigt, wenn Fieber und produktiver Husten bzw. die Zeichen der Retentionspneumonie (bei FRIEDEL u. PREISLER 1978 Obstruktionspneumonitis) als führendes Symptom des Bronchuskarzinoms angesehen werden (VOGT-MOYKOPF 1977; DRINGS 1980; KUTSCHERA 1980a). Allerdings weisen CROFTON und DOUGLAS (1981) darauf hin, daß sich zwar üblicherweise der Patient mit einer Pneumonie vorstellt, jedoch bei genauerer Befragung oft für eine längere Zeit davor andere bronchopulmonale Symptome zu eruieren sind. Nach WIDOW (1971) kann die poststenotische Pneumonie Frühzeichen für ein meist noch kleines Karzinom im Bereich der Lappen- und Segmentbronchien sein. In diesem Sinne äußert sich auch SALZER (1970). RYBAKOVA et al. (1980) betonen, daß die akute Pneumonie auch nicht selten beim peripheren Bronchuskarzinom auftritt. Für TRENDELENBURG (1973) zählen besonders rezidivierende Pneumonien zu den Hinweissymptomen für ein Bronchuskarzinom. Das Merkmal „kürzlich durchgemachte Lungenkrankheit" spielt für ihn (TRENDELENBURG 1976) ebenso wie für KUBÍK und POLÁK (1980) eine wichtige Rolle bei der Tumorsuche. Von den 220 unter Pneumonieverdacht eingewiesenen Patienten, über die SULKAVA und PETTERSSON (1980) berichten, hatten 11 ein Bronchuskarzinom. Nach ECKERT et al. (1979) wie auch RYBAKOVA et al. (1980) zeigen diese Symptome häufig ein fortgeschrittenes Stadium an. Bei RYBAKOVA et al. (1980) waren 72% ihrer Patienten nur wegen Unwirksamkeit einer Pneumonietherapie in die Klinik eingewiesen worden. 74% dieser Patienten wiesen bereits ein Tumorstadium III oder IV auf. Weil die Symptome sekundärer Pneumonien das Bronchuskarzinom verschleiern, sehen die Verfasser diese als eine der häufigsten Ursachen der verspäteten Erkennung der Tumorkrankheit an. Auch HYDE und HYDE (1974), SAVIĆ und CLEMENS (1975), TRENDELENBURG (1973) sowie BORKENSTEIN (1980) weisen auf die besonderen Probleme differentialdiagnostischer Abgrenzung hin. In der Studie von SCHERRER et al. (1980) zeigte sich, daß febrile Luftwegsinfekte bei Patienten mit chronisch-obstruktiver Bronchitis signifikant häufiger vorkamen als bei Patienten mit Bronchuskarzinom.

IV. Häufigkeit der lokalen Symptome

Tabelle 2 zeigt eine Zusammenstellung der Angaben über die Symptome Husten, Brustschmerz, Dyspnoe, Hämoptyse und Pneumonie (Fieber, produktiver Husten) von 25 Publikationen der letzten 10 Jahre aus 12 Ländern über 24263 Patienten mit Bronchuskarzinom. Das Symptom „wheeze"/Stridor wurde in die Darstellung nicht aufgenommen, weil es außer in der Arbeit von WEISS et al. (1978) (bei 9% der Patienten) von keinem der erfaßten Autoren in zahlenmäßig auswertbarer Form angegeben wird. Auch in dieser Zusammenfassung ist das Krankengut der einzelnen Verfasser unterschiedlich zusammengesetzt. Auf die diesbezüglichen Angaben in Spalte 5 der Tabelle wird verwiesen. Fast alle Autoren tragen der Tatsache Rechnung, daß die meisten Patienten mehrere Symptome hatten, so daß die Summe der Prozentangaben zu den einzelnen Beschwerden jeweils über 100 liegt. Wenn nur ein Symptom pro Patient ausgewertet war (zum Beispiel nur das Erstsymptom), enthält die Aufstellung einen entsprechenden Vermerk, weil sich daraus bei den einzelnen Symptomen in der Zeile dieser Autoren niedrigere Prozentzahlen ergeben. Werden diese Zeilen nicht berücksichtigt, so ergeben sich Häufigkeitsraten für das Symptom Husten von 28–78% und für das Symptom Brustschmerz von 9–53%. Angaben über Schmerzen wurden nicht in die Zusammenstellung aufgenommen, wenn sie sich nicht nur auf Brustschmerz/Thoraxschmerz bezogen. Das Symptom Dyspnoe zeigt Häufigkeitsangaben zwischen 7–58° und für das Symptom Hämoptyse werden zwischen 12 und 58% registriert. Die Angaben über pneumonische (fieberhafte) Symptome bewegen sich zwischen 5 und 48%. Wie Tabelle 3 ausweist, wird Husten in 23 Arbeiten als häufigstes Symptom angegeben. Einmal steht er an dritter Stelle (VUTUC u. HOLZER 1980a) und SCHERRER et al. (1980) führen ihn (nur streng definierter Reizhusten) an 5. Stelle auf.

Brustschmerz wird in 12 Arbeiten als zweithäufigstes Symptom angegeben. In 5 Publikationen steht es an dritter, in 4 an vierter Stelle der Häufigkeiten. Bemerkenswert ist, daß Hämoptyse in 8 Berichten das zweithäufigste Symptom ist und in 7 an dritter Stelle steht. Weitere Einzelheiten über die Rangordnung der Symptome, festgelegt nach der Häufigkeit ihres Vorkommens, können dieser Tabelle 3 entnommen werden.

Bei der Auswertung der einzelnen Publikationen zur Symptomatik des Bronchuskarzinoms wurde jeweils das häufigste Symptom mit registriert, das außerhalb der von COHEN (1977) angegebenen lokalen Tumorsymptome aufgeführt war (s. Tabelle 2, letzte Spalte). Es erscheint bemerkenswert, daß es sich dabei fast immer um Allgemeinsymptome handelt und Gewichtsverlust aus 14 Arbeiten aufgeführt ist mit Häufigkeitsangaben zwischen 17 und 68%, ferner Mattigkeit/allgemeine Schwäche aus 3 Publikationen. Es erscheint deshalb nicht sinnvoll, allein wegen der vorgegebenen thematischen Abgrenzung die lokalen Tumorsymptome ohne jeden Bezug zu den allgemeinen Tumorsymptomen des Bronchuskarzinoms zu besprechen. SCHERRER et al. (1980) führen demzufolge auch in ihrer retrospektiven Analyse über die subjektiven Frühsymptome des Bronchuskarzinoms 2 davon unter den von ihnen erarbeiteten 7 Kardinalsymptomen auf. Es sind dies Appetitlosigkeit/Gewichtsverlust (mehr als 4 kg seit

Tabelle 2. Häufigkeit lokaler Symptome, Angaben aus 25 Publikationen von Autoren aus 12 Ländern, 1968–1982 ($n=24263$)

Autoren	Jahr	Land	Fallzahl	Krankengut	Husten %	Brustschmerz %	Dyspnoe %	Hämoptoe %	Pneumonie %	wichtigstes anderes Symptom %
Borkenstein	1980	Österreich	193	alle Fälle	58	20	20	15		25, Husten und Schmerz
Bublitz u. Labitzke	1968	BRD	327	bestrahlte Pat.	62	49	51	27	32	31, Gewichtsabnahme
Chaudhuri	1973	Niederlande	632	alle Verstorbenen	67	28	37	24	48	36, Gewichtsverlust
Cromartie et al.	1980	USA	702	alle Fälle	64	–	–	28	21	55, Gewichtsverlust
Eckert et al.	1979	BRD	603	alle Fälle	73	30	26	30	15	44, Gewichtsverlust
Feinstein et al.	1974	USA	449	alle Fälle	65	–	40	41	34	
Gütgemann et al.	1976	BRD	1929	alle Fälle	69	36	31	23	19	48, Auswurf
Hennemann et al.	1979	BRD	147	alle Fälle	78	35	–	26	–	50, schleimiger Auswurf
Hoppe	1977	BRD	12360	alle Fälle	56	14	–	7	11	
					(keine Mehrfachangaben, nur Erstsymptom)					
Huhti et al.	1980	Finnland	446	alle Fälle	46	30	30	27	28	32, Gewichtsverlust
Hyde u. Hyde	1974	USA	2000	alle Fälle	74	49	58	29	–	68, Gewichtsverlust
Jindal et al.	1982	Indien	336	alle Fälle	62	38	–	58	–	
Kyriakos u. Webber	1974	USA	102	Pat. bis 45 J	58	53	24	39	26	68, Gewichtsverlust
Lee	1973	USA	117	operierte Pat.	66	40	26	40	–	55, Gewichtsverlust
Lince u. Lulu	1971	USA	366	alle Fälle	27	18	12	13	–	5, Mattigkeit
					(keine Mehrfachangaben, nur je 1 Symptom)					
Menon u. Seong	1979	Malaysia	388	alle Fälle	68	19	30	35	5	47, Gewichtsverlust
Miller et al.	1980	USA	161	kurativ res. Pat.	34	–	7	19	8	17, Gewichtsverlust
Rostad et al.	1979	Norwegen	1053	alle Fälle	60	26	35	26	22	
Rybakova et al.	1980	UdSSR	1450	alle Fälle	50	44	31	33	46	34, Allg. Schwäche
Scherrer et al.	1980	Schweiz	722	alle Fälle	28	33	34	36	39	47, Appetit-/Gewichtsverlust
Schönleben et al.	1975	BRD	992	alle Fälle	68	33	29	27	21	38, Gewichtsverlust
Töpfer u. Riedel	1978	DDR	52	Pat. mit Sympt.	50	27	23	37	8	23, Mattigkeit
Vutuc u. Holzer	1980a	Österreich	86	männl. Pat.	17	10	22	19	21	8, Gewichtsverlust
					(keine Mehrfachangaben, nur je 1 Symptom)					
Vutuc u. Holzer	1980b	Österreich	38	weibl. Pat.	21	16	5	13	13	13, Gewichtsverlust
					(keine Mehrfachangaben, nur je 1 Symptom)					
Weiss et al.	1978	USA	33	Pat. aus Screening	49	9	49	12	–	52, Auswurf

Tabelle 3. Reihenfolge der lokalen Symptome in den einzelnen Publikationen, entsprechend den Angaben in Tabelle 2

Symptom	an	1. Stelle	2. Stelle	3. Stelle	4. Stelle	5. Stelle
Husten	bei	23	–	1	–	1[a]
Brustschmerz	bei	–	12	5	4	–
Dyspnoe	bei	1	7	6	4	3
Haemoptoe	bei	–	8	7	6	3
Fieber (Pneumonie)	bei	1	2	4	3	9

[a] Nur streng definierter Reizhusten in dieser Publikation gewertet

höchstens $^1/_2$ Jahr) sowie Müdigkeit (Erschöpfbarkeit, Leistungsabfall, allgemeine Schwäche, Kräfteschwund, mangelnde Initiative). Wird die entsprechende Literatur unter diesen Gesichtspunkten ausgewertet, so ergibt sich ein Bild, das in Tabelle 4 wiedergegeben ist. Dafür standen Angaben aus 19 Publikationen der letzten 10 Jahre aus 9 Ländern mit insgesamt 11175 Patienten zur Verfügung. Werden die Zeilen ohne Mehrfachnennungen von Symptomen nicht berücksichtigt, so sind zwar die Häufigkeitsangaben für die Symptome Reizhusten, Brustschmerzen, Dyspnoe, Hämoptyse und febriler Luftwegsinfekt in der gleichen Größenordnung wie die in Tabelle 2 angegebenen, aber darüber hinaus läßt sich zeigen, daß zwischen 6 und 68% der Patienten Gewichtsverlust hatten und bei 9–34% das Symptom Ermüdbarkeit oder dem Entsprechendes zu eruieren waren. Wie Tabelle 5 zeigt steht zwar auch bei dieser Auswertung Husten in den meisten Arbeiten an erster Stelle, doch war Gewichtsverlust zweimal das häufigste und achtmal das zweithäufigste Symptom, in 5 Publikationen steht es an dritter und in 4 an vierter Stelle der Häufigkeiten. Auf die Diskussion der Problematik „Gewichtsverlust und Kachexie beim Lungenkrebs“ in der aktuellen Publikation von Costa et al. (1980) kann hier nur kurz hingewiesen werden. Davon abgesehen erscheint bemerkenswert, daß auch bei dieser Auflistung Hämoptyse in 8 Berichten das zweithäufigste Symptom ist und in 7 an dritter Stelle steht. Eine pneumonisch fieberhafte Symptomatik war meist von untergeordneter Bedeutung. Weitere Einzelheiten über die Rangordnung der Symptome, festgelegt nach der Häufigkeit ihrer Registrierung, können diesen Tabellen entnommen werden.

V. Dauer der lokalen Symptome

In der angloamerikanischen Literatur wird meist der Begriff „duration of symptoms“ verwendet (Senior u. Adamson 1970; Kyriakos u. Webber 1974; Menon u. Seong 1979; Rostad et al. 1979; Huhti et al. 1980; Morgan 1980) worunter die Zeit vom Erstsymptom bis zur morphologischen Sicherung des Bronchuskarzinoms (Senior u. Adamson 1970) bzw. bis zur Diagnosestellung (Huhti et al. 1980) verstanden wird. Higgins et al. (1969) sprechen von „length

Tabelle 4. Häufigkeit der „Kardinalsymptome" des Bronchuskarzinoms nach SCHERRER et al. (1980), Angaben aus 19 Publikationen von Autoren aus 9 Ländern, 1968–1980 ($n = 11\,175$)

Autoren	Jahr	Land	Fallzahl	Krankengut	Appetitverlust/ Gewichtsverlust %	Febriler Luftwegsinfekt %	Hämoptyse %	Atemnot %	Brustschmerz %	Reizhusten %	Ermüdbarkeit %
BUBLITZ u. LABITZKE	1968	BRD	327	bestrahlte Pat.	31	32	27	51	49	62	–
CHAUDHURI	1973	Niederlande	632	alle Verstorbenen	36	48	24	37	28	67	–
CROMARTIE et al.	1980	USA	702	alle Fälle	55	21	28	–	–	64	27
ECKERT et al.	1979	BRD	603	alle Fälle	44	15	30	26	30	73	–
GÜTGEMANN et al.	1976	BRD	1 929	alle Fälle	23	19	23	31	36	69	28
HUHTI et al.	1980	Finnland	446	alle Fälle	32	28	27	30	30	46	10
HYDE u. HYDE	1974	USA	2 000	alle Fälle	68	–	29	58	49	74	–
KYRIAKOS u. WEBBER	1974	USA	102	Pat. bis 45 J.	68	26	39	24	53	58	25
LEE	1973	USA	117	operierte Pat.	55	–	40	26	40	66	17
LINCE u. LULU	1971	USA	366	alle Fälle	4	–	13	12	18	27	5
					(keine Doppelangaben, nur Erstsymptome)						
MENON u. SEONG	1979	Malaysia	388	alle Fälle	47	5	35	30	19	68	9
MILLER et al.	1980	USA	161	kurativ res. Pat.	17	8	19	7		34	–
RYBAKOVA et al.	1980	UdSSR	1 450	alle Fälle		46	33	31	44	50	34
SCHERRER et al.	1980	Schweiz	722	alle Fälle	47	49	46	34	33	28	27
SCHÖNLEBEN et al.	1975	BRD	992	alle Fälle	38 (+26?)	21	27	29	33	68	21
TÖPFER u. RIEDEL	1978	DDR	52	Pat. mit Sympt.	13	8	37	23	27	50	23
VUTUC u. HOLZER	1980a	Österreich	112	männl. Pat.	8	<1	19	22	10	17	<1
					(keine Mehrfachangaben, je nur 1 Symptom)						
VUTUC u. HOLZER	1980b	Österreich	41	weibl. Pat.	16	13	13	5	16	21	–
					(keine Mehrfachangaben, je nur 1 Symptom)						
WEISS et al.	1978	USA	33	Pat. aus Screening	6	–	12	49	9	49	–

Tabelle 5. Reihenfolge der „Kardinalsymptome“ nach SCHERRER et al. (1980) in den einzelnen Publikationen, entsprechend den Angaben in Tabelle 4

Symptome	an	1. Stelle	2. Stelle	3. Stelle	4. Stelle	5. Stelle	6. Stelle	7. Stelle
Husten	bei	16	2	–	–	–	1	–
Gewichtsverlust	bei	2	8	1	1	4	2	–
Haemoptoe	bei	–	5	5	2	4	3	–
Brustschmerz	bei	–	4	7	4	2	–	–
febriler Luftwegsinfekt	bei	–	3	–	3	3	3	3
Atemnot	bei	1	2	5	4	3	2	1
Ermüdbarkeit	bei	–	–	–	4	1	5	2

of praeoperative history“. Eine Wertung ist damit offenbar nicht verbunden. Anders verhält es sich, wenn für diesen Zeitraum der Ausdruck „delay“ verwendet wird, aus dem sich eine kritische Aussage, der Hinweis auf eine Verzögerung von Diagnosestellung oder Therapiebeginn ergibt (POOL 1971; DE CARO u. BENFIELD 1982). In deutschsprachigen Publikationen wird am häufigsten der Begriff „Verschleppungszeit“ (VOGT-MOYKOPF 1977) verwendet, womit eindeutig ein fehlerhaftes Verhalten gegenüber den Symptomen des Bronchuskarzinoms ausgedrückt werden soll. Gelegentlich wird die Zuweisung des Fehlers durch Unterteilung in „Verschleppung durch den Patienten“ und „Verschleppung durch den Arzt“ (Koordinierungsprogramm 1970; BRANDT 1971; SAVIĆ u. CLEMENS 1975; DITTRICH 1976; GÜTGEMANN et al. 1976) vorgenommen. ZEIDLER u. LINDER (1973) sowie ECKERT et al. (1979) verwenden den Ausdruck „fatale Pause“. TRENDELENBURG u. MALL (1970) erwähnen noch die Begriffe „Laufzeiten“, „Verzögerungszeiten“, „Wartezeiten“, BONZ et al. (1979) führen eine „präoperative ärztliche Beobachtungszeit“, HUBER die „Anamnesenlänge“ und KESSLER u. WOLF (1978) eine „Latenzzeit“ an.

Bedauerlicherweise existiert keine einheitliche Definiton für die Verschleppungszeit, so daß größere Zusammenstellungen entsprechender Daten erschwert und Vergleiche zwischen verschiedenen Serien nicht möglich sind. Am häufigsten wird davon ausgegangen, daß es sich um die Zeitspanne zwischen Erstsymptom und Beginn der definitiven Therapie handelt (TRENDELENBURG u. MALL 1970; BRANDT 1971; DITTRICH 1976; KESSLER u. WOLF 1978; LIEBIG u. GABLER 1978). Andere bezeichnen mit Verschleppungszeit die Frist zwischen dem Auftreten der ersten Symptome und der Einweisung in die Klinik (Koordinierungsprogramm 1970; GÜTGEMANN et al. 1976; KRAUSE 1977; ECKERT et al. 1979; HENNEMANN et al. 1979) oder bis zur Sicherung der Diagnose (MATTHES et al. 1969; TÖPFER u. RIEDEL 1978; VUTUC u. HOLZER 1980a). SCHÖNLEBEN et al. (1975) meinen mit Verschleppungszeit die Dauer der Vorgeschichte von der ersten Konsultation der einweisenden Institution bis zur Überweisung in die Klinik, MARCQ u. GALY die Länge der Zeit zwischen röntgenologischer Feststellung und Diagnose und TOOMES et al. (1981) eine Spanne von der Erstfeststellung eines Herdes bis zur Klinikeinweisung. Eine spezielle Rolle spielt die Verschleppungszeit bei der Diskussion um Röntgenreihenuntersuchungen für eine möglichst frühzeitige Diagnose des noch symptomlosen Bronchuskarzinoms (MAT-

Tabelle 6. Dauer der Symptome (mittlere oder Median), Angaben aus 11 Publikationen von Autoren aus 5 Ländern, 1973–1982 ($n = 6397$)

Autoren	Jahr	Land	Fallzahl	Krankengut	Mittlere Symptomdauer	Median der Symptomdauer
De CARO u. BENFIELD	1982	USA	35	Pat. bis 40 Jahre	3,2 Monate	–
ECKERT et al.	1979	BRD	603	alle Fälle	6 Monate	–
FEINSTEIN et al.	1974	USA	449	alle Fälle	13 Monate	5,7 Monate
Koordinierungsprogramm	1970	BRD	1017	indirekte Aussage	4 Monate	–
KRAUSE	1977	BRD	100	operierte „Plepka“	3,2 Monate	–
KYRIAKOS u. WEBBER	1974	USA	102	Pat. bis 45 Jahre	10,8 Monate	6 Monate
LIEBIG u. GABLER	1978	BRD	220	operierte „Plepka“	4,8 Monate	–
MENON u. SEONG	1979	Malaysia	388	alle Fälle	5,1 Monate	–
MORGAN	1980	Großbritannien	230	kleinzellige Tumoren	1,8 Monate	–
ROSTAD et al.	1979	Norwegen	1053	alle Fälle	3–6 Monate	–
ZEIDLER u. LINDER	1973	BRD	2200	bis 1949 zurückreichend	7,5 Monate	–

THES et al. 1969; KRAUSE 1977; WILDE et al. 1981). WILDE et al. (1981) befassen sich anhand einer Literaturanalyse ausführlich mit röntgenologischen Verschleppungszeiten beim Bronchialkarzinom. Dabei unterscheiden sie eine Verschleppung der Diagnose (vom ersten klinischen Hinweiszeichen bzw. Röntgenbefund bis zur Sicherung der Diagnose) von einer Verschleppung der Behandlung (von der Sicherung der Diagnose bis zum Therapiebeginn).

Wenn Symptomdauer bzw. Verschleppungszeit einen Aussagewert z.B. für die Prognose erhalten sollen, erscheint eine einheitliche Difinition dringend erforderlich. Im Rahmen dieser Besprechung kann nur auf eine symptombezogene Verschleppungszeit eingegangen werden und es wird vorgeschlagen, sie allgemein verbindlich vom Erstsymptom bis zum Beginn der Tumortherapie festzulegen. Wird diese einheitlich ermittelt und angegeben, so sind zusätzliche Unterteilungen je nach Zweck der Untersuchung oder Schwerpunkt der beabsichtigten Aussage immer möglich.

Unter Berücksichtigung der aufgeführten Einschränkungen, die sich aus den Differenzen insbesondere bezüglich der Definitionen ergeben, wurden folgende Daten ermittelt (Tabelle 6): In 11 Publikationen aus 5 Ländern mit 6297 Patienten fanden sich Angaben über die mittlere Symptomdauer zwischen 1,8 Monaten und 13 Monaten, in 2 Arbeiten wird der Median angegeben, er beträgt 6 Monate (FEINSTEIN et al. 1974; KYRIAKOS u. WEBBER 1974). Die kürzeste Zeitspanne

Tabelle 7. „Verschleppungszeiten" beim Bronchuskarzinom[a], Angaben aus 10 Publikationen von Autoren aus 3 Ländern, 1975–1981 ($n=4310$)

Autoren	Jahr	Land	Fallzahl	Krankengut	% 1 Monat	% bis 3 Monate	% bis 6 Monate	% bis 12 Monate	% 12 Monate
ECKERT et al.	1979	BRD	603	alle Fälle	–	51	28	12	–
HENNEMANN et al.	1979	BRD	147	alle Fälle	26	33	12	(9 Monate) 11	(9 Mo.) 8
HUHTI et al.	1980	Finnland	430	alle Fälle	–	–	80	13	7
KRAUSE	1977	BRD	100	operierte „Plepka"	8	62	24	4	–
LIEBIG et al.	1981	BRD	309	operierte Patienten	12	–	63	(6 Monate) 25	–
SAVIC u. CLEMENS	1975	BRD	1542	alle Fälle	37	29	14	24	–
SCHÖNLEBEN et al.	1975	BRD	992	bei 15% unbekannt	–	32	(bis 7 Monate) 23	12	18
TOOMES et al.	1981	BRD	73	maligne Rundherde	30	–	48	5	16
VUTUC u. HOLZER	1980a	Österreich	85	männl. Patienten	15	63	(bis 5 Monate) 5	(5 Monate) 17	–
VUTUC u. HOLZER	1980b	Österreich	38	weibl. Patienten	34	35	(bis 5 Monate) 9	(5 Monate) 32	–

[a] „Verschleppungszeiten": Zeit vom ersten Symptom bis zur Klinikaufnahme, welche zur Diagnose führte; Zeit vom ersten Symptom bis zur Diagnose; Zeit vom ersten Symptom bis zum Therapiebeginn

von 1,8 Monaten betrifft nur Patienten mit kleinzelligen Karzinomen (MORGAN 1980). Auffällig ist die Diskrepanz in beiden Publikationen über junge Patienten mit Bronchuskarzinom (KYRIAKOS u. WEBBER 1974; DE CARO u. BENFIELD 1982). Im Krankengut von FEINSTEIN et al. (1974) findet sich eine auffällig lange Symptomdauer (13 Monate), möglicherweise ist dies Ausdruck einer besonders exakten Anamneseerhebung bei dieser Arbeitsgruppe, die der Symptomatologie des Bronchuskarzinoms mehr Bedeutung zumißt, als die meisten übrigen Untersucher, worauf noch einzugehen sein wird. Die restlichen Werte liegen zwischen 3 und 6 Monaten, unabhängig davon, ob sie aus dem Gesamtkrankengut ermittelt wurden (Koordinierungsprogramm 1970; ZEIDLER u. LINDER 1973; ECKERT et al. 1979; MENON u. SEONG 1979; ROSTAD et al. 1980) oder nur von Operationsfällen stammen (KRAUSE 1977; LIEBIG u. GABLER 1978). Bei Angaben über Verschleppungszeiten sind außer den definitionsbedingten Problemen noch solche unterschiedlicher Zeitunterteilungen zu berücksichtigen (Tabelle 7). In 10 Arbeiten aus 3 Ländern mit 4310 Patienten fanden sich Verschleppungszeiten von weniger als 1 Monat bei 8% bis 30% der Fälle, von bis zu 3 Monaten bei

32–63%, von bis zu 6 Monaten bei 12–80% und von bis zu 12 Monaten bei 4–28%. Bei 7–24% betrug die Verschleppungszeit mehr als 12 Monate. Dabei betreffen die Angaben von KRAUSE (1977) sowie LIEBIG et al. (1981) nur Operationsfälle, bei TOOMES et al. (1981) sind nur maligne Rundherde erfaßt. Eine Bewertung dieser Aussagen ist sicher erst dann sinnvoll möglich, wenn einheitlich in Verschleppungszeiten von weniger als 1 Monat, bis zu 3 Monaten, bis zu 6 Monaten, bis zu 1 Jahr und über 1 Jahr unterteilt würde.

VI. Lokale Symptome im Verlauf

Eine Literaturauswertung von HYDE u. HYDE (1974) mit Zusammenstellungen von Symptomangaben zu Beginn und während des Verlaufes bei Bronchuskarzinompatienten zeigt, daß Husten, Dyspnoe, Thoraxschmerzen und Hämoptysen an Häufigkeit zunehmen. Bis zu 84% aller Patienten mit Bronchuskarzinom leiden dann unter Husten, bis 68% haben Thoraxschmerzen, bei bis zu 63% werden Hämoptysen beobachtet und bis zu 46% weisen Zeichen der Atemwegsinfektion auf. SCHERRER et al. (1980), die auf eine erhebliche Verschlimmerung der subjektiven Symptomatik zwischen Erstmanifestation der Beschwerden und Klinikaufnahme zur Operationsabklärung hinweisen, belegen das anhand ihrer 7 Kardinalsymptome durch Gegenüberstellung der Mittelwerte aus dem Schrifttum. Für die Berechnung der Häufigkeiten zu Beginn der subjektiven Symptome standen 15 Publikationen zur Verfügung, für die zum Zeitpunkt der Hospitalisation ante operationem 18 Arbeiten, welche unterteilt wurden in eine Gruppe von 11 aus den Jahren 1945–1956 und 7 aus den Jahren 1961–1977. Danach stieg die Rate der Patienten mit Appetitverlust/Gewichtsverlust von 11 auf 56 bzw. 43%, die der Kranken mit febrilem Luftwegsinfekt von 18 auf 40 bzw. 26% und die der Fälle mit Hämoptysen von 9 auf 47 bzw. 31%. Das Symptom Atemnot, das zu Beginn der Symptomatik bei 12% verzeichnet wurde, kam zum Zeitpunkt der Hospitalisation ante operationem bei 42 bzw. 31% vor, Brustschmerzen zeigten einen Häufigkeitsanstieg von 20 auf 54 bzw. 37%, Reizhusten von 39 auf 79 bzw. 69% und Ermüdbarkeit von 8 auf 29 bzw. 31%.

Am besten ist das Symptom Schmerz im Verlauf der Krankheit Bronchuskarzinom untersucht. TURNBULL (1977) berichtet über Zunahme von Häufigkeiten der verschiedenen Schmerzsyndrome im Verlauf des inkurablen Lungenkrebses aber auch über neue Schmerzen, die erst unter Behandlung entstehen, ferner über bis zum Therapieende persistierende Schmerzen sowie über solche während der beiden letzten Lebensmonate. Ein neuer Schmerz im Verlauf der Behandlung war als substernales Syndrom bei einem und als kostopleurales bei 3 von 18 Patienten aufgetreten. Bei Behandlungsende war keiner von 45 Patienten ohne Schmerzen, 5 litten am substernalem, 5 am tiefen unilateralen und 19 am kostopleuralen Schmerzsyndrom. Von 65 terminalen Fällen war keiner schmerzfrei, 10 hatten die Zeichen des substernalen, 12 die des tiefen unilateralen und 22 solche des kostopleuralen Schmerzsyndroms. Auf die übrigen nicht als lokale Symptome anzusehenden Schmerzsyndrome wird hier nicht eingegangen.

VII. Wertigkeit der lokalen Symptome

SCHERRER et al. (1980) registrieren einen Rückgang des Interesses an den Symptomen des Bronchuskarzinoms in den beiden letzten Jahrzehnten beim Vergleich mit den 40er und 50er Jahren. Mit großer Wahrscheinlichkeit ist diese Entwicklung als Folge der Enttäuschung darüber anzusehen, daß die Konzentration des Interesses auf die Symptomatologie bezüglich der Verbesserung der Frühdiagnose des Bronchuskarzinoms keine wesentlichen Fortschritte gebracht hat. Es ist das große Verdienst von FEINSTEIN (1964), darauf hingewiesen zu haben, daß Symptome nicht immer nur mit der Diagnose, sondern auch mit der Prognose korreliert werden müssen. HAHN u. LONGIN (1980) betonen, daß FEINSTEIN's Arbeit viele paradox erscheinende Befunde anderer Autoren erklärbar machte und zu einem Klassiker der Literatur über das Bronchuskarzinom geworden ist. Nach SCHERRER et al. (1980) ist allerdings eine besonders subtile Anamneseaufnahme unerläßlich, wenn die häufige Verflechtung von Frühsymptomen des Bronchuskarzinoms mit jenen der jahrelang vorbestehenden chronischen obstruktiven Bronchitis berücksichtigt wird, weil nur dadurch das Neue in der Krankengeschichte, nämlich das dem noch nicht diagnostizierten Lungenkarzinom zuzuschreibende Teilbeschwerdebild, richtig interpretiert werden kann. Dabei kann laut FEINSTEIN (1968) die Dauer der Symptome direkte Zeitmarken liefern und der Charakter der Symptome wichtige funktionelle Auswirkungen anzeigen, die bei rein morphologischer Einteilung und Betrachtungsweise nicht zu bestimmen sind. Seiner Ansicht nach lassen sich Symptome klassifizieren und die Antworten der Patienten, die sie repräsentieren, effektiv als Indices für klinisch-biologisches Tumorverhalten nutzen (FEINSTEIN 1964). Als wissenschaftliche Variable haben Symptome, die von Patienten angegeben werden, 2 Hauptnachteile: 1. Als Elemente von Empfindungen können sie nicht in einer Form aufbewahrt werden (wie z.B. Röntgenbilder oder Gewebeproben) die es erlaubt, daß aktuelles Material später aufgearbeitet werden kann. 2. Sie sind subjektiv in der Art wie sie vorkommen und in der Art wie sie beobachtet und registriert werden (FEINSTEIN 1964). Ihre Subjektivität führt zu Variationen, die jedoch oft nicht größer sind als jene, die in der Interpretation der mehr „objektiven" anatomischen Parameter vorkommen (FEINSTEIN 1964). Bei einer Einteilung in asymptomatische und symptomatische Patienten, welche in solche mit pulmonalen (primären) und extrapulmonalen (sekundären) Symptomen aufgeschlüsselt werden, von denen die letzteren eine Aufteilung in solche mit ultrapulmonalen und solche mit systemischen (nicht metastatischen) Symptomen erfahren, ergeben sich 4 Gruppen. Unter Einbeziehung eines Zeitfaktors für die Fälle mit pulmonalen Symptomen werden 6 Untergruppen gebildet, die sich prognostisch unterscheiden, wie FEINSTEIN (1964, 1968) anhand der 5-Jahre-Überlebensraten seiner 442 Patienten mit Bronchuskarzinom zeigen konnte. Asymptomatische Patienten hatten eine 5-Jahre-Überlebenszeit von 38%. Aus der Gruppe mit langer pulmonaler Symptomatik überlebten 32%, aus der mit kurzer pulmonaler 20% um mehr als 5 Jahre. 13% der Patienten mit pulmonal-systemischer Symptomatologie waren Langzeitüberleber, während keiner der

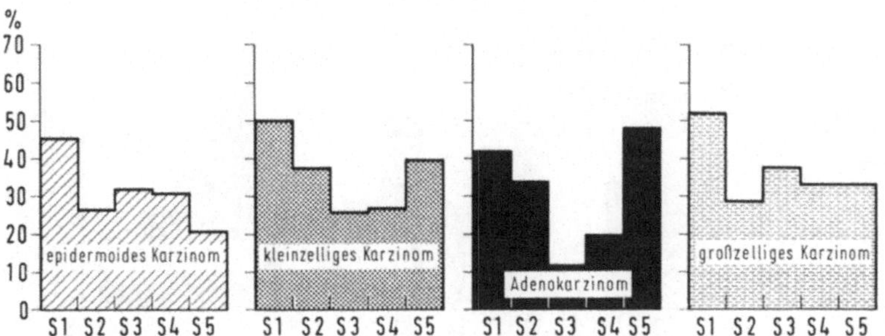

Abb. 1. Symptomverteilungsmuster nach Tumorzelltypen. (Nach den Zahlenangaben bei HUHTI et al. 1980). Das Symptom Thoraxschmerz wurde jeweils ans Ende gestellt, um Vergleichbarkeit in der Darstellung nach Angaben von FEINSTEIN et al. 1974 zu versuchen (s. Abb. 2). S_1 = Husten; S_2 = Dyspnoe; S_3 = Haemoptysen; S_4 = Fieber; S_5 = Thoraxschmerz

Patienten aus den Gruppen mit pulmonal-ultrapulmonalen Symptomen bzw. mit nur extrapulmonalen Symptomen die 5-Jahres-Grenze erreichte.

Was die lokalen Symptome des Bronchuskarzinoms angeht, so tragen diese Feststellungen der Tatsache Rechnung, daß ein Tumor, der keine Symptome produziert, gewöhnlich langsam wächst, aber daß auch ein Patient mit einem langsam wachsenden Tumor eine lange Symptomdauer haben kann (FEINSTEIN 1968).

Eine Stadiierung nach der Symptomatologie, meist in Kombination mit einer anatomischen Einteilung, wie sie ebenfalls FEINSTEIN (1968, 1974) vorgenommen hat, wird inzwischen auch von anderen Autoren propagiert (MITTMAN u. BRUDERMAN 1977; HAHN u. LONGIN 1980) bzw. deren Behandlungsbeurteilungen zugrunde gelegt (SENIOR u. ADAMSON 1970; LIEBIG u. GABLER 1978; NÕU u. ÅBERG 1979; MENON u. SEONG 1979), jedoch fand sich nicht immer volle Übereinstimmung (LIEBIG et al. 1981).

Eine höherwertige Aussagekraft der Symptomatologie ist offenbar zu erwarten, wenn nach Tumorzelltypen differenziert wird (COHEN 1977). Man muß ja berücksichtigen, daß Häufigkeitsschwankungen einzelner Symptome bei gemeinsamer Betrachtung aller Bronchuskarzinomtypen, z.B. zwischen 7 und 58% (s. z.B. Tabelle 2) eigentlich aussagen, daß ein solches Symptom von „selten“ (7%) bis „sehr häufig“ (58%) vorkommt. Analog zu COHEN (1977), der ein Verteilungsmuster der Symptome vom Primärtumor, von der intrathorakalen Ausbreitung und der Fernmetastasierung für die 4 wichtigsten Tumorzelltypen angegeben hat und dabei zu klaren Differenzierungen kam, lassen sich die einzelnen, vom Primärtumor ausgehenden Symptome, je nach Zelltyp des Bronchuskarzinoms mit unterschiedlichen Häufigkeiten ermitteln. So konnte HUBER (1969) zeigen, daß die Symptome des Adenokarzinoms zwar nicht grundsätzlich von denen anderer Bronchuskarzinome verschieden sind, sich diese aber in anderer Reihenfolge und teilweise später einstellten. HUHTI et al. (1980) geben die Symptome Husten, Thoraxschmerzen, Dyspnoe, Hämoptysen und Fieber für epidermoide, großzellige, adenoide und kleinzellige Karzinome getrennt an (s. Abb. 1). Während epidermoide und großzellige Karzinome ein fast gleiches

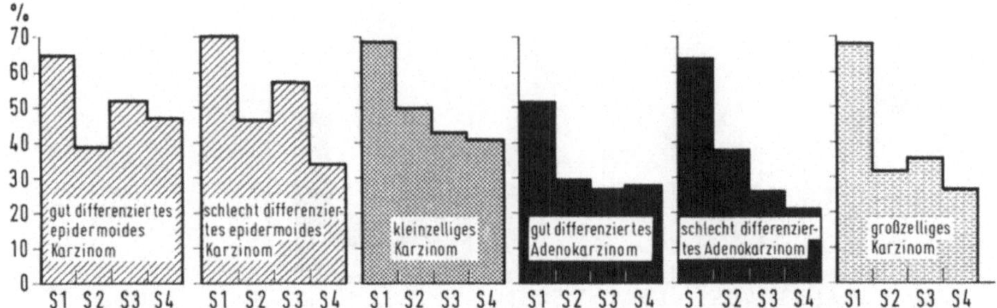

Abb. 2. Symptomverteilungsmuster nach Tumorzelltypen und Differenzierungshinweisen nach Zahlenangaben bei FEINSTEIN et al. (1974). Ohne Berücksichtigung des Symptoms Thoraxschmerz (hier nicht vorhanden) sind Vergleiche der Grundtypen mit der Darstellung nach Angaben von HUHTI et al. 1980 möglich (s. Abb. 1). S_1 = kürzliche Änderung des Hustentyps; S_2 = kürzlich Änderung der Atembeschwerden; S_3 = Haemoptysen; S_4 = pulmonale Infekte

Symptomverteilungsmuster aufweisen, sind die Häufigkeiten der einzelnen Symptome beim kleinzelligen Karzinom völlig unterschiedlich und das Adenokarzinom nimmt eine Art Mittelstellung ein. Danach ließe sich bei der Symptomatologie Husten + Hämoptysen + Fieber eher auf ein epidermoides Karzinom schließen, wogegen die Kombination der Symptome Husten + Thoraxschmerzen + Dyspnoe eher an ein Adenokarzinom denken lassen müßte. FEINSTEIN et al. (1974) gehen noch einen Schritt weiter, wenn sie die Häufigkeit der Symptome „kürzliche Änderung des Hustentyps", „kürzliche Änderung von Atembeschwerden", „Hämoptysen" und „pulmonale Infekte" für gut differenzierte epidermoide Karzinome, schlecht differenzierte epidermoide Karzinome, großzellig entdifferenzierte Karzinome, gut differenzierte Adenokarzinome, schlecht differenzierte Adenokarzinome und kleinzellig undifferenzierte Karzinome getrennt aufführen (s. Abb. 2). Es erscheint eindrucksvoll, weil sich die Symptommuster von differenzierten und undifferenzierten epidermoiden Karzinomen noch ähnlich sind und wie auch die beiden verschiedenen Differenzierungsgrade des Adenokarzinoms kaum Unterschiede zeigen, jedoch epidermoide und Adenokarzinome völlig unterschiedliche Symptomhäufigkeiten haben. Eine prinzipiell unterschiedliche Symptomverteilung weist das kleinzellig undifferenzierte Karzinom auf, am ehesten vergleichbar mit dem schlecht differenzierten Plattenepithelkarzinom. Das großzellig undifferenzierte Karzinom erscheint dem undifferenzierten Adenokarzinom ähnlich.

Bedauerlicherweise haben FEINSTEIN et al. (1974) das Symptom Thoraxschmerz in dieser Untersuchung nicht mit ausgewertet, so daß eine evtl. Möglichkeit noch besserer Abgrenzung entfällt und ein Vergleich mit den Zahlen von HUHTI et al. (1980) nicht möglich ist. Es erscheint aber jedenfalls geboten, bei zukünftigen Untersuchungen über die Symptome des Bronchuskarzinoms nach Tumorzelltypen zu unterscheiden, denn offensichtlich lassen sich so Symptommuster erwarten, die Schlußfolgerungen auf Lokalisation und Ausbreitung des Primärtumors möglich machen, was die Wertigkeit lokaler Symptome für die Prognose erhöht.

B. Komplikationen, die vom Primärtumor ausgehen

I. Charakteristische Komplikationen

Das Bronchuskarzinom kann zu einer Vielzahl von Komplikationen führen. Sie werden in 10 Hauptgruppen eingeteilt: 1. mechanische, 2. entzündliche, 3. pleurale, 4. perikardiale und kardiale, 5. metastatische, 6. neurologische, 7. endokrine und metabolische, 8. solche aus dem Bereich der hypertrophischen Osteoarthropathie, 9. immunologische und 10. peripher venöse (CROFTON u. DOUGLAS 1981). Nur Komplikationen aus den Gruppen 1, 2 und teilweise 3 sind hier zu besprechen. Die übrigen werden in den Abschnitten lokoregionäre Ausbreitung des Bronchuskarzinoms, Fernmetastasierung und Paraneoplasie abgehandelt.

1. Atelektase (englisch „collapse")

Der Kollaps eines Segmentes, eines Lappens oder einer gesamten Lunge ist Folge einer Bronchusokklusion entweder durch intrabronchiales Tumorwachstum oder durch extrabronchiale Ausbreitung der Geschwulst, die das Bronchiallumen komprimiert und verschließt (SPENCER 1977; CROFTON u. DOUGLAS 1981).

HAMM (1979) weist darauf hin, daß man gelegentlich vor Eintritt einer Segment- oder Lappenatelektase im Stadium der nur exspiratorisch wirksamen Ventilstenose eine „einseitig helle Lunge" sieht und häufig eine abnorme Hilusverkleinerung infolge gleichzeitiger Einschränkung von Ventilation und Zirkulation hinter den partiell stenosierten Lungenabschnitten („paradoxes Hiluszeichen") beobachtet wird. BRANDT (1971) meint, daß die Atelektase eines Segmentes, eines Lappens oder einer ganzen Lunge den nächsten Schritt nach einer parablastomatösen Pneumonie, die sich bessern kann, darstellt. FRIEDEL u. PREISLER (1978) betonen, daß die Komplettierung einer Tumorstenose zum vollständigen Bronchusverschluß zunächst durch eine kollaterale Entzündung erfolgt. Bessert sich diese durch antibiotische Therapie, wird der Bronchus wieder durchgängig und der abhängige Lungenabschnitt erneut belüftet. Solche Vorgänge können sich mehrmals wiederholen, bis schließlich das Bronchuslumen völlig und endgültig verschlossen ist und die irreversible Atelektase des abhängigen Lungengebietes resultiert.

Solche mechanischen Komplikationen sind häufig. Von 78 Patienten mit zentralem Bronchuskarzinom, die BRANDT et al. (1973) nach durchgemachtem Bronchialinfekt auf Erreger untersuchten, hatten 41 eine Atelektase. Von 73 Erwachsenen mit Mittellappensyndrom, über die GEROULANOS et al. (1973) berichten, hatten 26 ein Bronchuskarzinom. 58% aller Fälle mit Bronchuskarzinom von JINDAL et al. (1982) zeigten einen regionalen Kollaps und zwischen 34 und 86% der Bestrahlungspatienten, von denen BUBLITZ u. LABITZKE (1968) Mitteilung machen, hatten eine Atelektase. COHEN (1977) gibt eine Literaturübersicht von 10 Autoren. Danach wurden bei 2–31% aller Bronchuskarzinome röntgenologisch Atelektasen festgestellt. Am häufigsten wiesen Fälle mit kleinzelligen Tumoren mechanische Komplikationen auf (31%), dann folgten die Patienten mit epidermoiden (23%) und großzellig-anaplastischen Karzinomen (14%). Nur 2% der Fälle mit bronchialem Adenokarzinom hatten im Röntgenbild eine Atelektase. Auch Joss et al. (1980b) betonen, daß Adenokarzinome gewöhnlich nicht mit Atelektasen einhergehen, was durch ihre periphere Lokalisation erklärt ist. Aber auch im Krankengut von Loddenkemper u. Brandt (1980), die über 273 Patienten berichten, bei denen bronchoskopisch eine Stenose gesehen wurde, fanden sich beim Adenokarzinom die wenigsten Fälle mit Atelektase (12%) bzw. Dystelektase (19%). Hier zeigten die Patienten mit Plattenepithelkarzinom die meisten Belüftungsstörungen (Atelektase bei 50%, Dystelektase bei 31%). Es folgten die Fälle mit kleinzelligen Tumoren (26 bzw. 27%).

Die Bedeutung dieser mechanischen Komplikation für die Einschätzung des Primärtumors wird dadurch unterstrichen, daß in der Neufassung des TNM-Systems (UICC 1978) das Vorliegen einer Atelektase als Kriterium für die Einstufung des T gilt.

2. Pneumonie

Spencer (1977) faßt die Ereigniskette in der Lunge distal eines durch Bronchuskarzinom subakut entstandenen Bronchusverschlusses unter dem Begriff Obstruktionspneumonitis zusammen. Bronchialsekret und Exsudat der Alveolarkapillaren werden distal der Obstruktion zurückgehalten und reexpandieren die Lunge nach dem Verschwinden der Luft, indem sie die betroffenen Luftwege und Alveolen auffüllen. Tritt eine Infektion auf, so finden die Bakterien peripher der Stenosierung einen ausgezeichneten Nährboden vor (Friedel u. Preisler 1978). Es folgen akute pneumonische Veränderungen. Bedingt durch fehlende Drainage ist die Lösung verzögert, und die akuten entzündlichen Veränderungen werden durch chronische ersetzt (Spencer 1977; Friedel u. Preisler 1978). Später entwickelt sich eine Fibrose, evtl. mit multiplen kleinen Abszessen und schließlich resultieren Destruktion der betreffenden Lungenabschnitte und chronische Eiterung (Spencer 1977). Auch Trendelenburg u. Mall (1970) sprechen von Obstruktionspneumonitis und Friedel u. Preisler (1978) übernehmen den Ausdruck ebenfalls. Ansonsten wird in diesem Zusammenhang von Obstruktionspneumonie oder obstruktiver Pneumonie (Mittman u. Bruderman 1977; Hamm 1979; Hahn u. Longin 1980), parablastomatöser Pneumonie (Brandt 1971), retrostenotischer oder poststenotischer Pneumonie (Matthes et al. 1969; Widow 1971; Brandt et al. 1973; Bruntsch 1980; Joss et al. 1980a; Loddenkemper u. Brandt 1980) und Retentionspneumonie (Päuser 1976; Vogt-Moykopf 1977; Eule 1978; Eckert et al. 1979; Drings 1980) gesprochen. Rybakova et al. (1980) verwenden die Bezeichnung sekundäre Pneumonie.

Bei dem oben geschilderten Mechanismus ist es verständlich, wenn Rybakova et al. (1980) betonen, daß beim Karzinom mit Bronchusverschluß die als Komplikation auftretende segmentäre oder lobäre Pneumonie nicht mit einer Volumenabnahme dieses Lungenabschnittes einhergehen muß. Nach Crofton u. Douglas (1981) ist die Pneumonie eine häufige Komplikation des Bronchuskarzinoms. Außer der besprochenen Bronchusokklusion kann eine tumorbedingte Starre des Bronchus, welche die effiziente Drainage der befallenen Lunge beeinträchtigt, ursächlich in Betracht kommen. Bei 670 von 1450 Patienten mit Bronchuskarzinom, über die RYBAKOVA et al. (1980) berichten, verlief die Krankheit wie eine akute Pneumonie. Von 220 Fällen, die als Pneumonie eingewiesen wurden und über die SULKAVA u. PETTERSSON (1980) berichten, hatten 11 ein Bronchuskarzinom. 5 dieser Patienten zeigten das klinische Bild der akuten Pneumonie. In diesem Zusammenhang sei auf die Besprechung der lokalen Symptome des Bronchuskarzinoms verwiesen. Aus den Tabellen 2 und 3 geht hervor, welche Rolle die Zeichen der Pneumonie in der Symptomatologie spielen und wie oft sie bei den verschiedenen Autoren angegeben werden. Nach einer Literaturzusammenstellung mit Angaben von 10 Autoren, die COHEN (1977) vornahm, kamen röntgenologisch diagnostizierte Pneumonien am häufigsten beim großzellig-anaplastischen Karzinom vor (24%). Patienten mit kleinzelligen Bronchustumoren wiesen in 21% Pneumonien im Röntgenbild auf. In Fällen mit Adenokarzinom lag die Rate bei 14% und epidermoide Karzinome zeigten in 13% die entsprechenden röntgenologischen Veränderungen. Im Krankengut von LODDENKEMPER u. BRANDT (1980) mit 273 durch Karzinom bedingten Bronchusstenosen kam die Pneumonie am häufigsten als Komplikation des Plattenepithelkarzinoms und am seltensten beim Adenokarzinom vor. Rezidivierende Infekte der Atmungsorgane fand FEINSTEIN (1974) bei 8% von 449 Kranken mit Bronchuskarzinom. Am häufigsten waren Fälle mit gut differenziertem Plattenepithelkarzinom betroffen (17%). In der Reihenfolge der Häufigkeit folgten das schlecht differenzierte Plattenepithelkarzinom (8%) und das kleinzellige Karzinom (8%), danach das undifferenzierte großzellige Karzinom (7%). Adenokarzinome hatten die wenigsten rezidivierenden Infekte der Atmungsorgane (4 und 2%).

BRANDT (1971) sowie FRIEDEL u. PREISLER (1978) betonen, daß unter Antibiotikagabe häufig eine gute Rückbildung der Pneumonie beobachtet wird. Das Röntgenbild kann sogar wieder normal werden (BRANDT 1971). Die Erreger sind vor Behandlungsbeginn die gleichen wie bei Patienten mit Atemwegsinfektionen, die keinen Tumor haben (BRANDT et al. 1973). Bei 100 Patienten mit Bronchuskarzinom und Bronchialinfekt fanden sie Haemophylus influencae 20mal, Pneumokokken 12mal, Neisserien 5mal und haemolysierende Streptokokken 2mal. Bei 22 Patienten wurden die nachgewiesenen Keime als opportunistisch angesehen (Staphylococcus aureus 7, E. coli/coliforme 7, Proteus 2, Pyocyaneus 1, Hefen 5).

3. Lungenabszeß

Nach SPENCER (1977) hat der Anteil der Lungenabszesse, die als Folge einer Bronchialobstruktion durch Neoplasmen entstehen, mit der steigenden Inzidenz des Bronchuskarzinoms ständig zugenommen. Dies gilt besonders für Patienten jenseits des 45. Lebensjahres. In klinische Statistiken über Lungenabszesse werden aber tumorbedingte häufig nicht aufgenommen. Wenn sie im Krankengut, über das berichtet wird, enthalten sind, so offenbar nur dann, wenn der Abszeß und nicht der Tumor das Krankheitsbild bestimmt, denn es werden nur zwischen 6 und 9% der Abszesse als durch Bronchuskarzinom verursacht angegeben (PERLMAN et al. 1969; KLOSORIS et al. 1976; ESTRERA et al. 1980).

CHAUDHURI (1973) führt 3 Mechanismen an, die bei einem primären Bronchialtumor zur Abszedierung führen können: 1. Kavernisierende Nekrose durch Zerfall der Geschwulst selbst. 2. Stenotischer Abszeß durch Infektion und Zerfall von Lungengewebe distal der vom Tumor bewirkten Bronchusobstruktion. 3. „Überlaufen" der Infektion aus einer nekrotischen Geschwulst in andere Lungenabschnitte (englisch „spill-over", ein Ausdruck, den auch SPENCER (1977) verwendet). Auch CROFTON u. DOUGLAS (1981) stellen fest, daß diese Komplikation nicht selten ist, während Cohen (1977) sie zu den weniger häufigen Symptomenkomplexen des Bronchuskarzinoms rechnet. Die Problematik der Abszeßbildung wird auch von HYDE u. HYDE (1974) – HAHN u. LONGIN (1980) – HARDY et al. (1981) besprochen. Nach KLASTERSKY (1974) spielt die Flora des Oropharynx wahrscheinlich eine Rolle, die inhaliert wird und, statt durch den üblichen Protektionsmechanismus beseitigt zu werden, in das devitalisierte Tumorgewebe vordringt.

Meist treten charakteristische Hustenanfälle auf mit plötzlich vermehrtem Auswurf, der häufig eitrig ist und Blutbeimengungen aufweisen kann. Sind klinische Zeichen der Pneumonie vorangegangen, die sich unter antibiotischer Therapie gebessert haben, so bestimmen erneuter Temperaturanstieg verbunden mit Schüttelfrost, tiefersitzenden Thoraxschmerzen und Pleuraschmerzen jetzt das Krankheitsbild.

Der tumorbedingte Abszeß ist klinisch nicht immer sicher zu erkennen. Wenn das degenerierte Material in situ bleibt, nicht ausgehustet wird, entspricht der Röntgenbefund nicht dem einer Höhle. CHAUDHURI (1973) erklärt damit die stark differierenden Angaben über Häufigkeiten dieser Komplikation, insbesondere bei Gegenüberstellung von klinisch-röntgenologischen und pathologisch-anatomischen Befunden. Während die Literaturzusammenstellung von COHEN (1977) über Röntgenbefunde von 10 Autoren bei Patienten mit Bronchuskarzinom zwischen 3 und 5% Tumorkavernen ergab und CROMARTIE et al. (1980) bei 8% ihrer 702 Patienten klinisch einen Abszeß diagnostizierten, finden sich im Untersuchungsgut von CHAUDHURI bei 632 Fällen (413 Operationspräparate, 219 Sektionspräparate) 100 (16%) mit kavernisierten Tumoren. Alle Untersucher stimmen darin überein, daß plattenepitheliale (epidermoide) Karzinome am häufigsten abszedieren (CHAUDHURI 1973; HYDE u. HYDE 1974; COHEN 1977; SPENCER 1977; WALLACE et al. 1979; CROMARTIE et al. 1980; HAHN u. LONGIN 1980; JOSS et al. 1980b; CROFTON u. DOUGLAS 1981). Nach WUKETICH (1980) ist die Neigung zum Zerfall und zur Aushöhlung umso größer, je reifer das Pflasterzellkarzinom ist. Dabei unterscheidet er die periphere Kaverne mit dicker unregelmäßiger Wand ohne sichtbaren Bronchusanschluß von der mehr zentral gelegenen mit Drainage durch einen großen Bronchus. Großzellige Tumoren folgen bezüglich Häufigkeit an zweiter Stelle (CHAUDHURI 1973; COHEN 1977; CROMARTIE et al. 1980). Kleinzellige Bronchialkarzinome führen nicht nur Abszeßbildung (CHAUDHURI 1973; COHEN 1977; CROMARTIE et al. 1980). WALLACE et al. (1979), die versuchten, anhand klinischer Kriterien eine Differenzierung zwischen karzinomatösem und einfachem Lungenabszeß zu erreichen, stellen zur Lokalisation fest, daß es sich meist um einen Tumorabszeß handelt, wenn er im anterioren Oberlappensegment gelegen ist.

Abgesehen davon aber lagen die Hälfte der Tumorabszesse ihrer Patienten in den klassischen Segmenten für aspirationsbedingte Abszedierungen (S2 oder S6). Diese Angaben stimmen mit den pathologisch-anatomischen Untersuchungsbefunden von CHAUDHURI (1973) überein. Von 100 Abszessen lagen 24 in S1/2 links, 15 in S6 links, 8 in S6 rechts und je 7 in S1 und S2 rechts. Die Größe des Hohlraums wird zwischen 1 cm und mehr als 10 cm und die Dicke der Wandung zwischen 0,5 und 3 cm angegeben. Bei den meisten Patienten findet sich nur ein Tumorabszeß (CHAUDHURI 1973: 92 von 100 Fällen).

Die Kavernisierung eines Bronchuskarzinoms ist mit einer schlechten Prognose korreliert, was auf die ausgeprägte Gefäßbeteiligung bei dieser Komplikation, die in verstärkter Metastasierung resultiert, zurückgeführt wird (CHAUDHURI 1973).

4. Pleuraempyem

CROFTON und DOUGLAS (1981) benennen den Lungenkrebs als eine von 7 möglichen Ursachen für die Entwicklung eines chronischen Pleuraempyems, wobei die Pleurabeteiligung über tumorbedingte Pneumonie oder Abszeßbildung zustande kommt. Zahlen über die Häufigkeit beim Bronchuskarzinom sind aus der Literatur nicht zu ermitteln. Auch in Publikationen über das Pleuraempyem wird selten auf das Bronchuskarzinom als Ursache dieser Komplikation eingegangen. VIANNA (1971) führt es in 4% seiner Patienten auf und SHERMAN et al. (1977) geben eine Rate von 2% ihrer Pleuraempyemfälle an. Dagegen berichten SIMMONS et al. (1972), daß 15% ihrer Pleuraempyeme im Zusammenhang mit einem Lungenkrebs entstanden waren. Im Krankengut unserer Klinik der Jahre 1960 bis 1977 war bei 5 von 125 Fällen mit chronischem Pleuraempyem (4%) die retrostenotische Pneumonie eines Bronchuskarzinoms Ursache der Rippenfelleiterung.

Zu den Erscheinungen der vorbestehenden Krankheit treten hohe Temperaturen, häufig mit Schüttelfrost und stets mit atemabhängigen Thoraxschmerzen verbunden. Der zunehmende Pleuraerguß bewirkt Dyspnoe. Thoraxschmerzen und Atemnot lassen später nach, ein toxisches Krankheitsbild mit septischen Temperaturen schließt sich an.

HARDY et al. (1981) unterstreichen die Problematik der bronchopleuralen Fistel des Pleuraempyems bzw. des Pyopneumothorax beim Bronchuskarzinom. Diese Komplikation kündigt sich gewöhnlich durch Zunahme von Husten und Auswurf, evtl. mit blutigen Beimengungen an. Ist die Verbindung mit dem Bronchialsystem entstanden, resultiert ein plötzlicher Hustenanfall, der massenhaft Eiter fördert. Hustensymptomatik und Eiterexspektoration sind durch Lageabhängigkeit gekennzeichnet. Sie nehmen beim Liegen auf der betroffenen Seite ab. Wenn zum Zeitpunkt der Perforation die Fähigkeit zum Abhusten beeinträchtigt ist, kann das plötzliche Überfluten des Bronchialsystems mit Eiter fatale Folgen haben. Besonders im Hinblick auf eine bedrohliche Beeinträchtigung der Respiration ist man evtl. zur palliativen Operation gezwungen (HARDY et al. 1981). Bei den in unserer Klinik behandelten Patienten erwies sich aber die intrapleurale Dauersaugdrainagebehandlung stets auch für diese gefährliche Komplikation des Bronchuskarzinoms als ausreichend.

5. Lungenblutung

Nach GRESCHUCHNA (1976) sind bedrohliche Lungenblutungen bei Bronchuskarzinom – abgesehen von infausten Endstadien – selten. Sie können sowohl beim zentralen als auch beim eingeschmolzenen peripheren Karzinom vorkommen. Laut CROFTON und DOUGLAS (1981) treten sie gelegentlich außer bei Tuberkulose, Lungenabszeß und Bronchiektasen beim Bronchuskarzinom auf. Die gleiche Rangfolge geben BAUMGARTNER und MARK (1980) an. Bei BORKIN et al. (1980) wird noch das Aspergillusmyzetom vor dem Lungenkrebs aufgeführt. PÄUSER (1976) meint, daß nur eine, in der Mehrzahl durch Plattenepithelkarzinom entstandene, tumoröse Arrosion eines Pulmonalarterienastes zum plötzlichen tödlichen „Blutsturz“ führt. WIELAND und BÜCHNER-WEYER (1977) sprechen vom Abriß oder Einriß eines größeren Lungengefäßes. MILLER und MC GREGOR (1980) ermittelten unter 29 massiven terminalen Hämoptysen beim Bronchuskarzinom 6 Fälle ohne vorausgegangene submassive Blutung. Die Suche nach der Blutungsquelle ergab: 1. Tumor direkt, 2. nicht bestimmbar, 3. rechter Hauptstamm der Pulmonalarterie, 4. Pulmonalvenen neben dem Tumor, 5. Pulmonalarterie im Tumorabszeß, 6. Ast der rechten Pulmonalarterie. Demgegenüber gehen CONLAN und HURWITZ (1980) davon aus, daß massive Blutungen im Tracheobronchialsystem gewöhnlich von den Bronchialarterien stammen, die durch entzündliche Vorgänge erweitert und dünnwandig geworden sind, zudem Blut unter systemischem Druck führen und nekrotische Lungenareale durchqueren. Ihrer Ansicht nach unterstreicht der Erfolg der Embolisierung von Bronchialarterien in der Behandlung massiver Hämoptysen die ursächliche Rolle dieser Gefäße. Auch CROCCO et al. (1968) erwähnen die Bronchialarterien als mögliche Blutungsquelle. Inwieweit das auch für tumorbedingte Blutungen gilt, ist offenbar noch nicht geklärt. Allerdings schreibt SPENCER (1977) es bestehe Einigkeit darüber, daß die Blutversorgung des Bronchuskarzinoms über Bronchialarterien, die erweitert sein und geschlängelt verlaufen können, erfolgt und CONLAN et al. (1983) machen bei der Analyse ihrer 123 Fälle mit massiver Hämoptyse diesbezüglich keinen Unterschied zwischen entzündungsbedingtem und tumorbedingtem Blutungsgeschehen. Die massive Hämoptyse oder Lungenblutung wird unterschiedlich definiert. BAUMGARTNER und MARK (1980) geben 200–600 ml in 24 Std an, BORKIN et al. (1980) mehr als 300 ml in 24 Std und SEHHAT et al. (1978) mehr als 600 ml in 48 Std. CONLAN und HURWITZ (1978) sprechen von massiver Hämoptyse bei mehr als 600 ml ausgehusteten Blutes in 24 Std. Das klinische Bild ist häufig gekennzeichnet durch vorangehende leichtere Hämoptysen (CROCCO et al. 1968), gelegentlich fehlen jegliche Vorzeichen (MILLER u. MC GREGOR 1980). Wenn die massive Lungenblutung einsetzt, werden zunächst größere Mengen meist schaumigen Blutes ausgehustet. Doch bald können die nachlaufenden Massen durch den Hustenvorgang nicht mehr aus den Luftwegen entfernt werden. Innerhalb kurzer Zeit wird das Blut aspiriert und verschluckt. SEHHAT et al. (1978) bezeichnen es als eine verbreitete Fehleinschätzung, daß Lungenblutung selten zum Tode führt. Sie betonen, daß die Patienten in wenigen Minuten an ihrem Blut ertrinken können. Auch GRESCHUCHNA (1976) stellt fest, daß bei massiven Lungenblutungen die Verblutungsgefahr geringer ist als die Erstickungsgefahr und BAUMGARTNER und MARK (1980) betonen: „Der Tod an Hämoptyse ist meist das Ergebnis einer Erstickung und nicht das einer Verblutung." Nach CONLAN und HURWITZ (1980) haben Patienten mit ausgedehntem Bronchuskarzinom einen großen Anteil an der hohen Mortalitätsrate der Lungenblutung. Von 146 Patienten der Jahre 1966–1977 mit massiver Lungenblutung, über die SEHHAT et al. (1978) berichten, hatten 17 (11%) ein Bronchuskarzinom als Ursache. Die Blutungen zwangen zur chirurgischen Intervention. CROCCO et al. (1968) hatten unter 65 Patienten mit massiver Hämoptyse 5 durch Lungenkrebs bedingte. Davon waren 2 operabel, 3 inoperabel. GARZON et al. (1970), die über 35 Resektionen wegen großer Lungenblutung berichten, führen einen Fall mit Bronchuskarzinom darunter auf, bei dem eine Pneumektomie durchgeführt wurde. SALZER (1970) gibt schwere rezidivierende Hämoptysen als eine der wenigen Indikationen zur bewußt palliativen Resektion des Bronchuskarzinoms an. Zahlen über die Häufigkeit dieser Komplikation bei allen Bronchuskarzinomfällen werden in der Literatur kaum aufgeführt. Lediglich MILLER und MC GREGOR (1980) berichten darüber. Sie stellten bei 877 Kranken mit Bronchuskarzinom 29mal massive terminale Hämoptysen und 140mal submassive Hämoptysen fest. Massive Blutungen kamen hauptsächlich beim zentralen Plattenepithelkarzinom mit Zerfall vor (24mal). Je 2mal lag ein kleinzelliges bzw. ein Adenokarzinom vor, einmal handelte es sich um einen großzelligen Tumor. Anhand des Krankengutes unserer Klinik können folgende Angaben gemacht werden: In den Jahren 1966/67 wurden 576 Patienten mit gesichertem Bronchuskarzinom behandelt. Davon verstarben 159 noch während des ersten stationären Aufenthaltes, 18 davon (11%) an den Folgen der massiven Blutung. In den Jahren 1974/75 wurde bei 632 Patienten ein Bronchuskarzinom nachgewiesen. Bei 12 von 121 Patienten (10%) war die Todesursache die große Lungenblutung. Eine Berechnung für alle 1208 Patienten aus diesen 4 Jahren ist nicht möglich, weil Angaben über Todesursachen nur von den insgesamt 280 während des ersten stationären Krankenhausaufenthaltes Verstorbenen ausgewertet wurden. Es kann aber festgestellt werden, daß mindestens 2,5%, mit größter Wahrscheinlichkeit mehr, aller Patienten mit Bronchuskarzinom an dieser Komplikation sterben. Im Sektionsgut von WIELAND und BÜCHNER-WEYER (1977), betreffend 120 am Bronchuskarzinom Verstorbene, die bestrahlt worden waren, war 15mal eine Arrosionsblutung (14%) die Todesursache.

II. Sonstige (seltene) Komplikationen

BORKIN et al. (1980) beschreiben einen Fall von invasiver Aspergillose beim Bronchuskarzinom, die eine letale Lungenblutung auslöste. DE VUYST et al.

(1980) erwähnen eine lebensbedrohliche Blutung durch ein Aspergillusmyzetom innerhalb eines nekrotisierten Adenokarzinoms. Eine – ebenfalls zum Tode führende – Blutung in einen durch ein Bronchuskarzinom entstandenen Lungenabszeß hinein, haben PERLMAN et al. (1969) beobachtet.

Mit dem seltenen simultanen Vorkommen von Pneumothorax und Lungenkrebs beschäftigen sich HYDE und HYDE (1978) anläßlich der Publikation des ersten eigenen Falles unter 400 Patienten mit Spontanpneumothorax bzw. 3000 Fällen von Bronchuskarzinom. Ihrer Kenntnis nach waren bis zu diesem Zeitpunkt 30 Fälle in der Literatur mitgeteilt worden. Alle Patienten waren über 40 Jahre alt, was für den einfachen Spontanpneumothorax die Ausnahme darstellt (80% aller Fälle jünger als 40 Jahre). Pathogenetisch wird bei ipsilateralem Auftreten eine Erosion der visceralen Pleura durch den Tumor angenommen. LUNDGREN und STJERNBERG teilten 1980 zwei weitere Fälle mit, bei denen der Pneumothorax Erstsymptom des Bronchuskarzinoms war. AYRES et al. (1980) erwähnen ebenfalls 30 bis dahin aus der Literatur bekannte Fälle und berichten über 4 weitere eigene Patienten, von denen 2 den Pneumothorax als Erstsymptom aufwiesen. Neben der direkten Tumorausbreitung als auslösendes Moment bei einem Fall diskutieren sie für die 3 übrigen ursächlich eine Erhöhung des intrapleuralen Druckes bei tumorbedingter Bronchusobstruktion mit Ruptur einer subpleuralen Blase. Ihren Ermittlungen nach findet sich ein Pneumothorax in Verbindung mit einem Lungentumor unverhältnismäßig oft beim Alveolarzellkarzinom. Einen besonderen Fall dazu registrieren WILLIAMS und KIDNER (1971), bei dem ein linksseitiger Pneumothorax bei Alveolarzellkarzinom beseitigt wurde und später ein rechtsseitiger auftrat, an dessen Folgen der Patient verstarb.

Als Bronchozele manifestierten sich 3 Fälle von kleinzelligem und 2 Fälle mit epidermoidem Bronchuskarzinom im Krankengut von ARONBERG et al. (1979).

Den ersten Fall einer peripheren arteriellen Tumorembolie beim Bronchuskarzinom als Initialzeichen der Krebskrankheit publizierten STARR et al. (1981). Ihre Literaturzusammenstellung ergab 9 weitere Fälle bei Bronchuskarzinompatienten, jedoch war das Ereignis in keinem Falle das Erstsymptom des Tumors.

C. Lokoregionäre Ausbreitung unter klinischen Aspekten

I. Direkte Tumorausbreitung

1. Ausbreitungsmöglichkeiten des Primärtumors

Die erste Struktur, die von der direkten Ausbreitung des Tumors betroffen ist, ist der Bronchus seines Ursprungs (SPENCER 1977). Allerdings ist es nach WUKETICH (1980) nicht richtig, daß Bronchuskarzinome von dort ausgehen, wo man bei Eröffnung des Bronchialbaumes auf sie stößt, wo sie bronchoskopisch sichtbar werden, oder wo sich eine Bronchusstenose im Röntgentomogramm abzeichnet. Vielmehr sind solche Befunde Ausdruck der zentripetalen Ausbreitung eines peripher davon gelegenen Karzinoms (HUZLY 1978). Aussagen zur Ausbreitung sind deshalb erst dann verläßlich möglich, wenn Klarheit über den Ursprungsort besteht. Dieser ist aber selbst für Pathologen nicht immer eindeutig bestimmbar (BRANDT 1971; EDER u. FINSTERER 1973; WUKETICH 1980), denn es ist davon auszugehen, daß die zentripetale Wachstumsneigung eines peripheren Karzinoms im Endzustand das Bild eines zentralen vortäuschen kann (BAUDREXL et al. 1970; BRANDT 1971; EDER und FINSTERER 1973; PÄUSER 1976; WUKETICH 1980). Nach SPENCER (1977) haben Untersuchungen der letzten Jahre über den Ursprungsort gezeigt, daß viel mehr Tumoren, als allgemein angenommen wird, in der Peripherie der Lunge beginnen (auch WUKETICH 1980). Bei Häufigkeitsangaben anhand von Operationspräparaten ist durch positive Selektion ebenso mit Fehleinschätzungen zu rechnen, wie bei solchen, die auf Sektionsergebnissen basieren infolge negativer Selektion (JENNY 1971; EDER u. FINSTERER 1973; PÄUSER 1976; SPENCER 1977; WUKETICH 1980).

Darüber hinaus wird bezüglich des Entstehungsortes häufig nicht nur in zentrale und periphere Bronchuskarzinome eingeteilt. Eine dritte Gruppe, die der intermediär liegenden Tumoren, wobei die Intermediärzone jenseits der Aufteilung der Segmentbronchien beginnt und bis zu den kleinsten sichtbaren Ästen eines benannten Bronchus reicht, wird von SPENCER (1977) nicht mehr anerkannt und mit zu den zentralen gerechnet (auch EDER u. FINSTERER 1973). Im klinischen Beobachtungsgut geben aber zum Beispiel ROSTAD et al. (1979) noch unter 1053 Bronchuskarzinomen 65 intermediär gelegene an, wobei der Begriff „intermediär" nicht definiert wird. Eine bemerkenswerte Erweiterung auf 4 Lokalisationstypen findet sich bei WUKETICH (1980). Er spricht von einem zentralen Sitz, wenn der Ausgangsort des Tumors der Haupt- oder Lappenbronchus ist; vom indermidären bei Segment- und Subsegmentbronchien und vom peripheren, wenn Bronchien 5. oder höherer Ordnung Ausgangsort des Tumors sind. Bei einer vierten Gruppe mit „parazentralem" Sitz liegen Tumoren vor, die von kleinen medialen Bronchusästen ausgehen und in enge topische Beziehungen zum hilusnahen Gebiet treten. HUZLY (1978) kommt unter klinischen Aspekten ebenfalls zu einer Einteilung in 4 Gruppen, insbesondere grenzt auch er parazentrale Tumoren ab, die ganz nahe am Mediastinum liegen, aber nicht vom Bronchus ausgegangen sind. MOUNTAIN et al. (1980) unterscheiden bezüglich der Lokalisation Tumoren des Hauptbronchus, des Hilus, der Peripherie und der Lungenspitze. Die meisten Untersucher unterteilen in periphere und zentrale Bronchuskarzinome (BAUDREXL et al. 1970; RINK 1970; SALZER 1970; BRANDT 1971; JENNY 1971; DOLD et al. 1972; EDER u. FINSTERER 1973; WEISS u. BOUCOT 1974; FONTANA et al. 1975; HEILMANN et al. 1976; PAULSON u. REISCH 1976; HELD u. RINGSGWANDL 1977; SPENCER 1977; KESSLER u. WOLF 1978; HERMANEK u. GALL 1979; JOSS et al. 1980b). Dazu muß aber die Feststellung von HERMANEK und GALL (1979) unterstrichen werden, daß die Begriffe „peripher" und „zentral" bei verschiedenen Autoren unterschiedlich definiert werden. Die Abgrenzung beider Ausgangsformen bei SPENCER (1977) wurde bereits erwähnt. Im Erlanger Krankengut werden als peripher alle Tumoren bezeichnet, die im Segmentbronchus oder weiter peripher liegen, den Lappenbronchus aber freilassen.

Die übrigen sind zentrale (HERMANEK u. GALL 1979). DOLD et al. (1972) dagegen bezeichnen alle Tumoren, die vom Bronchialbaum ausgehen, auch wenn es sich um Bronchien 3. oder 4. Ordnung handelt, als zentrale. Nach PÄUSER (1976) liegen zentrale Tumoren hilusnah, d.h. in Haupt-, Lappen- oder Segmentbronchien. PAULSON u. REISCH (1976) sehen die Teilungsstelle der Segmentbronchien als Grenze zwischen zentralen und peripheren Karzinomen an. SALZER (1970) geht davon aus, daß der Segmentbronchus in den allermeisten Fällen der Ursprungsort der zentralen Karzinome ist und primär im Haupt- oder Lappenbronchus entstehende Karzinome äußerst selten sind. Nach EDER und FINSTERER (1973) hat sich ein zentrales Karzinom entweder im Bereich der Stamm- oder Lappenbronchien entwickelt, oder es hat bei zentripetaler Ausbreitung die Grenze eines Segmentbronchus zum Hilus hin überschritten. Mit dieser „dynamischen Definition" wird die Problematik einer Differenzierung zwischen Ausgangsort und Ausbreitungsweg bei diesen Einteilungsversuchen, die auch bei SALZER (1970) anklingt, deutlich und im Gegensatz zu WUKETICH (1980), der in seiner Einteilung ausdrücklich vom Ausgangsort des Tumors spricht, weisen HERMANEK und GALL (1979) darauf hin, daß mit der Lokalisationsangabe „zentral/peripher" nicht etwa eine Aussage über den Ausgangspunkt des Tumors gemeint ist, sondern ausschließlich eine über die Lokalisation zum Zeitpunkt der Diagnose.

Die verschiedenen Bronchuskarzinome zeigen je nach Tumorzelltyp unterschiedliche Lokalisationshäufigkeiten. Nach JOSS et al. (1980a, b) wächst das kleinzellige Karzinom typischerweise in den großen Bronchien, und epidermoide Karzinome sind zu 50–60% im proximalen Bronchialbaum lokalisiert. 70% der Adenokarzinome sind periphere Tumoren und großzellige Lungenkrebse sind peripher etwas häufiger lokalisiert als zentral. JENNY (1971) gibt aus lungenchirurgischer Sicht eine ähnliche Verteilung an, ebenso MOUNTAIN et al. (1974). Demgegenüber stellt PÄUSER (1976) fest, daß zentral kleinzellige und peripher plattenepitheliale Bronchuskarzinome am häufigsten vorkommen sowie Adenokarzinome peripher dreimal häufiger als zentral lokalisiert sind. KESSLER und WOLF (1978) meinen, daß kleinzellige und großzellige Tumoren zentral und peripher gleich häufig vorkommen. Bei den differierenden Definitionen der Begriffe „zentral/peripher" erscheinen diese unterschiedlichen Angaben von nur begrenztem Wert, und die Notwendigkeit einer einheitlichen Nomenklatur wird besonders deutlich. Dazu wäre allerdings eine Einigung darüber notwendig, ob Ursprungsort, Lokalisation oder proximale Reichweite des Tumors zugrunde gelegt werden sollen und wo die Grenze zwischen peripher und zentral zu ziehen ist.

Nach SPENCER (1977) breitet sich die Mehrzahl der zentralen Karzinome, die als warzenartiges Gewächs die Wand des Bronchus invadieren, durch Umwachsen des befallenen Bronchus aus und führen so zur obstruktiven Pneumonitis des betreffenden Lungenabschnittes. Dabei füllen manche komplett das Lumen aus und wachsen entlang dem Ursprungsbronchus und seiner nächsten Äste, während andere als abgeflachte ulcerierte Plaques in der Wand des Entstehungsbronchus verbleiben. HUZLY (1978) unterscheidet bronchologisch drei wichtige Typen von zentralen Tumoren: 1. rein bronchiale, 2. rein murale und 3. solche mit muraler Stenose und endobronchialem Tumorkopf. WUKETICH

(1980), der die makroanatomischen Wuchsformen der einzelnen Tumortypen getrennt beschreibt, unterscheidet beim Plattenepithelkarzinom 2 zentrale Formen, von denen die eine exophytisches Wachstum in die Lichtung von Haupt- und Lappenbronchien zeigt, nur wenig in die Bronchialwand vordringt und kaum auf die Lunge übergreift, während die andere (seltene) zirkulär manschettenförmig, mural infiltrierend den Hauptbronchus befällt und bald die Bifurkation sowie die laterale Wand der Trachea erfaßt. Für das zentrale kleinzellige Karzinom ist seiner Ansicht nach eine mural und peribronchial infiltrierende Ausbreitung typisch, bei der sich dicke Manschetten von Tumorgewebe um die Bronchien und plumpe fingerförmige Ausläufer gegen die Peripherie ausbilden. Dabei wird die Bronchiallichtung zumeist wenig und erst spät eingeengt, und die Schleimhaut über den Tumorwucherungen bleibt lange intakt. Auch für das Adenokarzinom gibt er eine (sehr seltene) zentrale Wuchsform an mit markig gestielten, zottig polypoiden Wucherungen in großen Bronchien ohne Infiltration in die Tiefe. Entsprechend dieser Ausbreitungstendenzen konnten HELD u. RINGSGWANDL (1977) in ihrer prospektiven Untersuchung feststellen, daß zentrale Bronchuskarzinome signifikant häufiger bronchoskopisch diagnostiziert werden als periphere. Und auch die Aussage von OVERHOLT et al. (1975), eine der 3 Paradoxien des Bronchuskarzinoms laute: „Je leichter es ist, Material zur Sicherung des Tumors zu erhalten, desto schlechter ist die Prognose", muß vor diesem Hintergrund gesehen werden.

Wenn durch Tumorexulceration exfoliierte Tumorzellen in basalwärts gelegene Parenchymabschnitte gelangen und dann dort Tumor angeht (PÄUSER 1976) wird von bronchogener Ausbreitung gesprochen. Diese ist offenbar umstritten, zumindest aber äußerst selten. Bei SPENCER (1977) ist sie als intrabronchiale Tumorausbreitung erwähnt. Er hält sie für ungewöhnlich, bei einzelnen Bronchioloalveolarzellkarzinomen aber immerhin für möglich, wenn kleine Portionen der Muttergeschwulst abgelöst und durch Respirationsbewegungen vorwärts getragen werden um sich an den Alveolarwänden festzusetzen. Auch bei GULOTTA et al. (1977) wird diese (aerogene) Ausbreitungsform für das Alveolarzellkarzinom erwähnt. CATTANEO et al. (1978) diskutieren die Literatur über aerogene Metastasierung anläßlich der Präsentation eines eigenen Falles. Es handelte sich um einen Patienten mit verhornendem Plattenepithelkarzinom, bei dem der metastatische Transfer von Zellen eines primären Bronchuskarzinoms in andere Lungenabschnitte als Ergebnis einer Embolisation im Bronchialsekret mit anschließender Inokulation demonstriert werden konnte.

Periphere Karzinome, die oft in der Umgebung einer Narbe entstehen, wachsen in das umgebende Lungengewebe hinein und zeigen im Gegensatz zu metastatischen Lungenherden eine unregelmäßige Begrenzung (SPENCER 1977). Nach WUKETICH zeigt das periphere Plattenepithelkarzinom zwei Wuchsformen. Entweder breitet es sich als kompakter Knoten mit scharfer rundlicher oder polyzyklischer Begrenzung aus, dabei ist das Zentrum häufig nekrotisch. Von der Peripherie aus kann es auf Lappen- und Hauptbronchien übergreifen und diese sekundär stenosieren. Oder es entwickelt sich durch zentrale Kolliquationsnekrose zur Karzinomkaverne. Das periphere Adenokarzinom liegt fast stets subpleural. Ein Zusammenhang mit einem Bronchusast ist nicht nachweisbar. Als Narbenkarzinom hat es meist einen Durchmesser von 2–5 cm, übergroße Narbenkarzinome sind selten. Netzige Geschwulstinfiltrationen mit diffuser Durchsetzung des Lungengewebes, aber auch kleinherdig disseminierte oder großflächige, eher undeutlich abgegrenzte, Infiltrate sind weitere Ausbreitungsformen des Adenokarzinoms. Großzellige Tumoren breiten sich zumeist in knotiger Form mit Neigung zu hämorrhagischen Nekrosen aus.

Direkte Ausdehnung innerhalb der Lunge führt oft zur Invasion von Ästen der Lungenvenen und zur Kompression größerer Abschnitt der Pulmonalarterien, wobei letztere nur selten direkt infiltriert werden (Spencer 1977).

Nach Huzly (1978) wird beim peripheren Bronchuskarzinom manchmal der kleine Umfang mit einem frühen Stadium verwechselt. Ein kleiner Tumor kann aber durch Einbruch in Lymphbahnen und Gefäße (Arteriolen, Venolen) in einem fortgeschrittenen Stadium sein und ein Riesentumor kann alle diese Gebilde noch verschont haben. Dennoch ist seiner Ansicht nach ein Zusammenhang zwischen Tumorgröße und Überlebensaussicht gegeben. Seine Patienten mit peripheren Karzinomen von mehr als 6–7 cm Durchmesser hatten alle eine schlechte Prognose. Im Mayo Lung Project for Early Detection and Localization of Bronchogenic Carcinoma war keiner der Fälle mit großen peripheren Tumoren eine Zufallsentdeckung und nur einer hatte günstige Behandlungsaussichten, während unter den 10 Fällen mit peripheren Tumoren von 3 oder weniger Zentimetern Durchmesser die Hälfte Zufallsentdeckungen darstellten und 8 eine gute Ausgangsprognose hatten (Fontana et al. 1975). Die Verfasser nehmen deshalb an, daß der große periphere Tumor das fortgeschrittene Stadium des kleineren repräsentiert. Bei den Resektionsfällen von Freise et al. (1978) ließ sich nachweisen, daß größere Primärtumoren signifikant häufiger Metastasen entwickeln als kleine. Soorae und Abbey Smith (1977), die in ihrer Studie mit 295 Fällen ebenfalls fanden, daß große Karzinome eine schlechte Prognose haben, konnten Zelltyp, Lymphknotenbeteiligung oder direkte Ausbreitung ins Mediastinum als Ursache dafür ausschließen und halten den Gefäßbefall für den entscheidenen Faktor. Mit der Prognose des peripheren Bronchuskarzinoms im Zusammenhang mit der Größe des Primärtumors befaßten sich speziell Treasure und Belcher (1981). Bei 314 operierten Fällen der Jahre 1960–1975 konnten sie einen signifikanten inversen Bezug zwischen Tumorgröße und 5-Jahre-Überleben ermitteln. Die Verfasser kommen aber darüber hinaus zu der Überlegung, daß es 2 Arten großer peripherer Bronchuskarzinome gibt. Einerseits solche, die groß sind, weil sie schnell wachsen; Patienten mit diesen Tumoren sterben bald, wie auch immer sie behandelt werden. Andererseits solche, die groß werden konnten, weil sie weniger zur Metastasierung neigen und somit ein längerfristiges Überleben zulassen; Patienten mit diesen Tumoren haben nach der Operation gute Chancen, zumal jeder evtl. verbleibende Residualtumor ebenfalls langsam wächst. Etwa in die gleiche Richtung gehen die Beobachtungen von Weiss u. Boucot (1974), die bei den Bronchuskarzinomfällen, welche durch regelmäßige Kontrollen in 6monatigen Abständen diagnostiziert worden waren, die früheren Röntgenaufnahmen überprüften. Karzinome, die retrospektiv auf Voraufnahmen erkennbar waren, wiesen ein langsameres Tumorwachstum auf, als solche, die auch nachträglich auf früheren Bildern nicht gesehen werden konnten. Schließlich ist noch die Feststellung von Widow (1971) zu unterstreichen, daß es auch Karzinome gibt, die einen im wesentlichen stationären Befund über

Tabelle 8. Ursachen für die klinischen Zeichen regionaler Ausbreitung des Bronchuskarzinoms. (Nach COHEN 1977)

Nervenbeteiligung:	Rekurrens – Heiserkeit Phrenikus – Zwerchfellhochstand mit Dyspnoe
Gefäßobstruktion:	Vena-cava-superior-Syndrom
Perikardiale oder kardiale Ausbreitung:	Tamponade Arrhythmie Herzinsuffizienz
Mediastinale Ausbreitung:	Ösophaguskompression – Dysphagie Lymphobstruktion – Pleuraerguß

2–3 Jahre aufweisen. Auf die sogenannte Tumorverdoppelungszeit kann innerhalb dieses Beitrages nicht eingegangen werden.

Es soll aber in diesem Zusammenhang auf die Arbeit von STEELE und BUELL (1973) hingewiesen werden, die bei der Beurteilung bronchialer peripherer Rundherdkarzinome zu dem Ergebnis kamen, daß der Effekt der Größe des Primärtumors auf die chirurgische Überlebenszeit ebenso stark oder sogar stärker zu sein schien, wie der der Tumorverdopplungszeit.

Sowohl beim zentralen als auch beim peripheren Bronchuskarzinom kann sich der Primärtumor direkt über die Lungengrenzen hinaus ausbreiten und auf Nachbarstrukturen übergreifen (SPENCER 1977). Für die chirurgische Behandlung ist die Ausbreitung des Primärtumors über die Lunge hinaus einer derjenigen Faktoren, welche den größten negativen Einfluß auf das Langzeitüberleben haben (HIGGINS et al. 1969; SHIELDS et al. 1972). Nach SALZER (1970) sind die Zeichen solcher Tumorausdehnung: Phrenikusparese, Interkostalneuralgie im Tumorbereich, umschriebene Rippendestruktion (Ausdehnungsformen, die durch erweiterte Resektion evtl. noch operabel sind) sowie Umscheidung der Vena cava superior, Einwachsen in die Aortenwand, Einwachsen in die Oesophaguswand, Ausbrechen in die obere Thoraxappertur, breitflächiges Einwachsen in Thoraxwand oder Zwerchfell, breites Einwachsen in den linken Vorhof und Pleurakarzinose (inoperabele Formen). RIORDAN (1979) nennt als klinische Manifestation solcher Karzinomausbreitungen: Pleuraerguß, Vena-Cava-superior-Syndrom, Rekurrensparese, Phrenikusparese, Oesophagusobstruktion, Brustwandbeteiligung und Perikarditis sowie für den Pancoasttumor: Beteiligung des Plexus brachialis und Hornersyndrom. Die beste systematische Darstellung von Ursachen für Krankheitszeichen durch regionale Tumorausbreitung, gibt COHEN (1977) (s. Tabelle 8). Es muß aber in diesem Zusammenhang darauf hingewiesen werden, daß auch andere, nämlich lymphogene Tumorausbreitung zu diesen Veränderungen führt und oft beide Ausbreitungsformen gemeinsam für die entsprechenden Veränderungen verantwortlich zu machen sind.

2. Klassifikation der Ausbreitung des Primärtumors

Nach SCHEIBE (1977) wird der Sinn einer Tumorausbreitungsklassifizierung nach dem TNM-System in 5 Punkten ausgedrückt: 1. Dem Kliniker bei der

Tabelle 9. TNM-Klassifikation, UICC (1978)

T/s	präinvasives Karzinom
T_0	kein Hinweis für Primärtumor
T_1	größter Tumordurchmesser 3 cm oder kleiner, Tumor von Lungengewebe oder viszeraler Pleura umgeben, kein Hinweis auf Invasion proximal des Lappenbronchus
T_2	größter Tumordurchmesser mehr als 3 cm oder Tumor jeder Größe, der entweder die viszerale Pleura befallen hat oder mit Atelektase oder obstruktiver Pneumonie, bis zum Hilus reichend, einhergeht. Kein Pleuraerguß, Tumor mindestens 2 cm distal der Carina
T_3	Tumor jeder Größe mit direkter Ausdehnung auf Nachbarstrukturen wie Brustwand, Zwerchfell oder Mediastinum oder Tumor weniger als 2 cm distal der Carina oder Tumor mit Atelektase oder obstruktiver Pneumonie der gesamten Lunge oder Pleuraerguß
T_x	jeder Tumor, der nicht beurteilt werden kann oder Tumor, der durch Vorhandensein maligner Zellen in bronchopulmonalen Sekreten nachgewiesen wurde jedoch weder radiologisch noch bronchoskopisch sichtbar ist
N_0	kein Hinweis für regionale Lymphknotenbeteiligung
N_1	Befall von peribronchialen und/oder homolateralen hilären Lymphknoten, einschließlich direkter Ausbreitung des Primärtumors
N_2	Befall mediastinaler Lymphknoten
N_x	die Mindestanforderungen für die Beurteilung regionaler Lymphknoten sind nicht erfüllt
M_0	kein Hinweis für Fernmetastasen
M_1	Fernmetastasen nachgewiesen
M_x	die Mindestanforderungen, um das Vorliegen von Fernmetastasen zu beurteilen, sind nicht erfüllt

Behandlungstaktik zu helfen, 2. Hinweise auf die Prognose zu geben, 3. zur Auswertung der Behandlungsergebnisse beizutragen, 4. den Informationsaustausch zwischen Behandlungszentren zu erleichtern und 5. zur kontinuierlichen Erforschung der menschlichen Krebskrankheit beizutragen. Eine Übersicht über die Einteilung des Bronchuskarzinoms nach dem TNM-System in der seit 1978 gültigen Fassung der Union Internationale Contre le Cancer (UICC) für die 3 Formelbestandteile Primärtumor (T), Lymphknotenbeteiligung (N), Fernmetastasierung (M) soll im Zusammenhang vorangestellt werden, bevor auf die einzelnen Abschnitte – hier zunächst den Primärtumor betreffend – getrennt ausführlich eingegangen wird (Tabelle 9).

Salzer hatte schon 1951 eine Stadieneinteilung des Bronchuskarzinoms publiziert, die zur Grundlage für das internationale TNM-System wurde (Salzer 1980). In der jetzigen Fassung, die 10 Jahre gelten soll, ist es anerkannt vom British Isles Joint TNM Classification Committee (BIJC), Canadian National TNM Committee (CNC), Deutschsprachigem TNM-Komitee (DSK), International Commission on Stage Grouping in Cancer and the Presentation of Results of the International Society of Radiology (ICPR) sowie vom Japanese Joint Committee (JJC) (Spiessl et al. 1982). Unterschiede zum System des American Joint Committee on Cancer (AJCC) sind gering (Mountain 1974; Cohen 1975; Mountain et al. 1980). Gegebenenfalls wird auf solche im Detail eingegangen. Das im TNM-System bezeichnete Stadium stellt nur eine „Momentaufnahme“

der Tumorentwicklung zur Zeit der jeweiligen klinischen Untersuchung, der Operation oder schließlich des Todes dar (SALZER 1980; GRESCHUCHNA u. MAASSEN 1982). Dieser Tatsache wird teilweise dadurch Rechnung getragen, daß je nach Zeitpunkt und Methodik für die Formelfestlegung unterschiedliche Formeln angegeben werden. Für die UICC sind 2 vorgesehen: TNM = pretreatment clinical classification und pTNM = postsurgical histopathological classification. Im Gegensatz dazu sind in den USA entsprechend den Richtlinien des AJCC 3 Klassifikationsangaben im Gebrauch: cTNM = clinical classification, sTNM = surgical evaluative classification und pTNM = postsurgical treatment classification (HERMANEK u. GALL 1979). Darüber hinaus aber sind weitere Kennzeichnungen mittels zusätzlicher Formelsichtungsangaben für jedes der 3 Symbole möglich. Sie können mit einem C_1 bis C_5 (C = certainty) indiziert werden, um auszudrücken, mit welcher Untersuchungsmethode die Aussage z.B. zum Grad des T gewonnen wurde und somit, welche Sicherheit diese Aussage hat. In der praktischen Anwendung haben sich hier aber bereits Probleme gezeigt (LIEBIG u. GABLER 1981). Die derzeit gültigen Sicherheitsschlüssel (C_1–C_5) stellen eine Modifikation der früher verwendeten C_{1-9} bzw. S_{1-9} (S = security) dar (DOLD et al. 1972; DITTRICH 1976; SCHULTE u. IRLICH 1977; SALZER 1980).

Bezüglich der T-Klassifizierung haben sich gegenüber früheren Einteilungen auch im Vergleich zur letzten bis 1978 gültigen Fassung des TNM-Systems der UICC so wesentliche Änderungen ergeben, daß Vergleichbarkeit mit Angaben zur T-Ausdehnung vor Einführung der Neufassung praktisch nicht gegeben ist (HERMANEK u. GALL 1979; LIEBIG u. GABLER 1981). Abgesehen davon, daß in den meisten bisher verwendeten Modifikationen des TNM-Systems der Primärtumor bis T_4 oder T_5 aufgeschlüsselt wurde, wobei T_4 aussagte, daß der Primärtumor die Lungengrenze überschritten hatte und T_5 anzeigte, daß Pleuraerguß mit Nachweis von Tumorzellen vorlag (DOLD et al. 1972; ZEIDLER u. LINDER 1973; DITTRICH 1976; SCHULTE u. IRLICH 1977; HELD u. RINGSGWANDL 1977; GABLER u. LIEBIG 1978; SALZER 1980), Ausdehnungen, die jetzt in der Kennzeichnung T_3 mit enthalten sind, ist zu betonen, daß der frühere T_3-Grad (Beteiligung der Pleura oder Beteiligung des Hauptbronchus) weggefallen und im wesentlichen dem alten T_2-Grad zugeschlagen wurde. Da erhebliche prognostische Unterschiede zwischen dem früheren T_2 und T_3 bestanden, die zwischen T_2 und T_4 abgrenzbar waren, ist besonders das frühere T_2 nicht mit dem neuen zu vergleichen (LIEBIG u. GABLER 1981). Andererseits besteht jetzt aber auch die Möglichkeit des direkten außereuropäischen internationalen Vergleiches, insbesondere mit den Publikationen aus Kliniken der USA, ein Vorteil, der hoch einzuschätzen ist.

Für die Praxis zur Festlegung der T-Kategorie haben HERMANEK und GALL (1979) ein leicht zu handhabendes Bestimmungsverfahren angegeben, das zunächst von den Kriterien für T_3 ausgeht und wenn diese nicht erfüllt sind, über eine Operation mit den Begriffen ja/nein zu jeweils nächst niedrigen T-Klasse führt, bis die Ausdehnung des Primärtumors festgelegt ist. Erweiterungen innerhalb des TNM-Systems sind möglich und wohl auch notwendig, z.B. eine Unterteilung von T_2 in $T_{2.1}$ (früher T_2) und $T_{2.2}$ (früher T_3) (LIEBIG u. GABLER 1981). HERMANEK und GALL (1979) weisen auf eine Erweiterungsmöglichkeit für T_3 hin, wie sie von der Working Party for the Therapy of Lung Cancer of the National Cancer Institute, USA verwendet wird, mit der eine Gliederung in 10 Subgruppen von T_3 vorgenommen werden kann um insbesondere Beziehungen zu Nachbarstrukturen, zu Atelektase, retrostenotischer Pneumonie sowie Pleuraerguß zu differenzieren.

Zur besseren Überschaubarkeit des Patientengutes können Tumoren mehrerer TNM-Formeln entsprechend ihrer prognostischen Vergleichbarkeit zu Tumorstadien zusammengefaßt werden. Tumoren der Formel T_1:N_0 M_0 und T_2 N_0 M_0 werden als Stadium Ia bezeichnet, solche der Formel T_1 N_1 M_0 als Ib. T_2 N_1 M_0-Tumoren repräsentieren das Stadium II. Im Stadium III werden alle T_3- sowie alle N_2-Fälle zusammengefaßt und das Stadium IV enthält alle M_1-Tumoren (HARMER 1978). Diese Stadieneinteilung erlaubt eine bessere Differenzierung als die des AJCC, welche nur 3 Stadien kennt (COHEN 1975; MITTMAN u. BRUDERMAN 1977; JOSS et al. 1980b; MOUNTAIN et al. 1980) und erscheint deshalb vorteilhafter (HERMANEK u. GALL 1979). Bei einer Zusammenfassung zu Tumorstadien ist aber zu beachten, daß die subtil gesammelten Daten für die drei Formelbestandteile des TNM-Systems wieder verwischt werden. Angaben über Stadien sollten deshalb stets von TNM-Formeln begleitet sein (LIEBIG u. GABLER 1981).

Mit klinischen Untersuchungsmethoden ermittelte T-Grade weisen naturgemäß Unsicherheiten auf, ebenso wie solche des N, wenn auch nicht so hochgradige wie die für M. Vergleichende Untersuchungen zwischen klinischer und postoperativer Tumoreinstufung bei 133 Pneumonektomien wegen Bronchuskarzinoms hatten nur in 50% Übereinstimmung von prä- und postoperativer Einschätzung des T ergeben. Bei 34% war der T-Grad präoperativ zu niedrig und bei 16% zu hoch eingeschätzt worden (GABLER u. LIEBIG 1978). KIRSCH u. WETZER hatten bereits 1969 als Ergebnis eines Vergleiches nach Tumorstadien bei 249 operierten Patienten festgestellt, daß auch bei intensiver Diagnostik jedes dritte Karzinom hinsichtlich seines Ausbreitungsstadiums falsch eingeschätzt wird. Auch in ihrem Krankengut war häufiger ein günstigeres als ein fortgeschritteneres Stadium angegeben worden. Dieses Ungleichgewicht zwischen Über- und Unterschätzung muß nicht unbedingt den tatsächlichen Differenzen entsprechen. Da Überschätzung einer Tumorausdehnung dazu führen kann, daß Inoperabilität angenommen wird, fehlt beim Vergleich von präoperativen Tumorausbreitungsangaben mit postoperativen ein Teil der Fälle, bei denen fälschlicherweise eine zu weit fortgeschrittene Tumorausdehnung angenommen wurde. Eine Zusammenstellung aus der Literatur von Untersuchungen über Abweichungen des präoperativen vom postoperativen T (zwischen 5 und 50%) findet sich bei LIEBIG und GABLER (1981). Die meisten dieser Untersuchungen beziehen sich noch auf die früher geltende Fassung des TNM-Systems. Vergleichende Studien, denen die Neufassung zugrunde liegt, müssen zumindest beim T zwangsläufig zu besserer Übereinstimmung kommen, da im neuen System bezüglich T weniger differenziert wird. BRANDT und LODDENKEMPER (1981) berichten so über 60% Übereinstimmung bei der T-Klassifizierung von 52 operierten Plattenepithelkarzinomen. Der zunehmende Einsatz computertomographischer Untersuchungen wird weitere Verbesserungen der klinischen Bestimmung der Tumorausbreitung bringen (MODINI et al. 1982). Dies gilt besonders für den Primärtumor, wie eine Untersuchung von VOCK und HAERTEL (1981) zeigt, in der bei 90% eine präzise Festlegung von T möglich war, was auf die Überlegenheit der Computertomographie insbesondere bei der Erfassung von Übergreifen des Primärtumors auf Thoraxwand und Mediastinalorgane gegenüber traditionellen radiologischen Untersuchungsmethoden zurückgeführt wird.

GREEN (1981), der die ansteigende Zuverlässigkeit beim Stadiieren des Bronchuskarzinoms unterstreicht, wenn man sich von der klinischen zur chirurgischen Bestimmung begibt, was mit der Zunahme der Daten zusammenhängt, welche durch intraoperative Feststellungen sowie makroskopische und mikroskopische Untersuchungen der Operationspräparate gewonnen werden, betont aber, daß auch die Möglichkeiten chirurgischer Bestimmung der Tumorausdehnung begrenzt sind (auch LIEBIG u. GABLER 1981). Dies wird besonders deutlich, wenn früh postoperativ verstorbene Patienten seziert werden (MATTHEWS et al. 1973; GABLER u. LIEBIG 1980; GABLER et al. 1980).

Die Klassifikation mittels TNM-System gilt für die 4 Haupttypen des Bronchuskarzinoms (HERMANEK u. GALL 1979), also auch für kleinzellige Tumoren (MEYER et al. 1979; LIEBIG u. GABLER 1981). Wegen frühzeitiger haematogener Metastasierung (WILMS u. RÜCKLE 1978; DRINGS 1980) aber auch wegen rascher Ausbildung ausgedehnter mediastinaler Lymphknotenmassen, von denen der Primärtumor häufig nicht mehr abgrenzbar ist (WUKETICH 1980), nimmt das kleinzellige Bronchuskarzinom aber eine Sonderstellung ein und das TNM-System erscheint dafür weniger praktikabel als für andere Tumoren (WILMS u. RÜCKLE 1978; DRINGS 1980; JOSS et al. 1980a; SCHULZ 1981). Meist erfolgt nur eine Einteilung in „begrenzte Ausbreitung" (limited disease) und „fortgeschrittene Ausbreitung" (extensive disease). HERMANEK und GALL (1979) betonen aber, daß beide Begriffe von verschiedenen Autoren bisweilen willkürlich definiert werden und gelegentlich noch eine dritte Gruppe „extrathorakale Ausbreitung" abgegrenzt wird. Die Klassifikation geht auf die Veterans Administration Lung Cancer Study Group zurück (HYDE et al. 1965, 1973) und wurde früher auch für inoperable, nichtkleinzellige Bronchuskarzinome angewandt (HYDE et al. 1973; LANZOTTI et al. 1977). „Limited disease" in dieser, ursprünglich für Bestrahlungsbehandlung ausgearbeiteten, Einteilung bedeutete: „der nicht resezierbare Tumor ist auf einen Hemithorax begrenzt, kann aber supraklavikuläre Lymphknoten mit befallen haben. Eine Radiotherapie ist nicht vorangegangen. Ausreichender Allgemeinzustand. Die erkennbare Tumormasse ist völlig von jedem der Felder für die Bestrahlungsbehandlung zu erfassen." Alle anderen Fälle wurden der Gruppe „extensive disease" zugeordnet (HYDE et al. 1965). Abgesehen davon, daß in anderen Versionen Angaben zum Allgemeinzustand und zur Strahlentherapie entfielen, betreffen spätere Abweichungen der Definitionen hauptsächlich die Zuordnung der supraklavikulären Lymphknotenmetastasen sowie der Brustwandbeteiligung (HANSEN u. DOMBERNOWSKY 1981).

Es wird sicher Schwierigkeiten machen, die Anwendung des TNM-Systems auch für das kleinzellige Bronchuskarzinom durchzusetzen, da die Einteilung in limited disease und extensive disease auch nach Inkrafttreten der Neufassung des TNM-Systems weiter propagiert wird (WILMS u. RÜCKLE 1978; BRUNTSCH 1980; DRINGS 1980; HAHN u. LONGIN 1980; JOSS et al. 1980a; SCHULZ 1981).

Im hier zu besprechenden Zusammenhang würde das bedeuten, daß gar nicht erst der Versuch unternommen wird, die Ausdehnung des Primärtumors für diesen Tumortyp zu beschreiben.

3. Häufigkeit der direkten Ausbreitung des Primärtumors über die Lunge hinaus

Im Krankengut unserer Klinik mit 1208 Bronchuskarzinompatienten der Jahre 1966/67 und 1974/75 hatte bei 243 (20%) der Primärtumor zum Zeitpunkt der Diagnosestellung die Organgrenze Lunge überschritten (damals mit T_4 bezeichnet, jetzt als T_3 zu klassifizieren). Ohne die Patienten, welche gleichzeitig Fernmetastasen hatten (M_1) waren es 154 Fälle. Selbst im Screeningprogramm von BAKER et al. (1979) hatten 7 von 70 so entdeckten Bronchuskarzinomfällen T_3-Tumoren (10%). Von den 47 okkulten Lungenkarzinomen über die MARTINI und MELAMED (1980) berichten, wurde bei 9 der Primärtumor mit T_3 klassifiziert. Mit diesen Angaben läßt sich die Bedeutung der direkten Ausbreitung des Primärtumors eindrucksvoll darstellen. Die Auswertung der Literatur in dieser Beziehung ergibt Schwierigkeiten. Wenn nur Tumorstadien und nicht TNM-Formeln angegeben sind, lassen sich bei der UICC-Einteilung im Stadium III T_3-Fälle nicht von N_2-Fällen trennen und in der AJCC-Version sind sogar T_3-, N_2- sowie M_1-Fälle im Stadium III zusammengefaßt (BUBLITZ u. LABITZKE 1968; KIRSCH u. WETZER 1969; BAUDREXL et al. 1970; FRANKE u. KUNSTMANN 1970; RINK 1970; JENNY 1971; WIDOW 1971; DOLD et al. 1972; SLACK et al. 1972; ZEIDLER u. LINDER 1973; SCHÖNLEBEN et al. 1975; GABLER 1976; GÜTGEMANN et al. 1976; HEILMANN et al. 1976; PAULSON u. REISCH 1976; KRUMHAAR et al. 1977; MARABELLA et al. 1977; MENON u. SEONG 1979; MILLER et al. 1980; MOUNTAIN et al. 1980; WEISS et al. 1980; GRESCHUCHNA u. MAASSEN 1982). Abgesehen davon ist zu berücksichtigen – und das bewirkt eine Fehlerquote, die nicht eliminiert werden kann – daß T_3-Tumoren, im Gegensatz zu den früheren T_4-Tumoren nicht alle über die Lunge hinaus ausgebreitet sein müssen (siehe Definition T_3 in Tabelle 9). Auf unterschiedliche Voraussetzungen bezüglich der Bewertung von Häufigkeiten solcher Ausbreitungsformen des Primärtumors, die sich aus unterschiedlicher Zusammensetzung des Krankengutes ergeben (Gesamtkrankengut, Operationsfälle, Inoperabele) sei hier ebenfalls hingewiesen. Es werden nur klinische Angaben berücksichtigt, Berichte über Autopsieergebnisse wurden nicht in die Auswertung aufgenommen. Wie Tabelle 10 erkennen läßt, beträgt die Rate der Patienten, bei denen der Primärtumor sich über die Lunge hinaus ausgebreitet hatte, zwischen 16 und 46%, wenn nur Publikationen berücksichtigt werden, die über alle Bronchuskarzinomfälle berichten (SENIOR u. ADAMSON 1970; ATAY u. BRANDT 1975; HELD u. RINGSGWANDL 1977, eigene Fälle). Die Arbeit von GRESCHUCHNA (1978) mit 27% T_3-Fällen bezieht sich auf kleinzellige Bronchuskarzinome. Auf mögliche Unsicherheiten bezüglich der klinischen Einstufung wurde bereits hingewiesen. Eine Sonderstellung nehmen die Angaben von KUTSCHERA (1976) ein. 340 von 1870 inoperablen Patienten (18%) waren aus anatomischen Gründen inoperabel. Bezogen auf das Gesamtkrankengut von 3792 Patienten wären das nur

Tabelle 10. Häufigkeit der direkten Ausbreitung des Primärtumors über die Lunge hinaus, Angaben aus 10 Publikationen (+eigene Fälle) von Autoren aus 4 Ländern, 1970–1980 (n=10451)

Autoren	Jahr	Land	Fallzahl	Krankengut	Ausbreitung über die Lunge hinaus		Bemerkungen
					n	%	
Atay u. Brandt	1975	BRD	885	alle zytologisch gesicherten Fälle	139	16	
Becker et al.	1976	BRD	791	pneumonektomierte Patienten	241	30	Kriterium: erweiterte Pneumonektomie
Denck	1980	Österreich	2773	operierte Patienten	265	10	Kriterium: erweiterte Resektion
Freise et al.	1978	BRD	433	resezierte Patienten	63	15	
Gabler et al.	1980	BRD	371	resezierte „Plepka"	46	12	teilweise bei Freise et al. enthalten
Greschuchna	1978	BRD	270	alle kleinzelligen Karzinome	72	27	
Held u. Ringsgwandl	1977	BRD	441	alle Patienten	201	46	
Krause	1977	BRD	100	operierte „Plepka"	12	12	
Kutschera	1976	Österreich	1870	inoperable Patienten	340	18	Kriterium: anatomisch inoperabel
Nohl-Oser	1980	Großbritannien	663	operierte Patienten	66	10	Kriterium: erweiterte Resektion
Senior u. Adamson	1970	USA	646	alle Patienten		17	
Eigene Fälle aus 4 Jahren		BRD	1208	alle Patienten	243	20	falls operiert, teilweise bei Freise et al. bzw. Gabler et al. enthalten

9%. Weitere Fälle mit Tumoren, die sich lokal über die Lunge hinaus ausgedehnt hatten, sind aber innerhalb der Gruppe von Patienten anzunehmen, bei denen sich Inoperabilität aus anderen Gründen ergab (z.B. Fernmetastasierung), ferner unter den Probethorakotomierten, schließlich bei den erweiterten Resektionen (s. unter Denck 1980). 12% beträgt die Rate der Fälle mit Ausbreitung des Primärtumors jenseits der Lunge bei operierten Plattenepithelkarzinomen

(Krause 1977; Gabler et al. 1980), wobei in der letztgenannten Arbeit Probethorakotomien nicht enthalten sind. Angaben über entsprechende Tumorausbreitung bei Operationsfällen aller Tumorzelltypen bewegen sich zwischen 10% und 15%, wobei in der Arbeit Freise et al. (1978) nur resezierte Tumoren klassifiziert sind, also Probethorakotomiefälle nicht enthalten sind, von denen sicher die meisten deshalb nicht reseziert wurden, weil der Primärtumor auf Nachbarorgane übergegriffen hatte. Ähnlich dürften die Verhältnisse bei Denck (1980) sowie Nohl-Oser (1980) liegen, bei denen sich die 10%-Rate allein aus der Anzahl der erweiterten Resektionen ergibt und sicher ein größerer Teil der Probethorakotomien noch hinzuzurechnen wäre. Aus der Sammelstatistik von Becker et al. (1976) wurden nur Pneumonektomien aufgenommen; wobei davon ausgegangen wird, daß 241 der 791 ausgewerteten Fälle (30%) wegen Übergreifen des Primärtumors auf Nachbarstrukturen als erweiterte Eingriffe ausgeführt wurden. Bei den ebenfalls dort angeführten erweiterten Lobektomien ist diese Schlußfolgerung nicht ohne weiteres möglich, so daß sie unberücksichtigt bleiben mußten. Bei allen zu berücksichtigenden Unsicherheiten und Unterschiedlichkeiten bestätigen aber die chirurgischen Zahlen indirekt, daß klinische Raten von 16% (Atay u. Brandt 1975), 17% (Senior u. Adamson 1970) bzw. 20% (eigene Fälle) keinesfalls zu hoch, eher zu niedrig berechnet sind. Inwieweit 46% bei Held u. Ringsgwandl (1977) realistischer sind bzw. welche Unterschiede in der Zusammensetzung des Beobachtungsgutes dieser Differenz zugrunde liegen, ist nicht zu ermitteln.

II. Lymphogene Tumorausbreitung

1. Wege der regionären lymphogenen Ausbreitung

Mit der lymphogenen Ausbreitung des Bronchuskarzinoms haben sich die Pathologen schon frühzeitig befaßt. Nach Maassen (1967) sind gekreuzte Lymphbahnen von Lymphknoten am linken Hauptbronchus zur rechten paratrachealen Lymphknotenkette bereits seit Mascagni (1787) bekannt, hat Engel (1926) schon auf die Bedeutung der nach ihm benannten Lymphknoten am Ligamentum arteriosum hingewiesen, beschrieb Steinert (1928) Verbindungen von der rechten zur linken paratrachealen Lymphknotenreihe und zeigte Rouviere (1932), daß nicht nur der linke Unterlappen, sondern auch Teile des linken Oberlappens ihre Lymphe nach rechts abgehen, sowie Lymphknoten in der Bifurkation Verbindungen zur rechten paratrachealen Kette aufweisen. Huzly (1978) geht davon aus, daß der Lymphknoten einen Filter darstellt und hält die erfolgte Tumorabsiedlung für einen „Zustand". Wichtiger sind für ihn die Lymphgefäße. Der Einbruch oder das Vorhandensein von Tumorzellen in Lymphspalten stellt seiner Ansicht nach einen „Vorgang" dar und zeigt den Ausbreitungsweg auf. Auch Palva (1973) betont, daß die Ausbreitung der Krankheit nicht als auf den Lymphknoten beschränkt angesehen werden kann, sondern daß alle Lymphgefäße zwischen diesen, entlang dem Ausbreitungsweg, infiltriert sind. Wie PÄUSER (1976) schreibt, entstehen metastatische Absiedlungen in den Lymphknoten, nachdem der sich zunächst per continuitatem ausbreitende Primärtumor in Lymphgefäße eingebrochen ist. Dabei kann die Ausbreitung auch retrograd im Lymphstrom erfolgen, so daß ein zentral sitzender Tumor mit wurzelartigen Ausläufern hilifugal in das umgebende Parenchym einstrahlt. Nach SPENCER (1977) ist dies Folge einer tumorbedingten Obstruktion zentraler Lymphknoten. Die retrograde Lymphausbreitung innerhalb der Lunge mit Ausfüllung der perivasculären und peribronchialen Lymphkanäle kann bis zum Erreichen des subpleuralen Lymphplexus führen und somit für einen Pleuraerguß verantwortlich sein. SPENCER (1977) weist aber auch darauf hin, daß Lymphknotenbeteiligung öfter das Ergebnis direkter Ausbreitung als lymphatischen Befalls ist, ferner werden seiner Ansicht nach nicht selten hiläre Lymphknoten über den Blutweg beteiligt. Die erste Lymphknotenstation besteht aus intrapulmonalen, peribronchialen und hilären Lymphknoten. Mediastinale Lymphknoten stellen die zweite Station dar. Sie liegen paraösophageal, subcarinal, paratracheal, aortal, prae- und retrotracheal (MOUNTAIN et al. 1980). Einzelne Stationen können umgangen bzw. übersprungen werden (MAASSEN 1971; ULRICH et al. 1972; SPENCER 1977), und nahezu jede Lymphknotengruppe kann als erste Manifestation der lymphogenen Metastasierung vorkommen. Die Ausdehnung der lymphatischen Ausbreitung hängt zum Teil von der histologischen Art und zum Teil vom Ursprungsort des Tumors ab, allerdings zeigen Sektionsergebnisse in 97% aller Fälle bereits hiläre Lymphknotenmetastasen (SPENCER 1977; auch HYDE u. HYDE 1974). Von 296 sezierten Plattenepithelkarzinomfällen bei MARABELLA et al. (1977) zeigten 152 mediastinale und 161 hiläre Lymphknotenmetastasen. Über frühe Tumorstadien lassen sich daraus keine Schlußfolgerungen ziehen. Deshalb sind pathologisch-anatomische Untersuchungen an Operationspräparaten (NOHL-OSER 1971; ULRICH et al. 1972), insbesondere aber klinische Untersuchungen mit Hilfe der Mediastinoskopie, für die Analyse der lymphogenen Ausbreitungswege des Bronchuskarzinoms von außerordentlicher Bedeutung (MAASSEN 1967; GRESCHUCHNA u. MAASSEN 1971; NOHL-OSER 1971; PALVA et al. 1973; GRESCHUCHNA u. MASSEN 1976; GRESCHUCHNA 1981). Mit zunehmender Anzahl mediastinoskopischer Untersuchungen konnten ständig erweiterte, von den bisherigen Schemata der Metastasierungswege zum Teil abweichende, Erkenntnisse gewonnen werden (MAASSEN 1967; GRESCHUCHNA u. MAASSEN 1976). NOHL-OSER (1971) war in der Lage, ein früher von Borrie postuliertes Lymphsammelbecken klinisch zu bestätigen. Nach seinen Untersuchungen wird es rechts durch eine Gruppe von Lymphknoten gebildet, die zwischen dem Oberlappenbronchus einerseits und dem Mittellappenbronchus sowie B 6 andererseits lokalisiert ist und in die alle 3 Lappen drainieren. Links gehören zu dieser Gruppe der Knoten im Winkel zwischen Lingula- und Unterlappenbronchus, die Knoten entlang der Pulmonalarterie im Lappenspalt sowie der Knoten oberhalb von B 6 (auch PALVA et al. 1973, sowie SPENCER 1977). GRESCHUCHNA und MAASSEN konnten bereits 1971 belegen, daß die bisherigen Vorstellungen, Tumoren der gesamten rechten Lunge und der Segmente 1–3 der linken metastasieren strikt ipsilateral, während solche der basalen Segmente 8–10 links immer nach rechts metastasieren und bilaterale Metastasen nur von den linken Segment 4, 5 und 6 möglich sind, zu revidieren sind. Neue Erkenntnisse über die Metastasierungswege, je nach Lappenlokalisation des Primärtumors, stellte NOHL-OSER 1971 vor. GRESCHUCHNA und MAASSEN (1971) bestätigten durch Ergebnisse von 948 routinemäßig durchgeführten Mediastinoskopien weitgehend diese Untersuchungen und konnten exakte Angaben über die Rate ipsilateraler, bifurkaler und kontralateraler mediastinaler Lymphknotenmetastasen machen. Danach fanden sich mediastinale Lymphknotenmetastasen bei Tumoren des rechten Oberlappens in 71% ipsilateral, in 20% bifurkal und in 9% kontralateral; beim Bronchuskarzinom des Mittellappens in 37% ipsilateral, in 30% bifurkal und in 34% kontralateral sowie bei rechtsseitigen Unterlappentumoren in 46% ipsilateral, in 49% bifurkal und in 5% kontralateral. Für den linken Oberlappen betrugen die Lymphknotenmetastasenraten 55% ipsilateral, 24% bifurkal und 21% kontralateral und für den Unterlappen ipsilateral 35%, bifurkal 32% und kontralateral 33%. Weiterhin konnten sie die bereits von MAASSEN (1967) an kleineren Fallzahlen demonstrierten Häufigkeiten mediastinaler Lymphknotenmetastasen, bezogen auf die Segmentlokalisation der Primärtumoren, ergänzen und präzisieren, so daß seither die Möglichkeit besteht, von der Segmentlokalisation eines Primärtumors auf die wahrscheinliche Verteilung mediastinaler Lymphknotenmetastasen zu schließen, insbesondere eine mögliche kontralaterale Metastasierung zu berücksichtigen. Die Aussagen konnten später anhand noch größerer Untersuchungszahlen für unterschiedliche Tumorzelltypen differenziert und, in Beziehung zur Größe des Primärtumors gesetzt, vervollkommnet werden (GRESCHUCHNA 1981). Dabei ließ sich zum Beispiel die therapeutisch und prognostisch wichtige Tatsache bestätigen, daß bereits bei kleinen (<3 cm) peripheren Adenokarzinomen häufig mediastinale Lymphknotenmetastasen und zwar auch kontralaterale vorliegen (s. auch das Kapitel MAASSEN, Teilband A, XI.B.V).

Zentrale Bronchuskarzinome metastasieren häufiger in die Lymphknoten als periphere (MAASSEN 1971; PAULSON u. REISCH 1976; SPENCER 1977). Mediastinale Lymphknotenmetastasen wurden beim zentralen Karzinom in 43 bzw. 42% und beim peripheren in 27 bzw. 30% mediastinoskopisch nachgewiesen (MAASSEN 1971; GRESCHUCHNA u. MAASSEN 1976). Darüber hinaus steigt der Prozentsatz befallener Lymphknoten erheblich, wenn ein Tumor den Lappenspalt durchdringt und somit ein neues Lymphgebiet für weitere maligne Infiltration eröffnet wurde (NOHL-OSER 1971). HELD u. RINGSGWANDL (1977) konnten statistisch belegen, daß bei steigender T-Klasse die Häufigkeit regionärer Lymphknotenmetastasen zunimmt. RUBINSTEIN et al. (1979) fanden in ihrem Operationsgut bestätigt: je größer die Ausdehnung des Primärtumors ist, desto höher liegt die Rate tumorpositiver Lymphknoten. GRESCHUCHNA (1981) konnte das bezüglich mediastinaler Lymphknotenmetastasen auch klinisch für periphere Bronchuskarzinom belegen. Periphere Adenokarzinome von weniger als 3 cm Größe wiesen bei Lokalisation in der rechten Lunge in 26% und bei linksseitigen Primärtumoren in 16% mediastinale Lymphknotenmetastasen auf. Wenn die Tumoren größer als 6 cm waren, betrugen die Raten 45 und 42%. HUBER (1969) stellte fürs Adenokarzinom am Operationsgut eine Abhängigkeit des Lymphknotenbefalls von der Anamnesenlänge fest.

Die Abhängigkeit der lymphatischen Ausbreitung des Bronchuskarzinoms vom Tumorzelltyp (SPENCER 1977; DRINGS 1980) läßt sich auch unter klinischen

Aspekten gut belegen. COHEN (1975) berichtet über mediastinale Lymphknotenmetastasen zum Zeitpunkt der klinischen Aufnahmeuntersuchung bei 16% der Patienten mit gut differenziertem Plattenepithelkarzinom und bei 70% der Fälle mit kleinzelligen Tumoren. Im Operationsgut von MOUNTAIN (1974) hatten hiläre oder mediastinale Lymphknotenmetastasen 50% der Patienten mit epidermoiden und 57% der mit undifferenziert-großzelligen Karzinomen, 68% der Adenokarzinomfälle und 76% der Operierten mit undifferenziert-kleinzelligen Tumoren. Bei RUBINSTEIN et al. (1979) waren es 21 von 58 Fällen mit epidermoidem, 20 von 55 mit großzelligem, 36 von 73 mit Adeno- und 6 von 9 Fällen mit kleinzelligem Karzinom, die hiläre oder mediastinale Lymphknotenmetastasen zeigten. Im Untersuchungsgut von ULRICH et al. (1972) lag die Lymphknotenmetastasierungsfrequenz für plattenepitheliale, undifferenziert-großzellige und Adenokarzinome zwischen 44 und 50%, dagegen für kleinzellige Tumoren bei 83%, WUKETICH (1980) hat bei seiner Besprechung der makroanatomischen Wuchsformen bezüglich des kleinzelligen Karzinoms besonders darauf hingewiesen, daß dies frühzeitig große mit dem Primärtumor verschmelzende Lymphknotenmetastasen setzt, die so im Vordergrund stehen können, daß klinisch bzw. röntgenologisch der Lungentumor verdeckt wird. Für die prognostisch besonders wichtigen mediastinalen Lymphknotenmetastasen erfolgt eine gesonderte Besprechung auch bezüglich der unterschiedlichen Tumorzelltypen im Abschnitt über die Häufigkeit der Lymphknotenmetastasen.

Nach POOL (1971) besteht ein Unterschied zwischen einer Metastasierung innerhalb der Substanz eines Lymphknotens und einer Metastasierung über die peripheren Sinusoide eines Lymphknotens hinaus ins umgebende Gewebe. Mit der Frage der unterschiedlichen Wertigkeit bei intranodaler und bei perinodaler Lymphknotenmetastasierung des Bronchuskarzinoms hat sich besonders LARSSON (1981) befaßt. Auf die günstige Prognose in Zusammenhang mit einer positiven Entscheidung bezüglich Operationsindikation für die (wenigen) Fälle, bei denen die Lymphknotenmetastasierung streng intranodal begrenzt und die Kapsel nicht durchbrochen war, wurde von BERGH und LARSSON (1971) bereits hingewiesen. Auch mediastinoskopisch versucht LARSSON (1981) stets perinodales Gewebe mit zu entnehmen und hitologisch zu prüfen, ob die Metastase auf den Lymphknoten begrenzt oder ob sie durch die Kapsel in das umgebende Fett- oder Bindegewebe eingebrochen war. Bei 151 Fällen mit tumorpositivem Lymphknotenbefund ergab sich so in 15% intranodales und in 76% perinodales Metastasenwachstum. Bei 13% der Untersuchungen war eine diesbezügliche Aussage nicht möglich. Auch HERMANEK und GALL (1979) (55% perinodale Metastasierung) sowie DRINGS (1980) und GREEN (1981) ziehen aus diesen prognostischen Unterscheidungsmöglichkeiten Konsequenzen.

Mit dem Befall der regionären Lymphknoten verschlechtert sich die Heilungschance des Bronchuskarzinoms drastisch (DRINGS 1980; MOUNTAIN et al. 1980). Von 40 registrierten Faktoren, die HIGGINS et al. (1969) bei operierten Lungenkrebskranken auswerteten, hatten 13 einen Bezug zum tumorfreien Langzeitüberleben. Die meisten dieser Faktoren beeinflußten sich gegenseitig. In der Regressionsanalyse fanden sich 5 Merkmale, die eine unabhängige Information für eine Vorhersage über tumorfreies 5 Jahre-Überleben gaben. Diese waren: 1. Tumor auf die Lunge begrenzt (positiv), 2. Alter bei der Operation,

3. hiläre Lymphknotenmetastasen (negativ), 4. Blutgefäßinvasion (negativ), 5. mediastinale Lymphknotenmetastasen (negativ). Die entsprechende Untersuchung von SHIELDS et al. (1972) bestätigte den negativen Einfluß einer Beteiligung hilärer und mediastinaler Lymphknoten auf das Langzeitüberleben operierter Bronchuskarzinompatienten. Auch in der Zusammenstellung von MOUNTAIN (1974) über die 5 wichtigsten unabhängigen biologischen Faktoren bezüglich eines ungünstigen Verlaufes findet sich die hiläre oder mediastinale Lymphknotenmetastasierung. Auf weniger als die Hälfte sank die 5-Jahre-Überlebensrate bei operierten Patienten mit Lymphknotenmetastasierung im Vergleich zu der bei Kranken ohne regionäre Absiedlungen im Beobachtungsgut von JENNY (1971). Neben der bereits erwähnten Ausdehnung der Metastasierung innerhalb des Lymphknotens spielen Anzahl und besondere Lokalisation der befallenen Lymphknoten eine bedeutende Rolle (MAASSEN 1967; DRINGS 1980; GREEN 1981), und das Vorhandensein mediastinaler Lymphknotenmetastasen gilt innerhalb der genannten Faktoren als der wichtigste (MAASSEN 1967; MAASSEN 1971; PAULSON u. REISCH 1976; MITTMAN u. BRUDERMAN 1977; RUBINSTEIN et al. 1979; NOHL-OSER 1980). Auch von ABBEY SMITH (1978); FREISE et al. (1978); GABLER et al. (1980) sowie KIRSH und SLOAN (1981) wird ein bedeutsamer Unterschied in der Prognose zwischen Invasion eines mediastinalen im Gegensatz zu einem hilären Lymphknoten nicht bestritten. Langzeitergebnisse nach operativer Behandlung zeigen klare Unterschiede zwischen Fällen mit hilären und solchen mit mediastinalen Lymphknotenmetastasen (5-Jahre-Überlebensraten N_1/N_2 bei FREISE et al. 1978:21/13%; MOUNTAIN et al. 1980:35/8%; NOHL-OSER 1980:17/3% nach mediastinoskopischer Selektion; GRESCHUCHNA u. MAASSEN 1982:27/9% nach mediastinoskopischer Selektion).

Die Beurteilung der hilären Lymphknoten ist klinisch durch Röntgenaufnahmen und Hilusfilterschichten, evtl. auch durch Bronchoskopie möglich (DRINGS 1980). BRANDT u. LODDENKEMPER (1981) betonen den Wert der transbronchialen Punktion zur zytologischen Untersuchung. Insgesamt ist die Sicherheit der Aussage bezüglich einer Beteiligung dieser Lymphknotenstation gering (GABLER u. LIEBIG 1978; BRANDT u. LODDENKEMPER 1981). Hauptgründe dafür sind reaktive und nicht metastasenbedingte Vergrößerungen von Lymphknoten sowie mikroskopische Tumorablagerungen in normal großen Lymphknoten (GOLDSTRAW et al. 1983). Verbesserungen wurden mit computertomographischen Untersuchungen erreicht (VOCK u. HÄRTEL 1981; MODINI et al. 1982; GOLDSTRAW et al. 1983). Exakte Zahlen sind derzeit aber noch ausschließlich von Untersuchungen an Operationspräparaten zu erwarten, über die im Abschnitt „Häufigkeit der regionären Lymphknotenmetastasen“ berichtet wird. Die dabei zu berücksichtigenden Einschränkungen ergeben sich aus unterschiedlichen Bemühungen der Operateure, Lymphknoten zu extirpieren sowie der Pathologen, diese zu untersuchen (RUBINSTEIN et al. 1979; GREEN 1981). Nach GREEN (1981) werden multiple Schnitte jedes Lymphknotens sowie Untersuchung aller Lymphknoten nur selten vorgenommen.

Am besten lassen sich klinisch mediastinale Lymphknotenmetastasen nachweisen. Mit Hilfe der Mediastinoskopie können die wichtigsten Stationen exakt untersucht werden. Retrotracheale, paraösophageale und im Ligamentum pulmonale gelegene Stationen sowie solche am Ligamentum botalli und subaortal lokalisierte werden durch die Standardmediastinoskopie nicht erreicht. Sie spielen aber – bis auf die beiden letztgenannten bei linksseitigen Tumoren – zahlenmäßig eine untergeordnete Rolle. Weitere Einzelheiten siehe im Kapitel MAASSEN (Teilband A, XI.B.V). Vergrößerte mediastinale Lymphknoten sind auch durch Schichtuntersuchungen gut erkennbar (DRINGS 1980), die Sicherheit der Aussage über metastatische Vergrößerung ist durch die Computertomographie wesentlich zu erhöhen (LEWIS et al. 1982). Die Zuverlässigkeit dieser Untersuchung wird derzeit mit 77–83% angegeben (VOCK u. HÄRTEL 1981; MODINI et al. 1982; GOLDSTRAW 1983). Da Grundlage für die Aussage ausschließlich die Vergrößerung der Lymphknoten ist, sind die Ergebnisse erstaunlich, und es bleibt abzuwarten, ob sie sich an großen Untersuchungsserien bestätigen lassen.

Neben den bisher behandelten charakteristischen lymphogenen Ausbreitungswegen werden bei SPENCER (1977) Sonderformen angeführt, von denen einige klinische Bedeutung haben. Tumoren, die subpleural in der Lungenspitze liegen, können sich über in Pleuraadhäsionen entstandene Lymphkanäle in die Brustwand ausbreiten und so frühzeitig in supraklavikuläre und axilläre Lymphknotengruppen absiedeln. Als Folge einer retrograden lymphogenen Ausbreitung von der paratrachealen Kette kranialwärts kann es zum Befall der unteren Schilddrüsenabschnitte kommen.

Analog dazu ist eine distale lymphogene Ausbreitung kaudalwärts durchs Zwerchfell hindurch bekannt, durch welche die große Gruppe der paraaortalen Lymphknoten, um die Coeliaca-Achse gelegen, einbezogen wird. Eine distale lymphogene Ausbreitung in dieser Richtung soll außerdem Bedeutung für die Entstehung von Nebennieren- und Nierenmetastasen haben.

2. Klassifikation der regionären lymphogenen Ausbreitung

In der früheren Fassung der UICC-Klassifikation wurde bezüglich der Lymphknotenbeteiligung beim Bronchuskarzinom nur zwischen No (kein klinischer, radiologischer oder endoskopischer Nachweis intrathorakaler Lymphknotenvergrößerung) und N_1 (klinisch, radiologisch oder endoskopisch Nachweis intrathorakaler Lymphknoten*vergrößerung*) unterschieden, was zunehmend als unzureichend empfunden wurde, wie DOLD et al. (1972) darlegten. Basierend auf den Ergebnissen ihrer Feldstudie schlugen die Autoren damals eine Erweiterung der Lymphknotenklassifikation vor, die von N_0 bis N_4 reichte und mit N_1 hauptsächlich bronchopulmonale, mit N_2 mediastinale homolaterale, mit N_3 kontralaterale und N_4 extrathorakale Lymphknotenbeteiligung bezeichnen sollte. Mit meist nur geringfügigen Modifikationen kam diese Klassifikation in der Folgezeit vielfach zur Anwendung (DITTRICH 1976; HEILMANN et al. 1976; KRAUSE 1977; KRUMHAAR et al. 1977; SCHULTE u. IRLICH 1977; GABLER u. LIEBIG 1978; HAMM 1979), und nur einzelne Autoren benutzten bis zuletzt die Bezeichnungen N_a, N_b und N_c, die noch aus der Zeit der ausschließlich röntgenologischen Einteilungskriterien stammte (BUBLITZ u. LABITZKE 1969; GRESCHUCHNA 1978; GRESCHUCHNA u. MAASSEN 1982). Diese Unterteilung in 3 Gruppen wurde aber schließlich zur Grundlage der Lymphknotenklassifikation in der neuen Fassung der UICC (HARMER 1978; SPIESSL et al. 1982). Neben N_x = die Minimalforderungen für die Bestimmung der regionalen Lymphknotenbeteiligung sind nicht erfüllt (Minimalforderungen: klinische Untersuchung, Röntgenuntersuchung und Endoskopie. Empfohlene Zusatzuntersuchung: Tomographie, Mediastinoskopie, CT-Mediastinum), wird unterschieden in N_0 = kein Hinweis auf regionalen Lymphknotenbefall, N_1 = Befall von peribronchialen und/oder homolateralen hilären Lymphknoten, einschließlich direkter Ausdehnung des Primärtumors und N_2 = Befall mediastinaler Lymphknoten.

Eine solche Einteilung ist praktisch identisch mit der des AJCC, die von amerikanischen Autoren seit 1974 verwendet wird (COHEN 1975; MITTMAN u. BRUDERMAN 1977; BAKER et al. 1979; MARTINI et al. 1980; KIRSH u. SLOAN 1982; DE CARO u. BENFIELD 1982). Bisher ist nur ein Unsicherheitsfaktor ersichtlich, der kontralaterale hiläre Lymphknotenmetastasen betrifft. Während HERMANEK u. GALL (1979) diese zu den N_2-Fällen rechnen, gelten sie in der amerikanischen Einteilung als M_1, was von SPIESSL et al. (1982) auch für die UICC-Klassifikation empfohlen wird. Ferner weisen HERMANEK und GALL (1979) darauf hin, daß japanische Autoren Fälle mit Metastasen in segmentalen und subsegmentalen Lymphknoten noch zur N_0-Kategorie rechnen.

Die wichtigsten prinzipiellen Abweichungen, die auch nach Inkrafttreten der Neufassung der TNM-Klassifikation der UICC noch praktiziert und propagiert werden, stammen von Autoren, die große Verdienste um die Erforschung der Ausbreitungswege des Bronchuskarzinoms bzw. um die Standardisierung der Stadieneinteilung haben. NOHL-OSER (1980) unterteilt weiterhin in Lymphknotenstadien 0–4, wobei Stadium 1 intersegmentale, Stadium 2 interlobäre oder hiläre sowie Stadium 3 mediastinale Lymphknoten bezeichnet und im Stadium 4 neben extrathorakalen Lymphknotenmetastasen auch andere (Organ-)Fernmetastasen erfaßt werden. Die von SALZER (1980) vorgetragene Version sieht eine Unterteilung in 4 Lymphknotenkategorien (N_0–N_3) vor, der differenzierte prognostische Einschätzungen zugrunde liegen. Man kann aber wohl aus der derzeit vorliegenden Literatur bereits absehen, daß sich die neue N-Klassifikation im UICC-Bereich durchsetzen wird. Sie ist zwar gröber als die früher verwendeten Modifikationen, dafür aber leichter zu handhaben und vor allem erlaubt sie einen direkten Vergleich mit Angaben aus amerikanischen Publikationen. Darüber hinaus ist anzunehmen, daß die Unterscheidung von N_1- und N_2-Metastasen weniger strittig sein wird als in der Vergangenheit, da eine Abgrenzung von hilären und mediastinalen Lymphknoten weniger problematisch erscheint. Unterschiedliche Auffassungen scheinen derzeit nur noch bezüglich ganz zentral am Hauptbronchus gelegener Lymphknoten und im Ligamentum pulmonale lokalisierter zu existieren (HERMANEK u. GALL 1979; LIEBIG u. GABLER 1981). MARTINI et al. (1980) geben eine Aufstellung über den Sitz der Lymphknoten unter Berücksichtigung der Zuordnung der N-Kategorie, um alle denkbaren Mißverständnisse auszuschließen. Danach gehören zu N_1: parenchymale oder segmentale, lobäre, interlobäre und hiläre Lymphknoten. N_2-Stadionen werden unterteilt in eine superiore mediastinale Gruppe, die sich aus obersten mediastinalen, oberen paratrachealen, prae- oder retrotrachealen und unteren paratrachealen Lymphknoten zusammensetzt; ferner in eine aortale Gruppe, die aus subaortalen (Aortenfenster) und paraaortalen (ascendierende

Aorta) Lymphknoten besteht; sowie in eine inferiore mediastinale Gruppe, zu der subcarinale, oesophageale und im Ligamentum pulmonale gelegene Lymphknoten gerechnet werden.

Vorschläge für Erweiterungen der Klassifizierung, die sich in das derzeit gültige TNM-System integrieren lassen, liegen bereits vor. RÜHLE (1979) propagiert eine Unterscheidung zwischen N_{1a} (peribronchiale Lymphknotenmetastasen) und N_{1b} (ipsilaterale hiläre Lymphknotenmetastasen) und beruft sich dabei auf das AJCC. HERMANEK und GALL (1979) differenzieren im Hinblick auf Unterschiede bei intranodaler und perinodaler Lymphknotenbeteiligung zwischen N_{2i} und N_{2p}. Bei der Working Party for the Therapy of Lung Cancer of the National Cancer Institute, USA wird in $N_{2.1}$ = Metastasen in subcarinalen Lymphknoten und/oder homolateralen Lymphknoten an der distalen Hälfte der thorakalen Trachea sowie in $N_{2.2}$ = Metastasen in homolateralen Lymphknoten an der proximalen Hälfte der intrathorakalen Trachea und/oder sonstigen Lymphknoten des Mediastinums unterteilt.

Alle differenzierten Klassifizierungsmöglichkeiten können nur für chirurgische bzw. pathologisch-anatomische Untersuchungen gelten. Die klinische Festlegung auch der N-Kategorie ist derzeit noch als problematisch anzusehen (GABLER u. LIEBIG 1978; BRANDT u. LODDENKEMPER 1981). Eine Literaturzusammenstellung über Abweichungen der klinischen von den chirurgisch-pathologisch-anatomischen N-Klassifizierungen ergab Differenzen von 17–51% (LIEBIG u. GABLER 1981). Das gilt für alle Bereiche, die der Mediastinoskopie nicht zugänglich sind. Verbesserungen durch zunehmende Erfahrungen beim Einsatz computertomographischer Untersuchungen sind zu erwarten (s. voriger Abschnitt).

Für die Zusammenfassung mehrerer TNM-Formeln zu Tumorstadien entsprechend ihrer prognostischen Vergleichbarkeit wird auf die Besprechung im Abschnitt über die Klassifizierung des Primärtumors verwiesen.

3. Häufigkeit regionärer Lymphknotenmetastasen

Von 1208 Patienten mit Bronchuskarzinom, die in den Jahren 1966/67 und 1974/75 in unserer Klinik behandelt wurden, waren 359 (33%) als N_0, 131 (11%) als N_1 und 447 (41%) als N_2 zu klassifizieren. Bei 115 (15%) fehlte die Bestimmung der N-Kategorie. Die Angabe N_2 war in allen Fällen durch transbronchiale Punktion, Mediastinoskopie, Operation oder Sektion morphologisch gesichert. N_1-Klassifikationen sind fast nur für operierte Patienten oder sezierte Verstorbene histopathologisch als bestätigt anzusehen. N_0 festzulegen muß als das größte Problem angesehen werden (LIEBIG u. GABLER 1981) und bleibt auch für Operationsfälle und Sektionsergebnisse mit Unsicherheiten belastet, da nicht sämtliche Lymphknoten entnommen und von den gewonnenen nicht alle mit einer ausreichenden Anzahl von Schnitten durchgemustert werden können (RUBINSTEIN et al. 1979; GREEN 1981). Um den tatsächlichen Lymphknotenmetastasierungsraten unter klinischen, nicht autoptischen, Aspekten am nächsten zu kommen, wurden für Häufigkeitsangaben nur Untersuchungen an Operationspräparaten ausgewertet. Darüber hinaus konnten Publikationen, die nur zwischen Patienten mit und solchen ohne Lymphknotenmetastasen differen-

Tabelle 11. Häufigkeit der regionären Lymphknotenbeteiligung beim operierten Bronchuskarzinom, Angaben aus 10 Publikationen von Autoren aus 4 Ländern, 1976–1982 ($n=4101$)

Autoren	Jahr	Land	Fallzahl	Krankengut	N_0	N_1	N_2
Abbey Smith	1978	Großbritannien	417	alle operierten Patienten	244 (59%)	117 (28%)	56 (13%)
De Caro u. Benfield	1982	USA	12	Patienten bis 40 Jahre	8	2	2
Freise et al.	1978	BRD	433	alle resezierten Patienten	257 (59%)	47 (11%)	129 (30%)
Greschuchna u. Maassen	1982	BRD	523	vor Operation Mediastinoskopie	266 (51%)	180 (34%)	77 (15%)
Krause	1977	BRD	100	operierte Plattenepithelkarzinome	45 (45%)	30 (30%)	25 (25%)
Liebig u. Gabler	1981	BRD	323	alle operierten Patienten	176 (54%)	41 (13%)	106 (33%)
Mountain et al.	1980	USA	1345	alle operierten Patienten	783 (58%)	257 (19%)	305 (14%)
Nohl-Oser	1980	Großbritannien	416	vor Operation Mediastinoskopie	237 (57%)[a]	121 (29%)	58 (14%)
Paulson u. Reisch	1976	USA	915	alle operierten Patienten	563 (62%)	133 (15%)	219 (24%)
Rubinstein et al.	1979	Israel	169	alle operierten Patienten	88 (52%)	35 (21%)	46 (37%)

[a] Inklusive intersegmentale Lymphknotenmetastasen

zieren (N+/N−) nicht berücksichtigt werden (Matthes et al. 1969; Slack et al. 1972; Zeidler u. Linder 1973; Kyriakos u. Webber 1974; Güttgemann et al. 1976; Becker et al. 1976; Stanford et al. 1976; Cromartie et al. 1980).

Wie Tabelle 11 in einer Zusammenstellung von Angaben aus 10 Arbeiten in 4 Ländern mit insgesamt 4101 operierten Patienten erkennen läßt, liegen in einem Krankengut, bei dem die Indikation zur operativen Behandlung die Selektion bestimmte, die Raten der Fälle ohne Lymphknotenbeteiligung zwischen 45 und 62%. Bei 11–30% lagen bronchopulmonale bzw. hiläre Lymphknotenmetastasen vor. 13–33% aller operierten Patienten wiesen Absiedlungen in mediastinalen Lymphknoten auf, wobei sich die Zahlen von Greschuchna und Maassen (1982) sowie die von Nohl-Oser (1980) auf ein Krankengut beziehen, das durch routinemäßige präoperative Mediastinoskopie, die bei positivem Ausfall zur Entscheidung gegen die Operation führte, zusätzlich selektioniert ist, wie die geringe Anzahl der N_2-Fälle erkennen läßt.

Die Beziehung zwischen Tumorzelltyp und Befall von Lymphknoten soll am Beispiel der mediastinalen Metastasierung dargestellt werden (Tabelle 12). Dafür wurden 9 Publikationen aus 5 Ländern mit Angaben über morphologisch

Tabelle 12. Tumorzelltyp und Häufigkeit mediastinaler Lymphknotenmetastasen, Angaben aus 9 Publikationen von Autoren aus 5 Ländern, 1969–1982 ($n=3805$)

Autoren	Jahr	Land	Fallzahl	Krankengut	Epidermoid		Adeno		Kleinzellig		Großzellig	
					n	%	*n*	%	*n*	%	*n*	%
Greschuchna	1978	BRD	270	klinische Fälle	–	–	–	–	116/270	59	–	–
Greschuchna	1981	BRD	543	Mediastinoskopiebefunde bei peripheren Tumoren	112/400	28	33/143	33	–	–	–	–
Greschuchna u. Maassen	1982	BRD	523	Operationsfälle mit Selektion durch präoperative Mediastinoskopiebefunde	54/360	15	4/31	13	11/50	22	–	–
Huber	1969	Schweiz	78	Operationsfälle	–	–	19/70	27	–	–	–	–
Krause	1977	BRD	100	Operationsfälle	25/100	25	–	–	–	–	–	–
Nohl-Oser	1980	Großbritannien	417	Operationsfälle mit Selektion durch präoperative Mediastinoskopiebefunde	?/286	9	?/58	12	?/35	43	–	–
Rubinstein et al.	1979	Israel	202	Operierte Fälle	12/58	21	20/73	27	3/9	33	10/55	18
Larsson	1981	Schweden	486	Mediastinoskopiebefunde	?/231	17	?/105	47	?/121	47	–	60
Eigene Fälle aus 4 Jahren		BRD	1208	alle Patienten	223/667	33	63/171	39	141/190	74		

Tabelle 13. Lymphknotenbeteiligung und Fernmetastasierung bei 632 Patienten mit Bronchuskarzinom, Klinik Heckeshorn 1974/75

	N_0 (209)			N_2 (238)		
	$N_0 M_0$	$N_0 M_1$	$N_0 M_?$	$N_2 M_0$	$N_2 M_1$	$N_2 M_?$
n	170	21	18	130	89	19
%	81	10	9	55	37	8

gesicherte N_2-Metastasen ausgewertet. Die Angaben beziehen sich auf ein Gesamtkrankengut (N_0–N_2) von 3805 Patienten. Zwischen 9 und 33% aller Plattenepithelkarzinomfälle hatten Absiedlungen in mediastinalen Lymphknoten. Die niedrigsten Raten (NOHL-OSER 1980; 9%; GRESCHUCHNA 1982; 15%) finden sich naturgemäß bei den Operationsfällen, die durch präoperative Mediastinoskopie selektioniert sind. Die höchste Anzahl (33%) fand sich im Krankengut unserer Klinik, das Patienten mit allen, auch weit fortgeschrittenen Tumorausbreitungsformen umfaßt. Bei Mediastinoskopieserien hängt die Rate sicher davon ab, ob alle Patienten mit Bronchuskarzinom untersucht werden, oder nur solche, bei denen eine Operation diskutiert wird. In Operationsserien ohne präoperative mediastinoskopische Auswahl liegen die Zahlen bei 21% (RUBINSTEIN et al. 1979) bzw. 25% (KRAUSE 1977). Bei Fällen mit Adenokarzinom liegt die Metastasierungsrate in mediastinale Lymphknoten höher, zwischen 12 und 47%. Die einschränkenden Bemerkungen bezüglich der Vergleichbarkeit unterschiedlicher Untersuchungsserien gelten hier ebenso wie beim Plattenepithelkarzinom. Im Gesamtkrankengut unserer Klinik hatten 39% aller Patienten mit Adenokarzinom gesicherte mediastinale Lymphknotenmetastasen. Für das kleinzellige Karzinom geben nur Zahlen aus klinischen Serien oder Mediastinoskopiebefunden verläßliche Anhaltspunkte über die lymphogenen Ausbreitungstendenz. Operationsfälle sind hier als besonders selektioniert anzusehen, da kleinzellige Karzinome bei präoperativer Kenntnis der Morphologie meist nicht operiert werden bzw. in Ausnahmefällen nur dann, wenn durch Mediastinoskopie eine Beteiligung mediastinaler Lymphknoten vorher ausgeschlossen wurde. Es ist demnach realistisch, von Häufigkeiten zwischen 59% (GRESCHUCHNA 1978) und 74% (eigene Fälle) auszugehen. Über großzellige Tumoren sind in der Aufstellung noch zu wenig Fälle enthalten, was wohl in der Tatsache begründet ist, daß für diese Gruppe erst seit kurzem einheitliche histologische Klassifizierungsempfehlungen vorliegen. Die hohe Rate von 60% N_2-Metastasen im mediastinoskopischen Untersuchungsgut von LARSSON (1981) ist auffällig, bezieht sich aber nur auf 16 Untersuchungen.

Um die prognostische Bedeutung des Nachweises einer Lymphknotenmetastasierung beim Bronchuskarzinom zu verdeutlichen wird, dieses Kapitel abschließend, versucht eine Häufigkeitsbeziehung zwischen Lymphknotenbeteiligung und Fernmetastasierung anzugeben. Wie Tabelle 13 zeigt, ließen sich aus dem Krankengut unserer Klinik unter 632 Patienten, die in den Jahren 1974/75 wegen eines Bronchuskarzinoms behandelt wurden, 209 (33%) feststellen, die keinerlei Hinweise auf eine Ausbreitung in regionäre Lymphknoten boten (N_0-

Fälle). Bei 238 Kranken (38%) wurden mediastinale Lymphknotenmetastasen nachgewiesen (N_2-Fälle). 81% der N_0-Fälle hatten keine Hinweise für Fernmetastasen, bei 10% wurde eine Fernmetastasierung nachgewiesen und bei 9% waren die diesbezüglichen Angaben unsicher. Demgegenüber hatten 37% der N_2-Fälle Fernmetastasen. Allerdings muß darauf hingewiesen werden, daß diese Angaben ohne Beachtung der Ausdehnung des Primärtumors (T) sowie insbesondere ohne Berücksichtigung des Tumorzelltyps gemacht werden.

III. Beeinträchtigung von Nachbarorganen durch lokoregionäre Tumorausbreitung

1. Rippenfell/Brustwand

Ein Pleuraerguß beim Patienten mit Bronchuskarzinom ist oft durch direkte Tumorinvasion bedingt. Er soll bei Frauen häufiger sein und meist beim Adenokarzinom vorkommen. Nicht selten ist er blutig, meist ausgedehnt mit Neigung zum schnellen Nachlaufen. Pleuraerguß kann aber auch beim Bronchuskarzinom Folge einer Pneumonie, eines Abszesses oder einer Bestrahlungsreaktion sein (Crofton u. Douglas 1981) und somit nicht in direktem ursächlichem Zusammenhang mit der Geschwulst stehen.

Nach Päuser (1976) führt die Tumorausbreitung in die Pleura bis zum klinischen Bild der Pleuritis carcinomatosa mit Tumorzellnachweis im Erguß. Sie kann derart ausgeprägt sein, daß die gesamte Lunge in einem tumorösen Mantel gefesselt wird.

12% aller T_3-Tumoren von Mountain et al. (9980) hatten einen Pleuraerguß, der enge Korrelation zu einer ungünstigen Prognose zeigte. Bei 35 von 73 der Patienten, die Kyriakos und Webber (Bronchuskarzinome bei Patienten unter 45 Jahren) darauf untersuchen konnten, wurde eine Pleurabeteiligung nachgewiesen, und von 70 Patienten mit Adenokarzinom, über die Huber (1969) berichtet, wiesen 20%, durch Thorakotomie gesichert, eine diffuse Einbeziehung der Pleura in den tumorösen Prozeß auf. Bei 54 der 296 sezierten Verstorbenen von Marabella et al. (1977) lag eine Pleurabeteiligung vor. Von besonderer Wichtigkeit unter klinischen Aspekten erscheint die Angabe von Janis und Straus (1977), daß bei 1% aller Lungenkrebsfälle ein Pleuraerguß der erste Hinweis für die Diagnose dieses Tumors ist.

Nach Hamm (1979) zeigen 3–5% aller Bronchuskarzinomfälle ein Übergreifen des Tumors auf die Brustwand mit Rippendestruktion. Mittman und Bruderman (1977) geben weniger als 10% an. Das klinische Bild dieser Form der Karzinomausbreitung wird durch Schmerzen bestimmt, wenn auch einzelne Patienten mit eindeutiger Invasion in die Weichteile der Brustwand und in die Rippen auffälligerweise keine Schmerzen angeben (Turnbull 1979). Ansonsten entspricht die Symptomatik der von Turnbull (1979) als kostopleurales Syndrom angegebenen. Es besteht ein konstanter dumpfer Schmerz, der periodisch heftigen stechenden Charakter annimmt und durch Husten verstärkt wird. In

Tabelle 14. Gesichertes Übergreifen des Bronchuskarzinoms auf die Brustwand (keine Sektionsergebnisse)

Autoren	Jahr	Land	Fallzahl	Krankengut	Brustwandbefall	
					n	%
Ashraf et al.	1980	Großbritannien	385	operierte Patienten	56	9
Cromartie et al.	1980	USA	702	alle Patienten	97	14
Denck	1980	Österreich	2773	operierte Patienten, davon wegen Brustwandbefall erweitert reseziert	27	1
Gabler	1976	BRD	576	alle Patienten (Rö: Rippendestruktion)	–	3
Huber	1969	Schweiz	70	operierte Adenokarzinome	–	20
Krumhaar et al.	1977	BRD	120	palliativ operierte Patienten	20	17
Zeidler	1981	BRD	915	operierte Patienten, davon wegen Brustwandbefall erweitert reseziert	14	–

der Gegend des Schmerzes ist die Thoraxwand überempfindlich. Die meisten Patienten leiden unter diesen Beschwerden bis zum Lebensende.

Im Krankengut unserer Klinik wiesen 3% von 576 Patienten bei der Erstuntersuchung Rippendestruktionen in der Thoraxröntgenübersichtsaufnahme auf (Gabler 1976). Cromartie et al. (1980) fanden bei 97 ihrer 702 Fälle mit Bronchuskarzinom klinisch Hinweise für eine Brustwandbeteiligung (14%). Bei den Operationsfällen von Ashraf et al. (1980) ergaben sich unter 385 Operierten 9% mit Pleura- und Brustwandbefall. Für die Adenokarzinome von Huber (1969) wird, bei der Thorakotomie nachgewiesen, eine Beteiligung der Thoraxwand in 19% angegeben. 14 von 917 Resektionen wurden bei Zeidler (1981) auf die mitbeteiligte Brustwand zur erweiterten Resektion ausgedehnt und von 120 palliativen Operationen im Krankengut von Krumhaar et al. (1977) zeigten 20 (17%) eine tumorinfiltrierte Thoraxwand (s. auch Tabelle 14). Von den 296 Sektionsfällen aus der Publikation von Marabella et al. (1977) über insgesamt 734 Patienten mit Bronchuskarzinom wiesen 47 Tumorausbreitung in die Brustwand auf.

Auch in Arbeiten, die sich speziell mit der Behandlung von Brustwandtumoren befassen, haben Fälle mit Bronchuskarzinom als Ausgangspunkt dieser Veränderungen eine besondere Bedeutung (Burnard et al. 1974; McCormack et al. 1980). McCormack et al. (1980) haben 155 Brustwandtumoren operiert. 63 waren von einem Bronchuskarzinom ausgegangen. Bei 35 Patienten lag ein epidermoides und bei 22 ein Adenokarzinom vor.

Bei Sulcus superior-Tumoren (s. dort) gehören Destruktionen der obersten Rippen zum typischen klinischen Bild (Paulson 1975). Nicht selten findet sich dabei auch direkte Tumorausbreitung in die Wirbel. Muggia et al. (1977) weisen besonders darauf hin und betonen die Möglichkeit, daß auf diesem Wege evtl. zusammen mit einer Invasion in den Epiduralspalt eine Rückenmarkkompression entstehen kann.

2. Zwerchfell

Wenn sich ein Bronchuskarzinom in der parietalen Pleura ausbreitet, dann kann auch die Pars diaphragmatica befallen sein und von dort die Zwerchfellmuskulatur mit erfaßt werden. Eine tumoröse Beeinträchtigung des Zwerchfells durch Lymphknotenmetastasen ist nicht bekannt. Nicht selten jedoch wächst der Primärtumor direkt ins Zwerchfell ein, was erheblichen Einfluß auf die Therapieüberlegungen hat. Nach VOGT-MOYKOPF (1977) bedeutet Invasion des Zwerchfells, daß der Patient nur noch bedingt operabel ist. Stets sind es periphere Unterlappentumoren, von denen dieser Prozeß ausgeht.

Die klinische Sicherung, mehr noch der Ausschluß, dieser Ausbreitung kann schwierig sein, insbesondeere wenn zusätzliche postpleuritische Veränderungen vorliegen. Im Zweifelsfall bei sonst operabel erscheinenden Patienten muß dann die Thorakotomie entscheiden. HUBER (1969) sicherte damit bei 70 Adenokarzinomen in 3% eine Zwerchfellbeteiligung. DENCK (1978, 1980) gibt unter 2773 Resektionen 11 an, bei denen wegen Tumorinfiltration ins Zwerchfell der Eingriff auf die befallenen Abschnitte ausgedehnt und somit erweitert durchgeführt werden mußte. Im Krankengut von ZEIDLER (1981) waren es 9 von 201 erweiterten Resektionen, bei denen Tumorausbreitung ins Zwerchfell die Ausdehnung der Operation auf diesen Bereich bedingte. Von den Untersuchungen von SHIELDS (1974) über 221 inkomplette Resektionen fanden sich 3 mit Tumorausläufern in der Zwerchfellresektionsebene.

3. Herzbeutel/Herz

Nach CROFTON und DOUGLAS (1981) kann eine Invasion des Perikards oder des Herzens direkt durch den Tumor oder sekundär durch befallene Lymphknoten erfolgen. Der auftretende Perikarderguß ist häufig blutig. COHEN (1977) weist darauf hin, daß Perikardbeteiligung beim Bronchuskarzinom sich als Notfall präsentieren und durch Herztamponade zum Tode führen kann. Die beiden häufigsten klinischen Zeichen sind plötzlich einsetzende Rhythmusstörungen (Sinustachykardie oder Vorhofflimmern) oder die Vergrößerung des Herzdurchmessers im Röntgenbild mit oder ohne Symptome der Herzinsuffizienz. Die physikalischen Befunde sind solche der Perikarditis mit pulsus paradoxus, abgeschwächten Herztönen, Perikardreiben, Dämpfung lateral des Spitzenstoßes sowie Kussmaulsches und Ewartsches Zeichen. Ähnliche Angaben machen auch HYDE u. HYDE (1974). KOUNIS und CONSTANDINIDIS (1979) sowie FRASER et al. (1980) weisen noch auf das EKG-Phänomen des wechselnden elektrischen Alternans hin.

Pathologisch-anatomisch zeigt sich laut PÄUSER (1976) der tumoröse Befall des Perikards entweder als Obliteration des Herzbeutels und Infiltration des

Myokards oder als tumoröses Cor villosum. WIELAND u. BÜCHNER-WEYER (1977) fanden bei 110 Autopsien von Bronchuskarzinomfällen 29 mit Herz- und Herzbeutelbeteiligung (26%). In 2 Fällen war der Prozeß ausschließlich durch direktes Einwachsen des Primärtumors entstanden, in 27 hämatogen. Bei 19 davon fanden sich neben dem hämatogenen Befall zusätzlich Zeichen der direkten Ausbreitung des Karzinoms. Von den 734 Patienten mit Bronchuskarzinom, über die MARABELLA et al. (1977) berichten, wurden 296 seziert. 34mal konnte eine Perikardinvasion festgestellt werden.

Sichere klinische Angaben beziehen sich meist auf Operationsfälle, insbesondere, wenn über erweiterte Resektionen Mitteilung gemacht wird. So wurden an der I. Chirurgischen Abteilung im Krankenhaus der Stadt Wien-Lainz bei 8422 beobachteten Patienten und 2773 durchgeführten Resektion 216 wegen Perikardbeteiligung und 55 wegen Übergreifen des Tumors auf den Vorhof durch Mitentfernung der befallenen Abschnitte dieser Organe als erweiterte Eingriffe ausgeführt (DENCK 1978, 1980). ZEIDLER (1981) führt bei insgesamt 917 Operationen 68 Herzbeutel- und 10 Vorhofteilresektionen bei den erweiterten Eingriffen auf. Von den 70 Patienten mit Adenokarzinom von HUBER 1969 hatten 15%, durch Thorakotomie gesichert, eine Perikardbeteiligung. Die Publikation von KRUMHAAR et al. (1977) über 120 palliative Resektionen enthält 11 Fälle mit Infiltration von Herz und großen Gefäßen (9%).

Unter internistischen Gesichtspunkten berichten KOUNIS und CONSTANDINIDIS (1979) über 2 Patienten mit maligner konstriktiver Perikarditis, bei denen der Herzbeutelprozeß das erste Zeichen des Bronchuskarzinoms war. In beiden Fällen lag der okkulte Tumor im linken Hauptbronchus. Nach Auffassung dieser Autoren stellt die direkte Ausbreitung eines Bronchuskarzinoms aufs Perikard eine der Hauptursachen für die Herztamponade dar. Mit der Frage der lymphogenen Ausbreitung des Bronchuskarzinoms und deren Bedeutung für den Perikarderguß unter Berücksichtigung der Lymphdrainage des Herzens befassen sich FRASER et al. (1980). Sie haben 3 Fälle mit so entstandener Herztamponade behandelt und fanden 14 weitere mit Perikarderguß bzw. -tamponade in der Literatur.

Eine Zusammenstellung der Häufigkeitsangaben dieser lokoregionären Ausbreitungsform des Bronchuskarzinoms unter Berücksichtigung des unterschiedlichen Untersuchungsgutes zeigt Tabelle 15.

4. Gefäße

Im Rahmen einer tumorösen mediastinalen Infiltration kann die karzinomatöse Ummauerung der Hohlvenen, der Lungenvenen und der großen Arterien die Folge sein (PÄUSER 1970). LEVETT et al. (1982) befassen sich speziell mit Bronchuskarzinomen, die im sogenannten Aortenfenster lokalisiert sind (Region unterhalb des Aortenbogens mit Arteria pulmonalis und linkem Hauptbronchus). Solche Tumoren beziehen die linke Arteria pulmonalis ein und zeigen frühzeitiges Einwachsen in die äußeren Wandschichten des Aortenbogens. Die Verfasser untersuchten 34 solcher Fälle.

Tabelle 15. Gesichertes Übergreifen des Bronchuskarzinoms auf Herzbeutel/Herz

Autoren	Jahr	Land	Fallzahl	Krankengut	Herz- bzw. Herzbeutelbefall	
					n	%
DENCK	1980	Österreich	2773	operierte Patienten davon wegen Herz- bzw. Herzbeutelbefall erweitert reseziert	271	10
HUBER	1969	Schweiz	70	operierte Adenokarzinome	–	15
KRUMHAAR et al.	1977	BRD	120	palliativ operierte Patienten (inklusive Befall großer Gefäße)	11	9
ZEIDLER	1981	BRD	915	operierte Patienten davon wegen Herz- bzw. Herzbeutelbefall erweitert reseziert	78	–
MARABELLA et al.	1977	USA	296	Sektionen von insgesamt 734 Patienten	34	–
WIELAND u. BÜCHNER-WEYER	1977	BRD	110	Sektionen, bei Sektionen direktes Übergreifen	29 21	26 –

Für Sulcus superior Tumoren (s. dort) spielt nach WEBB et al. (1981) die Einbeziehung der Arteria subclavia eine besondere Rolle, weniger häufig befallen sind Vena brachiocephalica oder Vena subclavia.

CROMARTIE et al. (1980) fanden klinisch bei 6% aller ihrer Patienten mit Bronchuskarzinom Hinweise für eine Beteiligung der großen Gefäße. 9 der erweiterten Resektionen von DENCK (1978, 1980) ergaben sich wegen Gefäßbeteiligung, stets handelte es sich um die Vena cava superior. ZEIDLER gibt 1981 unter 917 Resektion 12 an, die durch eine Beteiligung der oberen Hohlvene erweitert durchgeführt wurden. SHIELDS (1974) ermittelte bei seiner Analyse von 221 inkompletten Resektionen des Bronchuskarzinoms 11 Fälle mit Tumornachweis in der Absetzungsebene der Lungengefäße, der Aortenwand oder des Vorhofs. Bei FRYJORDET und KLEVMARK (1971) stellte sich in 12% von 488 Operationen Inoperabilität wegen Beteiligung der großen Gefäße heraus. Im Krankengut von MARABELLA et al. (1977) mit 734 Patienten, von denen über 296 Verstorbene Sektionsergebnisse vorlagen, wurde 58mal eine Invasion der großen Gefäße festgestellt.

Unter klinischen Gesichtspunkten steht der Tumor- oder Metastasenbefall der oberen Hohlvene absolut im Vordergrund. Die Obstruktion dieses Gefäßes führt zu oberer Einflußstauung bzw. zum Vena-cava-superior-Syndrom. Nach HYDE und HYDE (1974) wird dieses öfter bei rechtsseitigen Befunden und überwiegend bei undifferenzierten Tumoren beobachtet. Für HAZRA et al. (1973)

ist dieses Syndrom die Repräsentation des lokal fortgeschrittenen Karzinoms. Kanji et al. (1980) unterscheiden aufgrund von Erfahrungen mit 50 Fällen in 10 Jahren 2 Formen, eine die akut und eine die schrittweise auftritt. In der ersten Gruppe finden sich überwiegend kleinzellige Karzinome, bei der zweiten sind epidermoide Tumoren am häufigsten.

Das eindrucksvolle Krankheitsbild wird vielfach beschrieben und analysiert. Nach Cohen (1977) hängt seine Ausprägung davon ab, ob die Obstruktion der oberen Hohlvene oberhalb oder unterhalb der Einmündung der Vena azygos liegt. Im erstgenannten Fall finden sich Erweiterung der Arm- und Halsvenen, Überfüllung oder Ödem von Gesicht, Hals und Armen mit schwärzlich-zyanotischer Verfärbung der Haut sowie erweiterte gewundene Kollateralen am oberen Brustkorb und Rücken. Der Venendruck in den Armen ist erhöht bei normalen Druckverhältnissen in den Venen der unteren Extremität.

Die Obstruktion der Vena cava unterhalb der Azygoseinmündung bewirkt ein schwereres klinisches Bild mit Kollateralen entlang der vorderen und hinteren Bauchwand, die den systemischen Kreislauf über Verbindungen zur unteren Hohlvene erreichten. Nach Dyet und Moghissi (1980) bestimmt die Effizienz des Kollateralkreislaufes den Grad der Beschwerden der Kranken. Wenn die Kavaobstruktion die Vena azygos mit einschließt oder unterhalb davon liegt, sind die Möglichkeiten für effektive Kollateralen wesentlich geringer, der Venendruck ist deutlich höher und die Symptomatik ausgeprägter.

Nach Crofton und Douglas (1981) kann einem Patienten zuerst auffallen, daß der Hemdkragen plötzlich zu eng geworden ist. Pecora u. Patel (1980) stellen eine Patientin vor, die wegen ausgeprägter Lidödeme den Augenarzt aufgesucht hatte. Laut Hyde und Hyde (1974) leiden aber die meisten Kranken frühzeitig unter Kopfschmerzen, Schläfrigkeit und Schwindel. Kanji et al. (1980) führen zusätzlich Dyspnoe bzw. Tachypnoe an. Ihrer Ansicht nach kann es zum plötzlichen Tod durch low output mit kardiovaskulärem Kollaps kommen, so daß jedes Vena-cava-superior-Syndrom primär als Notfall angesehen wird.

Dyet und Moghissi (1980) betonen den diagnostischen Wert der Kavografie, insbesondere um die Höhe der Obstruktion zu ermitteln, weisen aber darauf hin, daß stets die retrograd fortschreitende Ausbildung eines Thrombus zusätzlich zu berücksichtigen ist. Auch Cohen (1977) unterstreicht die Bedeutung der venösen Stase als Folge der Einengung mit sekundärer Thrombenbildung und meint, daß dadurch die Ausdehnung der karzinomatösen Wandveränderungen angiografisch im allgemeinen nicht bestimmt werden kann. Stephan (1972) führte bei 60 Patienten mit Bronchuskarzinom Phlebografien durch. Bei 20 fand er tumorbedingte Strombahnalterationen der oberen Hohlvene. Bei 11 davon lag der Lungentumor im rechten Oberlappen. 3mal waren die Veränderungen direkt durch den Primärtumor bedingt, 13mal durch Lymphknotenmetastasen und 4mal waren direkte Ausbreitung und Lymphknotenbefall gemeinsam beteiligt. Nach dem Ausmaß der Gefäßobstruktion im Phlebogramm nimmt er eine Graduierung des Krankheitsbildes vor. Danach ist das Frühstadium durch mäßiggradige Verlagerungen und umschriebene Impressionen am Gefäßlumen ohne Ausbildung von Kollateralen gekennzeichnet. Die fortgeschritteneren Fälle zeigen stärkere Einengungen sowie Kontrastmittelreflux in gestaute

Tabelle 16. Vena-cava-superior-Syndrom beim Bronchuskarzinom

Autoren	Jahr	Land	Fallzahl	Krankengut	Vena-cava-superior-Syndrom	
					n	%
GABLER	1976	BRD	576	alle Patienten	–	2
HAZRA et al.	1973	USA	264	alle Patienten einer Strahlen-abteilung	–	14
HELD u. RINGSGWANDL	1977	BRD	500	alle Patienten	–	8
HYDE u. HYDE	1974	USA	2000	alle Patienten	–	4
JINDAL et al.	1982	Indien	336	alle Patienten	–	17
MARABELLA et al.	1977	USA	734	alle Patienten	9	1
MENON u. SEONG	1979	Malaysia	388	alle Patienten	–	9
MORGAN	1980	Groß-britannien	230	Einweisungs-befund bei kleinzelligen Tumoren	16	7
SAVIC u. CLEMENS	1975	BRD	1542	alle Patienten	–	1
TÖPFER u. RIEDEL	1978	DDR	52	alle Patienten	1	2

kleinere Venen. Der Endzustand der Tumorinvasion ist durch totalen Kavaverschluß mit Darstellung des Kollateralkreislaufes gekennzeichnet.

Nach VAN HOUTTE et al. (1980) ist das Vena-cava-superior-Syndrom in 90% durch maligne Tumoren bedingt, 75% davon sind Bronchuskarzinome. DYET und MOGHISSI (1980) meinen, daß es bei 4–6% aller Lungenkrebse vorkommt, laut JOSS et al. (1980b) entwickelt es sich bei 8% im Verlauf der Krankheit. Werden nur kleinzellige Bronchuskarzinome berücksichtigt, so liegen die Angaben über die Feststellung eines Vena-cava-superior-Syndroms zum Zeitpunkt der Krankenhausaufnahme zwischen 7 und 33% (MORGAN 1980; VAN HOUTTE 1980). Bezogen auf alle Tumorzelltypen liegen die Raten in den Publikationen der letzten Jahre je nach Zusammensetzung des Krankengutes zwischen 1 und 17% (HAZRA et al. 1973; HYDE u. HYDE 1974; SAVIĆ u. CLEMENS 1975; GABLER 1976; HELD u. RINGSGWANDL 1977; MARABELLA et al. 1977; TÖPFER u. RIEDEL 1978; MENON u. SEONG 1979; JINDAL et al. 1982), s. Tabelle 16.

Eine Aufgliederung nach den verschiedenen Zelltypen des Bronchuskarzinoms anhand einer Zusammenstellung der Literatur aus früheren Jahren (1948–1969) geben POLACKWICH und STRAUS (1977). Sie erfaßten 586 Fälle mit Vena-cava-superior-Syndrom durch das Bronchuskarzinom. 34% waren durch kleinzellige, 31% durch epidermoide und 20% durch undifferenzierte oder aplastische Tumoren bedingt. Ein Adenokarzinom war bei 6% die Ursache, bei weiteren 6% lag keine Klassifizierung vor.

5. Speiseröhre

Dysphagie ist kein Frühzeichen des Bronchuskarzinoms, sondern zeigt die fortgeschrittene Krankheit an (STANKEY et al. 1969). Entstehungsmechanismus ist entweder eine Ösophaguswandbeteiligung durch Tumorinvasion (kontinuierliche Ausbreitung, STEPHAN 1970) oder eine Verlagerung bzw. Kompression und schließlich auch Infiltration der Speiseröhre durch Lymphknotenmetastasen (diskontinuierliche Ausbreitung, STEPHAN 1970) (STANKEY et al. 1969; HYDE u. HYDE 1974; COHEN 1977). Die erstgenannte Ausbreitungsform ist besonders für das Plattenepithelkarzinom charakteristisch (STEPHAN 1970) und wird dabei bereits beobachtet, wenn noch keine Metastasierung erfolgt ist (HYDE u. HYDE 1974). Oft geht dann der Tumor vom linken Hauptbronchus aus (STANKEY et al. 1969). Die Lokalisation des Befundes im Verlauf des Ösophagus ist durch die topografische Lage des Tumors in der Lunge bestimmt (STEPHAN 1970). Für die diskontinuierliche Form der Ausbreitung kommen in erster Linie Metastasen in subkarinalen Lymphknoten in Betracht. Diese vergrößerten Knoten, die sich nicht nach lateral ausbreiten können, entwickeln sich dorsalwärts auf den Ösophagus zu, der zudem hier wegen derber Verbindungen zur Trachea und benachbarter Wirbelkörper nicht ausweichen kann (STANKEY et al. 1969). Die Ösophagusbeteiligung infolge Lymphknotenmetastasen liegt deshalb am häufigsten im mittleren Drittel (STEPHAN 1970, 83%).

5% der 388 Patienten mit Bronchuskarzinom, über die MENON und SEONG (1977) berichten, hatten eine Dysphagie. Im Krankengut von STANKEY et al. (1969) waren es 9 von 405 Fällen (2,2%). Davon war bei 3 Kranken Dysphagie Erstsymptom, bei 2 trat sie 3 Monate nach Diagnosestellung und bei weiteren 3 erst 2 Jahre oder mehr nach Krankheitsbeginn auf. HYDE und HYDE (1974) führen Dysphagie als Initialsymptom bei 1–5% der Patienten mit Bronchuskarzinom auf. Bei 296 Autopsien aus dem Krankengut der 734 Bronchialkarzinome von MARABELLA et al. (1977) wurde 34mal eine Ösophagusinvasion gesichert.

STANKEY et al. (1969) betonen, daß auch beim Fehlen dysphagischer Beschwerden eine Beteiligung periösophagealer Lymphknoten im Ösophagogramm nachweisbar sein kann. Andererseits läßt lt. HUZLY (1978) selbst die Ösophagoskopie nicht immer entscheiden, ob zum Beispiel Lymphknoten im Bifurkationswinkel die Wand des Ösophagus ergriffen haben. STEPHAN (1970) untersuchte 176 Patienten mit Bronchuskarzinom, die einer Bestrahlungsbehandlung unterzogen werden sollten. Er fand bei 24 im Ösophagogramm Zeichen des Befalls durch den Primärtumor mit Pelottierung, Teilstenose inklusive prästenotischer Dilatation, meist verbunden mit Wandinfiltration und Ulzeration und bei 50 Befunde der Beeinträchtigung durch Lymphknotenmetastasen wie umschriebene Impression oder Verlagerung, Mehrfachpelottierung und Teilstenosierung.

Von pathologisch-anatomischer Seite wird auf die Problematik der ösophagobronchialen Fistel durch Einbruch eines Karzinoms vom linken Hauptbronchus in den Ösophagus hingewiesen (PÄUSER 1976). STEPHAN (1970) diagnostizierte unter seinen 74 pathologischen Röntgenbefunden der Speiseröhre 2mal eine Ösophago-Bronchialfistel. HUZLY (1978) berichtet aus thoraxchirurgischer Sicht, daß in allen Fällen, bei denen der Tumor in die Muskelschicht der Speiseröhre eingedrungen war, innerhalb von 6–12 Monaten nach der Operation eine

Tabelle 17. Hinweise für Oesophagusbeteiligung beim Bronchuskarzinom

Autoren	Jahr	Land	Fallzahl	Krankengut	Hinweise für Ösophagusbeteiligung	
					n	%
Denck	1980	Österreich	2773	operierte Patienten, davon wegen Ösophagusbefall erweitert reseziert	2	0,01
Hyde u. Hyde	1974	USA	2000	alle Patienten, Initialsymptom Dysphagie	–	(1–5)
Marabella et al.	1977	USA	296	Sektionen von insgesamt 734 Patienten	34	11
Menon u. Seong	1979	Malaysia	388	alle Patienten, Hinweis Dysphagie	–	(5)
Stankey et al.	1969	USA	405	alle Patienten, Initialsymptom Dysphagie	9[a]	(2,2)
Stephan	1970	BRD	176	Ösophagogramm vor Bestrahlung: Befall durch Primärtumor	24	14
				Befall durch Lymphknotenmetastasen	50[b]	28

[a] Einer dieser Patienten entwickelte eine Ösophago-Trachealfistel
[b] Zwei dieser Patienten entwickelten eine Ösophago-Bronchialfistel

Ösophagusfistel auftrat. Auf die Tracheo-Ösophagealfistel als Komplikation der lokoregionären Ausbreitung des Bronchuskarzinoms weisen Stankey et al. (1969) hin. Einer ihrer 9 Patienten mit Ösophagusbeteiligung wies einen solchen Befund auf.

Der Zusammenhang zwischen Bronchuskarzinom und Ösophagus hat auch aus gastroenterologischer Sicht Bedeutung. Delpre et al. (1980) berichten über einen Fall von Dysphagie, bei dem die Ösophagoskopie einen kleinzelligen Tumor ergab. Auf diese Weise kam es zur Feststellung eines Bronchuskarzinoms, welches die Ösophaguswand durchwachsen hatte. Faling et al. (1980) hatten 2 Patienten mit benigner Ösophagusstriktur, bei denen die ösophagoskopische Zytologie tumorpositiv ausfiel und dadurch ein bisher unentdeckbares Bronchuskarzinom diagnostiziert wurde (Kontamination der Ösophaguspräparate durch Zellmaterial aus den unteren Atemwegen).

Literaturangaben über Dysphagie bzw. Ösophagusbeeinträchtigung durch Bronchuskarzinome sind in Tabelle 17 zusammengestellt.

6. Nerven

Von 576 Patienten mit Bronchuskarzinom, die in den Jahren 1966/67 in unserer Klinik behandelt wurden, wiesen bei der Aufnahmeuntersuchung 5%

Tabelle 18. Übergreifen des Bronchuskarzinoms auf Nerven (Rekurrens)

Autoren	Jahr	Land	Fallzahl	Krankengut	Rekurrens-parese %
Cromartie et al.	1980	USA	702	alle Patienten	6
Gabler	1976	BRD	576	alle Patienten, Rekurrensparese; Rekurrens- und Phrenikusparese	3 } 5 2
Held u. Ringsgwandl	1977	BRD	500	alle Patienten	8
Hyde u. Hyde	1974	USA	2000	alle Patienten, davon 18% heiser	3
Kyriakos u. Webber	1974	USA	102	Patienten bis 45 Jahre	6
Lince u. Lulu	1971	USA	366	alle Patienten	2,4
Menon u. Seong	1979	Malaysia	388	alle Patienten	10
Savic u. Clemens	1975	BRD	1542	alle Patienten, Hinweis Heiserkeit	(5,4)
Schönleben et al.	1975	BRD	992	alle Patienten, Hinweis Heiserkeit	(12)
Töpfer u. Riedel	1978	DDR	52	alle Patienten mit Symptomen	10
Vutuc u. Holzer	1980a	Österreich	112	männliche Patienten, Hinweis Heiserkeit	(3)
Vutuc u. Holzer	1980b	Österreich	41	weibliche Patienten, Hinweis Heiserkeit	(5)

eine Phrenikusparese, 3% eine Rekurrensparese und 2% beide Komplikationen auf (Gabler 1976). Cromartie et al. (1980) stellten klinisch bei je 6% ihrer 702 Kranken mit Lungenkrebs Rekurrensparesen und Phrenikusparesen fest. Im Screening-Programm von Baker et al. (1979) mit Erfassung von 10362 Männern und Feststellung von 70 Bronchuskarzinomfällen waren 17 Stadium-III-Tumoren. Bei je einem davon lag eine Phrenikus- und eine Rekurrensparese vor.

Der häufigste durch lokoregionäre Tumorausbreitung bedingte neurologische Ausfall zeigt sich in Stimmbandlähmung mit Heiserkeit durch Beeinträchtigung des Nervus recurrens (Nervus laryngeus caudalis). Eine Rekurrensparese kommt hauptsächlich bei linksseitigen Tumoren vor, weil links der Nervus recurrens einen längeren intrathorakalen Verlauf hat (Schleife des Nerven um die Aorta in Höhe der Trachealbifurkation), während er sich rechts in Höhe des Halsansatzes um die Arteria subclavia schlingt (Hyde u. Hyde 1974; Cohen 1977; Crofton u. Douglas 1981). Jones (1980) macht darauf aufmerksam, daß Heiserkeit oder zunächst nur der Wechsel der Stimme öfter von den Angehörigen als vom Patienten selbst oder gar vom Arzt bemerkt werden. Dieses Symptom ist nicht selten das erste Zeichen eines Bronchuskarzinoms (Koordinierungsprogramm 1970). Heiserkeit als Zeichen der Rekurrensparese bzw. die

Tabelle 19. Übergreifen des Bronchuskarzinoms auf Nerven (Phrenikus)

Autoren	Jahr	Land	Fallzahl	Krankengut	Phrenikus-parese %
BAKER et al.	1979	USA	17	Screeningfälle, männlich, Stage III	6
CROMARTIE et al.	1980	USA	702	alle Patienten	6
GABLER	1976	BRD	576	alle Patienten, Phrenikusparese;	5 } 7
				Phrenikus- und Rekurrensparese	2
MENON u. SEONG	1979	Malaysia	388	alle Patienten	3

Rekurrensparese selbst wird in den Publikationen der letzten Jahre mit Häufigkeiten zwischen 2,4 und 12% aller Patienten angegeben (LINCE u. LULU 1971; KYRIAKOS u. WEBBER 1974; SAVIĆ u. CLEMENS 1975; SCHÖNLEBEN et al. 1975; HELD u. RINGSGWANDL 1977; TÖPFER u. RIEDEL 1978; MENON u. SEONG 1979; CROMARTIE et al. 1980; VUTUC u. HOLZER 1980a, b), s. auch Tabelle 18. Eine Literaturzusammenstellung aus früheren Jahren von HYDE und HYDE (1974) hatte zwischen 1 und 9% ergeben. In ihrem eigenen Krankengut fanden die Autoren unter 2000 Patienten 18% mit dem Symptom Heiserkeit, jedoch konnte nur bei 3% eine Rekurrensparese verifiziert werden.

Simultan mit dem typischen Wechsel der Stimme bei Stimmbandlähmung durch Rekurrensparese kann es zur pharyngoösophagealen Dysphagie kommen, wie erstmals bei einem Patienten mit Bronchuskarzinom des linken Lungenoberlappens festgestellt wurde. HENDERSON et al. (1974) weisen darauf hin und berichten über 15 eigene Beobachtungen. Probleme ergeben sich bei diesen Patienten in erster Linie beim Schlucken von Flüssigkeiten. Es besteht Aspirationsgefahr. Der Zusammenhang mit einer Läsion des Nervus recurrens wird anatomisch dadurch erklärt, daß dieser Nerv einen direkten Ast zum proximalen Ösophagus und zum Musculus cricopharyngeus abgibt.

Eine Phrenikusparese entsteht entweder durch Invasion des Primärtumors, oder durch Lymphknotenmetastasen. Sie ist beim Bronchuskarzinom häufig und führt zur Zwerchfellähmung. Diese ist erkennbar am Zwerchfellhochstand und wird durch paradoxe Atembeweglichkeit während der Atmung oder beim Schnupfversuch mittels Durchleuchtung gesichert (COHEN 1977; EULE 1978; CROFTON u. DOUGLAS 1981). Sowohl der linke als auch der rechte Nervus phrenicus können betroffen sein. Die damit verbundene Herabsetzung der Vitalkapazität kann signifikant zur Dyspnoe bei solchen Patienten beitragen (COHEN 1977). Zwischen 6 und 10% aller Patienten mit Bronchuskarzinom weisen zum Zeitpunkt der Diagnosestellung diese Komplikation auf (GABLER 1976; MENON u. SEONG 1979; CROMARTIE et al. 1980), s. Tabelle 19.

Abgesehen von Sulcus superior Tumoren (Pancoast), die nach PAULSON (1975) besonders durch Beteiligung benachbarter Nerven, nämlich der 8. zervikalen, der 1. und 2. thorakalen Wurzel sowie des Ganglion stellatum bzw. des Sympathikus-Grenzstranges gekennzeichnet sind und über die an anderer

Stelle ausführlich berichtet wird, sind Beeinträchtigungen weiterer Nerven durch lokoregionäre Tumorausbreitung selten. So berichten THOMAS und FLETCHER (1979) über 2 Patienten mit linksseitigem zentralem Bronchuskarzinom, bei denen eine maligne Invasion des Nervus vagus zur neoplastischen Autovagotomie mit dem klinischen Bild der Magenstase führte. Ferner weisen CROFTON und DOUGLAS (1981) darauf hin, daß eine Tumorinvasion in die Brustwand gelegentlich auch einen Befall von Interkostalnerven mit Lähmungen und Sensibilitätsstörungen zur Folge haben kann.

D. Fernmetastasierung unter klinischen Aspekten

I. Klassifikation der Fernmetastasierung

Die Differenzen bei der Klassifizierung bezüglich Fernmetastasierung sind nicht so vielfältig wie bei der Einstufung von Primärtumor und Lymphknotenbeteiligung, weil meist nur zwischen Nachweis und Fehlen von Fernmetastasen differenziert wird. Nach COHEN (1975) ist hierfür nur die Angabe „vorhanden/nicht vorhanden“ wichtig. Die UICC sieht nach der derzeit gültigen Fassung der M-Klassifikation folgende Unterteilung vor: M_0 = kein Nachweis von Fernmetastasen, M_1 = Nachweis von Fernmetastasen, M_x = Minimalanforderungen, das Vorhandensein von Fernmetastasen einzuschätzen, sind nicht gegeben (HARMER 1978; SPIESSL et al. 1982). Eine Unterteilung der Klasse M_1 ist entsprechend folgender Bezeichnungen möglich: Lunge: PUL; Knochen: OSS; Leber: HEP; Gehirn: BRA; Lymphknoten: LYM; Knochenmark: MAR; Pleura: PLE; Haut: SKI; Auge: EYE; Sonstige: OTH (HARMER 1978; HERMANEK u. GALL 1979; SPIESSL et al. 1982). HERMANEK und GALL (1979) weisen darauf hin, daß eine M-Klassifikation durch den Pathologen ohne bestimmte klinische Angaben nicht möglich ist.

Probleme ergeben sich möglicherweise bei bestimmten Lymphknotenmetastasen. In der Besprechung der N-Klassifizierung wird festgestellt „regionale Lymphknoten sind intrathorakale“ (SPIESSL et al. 1982). Damit wird indirekt ausgesagt, daß Metastasen in allen anderen Lymphknoten zur M_1-Klasse zu rechnen sind. HERMANEK und GALL (1979) schreiben deshalb, daß auch alle extrathorakalen Lymphknotenmetastasen, z.B. solche in der Hals- und Skalenusregion zu den Fernmetastasen zählen. Im TNM-Atlas der UICC (SPIESSL et al. 1982) ist aber darüber hinaus zur Klasse M_1 angemerkt: „daß korrespondierend zur Klassifizierung des AJC kontralerale hiläre Lymphknoten eingeschlossen sind“. Somit sind die früher benutzten Erweiterungen des Systems speziell im Hinblick auf Lymphknotenbeteiligung wie z.B. SCHULTE und IRLICH (1977): zervikale Lymphknotenmetastasen = N_4 oder GABLER und LIEBIG (1978) bzw. HAMM (1979): kontralaterale intrathorakale = N_3 und supraklavikuläre = N_4, nicht mehr anwendbar, da alle diese Stationen jetzt als M_1 zu klassifizieren sind. Auch die Modifikation von SALZER (1980) mit einer Unterteilung von M_1 in M_{1a}: lymphogen (Carcinosis pleurae, Lymphangiosis carcinomatosa der

Lunge, supraklavikuläre Lymphknoten) und M_{1b}: hämatogen (Organmetastasen) als sehr sinnvoll imponierende Erweiterung, ist in die derzeit gültige Fassung der UICC-Klassifizierung nicht einfügbar (Pleuraerguß mit malignen Zellen jetzt T_3, nicht M_1). Demgegenüber wäre der Erweiterungsvorschlag der Working Party for the Therapy of Lung Cancer des National Cancer Institutes der USA für das TNM-System des AJC, der bei HERMANEK und GALL (1979) zitiert ist, auch für das TNM-System der UICC anwendbar und sinnvoll, da Umstände berücksichtigt werden, die unterschiedliche Behandlungsverfahren bedingen (HERMANEK u. GALL 1979). Darin wird M_1 unterteilt in:

- $M_{1.1.1}$ Metastasen in homolateralen Skalenuslymphknoten und/oder homolateralen supraklavikulären Lymphknoten
- $M_{1.1.2}$ Metastasen in kontralateralen Skalenuslymphknoten oder kontralateralen supraklavikulären Lymphknoten
- $M_{1.2}$ Metastasen in anderen Halslymphknoten
- $M_{1.3}$ Metastasen in anderen Lymphknoten und in anderen Organen wie Lunge, Gehirn, Knochen usw.

Ansonsten sind die Unterschiede bezüglich M-Klassifizierung zwischen den Vorschlägen des AJC und der UICC (1978) ohne praktische Bedeutung. MOUNTAIN, Chairman von Cancer of the Lung der Task Force on the Lung im American Joint Committee for Cancer Staging and End Results Reporting, Chicago 1978, gibt an: „M_x=not assessed, M_0=not (known) distant metastasis, M_1= distant metastasis present" (MOUNTAIN et al. 1980). Dementsprechend schreiben Joss et al. (1980b): „M_x=nicht untersucht". Eine sehr informative übersichtliche Zusammenstellung verschiedener früher benutzter und teilweise jetzt noch verwendeter TNM-Klassifikationen (UICC 1966, 1968; AJC 1977, UICC 1978, Deutsche Arbeitsgemeinschaft Bronchialkarzinom) geben HERMANEK und GALL (1979). Aber auch bei der Kennzeichnung der Fernmetastasierung kann wohl davon ausgegangen werden, daß Einheitlichkeit bald erreicht werden muß und von der letzten UICC-Klassifizierung abweichende Krebsstadienbeschreibungen, wenn sie unumgänglich sind, zusätzlich und nicht anstelle der derzeit gültigen TNM-Angaben erfolgen müssen (LIEBIG u. GABLER 1981).

II. Häufigkeit der Fälle mit Fernmetastasen

Von 47 Patienten mit okkultem Bronchuskarzinom (Feststellung über positive Sputumzytologie bei negativem Röntgenbefund), über die MARTINI und MELAMED (1980) berichten, wurden 2 (4%) als M_1-Fälle klassifiziert. Im Screeningprojekt der Johns Hopkins University School of Medicine, Baltimore, mit Untersuchungen an 10362 Männern wurden 70 Bronchuskarzinomfälle gefunden, von denen 3 (4,3%) bereits der M_1-Kategorie zuzuordnen waren (BAKER et al. 1979) und WEISS et al. (1980) hatten unter 121 Patienten mit Bronchuskarzinom, die im Rahmen eines zehnjährigen Überwachungsprogramms von 6027 älteren Männern herausgefunden wurden, 22 (18%) mit Fernmetastasen. Man kann wohl davon ausgehen, daß sich zwischen diesen Zahlen die günstigsten

Tabelle 20. Häufigkeit von Fernmetastasen, Angaben aus 12 Publikationen (+eigene Fälle) von Autoren aus 5 Ländern, 1968–1980 ($n = 25640$). Keine Sektionsfälle

Autoren	Jahr	Land	Fallzahl	Krankengut	Fernmetastasen	
					n	%
BUBLITZ u. LABITZKE	1968	BRD	355	bestrahlte Patienten	94	26
DOLD et al.	1972	BRD	905	Patienten von chirurgischen Abteilungen		23
				Patienten von internen Abteilungen		19
FEINSTEIN et al.	1974	USA	449	alle Patienten	225	50
GÜTGEMANN et al.	1976	BRD	1890	alle Patienten	442	23
HEILMANN et al.	1976	BRD	7503	bestrahlte Patienten, Gemeinschaftsstudie:		
				zentral		23
				peripher		21
HELD u. RINGSGWANDL	1977	BRD	500	alle Patienten	144	33
Koordinierungsprogramm	1970	BRD	954	alle Patienten, Gemeinschaftsuntersuchung	238	25
KUTSCHERA	1976	Österreich	3792	alle Patienten; aus der Anzahl der wegen Fernmetastasen inoperablen errechnet	(724)	(19)
MORGAN	1980	Großbritannien	230	Patienten mit kleinzelligem Karzinom	(89)	(39)
SENIOR u. ADAMSON	1970	USA	646	alle Patienten		34
STANFORD et al.	1976	USA	3000	alle Patienten	856	29
WIDOW	1971	DDR	3459	alle Patienten; aus der Anzahl der wegen Fernmetastasen inoperablen errechnet	(533)	(15)
Eigene Fälle aus 4 Jahren		BRD	1208	alle Patienten	360	30

Relationen von M_0/M_1-Fällen bewegen, die derzeit unter klinischen Aspekten erwartet werden können.

Im Krankengut unserer Klinik der Jahre 1966/67 und 1974/75 hatten 360 von allen 1208 Patienten (29,8%), die wegen eines Bronchuskarzinoms stationär behandelt wurden, Fernmetastasen (M_1). Bei 124 davon lag ein kleinzelliges Karzinom vor. Tabelle 20 zeigt eine Aufstellung von Angaben über die Anzahl der Patienten mit Fernmetastasen, welche aus 12 Publikationen ermittelt wurden. Es wurden nur klinische Arbeiten berücksichtigt, bei denen aus dem jeweiligen Gesamtkrankengut das Verhältnis von M_0-Fällen zu M_1-Fällen festgestellt werden konnte. Autopsieserien sollten nicht aufgenommen werden. Dennoch ist von unterschiedlichen Zusammensetzungen des jeweiligen Krankengutes auszugehen. Die Raten der M_1-Fälle bewegen sich zwischen 15% bei WIDOW (1971) und 50% in der Arbeit von FEINSTEIN et al. (1974). BUBLITZ und LABITZKE (1968) berichten nur über Bestrahlungspatienten. DOLD et al. (1972) unterteilen in Patienten aus chirurgischen und solche aus internistischen Abteilungen. Die Angaben von HEILMANN et al. (1976) beziehen sich auf eine Gemeinschaftsstudie über die Strahlentherapie. Die Zahlen von MORGAN (1980) betreffen nur Patienten mit kleinzelligem Karzinom. Auffällig niedrig sind die M_1-Raten bei WIDOW (1971) (15%) sowie KUTSCHERA (1976) (19%). Bei beiden waren die Zahlen der M_1-Patienten der Publikation nicht direkt zu entnehmen. Sie wurden ermittelt aus der angegebenen Zahl von inoperablen Patienten, bei denen das Vorliegen von Fernmetastasen als Grund für die Inoperabilität aufgeführt war. Zusammen mit den oben angeführten Fällen aus unserer Klinik konnten insgesamt Daten über 25640 Patienten ausgewertet werden. Daraus läßt sich ein Durchschnittswert von 27% M_1-Fällen errechnen, womit sich die Aussage untermauern läßt, daß bei mehr als $^1/_4$ aller Patienten mit Bronchuskarzinom allein aus Gründen der Tumordissemination keine kurative Behandlungschance besteht (GABLER 1976).

III. Metastasen in extrathorakalen Lymphknoten

Nach MUGGIA et al. (1977) ist eine Metastasierung in extrathorakale, insbesondere retroperitoneale Lymphknoten für das Bronchuskarzinom zahlenmäßig durchaus bedeutungsvoll. SPENCER (1977) zitiert folgende Häufigkeiten: Abdominale 20,7%, zervikale 17,4%, retroperitoneale 8,1%, axilläre 6,6%, peripankreatische 6,5% und supraklavikuläre 4,2%. Im autoptischen Untersuchungsgut fanden sich abdominale Lymphknotenmetastasen bei 57% der kleinzelligen und bei 36% der großzelligen Karzinome (HANSEN u. DOMBERNOWSKY 1981). Auch DRINGS (1980) betont die Bedeutung der Metastasierung, besonders des kleinzelligen Lungenkrebses in den Retroperitonealraum. Dorthin bestehen direkte Verbindungen von Lymphknoten des hinteren Mediastinums durch das Zwerchfell (HERMANEK u. GALL 1979). Klinische Untersuchungen vor Behandlungsbeginn erbrachten bei 105 Patienten mit Fernmetastasen in 22% Absiedlungen in nicht regionale periphere Lymphknoten (MUGGIA et al. 1977). Von 220 Patienten mit kleinzelligem Karzinom bei MORGAN (1980) hatten 50 (22%) extrathorakale Lymphknotenmetastasen, davon lagen aber die meisten (80%) in supraklavikulären und zervikalen Lymphknoten. LANZOTTI et al. (1977) fanden bei 62 von 187 Patienten mit extensive disease und bei 22 von 129 Fällen mit limited disease supraklavikuläre Lymphknotenmetastasen. MOUNTAIN (1974) bezeichnet es als einen wertvollen Hinweis für eine Fernmetastasierung, wenn bei Patienten mit Bronchuskarzinom im Halsbereich Lymphknoten tastbar sind. STRUNGE (1975) hat bei 14 von 212 Patienten mit Lungenkrebs die morphologische Sicherung der Diagnose mittels Biopsie aus zervikalen Lymphknoten vorgenommen. Im Krankengut unserer Klinik hatten 23 von 576 Patienten mit Lungenkrebs (4%)

zum Zeitpunkt der Aufnahmeuntersuchung tastbare supraklavikuläre Lymphome, aus denen eine morphologische Metastasensicherung erfolgte und somit Inoperabilität zu konstatieren war (GABLER 1976). Sogar im Rahmen eines Screeningprogramms, über das BAKER et al. (1980) berichten und bei dem unter 10362 untersuchten Männern 70 Bronchialkarzinome entdeckt wurden, fanden sich 3 Fälle mit supraklavikulären Lymphknotenmetastasen. PIROGOV et al. (1980) führten bei ihren systematischen invasiven Untersuchungen auf Fernmetastasen an 308 Patienten 327 präskalenische Lymphknotenbiopsien durch und fanden bei 130 (42,4%) Lymphknotenmetastasen. Da seit Einführung der Mediastinoskopie routinemäßige Skalenusbiopsien kaum noch durchgeführt werden, sei an dieser Stelle beispielhaft nur auf die aktuellen und besonders sorgfältig dokumentierten Ergebnisse von CROMARTIE et al. (1980) hingewiesen. Ipsilaterale Untersuchungen erfolgten bei 91 von 118 Patienten mit palpablen Lymphknoten. Metastasennachweis gelang bei 54%. Von 541 Fällen ohne palpable Lymphknoten wurden 286 untersucht, bei 12% wurden Lymphknotenmetastasen gefunden. Kontralaterale supraklavikuläre Lymphknotenbiopsien erfolgten bei 20 von 55 Patienten mit tastbaren Veränderungen, 31% zeigten ein tumorpositives Ergebnis. Bei 38 kontralateral untersuchten von 599 Fällen ohne Tastbefund fand sich in 23,7% eine Lymphknotenmetastasierung. An unserer Klinik werden tastbare zervikale und supraklavikuläre Lymphome mit der Feinnadel zur zytologischen morphologischen Sicherung punktiert. Probeexzisionen oder Lymphknotenexstirpationen mit dem Ziel der histologischen Untersuchung erfolgen, wenn weitergehende Aussagen bezüglich Tumorzelltyp und Differenzierungsgrad für therapeutische Überlegungen erforderlich sind (BRANDT u. LODDENKEMPER 1981).

IV. Metastasen in anderen Organen

1. Allgemeines über hämatogene Organmetastasen

Es gibt kein Organ des Körpers, dem über sein Lymph- und Blutgefäßsystem soviele Transportwege zur Verfügung stehen wie den Lungen (UEHLINGER 1971). Deshalb können Metastasen des Bronchuskarzinoms überall auftreten (CROFTON u. DOUGLAS 1981) bzw. in fast jedem Organ und Gewebe lokalisiert sein (COHEN 1977). WILMS und RÜCKLE (1978) meinen, die hohe Teilungsrate der Tumorzellen beim Lungenkrebs führe schon zu einem frühen Zeitpunkt zu einer Invasion der Blutgefäße und damit zu einer Ausbreitung auf dem Blutwege. Ob Fernmetastasierung durch eine Beeinträchtigung von Arterien und Arteriolen zustande kommt, ist nach DEL REGATO (1978) fraglich. Viel leichter kann seiner Ansicht nach der Tumor Venen infiltrieren. Zwei Kreislaufsysteme, zusätzlich durch drei Anastomosensysteme miteinander verbunden, schaffen die Voraussetzung für die hämatogene Ausbreitung über den kleinen und den großen Kreislauf (EDER u. FINSTERER 1973). Nach UEHLINGER (1971) erfolgt diese Ausbreitung beim zentralen Lungenkarzinom in erster Linie über die Venae bronchiales.

Tabelle 21. Metastasenlokalisation bei verschiedenen Typen des Bronchialkarzinoms. (Modifiziert nach MUGGIA et al. 1977)

Tumorzelltyp	Anzahl der Fälle mit Fernmetastasen	% mit Lebermetastasen	% mit Hirnmetastasen	% mit Knochenmetastasen
	Klinisch diagnostiziert bei inoperablen Patienten			
Epidermoides Karzinom	25	8	20	16
Kleinzelliges Karzinom	25	40	8	72
Adenokarzinom	24	12,5	21	46
Großzelliges Karzinom	31	6	13	26
Alle Fälle	105	16	15	40
	Metastaseninzidenzen in einem Sektionsgut			
Epidermoides Karzinom		30,5	13,7	24,4
Kleinzelliges Karzinom		61,9	30,5	37,5
Adenokarzinom		44,8	25,4	39,9
Großzelliges Karzinom		39,6	29,4	28,9

Der weitere Transport wird von den Venae intercostales übernommen, die in unmittelbarer Verbindung mit den zwei großen venösen Sammelsystemen, dem Vena cava/Vena azygos-System und dem Plexus spinalis stehen. DEL REGATO (1978) unterstreicht aber die Bedeutung der Ausbreitung von Tumorzellen beim Bronchuskarzinom von den Lungenvenen zum linken Vorhof, linken Ventrikel und großen Kreislauf. Auch JENNY (1971) sieht aus chirurgischer Sicht dies als den Hauptweg an. Ferner weist er auf die Möglichkeit der Ausbreitung über Interkostalvenen bei Vorhandensein pleuraler Verwachsungen hin.

Die verschiedenen Bronchuskarzinomtypen zeigen ein unterschiedliches Metastasierungsverhalten, das bei den kleinzelligen und großzelligen Tumoren in guter Übereinstimmung mit dem Eindruck des histologischen und zytologischen Malignitätsgrades steht, jedoch beim primär „hochdifferenziert" erscheinenden Adenokarzinom davon abweicht (LESCH 1979). Fernmetastasen sind am häufigsten bei kleinzelligen und am seltensten bei epidermoiden Bronchuskarzinomen. Adenokarzinome und großzellige Tumoren nehmen eine Art Mittelstellung ein (COHEN 1977; MATTHEWS u. GORDON 1977; MUGGIA et al. 1977; LESCH 1979; NÕU et al. 1979; JOSS et al. 1980a, b) s. Tabelle 21.

Der Nachweis einer Fernmetastase wird allgemein mit einer ausgeprägten Dissemination der Tumorkrankheit gleichgesetzt. Nach den Untersuchungen von DEELEY und LINE (1969) ist es jedoch durchaus möglich, daß bei einigen Patienten eine Fernmetastase die einzige Manifestation der extrathorakalen Ausbreitung des Bronchuskarzinoms darstellt (auch GABLER u. LIEBIG 1980). Mit steigender Tumorklasse (Tumorgröße) nimmt die Häufigkeit von Fernmetastasen zu (HELD u. RINGSGWANDL 1977; SOORAE u. ABBEY SMITH 1977; FREISE et al. 1978). Andererseits weisen EDER und FINSTERER (1973) darauf hin, daß gelegentlich ein reziprokes Verhältnis zwischen Größe des Primärtumors und Größe der Metastasen besteht.

Von allen Organen weist die Leber am häufigsten (30–50%) Absiedlungen des Bronchuskarzinoms auf. In Sektionsstatistiken folgen bezüglich der Häufigkeit hämatogene Metastasen in Nebennieren und Knochen mit 20–43% bzw. 24–40% sowie im Gehirn mit 14–31% aller untersuchten Patienten mit Bronchuskarzinom (EDER u. FINSTERER 1973; GILBERT u. KAGAN 1976; MUGGIA et al. 1977; NÕU et al. 1979; HARDWICK 1980; WHITE u. BOLES 1981). Die Zusammenstellung von NÕU et al. (1979) über die Sektionsbefunde der 278 von ihnen behandelten Fälle zeigt folgenden weiteren Organbefall, wobei Perikard und Herz sowie Ösophagus außer Acht gelassen werden, weil bei diesen Organen Befall durch Metastasen und durch direktes Übergreifen des Tumors gemeinsam angegeben sind: gegenseitige Lunge 15%, Nieren 13%, Pankreas 5%, Haut 4%, Milz 2%, Schilddrüse 2% und Ovarien 1%. Die gepoolten Daten aus 10 Autopsieserien bei WHITE und BOLES (1981) lauteten für Lunge: 965 von 4580 Fällen (21%), Niere: 20 von 284 Fällen (7%) sowie Pankreas: 19 von 284 Fällen (7%). LESCH (1979) unterstreicht die Tatsache, daß etwa 10% der Adenokarzinome in das Pankreas metastasieren. Mit der Metastasierung des Bronchuskarzinoms in inkretorischen Drüsen befaßt sich speziell die Inauguraldissertation von ABDEL AAL (1970), der bei 387 Sektionen 156 Fälle mit dieser Karzinomausbreitung fand. 130mal waren Nebennieren, 58mal Schilddrüse, 41mal Pankreas, 8mal Hypophyse, 5mal Ovarien, 3mal Epiphyse, einmal Hoden und einmal Epithelkörperchen betroffen.

MUGGIA et al. (1977) ebenso wie WHITE und BOLES (1981) heben hervor, daß solche Sektionsbefunde nicht unbedingt einen Bezug zur Metastasensituation bei der Diagnosestellung des Bronchuskarzinoms haben. Auch DEELEY und LINE (1969) weisen auf viele Vorbehalte gegen die Interpretation von Ergebnissen, die durch Autopsie der am Tumor Verstorbenen gewonnen wurden, hin. Da es sich um eine Selektion handelt, müssen so gewonnene Daten nicht die tatsächliche Metastaseninzidenz repräsentieren. Ferner ist es selbst durch Sektion nicht möglich, ein komplettes Bild über das Metastasierungsschema zu erhalten (DEELEY u. LINE 1969; PICKREN 1976). Für die Beurteilung der Fernmetastasierung unter klinischen Aspekten, insbesondere die Metastaseninzidenzen zum Zeitpunkt der Diagnosestellung des Lungenkrebses betreffend, sind nach MUGGIA et al. (1977) Untersuchungen eher adäquat, welche die Tumorausdehnung bei Patienten zeigen, die kurz nach der Resektion eines Bronchuskarzinoms verstarben. Die entscheidenden Untersuchungen dafür wurden von MATTHEWS et al. (1973) publiziert. Von 202 Patienten, die wegen Bronchuskarzinom „kurativ“ reseziert wurden und innerhalb von 30 Tagen nach der Operation verstarben, hatten 49 bei der Sektion Fernmetastasen. Es handelte sich um 22 von 131 Fällen mit epidermoidem Karzinom, die Absiedlungen in der Reihenfolge der Häufigkeit in Nebennieren, Leber, Niere, Hirn und kontralaterale Lunge aufwiesen. Außerdem um 12 von 30 Fällen mit Adenokarzinom und Metastasen in Nebennieren, Hirn und Knochen, ferner um 12 von 19 Fällen mit kleinzelligem Tumor, bei denen Leber sowie Nebenniere befallen waren. Schließlich um 3 von 22 Fällen mit großzelligem Karzinom. Die Verfasser stellen fest, daß solche Befunde die klinische Metastasierungssituation gut wiedergeben, weil die gefundenen Absiedlungen sicher auch vor der Operation vorhanden waren (auch GABLER et al. 1980). Eine solche Auffassung wird von WHITE und BOLES (1981) unterstrichen. Sie folgern, daß die aktuelle Inzidenz der Metastasen bei operabel erscheinenden Patienten irgendwo zwischen der ausgedehnten Streuung liegt, die gefunden wird, wenn Patienten seziert werden, welche am disseminierten Krebs gestorben sind und derjenigen, welche die Autopsie bei Fällen zeigt, die innerhalb einer kurzen Zeit nach „kurativer" Resektion ad exitum kamen. GILBERT und KAGAN (1976) vermitteln anhand einer Zusammenstellung aus 6 Publikationen einen Überblick über unterschiedliche Metastaseninzidenzen für Knochen, Lunge, Leber und Gehirn, wenn resezierbar erscheinende und nicht resezierbare diagnostische Fälle Sektionsfällen gegenübergestellt werden. Autopsiedaten zeigen dabei bis zu 10mal mehr Metastasen in den einzelnen Organen als klinische Auswertungen. Im Rahmen der klinischen Erstuntersuchung finden sich nach MUGGIA et al. (1977) in 16% Fernmetastasen. Es handelt sich dabei um Mindestzahlen, die durch systematische Untersuchungen stets übertroffen werden müßten. Nach VANDERHOEFT (1980) sind diese Untersuchungen beim Bronchuskarzinom vorrangig, da sie die Therapie bestimmen bzw. der Nachweis der Fernmetastasierung die chirurgische Behandlung automatisch ausschließt. Durch die oben besprochenen Untersuchungen von MATTHEWS et al. (1973) wurde aber deutlich, daß der Ausschluß von Fernmetastasen keineswegs mit ausreichender Zuverlässigkeit möglich ist, und auch der Fernmetastasennachweis ist noch mit vielen Unsicherheiten belastet, wie bei der Besprechung der Metastasierung in die verschiedenen Organe gezeigt wird. AMMEDICK und KONRAD (1977) vertreten die Ansicht, daß 80% aller Patienten mit Bronchuskarzinom bezüglich der Tumordissemination zum Zeitpunkt der Operation falsch eingestuft werden.

2. Charakteristische Organmetastasen

a) Lebermetastasen

Gemessen an der durch Autopsien dokumentierten Häufigkeit von Lebermetastasen gibt es nach MUGGIA et al. (1977) noch zu wenig Studien, die sich mit den Methoden der klinischen Diagnostik der Lebermetastasierung befassen und bei den meisten Lungenkrebspatienten werden diese Absiedlungen nicht in frühen Stadien entdeckt. Die Lebergröße spielt für die klinische Beurteilung eine wichtige Rolle. Nach MITTMAN und BRUDERMAN (1977) gibt es nur wenig Fälle mit Lebermetastasierung, bei denen das Organ nicht vergrößert ist und die blutchemischen Untersuchungen normal ausfallen. ASSEL et al. (1981) sehen den Leberpalpationsbefund als orientierenden Parameter für die Ausdehnung der Lebermetastasierung an und teilen bei ihren Untersuchungen über die prognostische Bedeutung der Metastasenleber ihr Krankengut auf in Patienten mit Lebervergrößerung unter und über 2 Finger breit, wobei die Position des unteren Leberrandes in der rechten Medioklavikularlinie im Inspirium angegeben wird. GILBERT und KAGAN (1976) betonen, daß der Nachweis einer Lebervergrößerung als der wichtigste Befund anzusehen ist, der die diagnostische Ausbeute von Leberszintigrammen bei der Metastasensuche verbessert. Sie stellen aber fest, daß die Palpation nicht ausreicht, sondern durch Perkussion und szintigrafische Größenmessung der Leber ergänzt werden muß. Nach MUGGIA et al. (1977)

läßt sich in einigen Fällen mit kleinzelligem Bronchuskarzinom allein durch regelmäßige Leberpalpation die Metastasierung durch das sich rasch vergrößernde Organ erkennen. Im Krankengut von Morgan (1980) hatten 41 von 230 Patienten mit kleinzelligem Bronchuskarzinom (18%) zum Zeitpunkt der Krankenhausaufnahme eine Hepatomegalie. Hyde und Hyde (1974) weisen darauf hin, daß eine Abgrenzung gegen Zirrhose, Fettleber und Herzinsuffizienz erfolgen muß. Die beiden erstgenannten Veränderungen sind nach Hansen und Dombernowsky (1981) gerade bei Patienten mit Lungenkrebs häufig. Ein metastatischer Leberbefall kann sehr ausgedehnt sein, ohne daß die Funktion des Organs insuffizient ist. Nach Weiss (1982) muß differenziert werden, daß die meisten Patienten mit einer Lebermetastasierung, jedoch nicht an einer Lebermetastasierung sterben.

Nach Gilbert und Kagan (1976) sind Leberwerte im Blutserum als Parameter für eine Metastasierung in das Organ oft unbrauchbar. Eine Erhöhung der alkal. Phosphatase findet sich bei 10–18% der Patienten, ohne daß Lebermetastasen vorliegen und 20% aller Kranken mit Metastasenleber weisen eine normale alkalische Phosphatase auf. Muggia et al. (1977) weisen auf die eingeschränkte Aussagefähigkeit dieser Untersuchung wegen der oft gleichzeitig bestehenden Knochenmetastasierung hin. Nach Hansen und Dombernowski (1981) sind für die klinische Routineuntersuchung zur Feststellung von Lebermetastasen beim Bronchuskarzinom zwar die biochemischen Parameter wie S-GOT, Serumbilirubin, alkalische Serumphosphatase, Prothrombinzeit und S-LDH neben der körperlichen Untersuchung die wichtigsten nicht invasiven Methoden, doch ist es für die biochemischen Tests offensichtlich, daß positive Befunde durch das Vorliegen nicht maligner Leberveränderungen häufig sind. Sie weisen aber auch auf eine Untersuchung an 190 Patienten mit kleinzelligem Bronchuskarzinom hin, durch die gezeigt wurde, daß bei Fällen mit histologisch gesicherter Lebermetastasierung die alkalische Phosphatase in 71%, die S-GOT in 56% und die S-LDH in 79% erhöht waren. Bei den Fällen ohne feststellbare Lebermetastasen waren die Werte in 14, 0 und 16% erhöht. Zwei der drei Untersuchungen waren pathologisch bei 16% der Patienten mit und bei 3% ohne Lebermetastasen. Alle drei Untersuchungen waren bei 52% der Patienten mit Lebermetastasen pathologisch. Bei keinem der Kranken ohne feststellbare Lebermetastasierung waren alle 3 Werte erhöht. Nach Meinung von Chu (1982) können Labortests signifikant die Sicherheit der Entdeckung von Lebermetastasen erhöhen. Verbesserungsmöglichkeiten erwartet er von der Bestimmung der 5′-Nukleotidase, dem Leberisoenzym der alkalischen Phosphatase, dem Isoenzym V der 5′-Nukleotidphosphodiesterase, dem karzinoembryonalen Antigen und der γ-Glutamyltransferase.

Die Szintigraphie ist für die Fahndung nach Lebermetastasen zu unspezifisch (Gilbert u. Kagan 1976). Ihre Auswertung bis dahin vorliegender Untersuchungsberichte hat ergeben, daß in bis zu 60% der Fälle der szintigraphisch erhobene Metastasenbefund nicht bestätigt werden konnte. Nach Hansen und Dombernowski (1981) ist nach anfänglichem Optimismus bezüglich dieser Methode, die Früherkennung von Lebermetastasen betreffend, nunmehr evident, daß es verschiedene Limitierungen in der Anwendung und Bewertung der Leberszintigraphie gibt: 1. Die Herde müssen größer als 1–2 cm sein. 2. Die Untersuchung ist unspezifisch (benigne Veränderungen führen ebenfalls zu abnormen Befunden). 3. Subjektive Interpretationen beeinflussen die Zuverlässigkeit. GILBERT und KAGAN (1976) vertreten die Meinung, daß bei Patienten mit Leberzirrhose, extrahepatischer Gallenwegsobstruktion, fehlender Hepatomegalie oder normalen Leberwerten eine Leberszintigraphie sehr oft doppeldeutig ist, wenn sie pathologisch ausfällt und Krebs nicht sicher ausschließt, wenn sie normal ist. Darüber hinaus bezeichnen es BERNARDINO und LEWIS (1982) als größten Nachteil der Leberszintigraphie, daß sie im Gegensatz zu anderen Verfahren stets nur die Leber erfaßt. Denn auch wenn diese Untersuchung richtig negativ ausfällt, können in anderen Abdominalbereichen pathologische Veränderungen vorliegen, wie an den Nebennieren, im Retroperitoneum, an den Nieren und anderen Bauchorganen. Als initiale Screeninguntersuchung auf Lebermetastasen wird die Szintigraphie deshalb nicht mehr empfohlen (GILBERT u. KAGAN 1976; BRUNTSCH 1980; HANSEN u. DOMBERNOWSKY 1981; BERNARDINO u. LEWIS 1982). BLAU (1982) sieht Verbesserungsmöglichkeiten in der Scintitomographie, der Scintiangiographie, in der Verwendung von tumorspezifischen Radiopharmazeutika und in Einrichtungen, welche Bewegungsfehler ausgleichen.

Genaue Studien über den Wert der Ultraschalluntersuchung, evtl. mit Feinnadelbiopsie zur Fahndung nach Lebermetastasen liegen noch nicht vor (BRUNTSCH 1980; HANSEN u. DOMBERNOWSKY 1981). BERNARDINO und LEWIS (1982) betonen, daß ein Vergleich apparativer nicht invasiver Untersuchungsverfahren wegen der rasch fortschreitenden Technologie schwierig ist. Ihrer Ansicht nach hat aber die Sonographie mindestens die gleiche Sensitivität und wesentlich mehr Spezifität als die Radionuklid-Szintigraphie der Leber. Da mit diesem Verfahren neben der Leber auch andere abdominelle Regionen untersucht werden, was für den onkologischen Patienten sehr wichtig ist, wird die Verwendung der Ultraschalluntersuchung als initiale Screeningmethode bei der Suche nach herdförmigen Leberveränderungen empfohlen. Mit den neuen Ultraschallgeräten dürfte sich die diagnostische Sicherheit deutlich verbessern lassen (BRUNTSCH 1980). Nach FRÜHLING (1980) kann die Früherfassung von Lebermetastasen am besten durch die gleichzeitige Anwendung von Scintigraphie, Sonographie und blutchemischen Untersuchungen gewährleistet werden. BERNARDINO und LEWIS (1982) sind der Überzeugung, daß die Computertumographie das verläßlichste nicht invasive diagnostische Verfahren bei der Untersuchung auf fokale Leberprozesse ist. Wenn diese Untersuchungsmöglichkeit zur Verfügung steht, sollte sie im initialen Screeningprogramm zur Beurteilung der Leber beim Bronchuskarzinom eingesetzt werden. PEETRONS et al. (1982) verglichen die Ultraschalluntersuchung mit der Computertomographie und weisen darauf hin, daß letztere entscheiden kann, wenn klinische Befunde und Ultraschalluntersuchung diskrepant sind.

Angiographische Methoden leisten keinen entscheidenden Beitrag bei der Suche nach Lebermetastasen (GILBERT u. KAGAN 1976). BERNARDINO und LEWIS (1982) sehen sie in Reserve für Problemfälle, bei denen ein Hämangiom vermutet oder eine chirurgische Therapie diskutiert wird.

Am sichersten werden Lebermetastasen durch Laparoskopie mit gezielter Punktion nachgewiesen (BLEIBERG et al. 1978; BRUNTSCH 1980). HANSEN und MUGGIA (1972) berichten über 58 Fälle mit inoperablem Bronchuskarzinom, bei denen unter laparoskopischer Sicht Leberbiopsien durchgeführt wurden. Bei 47 Patienten mit ansonsten auf den Thorax begrenzten Tumor fand sich eine positive Biopsie in 2,1%. Von den übrigen Fällen wiesen 27,2% bioptisch gesicherte Lebermetastasen auf. Alle Patienten mit positiver Leberbiopsie hatten kleinzellige Karzinome. Auch kürzlich stellte HANSEN zusammen mit DOMBERNOWSKY (1981) wieder fest, daß derzeit die Verwendung der mehr invasiven Verfahren wie die Laparoskopie mit Leberbiopsie neben der Laparotomie die verläßlichsten Methoden bei der Suche nach Lebermetastasen darstellen. Aber selbst diese sind mit bestimmten Limitierungen belastet, weil nur die Oberfläche erreichende Herde gesehen werden, die Hinterfläche der Leber nicht beurteilt werden kann und Verwachsungen die Untersuchungen behindern. Dennoch konnten sie den entscheidenden Wert der Methode durch eine Untersuchung an 190 Patienten mit nicht vorbehandeltem kleinzelligem Karzinom belegen. In 21% wurden Lebermetastasen bioptisch gesichert, bei weiteren 9% fanden sich makroskopisch eindeutige Befunde, die nicht bioptiert werden konnten. Bei 10% der positiven Leberbiopsien waren die Metastasen nicht sichtbar gewesen. RIEMANN (1982) gibt die Zuverlässigkeit der Laparoskopie bei 254 Fällen von Lebermetastasierung mit 87% an. 13% der Untersuchungen waren falsch negativ.

b) Metastasen im Zentralnervensystem

Hirnmetastasen sind für das Bronchuskarzinom so charakteristisch, daß bei allen Patienten, die sich mit Symptomen und Zeichen eines – scheinbar primären – Hirntumors vorstellen, eine Thoraxuntersuchung erfolgen muß, damit ein Bronchuskarzinom als eigentlicher Primärtumor ausgeschlossen werden kann (HYDE u. HYDE 1974; MUGGIA et al. 1977; CROFTON u. DOUGLAS 1981).

MUGGIA et al. (1977), deren Literaturauswertung ergab, daß zwischen 20 und 40% aller Bronchuskarzinomfälle bei der Autopsie Hirnmetastasen aufweisen, konnten ermitteln, daß 40% dieser Absiedlungen bereits zum Zeitpunkt des initialen Staging gefunden werden. Weitere 40% entwickeln sich im späteren Krankheitsverlauf und 20% werden erst bei der Sektion festgestellt. 13% der 2000 Patienten von HYDE und HYDE (1974) hatten eine ZNS-Beteiligung zum Zeitpunkt der Krankenhauseinweisung. CROMARTIE et al. (1980) geben die gleiche Rate an. Beim kleinzelligen Bronchuskarzinom werden Frequenzzunahmen wie auch Änderungen des Verteilungsmusters von ZNS-Metastasen im Rahmen der mit modernen Behandlungsregimen erreichten Überlebensverlängerungen registriert (DRINGS 1980). Bei NUGENT et al. (1979) lagen zum Zeitpunkt der Diagnosestellung des Tumors bei 12% aller Patienten mit kleinzelligem Karzinom ZNS-Metastasen vor. 28 Monate später betrug die Rate 80%. Bei kleinzelligen Karzinomen sind Hirnmetastasen am häufigsten. Danach folgen die großzelligen Tumoren und die Adenokarzinome. Wesentlich seltener metastasieren epidermoide Karzinome ins Gehirn (MITTMAN u. BRUDERMAN 1977; MUGGIA et al. 1977; DRINGS 1980; CROFTON u. DOUGLAS 1981). RICHARDS et al. (1980) fanden bei 66 Fällen mit fortgeschrittenem epidermoidem Bronchuskarzinom 10mal Hirnmetastasen.

Die Ausbreitung des Tumors ins Gehirn erfolgt im allgemeinen auf arteriellem Wege (MUGGIA et al. 1977). Aus neurochirurgischer Sicht werden die meisten Absiedlungen im Versorgungsbereich der Arteria cerebri media gefunden (MAGILLIGAN et al. 1976). Da bei Patienten mit Vena-cava-superior-Syndrom häufiger zentrale Metastasen festgestellt werden, wird für diese Fälle eine retrograde Embolisation diskutiert (MUGGIA et al. 1977). UEHLINGER (1971) weist auf Verbindungen der Venae intercostales mit den Venae intervertebrales und über diese zum Plexus spinalis hin. Über solche Wege können Geschwulstkeime aus dem Bronchuskarzinom im Plexus spinalis aufsteigen und im Klein- und Großhirn angesiedelt werden. Metastatisch bedingte ZNS-Destruktionen sind irreversibel (POSNER 1980a).

Neben dem Gehirn sind nach DRINGS (1980) Hypophyse, Leptomeningen und Rückenmark bei der ZNS-Metastasierung zu beachten. Im Krankengut von NUGENT et al. (1979) fanden sich klinisch unter 76 Patienten mit kleinzelligem Bronchuskarzinom und ZNS-Metastasierung 68 Fälle mit Absiedlungen in Cerebrum, Cerebellum und Hypophyse, 8 mit leptomeningealen und 14 mit spinalen Metastasen. Auch MUGGIA et al. (1977) weisen auf die Möglichkeit hin, klinisch eine menengiale Karzinomatose festzustellen. Nach den Beobachtungen von HIRSCH et al. (1982) handelt es sich hierbei aber stets um Tumorausbreitungen im Parenchym gelegener Herde. In ihrem Beobachtungsgut von 212 kleinzelligen Karzinomen ergab sich bei der Autopsie folgende Verteilung der ZNS-Metastasen: Cerebrum 26mal, hintere Schädelgrube 19mal, Hypophyse 5mal, Leptomeningen 6mal.

Gelegentlich sind die Symptome und neurologischen Zeichen der Hirnmetastasierung die erste Manifestation des Bronchuskarzinoms (UEHLINGER 1971; MUGGIA et al. 1977; MAGILLIGAN et al. 1976; SALERNO et al. 1978). Ein abrupter Beginn der Symptomatik soll für Hirnmetastasen im Gegensatz zu primären Hirntumoren charakteristisch sein (DRINGS 1980). Nach MUGGIA et al. (1977) sind Kopfschmerz, Schwindel, Desorientierung und unerklärbares Erbrechen die führenden Indikatoren für eine Hirnmetastasierung, wenn Herdsymptome fehlen. DRINGS (1980) gibt ebenfalls Kopfschmerz als häufigstes Symptom an, gefolgt von Veränderungen des psychischen Verhaltens und umschriebener motorischer Schwäche. Zusätzlich werden Schwindel, Ataxie und Aphasie angeführt. Der Kopfschmerz wird einerseits als schwerer peristierender lokaler Schmerz (JONES 1980), andererseits als konstanter diffuser Druck (HIRSCH et al. 1982) beschrieben. Wenn er fokalen Charakter hat, hat er lokalisierende Bedeutung (POSNER 1980b). Im chirurgischen Krankengut von MAGILLIGAN et al. (1976) war Kopfschmerz zwar bei allen 22 Patienten mit Hirnmetastasen eines Bronchuskarzinoms Erstsymptom, jedoch nur bei 6 Hauptsymptom, das zur Krankenhauseinweisung führte. Auf Persönlichkeitsveränderungen (MUGGIA et al. 1977; JONES 1980) bzw. psychiatrische Erscheinungen bei im Frontallappen lokalisierten Metastasen (CROFTON u. DOUGLAS 1981) wird gesondert hingewiesen. Jedoch können diese auch Ausdruck neuropathischer Komplikationen des Bronchuskarzinoms ohne ZNS-Invasion sein (MUGGIA et al. 1977; CROFTON u. DOUGLAS 1981). Die Auswertung der Inzidenzen spezifischer neurologischer Zeichen und Symptome bei Hirnmetastasen von MUGGIA et al. (1977) ergab, daß motorische Ausfälle überwiegen. Sie kamen bei 73% aller Patienten vor.

Auch wenn andere Zeichen das klinische Bild bestimmten, was bei 41% der Patienten der Fall war, bestanden oft zusätzlich Herdsymptome. Gelegentlich war die Abgrenzung gegenüber vaskulären Prozessen, Infektionen oder metabolischen Störungen einschließlich der Hyperkalzämie schwierig. Hirsch et al. (1982) untersuchten anhand von 212 Fällen mit kleinzelligem Bronchuskarzinom die Korrelation von klinischen und Autopsiebefunden intrakranieller Metastasen. Wenn eine spezielle neuro-onkologische Untersuchung durchgeführt worden war, ergab die spätere Sektion bei 10% bisher unbekannte Hirnmetastasen. War eine solche Untersuchung nicht erfolgt, lag die Rate bei 38%. Damit ist für die Autoren die Bedeutung einer solchen neuro-onkologischen Untersuchung für die frühzeitige Feststellung interkranieller Absiedlungen belegt. Von 28 Fällen, bei denen auf diese Weise klinisch Metastasen diagnostiziert wurden, hatten die meisten (55%) Gangstörungen. Zweithäufigstes Zeichen war der Kopfschmerz. Es folgten pathologischer Nystagmus, Ataxie der Extremitäten und supranukleare Paresen.

Hirnszintigramm, EEG und Liquoruntersuchungen auf Zellen und Eiweiß sind bei Patienten ohne neurologische Symptomatik für die Frühdiagnose von Hirnmetastasen ungeeignet (Muggia et al. 1977; Bruntsch 1980; Benua 1980; Hansen u. Dombernowsky 1981). Rühle (1979) hält überhaupt die Suche nach Hirnmetastasen ohne klinische Hinweise beim Bronchuskarzinom nicht für sinnvoll. Gilbert und Kagan (1976) geben eine Literaturzusammenstellung über falsch positive szintigraphische Untersuchungen bei der Fahndung nach Hirnmetastasen. Es werden primäre Hirntumoren, Knochenhistiozytom, Plexus chorioideus, Knochenpaget, Meningiome, Knochenhaemangiome, cerebrovasculäre Insulte, Schädelmetastasen, Hirnabszesse, Kontusionsherde, Haematome, andere Folgen schwerer Traumen, Gefäßmißbildungen, lokalisierte Enzephalitis und Bestrahlungsnekrose aufgeführt. Falsch negative Befunde kamen in den von ihnen ausgewerteten Publikationen bei 8–33% vor. Hansen und Dombernowsky (1981) verweisen darauf, daß die genannten Untersuchungen inzwischen erneut, und zwar speziell bei Patienten mit kleinzelligem Bronchuskarzinom getestet wurden und wiederum enttäuscht haben. Sie gehen davon aus, daß für die Fahndung nach Hirnmetastasen die szintigraphischen von den computertomographischen Untersuchungen abgelöst werden (auch Bruntsch 1980), zumal die Erfolge der neueren Technik in der Neuroonkologie beeindruckend sind. Vergleichende Studien, welche den Wert der Computertomographie für die Suche nach ZNS-Metastasen ermitteln sollen, sind angelaufen. Deck (1980) hält es für gesichert, daß die Untersuchung fürs Screening sowie zur Differentialdiagnose geeignet ist. Joss et al. (1980b) fordern routinemäßig ein Computertomogramm des Schädels bei anaplastisch großzelligen und bei Adenokarzinomen, sofern anderweitig keine Fernmetastasen nachgewiesen werden und eine Operation des Bronchuskarzinoms erwogen wird.

Raichle (1980) diskutiert die Möglichkeiten der Positronen-Emmissions-Tomographie. Hansen und Dombernowski (1981) erwarten Verbesserungen von der Tumormarkerbestimmung (ACTH, Calcitonin) im Liquor cerebrospinalis.

Da Hirnmetastasen des Bronchuskarzinoms gelegentlich einzeln vorkommen, in seltenen Fällen sogar die einzige Metastase überhaupt darstellen (Mug-

GIA et al. 1977) wird in der Operation eine Behandlungschance gesehen (SALERNO et al. 1978). Eine Reihe ermutigender Ergebnisse werden vorgestellt (MAGILLIGAN et al. 1976; SALERNO et al. 1978; GALLICICH et al. 1980; WINSTON et al. 1980). In neurochirurgischen Serien über Hirnmetastasen steht die Lunge als Sitz des Primärtumors weit im Vordergrund (MUGGIA et al. 1977). Metastasen epidermoider Bronchuskarzinome werden am häufigsten operiert (MAGILLIGAN et al. 1976). Bis zum Jahre 1977 fanden WINSTON et al. (1980) in der Literatur 477 Operationen wegen Hirnmetastasen bei Bronchuskarzinomfällen.

c) Metastasen im Skelettsystem

Das Skelettsystem stellt eine weitere Prädilektionsstelle für die Metastasierung des Bronchuskarzinoms dar (DRINGS 1980). Bei der Autopsie ist es eine der vier Hauptbeteiligungsregionen des Lungenkrebses, wobei die Probeentnahmetechniken während der Sektion eher zu einer Unterschätzung der Inzidenz von Knochenmetastasen führen (MUGGIA et al. 1977). SPENCER (1977) vermerkt bei seiner Angabe über 15,5% Knochenmetastasen bei 1000 sezierten Fällen, daß Zahlen über Skelettabsiedlungen nur approximativ zu gelten haben, da eine komplette Skelettuntersuchung bei der Autopsie nicht möglich ist und nur die zugänglichen Knochen angemessen untersucht werden können. FAM und CROSS (1979) berichten über bis zu 33% Absiedlungen ins Skelettsystem bei der Autopsie. In klinischen Serien werden allerdings auch geringere Raten angegeben. Im Krankengut von LANZOTTI et al. (1977) fanden sich bei 187 Patienten mit extensive disease 39 Fälle (21%) mit Absiedlungen im Skelettsystem. CROMARTIE et al. (1980) berichten unter 702 Patienten von 126 Fällen (18%) mit gesicherten Knochenmetastasen.

Am häufigsten metastasiert das kleinzellige Karzinom auch in die Knochen (BRUNTSCH 1980; DRINGS 1980; HIRSCH u. HANSEN 1980). Bereits bei Krankenhausaufnahme hatten 13% aller Patienten mit kleinzelligem Karzinom im Krankengut von MORGAN (1980) Knochenmetastasen. Bei 33% der Fälle mit kleinzelligen Tumoren, über die HIRSCH und HANSEN (1980) berichten, waren Knochenmarkbiopsien tumorpositiv. MITTMAN und BRUDERMAN (1977) rechnen zum Zeitpunkt des Todes beim epidermoiden Karzinom mit 24% Skelettabsiedlungen, für die anderen Tumorzelltypen mit bis zu 40%. HAZRA et al. (1973) hatten aber bei 121 Patienten mit Knochenmetastasen eines Bronchuskarzinoms am häufigsten Fälle von plattenepithelialen Tumoren, gefolgt von Oatzell- und Adenokarzinomen. RICHARDS et al. (1980) fanden unter 66 Fällen mit fortgeschrittenem epidermoiden Karzinom 28 (42%) mit Absiedlungen im Knochen.

Skelettmetastasen sind in der Regel im spongiösen Knochen lokalisiert (DRINGS 1980). Die Einschwemmung der Tumorzellen erfolgt über die Vasa nutritiae, die Knochenmarksinus, die Gefäße der Volkmann'schen Kanäle und des Havers'schen Systems (LINTNER u. BRAND 1980). Es entwickeln sich meist rasch fortschreitende Osteolysen (UEHLINGER 1971). Diese sollen durch zwei verschiedene Vorgänge ausgelöst werden: 1. Stimulierung von Osteoclasten durch von Tumorzellen produzierte Prostaglandine. 2. Direkter Abbau durch Tumorzellen bei unmittelbarem Kontakt mit der Knochenoberfläche. Ferner werden mechanische Effekte der Kompression des Knochens durch die Tumormasse, zytotoxische Effekte der Tumorzellen und Hemmung des Osteoblastenmetabolismus diskutiert (Lindner u. Brand 1980).

Im Gegensatz zu anderen Primärtumoren metastasiert das Bronchuskarzinom etwa gleich häufig ins Stamm- wie ins Extremitätskelett (Schreiber 1981).

Wirbel, Rippen, Becken, Schädel, proximaler Femur und Humerus sind am häufigsten betroffen (Fam u. Cross 1979). Nach Uehlinger sind seltene aber typische ossäre Manifestationen des metastasierten Bronchuskarzinoms: Hand- und Fußwurzelknochen, Nagelphalangen der Finger, Radiusdiaphyse, distale Femur-Meta/-Epiphyse, Unterkiefer. Metastasen in den Phalangen haben am häufigsten ein Bronchuskarzinom als Ursache (Fam u. Cross 1977). 50% der peripheren Metastasen in den kleinen Hand- und Fußknochen gehen vom primären Lungenkrebs aus (Uehlinger 1971). Nicht allzu selten sind nach Uehlinger (1971) periphere destruktive Skelettabsiedlungen das erste Karzinomsymptom besonders bei peripherem Sitz des Lungentumors.

In der Regel gehen von Knochenmetastasen starke Schmerzen aus (Uehlinger 1971; Mittman u. Bruderman 1977; Crofton u. Douglas 1981). Es wird angenommen, daß sie durch Zunahme des intraossären Druckes und/oder chronische periostale Irritation entstehen (Cserhati 1980). Es besteht lokale Druck-/Klopfempfindlichkeit (Crofton u. Douglas 1981). Schmerzen können ins benachbarte Gelenk ausstrahlen und als Arthritis fehlinterpretiert werden. Sie ändern sich aber in Ruhe nicht, sondern verschlimmern sich eher zur Nacht Cserhati (1980).

Nach Mittman u. Bruderman (1977) kann es berechtigt sein, die routinemäßige Suche nach Knochenmetastasen zu unterlassen, wenn keine Schmerzen bestehen, weil das Risiko, einen feststellbaren Herd nicht zu erfassen, gering ist. Andererseits betonen Crofton u. Douglas (1981), daß ossäre Absiedlungen des Bronchuskarzinoms gelegentlich schmerzlos sind und Drings (1980) weist darauf hin, daß Skelettbefall oft schon klinisch nachgewiesen wird, bevor Schmerzen darauf hinweisen.

Nach Hansen u. Dombernowski (1981) geben von den hämatologischen Untersuchungsmöglichkeiten Hämoglobingehalt und Leukozyten keine Hinweise auf Knochenmarkmetastasen, wohl aber der Nachweis einer Thrombozytopenie. Ein leukoerythroblastisches Blutbild bestehend aus Myeloblasten, neutrophilen Myelozyten oder Erythroblasten kann die maligne Infiltration des Knochenmarks anzeigen. Nach Galasko (1981b) wird eine Hyperkalzämie am häufigsten durch Knochendestruktion von Skelettmetastasen mit Freisetzung großer Mengen Kalziums in den Kreislauf verursacht.

Die Knochen selbst werden mittels Knochenmarkaspiration, Knochenbiopsie, Knochenszintigraphie sowie röntgenologisch untersucht. Sie sind generell Probeentnahmen besser zugänglich als viscerale Organe (Muggia et al. 1977). Der Skelettröntgenbefund ist gekennzeichnet durch breitflächige kortikale Arrosion und ausgeprägte Osteoporose und erinnert an die früher von der Knochentuberkulose her bekannten Veränderungen (Uehlinger 1971). Die Herde sind röntgenologisch oft erst später (Schmerzen treten früher auf) erfaßbar (Mittman u. Bruderman 1977). Die relativ häufigen Rippenmetastasen zum Beispiel sind nicht immer röntgenologisch festzustellen (Crofton u. Douglas 1981). Beim kleinzelligen Karzinom läßt sich der Knochenbefall am besten durch eine –

möglichst doppelseitige – Stanzenbiopsie nachweisen (BRUNTSCH 1980; DRINGS 1980; HANSEN u. DOMBERNOWSKY 1981). Mit der Yamshidinadel gilt der Eingriff als für den Patienten wenig traumatisch und praktisch risikolos. Durch die im gleichen Arbeitsgang zusätzlich durchgeführte Knochenmarkaspiration erhöht sich die Trefferquote (BRUNTSCH 1980). Im Krankengut von HIRSCH und HANSEN (1980) fanden sich bei 193 Patienten mit kleinzelligem Bronchuskarzinom in 33% positive Knochenmarkuntersuchungen.

Im Gegensatz zur Einschätzung bei Leber und Gehirn gelten szintigraphische Methoden beim Skelettsystem für Screeninguntersuchungen nach Metastasen als aussichtsreich (GILBERT u. KAGAN 1976; MUGGIA et al. 1977; DRINGS 1980; HANSEN u. DOMBERNOWSKI 1981; GALASKO 1981a; BRANDT u. LODDENKEMPER 1981). Eine Sicherung so erhobener metastasenverdächtiger Befunde mit anderen Verfahren, zumindest eine Überprüfung durch spezielle Röntgenuntersuchungen ist aber nach GILBERT und KAGAN (1976) dringend erforderlich, weil bei hoher Sensitivität der Untersuchung erhebliche Irreführungen vorkommen können. Die Verfasser stellten aus der Literatur folgende Ursachen für vermehrte Nuklidaufnahme in Knochenregionen, die nicht metastatisch befallen sind, zusammen: Gefüllte Blase, Speicheldrüse, Schilddrüse, Darmaufnahme, Hyperostosis frontalis, Osteogenesis imperfecta, Dysplasie, Fraktur, Knocheninfarkt, Lungenaspergillose (Rippen), Synovitis, Morbus Paget sowie jede Störung, die zu einer Knochenreaktion oder vermehrten Durchblutung führt.

SCHWINN (1981) spricht sich bei unklaren metastasenverdächtigen Veränderungen für die gezielte Knochenbiopsie aus. Meist genügt eine Nadelbiopsie, für die Wirbelkörperuntersuchung stellt sie die bevorzugte Methode dar.

Der Wert des sog. Röntgen-Knochenstatus als Routineuntersuchung wird nach HANSEN und DOMBERNOWSKY (1981) sehr überschätzt. Nach Ansicht dieser Autoren ist er bei Patienten mit frisch entdecktem kleinzelligem Karzinom – verglichen mit der Knochenmarkuntersuchung – ein fast nutzloses Screeningverfahren, insbesondere wenn Knochenmarkaspiration mit Szintigraphie kombiniert wurde. Die Verfasser belegen das mit den Ergebnissen einer vergleichenden Studie der drei genannten Untersuchungsmethoden bei 22 konsekutiven Fällen mit kleinzelligem Bronchuskarzinom.

Die wichtigste Komplikation der Knochenmetastasierung stellt nach COHEN (1977) die Rückenmarksschädigung bei Wirbelbefall dar. Meist handelt es sich um eine extradurale Kompression durch die Metastase direkt oder durch Teile des zusammengebrochenen Wirbels; selten um einen metastasenbedingten Verschluß spinaler Gefäße. Da eine Laminektomie zur Dekompression und/oder eine Strahlentherapie dringlich werden kann, fordert der Autor eine besonders sorgfältige Überwachung bei allen Patienten mit Bronchuskarzinom, die über neu aufgetretene Rückenschmerzen klagen. Hier kann nach KORI et al. (1981) ein besonderer Wert der computertomographischen Untersuchung liegen.

Pathologische Frakturen der Extremitätenknochen durch Bronchuskarzinommetastasen spielen in der Unfallchirurgie eine nicht unbeträchtliche Rolle. Von 375 pathologischen Frakturen, die in 12 österreichischen Unfallkrankenhäusern zwischen 1965 und 1980 behandelt wurden, hatten 10% ein metastasiertes Bronchuskarzinom als Ursache. Nur Mammakarzinommetastasen kamen häufiger vor (42%) (VECSEI 1980). Im Wiener Knochengeschwulstregister mit

170 Metastasenfällen der Jahre 1970–1980 wird das Bronchuskarzinom als Primärtumor in der Häufigkeit nach Mammakarzinom und hypernephroidem Nierenkarzinom an dritter Stelle aufgeführt (Kotz et al. 1980). Lintner und Brand (1980) ermittelten von 1976 bis 1978 bei 138 Knochenmetastasen in 31% pathologische Frakturen. Auch hier stand das Bronchuskarzinom als Primärtumor bezüglich der Häufigkeit an dritter Stelle. Über die Möglichkeiten, insbesondere aber die Notwendigkeit chirurgischer Behandlung berichteten auf der 21. Tagung der Österreichischen Gesellschaft für Chirurgie Faensen et al. (1980); Korisek (1980); Kotz et al. (1980); Prokscha u. Stübinger (1980); Vecsei (1980).

d) Nebennierenmetastasen

Obwohl die Nebennieren durchaus häufig Sitz von Fernmetastasen des Lungenkrebses sind, wird die Diagnose einer Nebennierenmetastasierung selten ante mortem gestellt (Twomey et al. 1982). Bei Männern ist der Lungenkrebs der Tumor, der am häufigsten in die Nebennieren metastasiert (Muggia et al. 1977). Eine besonders gute Durchblutung dieser Organe wird als Erklärung für ihren häufigen Befall diskutiert (Abdel Aal 1970). Da dieser öfter ipsilateral zum Primärtumor erfolgt, wird zusätzlich zur hämatogenen auch lymphogene Ausbreitung dorthin angenommen (Spencer 1977). Cromartie et al. (1980) fanden solche Absiedlungen bei 50 ihrer 702 Patienten mit Bronchuskarzinom (7%). In Autopsieserien werden bei epidermoiden Karzinomen in bis zu 20% der Fälle, bei den anderen Zelltypen des Bronchuskarzinoms wesentlich mehr (30–40%) Nebennierenmetastasen gefunden (Mittman u. Bruderman 1977; Muggia et al. 1977). Abdel Aal (1970) berichtet von einseitigem und doppelseitigem Befall. Von 130 Nebennierenmetastasierungen in seinem Sektionsgut waren 82 bilateral und 48 unilateral ausgebildet. Die linke Nebenniere war häufiger betroffen als die rechte (29/19).

Klinische Hinweise sind fast nie vorhanden (Mittman u. Bruderman 1977; Muggia et al. 1977; Twomey et al. 1982). Bei 2 Patienten mit großen Nebennierenmetastasen bei Bronchuskarzinom, die Twomey et al. (1982) erfolgreich operiert haben, waren alle Laboruntersuchungen (Elektrolyte, 17-Ketosteroide, Hydroxysteroide, Vanillinmandelsäure und morgendliche Serumkortisolspiegel) normal ausgefallen. Einer der beiden Kranken hatte als verwertbares Symptom Flankenschmerzen. Bei ausgedehnter doppelseitiger Erkrankung soll gelegentlich eine Nebenniereninsuffizienz klinisch erkennbar sein (Mittman u. Bruderman 1977; Twomey et al. 1982). Zwei der von Abdel Aal (1970) autoptisch nachgewiesenen Fälle hatten vorher klinisch die Zeichen des Morbus Addison.

Nach Muggia et al. (1977) wurde durch Studien der Wert der Venographie für die Diagnose von Nebennierenmetastasen nachgewiesen und eine Überlegenheit gegenüber der Arteriographie gezeigt. Nach Ansicht der Verfasser ist das Verfahren für die klinische Routine oder gar als Screeningmethode nicht geeignet. Auch Twomey et al. (1982) diskutieren vasographische Methoden, allerdings nur um vor einer geplanten Adrenalektomie Informationen über die Gefäßversorgung des Tumors, das Übergreifen auf Niere oder Leber und eine Beteiligung der Vena cava einzuholen. Den ersten diagnostischen Hinweis hatten sie in ihren beiden Fällen aus dem Infusionsurogramm erhalten. Sie vertreten die Überzeugung, daß in heutiger Zeit die Computertomographie die entscheidende Untersuchung bei Verdacht auf Nebennierenmetastasen ist.

e) Weitere Organmetastasen

α) Lunge. Nach Ulrich et al. (1972) zeigt die klinische Erfahrung, daß Lungenmetastasen beim Bronchuskarzinom selten sind. Demgegenüber berichten Marabella et al. (1977), daß bei 296 verstorbenen von ihren insgesamt 734 behandelten Patienten durch Autopsie 35 ipsilaterale, 69 kontralaterale und 20 bilaterale Lungenmetastasen nachgewiesen wurden. Im Krankengut von Cromartie et al. (1980) wurden bei 10% Absiedlungen in der gegenseitigen Lunge gefunden. Richards et al. (1980) berichten bei 66 Patienten mit fortgeschrittenem epidermoidem Bronchuskarzinom über 17 Fälle mit kontralateralen Lungenmetastasen. Die Literaturzusammenstellung, die Weiss und Gilbert (1978) in ihrer Monographie über Lungenmetastasen wiedergeben, informiert über solche Absiedlungen bei in der Lunge liegendem Primärtumor in 20–40%. Nach Muggia et al. (1977) ist eine Metastasierung in die gegenseitige Lunge generell in Betracht zu ziehen, da sich ähnliche therapeutische Konsequenzen wie bei extrathorakaler Karzinomdissemination ergeben.

Weiteres siehe im Kapitel Liebig/Müller, Seltenere Lungentumoren, S. 457, dieser Teilband.

β) Herzbeutel/Herz. Sekundäre maligne Neoplasmen des Herzens und des Herzbeutels übertreffen zahlenmäßig bei weitem primäre benigne und maligne Herz-/Herzbeuteltumoren (Wieland u. Büchner-Weyer 1977). Nach Strauss et al. (1977) werden Herzmetastasen des Bronchuskarzinoms vor dem Tode gewöhnlich nicht diagnostiziert, dabei stellen sie noch immer eine bemerkenswerte Ursache für Morbidität und Mortalität beim Bronchuskarzinom dar. In der von Wieland u. Büchner-Weyer (1977) ausgewerteten Literatur über Sektionsergebnisse fanden sich je nach Zusammensetzung des Obduktionsgutes zwischen 2,6 und 36,7% Herz- und Perikardmetastasen vom Bronchuskarzinom. Das eigene Sektionsmaterial der Verfasser wies unter 110 Fällen 29 mit Herz- und Perikardbeteiligung auf. Bei 10 Verstorbenen wurde neben hämatogener Metastasierung zusätzlich direktes Tumorübergreifen gefunden. In 5 Fällen fand sich ausschließlich hämatogener Befall. Bei einem Verstorbenen war die hämatogene Herz-/Perikardbeteiligung die einzige Metastasenbildung des Bronchuskarzinoms. Alle anderen Sezierten wiesen weitere (extrathorakale) hämatogene Absiedlungen auf. James et al. (1976) berichten über 24 Patienten, die an einem Alveolarzellkarzinom verstarben. Bei 3 davon waren Herzbeutelmetastasen mit Herztamponade als Todesursache anzusehen. Wie Strauss et al. (1977) ermittelten, kommen Herzmetastasen bei schlecht differenzierten Tumoren öfter vor als bei anderen, am häufigsten bei großzellig anaplastischen Karzinomen. Patienten mit extensive disease sind mehr betroffen. Perikardiale Absiedlungen sind häufiger als myokardiale. Eine retrospektive Analyse anhand kompletter klinischer Unterlagen war bei 32 von 104 Patienten mit Herz-/Herzbeutelbeteiligung möglich. Bei 5 davon hatte klinisch ein Verdacht bestanden, 2 waren diagnostiziert worden. Bei 27 wurde der Herzbefall klinisch nicht vermutet. Die Verfasser vertreten die Ansicht, daß bei weiteren 8 Patienten die Diagnose klinisch hätte gestellt werden können, wenn aus den Zeichen: schnell auftretende Vergrößerung des Herzschattens im Röntgenbild oder akute Herzinsuffizienz oder gar Pulsus paradoxus (ein Fall) entsprechende Folgerungen gezogen worden wären. Aus der klinischen Diagnosestellung ergeben sich ihrer Ansicht nach durchaus therapeutische Konsequenzen, da durch Herzbeutelentleerung und Strahlentherapie längerfristig Besserung zu erzielen ist, wie anhand der beiden klinisch diagnostizierten Fälle gezeigt werden konnte.

γ) Gastrointestinaltrakt. Über Metastasen des Bronchuskarzinoms im Darm berichten ANTLER et al. (1980). Bei 423 Sektionen fanden sie 24 Fälle (6%). Multiple Metastasen waren häufiger als einzelne, die meisten waren größer als 1 cm Durchmesser. Kleinzellige und großzellige Bronchuskarzinome hatten am häufigsten metastasiert. An Beschwerden waren klinisch registriert worden: Bauchschmerzen, Übelkeit und Erbrechen. Bei 8 Fällen lagen ernsthafte Komplikationen der Darmabsiedlung vor (Perforation mit Peritonitis 6mal, Obstruktion 2mal).

δ) Haut. Hautmetastasen des Bronchuskarzinoms als initiale Befunde sind selten. Im Sektionsgut werden sie bei 3% der Fälle nachgewiesen (HYDE u. HYDE 1974). Sie imponieren als flache schmerzlose rundliche Herde (CROFTON u. DOUGLAS 1981). ALTMEYER (1977) weist darauf hin, daß Hautmetastasen zwar allgemein als Zeichen eines fortgeschrittenen Stadiums der Tumorkrankheit gelten, daß aber hämatogene integumentale Tochtergeschwülste auch als isolierte Frühmetastasen eines bis dahin unbekannten Primärtumors auftreten können. Bei einer Patientin mit Bronchuskarzinom waren zunächst 2 rasch wachsende schmerzlose Infiltrate in der Wangenhaut aufgetreten. Sie waren hautfarben, behaart, mit schuppiger Oberfläche und von elastischer Konsistenz. Nach HARDWICK (1980) zeigen Oatzellkarzinome eine höhere Hautmetastaseninzidenz als andere Bronchuskarzinome.

3. Sonstige (seltene) Fernmetastasen

Nach CROFTON u. DOUGLAS (1981) werden sehr selten Augenmetastasen, in der Chorioidea lokalisiert, beobachtet. Sie sind gewöhnlich mit Hirnmetastasen kombiniert. MUGGIA et al. (1977) nehmen an, daß der Lungenkrebs der Tumor ist, der am häufigsten in die Augen metastasiert.

ABDEL AAL (1970) konnte über den erstmaligen Nachweis von Metastasen eines Bronchuskarzinoms in der Epiphyse und in Epithelkörperchen bei Sektion Mitteilung machen.

HARDWICK (1980) berichtet über eine Patientin mit mehreren bis 3×3 cm großen knotigen Hautmetastasen als ungewöhnliches Erstsymptom eines kleinzelligen Bronchuskarzinoms.

Eine Dünndarmperforation als Folge einer Metastase eines bis dahin nicht bekannten Bronchuskarzinoms brachte einen Patienten in klinische Behandlung, den LEIDICH u. RUDOLF (1981) publizieren. Sie stellen damit den achten Fall in der Weltliteratur vor. Der durch STERNBERG et al. (1980) publizierte Fall ist jedoch noch nicht berücksichtigt.

Innerhalb von 4 Jahren beobachteten SCHELLNACK und REGLING (1977) 4 Fälle mit Metastasen der Hüft- und Beckenweichteile. Bei 3 dieser Patienten war dieser Befund der erste Hinweis auf das Bronchuskarzinom.

FAM und CROSS (1979) untersuchten einen Patienten, welcher bei einem schlecht differenzierten bronchialen Adenokarzinom, neben einem HPO-Syndrom und Knochenmetastasen in den Phalangen, den selten beobachteten Befall mehrerer Gelenke aufwies.

Von SPIER u. PORTEN (1980) wurde auf der 21. Tagung der Österreichischen Gesellschaft für Chirurgie ein Patient mit einer Knochenmetastase eines Bronchuskarzinoms in einer früheren Schaftfraktur der Ulna vorgestellt.

Literatur

Abbey Smith R (1978) The importance of mediastinal lymph node invasion by pulmonary carcinoma in selection of patients for resection. Ann Thorac Surg 25:5–11

Abbey Smith R (1981) Evaluation of the long-term results of surgery for bronchial carcinoma. J Thorac Cardiovasc Surg 82:325–332

Abdel Aal H (1970) Über die Metastasierung des Bronchialkarzinoms in inkretorischen Drüsen. Inauguraldissertation, München

Altmeyer P (1977) Kutane Metastasen eines Bronchialkarzinoms unter dem histologischen Bild des ekkrinen Prokarzinoms. Hautarzt 28:661–663

Ammedick U, Konrad RM (1977) Therapie solider Tumoren, gezeigt am Beispiel des Bronchialkarzinoms. MMW 119:283–284

Anstett F (1974) Zwanzig Jahre chirurgische Behandlung des Bronchialkarzinoms – Ergebnisse und Folgerungen. Z Erkr Atmungsorgane 141:295–302

Antler AS, Ough Y, Pitchumoni CS, Davidian M, Thelmo W (1982) Gastrointestinal metastases from malignant tumors of the lung. Cancer 49:170–172

Aronberg DJ, Sagel SS, Jost RG, Levitt RG (1979) Oat cell carcinoma manifesting as a bronchocele. AJR 132:23–25

Ashraf MH, Milsom PL, Walesby RK (1980) Selection by mediastinoscopy and long-term survival in bronchial carcinoma. Ann Thorac Surg 30:208–214

Assel H, Voges S, Fedderke J (1981) On the prognosis of metastatic liver: Is the survival time determined by the localization or the histological classification of the primary tumor? Tumor Diagnostik 3:146–149

Atay Z, Brandt H-J (1975) Ergebnisse zytologischer Untersuchungen des Bronchialsekrets bei Lungentumoren im Verhältnis zum Tumorstadium (TNM-System). Dtsch Med Wochenschr 100:1269–1274

Ayres JG, Pitcher DW, Rees PJ (1980) Pneumothorax associated with primary bronchial carcinoma. Br J Dis Chest 74:180–182

Baker RR, Tockman MS, Marsh BR, Stitik FP, Ball WC, Eggleston JC, Erozan YS, Levin ML, Frost JK (1980) Screening for bronchogenic carcinoma. J Thorac Cardiovasc Surg 78:876–882

Baudrexl L, Baudrexl A, Rothe G, Kurpat D (1970) Katamnestische Analyse aller im Jahre 1962 im Bezirk Leipzig erfaßten Bronchialkarzinome – reale Zahl der Zugänge. Z Erkr Atmungsorgane 132:111–125

Baumgartner WA, Mark JBD (1980) Recurrent major hemoptysis: progression to pneumonectomy. Thorax 35:905–906

Becker H, Borst AG, Brieler HS, Dahn P, Dalichau H, Donhöfer A, Hegemann G, Junginger T, Kessler E, Kümmerle F, Mühe E, Pichlmaier H, Reidemeister JC, Rensch G, Satter P, Savić B, Sommerwerck D, Schotte JF, Schwaiger R, Stöhr U, Strothmann A, Täger B, Timm D, Ungeheuer E, Viereck R, Wache H, Wassner UJ, Zierott G (1976) Ergebnisse der operativen Behandlung des Bronchialkarzinoms. Dtsch Med Wochenschr 101:1553–1557

Benua RS (1980) Radionuclide imaging of cancer metastases in the brain. In: Weiss L, Gilbert HA, Posner JB (eds) Brain metastasis. Nijhoff, The Hague Boston London, pp 242–245
Bergh NP, Larsson S (1971) The significance of various types of mediastinal lymphnode metastases in lung cancer. In: Jepsen O, Rahbeck Sørensen H (eds) Mediastinoscopy. Odense University Press, pp 36–39
Bernardino ME, Lewis E (1982) Imaging hepatic neoplasms. Cancer 50:2666–2671
Blau M (1982) Radionuclide imaging for liver metastases. In: Weiss L, Gilbert HA (eds) Liver metastasis. Hall, Boston, pp 226–233
Bleiberg H, Rozencweig M, Mathieu M, Beyens M, Gompel C, Gérard A (1978) The use of peritoneoscopy in the detection of liver metastases. Cancer 41:863–867
Borkenstein J (1980) Die Diagnose des Bronchuskarzinoms. Acta Med Austriaca [Suppl 18] 7:3–19
Borkin MH, Arena FP, Brown AE, Armstrong D (1980) Invasive aspergillosis with massive fatal hemoptysis in patients with neoplastic disease. Chest 78:835–839
Brandt H-J (1971) Frühsymptome und Früherkennung der Lungenkarzinome. Dtsch Med J 22:273–279
Brandt H-J, Loddenkemper R (1981) Voraussetzungen für die operative, radiologische und zytostatische Behandlung intrathorakaler Tumoren. Prax Klin Pneumol 35:851–864
Brandt H-J, Hussels H-J, Koopmann E, Kroening U (1973) Unspezifische Infektionen der Atmungsorgane bei Patienten mit Lungentumoren. Prax Pneumol 27:696–710
Bronz G, Dubach HU, Geroulanos S, Jadoul D, Arfer K, Wüst W, Senning Å (1979) Das Bronchioloalveolarzellkarzinom. Helv Chir Acta 46:141–152
Bruntsch U (1980) Therapie des kleinzelligen Bronchialkarzinoms. MMW 122:13–17
Bublitz G, Labitzke R (1968) Zur Behandlung des Bronchialkarzinoms unter besonderer Berücksichtigung der Röntgen- und Telekobalttherapie. Strahlentherapie 135:513–523
Burnard RJ, Martini N, Beattie EJ (1974) The value of resections in tumors involving the chest wall. J Thorac Cardiovasc Surg 68:530–535
Caro L de, Benfield JR (1982) Lung cancer in young persons. J Thorac Cardiovasc Surg 83:372–376
Cattaneo SM, Zipf RE, Johnson OE, Everhart LS (1978) Transbronchial mucus transfer of bronchogenic carcinoma. J Thorac Cardiovasc Surg 75:585–594
Cechner RL, Chamberlain W, Carter JR, Milojkovic-Mirceta L, Nash NP (1980) Misdiagnosis of bronchogenic carcinoma. The role of cigarette smoking, surveillance bias, and other factors. Cancer 46:190–199
Chaudhuri MR (1973) Primary pulmonary cavitating carcinomas. Thorax 28:354–366
Chu MT (1982) The detection of liver metastases by laboratory tests. In: Weiss L, Gilbert HA (eds) Liver metastasis. Hall, Boston, pp 255–265
Cohen MH (1975) Lung cancer: A status report. INCI 55:505–511
Cohen MH (1977) Signs and symptoms of bronchogenic carcinoma. In: Straus MJ (ed) Lung cancer: clinical diagnosis and treatment. Grune & Stratton, New York San Francisco London, pp 85–94
Conlan AA, Hurwitz SS (1980) Management of massive haemoptysis with the rigid bronchoscope and cold saline lavage. Thorax 35:901–904
Conlan AA, Hurwitz SS, Krige L, Nicolaou N, Pool R (1983) Massive hemoptysis. J Thorac Cardiovasc Surg 85:120–124
Cooperative study group for early detection of lung cancer in the German Democratic Republic (1978) Roentgenographic chest screening in the detection and survival of patients with lung cancer. Ann Thorac Surg 26:406–412
Costa G, Lane WW, Vincent RG, Siebold JA, Aragon M, Bewley (1980) Weight loss and cachexia in lung cancer. Nutr Cancer 2:98–103
Crocco JA, Rooney JJ, Fankushen DS, Di Benedetto RJ, Lyons HA (1968) Massive hemoptysis. Arch Intern Med 121:495–498
Crofton J, Douglas A (1981) Respiratory diseases, 3rd edn. Blackwell, Oxford London Edinburgh Boston Melbourne
Cromartie JR, Parker EF, May JE, Metcalf JS, Bartles DM (1980) Carcinoma of the lung: A clinical review. Ann Thorac Surg 30:30–35
Cserhati MD (1980) Natural history of bone metastases. In: Donath A, Courvoisier B (eds) Bone and tumors. Huber, Bern Stuttgart Vienna, pp 74–90
Deck MDF (1980) Computed tomography of metastatic disease of the brain. In: Weiss L, Gilbert HA, Posner JB (eds) Brain metastasis. Nijhoff, The Hague Boston London, pp 208–241

Deely TJ, Line DH (1969) Solitary metastases in carcinoma of the bronchus. Br J Dis Chest 63:150–154

Delpre G, Kadisch U, Glanz I, Avidor I (1980) Endoscopic biopsy diagnosis of oat cell carcinoma of the lung penetrating the esophagus. Gastrointest Endosc 26:104–106

Denck H (1978) Wie könnten die Ergebnisse der Chirurgie des Bronchuskarzinoms verbessert werden? Wien Klin Wochenschr 90:275–283

Denck H (1980) Chirurgische Taktik beim Bronchuskarzinom und Ergebnisse der Resektionsbehandlung. In: Denck H, Sighart H (Hrsg) Das Bronchuskarzinom heute. Holzhausens Nfg, Wien, S 183–203

Dittrich H (1976) Die Chirurgie des Bronchialkarzinoms. Klinikarzt 5:283–290

Dold U, Schneider V, Krause F (1972) Applicability of the TNM-system on lung carcinoma, field trial. Proposal of advanced TNM-classification including a category for diagnostic certainty degree. Z Krebsforsch 78:317–325

Drings P (1980) Durchführung und Problematik des Staging bei Bronchialkarzinomen. Onkologie 3:104–111

Dunn D, Hertel B, Norwood W, Nicoloff DM (1978) Bronchioloalveolar cell carcinoma of the lung: A clinicopathological study. Ann Thorac Surg 26:214–249

Dyet JF, Moghissi K (1980) Role of venography in assessing patients with superior caval obstruction caused by bronchial carcinoma for bypass operations. Thorax 35:628–630

Eckert M, Hammann J, Höhn D, Schultess F (1979) Bronchialkarzinom. Diagnostik, Therapie und Ergebnisse. Fortsch Med 97:1047–1050

Eder M, Finsterer H (1973) Das Bronchialkarzinom. Chirurg 44:341–347

Estrera AS, Platt MR, Mills LJ, Shaw RR (1980) Primary lung abscess. J Thorac Cardiovasc Surg 79:275–282

Eule H (1978) Klinische Diagnostik des Bronchialkarzinoms. Ther Umsch 35:999–1004

Faensen M, Rahmanzadeh R, Hahn F (1980) Zur operativen Behandlung von Skelettmetastasen im Bereich der Extremitäten. In: Denck W, Karer K, Pridun N (Hrsg) Aktuelle chirurgische Onkologie 1980, Bd II. Pharmazeutische Verlagsgesellschaft, Wien, S 798–799

Faling LJ, Haessaert SP, Schimmel EM (1980) Occult bronchogenic carcinoma masquerading as esophageal cancer. Arch Intern Med 140:489–491

Fam AC, Gross EG (1979) Hypertrophic osteoarthropathy, phalangeal and synovial metastases associated with bronchogenic carcinoma. J Rheumatol 6:680–686

Feinstein AR (1964) Symptomatic patterns, biologic behaviour and prognosis in cancer of the lung. Ann Intern Med 61:27–43

Feinstein AR (1968) A new staging system for cancer and reappraisal of "early" treatment and "cure" by radical surgery. N Engl J Med 279:747–753

Feinstein AR, Gelfman NA, Yesner R (1974) The diverse effects of histopathology on manifestations and outcome of lung cancer. Chest 66:225–229

Fontana RS, Sanderson DR, Woolner LB, Miller WE, Bernatz PE, Payne WS, Taylor WF (1975) The Mayo lung project for early detection and localization of bronchogenic carcinoma: A status report. Chest 67:511–522

Franke HD, Kunstmann HW (1970) Strahlentherapie des Bronchialkarzinoms. Internist 11:334–343

Fraser RS, Viloria JB, Wang N-S (1980) Cardiac tamponade as a presentation of extracardiac malignancy. Cancer 45:1697–1704

Freise G, Gabler A, Liebig S (1978) Bronchial carcinoma and longterm survival. Retrospective study of 433 patients who undervent resection. Thorax 33:228–234

Friedel H, Preisler J (1978) Das Bronchialkarzinom. Ber Ges Inn Med 11:25–29

Frühling J (1980) The role of scintigraphy in the detection of liver metastases in comparison with other techniques. Tumor Diagnostik 1:32–39

Fryjordet A, Klevmark B (1971) Investigations of operability in cases of bronchial carcinoma. Evaluation of 515 patients. Scand J Thorac Cardiovasc Surg 5:97–192

Gabler A (1976) Zur Diagnose und Prognose des Bronchialkarzinoms. Berl Aerztek 73:158–166

Gabler A, Liebig S (1978) Zur Stadieneinteilung des Bronchialkarzinoms. Eine Gegenüberstellung von präoperativen und postoperativen Tumorformeln nach dem TNM-System. Prax Klin Pneumol 32:370–376

Gabler A, Liebig S (1980) Reoperation for bronchial carcinoma. Thorax 35:668–670

Gabler A, Liebig S, Matthiessen W (1980) Chirurgische Behandlungsergebnisse beim Plattenepithelkarzinom. Ansätze zur internistischen Weiterbehandlung. Berl Aerztek 77:192–196

Galasko CSB (1981a) The anatomy and pathways of skeletal metastases. In: Weiss L, Gilbert HA (eds) Bone metastasis. Hall, Boston, pp 49–63

Galasko CSB (1981b) The development of skeletal metastases. In: Weiss L, Gilbert HA (eds) Bone metastasis. Hall, Boston, pp 3–113

Galicich JH, Sundaresan N, Arbit E, Passe S (1980) Surgical treatment of single brain metastasis. Factors associated with survival. Cancer 45:381–386

Garzon AA, Cerutti M, Gourin A, Karlson KE (1970) Pulmonary resection for massive hemoptysis. Surgery 67:633–638

Geroulanos S, Hahnloser P, Jenny M, Senning Å (1973) Beitrag zur Malignität des Mittellappensyndroms. Dtsch Med Wochenschr 98:1095–1099

Gilbert HA, Kagan R (1976) Metastases: Incidence, detection, and evaluation without histologic confirmation. In: Weiss L (ed) Fundamental aspects of metastasis. North-Holland, Amsterdam Oxford, pp 385–405

Goldstraw P, Kurzer M, Edwards D (1983) Preoperative staging of lung cancer: accuracy of computed tomography versus mediastinoscopy. Thorax 38:10–15

Green N (1981) Lung cancer – post resection irradiation: In: McGuire WL (ed) Cancer treatment and research, vol 1, Livingstone RB (ed) Lung cancer 1. Nijhoff, The Hague Boston London, pp 75–111

Greschuchna D (1976) Klinik und Behandlung von Lungenblutungen. Prax Pneumol 30:30–37

Greschuchna D (1978) Ergebnisse der operativen Behandlung des kleinzelligen Bronchialkarzinoms. Thoraxchirurgie 26:300–303

Greschuchna D (1981) Ist eine präoperative Mediastinoskopie beim peripheren bronchialen Plattenepithel- oder Adenokarzinom sinnvoll? Prax Klin Pneumol 35:747–749

Greschuchna D, Maaßen W (1971) New observations of lymphatic spread of bronchogenic carcinoma. In: Jepsen O, Rahbeck Sørensen H (eds) Mediastinoscopy. Odense University Press, pp 19–25

Greschuchna D, Maaßen W (1976) Le voies de propagation lymphatique du cancer bronchieque. Bronchopneumologie 26:388–396

Greschuchna D, Maaßen W (1982) Stadieneinteilung und Ergebnisse der operativen Behandlung des Bronchialkarzinoms. Prax Klin Pneumol 36:275–304

Gütgemann A, Kreutzberg B, Lichtenthäler J, Savić B (1976) Ergebnisse und Erfahrungen zum Bronchialkarzinom. Med Welt 27:835–839

Gulotta U, Fuchs HD, v Mallinckrodt G (1977) Zur Differentialdiagnose des Bronchiolo-Alveolarzell-Karzinoms im Frühstadium. Fortschr Roentgenstr 126:102–108

Hahn HL, Longin F (1980) Das Bronchialkarzinom: Neue Entwicklungen in Diagnostik und Therapie. Therapiewoche 30:8266–8292

Hamm J (1979) Klinik des Bronchialkarzinoms. Therapiewoche 29:8024–8036

Hansen HH, Dombernowsky P (1981) Small cell anaplastic carcinoma of the lung: Staging. In: McGuire WL (ed) Cancer treatment and research, vol 1, Livingstone RB (ed) Lung cancer 1. Nijhoff, The Hague Boston London, pp 157–168

Hansen HH, Muggia FM (1972) Staging of inoperable patients with bronchogenic carcinoma with special reference to bone marrow examination and peritoneoscopy. Cancer 30:1395–1401

Hardwick M (1980) An unusual presentation of oat-cell carcinoma of the bronchus. Br J Clin Pract 34:27–28

Hardy JD, Ewing HP, Neely WA, Stauss H-K, Vance RB (1981) Lung carcinoma. Survey of 2286 cases with emphasis on small cell type. Ann Surg 193:539–548

Harmer MH (ed) TNM classification of malignant tumors, 3rd edn. UICC, Genf

Hazra TA, Prempree T, Inalsingh CHA, Chandrasekaran MS (1973) Bronchogenic carcinoma – a review to recognize favorable signs and symptoms in three groups of patients. Strahlentherapie 145:626–630

Heilmann H-P, Doppelfeld E, Fernholz H-J, Birkner R, Schlicker H, Becker G, Gordon-Harris L, Hackl A, Sager WD, Jentsch F, Kraft W, Bünemann H, Horstmann W, Hassensein E, Kuttig H, Wieland C, Schmidt N, Müller A, Quäck J, Buchelt L, Heß F, Koop EA, von Lieven H, Heinze HG, Castrup W, Wannemacher M, Rey G, Voss A-C, Nüse A, Eibach E, Grund W, Bohndorf W, Schindler G (1976) Ergebnisse der Strahlenbehandlung des Bronchialkarzinoms. Dtsch Med Wochenschr 101:1557–1562

Held K, Ringsgwandl G (1977) Symptome und klinische Befunde beim Bronchialkarzinom in Abhängigkeit vom Tumorstadium (TNM-System). Med Klin 72:357–364

Henderson RD, Boszko A, van Nostrand AWP (1974) Pharyngoesophageal dysphagia and recurrent laryngeal nerve palsy. J Thorac Cardiovasc Surg 68:507–512

Hennemann HH, Lengfelder W, Leiling A (1979) Früherkennung des Bronchialkarzinoms. Med Klin 74:959–963

Hermanek P, Gall FP (1979) Kompendium der klinischen Tumorpathologie, Bd. II, Lungentumoren. Witzstrock, Baden-Baden Köln New York

Higgins GA, Lawton R, Heilbrunn A, Kuhn RJ (1969) Prognostic factors in lung cancer. Surgical aspects. Ann Thorac Surg 7:472–480

Hirsch FR, Hansen HH (1980) Bone marrow involvement in small cell anaplastic carcinoma of the lung: prognostic and therapeutic aspects. Cancer 46:206–211

Hirsch FR, Paulson OB, Hansen HH, Vraa-Jensen J (1982) Intracranial metastases in small cell carcinoma of the lung. Cancer 50:2433–2437

Hoppe R (1977) 20000mal Verdacht auf Lungenkrebs. Prax Klin Pneumol 31:872–884

Houtte P van, Jager R de, Lustman-Maréchal J, Kenis Y (1980) Prognostic value of the superior vena cava syndrome as the presenting sign of small cell anaplastic carcinoma of the lung. Eur J Cancer 16:1447–1450

Huber FB (1969) Die Klinik des Adenokarzinoms der Bronchien und die operativen Spätergebnisse. Thoraxchirurgie 17:334–341

Huhti E, Sutinen S, Reinilä A, Poukkula A, Saloheimo M (1980) Lung cancer in a defined geographical area: History and histological types. Thorax 35:660–667

Huzly A (1978) Diagnostik und chirurgische Therapie des Bronchialkarzinoms. Krankenhausarzt 51:543–548

Hyde L, Hyde CI (1974) Clinical manifestations of lung cancer. Chest 65:299–305

Hyde L, Hyde CI (1978) Rare occurrence of simultaneous pneumothorax and lung cancer. JAMA 239:1421

Hyde L, Yee J, Wilson R, Patno ME (1965) Cell type and the natural history of lung cancer. JAMA 193:52–54

Hyde L, Wolf J, McCracken S, Yesner R (1973) Natural course of inoperable lung cancer. Chest 64:309–312

James EC, Schuchmann GF, Hall RV, Patterson JR, Gillespie JT, Gomez AC (1976) Preferred surgical treatment for alveolar cell carcinoma. Ann Thorac Surg 22:157–162

Janis MG, Straus MJ (1977) Pleural effusions. In: Straus MJ (ed) Lung cancer: clinical diagnosis and treatment. Grune & Stratton, New York San Francisco London, pp 234–238

Jenny H (1971) Histologie, Tumorstadium, Lebenserwartung beim Bronchialkarzinom. Thoraxchirurgie 19:244–248

Jindal SK, Malik SK, Dhand R, Gujral JS, Malik AK, Datta BN (1982) Bronchogenic carcinoma in Northern India. Thorax 37:343–347

Jones DP (1980) Diagnostic work-up of chest disease. Surg Clin North Am 60:743–755

Joss R, Goldhirsch A, Grunner KW (1980a) Das anaplastische kleinzellige Bronchuskarzinom. Diagnose, Behandlung und Prognose. Dtsch Med Wochenschr 105:732–735

Joss R, Goldhirsch A, Brunner KW (1980b) Das nicht-kleinzellige Bronchuskarzinom. Diagnose, Behandlung und Prognose. Dtsch Med Wochenschr 105:766–770

Kanji AM, Chao JH, Liebner EJ, Lobo P, Thakrar HV (1980) Extrinsic compression of superior vena cava: An analysis of 41 patients. Int J Radiat Oncol Biol Phys 6:213–215

Keßler E, Wolf FJ (1978) Ergebnisse der Resektionsbehandlung des Bronchialkarzinoms an der chirurgischen Universitätsklinik Mainz 1958–1972. Prax Klin Pneumol 32:513–520

Kirsch M, Wetzer K (1969) Über unsere Erfahrungen mit der klinischen Stadieneinteilung des Bronchialkarzinoms. Z Erkr Atmungsorgane 130:23–26

Kirsh MM, Sloan H (1982) Mediastinal metastases in bronchogenic carcinoma: Influence of postoperative irradiation, cell type, and location. Ann Thorac Surg 33:459–463

Klastersky J (1974) Pulmonary infections in cancer patients. In: Stille W, Timmler R (Hrsg) Internationale Arbeitstagung Pneumonie. Mannheimer Morgen, Mannheim, S 110–118

Klosoris E, Straaten HG, Savić B, Kühr J (1976) Der Lungenabszeß. Therapiewoche 26:3107–3110

Koordinierungsprogramm des Deutschen Zentralausschusses für Krebsbekämpfung und Krebsforschung eV (1970) Der Stand der Frühdiagnostik beim Bronchialkarzinom. Dtsch Med Wochenschr 95:53–59

Kori SH, Krol G, Foley KM (1981) Computed tomographic evaluation of bone and soft tissue metastases. In: Weiss L, Gilbert HA (eds) Bone metastasis. Hall, Boston, pp 245–257
Korisek G (1980) Beitrag zur Behandlung pathologischer Faktoren am Oberschenkel. In: Denck W, Karrer K, Pridun N (Hrsg) Aktuelle chirurgische Onkologie 1980, Bd II. Pharmazeutische Verlagsgesellschaft, Wien, S 793–795
Kotz R, Knahr K, Ramach W, Arbes H, Lack W, Lukeschitsch G (1980) Ergebnisse der orthopädischen Behandlung von Knochenmetastasen. In: Denck W, Karrer K, Pridun N (Hrsg) Aktuelle chirurgische Onkologie 1980, Bd II. Pharmazeutische Verlagsgesellschaft, Wien, S 761–763
Kounis NG, Constantinidis K (1979) Malignant constrictive percarditis and occult bronchial carcinoma. J Irish Med Assoc 72:25–26
Krause F (1977) Spätergebnisse bei operativer Behandlung des bronchogenen Plattenepithel-Karzinoms. Prax Klin Pneumol 31:202–207
Krumhaar D, Zinser I, Mollinedo J (1977) Ergebnisse palliativer Resektionen beim Bronchialkarzinom. Fortschr Med 95:1671–1675
Kubík A, Polák J (1980) Dispensairebetreuung der durch Lungenkrebs gefährdeten Personen. Z Arztl Fortbild (Jena) 74:291–294
Kutschera W (1976) Bronchuskarzinom, Abhängigkeit des Operationserfolges. Thoraxchirurgie 24:164–176
Kutschera W (1980a) Symptomatik und Prognose des Bronchuskarzinoms. In: Denck H, Sighart H (Hrsg) Das Bronchuskarzinom heute. Holzhausens Nfg, Wien, S 115–124
Kutschera W (1980b) Ergebnisse der erweiterten Lungenresektion. In: Denck H, Sighart H (Hrsg) Das Bronchuskarzinom heute. Holzhausens Nfg, Wien, S 227–229
Kyriakos M, Webber B (1974) Cancer of the lung in young men. J Thorac Cardiovasc Surg 67:634–648
Lanzotti VJ, Thomas DR, Boyle LE, Smith TL, Gehan EA, Samuels ML (1977) Survival with inoperable lung cancer. An integration of prognostic variables based on simple clinical criteria. Cancer 39:303–313
Larsson S (1981) Mediastinoskopie – notwendig oder überflüssig. In: Hamelmann H, Troidl H (Hrsg) Behandlung des Bronchialkarzinoms, Resignation oder neue Ansätze. Thieme, Stuttgart New York, S 64–70
Lee Y-TN (1973) Thoracotomy for lung cancer: Review of experiences at a cancer hospital. Am Surg 39:410–418
Leidich RB, Rudolf LE (1981) Small bowel perforation secondary to metastatic lung carcinoma. Ann Surg 193:67–69
Lesch R (1979) Das Bronchialkarzinom: Nomenklatur-Morphologie-Präneoplasien. Therapiewoche 29:7157–7179
Levett JM, Darakjian HE, De Meester TR, Golomb HM, Kirchner PT, Lu C, MacMahon H, Gordon LI, Sternberg P (1982) Bronchogenic carcinoma located in the aortic window. J Thorac Cardiovasc Surg 83:551–562
Lewis JW, Madrazo BL, Gross SC, Eyler WR, Magilligan DJ, Kvale PA, Rosen RA (1982) The value of radiographic and computed tomography in the staging of lung carcinoma. Ann Thorac Surg 34:553–558
Liebig S, Gabler A (1978) Influence du délai diagnostique sur le pourcentage de rémissions à 5 ans de carcinomes épidermoides opérés. Bronchopneumologie 28:141–145
Liebig S, Gabler A (1981) Problematik und Wert der Stadieneinteilung für die Behandlung intrathorakaler Tumoren. Prax Klin Pneumol 35:843–850
Liebig S, Gabler A, Reichardt J, Warlies F (1981) Auswirkung der präoperativen „Tumorverschleppungszeit“ auf das Langzeitüberleben beim Bronchialkarzinom. Prax Klin Pneumol 34:922–925
Lince L, Lulu DJ (1971) Carcinoma of the lung. A comparative series of 687 cases. Arch Surg 102:103–107
Lintner F, Brand G (1980) Die pathologische Fraktur – pathologisch-anatomische und pathohistologische Aspekte. In: Denck W, Karrer K, Pridun N (Hrsg) Aktuelle chirurgische Onkologie 1980, Bd II. Pharmazeutische Verlagsgesellschaft, Wien, S 776–777
Loddenkemper R, Brandt H-J (1980) Pneumonien bei Bronchialstenosen. In: Trendelenburg R (Hrsg) Fortbildung in Thoraxkrankheiten, Bd IX. Hippokrates, Stuttgart, S 79–87
Low JC (1981) The radionuclide scan in bone metastasis. In: Weiss L, Gilbert HA (eds) Bone metastasis. Hall, Boston, pp 231–244

Lundgren R, Stjernberg N (1980) Spontaneous pneumothorax as first symptom in bronchial carcinoma. Acta Med Scand 207:329–330

Maaßen W (1967) Ergebnisse und Behandlung der Mediastinoskopie und anderer thoraxbioptischer Verfahren. Springer, Berlin Heidelberg New York

Maaßen W (1971) Results of routine mediastinoscopy in bronchialcarcinoma. In: Jepsen O, Rahbeck Sørensen H (eds) Mediastinoscopy. Odense University Press, pp 31–35

Maaßen W (1976) Operabilitätskriterien bei Bronchialkarzinom. Klinikarzt 5:260–262

Magilligan DJ, Rogers JS, Knighton RS, Davila JC (1976) Pulmonary neoplasms with solitary cerebral metastasis. J Thorac Cardiovasc Surg 72:690–698

Marabella PC, Takita H, Lane WW, Preffer FI (1977) Squamous cell carcinoma of the lung. Clinicopathologic study. Chest 71:497–501

Marcq M, Galy P (1973) Bronchioloalveolar cell carcinoma. Am Rev Respir Dis 107:621–629

Martini N, Burton GA (1981) Staging and surgical management of early lung cancer. Bull NY Acad Med 57:341–348

Martini N, Melamed MR (1980) Occult carcinomas of the lung. Ann Thorac Surg 30:215–223

Martini N, Flehinger BJ, Zaman MB, Beattie EJ (1980) Prospective study of 445 lung carcinomas with mediastinal lymph node metastases. J Thorac Cardiovasc Surg 80:390–399

Matthes T, Widow W, Berndt H, Wildner GP, Ritzow H, Peek U, Marx G, Wolf M, Klein K (1969) 20jährige Erfahrungen in der Behandlung des Bronchialkarzinoms aus chirurgischer Sicht, Teil I. Arch Geschwulstforsch 34:227–239

Matthews MJ, Gordon PR (1977) Morphology of pulmonary and pleural malignancies. In: Straus MJ (ed) Lung cancer: clinical diagnosis and treatment. Grune & Stratton, New York San Francisco London, pp 49–69

Matthews MJ, Kauhouwa S, Pickren J, Robinette D (1973) Frequency of residual and metastastic tumor in patients undergoing curative surgical resection for lung cancer. Cancer Chemother Rep (Part 3) 4:63–68

McCormack P, Bains MS, Beattie EJ, Martini N (1980) New trends in skeletal reconstruction after resection of chest wall tumors. Ann Thorac Surg 31:45–52

Menon MA, Seong SH (1979) Lung cancer: I. Presenting clinical features. Med J Malaysia 33:230–234

Meyer JA, Comis RL, Ginsberg SJ, Ikins PM, Burke WA, Parker FB (1979) Selective surgical resection in small cell carcinoma of the lung. J Thorac Cardiovasc Surg 77:243–248

Miller JI, Mansour KA, Hatcher CR (1980) Carcinoma of the lung: Five-year experience in a university hospital. Am Surg 46:147–150

Miller RR, McGregor DH (1980) Hemorrhage from carcinoma of the lung. Cancer 46:200–205

Mittman C, Bruderman I (1977) State of the art – Lung cancer: to operate or not? Am Rev Respir Dis 116:477–496

Modini C, Passaviello R, Iascone C, Cicconetti F, Simonetti G, Zevilli M, Tirindelli-Danesi D, Stipa S (1982) TNM staging in lung cancer: Role of computed tomography. J Thorac Cardiovasc Surg 84:569–574

Morgan PGM (1980) Small cell carcinoma of the lung. Postgrad Med J 56:162–165

Mountain CF (1974) Surgical therapy in lung cancer: Biologic, physiologic, and technical determinants. Semin Oncol 1:253–258

Mountain CF, McMurtrey MJ, Frazier OH (1980) Regional extension of lung cancer. Int J Radiat Oncol Biol Phys 6:1013–1020

Muggia FM, Hansen HH, Chervu LR (1977) Diagnosis in metastatic sites: In: Straus MJ (ed) Lung cancer: clinical diagnosis and treatment. Grune & Stratton, New York San Francisco London, pp 137–150

Mülly K (1956) Die Geschwülste der Lunge, Pleura und Brustwand. In: Bergmann G v, Frey W, Schwiegk H (Hrsg) Erkrankungen der Atmungsorgane. Springer, Berlin Göttingen Heidelberg (Handbuch der inneren Medizin, 4. Aufl, Bd IV/4/3, S 1–299)

Munnel ER, Dilling E, Grantham N, Harkey MR, Mohr JA (1978) Reappraisal of solitary bronchiolar (alveolar cell) carcinoma of the lung. Ann Thorac Surg 25:289–297

Nohl-Oser HC (1971) The lymphatic spread of carcinoma of the bronchus. In: Jepsen O, Rahbeck Sørensen H (eds) Mediastinoscopy. Odense University Press, pp 15–18

Nohl-Oser HC (1980) The long-term survival of patients with lung cancer treated surgically after selection by mediastinoscopy. Thorac Cardiovasc Surg 28:158–161

Nõu E, Åberg T (1979) The need for surgery in an unselected bronchial carcinoma population. Thorac Cardiovasc Surg 27:347–358
Nõu E, Stenkvist B, Graffmann S (1979) Bronchial carcinoma I. A prospective five year study on an unselected carcinoma population in a Swedish county. In: Nõu E (ed) Quality of survival in bronchial carcinoma. Munksgaard, Copenhagen, pp 43–82
Nugent JL, Bunn PA, Matthews MJ, Ihde DC, Cohen MH, Gazdar A, Minna JD (1979) CNS metastases in small cell bronchogenic carcinoma. Increasing frequency and changing pattern with lengthening survival. Cancer 44:1885–1893
Overholt RH, Neptune WB, Ashraf MM (1975) Primary cancer of the lung. A 42-year experience. Ann Thorac Surg 20:511–519
Päuser P (1976) Morphologische Aspekte des Bronchialkarzinoms. Klinikarzt 5:265–272
Palva T, Kärjä J, Palva A (1973) Mediastinoscopic observations of metastatic spread, in pulmonary carcinoma. Acta Otolaryngol 73:443–447
Paulson DL (1975) Carcinomas in the superior pulmonary sulcus. J Thorac Cardiovasc Surg 70:1095–1104
Paulson DL, Reisch JS (1976) Long-term survival after resection for bronchogenic carcinoma. Ann Surg 184:324–332
Pecora JL, Patel AJ (1980) Eyelid edema as the presenting sign in superior vena cava syndrome. Ann Ophtalmol 12:1162–1163
Peetrons P, Osteaux M, Jeanmart L (1982) A comparison of ultrasonography and computed tomography in the detection of liver metastases. In: Weiss L, Gilbert HA (eds) Liver metastasis. Hall, Boston, pp 210–225
Perlman LV, Lerner E, D'Esopo N (1969) Clinical classification and analysis of 97 cases of lung abscess. Am Rev Respir Dis 99:390–398
Pickren JW (1976) Use and limitations of autopsy data. In: Weiss L (ed) Fundamental aspects of metastasis. North-Holland, Amsterdam Oxford, pp 377–384
Pirogov AI, Wagner RI, Matytsin AN (1980) The potentialities and prospects for surgical methods of diagnosis of cancer of the lung. J Surg Oncol 13:99–105
Polackwich RJ, Straus MJ (1977) Superior vena cava syndrome. In: Straus MJ (ed) Lung cancer: clinical diagnosis and treatment. Grune & Stratton, New York San Francisco London, pp 249–259
Pool JL (1971) Survival in lung cancer. Effectiveness of surgery. NY State J Med 71:2045–2050
Posner JB (1980a) Brain metastases: A clinician's view. In: Weiss L, Gilbert HA, Posner JB (eds) Brain metastasis. Nijhoff, The Hague Boston London, pp 2–29
Posner JB (1980b) Clinical manifestations of brain metastasis. In: Weiss L, Gilbert HA, Posner JB (eds) Brain metastasis. Nijhoff, The Hague Boston London, pp 189–207
Prokscha GW, Stübinger BP (1980) Pathologische Frakturen durch Tumormetastasen. In: Denck W, Karrer K, Pridun N (Hrsg) Aktuelle chirurgische Onkologie 1980, Bd II. Pharmazeutische Verlagsgesellschaft, Wien, S 812–813
Raichle ME (1980) Positron-emission tomography. In: Weiss L, Gilbert HA, Posner JB (eds) Brain metastasis. Nijhoff, The Hague Boston London, pp 246–253
Regato J del (1978) Physiopathology of metastasis. In: Weiss L, Gilbert HA (eds) Pulmonary metastasis. Nijhoff, The Hague Boston London, pp 104–113
Richards F, Cooper MR, White DR, Muss HB, Jackson DV, Stuart JJ, Spurr CL (1980) Advanced epidermoid lung cancer: prolonged survival after chemotherapy. Cancer 46:34–37
Riemann JF (1982) Peritoneoscopy in the diagnosis of liver metastases. In: Weiss L, Gilbert HA (eds) Liver metastasis. Hall, Boston, pp 244–254
Rink H (1970) Frühdiagnose der Lungen- und Bronchialkarzinome. Z Arztl Fortbild (Jena) 18:73–79
Riordan JF (1979) Chronic lung disease. Carcinoma of the bronchus. Br J Hosp Med 22:120–127
Rostad H, Vale JR, Nesthus I (1979) Lung cancer: Symptoms, signs and diagnostic criteria. Scand J Respir Dis 60:184–190
Rubinstein I, Baum GL, Kalter Y, Pauzner Y, Lieberman Y, Bubis JJ (1979) The influence of cell type and lymph node metastases on survival of patients with carcinoma of the lung undergoing thoracotomy. Am Rev Respir Dis 119:253–262
Rühle K-H (1979) Pneumologisch-internistische Diagnostik des Bronchialkarzinoms. Therapiewoche 29:7186–7197
Rybakova NI, Vetrova NA, Abramov VF, Sčukina OP (1980) Primäres Lungenkarzinom mit sekundärer Pneumonie. Radiol Diagn 21:772–777

Salerno TA, Little JR, Munro DD (1978) Bronchogenic carcinoma with a brain metastasis: A continuing challenge. Ann Thorac Surg 27:235–237
Salzer G (1970) Die Chirurgie der malignen Lungengeschwülste. Chirurg 41:289–293
Salzer G (1980) Stadieneinteilung des Bronchuskarzinoms. In: Denck H, Sighart H (Hrsg) Das Bronchuskarzinom heute. Holzhausens Nfg, Wien, S 71–78
Savić B, Clemens W (1975) Zur Frühdiagnose des Bronchialkarzinoms. Aufgabe und Möglichkeiten. Therapiewoche: 7061–7066
Schachner ER, Schwarz A, Freund U, Aslan H, Durst AL (1979) Carcinoma of the bronchus. J Surg Oncol
Scheibe A (1977) Das TNM-System zur Klassifikation maligner Tumoren. Dtsch Aerztebl 74:2683–2687
Schellnack K, Regling G (1977) Solitäre Weichteilmetastasen in der Hüft- und Beckenregion bei primären Bronchialkarzinomen. Beitr Orthop Traumatol 24:89–97
Scherrer M, Tschumi AJ, Zeller C, Zimmermann C (1980) Die subjektiven Frühsymptome des Bronchialkarzinoms. Schweiz Med Wochenschr 110:715–721
Schönleben K, Wittrin G, Krebs C (1975) Diagnostik und chirurgische Therapie des Bronchialkarzinoms. Bericht über 1000 Fälle. MMW 117:293–300
Schreiber RR (1981) The radiologist and the diagnosis of bone metastasis. In: Weiss L, Gilbert HA (eds) Bone metastasis. Hall, Boston, pp 190–230
Schulte HD, Irlich G (1977) Das Bronchialkarzinom. Dtsch Aerztebl 74:2447–2451
Schulz V (1981) Chemotherapie des Bronchialkarzinoms. Prax Klin Pneumol 35:877–888
Schwinn CP (1981) The pathologist and the diagnosis of bone metastasis. In: Weiss L, Gilbert HA (eds) Bone metastasis. Hall, Boston, pp 168–189
Sehhat S, Oreizie M, Moinedine K (1978) Massive pulmonary hemorrhage: surgical approach as choice of treatment. Ann Thorac Surg 25:12–15
Senior RM, Adamson JS (1970) Survival in patients with lung cancer. An appraisal of Feinstein's symptom classification. Arch Intern Med 125:975–980
Sherman MM, Subramanian V, Berger RL (1977) Management of thoracic empyema. Am J Surg 133:474–479
Shields TW (1974) The fate of patients after incomplete resection of bronchial carcinoma. Surg Gynecol Obstet 139:569–572
Shields TW, Higgins GA, Keehn RJ (1972) Factors influencing survival after resection for bronchial carcinoma. J Thorac Cardiovasc Surg 64:391–399
Sighart H (1980) Die Früherkennung des Lungenkrebses aus klinischer Sicht. In: Denck H, Sighart H (Hrsg) Das Bronchuskarzinom heute. Holzhausens Nfg, Wien, S 79–82
Simmons EM, Sauer P, Elkadi A, Mackenzie JW, Almond CH (1972) Review of nontuberculous empyema at the University of Missouri Medical Center from 1957 to 1971. J Thorac Cardiovasc Surg 64:578–585
Slack NH, Chamberlain A, Bross IDJ (1972) Predicting survival following surgery for bronchogenic carcinoma. Chest 62:433–438
Soorae AS, Abbey Smith R (1977) Tumour size as a prognostic factor after resection of lung carcinoma. Thorax 32:19–25
Spencer H (1977) Pathology of the lung, 3rd edn, vol I/II. Pergamon, Oxford New York Toronto Sydney Paris Frankfurt
Spier R, Porten R (1980) Metastasierung eines Bronchuskarzinoms in eine Ellenschaftfraktur. In: Denck W, Karrer K, Pridun N (Hrsg) Aktuelle chirurgische Onkologie 1980, Bd II. Pharmazeutische Verlagsgesellschaft Wien, S 789–790
Spiessl B, Scheibe O, Wagner G (eds) (1982) TNM-Atlas. Illustrated guide to the classification of malignant tumours. Springer, Berlin Heidelberg New York
Stanford W, Spivey CG, Larsen GL, Alexander JA, Besich WJ (1976) Results of treatment of primary carcinoma of the lung, analysis of 3000 cases. J Thorac Cardiovasc Surg 72:441–449
Stankey RM, Roshe J, Sogocio RM (1969) Carcinoma of the lung and dysphagia. Dis Chest 55: 13–17
Starr DS, Lawrie GM, Morris GC (1981) Unusual presentation of bronchogenic carcinoma. Case report and review of the literature. Cancer 47:398–401
Steele JD, Buell P (1973) Asymptomatic solitary pulmonary nodules. Host survival, tumor size, and growth rate. J Thorac Cardiovasc Surg 65:140–151

Stephan G (1970) Röntgendiagnostik des Oesophagus beim Bronchialkarzinom in Beziehung zum Tumorstadium (TNM), zur Tumorlokalisation und Histologie. ROEFO 113:1–11
Stephan G (1972) Routinemäßige Anwendung der peripheren mediastinalen Phlebographie beim Bronchialkarzinom. Prax Klin Pneumol 26:216–224
Sternberg A, Giler S, Segal I, Shmuter Z, Kott I (1980) Small bowel perforation as the presenting symptom of squamous cell carcinoma of the lung. Clin Oncol 6:181–186
Strauss BL, Matthews MJ, Cohen MH, Simon R, Tejada F (1977) Cardiac metastases in lung cancer. Chest 71:607–611
Stross J, Kirsh MM, Prager R (1974) Bronchogenic carcinoma in the presence of heart disease: A diagnostic dilemma. Chest 66:10–12
Strunge B (1975) Primary lung cancer in a chest clinic: Diagnosis and prognosis. Chest 67:28–31
Sulkava R, Pettersson T (1980) Outcome of patients submitted to the hospital with suspected pneumonia. Ann Clin Res 12:59–63
Thomas WEG, Fletcher MS (1979) Neoplastic autovagatomy causing gastric stasis. Postgrad Med J 55:411–416
Töpfer D, Riedel L (1978) Erfassung von Fällen mit Bronchialkarzinom auf Grund von Beschwerden und Analyse der hierbei aufgetretenen Verschleppungszeiten. Z Erkr Atmungsorgane 151:143–150
Toomes H, Delphendal A, Manke H-G, Vogt-Moykopf I (1981) Der solitäre Lungenrundherd. Dtsch Aerzteblatt 78:1717–1722
Treasure T, Belcher JR (1981) Prognosis of peripheral lung tumours related to size of the primary. Thorax 36:5–8
Trendelenburg F (1976) Diagnostik des Bronchialkarzinoms. Therapiewoche 26:8420–8429
Trendelenburg F, Mall W (1970) Epidemiologie und Entstehung des Bronchialkarzinoms. Internist 11:303–317
Trendelenburg F, Lüdecke H, Mall W (1973) Neoplasmen der Bronchen und der Lunge. In: Hornborstel H, Kaufmann W, Siegenthaler W (Hrsg) Innere Medizin in Praxis und Klinik, Bd I/3. Thieme, Stuttgart, S 128–148
Turnbull F (1979) The nature of pain that may accompany cancer of the lung. Pain 7:317–375
Twomey P, Montgomery C, Clark O (1982) Erfolgreiche Behandlung von Nebennierenmetastasen eines großzelligen Lungenkarzinoms. JAMA 1:1240–1242
Uehlinger E (1971) Das Lungenkarzinom: Probleme der histologischen Klassifikation und der Metastasierung. Thoraxchirurgie 19:237–244
UICC (1978) TNM classification of malignant tumors, 3rd edn. In: Harmer MH (ed) UICC, Genf
Ungeheuer E, Mausbach H (1970) Zur Früherkennung, Früherfassung und Frühbehandlung des Bronchialkarzinoms. Z Aerztl Fortbild 18:96–99
Ulrich B, Ammedick U, Berndt V, Huth F, Irlich G, Konrad RM, Schwind P (1972) Ausdehnung mediastinalen Lymphknotenbefalls beim Bronchialkarzinom in Abhängigkeit von Tumorlokalisation und Tumorart und ihre Bedeutung für die Überlebensrate. Thoraxchirurgie 20:407–410
Vanderhoeft P (1980) Surgery for bronchogenic carcinoma: Review of all cases observed between 1966 and 1978. In: Denck W, Karrer K, Pridun N (Hrsg) Aktuelle chirurgische Onkologie 1980, Bd I. Pharmazeutische Verlagsgesellschaft, Wien, S 280–283
Vecsei V (1980) Behandlung und Ergebnisse der pathologischen Frakturen durch Metastasen. In: Denck W, Karrer K, Pridun N (Hrsg) Aktuelle chirurgische Onkologie 1980, Bd II. Pharmazeutische Verlagsgesellschaft, Wien, S 759–760
Vianna NJ (1971) Nontuberculous bacterial empyema in patients with and without underlying deseases. JAMA 215:69–75
Vock P, Haertel M (1981) Die Computertomographie zur Stadieneinteilung des Bronchuskarzinoms. ROEFO 134:131–135
Vogt-Moykopf I (1977) Zur Klinik des Bronchialkarzinoms. Fortschr Med 95:27–30
Vutuc C, Holzer R (1980a) Der Zeitablauf bis zur Diagnose bei männlichen Lungenkrebspatienten. Öff Gesundheitswes 42:30–34
Vutuc C, Holzer R (1980b) Der Zeitablauf bis zur Diagnose bei weiblichen Lungenkrebs-Patienten. Prax Klin Pneumol 34:601–605
Vyst P de, Troyer A de, Yernault J-C, Verhest A, Vanderhoeft P (1980) Aspergilloma in a necrotic bronchial adenocarcinoma. Eur J Respir Dis 61:213–217
Wallace RJ, Cohen A, Awe RJ, Greenberg D, Hadlock F, Park SK (1979) Carcinomatous lung abscess. JAMA 242:521–522

Webb WR, Jeffrey RB, Godwin JD (1971) Thoracic computed tomography in superior sulcus tumors. J Comput Assist Tomogr 5:361–365

Weiss L (1982) Metastatic inefficiency. In: Weiss L, Gilbert HA (eds) Liver metastasis. Hall, Boston, p 126–151

Weiss W, Boucot KR (1974) The Philadelphia pulmonary neoplasm research project. Early roentgenographic appearance of bronchogenic carcinoma. Arch Intern Med 134:306–311

Weiss W, Seidmann H, Boucot KR (1978) The Philadelphia pulmonary neoplasm research project. Symptoms in occult lung cancer. Chest 73:57–61

Weiss W, Boucot KR, Seidmann H (1980) The prognosis of lung cancer originating as an infiltrate. Data from the Philadelphia pulmonary neoplasm research project. Am Rev Respir Dis 121:805–812

White JE, Boles M (1981) The role of radiation therapy in the treatment of regional non-small (oat)-cell carcinoma of the lung. In: McGuire WL (ed) Cancer treatment and research, vol 1, Livingstone RB (ed) Lung cancer 1. Nijhoff, The Hague Boston London, pp 113–156

Widow W (1971) Die Behandlungssituation beim Bronchialkarzinom. Z Erkr Atmungsorgane 134:57–65

Wieland C, Büchner-Weyer G (1977) Herz- und Perikardmetastasen beim Bronchialkarzinom. Med Klin 72:925–928

Wilde J, Wilde J, Ganguin H-G (1981) Röntgenologische Verschleppungszeiten beim Bronchialkarzinom. Z Erkr Atmungsorgane 156:99–121

Williams HO, Kidner PH (1971) Alveolar cell carcinoma presenting as a pneumothorax. Am Rev Respir Dis 103:108–112

Wilms K, Rückle H (1978) Die Chemotherapie des Bronchialkarzinoms. Krankenhausarzt 56:549–553

Winston KR, Walsh JW, Fisher EG (1980) Results of operative treatment of intracranial metastatic tumors. Cancer 45:2639–2645

Wuketich S (1980) Pathologie des Lungenkarzinoms. In: Denck H, Sighart H (Hrsg) Das Bronchuskarzinom heute. Holzhausens Nfg, Wien, S 43–70

Zeidler D (1981) Die erweiterte Resektion beim Bronchialkarzinom. In: Hamelmann H, Troidl H (Hrsg) Behandlung des Bronchialkarzinoms, Resignation oder neue Ansätze. Thieme, Stuttgart New York, S 133–138

Zeidler D, Linder F (1973) Das Bronchialkarzinom. Eine retrospektive Studie bei 2000 Patienten. Dtsch Med Wochenschr 98:1099–1104

C. Besondere Formen

H. DÜRSCHMIED

Mit 19 Abbildungen

Das röntgenologische Erscheinungsbild des Bronchialkarzinoms kann vielgestaltig sein. Demzufolge ist die Diagnostik beziehungsweise Differentialdiagnostik gegenüber anderen Lungenkrankheiten unter Umständen problematisch, obgleich atypische Befunde beim Bronchialkarzinom nicht so sehr selten sind und geradezu hinweisend sein können.

Im folgenden sollen neben typischen röntgenologischen Bildern besondere Erscheinungsformen des Bronchialkarzinoms dargestellt werden.

A. Solitärherd

Ein solitärer Lungenrundherd ist nach RÜBE (1967), FORD et al. (1956) sowie LINDER und JAGDSCHIAN (1959) definiert „als ein in den 3 Raumebenen annähernd kugelförmiger Infiltrationsbezirk, der gegen das umgebene Lungengewebe gut abgegrenzt ist und den einzigen wesentlichen Krankheitsbefund darstellt". Er soll wenigstens in einem Strahlengang innerhalb des belüfteten Parenchyms liegen und keine Beziehungen zur Lungenwurzel, zur Brustwand und zum Zwerchfell haben. Eine Größenbegrenzung (HAENSELT et al. 1976) sollte nicht erfolgen, wenn die Rundherdkriterien im wesentlichen gegeben sind.

Das periphere Bronchialkarzinom manifestiert sich meistens als typischer Solitärherd.

Ein für ein Bronchialkarzinom typischer solitärer Rundherd weist größtenteils (HASCHE u. WILDE 1970; HAENSELT et al. 1976; ROTTE 1977) eine mehr oder weniger ausgeprägte polyzyklische Begrenzung, teilweise mit deutlichen Einkerbungen oder Nabelbildungen auf.

Die röntgenologische Darstellung eines „Krebsnabels" ist ein recht sicheres Zeichen für einen malignen peripheren Lungentumor. Außer dieser Polyzyklie mit oder ohne nabelförmiger Einkerbung lassen periphere Bronchialkarzinome häufig streifige Ausläufer (HASCHE u. WILDE 1970; HAENSELT et al. 1976) und/ oder gröbere pleurale Beziehungen erkennen. Bezüglich der Homogenität oder Inhomogenität ist beim karzinombedingten Solitärherd beides möglich (RÜBE 1967; ECK et al. 1969; HAUPT 1973; HAENSELT et al. 1976; ROTTE 1977) und hängt häufig von dem histologischen Typ ab.

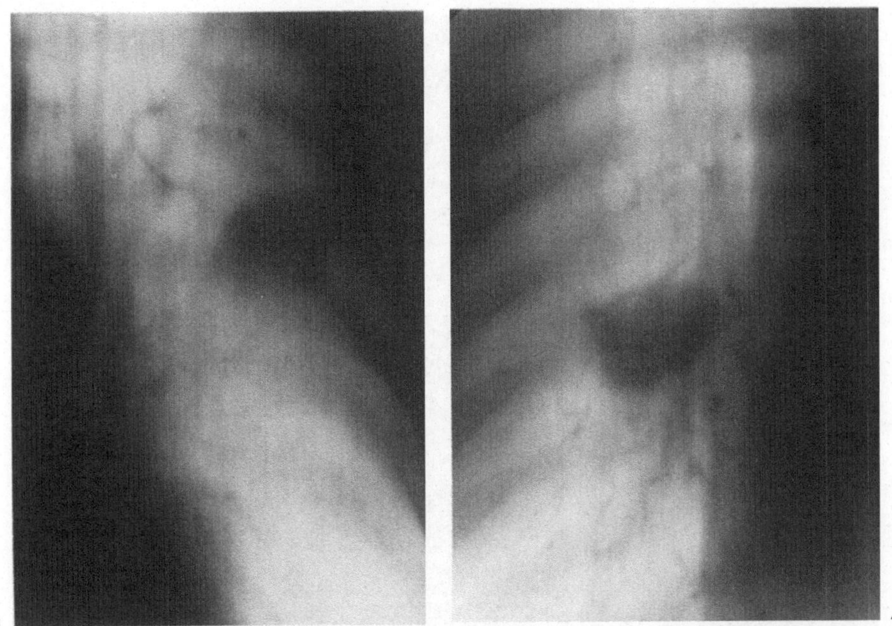

Abb. 1.[1] Peripheres, knollig begrenztes, histologisch als Adenokarzinom gesichertes Bronchialkarzinom bei einem 56jährigen Mann

Abb. 2. Peripheres, durch transthorakale Punktion als kleinzelliges Bronchialkarzinom gesicherter Tumor bei einem 61jährigen Mann. Der im 6. Segment rechts gelegene Rundherd ist grobknollig begrenzt und hat Lappenspaltbeziehungen

Aber auch nicht so typische Rundherde, denen die beschriebenen Kriterien fehlen, können maligner Genese sein; deren Abgrenzung erfordert weitere diagnostische Maßnahmen.

B. Pancoast-Tumor

Unter einem Pancoast-Tumor werden die Tumoren der Lungenspitzen – unabhängig von ihrem morphologischen Substrat – verstanden, die in die Nachbarorgane einbrechen und das sogenannte Pancoast-Syndrom verursachen. Es handelt sich dabei um einen klinisch-röntgenologischen Begriff, der röntgenologisches Substrat und klinische Symptomatologie zusammenfaßt.

In der überwiegenden Mehrzahl der Fälle handelt es sich bei diesen Tumoren um periphere Bronchialkarzinome. PANCOAST beschrieb 1929 und ausführlicher 1932 diese Tumoren, die er fälschlicherweise als besondere Tumorform ansah

1 Die Röntgenaufnahmen in diesem Kapitel wurden in der Zentralen Röntgenabteilung (Leiter: MR Prof. Dr. sc. med. Eger) der Zentralklinik für Herz- und Lungenkrankheiten Bad Berka (Ärztlicher Direktor: MR Prof. Dr. sc. med. URSINUS) angefertigt

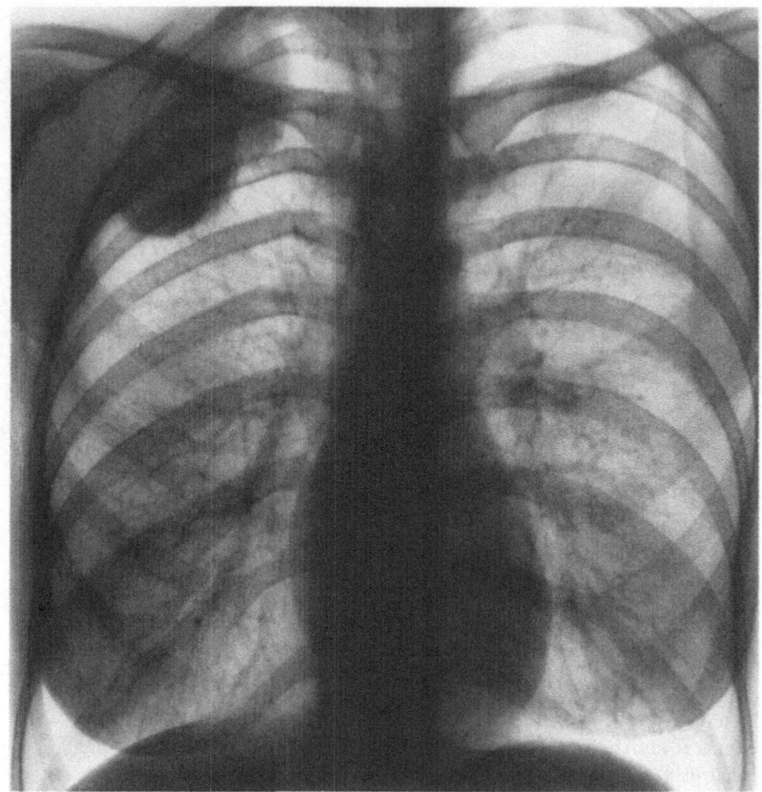

Abb. 3. Peripheres Bronchialkarzinom (Pancoast-Tumor) mit typischer Symptomatik bei einer 58jährigen Patientin. Histologisch Nachweis eines Plattenepithelkarzinoms. Röntgenologisch außer der Tumorverschattung Rippendestruktion. 2. Rippe andeutungsweise erkennbar

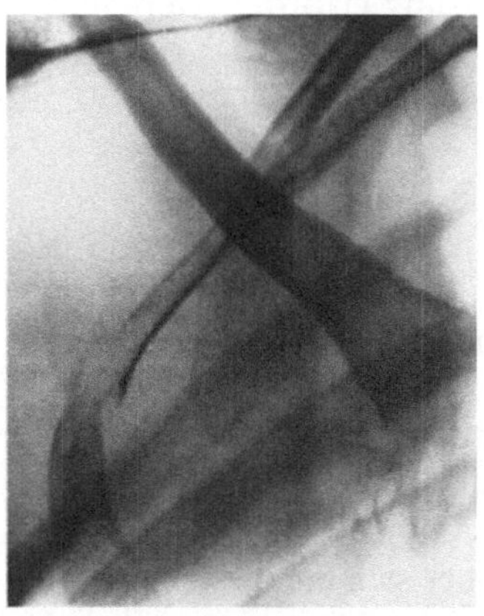

Abb. 4. Gleicher Befund wie Abb. 3; eine Zielaufnahme zeigt eindeutig die Rippendestruktion

und als Tumoren des Sulcus superior pulmonum auffaßte. HARE (zit. nach FREY u. LÜDECKE 1958) hatte bereits 1938 über einen solchen Fall berichtet. Etwa 4% (FERLINZ 1974) aller Bronchialkarzinome sind Pancoast-Tumoren. Histologisch können alle Tumortypen vorkommen; am häufigsten handelt es sich um Plattenepithelkarzinome oder großzellig undifferenzierte Karzinome (ECK 1954).

Eben durch seine subpleurale Lage in den Lungenspitzen und seine Wachstumsrichtung überwiegend peripherwärts wird das Pancoast-Syndrom hervorgerufen. Wegen ihrer besonderen Lokalisation wachsen die Pancoast-Tumoren frühzeitig in den Plexus brachialis ein und können Schmerzen und Parästhesien in dessen Versorgungsbereich auslösen. Durch Kompression und Einwachsen der Tumoren in die Brachialvenen werden venöse Abflußstörungen des Armes hervorgerufen. Durch Affektionen der unteren Zervikalganglien kann ein Horner'scher Symptomenkomplex (Myosis, Ptosis, Enophthalmus) entstehen und Destruktionen der oberen Rippen und der oberen Wirbelkörper sind häufig vorhanden. Nach ESCHBACH 1948 werden die ersten 3 Rippen in 81,1% befallen. Entsprechend der Lokalisation werden vorzugsweise die dorsalen, paravertebralen Rippenanteile destruiert, weniger häufig die axillaren oder pektoralen Rippenabschnitte. Arrosionen von Wirbelkörpern – zunächst werden gewöhnlich die Querfortsätze einbezogen – kommen in 43,5% der Beobachtungen vor (ESCHBACH 1948).

In der Regel werden diese Tumoren, die röntgenologisch schwer erkennbar und differenzierbar sind, durch die Symptomatik entdeckt und sind meist inkurabel. In der Mehrzahl der Fälle kommen nur Palliativmaßnahmen (Palliativbestrahlungen) in Betracht.

Das röntgenologische Bild kann besonders im Anfangsstadium noch recht wenig ausgeprägt sein. Sehr oft wird der Tumor wegen seiner Lokalisation übersehen, und als Kuppelschwarte, alte Spitzentuberkulose oder unspezifische Schwielenbildungen fehlgedeutet. Es kann sich anfangs um sehr schmale sichelförmige Verschattungen in der Lungenspitze handeln, während die tiefer sitzenden Tumoren sich halbkugelig gegen das umgebende Lungengewebe abgrenzen und dann teilweise auch die röntgenmorphologischen Kriterien eines peripheren Bronchialkarzinoms aufweisen.

Besondere Bedeutung auch im Hinblick auf das weitere therapeutische Vorgehen kommt der Beachtung der Knochenzerstörungen zu.

Eine bioptische Klärung – am effektivsten ist die transthorakale Nadelbiopsie –, klärt meist die Art des Tumors und dient als Grundlage für die zur Bekämpfung der Symptomatik erforderliche Strahlentherapie.

C. Narbenkarzinom

Das Narbenkarzinom wird ätiologisch als eine Sonderform des Bronchialkarzinoms angesehen, wobei diese Diagnose nur auf Grund des pathologisch-anatomischen Befundes zu stellen ist. FRIEDRICH (1939), angeregt durch seinen Lehrer RÖSSLE hat diese Krebse ausführlich am Obduktionsmaterial der Charité beschrieben und den Begriff „Narbenkrebs“ eingeführt.

Als die zwei wesentlichsten Voraussetzungen, diese Geschwülste als „Narbenkrebse“ zu definieren, wurden die Ortsgleichheit und die zeitliche Reihenfolge – erst Narbe, dann Krebsentstehung – angesehen. Sowohl frühere Autoren, als auch Untersucher aus den letzten Jahren beschreiben die Narbenkrebse der Lunge meist als peripher gelegene rundliche bis ovale polyzyklisch begrenzte subpleurale Tumoren, die meist kirsch- bis hühnereigroß, seltener auch größer sind (FRIEDRICH 1939; RÖSLE 1943; LÜDERS u. THEMEL 1954; HAENSELT 1966; RIPSTEIN et al. 1968; HAUPT 1973).

Die Angaben über die Häufigkeit des Narbenkarzinoms schwanken erheblich, wobei zusätzlich größere Unterschiede zwischen Resektions- oder Obduktionsfällen bestehen. HAUPT (1973) ermittelte aus der Literatur in Sektionsserien den Anteil der Narbenkarzinome an der Zahl der untersuchten Bronchialkarzinome zwischen 5 bis 18% und in Resektionsreihen Werte über 20%. Die Narbenkarzinome sind meistens in den Oberlappen lokalisiert. HAENSELT (1966) in Übereinstimmung mit anderen Autoren (KURPAT et al. 1969; HAUPT 1973) fanden 60% der resezierten Narbenkarzinome in den Oberlappen, wobei besonders das 2. Segment betroffen war, und 40% in den Unterlappen.

Die Narbenkarzinome sind fast ausnahmslos periphere Tumoren. In der Zusammenfassung von HAUPT (1973) wird der Anteil der zentralen Narbenkarzinome mit 3–5% angegeben, ist also fast bedeutungslos.

Histologisch wurden unter den Narbenkarzinomen etwa 40% Plattenepithelkarzinome und ein hoher Anteil (30–40%) von Adenokarzinomen nachgewiesen (HAENSELT 1966; HAUPT 1973), wobei sonst allgemein unter den Bronchialkarzinomen nach ECK, HAUPT und ROTHE (1969) 10% Adenokarzinome vorkommen. Auch Alveolarzellkarzinome sind unter den Narbenkarzinomen in einem bemerkenswert höheren Prozentsatz zu finden. Als Ursache hierfür wird die Entstehung dieser Tumoren aus Restalveolen und Bronchiolen angesehen.

Am häufigsten (LÜDERS u. THEMEL 1954; HEINICKE 1966; HAENSELT 1966; HAUPT 1973) waren Narbenkarzinome in tuberkulösen Narbenfeldern zu finden und wurden oft als Exacerbation des alten tuberkulösen Prozesses fehlgedeutet. Aber auch auf dem Boden von Infarktnarben, Silikose, Asbestose, chronischen Pleuropneumonien, fibrosierenden Veränderungen in der Lunge, Abszeßhöhlen, tuberkulösen Kavernen, älteren Fremdkörpern, zum Beispiel Granatsplitterverletzungen, können Narbenkarzinome entstehen. Das klinische Erscheinungsbild des peripheren Narbenkarzinoms ist hinsichtlich der Symptomatik wie bei allen peripheren Krebsen arm (RINK 1965; HASCHE u. WILDE 1970).

Pulmonale Krankheitszeichen und allgemeine Symptome sprechen meist schon für ein fortgeschrittenes Stadium. Die Entdeckung erfolgt röntgenologisch meist zufällig oder bei der Röntgenreihenuntersuchung. Wesentlich für die Diagnose sind die Analyse der Röntgenbildverlaufsserie mit präexistierenden Parenchymnarben und der röntgenmorphologische Detailbefund durch die Tomo-

Abb. 5–8. Entwicklung eines Narbenkarzinoms

Abb. 5. Thoraxaufnahme aus dem Jahre 1950 eines 1902 geborenen Mannes mit älteren tuberkulösen Herden im rechten Lungenoberlappen

Abb. 6. Gleicher Patient. Thoraxübersichtsaufnahme vom September 1961 mit Entwicklung eines walnußgroßen Rundherdes im Bereich eines älteren Herdes im rechten Lungenoberlappen

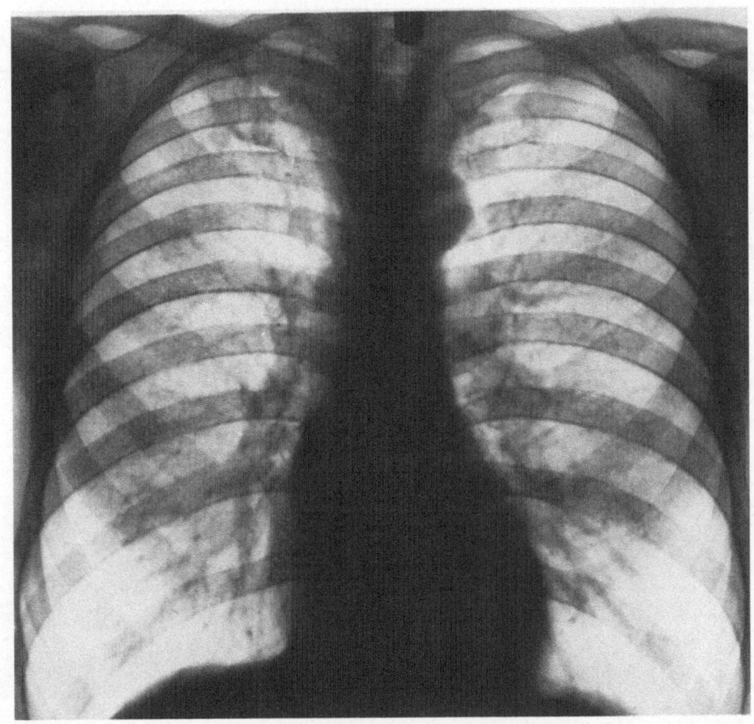
5

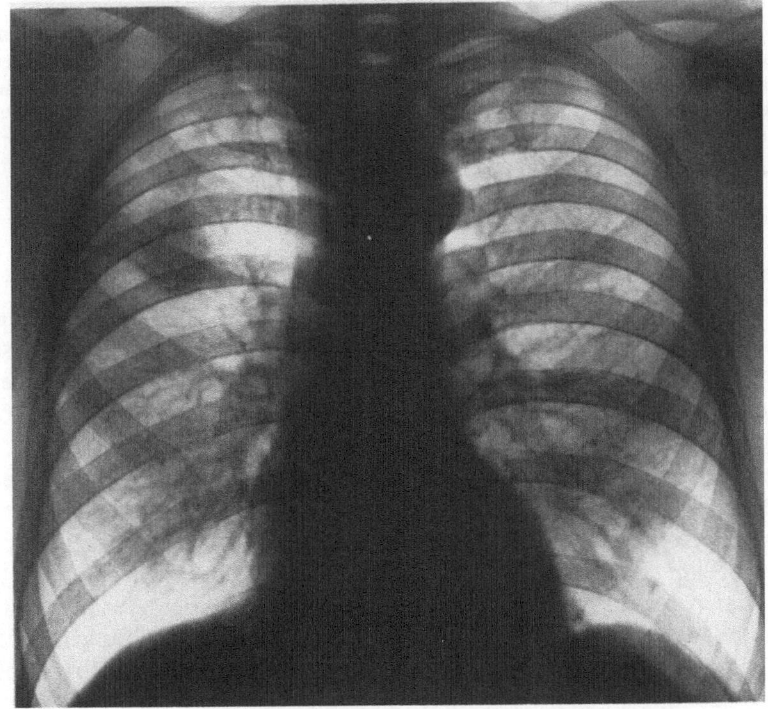
6

7 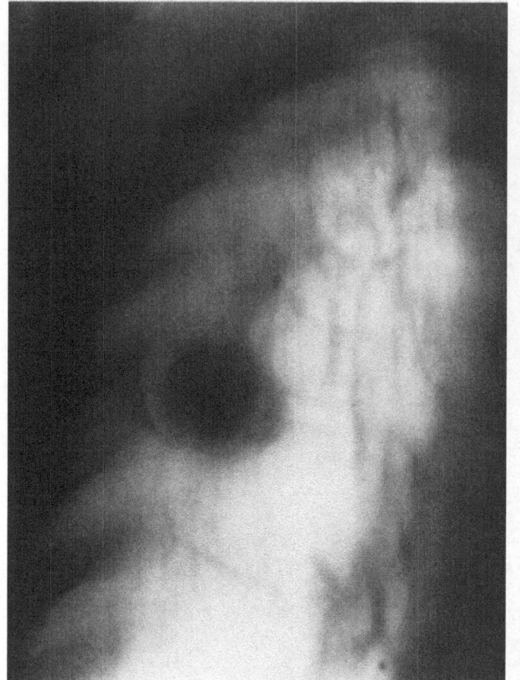 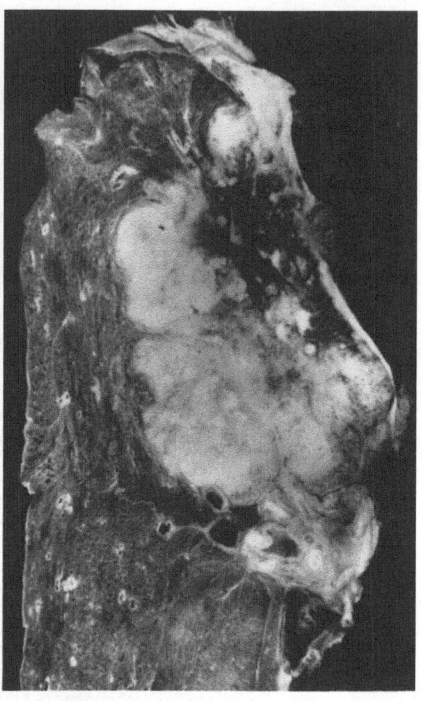 8

Abb. 7. Gleicher Patient; Tomogramm von 9/61 des Befundes mit Nachweis der älteren Beherdung und des neu aufgetretenen Rundherdes

Abb. 8. Pathologisch-anatomisches Präparat des Befundes nach Resektionsbehandlung. Beurteilung: Horizontalschnitt durch Narbenkrebs im 2. Segment des rechten Oberlappens auf dem Boden einer gut walnußkerngroßen, stark pigmentierten tuberkulösen Narbe, die vom Tumor bogenförmig umwachsen ist. Umschriebene Durchsetzung der Pleura visceralis an der Medialseite. [Das Präparat und die pathologisch anatomische Befundung wurden freundlicherweise von Herrn Prosektor OMR Dr. med. habil. V. HAENSELT, Leiter des Pathologischen Instituts der Zentralklinik für Herz- und Lungenkrankheiten (Ärztlicher Direktor: MR Prof. Dr. sc. med. W. URSINUS) zur Verfügung gestellt]

grafie; durch diese können Pleurabeziehungen, Form und Begrenzung bestimmt werden. HASCHE und WILDE (1970) haben nachgewiesen, daß beim Narbenkarzinom knollige, bucklige und polyzyklisch begrenzte Formen vorherrschen. Ebenso wie die Klinik erbringen die Laboratoriumsuntersuchungen für die Diagnose des Narbenkarzinoms keine wesentlichen Befunde. Gelegentlich können paraneoplastische Syndrome Hinweise auf das Tumorleiden geben.

An ein peripheres Narbenkarzinom sollte gedacht werden, wenn röntgenologisch folgende Voraussetzungen bestehen: Größenzunahme alter bekannter Narbenbezirke, periphere-subpleurale Lage des Befundes, meist geringe Größe des Rundherdes mit langsamer Wachstumstendenz, Nachweis tumorverdächtiger Kriterien, also knollige Begrenzung und/oder feine streifige Ausläufer an den Rundherden, sowie Pleura- beziehungsweise Lappenspaltbeziehungen. Zur diagnostischen Abklärung können neben der Röntgendiagnostik mit Erfolg bioptische Untersuchungen, zum Beispiel Katheterbiopsie nach FRIEDEL (1961), Bürstenbiopsie über das Fiberbronchoskop, besonders aber die perkutane transthorakale Punktionsbiopsie, beitragen. Dagegen ist die Sputumzytologie wenig ergiebig.

Therapie und Prognose des Narbenkarzinoms entsprechen der des peripheren Bronchialkarzinoms. Metastasen treten beim Narbenkarzinom des Resektionsgutes etwa in gleicher Häufigkeit (15–17%) wie beim Bronchialkarzinom üblich auf (HAUPT 1973).

D. Mittellappensyndrom

Der Begriff des „Mittellappensyndroms“ als eigenes Krankheitsbild wurde 1948 von GRAHAM, BURFORD und MAYER sowie von PAULSON u. SHAW (1949) wegen seiner charakterischen Eigenheiten geprägt. Auf die Anfälligkeit des Mittellappenbronchus als Prädilektionsstelle für Bronchusstenosierungen mit nachfolgenden chronisch-entzündlichen Veränderungen im vorgeschalteten Lungenparenchym wurde besonders von BROCK, CANN u. DICKINSON (1937) und BROCK (1950) hingewiesen. Das Mittellappensyndrom entsteht auf dem Boden einer zeitweiligen oder dauernden Stenose des Mittellappenbronchus und ist gekennzeichnet durch sekundäre entzündliche Veränderungen wie Pneumonie, Bronchiektasie, Abszedierung und Parenchymschrumpfung. Es kann lobär oder segmental ausgebildet sein. Ursächlich kann dieses Verschlußsyndrom des Mittellappens durch extrabronchiale Kompression infolge vergrößerter Lymphknoten entstehen, die den wandschwachen Mittellappenbronchus an seiner Abgangsstelle umgeben und leicht einengen können. Solche raumfordernde Lymphknotenveränderungen können als Folge spezifischer, seltener unspezifischer Prozesse oder karzinomatöser Durchsetzung auftreten.

Auch Durchbrüche verkäster Lymphknoten und narbige Einengung nach Abheilung eines tuberkulösen Lymphknotendurchbruches können das Mittellappensyndrom verursachen. Aber auch benigne oder maligne Tumoren, insbesondere die zentralen Bronchialkarzinome kommen als Ursache in Betracht. KRAUS u. STRNAD (1956) fanden ein Bronchialkarzinom als Ursache des Mittellappensyndroms in 10%, LEMOINE u. MELILLO (1952) bei 122 Patienten in 14,8%, HASCHE u. UEBERSCHÄR (1954) in 50% der Fälle.

Bezüglich der Ätiologie unterscheiden sich die Geschlechter wesentlich. Häufigste Ursache ist beim Mann das Bronchialkarzinom (43%) und bei den Frauen sind es posttuberkulöse beziehungsweise andere entzündlich vernarbende Prozesse (GANGUIN u. MEISTER 1961).

Das klassische Bild des Mittellappensyndroms kann röntgenologisch durch Röntgenthoraxaufnahmen in 2 Ebenen beziehungsweise durch Tomografie in 2 Ebenen oder/und Bronchografie dargestellt werden. Es ist klinisch durch chronischen Verlauf und wechselnde Stärke der Symptome wie Husten, Auswurf und Fieberschübe gekennzeichnet.

Obgleich das Mittellappensyndrom auch als posttuberkulöses Syndrom auftritt, dürfen die im Röntgenbild gelegentlich vorhandenen Kalkschatten, die

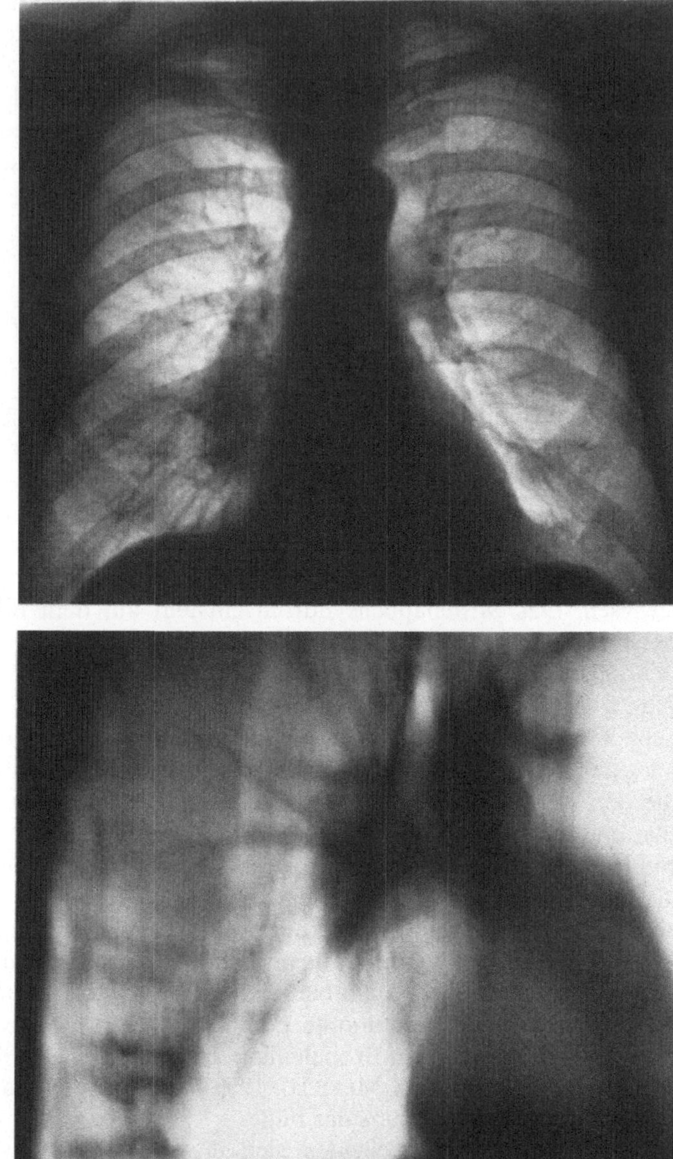

Abb. 9. Thoraxübersichtsaufnahme eines 69jährigen Patienten mit einer Verschattung im Bereich des medialen Unterfeldes, die frontal im Lungenmittellappen gelegen ist

Abb. 10. Frontaltomogramm des gleichen Befundes mit tumorbedingtem Abbruch des Mittellappenbronchus und poststenotischer Retentionspneumonie. Histologische Befundung der bronchoskopischen Probeexzision: Plattenepithelkarzinom

von BROCK (1950) als pathognomonisch für ein posttuberkulöses Mittellappensyndrom angesehen werden, nicht dazu verleiten, andere Ursachen auszuschließen. HASCHE u. UEBERSCHÄR (1954) fanden bei 10 Mittellappenkarzinomen in 6 Fällen verkalkte Lymphknoten im Mittellappenhilus. Auf diese Tatsache wurde auf Grund eigener Untersuchungen auch von FREY und LÜDECKE (1958) hingewiesen.

Für die differentialdiagnostische Abklärung stellen heute die bronchologischen Untersuchungsverfahren die entscheidenden Maßnahmen dar. Die Bronchoskopie mit Probeexzision und histologischer Untersuchung beziehungsweise Absaugungen zur zytologischen und bakteriologischen Befundung klären in der Mehrzahl der Fälle die Ursache. Für die nicht tumorös bedingten Mittellappensyndrome stellt die Bronchografie, die an die Bronchoskopie angeschlossen werden kann, eine wertvolle diagnostische Ergänzung dar. Auch die Tomografie in 2 Ebenen (HASCHE u. UEBERSCHÄR 1954) kann durch den Nachweis eines Tumorkernschattens bereits einen entscheidenden Hinweis für die Abgrenzung eines tumorös von einem andersartig bedingten Mittellappensyndroms erbringen.

E. Multizentrizität und Multiplizität

Der Umstand, daß ein Bronchialkarzinom die Folge einer somatischen Reaktion darstellt, bei der ein genetisch kontrollierter Mechanismus die Wirkung exogener und endogener Kanzerogene, Kokanzerogene und anderer Wachstum fördernder Faktoren variiert beziehungsweise verhindert (KELLERMANN et al. 1973; WHITMIRE et al. 1974), läßt die multizentrische Entstehung bronchogener Mikrokarzinome möglich erscheinen. WALDEYER hat als erster auf diese Art einer syn- und metachronen perifokalen Tumorgenese in einem Organ aufmerksam gemacht.

In zahlreichen experimentellen Studien an Ratten (CHAMEAUD et al. 1974; SANDERS et al. 1977; IVANKOVIC et al. 1979), Mäusen (STAEMMLER et al. 1970; FOITZIK et al. 1972; TOTH u. SHIMIZU 1973, 1974), Goldhamstern (ALTHOFF 1974; POUR et al. 1975) und Hunden (PARK et al. 1964; AUERBACH et al. 1970), ließ sich eine solche Entstehung von multiplen Primärtumoren in der Lunge bei entsprechender Applikation bestimmter Kanzerogene belegen.

Im Zusammenhang mit dem Schneeberger Lungenkrebs wurde beim Menschen eine multizentrische Karzinomentstehung und das synchrone Auftreten makroskopisch nachweisbarer primärer Mehrfachkrebse beobachtet (ARNSTEIN 1913; ROSTOSKI et al. 1926; PIRCHAN u. SIKL 1932). ROSTOSKI et al. (1926) berichteten über 6 Doppelkarzinome bei 21 Lungenkrebsen. PIRCHAN und SIKL (1932) fanden in Joachimsthal eine Häufigkeit von Doppelkarzinomen in 13 Prozent der Fälle. Später nahmen Beobachtungen von multiplen primären Bronchialkarzinomen (ECK et al. 1969; SCHULZE 1974; HAUPT u. DANIEL 1977) sowie von Doppelkarzinomen mit differenter Organlokalisation zu (VRABEC 1979; COHN u. PEPPARD 1980; GLUCKMAN et al. 1980). Insgesamt wird die Häufigkeit bronchogener Doppelkarzinome unter 2% eingeschätzt (SCHULZE 1974).

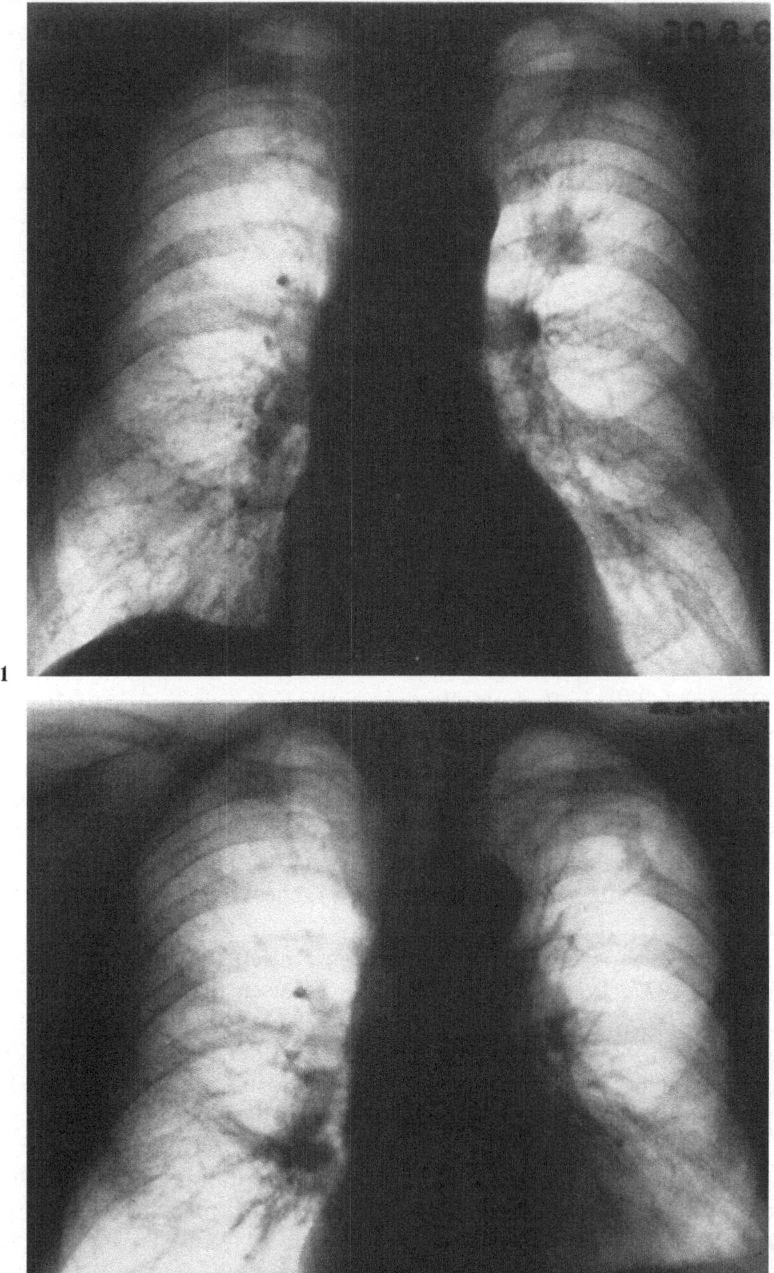

11

12

Abb. 11, 12. Doppelkarzinom der Lunge

Abb. 11. Übersichtsaufnahme eines 60jährigen Patienten mit einem intermediären Bronchialkarzinom im linken Lungenoberlappen. (Histologisch nicht verhornendes Plattenepithelkarzinom)

Mit der Intensität der Bemühungen um Früherkennung und -behandlung des Bronchialkarzinoms erhöht sich die Zahl der Langzeitüberlebenden. Damit steigt auch die Gefahr der Realisation eines zweiten Primärtumors. Nach PAYNE et al. (1962) ist in 12% mit einem primären Zweitkarzinom zu rechnen, wenn bei gesichertem Lungenkrebs ein weiterer pulmonaler Lungenbefund nachweisbar ist. MARTINI (1982) berichtet von 21 Zweitkarzinomen bei insgesamt 47 Patienten mit okkultem Bronchialkarzinom. Davon hatten 15 ein Zweitkarzinom der Lunge, das bei 7 Kranken gleichfalls vor dem Auftreten von Röntgenveränderungen entdeckt wurde. Das Intervall zwischen dem Auftreten beider Tumoren betrug bis zu 30 Jahren.

Die enorme feingewebliche Variabilität des Geschwulstaufbaues sowie die große Spielbreite der Tumorzellausschwemmung erschweren die Differentialdiagnose zwischen Primärtumor und Metastase erheblich. Unumstößliche Differenzierungskriterien wie sie BILLROTH (1887) und FUCHS (1957) formulierten gibt es nicht (ECK et al. 1969). Um so mehr ist kritische Zurückhaltung in der Anerkennung einer meta- oder synchronen Multiplizität geboten.

Histologisch wird häufig eine Kombination von undifferenzierten Karzinomen mit Plattenepithelkarzinomen beschrieben (ROBINSON u. JACKSON 1959; HANBURY 1961; HARTSOCK u. FISCHER 1961; ECK et al. 1969).

Die bei einem Teil der Alveolarzellkarzinome angenommene multizentrische Entstehung (DELARUE et al. 1978; TAO 1978; EDGERTON et al. 1981) hält einer kritischen Bewertung kaum stand (MUNNELL et al. 1978), da gerade bei diesem histologischen Typ die bronchogene Streuung charakteristisch ist. Andererseits ist sie experimentell häufig zu demonstrieren (PARK et al. 1964; IVANKOVIC et al. 1979; REZNIK et al. 1980).

F. Tumorkaverne

Infolge von Nekrobiose können periphere Bronchialkarzinome zentral zerfallen, wobei der Anschluß an einen Drainagebronchus die Expektoration des nekrotischen Tumorgewebes ermöglicht. Die Auffüllung des so entstandenen intratumoralen Hohlraumes mit Luft führt zu dem röntgenologischen Erscheinungsbild einer Kaverne.

Tumorkavernen treten besonders bei stark proliferierenden Tumoren auf, deren Gefäßversorgung durch den Wachstumsdruck unzureichend wird, so daß Gewebsnekrose resultiert. Meistens handelt es sich um Plattenepithelkarzinome, in wesentlich geringerem Maße um Adeno- und Alveolarzellkarzinome (GRUNZE 1962; BYRD et al. 1968a, b, c; ECK et al. 1969; SCHULZE 1974), sowie selten

◄

Abb. 12. Thoraxaufnahme des gleichen Patienten $1^1/_2$ Jahre später mit Verdichtung am unteren Hiluspol rechts bei Zustand nach Oberlappenresektion links. Durch bronchoskopische Probeexzision und nachfolgender Unterlappenresektion rechts konnte ein kleinzelliges zentrales Bronchialkarzinom des 10. Segmentbronchus gesichert werden

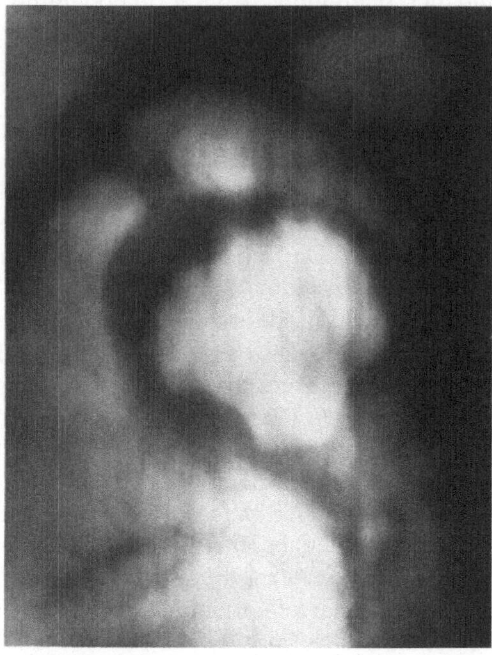

Abb. 13. Typische Tumorkaverne bei einem 66jährigen Patienten mit einem durch Katheterbiopsie gesicherten Plattenepithelkarzinom

um Tumoren vom polymorph-großzelligen Typ oder um kleinzellige Bronchialkarzinome. Die typische Tumorkaverne zeigt eine exzentrische buchtige Aufhellungsfigur mit meist breitem Kavernenmantel, mehr oder weniger polyzyklischer Außenkontur und zapfenartigen Vorsprüngen an der Innenwand. Neben diesem typischen Erscheinungsbild können jedoch auch andere Kavernen- oder Zystenformen nachweisbar sein.

Insbesondere bei fortschreitender Einschmelzung kann das Tumorgewebe an der Kaverneninnenwand stärker abgestoßen werden, so daß dünnwandige Geschwulstkavernen entstehen (FREY u. LÜDECKE 1958; ANACKER u. STENDER 1963; ROTTE 1977). Auch kann in Abhängigkeit vom Wachstumsprozeß des Tumors, der wechselnden Durchblutung des zentralen Tumoranteils und der Passagefreiheit des drainierenden Bronchus das Röntgenbild wechseln. Der röntgenologisch erkennbare Anteil zerfallender peripherer Bronchialkarzinome wird in der Literatur zwischen 3–10% angegeben (STRANG u. SIMPSON 1953: 3%; CULINER et al. 1958: 4%; BYRD et al. 1968a: 4,1%; SCHULZE 1974: 10%). Dabei ist nach pathologisch-anatomischen Untersuchungen die Nekrobiose peripherer Bronchialkarzinome wesentlich häufiger, als im Röntgenbild dargestellt (ISAAC u. OTTOMAN 1949: 12–50%; GROSSE 1953: 27,5%).

Neben den durch Nekrobiose selbst entstehenden intratumoralen Höhlen kann beim Bronchialkarzinom auch poststenotisch im Bereich der Obstruktionspneumonie Zerfall in Form des Abszesses oder Gangräns auftreten (HUGUENIN u. ALBOT 1928; LÖHR u. SODER 1955; SCHUBERT et al. 1960; SCHULZE

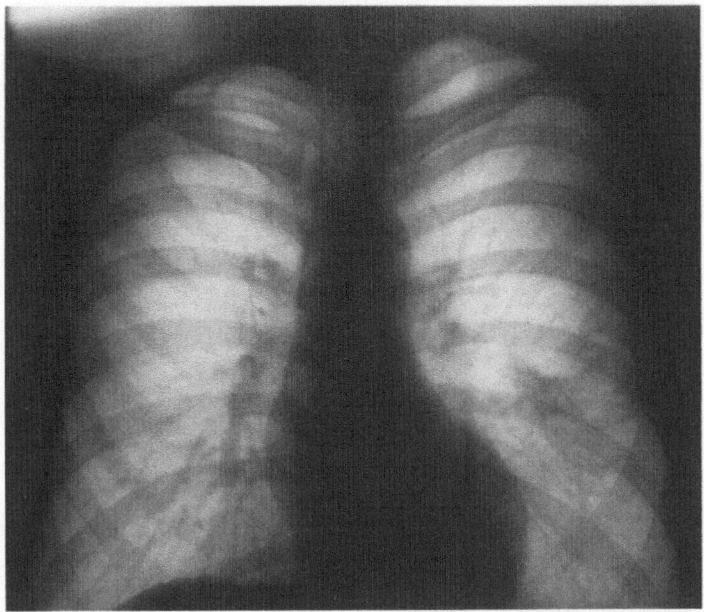

Abb. 14. Thoraxaufnahme eines 21jährigen Mannes mit einem zartwandigen zystischen Befund im Bereich der Lingula. Histologisch Nachweis eines Alveolarzellkarzinoms

1974 u.a.). Differentialdiagnostisch sind diese Zerfallsformen wegen Überschneidung entzündlicher und neoplastischer Vorgänge nicht immer voneinander zu trennen.

Sehr selten, als besondere Erscheinungsformen, sind Narbenkarzinome in älteren tuberkulösen Kavernen, Zysten, Abszeßhöhlen und Bronchiektasen. Sie können ebenfalls als tumoröse Höhlenbildungen nachweisbar sein (FRIEDLÄNDER 1885; GRÄFF 1947; RAEBURN u. SPENCER 1953; HAENSELT 1966; ECK et al. 1969; HAUPT 1973).

G. Ösophagusform; Mediastinaltumorform und paramediastinale Form; Pleuratumorform

Das Bronchialkarzinom kann, wie auch bereits beim Pancoasttumor (s. Abschn. B.) dargestellt, durch Einbeziehung von Nachbarorganen zu relativ typischen klinisch-röntgenologischen Krankheitsbildern führen. Kombinationen dieser einzeln aufgeführten Erscheinungsformen sind in Abhängigkeit von der Lokalisation, der Ausbreitung und dem Stadium des Tumors möglich, so daß in diesen Fällen die Mannigfaltigkeit der Symptomatik erhöht sein kann.

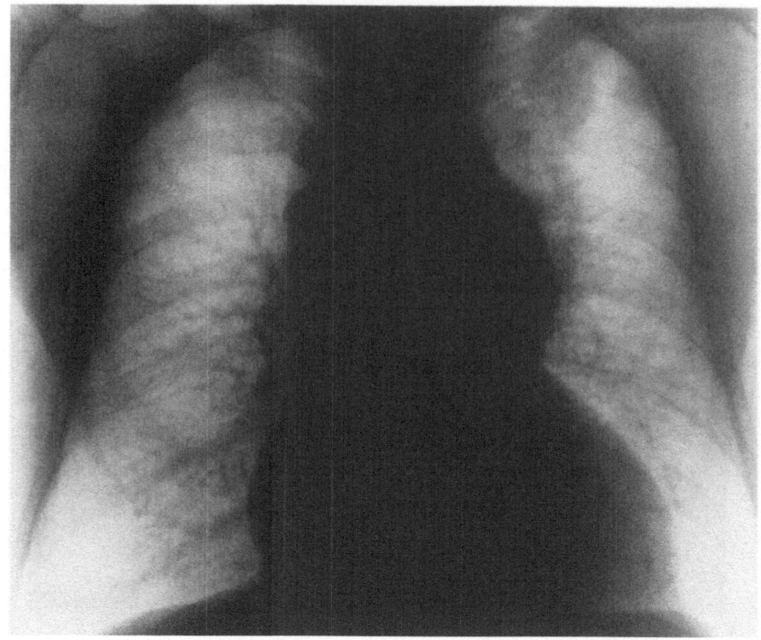

Abb. 15. Übersichtsaufnahme eines 38jährigen Patienten mit Verbreiterung des Mediastinums, Vergrößerung des linken Hilus und Verdichtungen im linken Oberlappen. Die bronchologisch-bioptische Untersuchung erbrachte ein kleinzelliges, zentrales Bronchialkarzinom mit Lungenmetastasen („Mediastinaltumorform" des Bronchialkarzinoms)

1. Sogenannte Ösophagusform des Bronchialkarzinoms

Zentrale Bronchialkarzinome können den Ösophagus direkt infiltrieren und ihn stenosieren. Außerdem besteht die Möglichkeit, daß die Speiseröhre durch ausgedehnte Lymphknotenmetastasen ummauert, komprimiert und karzinomatös durchsetzt wird.

Der durch diese mechanische Tumoreinwirkung entstehende Symptomenkomplex ist durch Stenoseerscheinungen und durch Dysphagie geprägt und wird als „Ösophagusform" bezeichnet. (SALZER et al. 1952; KRAUS u. STRNAD 1955; DIETHELM 1956; MÜLLY 1956; SCHULZE 1974; MATTHES 1978 u.a.). Bei Entwicklung einer bronchoösophagealen Fistel durch tiefgreifende Ulzeration sind sofortige Hustenattacken bei Nahrungsaufnahme charakteristisch.

Dysphagie kann durch den Primärtumor selbst, allerdings auch durch Metastasierung im Koordinierungszentrum in der Formatio reticularis, auftreten (PIERANTONI u. LEONARDELLI 1956; DIETHELM 1956).

Eine Symptomatik von seiten des Magen-Darm-Traktes kann durch Tumorinfiltration oder -kompression des N. vagus entstehen. Als Folgezustände resultieren Bauchsymptome in Form von Meteorismus, Durchfällen und Darmparalyse.

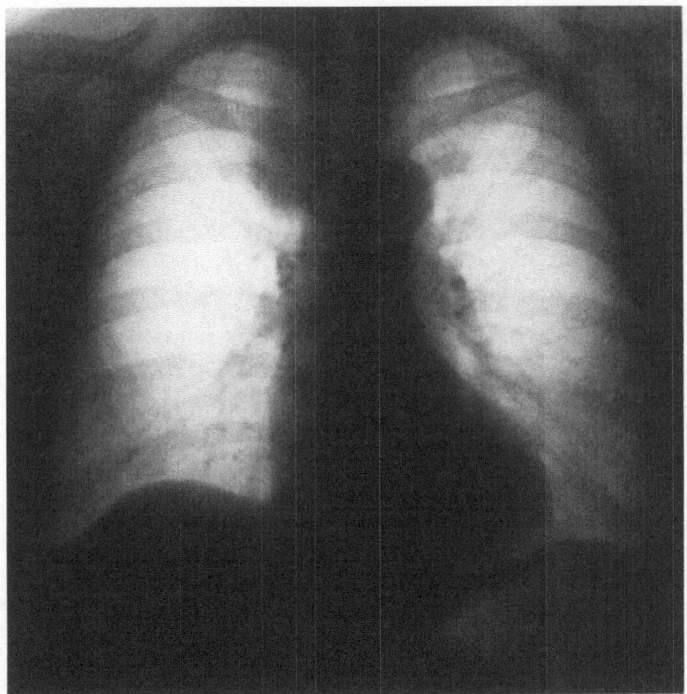

Abb. 16. Übersichtsaufnahme einer 66jährigen Patientin mit einem in S_1 rechts paramediastinal gelegenen Bronchialkarzinom. Pertracheale Punktion: Adenokarzinom

2. Mediastinaltumorform und paramediastinale Form

Bronchialkarzinome können auch unter dem röntgenologischen Bild eines Mediastinaltumors sowohl mit einseitiger als auch beidseitiger Verbreiterung des Mediastinalschattens auftreten. Ursache für diese röntgenologisch faßbaren Veränderungen kann der Primärtumor selbst oder seine ausgeprägte Metastasierung im Bereich der hilären und mediastinalen Lymphknoten sein. Morphogenetisch kann deshalb zwischen einem direkt durch den Tumor hervorgerufenen Typ und der überwiegend metastatisch bedingten Form unterschieden werden (DIETHELM 1956; SCHULZE 1974).

Histologisch findet sich unter der „Mediastinaltumorform" ein hoher Anteil kleinzelliger Bronchialkarzinome (FROMMHOLD u. SCHLUNGBAUM 1953; LIEBOW 1955; GREENFIELD u. GOLD 1959; ŠIMEČEK u. HOLUB 1961; SHAPIRO u. EVANS 1972; SCHULZE 1974). Ausgeprägt kann bei dieser Manifestationsform die klinische Symptomatik sein. Neben einer starken kompressorischen Wirkung auf die Mediastinalorgane kann es zu einem breiten Tumoreinbruch in den Mittelfellraum mit der Möglichkeit der Infiltration des Perikards, der Gefäße, der Nerven und des Oesophagus kommen.

Nicht selten ist es in dem ausgedehnt vergrößerten Mediastinalschatten unmöglich, röntgenologisch den Primärtumor von seinen Metastasen zu trennen

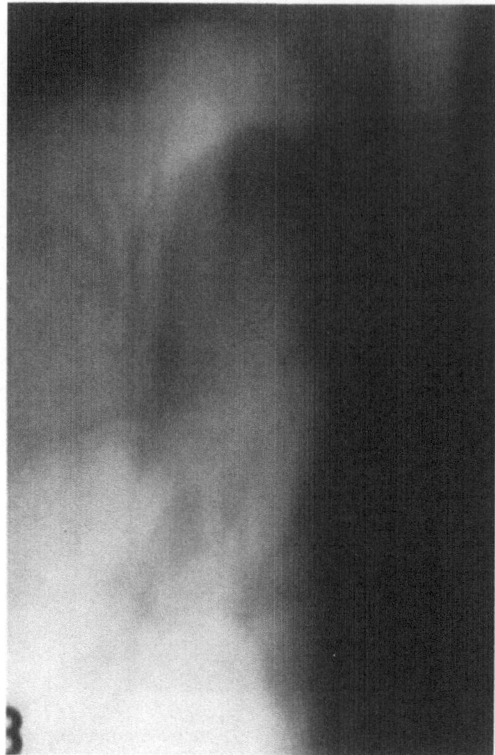

Abb. 17. Tomogramm eines paramediastinal in S_1 gelegenen Bronchialkarzinoms bei einem 54jährigen Mann. Histologisch kleinzelliges Karzinom mit mediastinoskopisch nachgewiesenem Einbruch in das Mediastinum und metastatischem Befall der paratrachealen Lymphknoten

oder gegenüber anderen Mediastinaltumoren oder Systemerkrankungen zu differenzieren.

Bronchialkarzinome, die in der paramediastinalen Region auftreten, werden gelegentlich als „paramediastinale Form" bezeichnet (GRUNZE 1962 u.a.). Auf Grund ihrer Lokalisation können diese Karzinome leicht die benachbarte Pleura mediastinalis und das Mediastinum infiltrieren. Wegen ihrer Lage können sie schwer erkennbar sein und bieten ähnlich wie die „Mediastinaltumorform" gegenüber den eigentlichen Mediastinaltumoren und den malignen Systemerkrankungen differentialdiagnostisch häufig Schwierigkeiten.

3. Pleuratumorform des Bronchialkarzinoms

Bei der sogenannten „Pleuratumorform" (BABOLINI u. BLASI 1956; KURODA 1968; STORNIELLO u. SCHMID 1964; SCHRATTER 1965; SCHULZE 1974) handelt es sich um periphere, der Thoraxwand angelagerte Bronchialkarzinome.

Die Häufigkeit derartiger Manifestationsformen im röntgenologischen Schrifttum geben BABOLINI und BLASI 1956 mit 6% und SCHULZE 1974 mit 1,9% an.

Die pleuranahe Tumorlokalisation bietet die Möglichkeit, die benachbarte Pleura, die Brustwand und gegebenenfalls auch das Zwerchfell und das Media-

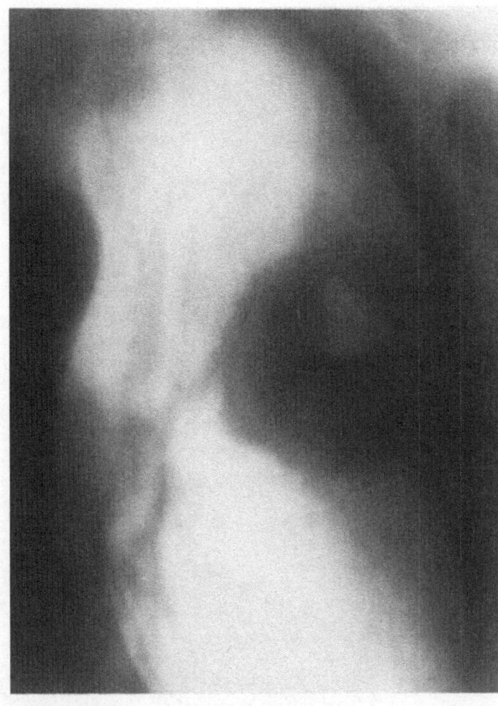

Abb. 18. Tomogramm eines peripheren Bronchialkarzinoms mit beginnendem Zerfall und breiter Beziehung zur Pleura bei einem 65jährigen Mann. Durch transthorakale Feinnadelbiopsie Nachweis eines Plattenepithelkarzinoms

stinum kontinuierlich oder durch zentrifugale lymphangische Ausbreitung einzubeziehen (RIGLER 1955; BABOLINI u. BLASI 1956; STORNIELLO u. SCHMID 1964; MATTHES 1978).

Das besondere dieser Bronchialkarzinome besteht darin, daß ihr röntgenologisches Schattenbild den bronchogenen Ursprung verschleiern kann und primäre Pleurageschwülste oder andere pleurale Erkrankungen vorzutäuschen vermag. Nicht selten sind diese Tumoren breitbasig der Brustwand angelagert und lassen das typische Bild eines Rundherdes vermissen.

Wesentliche klinische Symptome können die Entwicklung eines Pleuraergusses und Schmerzen im Bereich des Tumors sein, wobei auch Beschwerden ähnlich wie bei Interkostalneuralgien oder Herpes Zoster vorhanden sein können.

Wegen des relativ zeitigen Einbruchs in die Brustwand sind die Chancen einer kausalen Therapie gering.

H. Diffuse (pneumonische) Formen

Unter den peripheren Bronchialkarzinomen sind diffuse Tumorinfiltrate wesentlich seltener als rundherdartige Formen. Den Anteil solcher Tumorbilder geben GROSSE (1953) mit 3,3%. CANITANO et al. (1965) mit 1,8% und SCHULZE (1974) mit 3,8% an. Im Gegensatz zu den meist gut abgegrenzten nodulären

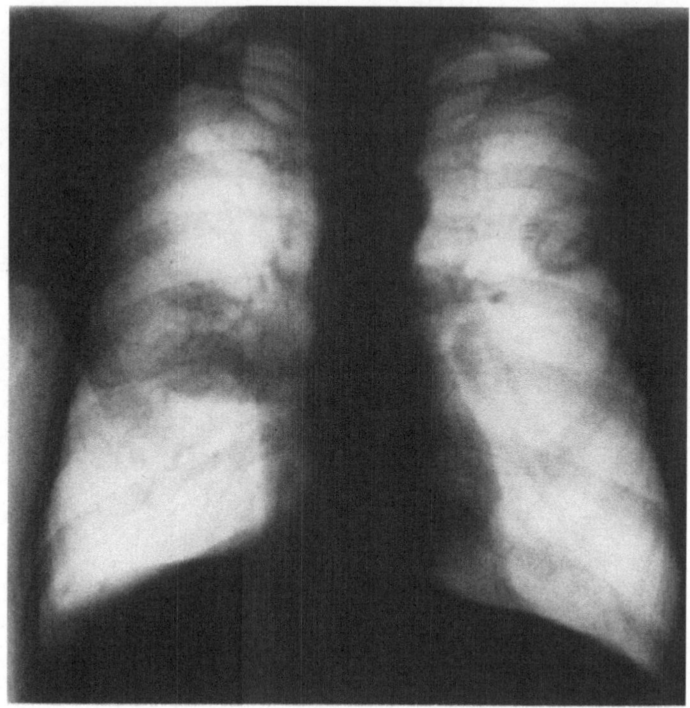

Abb. 19. Beidseitige karzinomatöse Befunde bei einem 66jährigen Patienten. Histologisch rechts durch transbronchiale Lungenbiopsie Nachweis eines Plattenepithelkarzinoms. Durch Katheterbiopsie des zerfallenden linken Rundherdes und zytologischer Befundung ebenfalls Zellen eines Plattenepithelkarzinoms nachweisbar

Formen treten diffuse Manifestationen als disseminierte, herdförmige konfluierende oder segment- bzw. lappenfüllende Parenchymverdichtungen auf, wie sie auch teilweise für das Alveolarzellkarzinom zutreffend sind. Sie sind Ausdruck lymphangisch vordringender, die Septen durchsetzende und/oder intraalveolär wachsender Neoplasmen, wobei histologisch alle Typen vorkommen können (KAHLAU 1954; HAUPT u. STOLPER 1968; ECK et al. 1969).

Diffus ausgedehnte Bronchialkarzinome unterscheiden sich röntgenologisch gegenüber den knotigen Tumorherden auch durch unscharfe Randkonturen und ungleichmäßigere und geringere Dichte.

Diffuse infiltrierende Neoplasmen sind rein röntgenologisch gegenüber andersartigen Lungenkrankheiten in differentialdiagnostischer Hinsicht kaum abzugrenzen, so daß eine sichere Abklärung meist nur bioptisch möglich ist. So kann auch das röntgenologische Bild einer „krebsigen“ Pneumonie häufig nicht von dem einer „infektiös bedingten“ unterschieden werden (ZDANSKY 1956; TESCHENDORF 1958; SCHULZE 1974 u.a.). Ähnliches trifft auch für die makroanatomische Beurteilung zu (DIETRICH 1941; KAHLAU 1954; LIEBOW 1955; ECK et al. 1969 u.a.).

J. Finalformen

Die klinischen und röntgenologischen Bilder der Finalformen des Bronchialkarzinoms können äußerst vielgestaltig sein. Sie sind unter anderem abhängig von Tumorgröße, Beziehungen zu Nachbarorganen und insbesondere von Art und Ausdehnung der Metastasierung (s. Kap. GABLER, dieser Teilband). Gelegentlich kann die präletale Symptomatologie fast ausschließlich von der Metastasierung geprägt sein (MÜLLY 1956; RINK 1965; SCHULZE 1974; MATTHES 1978 u.a.).

Das Endstadium dieser Erkrankung ist meist geprägt von den allgemeinen Symptomen der Tumorkachexie, einem massiven physikalischen Lungenbefund und Atemnot mit und ohne Auswurf, der in dieser Phase häufig blutig sein kann. Massive Hämoptoen bis zur tödlichen pulmonalen Massenblutung können ebenfalls das Endstadium markieren. Die Häufigkeit einer solchen tumorbedingten tödlichen Lungenblutung wird unterschiedlich hoch angegeben (STOBBE 1953: 2%; BÜRGER 1954: 0,8%; ECK et al. 1969: 3,8%), wobei unter den histologischen Typen die Plattenepithelkarzinome in der Häufigkeitsskala an erster Stelle stehen (ECK et al. 1969).

Neben diesen schweren Allgemeinerscheinungen können abhängig von Lokalisation, Wachstum, Nachbarschaftsbeziehungen und Metastasierung des Tumors einzelne Symptome oder Symptomkomplexe vordergründig werden.

Zu den häufigsten klinischen Bildern und Komplikationen dieser Art zählen nach MÜLLY (1956); FREY u. LÜDECKE (1958); RINK (1965); MATTHES (1978) u.a.:

1. Das Vena-cava-superior-Syndrom

Durch Kompression oder Verschluß der oberen Hohlvene entwickelt sich das Bild einer oberen Einflußstauung mit Schwellung der Arme, des Halses und des Gesichts, verbunden mit Zyanose, Dyspnoe, Kopfschmerzen bis zum ausgeprägten Bild des Stokes'schen Kragens.

Die Häufigkeit dieses Symptomenkomplexes bei malignen Lungentumoren geben u.a. MCINTIRE und SYKES (1949) mit 39% und SCHESHTER und MURRAY (1954) mit 11% an.

2. Die Pleuritis carcinomatosa mit Ausbildung unterschiedlich voluminöser, meist nachlaufender Pleuraergüsse

Die Entwicklung eines Pleuraergusses bei einem Bronchialkarzinom muß jedoch nicht in jedem Fall durch Tumorabsiedlung bedingt sein, so daß klärende Punktionen oder Pleurabiopsien notwendig werden.

3. Karzinomatöse Herzbeteiligung

Sowohl durch direkten Tumoreinbruch als auch auf metastatischem Wege besteht die Möglichkeit einer Einbeziehung des Herzens. Folgen dieser Herzbeteiligung können sein: Perikard- und Myokardkarzinose, Perikardergüsse mit Kompressionen des Myokards bis zur Herzbeuteltamponade (Kahlau 1954), Rhythmusstörungen wie zum Beispiel Tachykardie, Extrasystolie, Vorhofflimmern sowie eine pektanginöse Symptomatik.

4. Lähmung des Nervus recurrens

Auf ein fortgeschrittenes Tumorleiden kann eine Recurrensparese mit Aphonie hinweisen. Sie kann sowohl durch direkten Tumorbefall als auch durch Infiltration metastatisch durchsetzter Lymphknoten verursacht sein und ist auf Grund der anatomischen Gegebenheiten linksseitig wesentlich häufiger als rechts. Gibbon et al. (1953) beziffern die Häufigkeit einer einseitigen Recurrenslähmung mit 8%.

5. Tumorausbreitung mit Beteiligung von Ösophagus und Nervus vagus

Das klinische Bild kann bei dieser Geschwulstmanifestation gekennzeichnet sein durch Dysphagie, Stenoseerscheinungen und Ulcerationen an der Speiseröhre, gelegentlich auch durch Ausbildung einer bronchoösophagealen Fistel mit quälenden Hustenattacken, sowie durch eine Bauchsymptomatik in Form von Durchfällen, Meteorismus und Ileus (s. auch Abschn. G. Oesophagusformen).

6. Tumorbedingte Lähmung des Nervus phrenicus, karzinomatöse Infiltration des Zwerchfells und Durchbruch in die Bauchhöhle

Als Folge einer Phrenicusparese kommt es zur Lähmung und zum Hochstand des Zwerchfells auf der betroffenen Seite und damit zur Einschränkung der pulmonalen Funktion. Weitere Symptome, die therapeutisch kaum zu beeinflussen sind, können Singultus und Schulterschmerz sein.

Ähnliche Krankheitszeichen können durch das direkte Einwachsen des Tumors in das Diaphragma auftreten, wobei ein – allerdings seltener – Durchbruch in die Bauchhöhle auch eine ausgeprägte Oberbauchsymptomatik verursachen kann.

Literatur

Althoff J (1974) Simultaneous tumors in the respiratory system and urinary bladder of Syrian Golden Hamsters. Z Krebsforsch 82:153–158

Anacker H, Stender HSt (1963) Krankheiten der Lunge. In: Haubrich R (Hrsg) Klinische Röntgendiagnostik Innerer Krankheiten, Bd I. Springer, Berlin Göttingen Heidelberg

Arnstein A (1913) Über den sogenannten „Schneeberger Lungenkrebs". Wien Klin Wochenschr 26:748–752
Auerbach O, Hammond EC, Kirman D, Garfinkel L (1970) Effect of cigarette smoking on dogs. Pulmonary Neoplasms. Arch Environ Health 21/6:754–768
Babolini G, Blasi A (1956) The pleural form of primary cancer of the lung. Dis Chest 29:314–323
Billroth Th (1887) Die allgemeine chirurgische Pathologie und Therapie in einmal fünfzig Vorlesungen, 13. Aufl. Reimer, Berlin, S 868
Brock RC (1950) Post-tuberculous broncho – stenosis and bronchiectasis of the middle lobe. Thorax 5:5–39
Brock RC, Cann JR, Dickinson JR (1937) Guys Hosp Rep 87:295. Zit nach Hasche und Ueberschär
Bürger M (1954) Altern und Krankheit. 2. Aufl. Thieme, Leipzig
Byrd RB, Miller WE, Carr DT, Payne WS, Woolner LB (1968a) The roentgenographic appearance of squamous cell carcinoma of the bronchus. Mayo Clin Proc 43:327–332
Byrd RB, Miller WE, Carr DT, Payne WS, Woolner LB (1968b) The roentgenographic appearance of large cell carcinoma of the bronchus. Mayo Clin Proc 43:333–336
Byrd RB, Miller WE, Carr DT, Payne WS, Wollner LB (1968c) The roentgenographic appearance of small cell carcinoma of the bronchus. Mayo Clin Proc 43:337–341
Canitano P, Cassetti B, Spina C (1965) Rilievi di semeiotica radiologica sulle ombre rotonde del polmone; considerazioni sulla presenza di alcuni segni radiologici. Riv Tuberc 13:255–287
Chameaud J, Perraud R, La Fuma J, Masse R, Pradel J (1974) Lesions and lung cancers induced in rats by inhaled Radon 222 at various equilibriums with Radon daughters. In: Karbe E, Park JF (eds) Experimental lung cancer. Springer, Berlin Heidelberg New York, pp 411–421
Cohn AM, Peppard SB (1980) Multiple primary malignant tumors of the head and neck. Am J Otolaryngol 1/5:411
Culiner MM, Abouav J, Reich SB (1958) Cavitary carcinoma of the lung. Calif Med 89:355
Diethelm L (1956) Die Oesophagusform des Bronchialkarzinoms. Bruns Beitr 193:113–128
Dietrich A (1941) Lungenkarzinom mit Ausbreitung in Form einer diffusen Krebspneumonie. Z Krebsforsch 52:100
Delarue NC, Tao LC, Sanders DE (1978) Bronchiolo-alveolar carcinoma: cytologic and clinical correlations (Meeting Abstract) Chest 74/3:335
Eck H (1954) Der Pancoast Tumor. Arch Geschwulstforsch 7:247
Eck H, Haupt R, Rothe G (Hrsg) (1969) Die gut- und bösartigen Lungengeschwülste. In: Handbuch der speziellen pathologischen Anatomie und Histologie, III/4. Springer, Berlin Heidelberg New York
Edgerton F, Rao N, Takita H, Vincent RG (1981) Bronchioalveolar carcinoma. A clinical over-view and bibliography. Oncology 38:269–273
Eschbach H (1948) Der Pancoast-Tumor – ein Sonderfall des Bronchuskrebses. Z Gesamte Inn Med 3:34
Ferlinz R (1974) Lungen- und Bronchialerkrankungen. Thieme, Stuttgart
Foitzik E, Staemmler M, Poszich G (1972) Experimenteller Lungenkrebs bei weißen Mäusen nach intranasaler Infektion mit Influenza Virus A_2 Asia. Z Krebsforsch 77:77–82
Ford WB, Kent EM, Neville JF, Fischer OC (1956) Coin lesions of the lung. Amer Rev Tuberc 73:135
Friedel H (1961) Die Katheterbiopsie des peripheren Lungenrundherdes. Barth, Leipzig
Friedländer W (1885) Zit nach Kalbfleisch H (1948)
Friedrich G (1939) Periphere Lungenkrebse auf dem Boden pleuranaher Narben. Virchows Arch Pathol Anat 304:230
Frey EK, Lüdecke H (1958) Bösartige Lungengeschwülste. In: Derra E (Hrsg) Handbuch der Thoraxchirurgie, Bd III/2. Springer, Berlin Göttingen Heidelberg
Frommhold W, Schlungbaum W (1953) Zur Diagnostik maskierter Bronchial-Karzinome. Dtsch Med Wochenschr 78:1329–1331, 1334–1335
Fuchs U (1957) Zur Frage der Lungen-Doppelkarzinome. Langenbecks Arch Dtsch Z Chir 285:29–37
Ganguin HG, Meister W (1961) Ein Beitrag zur Ätiologie des Mittellappensyndroms. Zschr Tbk 118:1–9
Gibbon BH, Albritten FF, Templeton JY, Nealon TF (1953) Cancer of the lung – an analysis of 532 consecutive cases. Ann Surg 138:489–501
Gluckman JL, Crissman JD, Donegan JO (1980) Multicentric squamous – cell carcinoma of the upper aerodigestive tract. Head Neck Surg 3/2:90

Gräff S (1947) Das Kavernen-Karzinom, seine Bedeutung für den Arzt und für die Begutachtung. Dtsch Med Wochenschr 72:465

Graham EA, Burford TH, Mayer JH (1948) Postgrad Med 4:29–34

Greenfield H, Gold J (1959) Mediastinal bronchogenic carcinoma. Am J Roentgenol 82:108–113

Grosse H (1953) Hundert Jahre Lungenkrebsstatistik des Pathologischen Instituts Dresden-Friedrichstadt. Arch Geschwulstforsch 5:318–334

Grunze H (1962) Tumoren der Thoraxorgane. In: Barthelheimer H, Maurer HJ (Hrsg) Diagnostik der Geschwulstkrankheiten. Thieme, Stuttgart, S 358–492

Haenselt V (1966) Das Narbenkarzinom der Lunge. Habil-Schrift, Erfurt

Haenselt V, Dürschmied H, Weidig W (1976) Diagnose und Differentialdiagnose des solitären Lungenrundherdes. Adv Tuberc Res 19:127–168

Hanbury WJ (1961) Two histologically different carcinomas in the same lung. J Pathol Bact 81:540–541

Hare ES (1958) Zit. nach Frey EK, Lüdecke H

Hartsock RJ, Fischer RE (1961) Bilateral primary invasive carcinoma of the lung. Dis Chest 36:421

Hasche E, Ueberschär KH (1954) Zur Differentialdiagnose: Mittellappensyndrom und Mittellappenkarzinom. Bruns Beitr 188:425–443

Hasche E, Wilde J (1970) Zur Klinik des Narbenkarzinoms der Lunge. Z Erkr Atmungsorgane 131:171

Haupt R (1973) Narbenkrebs der Lunge (Abhandl Moderner Medizin), Bd 4. Barth, Leipzig

Haupt R, Daniel E (1977) Possible development of pulmonary scar cancers in patients with pulmonary fibrosis due to cytostatics and X-RAY Therapie (Case study) Z Erkr Atmungsorgane 147/1:79–88

Haupt R, Stolper H (1968) Lokalisation, Wuchsform und Metastasierung des Bronchialkarzinoms. Ein Vergleich zwischen Sektions- und Operationsgut. Zbl Allg Path Pathol Anat 111:192–202

Heinicke G (1966) Über Narbenkarzinome der Lungen. Dtsch Ges-Wesen 21:289

Huguenin R, Albot G (1928) Gangrene excavée à spirochétes au cours d' um cancer primitif du poumon. Ann Anat Pathol 5:692

Isaac F, Ottoman RE (1949) Cavitary form of pulmonary neoplasm. Radiology 52:662–668

Ivankovic S, Eisenbrand G, Preusmann R (1979) Lung carcinoma induction in BD rats after single intratracheal instillation of an arsenic – containing pesticide mixture formerly used in vinegards. Int J Cancer 24:786–788

Kahlau G (1954) Der Lungenkrebs. Erg Allg Pathol 37:258

Kalbfleisch H (1948) Krebs in Ableitungsbronchien des chronischen Lungenabscesses und Bemerkungen über die Bedeutung der Gewebssensibilisierung für die Krebsentstehung. Frankf Z Pathol 59:461–476

Kellermann G, Shaw CR, Luyten-Kellerman M (1973) Aryl-hydrocarbon-hydroxylase inducibility and bronchogenic carcinoma. N Engl J Med 289:934–937

Kraus R, Strnad F (1955) Hat die Oesophaguskymographie eine präoperative Bedeutung für den Thoraxchirurgen? Thoraxchirurgie 3:319–333

Kraus R, Strnad F (1956) Die röntgenologisch Differentialdiagnose pathologischer Prozesse des Mittellappens der Lunge. Dtsch Med Wochenschr 81:338–345, 351–352

Kuroda Y (1958) Clinical study on the pleural invasion of the primary pulmonary carcinoma. Jap J Thorac Surg 11:797–808

Kurpat D, Rothe G, Baudrexl A (1969) Volksröntgenkataster und Narbenkarzinom der Lunge. Zbl Chir 94:1404

Lemoine JM, Melillo G (1952) Les opacitès du lobe moyen. Bronches 7:364–378

Liebow AA (1955) Pathology of carcinoma of the lung as related to the roentgen shadow. Am J Roentgenol 74:383–401

Linder F, Jagdschian V (1959) Rundherde der Lunge. Langenbecks Arch Klin Chir 292:370–378

Löhr B, Soder E (1955) Bronchial-Krebse mit der Symptomatologie eines Lungenabscesses. Langenbecks Arch Dtsch Z Chir 280:648

Lüders CJ, Themel KG (1954) Die Narbenkrebse der Lungen als Beitrag zur Pathogenese des peripheren Lungenkarzinoms. Virchows Arch Pathol Anat 325:499

Martini N (1982) Results of memorial Sloan-Kettering Lung Project. In: Band RR (ed) Early detection and localization of lung tumors in high risk groups. Springer, Berlin Heidelberg New York (Recent results of cancer research, vol 82)

Matthes Th (1978) Gutartige und bösartige Tumoren der Atemwege, Bd II. In: Sylla A (Hrsg) Lungenkrankheiten. Thieme, Leipzig, S 335

McIntire FT, Sykes EM (1949) Obstruction of the vena cava: A review of the literature and report of two personal cases. Ann Intern Med 30:925–960
Mülly K (Hrsg) (1956) Die Geschwülste der Lunge, Pleura und Brustwand. In: Handbuch der inneren Medizin, Bd IV/4, 4. Aufl. Springer, Berlin Göttingen Heidelberg
Munnell ER, Dilling E, Grantham RN, Harkey MR, Mohr JA (1978) Reappraisel of solitary bronchiolar (Alveolarcell) carcinoma of the lung. Ann Thorac Surg 25/4:289–297
Pancoast HK (1932) Superior pulmonary sulcus tumor. Tumor characterized by pain. Horners Syndrome, destruction of bone and atrophy of hand muscles. JAMA 99:1391–1396
Park JF, Bair WJ, Clarke WJ (1954) Chronic toxicity of inhaled Plutonium in dogs. Radiat Res 22/1:222–223
Paulson DL, Shaw RR (1949) Chronic atelectasis and pneumonitis of the middle lobe. J Thorac Surg 18:747–760
Payne WS, Clagett OT, Marrison EG (1962) Surgical management of bilateral malignant lesions of the lung. J Thorac Cardiovasc Surg 43:279–290
Pierantoni L, Leonardelli GB (1956) La cosidetta „forma disphagica" del carcinoma bronchopolmonare. Minerva Med I:659–667
Pirchan A, Sikl H (1932) Cancer of the lung in the miners of Joachimov. Am J Cancer 16:681–722
Pour P, Krüger FW, Althoff J, Cardesa A, Mohr U (1975) Effect of Beta-Oxidized Nitrosamines on Syrian Hamsters. J Natl Cancer Inst 54/1:141–146
Raeburn C, Spencer H (1953) A study of the origin and development of lung cancer. Thorax 8:1–10
Reznik G, Stinson SF, Ward JM (1980) Lung tumors induced by chronic inhalation of 1, 2-Dibromo-3-Chloropropane in $B_6C_3F_{61}$ mice. Cancer Lett 10/4:339–342
Rigler LG (1955) The roentgensigns of carcinoma of the lung. Am J Roentgenol 74:415–428
Rink H (1965) Der Lungenkrebs. Schattauer, Stuttgart
Ripstein ChB, Spain DM, Bluth J (1968) Scar cancer of the lung. J Thorac Cardiovasc Surg 56:362
Robinson CLN, Jackson CA (1959) Multiple primary cancer of the lung. J Thorac Surg 36:166–173
Rössle R (1943) Die Narbenkrebse der Lungen. Schweiz Med Wochenschr 24:1200
Rostoski O, Saupe E, Schmorl G (1926) Die Bergkrankheit der Erzbergleute in Schneeberg in Sachsen („Schneeberger Lungenkrebs"). Z Krebsforsch 23:360–384
Rotte KH (1977) Computerunterstützte Röntgendiagnostik am Beispiel peripherer Lungenprozesse. In: Graffi A, Matthes Th, Magdon E (Hrsg) Fortschritte der Onkologie, Bd 3. Akademie-Verlag, Berlin
Rübe W (1967) Der Lungenrundherd. Klinik, Kasuistik, Pathogenese und röntgenologische Differentialdiagnose. Thieme, Stuttgart
Salzer G, Wenzl M, Jenny RH, Stangl A (1952) Das Bronchialkarzinom. Springer, Wien
Sanders CL, Dagle GE, Cannon WC, Powers GJ, Meier DM (1977) Inhalation carcinogenesis of high-fired $^{238}Pu\ O_2$ in rats. Radiat Res 71:528–548
Scheshter M, Murray M (1954) The superior vena cava syndrome. Am J Med Sci 227:46
Schratter H (1965) Außergewöhnliche Erscheinungsformen des Lungenkarzinoms im Röntgenbild. Wien Klin Wochenschr 77:605–606
Schubert R, Renschler H, Schaub R (1960) Tumorbedingter Zerfall beim Bronchuskarzinom. Munch Med Wochenschr 102:173–178
Schulze W (Hrsg) (1974) Geschwülste der Bronchien, Lungen und Pleura. In: Handbuch der Medizinischen Radiologie, Bd IX/4a, b. Springer, Berlin Heidelberg New York
Shapiro RL, Evans ET (1972) Anaplastic carcinoma involving the mediastinum. Radiology 103:545–550
Šimeček C, Holub E (1961) Pneumomediastinography in carcinoma of the lung. Thorax 16:65–67
Staemmler M, Foitzik E, Heidenreich M (1970) Influenza – Virus und Lungenkrebs im Tierversuch. Z Krebsforsch 74:283–294
Stobbe H (1952) Über Krebsmetastasierung in die Lunge und aus den Lungen und deren differentialdiagnostische Schwierigkeiten unter besonderer Berücksichtigung der primären Multiplizität der Lungenkarzinome. Z Ges Inn Med 7:279–286
Stobbe H (1953) Die Massenblutung beim Bronchialkarzinom. Zbl Allg Path Pathol Anat 90:394
Storniello G, Schmid G (1964) Sulla forma pleurica del cancro primitivo del polmone. Atti 17, Congr Naz Tisiol, Napoli
Strang C, Simpson JA (1953) Carcinomatous abscess of the lung. Thorax 8:11–28
Tao LC (1978) Bronchiolo-alveolar carcinoma: a correlative clinical and cytologic study. Cancer 42/6:2759

Teschendorf W (1958) Lehrbuch der röntgenologischen Differentialdiagnostik, Bd I, 4. Aufl. Erkrankungen der Brustorgane. Thieme, Stuttgart

Toth B, Shimizu H (1973) Lung carcinogenesis with 1-acetyl-2-isonicotinoylhydrazine, the major metabolite of isoniazid. Eur J Cancer 9:285–289

Toth B, Shimizu H (1974) 1-Carbamyl-2-Phenylhydrazine tumorigenesis in swiss mice. Morphology of lung adenomas. J Natl Cancer Inst 52:241

Vrabec DP (1979) Multiple primary malignancies of the upper aerodigestive system. Ann Otol Rhinol Laryngol 88:846–854

Waldeyer HW (1952) Zit bei Stobbe H. Über Krebsmetastasierung in die Lunge und aus den Lungen und deren differentialdiagnostische Schwierigkeiten unter besonderer Berücksichtigung der primären Multiplizität der Lungenkarzinome. Z Ges Inn Med 7:279–286

Whitmire CE, Demoise CF, Kouri RE (1974) The role of the host in the development of in vivo models for carcinogenesis studies. In: Karbe E, Park JF (eds) Experimental lung cancer. Springer, Berlin Heidelberg New York

Zdansky E (1956) Über die herdförmige karnefizierende und abscedierende Pneumonie und ihre Abgrenzung gegen das Bronchuskarzinom. Radiol Clin 25:193–206

D. Differentialdiagnose

H. DÜRSCHMIED

Mit 15 Abbildungen

Es gibt keine sicheren pathognomonischen Frühzeichen und Symptome für den Lungenkrebs. Das Erscheinungsbild des Bronchialkarzinoms kann daher äußerst vielgestaltig sein. Unter der „Maske“ zahlreicher andersartiger Krankheitsbilder der Lunge kann als Ursache ein Bronchialkarzinom in Betracht kommen. Grundsätzlich muß immer an diese Möglichkeit gedacht werden, insbesondere dann, wenn es sich um Patienten mit Risikofaktoren, besonders im krebsgefährdeten Alter handelt.

In der Praxis werden auch derzeit Bronchialkarzinome öfters nicht oder nicht rechtzeitig genug diagnostiziert, eine Tatsache, die für den Betroffenen schwerwiegende Folgen hat. Umgedreht ist es wesentlich seltener, daß die Fehldiagnose eines Bronchialkarzinoms gestellt wird.

Hinsichtlich differentialdiagnostischer Erwägungen und des Untersuchungsablaufes unterteilt man zweckmäßigerweise in zentrale und periphere Prozesse.

A. Differentialdiagnose des zentralen Bronchialkarzinoms

In Abhängigkeit von entsprechenden Symptomen und Hinweisen wie Reizhusten und Hämoptysen, die den Verdacht auf ein zentrales Bronchialkarzinom aufkommen lassen, wird als Basisuntersuchung der Thoraxröntgenbefund herangezogen. Dabei können neben relativ typischen Befunden auch bereits geringfügige röntgenologisch erkennbare Abweichungen vom Normalbild der Thoraxorgane auf ein Bronchialkarzinom hinweisen. Aber es können auch noch alle sekundären Parenchymveränderungen fehlen. Eine möglichst genaue Abklärung ist deshalb stets anzustreben und der einmal geäußerte Verdacht erst fallen zu lassen, wenn dies durch entsprechende Zusatzuntersuchungen ausgeschlossen werden konnte.

Das zentrale Bronchialkarzinom kann röntgenologisch in Erscheinung treten als:
- einseitige Hilusverbreiterung,
- an den vergrößerten (oder auch nicht vergrößerten) Hilus schließen sich segmentale oder lobäre Verdichtungen (Atelektasen, Dystelektasen, Retentionspneumonien) an,

- „paradox kleiner Hilus“ mit Überblähung des dazugehörigen Lungenabschnittes.
- röntgenologisch liegt ein normaler Thoraxbefund vor.

Differentialdiagnostisch kommen bei den röntgenologischen Erscheinungsformen des zentralen Bronchialkarzinoms, die mit oder ohne Hilusverbreiterung, aber mit lobärer oder segmentaler Verschattung einhergehen, folgende Krankheiten in Betracht:

I. Primäre Pneumonien

Primäre Pneumonien, die nach dem Verlauf in akute und chronische zu unterteilen sind.

Diese primären Pneumonien können bedingt sein:

a) Bakteriell (hervorgerufen u.a. durch Pneumokokken als Ursache der klassischen Lobärpneumonien, Staphylokokken, Streptokokken, Klebsiella pneumoniae, Haemophilus influencae, gramnegative Erreger, selten durch Aktinomyceten, Rickettsien, Brucellen).

Dabei bietet trotz ihres verdächtigen Röntgenbefundes die akute Lobärpneumonie meist keine schwierige Problematik. So weisen zum Beispiel der akute,

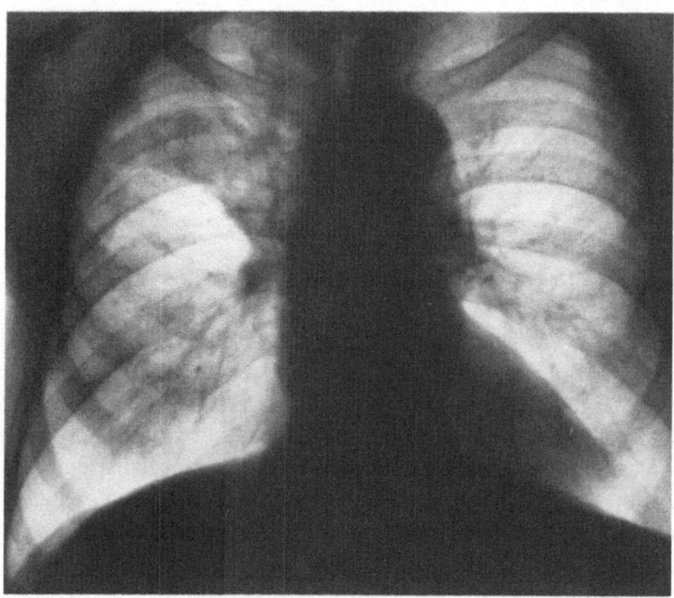

Abb. 1.[1] 62jähriger Mann. Zentrales Bronchialkarzinom (verhornendes Plattenepithelkarzinom) des rechten Oberlappenbronchus mit Dystelektase des rechten Oberlappens

1 Die Röntgenaufnahmen in diesem Kapitel wurden in der Zentralen Röntgenabteilung (Leiter: MR Prof. Dr. sc. med. Eger) der Zentralklinik für Herz- und Lungenkrankheiten Bad Berka (Ärztlicher Direktor: MR Prof. Dr. sc. med. Ursinus) angefertigt.

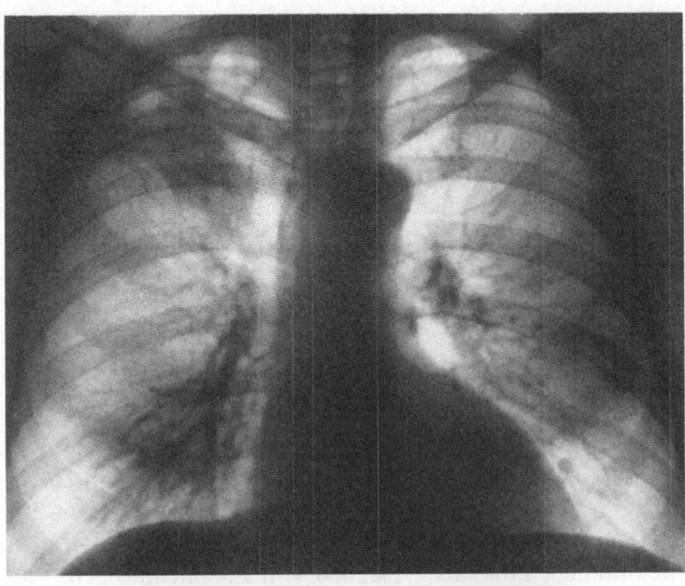
2

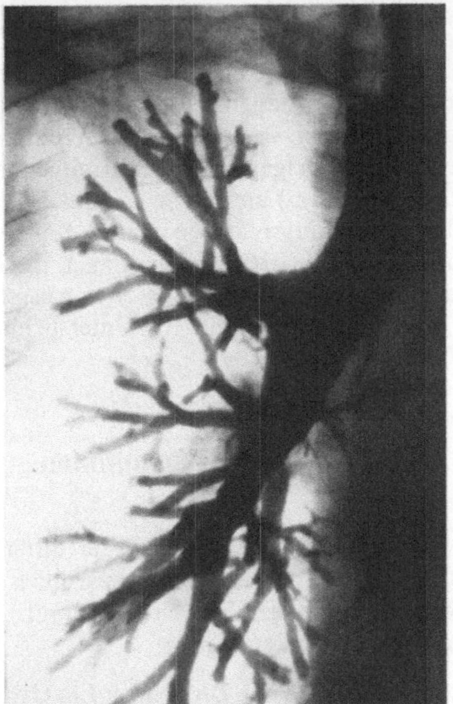
3

Abb. 2 und 3. Chronische Pneumonie im rechten Oberlappen bei einem 48jährigem Mann. Der anfangs bestehende Tumorverdacht konnte endoskopisch und bronchografisch ausgeschlossen werden

hochfieberhafte mit Schüttelfrost einhergehende Beginn, der schwerkranke klinische Gesamteindruck, das meist jüngere Alter auf eine durch Pneumokokken hervorgerufene Lobärpneumonie hin. Differentialdiagnostisch kommt bei den bakteriell bedingten Pneumonien dem Erregernachweis eine entscheidende Bedeutung zu. Weitere differentialdiagnostisch zu verwertende Angaben können in diesen Fällen sein: Komplementbindungsreaktionen, schneller therapeutischer Effekt einer antibiotischen Therapie und ein negatives bronchologisches Untersuchungsergebnis. Die chronisch oder chronisch-rezidivierend verlaufenden Pneumonien sind dagegen grundsätzlich als karzinomverdächtig anzusehen. In diesen Fällen muß unbedingt eine diffizile bronchologische Untersuchung mit gezielter Materialentnahme erfolgen, die außer der bakteriologischen auch eine zytologische oder histologische Befundung beinhalten muß. Die Bronchografie hat sich in diesen Fällen als sehr aussagekräftig erwiesen.

b) Nichtbakterielle Pneumonien. Die Ursachen für diese Pneumonieformen, die in der Differentialdiagnose gegenüber dem Bronchialkarzinom einbezogen werden müssen, sind vielgestaltig. Hierzu gehören unter anderem Mykoplasma pneumoniae, das die Mykoplasmenpneumonie hervorruft; Viren als Erreger von Viruspneumonien, Pilze als Ursachen von Pilzpneumonien, von denen im europäischen Raum am bedeutendsten die Vertreter der Candidagruppe, Cryptococcus neoformans und Aspergillusstämme sind.

Auch Parasiten, zum Beispiel Askariden, können, wenn auch selten, Ursachen für pneumonische Verschattungen sein. Die differentialdiagnostische Abgrenzung dieser Pneumonieformen vom Bronchialkarzinom ist entsprechend der heterogenen Ursachen äußerst vielgestaltig. Der Röntgenbefund ist bis auf wenige Ausnahmen (z.B. Aspergillom) untypisch. In manchen Fällen können Erregernachweis, Komplementbindungsreaktionen und Kenntnis der epidemiologischen Situation, zum Beispiel bei Viruspneumonien, die Ursachen klären. In unklaren Fällen sind als wichtige Maßnahme zum Ausschluß eines zentralen Bronchialkarzinoms bronchologisch-bioptische Untersuchungen einzubeziehen.

II. Sekundäre Pneumonien

Die sekundären Pneumonien sind bezüglich der differentialdiagnostischen Abklärung eines zentralen Bronchialneoplasmas wesentlich bedeutungsvoller als die primären Pneumonien, ja geradezu hinweisend darauf.

Sekundäre Pneumonien können entstehen:

a) Durch pathologische Prozesse an den Bronchien. Ein Großteil dieser sekundären Pneumonien sind die Folge tumorbedingter Stenosierungen an den zentralen Bronchialabschnitten mit Entwicklung einer Obstruktion-Pneumonitis beziehungsweise einer Obstruktionsdystelektase. Über den röntgenologischen Nachweis solcher poststenotischer Veränderungen wird die Mehrzahl der zentralen Bronchialkarzinome gefunden. Grundsätzlich muß bei retrahiertem Verlauf einer Pneumonie, besonders bei Patienten mit Risikofaktoren und/oder im

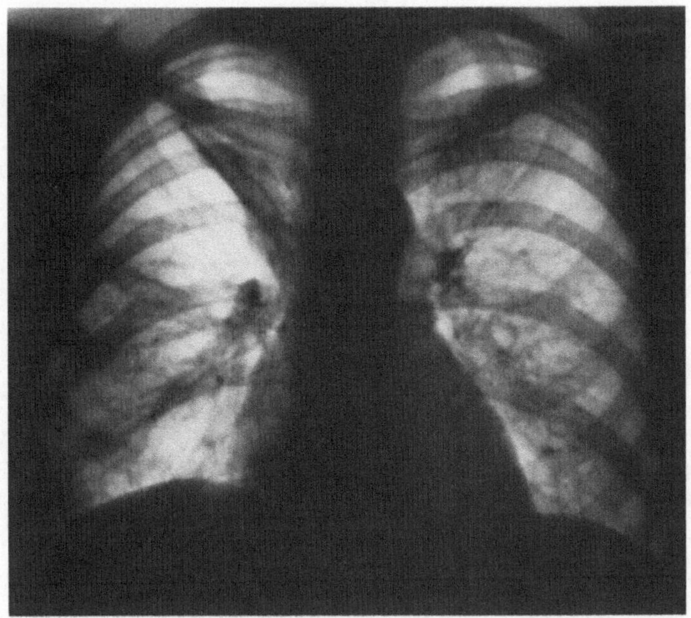

Abb. 4. Geschrumpfter rechter Oberlappen bei einem kleinzelligen zentralen Bronchialkarzinom bei einer 50jährigen Frau

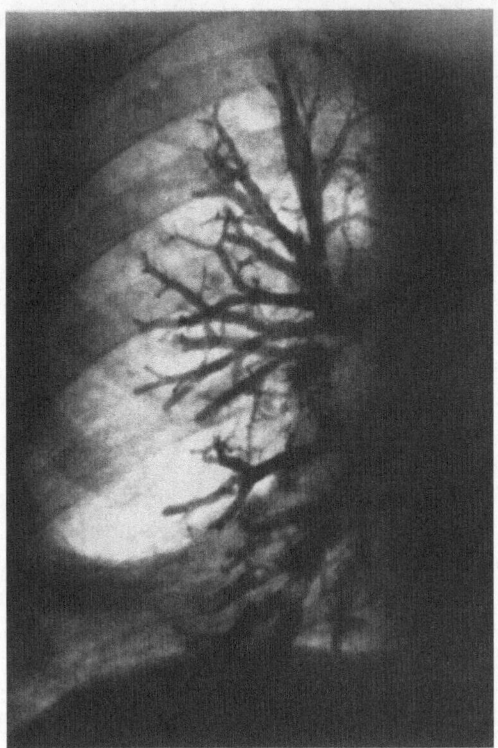

Abb. 5. Bronchogramm bei einem 55jährigen Mann. Pneumonie im rechten Unterlappen bei Bronchiektasen infolge Fremdkörperaspiration. Tumorverdacht nicht bestätigt

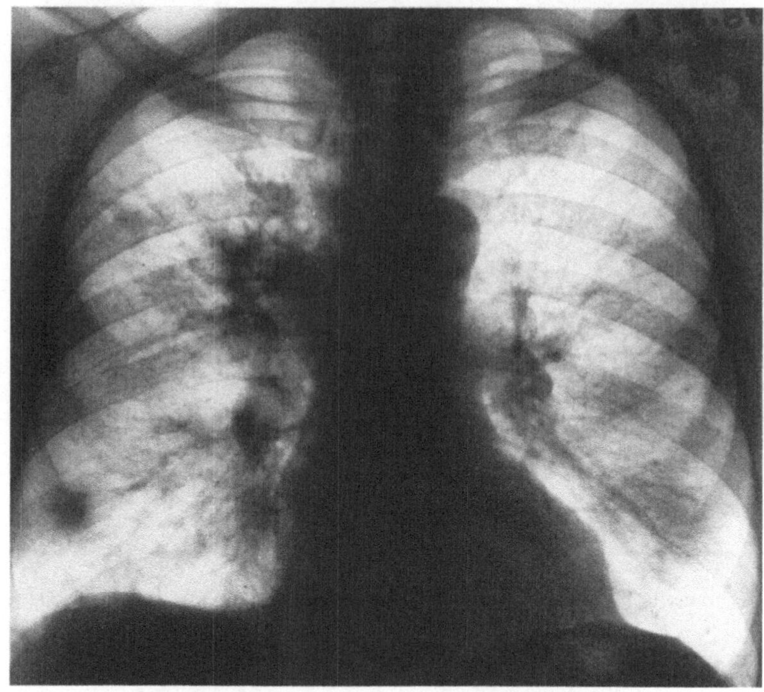

Abb. 6. Röntgenbefund bei einem 52jährigen Mann mit angiografisch bestätigter Lungenembolie (kein Tumor)

krebsgefährdeten Alter, immer an diese Möglichkeit gedacht werden. Selbst eine vollständige Rückbildung der röntgenologischen Veränderungen ist noch kein sicheres Zeichen, daß nicht doch ein Bronchialkarzinom vorliegt. Die sicherste Möglichkeit einen zentralen Tumor nachzuweisen oder auszuschließen stellt in diesen Fällen die Bronchoskopie dar, auf die keinesfalls verzichtet werden darf. Die vor der Endoskopie angefertigten Röntgenaufnahmen und Kernschichten können den Tumorverdacht besonders dringlich erscheinen lassen. Hinweisende Kriterien können sein: Verziehung des Mediastinalschattens zur Karzinomseite infolge Atelektase oder Dystelektase des betroffenen Lungenabschnittes und der Nachweis eines Tumorkernschattens im Tomogramm. Das Fehlen eines Tumorkernschattens beziehungsweise der Nachweis eines Pneumobronchogrammes, wie es bei Pneumonien vorhanden sein kann, sprechen gegen einen Tumor, können ihn aber allein nicht ausschließen.

Weitere sekundäre Pneumonien infolge pathologischer Prozesse an den Bronchien können auftreten bei benignen oder semimalignen Tumoren, Bronchiektasen, bei Aspiration, posttraumatisch, postoperativ und bei Mißbildungen von Bronchien und Lungen. In diesen Fällen kann neben der bronchologischen Untersuchung unter Einschluß der Bronchografie bereits die Anamnese den entscheidenden differentialdiagnostischen Hinweis geben.

b) Auch solche sekundären Pneumonien, die infolge vaskulärer Störungen entstehen, müssen gegebenenfalls in die Differentialdiagnostik zum zentralen Bronchialkarzinom einbezogen werden. Hierzu sind die Stauungspneumonien und Infarktpneumonien zu zählen. Anamnese und klinische Untersuchung, bei Verdacht auf Infarktpneumonie zusätzlich Szintigrafie (GEORGI et al. 1980; PANNIER et al. 1982) und Angiografie geben die entscheidenden diagnostischen Hinweise.

c) Schließlich können sekundäre pneumonische Veränderungen toxisch durch chemische oder physikalische Noxen, durch bakterielle Superinfektion andersartiger Grundkrankheiten und bei Systemerkrankungen auftreten. Die Ermittlung der Ursachen sind entsprechend vielfältig. Aber auch hier können anamnestische Angaben, arbeitshygienische oder epidemiologische Situationen und letztlich die Bronchoskopie ein zentrales Bronchialkarzinom ausschließen oder bestätigen.

III. Krankheiten unterschiedlicher Ätiologie

Krankheiten unterschiedlicher Ätiologie, die von einem zentralen Bronchialkarzinom abgegrenzt werden müssen, sind:

a) Tuberkulose und posttuberkulöses Syndrom

Durch den Nachweis von Tuberkelbakterien, eventuell auch durch bioptische Sicherung einer Schleimhauttuberkulose ist meist eine sichere Abgrenzung möglich. Etwas schwieriger verhält es sich beim posttuberkulösen Syndrom. Hier können Länge des Verlaufes, Anamnese und der bronchoskopisch-bronchografische Ausschluß eines Bronchialkarzinoms, wichtige Indizien darstellen.

b) Pleuraergüsse (freie und abgekapselte) und Pleuraempyeme

Meist ist eine ätiologische Klärung durch die Punktion mit komplexer Untersuchung des Ergusses oder Thorakoskopie mit Biopsie zu erreichen.

c) Silikose

Besonders bei überwiegend einseitiger Ausprägung, beim Auftreten von Bronchusstenosen mit Atelektasen und wachsender Schwielenbildung ist die Differentialdiagnose relativ schwierig. Berufsanamnese, Röntgenverlauf, bronchologische und bioptische Verfahren werden zur Abklärung herangezogen.

d) Lungenfibrose und Alveolitis

Diese Erkrankungen, besonders bei überwiegend einseitigen Befunden, sind nur relativ selten in die differentialdiagnostischen Erwägungen einzubeziehen.

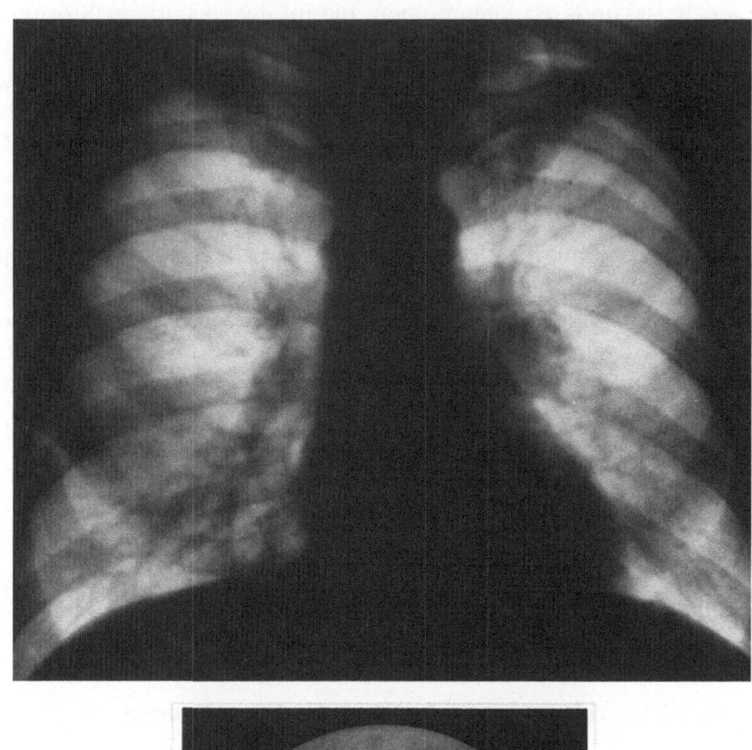

7

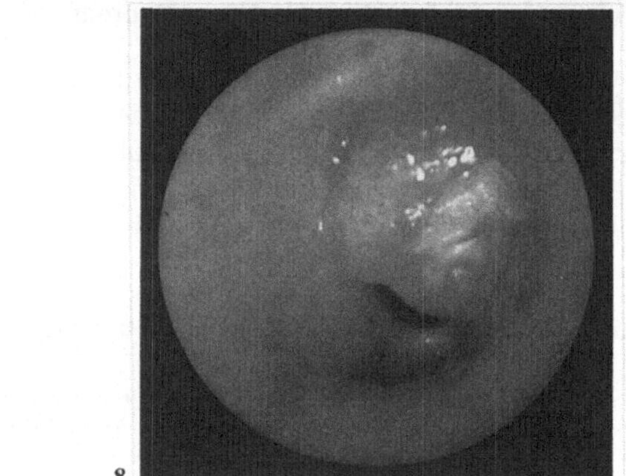

8

Abb. 7 und 8 (Endophoto). Einseitige Hilusvergrößerung links bei einem 34jährigen Mann. Diagnose: Karzinoid linker Oberlappen

Anamnese, immunologische Untersuchungen, bronchoalveoläre Lavage, Röntgenbefund sowie histologische Untersuchung lassen meistens eine Abgrenzung zu.

e) Atypische Sarkoidose

Eine Sarkoidose mit vorwiegend einseitigen Hiluslymphomen kann gelegentlich das Bild eines Hilustumors vortäuschen. Entsprechende endoskopische und bioptische Untersuchungen klären relativ schnell die Ursache.

f) Zentralluetische Gummata oder Pneumonie bei Lues

Zentral liegende luetische Gummata (ROYER u. GLOAGUEN 1953) oder chronisch-schwielige Lappenpneumonie bei Lues (HARTMANN u. SCHAUDIG 1954) können, allerdings selten, ein zentrales Bronchialkarzinom vortäuschen. Durch serologische, beziehungsweise endoskopisch-bioptische Verfahren ist eine Differenzierung möglich.

g) Krankheiten mit einseitiger Hilusvergrößerung

Bei den zentralen Bronchialkarzinomen, die mit einseitiger Hilusvergrößerung, aber ohne Veränderungen des Lungenparenchyms einhergehen kommen besonders in Betracht: Metastasen anderer Organkrebse; zentrale benigne, semimaligne oder nicht karzinomatöse maligne Bronchialtumoren; überwiegend einseitige Lymphogranulomatose; überwiegend einseitige Sarkoidose; Mediastinaltumoren; Mediastinalzysten; Gefäß- und Bronchusanomalien.

h) Extrapulmonal gelegene Prozesse

Extrapulmonal gelegene Prozesse, wie zum Beispiel Mediastinaltumoren, Zysten, abgekapselte Ergüsse und andere bieten dann differentialdiagnostische Schwierigkeiten, wenn ihre Erscheinungsform weitgehend denen gleichen, die ein Bronchialkarzinom verursachen kann. In diesen Fällen kann bereits die Thoraxaufnahme in zwei Strahlengängen oder/und eine gezielte Durchleuchtung den entscheidenden Hinweis auf die Ursache der Verschattung bringen. Entscheidend für die differentialdiagnostische Abklärung des zentralen Bronchialkarzinoms sind Röntgenuntersuchungen und Endoskopie. Während erstere die Verdachtsdiagnose stellen kann, gelingt mit der Bronchoskopie in Kombination mit Materialentnahme zur histologischen und zytologischen Untersuchung die Sicherung des Tumors in mehr als 90% der Fälle (92,5% BARTH et al. 1968; 91% BRANDT 1977; 93% JÄGER u. DÜRSCHMIED 1981; 100% IKEDA 1981; 97% HOLBRO et al. 1978; 88,9% NAKHOSTEEN u. ZAVALA 1983).

B. Differentialdiagnose des peripheren Bronchialkarzinoms

Röntgenologisch kann das periphere Bronchialkarzinom unter vielfältigen Bildern auftreten. Nach FERLINZ (1974) kann es in Erscheinung treten als:

- homogene oder auch inhomogene flächenhafte Verdichtung von verschieden großer Ausdehnung, wobei diese Verschattung unterschiedlich transparent sein kann;
- als Rundherd;
- als Pancoasttumor;
- als periphere Hohlräume, bedingt durch Zerfall des Tumors.

Die praktisch wichtigste, weil häufigste, röntgenologische Erscheinungsform des peripheren Bronchialkarzinoms ist der Rundherd (FREY u. LÜDEKE 1956;

RINK 1965). Seiner differentialdiagnostischen Abklärung im Hinblick auf ein peripheres Bronchialkarzinom kommt die entscheidende Bedeutung zu. Der Lungenrundherd ist ein röntgenologisch definierter Begriff mit bestimmten Kriterien (s. Kapitel C, Abschn. A), unter dem sich die verschiedensten Krankheiten verbergen können. Aus diesem Grunde ergibt sich eine aufwendige Differentialdiagnose. Dabei muß das diagnostische Vorgehen effektiv und schonend sein, die Diagnose so schnell wie möglich gestellt werden, um ein peripheres Bronchialkarzinom rechtzeitig zu erfassen und einer operativen Therapie zuzuführen.

Grundlage für den diagnostischen Ablauf ist auch hier die Röntgenuntersuchung. Sie muß grundsätzlich in zwei Strahlengängen (postero-anterior und frontal) erfolgen, um den Herd lokalisieren zu können. Darüber hinaus sind für die Differentialdiagnose des solitären Lungenrundherdes Schichtaufnahmen in zwei Ebenen erforderlich, um zusätzlich Informationen über Randstrukturen, Homogenität und Beziehungen zur Umgebung zu erhalten. Außerdem lassen sich aus dem Tomogramm noch Aussagen über Lokalisation, Größe, Einschmelzung, Kalkeinlagerungen, hiläre und/oder mediastinale Mitbeteiligung treffen (HASCHE u. WILDE 1967; RÜBE 1967).

Wichtig für die Einschätzung, ob ein maligner oder benigner Prozeß vorliegt, ist die Röntgenfilmverlaufsserie. Rasche Entwicklung spricht für Malignom. Beim Adeno- und Narbenkarzinom ist aber auch ein relatives Gleichbleiben über Jahre möglich.

Dagegen spielt die Bronchografie in der Rundherddiagnostik keine Rolle und Thoraxdurchleuchtungen sind nur bei gezielter Fragestellung erforderlich (HAENSELT et al. 1976). Nach erfolgter Röntgendiagnostik schließt sich im allgemeinen eine bioptische und/oder zytologische Untersuchung an. Diese diagnostischen Verfahren sollen prinzipiell gezielt eingesetzt werden, um möglichst kurzfristig zur morphologischen Abklärung des Rundherdes zu gelangen und um eine „gezielte und kurative Therapie“ (ROTTE 1970) durchführen zu können.

Zum Einsatz können kommen: Sputumzytologie, Katheterbiopsie nach FRIEDEL (1961), gezielte Materialnahme über das Bronchoskop unter Röntgenbildverstärker mit zusätzlichen steuerbaren Instrumenten, z.B. Bürstenbiopsie mittels Fiberbronchoskop, perkutane, transthorakale Nadelbiopsie und letztlich die Thorakotomie.

Neben der Röntgendiagnostik, den verschiedenen bioptischen Verfahren und der Thorakotomie, die die Grundlagen für die differentialdiagnostische Abklärung der Lungenrundherde bilden, spielen andere Untersuchungen vergleichsweise eine geringe Rolle. Nur in wenigen Fällen können Anamnese und Symptomatologie, Bakteriologie und Labordiagnostik sowie spezielle Testverfahren zur Diagnosesicherung beitragen. Insgesamt gilt für das aktive Vorgehen bei allen differentialdiagnostischen Maßnahmen der Grundsatz, daß sich aus der Sicherung der Diagnose auch entsprechende Konsequenzen für den Patienten ergeben.

Nachfolgend werden im Rahmen der Differentialdiagnose des solitären Rundherdes die häufigsten und wichtigsten in Betracht kommenden Krankheiten unter Hervorhebung ihrer, sofern vorhanden, charakteristischen Eigenheiten behandelt.

I. Periphere Bronchialkarzinome

Das röntgenmorphologische Substrat eines solitären Lungenrundherdes ist geradezu pathognomonisch für ein peripheres Bronchialkarzinom. Nach MATTHES (1978) beträgt der Anteil der malignen Formen unter den Lungenrundherden unter Berücksichtigung verschiedenen Ausgangsmaterials 30–50%. HAENSELT et al. (1976) fanden unter 361 solitären Rundherden 70% periphere Bronchialkarzinome. Auch BRANDT (1977) diagnostizierte unter den peripheren Rundherden 70% Malignome. Das periphere Bronchialkarzinom wird meistens zufällig, das heißt symptomfrei, bei Männern wesentlich häufiger als bei Frauen, gefunden und liegt bevorzugt in den Oberlappen (ECK et al. 1969; HAUPT 1973; HAENSELT et al. 1976; RINK 1965; FREY u. LÜDECKE 1958; MATTHES 1978). Diese bevorzugte Lokalisation in den Oberlappen trifft auch für das Tuberkulom zu, allerdings dann vorwiegend im Segment 1/2 gelegen. Das Durchschnittsalter ist für maligne und benigne Tumoren nicht signifikant verschieden, dagegen aber zwischen Bronchialkarzinom und Tuberkulom. Das Bronchialkarzinom findet sich am häufigsten im siebenten, das Tuberkulom im fünften Jahrzehnt (HAENSELT et al. 1976). Hinsichtlich der Verlaufsdauer mit Größenzunahme bestehen zwischen malignen und benignen Tumoren differentialdiagnostisch wertbare, deutliche Unterschiede. Schnelles Wachstum spricht für Malignität und langsames für Benignität, wobei in Einzelfällen auch bei Letzterem rasches Wachstum möglich ist. Auch gegenüber den Tuberkulomen zeigen die peripheren Bronchialkarzinome schnellere Größenzunahme. Röntgenologisch weisen die peripheren Bronchialkarzinome sehr häufig (HASCHE u. WILDE 1967; HAENSELT et al. 1976) eine polyzyklische Begrenzung auf und zeigen eine überwiegend unscharfe Kontur sowie streifige Ausläufer in 62,5%. Demgegenüber lassen die benignen Tumoren wesentlich seltener eine Polyzyklie erkennen, sind meist scharf, glatt oder morulaartig konturiert. Ebenso bestehen deutliche Unterschiede zwischen Bronchialkarzinom (62,5%) und benignen Tumoren (10,5%) hinsichtlich pleuraler Beteiligung. Die peripheren Bronchialkarzinome können homogen und inhomogen erscheinen und unter Umständen relativ typische, buchtige Zerfallshöhlen bieten. Bei den benignen Tumoren überwiegt die Homogenität, wobei gegenüber den Malignomen vermehrt Verkalkungen auftreten.

Nach der Thorakotomie mit der Möglichkeit einer genauen morphologischen Einordnung ist die perkutane transthorakale Punktion die effektivste Methode, um ein peripheres Bronchialkarzinom histologisch oder zytologisch zu verifizieren, wobei Indikation und Kontraindikationen beachtet werden müssen. Die Sicherungsquoten schwanken in Abhängigkeit von der Methodik und Übung zwischen 70 und 90% (HAUSSER 1970; MÜRTZ u. BEGENAT 1970; OTTE et al. 1971; OTTO u. FRICK 1971; ZAVALA u. BEDELL 1972; HAENSELT u. DÜRSCHMIED 1976; BRANDT 1977; DÜRSCHMIED u. POLAK 1980).

Auch mittels forcierter, gezielter Absaugung, wie dies bei der Katheterbiopsie nach FRIEDEL der Fall ist, gelingt häufig eine zytologische oder zyto-histologische Sicherung. So konnte MAASSEN (1968) bei 58% des peripheren Karzinoms eine Sicherung erzielen, während MENNE (1970) 32%, KIRSCH und MUCKE (1966) 81% und WETZER (1981) 69,8% angaben.

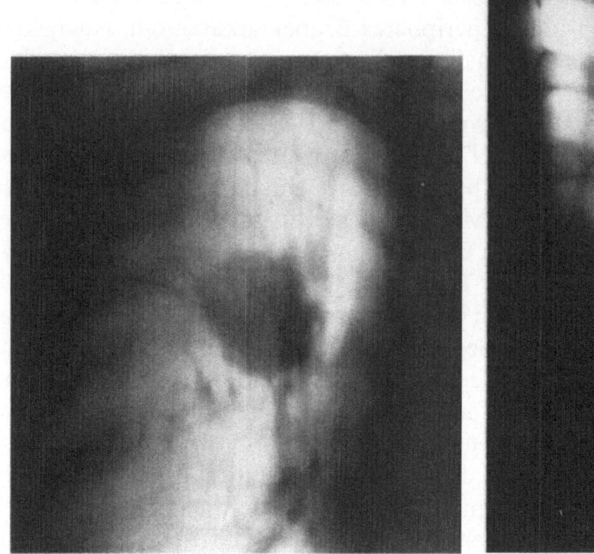

9

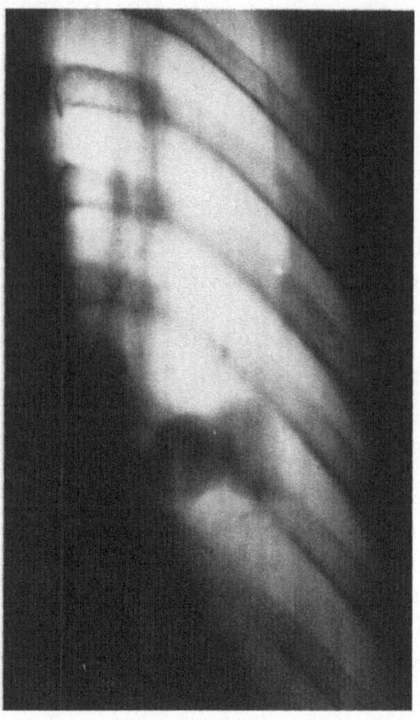

10

Abb. 9. Röntgenmorphologisch typisches peripheres Bronchialkarzinom in S_2 rechts (Adenokarzinom) bei einer 56jährigen Frau

Abb. 10. Karzinomverdächtiger Rundherd in S_6 links bei einer 62jährigen Frau. Histologische Diagnose nach Punktion: Tuberkulom

Die Sputumzytologie erbringt bei peripheren Bronchialkarzinomen, allerdings nur bei Mehrfachuntersuchungen, nach FRENZEL und PAPAGEORGIOU (1964) in 55,3% einen positiven zytologischen Befund. GRUNZE (1968) gibt 50 bis 70% positive zytologische Befunde an, verlangt dafür aber 10 Einsendungen.

II. Lungensarkome

Das Lungensarkom ist ein sehr seltener Tumor (RÜBE 1967; ECK et al. 1969). Röntgenologisch ist das rundherdartige Lungensarkom von den peripheren Bronchialkarzinomen nicht zu unterscheiden. Die Diagnose erfolgt daher – häufig als Überraschungsbefund – ausnahmslos morphologisch. Die differentialdiagnostischen Erwägungen, Diagnostik und Therapie, entsprechen denen des peripheren Bronchialkarzinoms.

III. Solitäre Lungenmetastase

Rein röntgenologisch läßt sich die solitäre Lungenmetastase gegenüber dem peripheren Bronchialkarzinom nicht sicher abgrenzen. Allerdings sind die Meta-

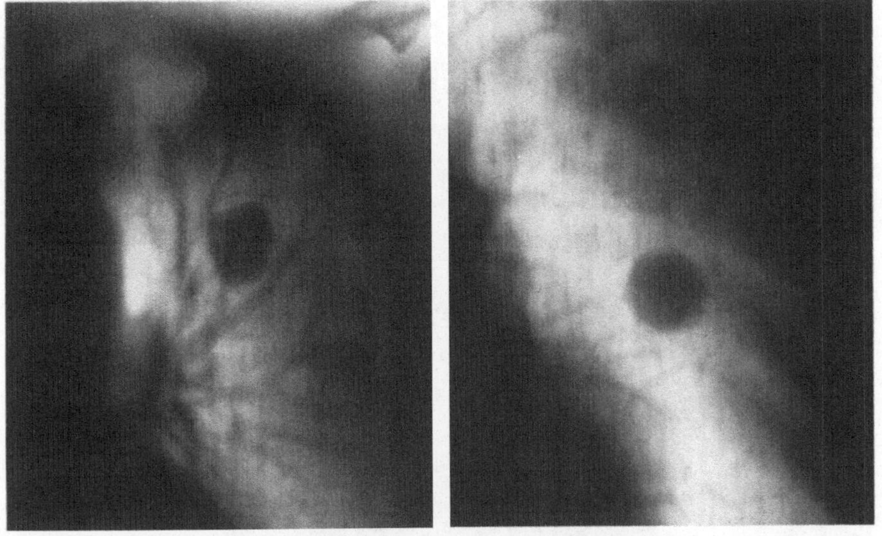

11 12

Abb. 11. Histologisch gesichertes Sarkom im linken Oberlappen bei einem 47jährigen Mann. Röntgenmorphologisch gegenüber einem Bronchialkarzinom nicht zu unterscheiden

Abb. 12. Metastase eines hypernephroiden Karzinoms im linken Unterlappen bei einem 40jährigem Mann. Relativ glatte Begrenzung des homogenen Rundherdes

stasen gegenüber dem Bronchialkarzinom meistens schärfer konturiert und weniger häufig inhomogen. Hinweisend kann jedoch auch die Anamnese sein. Das Verhältnis von Metastasen zum peripheren Bronchialkarzinom ist bei Männern und Frauen unterschiedlich. Bei den Frauen finden sich gegenüber dem primären peripheren Bronchialkarzinom wesentlich häufiger Metastasen als bei den Männern.

Für die differentialdiagnostische Abklärung ist nach der Thorakotomie besonders die transthorakale Nadelbiopsie geeignet, die bei solchen Befunden gegenüber den bronchologischen Verfahren häufiger positive Ergebnisse bringt. Hinsichtlich einer operativen Therapie hat die solitäre Lungenmetastase vor allem dann, wenn sie erst nach einem längeren Intervall auftritt, gegenüber dem Bronchialkarzinom keine wesentlich ungünstigere Prognose und schließt eine Dauerheilung nicht aus (HASCHE u. TRAUB 1965; RÜBE 1967).

IV. Benigne Lungentumoren

(Hamartochondrom, Adenom, Neurinome, Fibrome, Lipome, Lymphoblastome, Hämangio-Endotheliome)

Über die Dignität dieser Geschwülste gibt der meist sehr lange Röntgenverlauf Aufschluß. Außerdem zeigen die benignen Tumoren gegenüber den malignen doch auch röntgenologisch deutliche Unterschiede. Sie sind überwiegend scharf, glatt oder morulaartig begrenzt und haben sehr selten eine pleurale Mit-

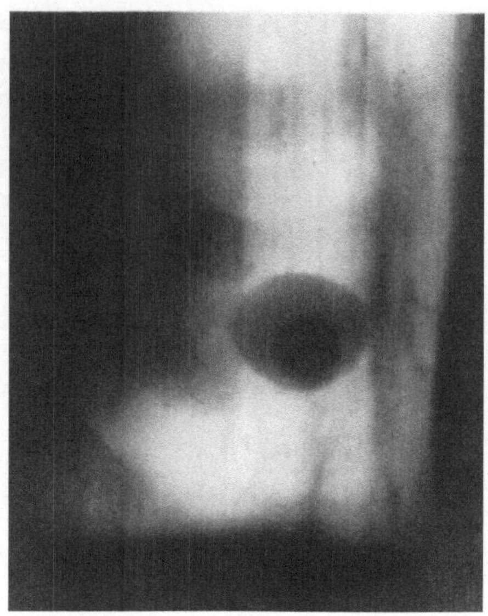

Abb. 13. Hamartochondrom im Mittellappen bei einem 28jährigen Mann. Der Rundherd ist gut abgegrenzt und enthält die für ein Hamartom relativ typischen Verkalkungen

beteiligung (sie verhalten sich also umgekehrt wie das Karzinom). Darüber hinaus zeigt das Hamartom als eines der häufigsten peripheren benignen Tumoren oft Verkalkungen und liegt meist subpleural- oder lappenspaltnahe. Die benignen Tumoren unterscheiden sich auch darin von den Malignomen, daß sie fast immer homogen sind. In der Lokalisation besteht ebenfalls ein Unterschied zu den Karzinomen, da die benignen Geschwülste gleichmäßig auf die Lungenlappen verteilt sind und nicht bevorzugt in den Oberlappen liegen. Die endgültige morphologische Diagnose dieser Rundherde, die oft schon röntgenologisch als benigne Tumoren bestimmbar sind, erfolgt überwiegend chirurgisch. Allerdings gelingt auch durch die transthorakale Herdpunktion – jedoch im geringeren Maße als bei den malignen Tumoren – eine histologische Sicherung. Andere, z.B. bronchologische Untersuchungsverfahren haben nur wenig Aussicht, die Diagnose zu stellen.

V. Rundherde als Folge von Entzündungen und Infektionen

(Tuberkulome, rundherdartige Pneumonien, Abszesse, Ergüsse, eosinophile Pneumonien, Myzetome, Echinokokkuszysten, luetische Gummen, u.a.)

a) Tuberkulome

Röntgenologisch bieten die Tuberkulome differentialdiagnostisch gegenüber dem peripheren Bronchialkarzinom häufig große Schwierigkeiten. Hinsichtlich der Lokalisation, der Verlaufsdauer und auch der Röntgenmorphologie bestehen

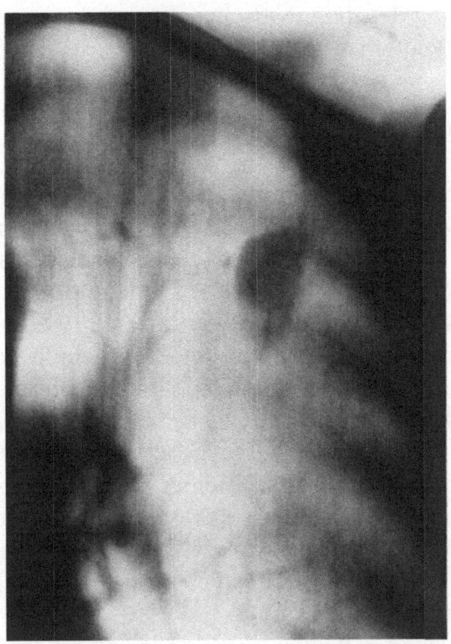

Abb. 14. Histologisch und bakteriologisch gesichertes Tuberkulom im linken Oberlappen mit Umgebungsherden bei einem 38jährigen Mann

gegenüber den peripheren Bronchialkarzinomen keine signifikanten Unterschiede. Verkalkungen sind beim Tuberkulom häufiger als beim Karzinom, bei beiden (abgesehen vom Narbenkarzinom) relativ selten. Einen gewissen Hinweis auf ein Tuberkulom können röntgenologisch Umgebungsherde und vermehrte Streifenzeichnung zum Hilus geben.

Zur differentialdiagnostischen Klärung kann der bakteriologische Nachweis von Tuberkelbakterien dienen, wobei Sputum oder gezielt gewonnenes Material wie Punktat oder bronchologisch entnommenes Sekret untersucht werden. Die Tuberkulintestung stellt nur ein Hilfsmittel bei der Differenzierung, jedoch keine Möglichkeit der eindeutigen Bestätigung dar. Nach STEINBRÜCK (1979) ist bei negativer Tuberkulinreaktion bei einem Mann über 50 Jahre mit einem frisch festgestellten Lungenrundherd ohne Tuberkelbakteriennachweis das Bronchialkarzinom etwa achtmal häufiger als die nichtbazilläre Lungentuberkulose.

Mit der Punktionsbiopsie ist häufig eine Abklärung mittels bakteriologischer, zytologischer oder histologischer Untersuchungen zu erzielen, wobei jedoch die in einem nicht unbeträchtlichen Anteil vorherrschende Nekrose die Differentialdiagnose sehr erschwert (HAENSELT 1972). Letztlich ist die explorative Thorakotomie, eventuell mit atypischer Resektion und Schnellschnittuntersuchung, nicht zu umgehen. Eine probatorische antituberkulotische Therapie sollte nur dann durchgeführt werden, wenn der Tuberkulomverdacht besonders begründet ist, ein peripheres Bronchialkarzinom unwahrscheinlich ist oder Kontraindikationen gegen eine bioptische oder chirurgische Intervention bestehen.

Sie aber an den Anfang des diagnostischen Vorgehens zu stellen, kann beträchtliche Verschleppungszeiten verursachen.

b) Rundherdartige unspezifische Pneumonien, Abszesse, Ergüsse

Das röntgenologische Erscheinungsbild der Pneumonie ist uncharakteristischer geworden. Die atypischen Verläufe haben zugenommen und damit auch die differentialdiagnostischen Schwierigkeiten. Nach RÜBE (1967) beträgt die Häufigkeit der als Rundherd auftretenden Pneumonien und Lungenabszesse in der Weltliteratur 1–3%. Bei den rundherdartigen Pneumonien und Abszessen läßt die Röntgenmorphologie gegenüber anderen Rundherden keine sichere Abgrenzung zu. In diesen Fällen können jedoch anamnestische, klinische, bakteriologische und klinisch-chemische Laborparameter und nicht zuletzt der Erfolg einer antibiotischen Therapie Hinweise geben. Punktionsbioptisches Material läßt zwar die morphologische Aussage einer Pneumonie zu, wobei jedoch am Punktat nicht zu entscheiden ist, ob das Material für den punktierten Herd repräsentativ ist oder nur den Begleitprozeß des eigentlichen Befundes vorstellt. Nach GRUNZE (1966) müssen deshalb solche morphologischen Befunde klinisch sehr kritisch eingeordnet werden.

Bei den abgekapselten, oft auch intralobär gelegenen, als Rundherd in Erscheinung tretenden Ergüssen können bereits Röntgenaufnahmen in 2 Ebenen und eine Punktion die entscheidenden diagnostischen Maßnahmen sein.

c) Eosinophile Pneumonien

Sie sind relativ selten und treten in Form meist flüchtiger aber auch chronischer Lungeninfiltrate auf, die überwiegend, aber nicht immer mit Bluteosinophilie gekoppelt sind (MEDICI u. SIEGENTHALER 1975). Beim Löfflerschen flüchtigen eosinen Infiltrat geben MEDICI und SIEGENTHALER eine Eosinophilie im Blut zwischen 7–70% an.

Gegenüber dem Bronchialkarzinom lassen sie sich durch den Verlauf mit meist schneller Rückbildung der Bluteosinophilie, den anamnestischen Angaben hinsichtlich allergischer Krankheiten, Kontakt mit verschiedenen Stoffen oder möglicher Infektion mit Parasiten beziehungsweise durch den Nachweis der Ursachen selbst, abgrenzen.

d) Myzetome

Sie sind selten und imponieren durch ihren Verlauf als benigne. Sie sind röntgenologisch nicht zu klassifizieren, es sei denn es handelt sich um ein typisches Aspergillom. Dieses zeigt in einem Hohlraum einen Luftsaum, der sich beim stehenden Patienten als Luftsichel am oberen Pol des Hohlraumes darstellt und einen häufig kugeligen, Pilzbestandteile enthaltenden Kern hat. Sie entwickeln sich häufig in präexsistenten Hohlräumen. Die Diagnose läßt sich durch den Pilznachweis im Sputum, Bronchialsekret oder Biopsiematerial sowie durch positive Präzipitationsteste sichern.

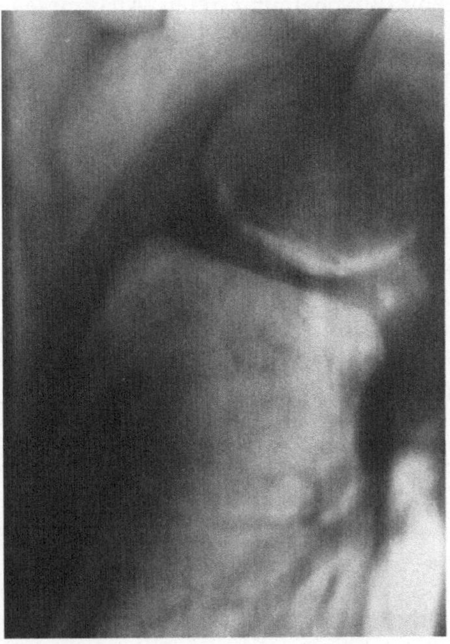

Abb. 15. Typisches Aspergillom mit Luftsichel in der rechten Lungenspitze bei einem 46jährigen Mann. Entstanden in einer Lungenabszeßhöhle

e) Lungenechinokokkus

Seine Häufigkeit ist regional sehr unterschiedlich und hängt vom Wurmbefall der Hunde, der Kenntnis darüber und dem daraus entwickelten hygienischen Verhalten ab.

Röntgenologisch stellen sich Echinokokkuszysten als runde, scharf abgegrenzte, meist homogene Rundherde dar. Besteht Anschluß an das Bronchialsystem, entsteht ein zystischer Hohlraum. Nach FERLINZ (1974) sind sie meist in den Unterlappen gelegen und in 25–30% multipel. Im Allgemeinen sind die Echinokokkuszysten Zufallsentdeckungen, da häufig klinische Symptome völlig fehlen.

Die Diagnose wird durch den positiven Hauttest nach CASONI, durch die Komplementbindungsreaktion oder bei Anschluß der Zyste an das Bronchialsystem durch den Nachweis von Köpfen und Haken im Sputum gestellt. Eosinophilie im Blut findet sich in 20–25% der Fälle (MEDICI u. SIEGENTHALER 1975). Wegen der Gefahr der Aussaat und der anaphylektischen Reaktionen ist eine Punktion kontraindiziert.

VI. Lungeninfarkte

Lungeninfarkte sind weit häufiger als sie diagnostiziert werden. Sie können röntgenologisch unter den verschiedensten Bildern, also auch als Rundherde ohne spezielle Kriterien in Erscheinung treten. Anamnese und klinische Symptomatik sowie EKG-Veränderungen sind die wichtigsten differentialdiagnostischen Hinweise. Szintigrafie und Angiografie objektivieren die Diagnose.

VII. Bronchogene Zysten

Sehr selten sind solitäre, aufgefüllte bronchogene Zysten, die sich auf früheren Aufnahmen als zarte Ring- oder Rundschatten darstellen und deshalb in die Differentialdiagnose gegenüber dem Bronchialkarzinom gelegentlich mit einbezogen werden müssen. Die meisten Zysten werden als kongenital bedingt angesehen, können aber auch sekundär nach Entzündungen mit Sekretstauung entstehen.

Die bronchogenen Zysten sind bioptisch oder bronchologisch meist nicht sicher zu klären und sind dann Anlaß zur Resektionsbehandlung.

VIII. Rundherde bei unterschiedlichen Erkrankungen

Erwähnt werden muß noch eine Reihe von Krankheiten unterschiedlichster Ätiologie, die sich als rundherdartiger Befund in der Lunge manifestieren können und dadurch Anlaß zur Abgrenzung gegen ein peripheres Bronchialkarzinom sein können.

Von malignen Systemerkrankungen können unter anderem bei der Lymphogranulomatose neben weiteren röntgenologischen Erscheinungsformen auch rundherdartige Veränderungen auftreten, die kombiniert mit Hilus und Mediastinallymphomen auch den Verdacht auf ein Bronchialkarzinom mit Hilusmetastasen aufkommen lassen.

Auch bei den verschiedenen Formen der Leukämie können rundherdartige, meist aber unscharf begrenzte Verschattungen auftreten und Anlaß für differentialdiagnostische Erwägungen sein.

Die Sarkoidose, wenn sie als pseudotumoröse Form auftritt, die Wegenersche Granulomatose, noduläre rundherdartige Veränderungen bei den Kollagenosen, wie zum Beispiel das Caplansyndrom – eine Kombination mit einer Silikose – sind, wenn auch relativ selten, in die Differentialdiagnose mit einzubeziehen.

Von den Pneumokoniosen verdient die Silikose, wenn sie als rundherdartige Schwiele in Erscheinung tritt, besondere Beachtung. Die Differentialdiagnose zum Bronchialkarzinom ist röntgenologisch schwierig zu stellen. Eine langsame Wachstumstendenz spricht zwar eher für eine Schwielenbildung, schließt jedoch die Entwicklung eines Narbenkarzinoms nicht aus. Insbesondere bei Patienten mit Silikose und Radiumexposition müssen neuauftretende Rundherde an ein Malignom denken lassen.

Von den bioptischen Untersuchungen, sofern solche bei der häufig eingeschränkten klinischen und kardiopulmonalen Situation möglich und sinnvoll sind, hat besonders die transthorakale Punktion neben der explorativen Thorakotomie Aussicht, die Malignom-Diagnose histologisch oder zytologisch zu sichern.

Die *Differentialdiagnose des solitären Lungenrundherdes* hat vor allem den Beweis oder Ausschluß eines peripheren Bronchialkarzinoms zu führen. Darüber hinaus sollten unter zielgerichtetem Einsatz aller verfügbaren diagnostischen Methoden auch die andersartigen Krankheiten erkannt werden, um eine möglichst frühzeitige, erfolgversprechende Therapie einzuleiten. Von aggressiven Maßnahmen ist jedoch Abstand zu nehmen, wenn sich für den Patienten keine therapeutischen Konsequenzen ergeben.

Literatur

Barth L, Siegel S, Lüder M, Ritzow H, Ritzow E (1968) Die endoskopische Diagnose des Bronchialkarzinoms. Ergebnisse von 9841 diagnostischen Bronchoskopien bei 2767 histologisch gesicherten Bronchialkrebsen. Arch Geschwulstforsch 32:81–94

Brandt HJ (1977) Endoskopie und Biopsie in der Diagnostik pneumologischer Krankheiten. Prax Pneumol 31:348–401

Brunner A (1970) Verschattung im Thoraxbild. Schweiz Med Wochenschr 100:609–617

Dahlgren S (1966) Needle biopsy of intrapulmonary hamartoma. Scand J Resp Dis 47:187–194

Dürschmied H, Polak J (1980) Vergleich der Ergebnisse der perthorakalen Punktionsbiopsie bei Lungenrundherden unter Berücksichtigung unterschiedlicher Entnahmemethoden. Z Erkr Atmungsorgane 155:314–320

Eck H, Haupt R, Rothe G (Hrsg) (1969) Die gutartigen und bösartigen Lungengeschwülste. In: Hdb der Spez Pathol Anatomie und Histologie, Bd III/4. Springer, Berlin Heidelberg New York

Ferlinz R (1974) Lungen- und Bronchialerkrankungen. Thieme, Stuttgart

Frenzel H, Papageorgiou A (1964) Zytologische Sputumuntersuchungen bei malignen Lungenrundherden. Dtsch Med Wochenschr 89:368–371

Frey EK, Lüdecke H (1958) Bösartige Lungengeschwülste. In: Derra E (Hrsg) Handbuch der Thoraxchirurgie, Bd III/2. Springer, Berlin Göttingen Heidelberg, S 544

Friedel H (1961) Die Katheterbiopsie des peripheren Lungenherdes. Tuberkulosebibliothek. Barth, Leipzig

Georgi M, Kempmann G, Lütgemeier J (1980) Radiologische Diagnostik der Pneumonien. In: Ferlinz R, Nolte D (Hrsg) Pneumonien. Dustri, München-Deisenhofen, S 41

Grunze H (1962) Tumoren der Thoraxorgane. In: Bartelheimer H, Maurer HJ (Hrsg) Diagnostik der Geschwulstkrankheiten, Thieme, Stuttgart, S 358

Grunze H (1966) Derzeitiger Stand der Zytodiagnostik bei Erkrankungen des Thorax. Dtsch Med Wochenschr 91:1476–1483

Grunze H (1968) Methoden und Indikationen bioptischer Untersuchungen bei Verdacht auf Lungenkrebs. GBK-Mitteilungsdienst 5:82–95

Haenselt V (1972) Zur morphologischen Diagnostik des transthorakalen Herdpunktats. Zbl Allg Path Pathol Anat 115:119–130

Haenselt V, Dürschmied H (1972) Erfahrungen mit der transthorakalen Nadelbiopsie. Dtsch Ges Wes 27:2049–2054

Haenselt V, Dürschmied H, Weidig W (1976) Diagnose und Differentialdiagnose des solitären Lungenrundherdes. Adv Tuberc Res 19:127–168

Hartmann G, Schaudig E (1954) Diagnostische Irrtümer beim Bronchialcarcinom, zugleich ein Beitrag zur Klinik und Pathologie des Lungengummas. Thoraxchirurgie 1:531–541

Hasche E, Traub F (1965) Resektionsbehandlung von Lungenmetastasen. Z Tuberk 123:51–61

Hasche E, Wilde J (1960) Zur Klinik des peripheren Narbenkrebses. Vortrag auf der Tagung der Arbeitsgemeinschaft Thoraxchirurgie der Sektion Chirurgie in der Dtsch Ges Klin Med Leipzig (1967); ref Z Tuberk 129:359

Haupt R (1973) Narbenkrebs der Lunge. Barth, Leipzig
Hausser R (1970) Über die gezielte transthorakale Lungenbiopsie mit einer Spreiznadel. Endoscopy 2:12–18
Hermanek O, Gall FP (1979) Lungentumoren, Bd 2. Witzstrock, Baden-Baden, S 1–167
Holbro P, Dalquen P, Perruchoud A, Herzog H (1978) Zytologische und histologische Untersuchungsmethoden bei Lungentumoren. Dtsch Med Wochenschr 103:17–20
Ikeda S (1981) Die Effizienz der Fiberbronchoskopie bei der Früherkennung des Bronchialkarzinoms. In: Hamelmann H, Troidl H (Hrsg) Behandlung des Bronchialkarzinoms. Thieme, Stuttgart, S 55
Jäger J, Dürschmied H (1981) Ergebnisse der morphologischen Diagnostik des Bronchialkarzinoms in der bioptischen Praxis einer Lungenklinik. Z Erkr Atmungsorgane 157:74–84
Kemmerer G, Husemann B, Gerhard F (1973) Der solitäre Lungenrundherd und seine radiologische Differentialdiagnose. Münch Med Wochenschr 115:319–326
Kirsch M, Mucke H (1966) Die bronchoskopische Lungensondierung und ihre diagnostischen Möglichkeiten. Wien Med Wochenschr 116:127–130
Linder F, Jagschian V (1959) Rundherde der Lunge. Arch Klin Chir 292:371–392
Maassen W (1969) Katheterbiopsie – Mediastinoskopie. In: Verhandlungsbericht der Deutschen Tuberkulose-Tagung 1968; Beitr Klin Tuberk 140:238–251
Maassen W, Greschuchna D (1979) Bronchustumoren. Endoskopische Diagnostik früher Neoplasien. Verh Dtsch Krebs Ges 2:201–213
Matthes Th (1978) Gutartige und bösartige Tumoren der Atemwege. In: Sylla A (Hrsg) Lungenkrankheiten, Bd II. Thieme, Leipzig, S. 335
Medici TC, Siegenthaler W (1975) Lungenverschattungen. In: Siegenthaler W (Hrsg) Differentialdiagnose innerer Krankheiten. Thieme, Stuttgart, S 383
Menne W (1970) Frühdiagnose und Differentialdiagnose des Bronchialkarzinoms durch bioptische Untersuchungen in der Lungenklinik. Z Erkr Atmungsorgane 133:185–187
Mülly K (Hrsg) (1956) Geschwülste der Lunge, Pleura und Brustwand. In: Handbuch der inneren Medizin, Bd IV/4. Springer, Berlin Göttingen Heidelberg
Mürtz R, Begenat H (1970) Die Lungenbiopsie und ihre diagnostische Wertigkeit. Internist 11:392–401
Nakhosteen JA, Zavala D (1983) Atlas und Lehrbuch der flexiblen Bronchoskopie. Springer, Berlin Heidelberg New York Tokyo
Otte W, Schiessle W, Könn G (1971) Bioptische Diagnostik endothorakaler Erkrankungen. Erg ges Lungen- und Tuberk Forsch 20:1–117
Otto H, Frick R (1971) Die transthorakale Lungenbiopsie aus der Sicht des diagnostischen Ergebnisses. Prax Pneumol 25:735–740
Pannier R, Verlinde I, Puspowidjono I, Willemot JP (1982) Role of gallium 67 thoracic scintigraphy in the diagnosis and staging of patients suspected of bronchial carcinoma. Thorax 37:264–269
Payne WS (1981) Frühentdeckung des Lungenkarzinoms. Ein Zwischenbericht. In: Hamelmann H, Troidl H (Hrsg) Behandlung des Bronchialkarzinoms. Thieme, Stuttgart, S 101
Poser H (1981) Radiologische Möglichkeiten der Differentialdiagnostik und Stadieneinteilung beim Bronchialkarzinom. In: Hamelmann H, Troidl H (Hrsg) Behandlung des Bronchialkarzinoms. Thieme, Stuttgart, S 70
Rink H (1965) Der Lungenkrebs, Klinik-Praxis-Problematik. Schattauer, Stuttgart
Rotte KH (1970) Die Lungenpunktion. Technik, Indikationsstellung, Komplikationen und Ergebnisse. Arch Geschwulstforsch 36:76–87
Rotte KH (1977) Computerunterstützte Röntgendiagnostik am Beispiel peripherer Lungenprozesse. Akademie Verlag, Berlin
Royer H, Gloaguen A (1953) Syphilis pulmonaire à form pseudotumorale. Syphilome diffus du poumon. J Franc Med Chir Thor 7:268, 272
Rübe W (1967) Der Lungenrundherd. Klinik, Kaustik, Pathogenese und röntgenologische Differentialdiagnose. Thieme, Stuttgart
Schlungbaum W, Schondorf KW (1962) Gibt es einen für die Malignität solitärer pulmonaler Rundherde pathognomonischen Röntgenbefund? Radiologe 2:246–255
Schulze W (Hrsg) (1974) Geschwülste der Bronchien, Lungen und Pleura. In: Handbuch der Medizinischen Radiologie, Bd 9/4. Springer, Berlin Heidelberg New York

Sprenger E (1981) Möglichkeiten und Grenzen des Zytopathologen bei der Diagnostik von Lungentumoren. In: Hamelmann H, Troidl H (Hrsg) Behandlung des Bronchialkarzinoms. Thieme, Stuttgart, S 34

Steinbrück P (1979) Lungenkrankheiten. In: Dutz H, Schulz FH (Hrsg) Differentialdiagnose innerer Erkrankungen, Bd 1. Fischer, Jena, S 212

Wetzer K (1981) Die Katheterbiopsie nach Friedel beim peripheren Bronchialkarzinom. In: Nakhosteen JA, Maassen W (Hrsg) Bronchology. Nijhoff, Den Haag, S 18

Zavala DC, Bedell GN (1972) Percutaneous lung biopsy with a cutting needle. Am Rev Respir Dis 106:186–193

E. Prognose

J. Wilde und H. Dürschmied

Mit 5 Abbildungen und 4 Tabellen

A. Bedeutung der prognostischen Einschätzung

Die Lebensaussichten eines Bronchialkarzinomkranken zum Zeitpunkt der Diagnose werden von einer Reihe von Faktoren bestimmt, die sowohl die Aggressivität, die Lokalisation und Ausbreitung des Tumors als auch die Vitalität und biologische Abwehrkraft des Makroorganismus, nicht zuletzt aber auch die Risiken und Chancen der Behandlungsmethoden umfassen. Die Beachtung dieser Einflußgrößen macht es möglich, optimale Therapiepläne für bestimmte Patientengruppen, wie für den einzelnen Kranken aufzustellen. Andererseits bedürfen neue therapeutische Prinzipien einer kritischen Bewertung, die ohne entsprechende Parameter nicht gelingt.

B. Prognostische Charakteristika des Tumors

I. Stadium und Prognose

Der Ausbreitungsgrad der Geschwulst zum Zeitpunkt der Diagnose ist für die Lebenserwartung eines Bronchialkarzinomträgers sehr entscheidend. Während lokalisierte Tumoren durch chirurgische oder radiologische Maßnahmen mit der Zielstellung einer Heilung behandlungsfähig sind, geht mit zunehmender Tumorausbreitung diese Chance verloren. Dabei ist die Sicherheit eines klinischen Stagings abhängig von den eingesetzten diagnostischen Methoden. Die komplexe gezielte Nutzung bewährter radiologischer, endoskopisch-bioptischer und moderner nichtaggressiver Verfahren zur Sicherung der Tumordiagnose und -ausbreitung macht es möglich, eine qualifizierte Stadienfestlegung in der prätherapeutischen Phase – mit einer Übereinstimmung von 85% zwischen den Untersuchern [Carr und Mountain (1980)] – zu vollziehen und unangemessene Therapieformen zu vermeiden, die ihrerseits die Prognose verschlechtern. Diesem Anliegen entspricht auch die neue Stadieneinteilung der Union Internationalis Contra Cancrum (UICC) 1978, die sich eng an die des American Joint

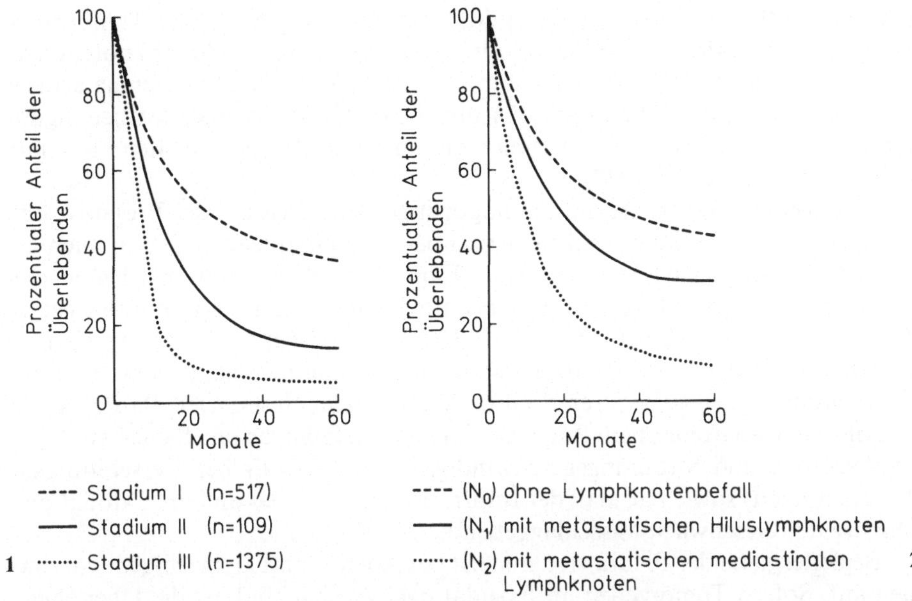

Abb. 1. Lebenskurven eines großen klinischen Krankengutes in Abhängigkeit vom klinischen Stadium. (Nach MOUNTAIN 1976)

Abb. 2. Prognose in Abhängigkeit vom Tumorbefall der einzelnen Lymphknotenstationen. (Nach MOUNTAIN 1977)

Commitee for Cancer Staging and End-Results Reporting (AJC) 1977 anlehnt, aber durch Unterteilung des AJC-Stadiums I in 2 Unterstadien

Ia: Patienten mit T_1 N_O

Ib: Patienten mit T_1 N_b

und des AJC-Stadiums III in ein Stadium

III: Patienten mit T_{1-2} N_2 M_0

und ein Stadium

IV: Patienten mit T_{1-3} N_{0-2} M_0

den therapeutischen Aspekten konsequenter Rechnung trägt. Abbildung 1 zeigt die Lebenskurven eines großen klinischen Krankengutes in Abhängigkeit vom Stadium (MOUNTAIN 1976). Das Diagramm macht deutlich, daß zwischen der begrenzten Tumorausbreitung von <3 cm und ausgedehnteren Tumoren erhebliche Unterschiede in der 5-Jahres-Heilung resultieren. Bronchialkarzinome in ihrer intrabronchialen oder praeinvasiven Phase führen zu 5-Jahres-Heilungsraten von 70–80% (PEARSON et al. 1967; WOOLNER et al. 1970; MARTINI u. MELAMED 1980). Im Stadium I haben invasive Tumoren einschließlich derer, bei denen intrapulmonale oder hiläre Lymphknoten mitbefallen sind eine 5-Jahres-Heilungsrate von etwa 40%. Im Stadium II liegen diese Anteile bei 12%, im Stadium III bei 7% (MOUNTAIN 1976). WILLIAMS et al. (1981) berichten über 5-Jahres-Überlebensraten von 80% im Stadium T_1 N_0 und von 62% im Stadium T_2 N_0 sowie von ca. 50% im Falle T_1 N_1. Abbildung 2 macht die Bedeutung des Tumorbefalls der einzelnen Lymphabflußstationen für die Prognose deutlich. Nach offenbar radikaler Resektion war unabhängig von der Tumorgröße die kumulative 5-Jahres-Überlebensrate 46%, sofern keine Lymphknotenmetastasen am Präparat nachweisbar waren. Im Fall hilärer Lymphknotenmetastasen fielen die Lebensaussichten auf 33% und beim Nachweis einer Mitbeteiligung der mediastinalen Lymphonodi erreichten nur noch 8% der Patienten die 5-Jahres-Grenze (MOUNTAIN 1977).

LARSSON (1973) machte auf die ungünstige Beeinflussung der Prognose aufmerksam, wenn das Tumorzellwachstum bei Lymphknotenmetastasen auch außerhalb der Kapsel nachweisbar war. Eine Reihe von Autoren belegten eine Verschlechterung der Überlebenschancen bei Tumoreinbruch in die Blutgefäße (COLLIER et al. 1957; SPJUT et al. 1961; HIGGINS u. BEEBE 1967). Demgegenüber fanden OVERHOLT et al. (1970) einen solchen Zusammenhang nicht bestätigt. Sie ermittelten bei 40% ihrer 5 Jahre überlebenden resezierten Patienten am pathologisch anatomischen Präparat eine Blutgefäßinvasion. Sicher sind hier Kalibergröße und Strömungsgeschwindigkeit (thrombotischer Verschluß oder Passagefreiheit) sowie Ausmaß der Infiltration des Gefäßes und die Exfoliationsneigung der Geschwulst ausschlaggebend.

Begleitergüsse der Pleura treten meist bei Adeno- und kleinzelligen Karzinomen auf. Sofern Tumorzellen im Exsudat nachweisbar sind, ist die Überlebenschance selten länger als 1 Jahr. Ein solcher Befund schließt eine chirurgische Therapie aus. Im Fall tumorzellfreier Ergüsse besteht eine solche Kontraindikation nicht, dennoch bleibt die Prognose getrübt.

Hinsichtlich der Beurteilung der Lebensaussichten in Abhängigkeit vom Tumorstadium nimmt das kleinzellige Bronchialkarzinom eine Sonderstellung ein. Während das Ausbreitungsstadium der nichtkleinzelligen Tumoren relativ gut beurteilbar ist, gelingt das infolge der frühen und intensiven Metastasierungsneigung beim kleinzelligen Typ praktisch nicht. Für diesen wurde deswegen eine eigene Stadieneinteilung getroffen, die den besonderen therapeutischen Bedingungen (geringe chirurgische Heilungschancen, hohe Sensibilität gegenüber Strahlen- und Chemotherapie) Rechnung trägt. Die Arbeitsgruppe um HYDE legte 1965 erstmalig eine Klassifikation des kleinzelligen Bronchialkarzinoms in „limited disease" und „extensive disease" vor, die später verschiedentlich modifiziert wurde (BLEEHEN 1979; DIEHL 1979). Tabelle 4 macht diese Beziehung deutlich.

II. Histologie und Prognose

Daß das Bronchialkarzinom keine pathophysiologische Einheit darstellt, geht am deutlichsten aus der differenten Prognose der histologischen Typen hervor. Während die Plattenepithelkarzinome in einem epidemiologischen Krankengut eine 5-Jahres-Heilung von 6,8% aufweisen, beträgt sie bei Adenokarzinomen 8,1%, bei Alveolarzellkarzinomen 29,4%, bei polymorphzelligen (großzellig soliden) 2,6% und bei kleinzelligen Karzinomen 2,7%. (WILDE u. MATTHÄI 1982) Nach MOUNTAIN (1977) hatten chirurgische Patienten, deren Tumor eine Größe von <3 cm aufwies, eine 5-Jahres-Heilung von 72% im Fall des Adeno-

Tabelle 1. Prognose resezierter Bronchialkarzinome in Abhängigkeit vom histologischen Typ (Sammelstatistik)

Autoren	n	Plattenepithelkarzinome			Adenokarzinome			Undifferenzierte großzellige Karzinome			Undifferenzierte kleinzellige Karzinome		
		5 Jahre (%)	10 Jahre (%)	n	5 Jahre (%)	10 Jahre (%)	n	5 Jahre (%)	10 Jahre (%)	n	5 Jahre (%)	10 Jahre (%)	n
Mountain (1977)	835	37	–	528	27	–	183	27	–	83	0	–	41
Shields et al. (1975)	2341	27	–	1482	24	–	359	22	–	500[a]	–	–	–
Selawry u. Hansen (1973)	2827	28	–	1602	17	–	392	15	–	500	5	–	106
Vincent (1976)	295	20	15	161	12	3	90	21	21	17	0	0	16
Wilkins et al. (1978)	249	40	–	139	28	–	60	24	–	36	0	0	10
Wilde (1978) DDR Sammelstatistik 1949–1968	5925	32	–	3491	36	–	889	30	–	1032	18	–	513
Stanford et al. (1976)	1126	41	32	515	43	36	450	21	21	161[b]		–	–

[a] Einschließlich einiger kleinzelliger Karzinome
[b] Alle undifferenzierten, groß- und kleinzelligen Karzinome

karzinoms und von 56% im Fall des Plattenepithelkarzinoms. Eine zunehmende Primärtumorgröße hat bei Adenokarzinomen und großzellig anaplastischen Tumoren ernstere Konsequenzen als bei Tumoren des Typs vom Plattenepithelkarzinom. MOUNTAIN (1977) ermittelte bei einer Tumorgröße von >3 cm entsprechende 5-Jahres-Heilungsquoten von 28%, 31% und 42%. Beim kleinzelligen Karzinom hatte die Größe des Primärtumors weniger Bedeutung für die Prognose.

Im Gegensatz zu einer Reihe von Autoren (s. Tabellen) fällt im Resektionsgut der Thoraxkliniken der DDR (WILDE 1978) die überraschende Rate von 5-Jahres-Heilungen beim kleinzelligen Karzinom auf, die nicht als Folge einer mangelhaften Klassifikation der Typen angesehen werden kann. Auch bei erneuter Bearbeitung eines großen Krankengutes nach den Richtlinien der WHO-Klassifikation findet sich diese Auffälligkeit. Sie erklärt sich am ehesten aus der nahezu doppelt so hohen Zahl peripherer als zentraler Tumoren, offenbar bedingt durch die im Lande praktizierte Röntgenreihenuntersuchung.

III. Lokalisation und Prognose

Zentrale Tumoren lassen sich in den zentralen Abschnitten des Bronchialsystems bis zur Aufteilung in die Subsegmentbronchien nachweisen. Periphere Bronchialkarzinome entwickeln sich im Lungenmantel. Geschwülste, die beiden Lokalisationsformen nicht exakt zuzuordnen sind, d.h. die jenseits der Subsegmentaufteilung wachsen, aber noch im Hilus gelegen sind, werden den intermediär lokalisierten Bronchialkarzinomen zugeordnet. Die unterschiedliche Topografie bedingt wesentliche Unterschiede in der Wuchsform, im Verhalten gegenüber den Strukturen der Umgebung und in der Prognose. Diese Differenzen sind jedoch nicht nur bedingt infolge der differenten histologischen Verteilungsmuster zwischen den 3 Lokalisationsformen. Sie lassen sich auch an gleichen histologischen Typen belegen.

Abbildung 3 läßt erkennen, daß die Prognose sowohl der peripheren kleinzelligen als auch der polymorphzelligen und Plattenepithelkarzinome günstiger ist als die der zentralen Tumoren gleichen Typs. KUTSCHERA (1976) machte darauf aufmerksam, daß die Stadienverteilung der peripheren Tumoren günstiger ist und die Resektion häufiger auf eine Lobektomie beschränkt werden kann. Gleiche Erfahrungen werden von WIDOW (1979) und DENCK (1980) berichtet. Eine Ausnahme dieser Regel stellten die okkulten zentralen Tumoren dar, die endoskopisch in einer relativ frühen Entwicklungsphase lokalisiert, nach der Resektion eine Heilungschance in 70–80% der Fälle aufweisen (PEARSON et al. 1967; WOOLNER et al. 1970; MARTINI u. MELAMED 1980).

SPJUT et al. (1961) sowie HIGGINS und BEEBE (1967) beobachteten günstigere Heilungs- und Überlebenschancen bei rechtsseitigen operativen Eingriffen trotz höherer postoperativer Mortalität nach rechtsseitiger Pneumonektomie. VINCENT et al. (1976) fanden hingegen bei Tumoren des Mittellappens ungünstigere Heilungschancen gegenüber den Tumoren anderer Lungenlappen.

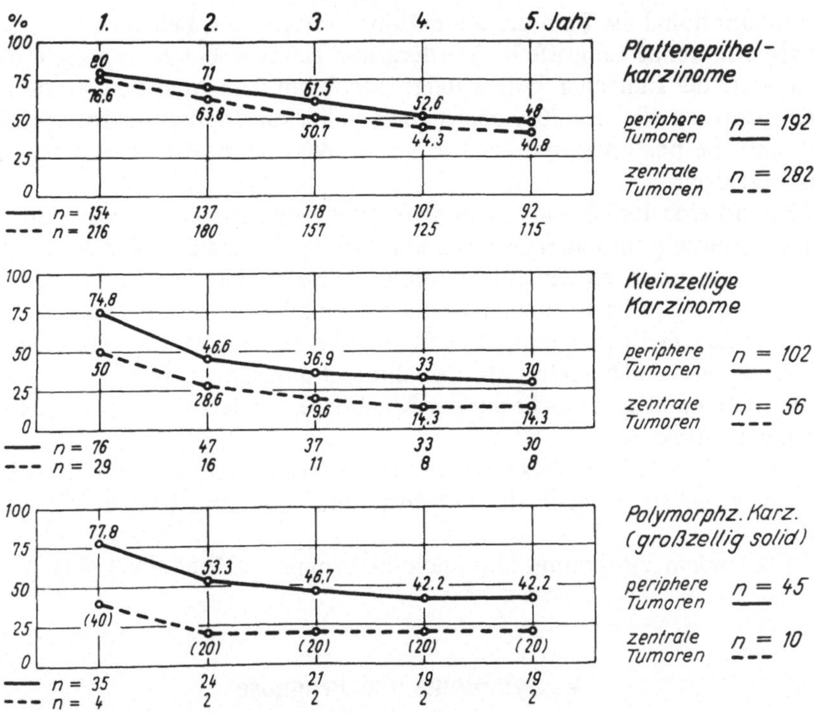

Abb. 3. 5-Jahres-Heilung in Abhängigkeit von der Lokalisation. Life table ausgewählter histologischer Typen von resezierten Bronchialkarzinomen ($n=1000$), peripherer ($n=531$) und zentraler ($n=361$) Lokalisation

IV. Körperliche Belastbarkeit des Patienten und Prognose

Ein limitierender Faktor für therapeutische Maßnahmen bei Bronchialkarzinomkranken ist die kardiorespiratorische Funktion. Infolge fortgeschrittenen Alters sowie Funktionsstörungen des kardiorespiratorischen Systems sind etwa 30% der in die Klinik eingewiesenen Patienten chirurgisch nicht behandlungsfähig. Nach HIGGINS und BEEBE (1967) wirken sich Begleiterkrankungen der Lunge auch ungünstig auf die Prognose resezierter Patienten aus. Wie WILDE (1977) feststellte, steigt die postoperative Komplikationsrate mit dem Schweregrad der Lungenfunktionsstörung von 12,6% bis zu 32% an. Dabei macht sich die Obstruktion bereits bei geringeren Schweregraden als die Restriktion komplikationsfördernd bemerkbar.

KUTSCHERA (1976) ermittelte für die internistischen Risikofälle eine postoperative 5-Jahres-Überlebensrate von 14% gegenüber 23% ohne ein solches Risiko. Derselbe Autor berichtet von einer linear mit dem Alter zunehmenden Operationsmortalität. Demgegenüber ist die 5-Jahres-Überlebensrate nicht in den jüngeren, sondern im mittleren Kollektiv im Alter von 56–60 Jahre am höchsten. HIGGINS und BEEBE (1966) errechneten für die Patienten unter 60 Jahren ebenfalls eine günstigere Prognose als für die älteren. In den letzten Jahren nahm international die Zahl der Resektionen im höheren Lebensalter zu, wobei parenchymsparende Eingriffe im Vordergrund standen. Die Komplikationsrate, insbesondere der Lungenembolien steigt jedoch mit dem Alter an (WILDE 1977). Bei Kranken jenseits des 70. Lebensjahres sollte die Indikation zur Resektion streng und die postoperative Nachsorge im Wissen um das Risiko besonders intensiv erfolgen.

Während eine Reihe von Autoren für das weibliche Geschlecht günstigere Heilungschancen ermittelten (AXTELL et al. 1976), fanden dies WILDE und MATTHÄI (1982) an einem großen epidemiologischen Krankengut nicht bestätigt.

Nur etwa 25% aller Bronchialkarzinomkranken sind kurativ behandlungsfähig, wobei das Ziel der Therapie nicht nur die Heilung vom Krebsleiden sein kann. Auch die verbleibende Lebensqualität ist daneben ein wesentliches Kriterium der Behandlung, die nicht nur das Machbare, sondern das für den Patienten Optimale im Auge hat.

ZUBROD et al. (1960), KARNOWSKY (1961) und CARLENS et al. (1970) haben Kriterien festgelegt, wonach die Lebensqualität bestimmbar und vergleichbar ist.

Mit fallendem Vitagramm fällt auch die Prognose (HOBRACK 1982).

V. Symptome und Prognose

Eine Stadieneinteilung, die sich an der anamnestischen Länge pulmonaler und extrapulmonaler Symptome orientiert, wurde von FEINSTEIN (1968) vorgeschlagen, um die Aggressivität des Tumors zu erfassen und in Abhängigkeit von dieser vergleichbar behandeln zu können (s. Tabelle 2).

Er ermittelte 5-Jahres-Überlebensraten unabhängig von Therapie und Alter im symptomlosen Stadium I von 18%, bei pulmonalen Symptomen mit einer Anamnesedauer von >6 Monaten von 16% und bei pulmonalen Symptomen mit einer Anamnese von <6 Monaten mit 9%.

LARSSON (1973) fand zwischen den Stadien II–IV nach FEINSTEIN keine auffällige prognostische Differenz. Problematisch ist bei dieser Klassifikation die große subjektive Fehlerbreite der Zuordnung.

Tabelle 2. Stadieneinteilung nach FEINSTEIN (1968) und Prognose

Stadium	Definition	5-Jahres-Überlebensrate (alle Behandlungen) (%)
I	keine Symptome seitens des Karzinoms	18
II	pulmonale (lokale) Symptome, länger als 6 Monate	16
III	pulmonale (lokale) Symptome, kürzer als 6 Monate	9
IV	systemische Symptome (± lokale Symptome)	6
V	metastatische Symptome (± systemische Symptome)	0
Insgesamt		7

Während eine Reihe von Autoren eine eindeutige Beziehung zwischen Dauer der Symptome und der Prognose nicht feststellen konnten (Johnston u. Smith 1966; Berndt u. Kruger 1969; Senior u. Adamson 1970; Huhti et al. 1981; Hobrack 1982), besteht darüber Einigkeit, daß die symptomlosen Patienten die eindeutig günstigsten Überlebens- und Heilungschancen haben wie auch Abb. 4 belegt. Von den klinisch manifest erkrankten Karzinomträgern zeigten diejenigen, die unter Fieber, Husten oder blutigem Auswurf litten, noch die günstigsten Resektionsquoten von 21,4–10,5%. Aber unabhängig von der Art der Symptomatologie zum Zeitpunkt der Erfassung streuten die 5-Jahre-Überlebensraten der Patienten mit klinischem Krankheitszeichen zwischen 0–1,8%. Beachtenswert ist dabei die Höhe der Rate der Verweigerer von Diagnostik und Therapie, die bei den Symptomlosen mit 9% die Spitze hält, bei den Hustern

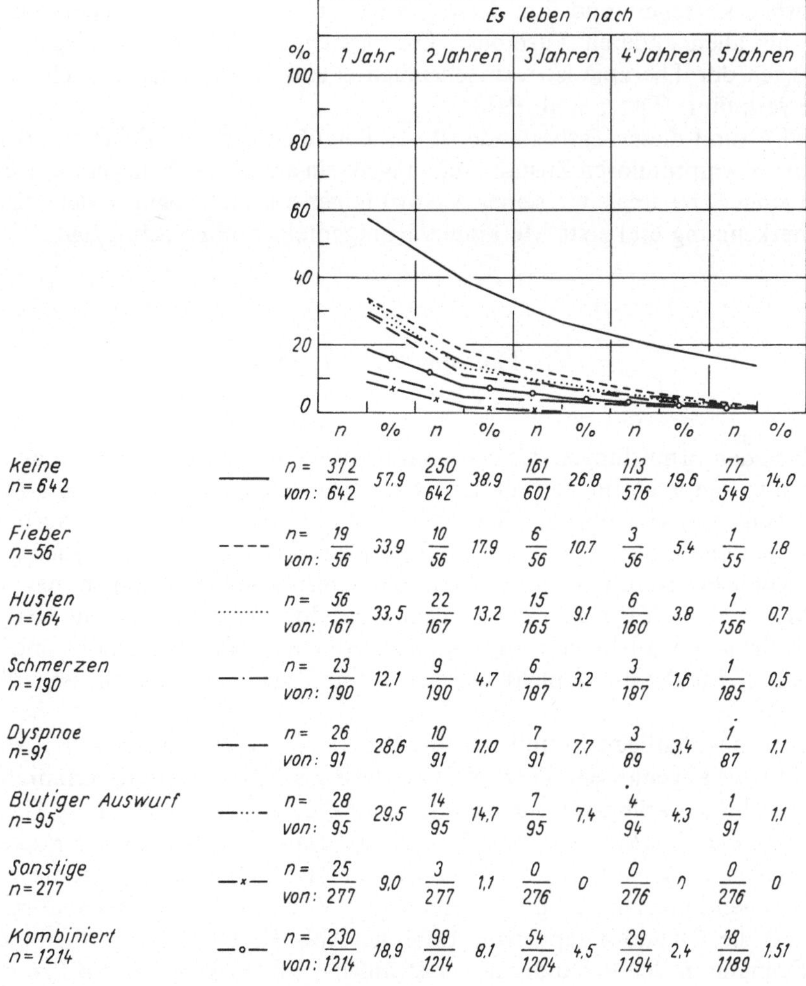

Symptom		n / von (1 Jahr)	%	n / von (2 Jahren)	%	n / von (3 Jahren)	%	n / von (4 Jahren)	%	n / von (5 Jahren)	%
keine n=642	——	372 / 642	57.9	250 / 642	38.9	161 / 601	26.8	113 / 576	19.6	77 / 549	14.0
Fieber n=56	----	19 / 56	33.9	10 / 56	17.9	6 / 56	10.7	3 / 56	5.4	1 / 55	1.8
Husten n=164	....	56 / 167	33.5	22 / 167	13.2	15 / 165	9.1	6 / 160	3.8	1 / 156	0.7
Schmerzen n=190	—.—	23 / 190	12.1	9 / 190	4.7	6 / 187	3.2	3 / 187	1.6	1 / 185	0.5
Dyspnoe n=91	— —	26 / 91	28.6	10 / 91	11.0	7 / 91	7.7	3 / 89	3.4	1 / 87	1.1
Blutiger Auswurf n=95	—...-	28 / 95	29.5	14 / 95	14.7	7 / 95	7.4	4 / 94	4.3	1 / 91	1.1
Sonstige n=277	—x—	25 / 277	9.0	3 / 277	1.1	0 / 276	0	0 / 276	0	0 / 276	0
Kombiniert n=1214	—o—	230 / 1214	18.9	98 / 1214	8.1	54 / 1204	4.5	29 / 1194	2.4	18 / 1189	1.51

Abb. 4. Bronchialkarzinome im Bezirk Erfurt, $n = 2943$. Symptome und Life table. Prognose und Symptome

6% beträgt, aber bei den dyspnoeischen oder mit Schmerzen belasteten Kranken auf 0% abfällt.

Lanzotti et al. (1977) ermittelten den prognostischen Einfluß von Allgemeinstatus, Gewichtsverlust, Alter und anderen Faktoren an 129 inoperablen Patienten mit „limited disease" und 187 Kranken mit „extensive disease". Sie wiesen auf die Bedeutung von Vitagramm und Gewichtsverlust hin. Darüber hinaus zeigten sie den negativen Einfluß von Leber- und Knochenmetastasen für die Überlebenschancen auf.

Ebenso fällt die Prognose bei einem bestehenden Vena cava superior Syndrom mit der Ausprägung eines venösen Kollateralkreislaufs der Thoraxwand ab.

Hansen berichtete 1983 auf Grund von Multivarianzanalysen prognostischer Faktoren an Hand von 880 Verläufen kleinzelliger Bronchialkarzinomträger, daß das Serum-LDH des unbehandelten Kranken offenbar sehr eng mit der Tumorlast korreliert und ihm deswegen ein größerer prognostischer Wert zukäme als allen anderen Variablen. Das Ansteigen eines CEA-Spiegels unter bzw. nach der Therapie ist wahrscheinlich ebenfalls mit einer schlechten Prognose verknüpft (Dent et al. 1978).

Auf Grund dieser Tatbestände ist das Bemühen um eine Erfassung der Patienten im symptomlosen Zustand seit langem ein ärztliches Anliegen. Zur Effektivität eines Screenings und seiner Auswirkungen auf die Prognose siehe Kapitel „Früherkennung und erste Merkmale, Röntgenreihenuntersuchungen".

VI. Therapie und Prognose

Nach den Ermittlungen des National Institute of Health (Axtell et al. 1976) hat sich in den USA im Verlauf der letzten beurteilbaren 23 Jahre die 5-Jahres-Überlebensrate beim Bronchialkarzinom von anfänglich 6% auf 9% verbessert. Der Anteil lokalisierter Tumoren ist im gleichen Zeitraum nahezu gleich geblieben. Ähnliche Resultate berichteten die Chirurgischen Kliniken der BRD (Becker et al. 1976). Dabei gilt zu bedenken, daß der internationale Vergleich entsprechender Statistiken infolge unterschiedlicher Erfassungsmodus und eines differenten Meldewesens nicht möglich ist und zu falschen Schlüssen führen kann.

Einen nachhaltigen Einfluß auf die Prognose gewinnt im Einzelfall wie im Kollektiv die angemessene Therapie. Die chirurgischen Resektionsverfahren sind für die nichtkleinzelligen Bronchialkarzinome die allgemein anerkannte Therapie der Wahl. Die Resektionsquote liegt je nach Zusammensetzung des Krankengutes zwischen 20–40%. Unter epidemiologischen Bedingungen erreicht die chirurgische Behandlung eine 5-Jahres-Heilung von 30%, die Strahlenbehandlung von 2% und die Chemotherapie von 1,0% (s. Abb. 5). Die Strahlentherapie hat ihre Domäne in der Behandlung der strahlensensiblen kleinzelligen Bronchialkarzinome. In Konkurrenz zur alleinigen oder kombinierten Strahlen- und Chemotherapie der kleinzelligen Geschwülste ist in den letzten Jahren die ausschließliche Chemotherapie getreten.

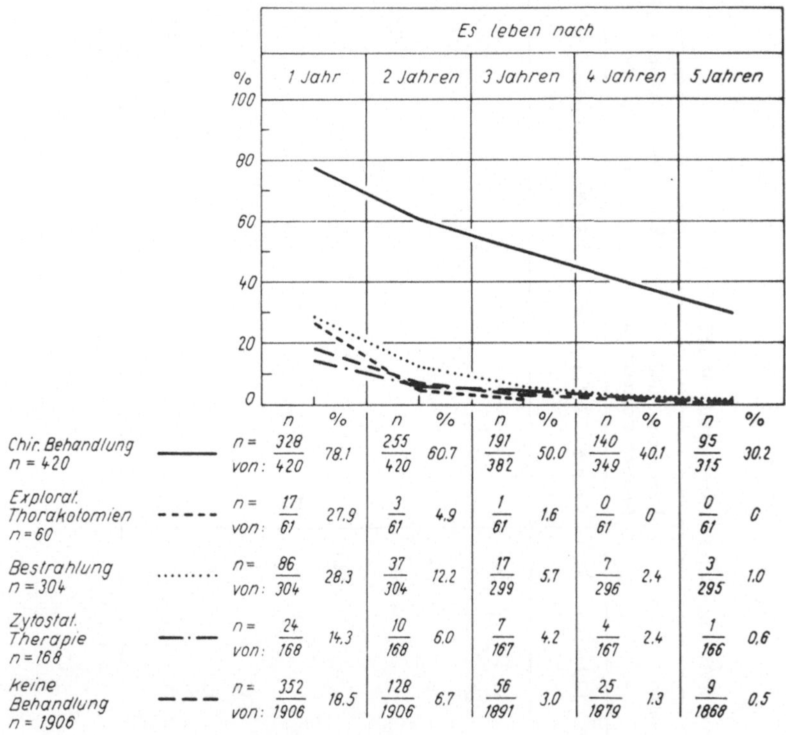

Abb. 5. 5-Jahres-Heilung in Abhängigkeit von der Therapie unter epidemiologischen Bedingungen (Wilde u. Matthäi 1982). Bronchialkarzinome im Bezirk Erfurt, $n = 2943$. Therapieform und Life table

1. Resektion und Prognose

Die summarischen 5-Jahres-Überlebensraten aller resezierten Bronchialkarzinome schwanken in großen klinischen Statistiken zwischen 18 und 35% (s. Tabelle 3). Entgegen früheren Auffassungen (Schönleben et al. 1975) sind die Langzeitergebnisse nach Lobektomien eindeutig günstiger als nach Pneumonektomien. Auffallend sind die hohen Heilungsraten nach Segmentresektionen (Jensik 1979), sowie nach Lobektomien mit Manschettenresektion (Bennett u. Abbey Smith 1978; Jensik 1980), die für eine qualifizierte Indikation und Nachsorge sprechen. Beide Methoden können trotz der guten Resultate nicht als onkologisch-chirurgische Standardverfahren angesehen werden. Sie sind als parenchymsparende Resektionen kleiner Tumoren bei Patienten im höheren Alter, oder bei solchen mit eingeschränkter kardiorespiratorischer Funktion und Belastbarkeit therapeutische Alternativen bei sonst bestehender Inoperabilität.

2. Strahlentherapie und Prognose

Die Strahlentherapie ist – Ganz- bzw. Halbkörperbestrahlung außer Betracht gelassen (Salazar et al. 1980; Eichhorn et al. 1982) – eine lokaltherapeutische

Tabelle 3. Prognose resezierter Bronchialkarzinome in Abhängigkeit von der Operationsmethode

	Pneumonektomie			Lobektomie			Lobektomie und Manschettenresektion			Segmentresektion bzw. atypische Resektion		
	5 Jahre (%)	10 Jahre (%)	*n*	5 Jahre (%)	10 Jahre (%)	*n*	5 Jahre (%)	10 Jahre (%)	*n*	5 Jahre (%)	10 Jahre (%)	*n*
Zeidler u. Linder (1973)	16	12	331	19	14	241	–	–	–	–	–	–
Widow (1975)	19	–	159	31	–	112	–	–	–	–	–	–
Vincent et al. (1976)	12	6	131	20	20	160	–	–	–	–	–	–
Widow (1979) DDR Sammelstatistik 1959–1970	25	–	2175	37	–	3961	–	–	–	35	–	292
Utkin (1979)	34	–	139	37	–	240	–	–	–	29	–	30
Bennett u. Abbey Smith (1978)[a]	–	–	–	–	–	–	34	– 20	80 49	–	–	–
Wilkens et al. (1978)	–	26	77	–	35	159	–	–	–	–	45	9
Jensik (1979)	15	60	–	–	15	88	–	27	30		20	45
Jensik (1981)	–	–	–	–	–	–	26	17	73	56	33	168
Schönleben et al. (1975)	14	–	179	25	–	98	–	–	–	–	–	–

[a] Nur Stadium RO, pNO und pN_1

Maßnahme. Insofern gewinnen die lokalen und allgemein biologischen Bedingungen des Tumors ähnliche Bedeutung wie für die chirurgische Therapie.

Entsprechend der Gemeinschaftsstudie von 17 deutschen Kliniken an 7503 bestrahlten Bronchialkarzinomkranken liegen die Ergebnisse der Radiotherapie bei 2% 5-Jahres-Überlebenden (HEILMANN et al. 1976). Gegenüber der konventionellen Röntgentiefentherapie mit 5-Jahres-Überlebensraten von 1–4% (DEELEY 1971) hat die Hochvolttherapie, bei der entsprechende Behandlungsergebnisse von 2–6% (BLEHER 1973; ZIEGLER et al. 1980; EICHHORN u. LESSEL 1968) mitgeteilt wurden, zu keinem nennenswerten Fortschritt geführt. Bei Operationsverweigerern ist die kurative Strahlenbehandlung eine beachtenswerte Alternative. SMART (1966) behandelte mit HILTON 40 sorgfältig ausgewählte Patienten mit konventioneller Tiefentherapie. Sie erzielten bei 9 Patienten eine 5-Jahres-Heilung. MORRISON et al. (1963) randomisierten 56 resektionsfähige Patienten in eine Gruppe mit Hochvolttherapie (4500 rd/4 Wochen) und eine Gruppe mit chirurgischer Behandlung. Die 5-Jahres-Überlebensrate der Bestrahlten betrug 6%, die der Resezierten 30%. Bei den 19 anaplastischen Tumoren fand sich jedoch kein Unterschied. Im Fall der kurativen Behandlung inoperabler Bronchialkarzinome beobachteten ZIEGLER et al. (1980) bei 471 Patienten mittlere Überlebenszeiten zwischen 7,4 und 12,2 Monaten. Von den histologischen Typen hatten undifferenzierte polymorphzellige Karzinome und Plattenepithelkarzinome den günstigsten Verlauf. In einer größeren kontrollierten Studie wurde die Leistungsfähigkeit der Strahlentherapie an 308 Patienten gegenüber einer Kontrollgruppe mit 246 Patienten geprüft. Die mittlere Überlebenszeit der Bestrahlten ergab 146 Tage, die 1-Jahr-Überlebensrate betrug 18,2% gegenüber 13,9% bzw. 112 Tagen im Kontrollkollektiv (WOLF et al. 1966; ROSWIT et al. 1968).

In 30% der radikal bestrahlten Fälle kommt es zum lokalen Rezidiv (BLEEHEN 1980). GUTTMAN (1971) und SALAZAR (1979) halten Dosen von wenigstens 5000 rad in 5 Wochen für prognostisch günstiger als niedere Dosen. DEELEY (1966) und PEREZ et al. (1979) fanden diese Meinung nicht bestätigt. Eine präoperative Strahlentherapie verbesserte die Prognose der chirurgischen Behandlung im allgemeinen nicht. (SHIELDS 1972; EICHHORN u. LESSEL 1976; KENT u. SCHWADE 1979; WARRAM 1975), vermag allerdings gelegentlich lokale Operabilität zu erzielen. Die postoperative Bestrahlung nach kurativer chirurgischer Therapie mit mediastinalen Lymphknotenmetastasen scheint die Lebenschancen der Operierten außer beim Adenokarzinom verbessern zu können (KIRSH et al. 1976; KIRSH 1979; ISRAEL et al. 1979; CHOI et al. 1980). Die postoperative Radiotherapie nicht radikal operierter Patienten ist umstritten und in ihrem Wert fraglich.

Eine kombinierte Strahlen- und Chemotherapie führt beim nicht-kleinzelligen Bronchialkarzinom zu keiner Verlängerung der Überlebenszeit. Beim kleinzelligen Bronchialkarzinom spricht die im allgemeinen gute Strahlen- und Chemosensibilität für eine kombinierte Behandlung, zumal sich bei etwa 50% der chemotherapeutisch behandelten Patienten intrathorakale Rezidive einstellen (JOSS et al. 1980). Vergleichende Studien zwischen Radiotherapie und Radiotherapie plus Chemotherapie fielen bei diesem Geschwulsttyp eindeutig zugunsten der kombinierten Behandlung aus. (British Medical Research Council 1979;

HØST 1973; PETROWICH et al. 1977; KRAUSS u. PEREZ 1979; MATTHIESSEN 1978.) Eine prophylaktische Bestrahlung des Schädels mit der Zielstellung Hirnmetastasen beim kleinzelligen Tumortyp vor klinischen Erscheinungen zu zerstören, hat zur Zeit noch keinen lebensverlängernden Effekt, wenngleich es die Häufigkeit klinisch nachweisbarer Hirnmetastasen reduziert (BUNN et al. 1978; COX et al. 1980).

3. Chemotherapie und Prognose

Bei den nicht-kleinzelligen lokoregional ausgebreiteten Tumoren hat weder die Monotherapie noch die Polychemotherapie zu einer Verbesserung der Lebensaussichten geführt. In einigen Studien mit adjuvanter Chemotherapie lassen die chemotherapeutisch behandelten Plattenepithelkarzinome eher eine ungünstige Beeinflussung erkennen (KARRER et al. 1980; BRUNNER et al. 1979; GRUNER et al. 1983).

Eine kombinierte Strahlen- und Chemotherapie ist bei dieser histologischen Typengruppe bisher noch nicht hinreichend abgeklärt.

Auch bei den disseminierten Ausbreitungsformen verbessert die Polychemotherapie die mittlere Überlebenszeit sowie die 1-Jahres-Überlebensrate nicht überzeugend. Der Anteil der Patienten mit partieller und kompletter Tumorregression liegt dabei zwischen 20 bis 30% (ALBERTO et al. 1976; BEARDEN et al. 1977; GROPP et al. 1977; LIVINGSTON et al. 1978).

Das kleinzellige Bronchialkarzinom mit seiner frühzeitigen, zum Zeitpunkt der Diagnose häufig noch nicht nachweisbaren Dissemination hat durch die Chemotherapie eine deutliche Verbesserung seiner insgesamt schlechten Prognose erfahren. Allein schon die Ansprechbarkeit von etwa 30% der kleinzelligen Tumoren auf eine Chemotherapie weist darauf hin. Die Mehrzahl der Autoren konnten zeigen, daß zwischen den Patienten mit nachweisbarer Tumorregression und denen ohne eine solche Tumoransprechbarkeit deutliche prognostische Differenzen bestehen (EAGAN et al. 1974; GROPP et al. 1977; LIVINGSTON et al. 1977, 1978).

Auch durch Anwendung einer Polychemotherapie mit verschiedenen Angriffspunkten im Generationszyklus der Tumorzellen ließ sich eine Verbesserung der Behandlungsergebnisse mit Regressionsraten zwischen 40–90% und mittleren Überlebenszeiten zwischen 6–10 Monaten erzielen (s. Tabelle 4).

Die Frage einer Prognoseverbesserung durch Kombination der Chemotherapie mit Bestrahlung bei Patienten mit „limited disease" wurde in randomisierten Studien gegenüber einer alleinigen Chemotherapie überprüft. Die an kleinen Kollektiven ermittelten vorläufigen Ergebnisse zeigen nur geringe Differenzen der mittleren Überlebenszeit, die aber eher für eine alleinige Chemotherapie sprechen (FOX et al. 1979; STEVENS et al. 1979; HANSEN et al. 1979). Andererseits wiesen LIVINGSTON et al. (1978); HOLOYE et al. (1978); HORNBACK et al. (1976); BRUNNER et al. (1978); GILBY et al. (1977); JOHNSON et al. (1976) auf die Bedeutung der Reihenfolge der therapeutischen Maßnahmen hin, so daß heute die Folge Chemotherapie, Strahlentherapie, Chemotherapie als optimal eingeschätzt wird.

Tabelle 4. Prognose beim inoperalen kleinzellig-anaplastischen Bronchialkarzinom unter chemotherapeutischen Bedingungen. (Nach BUNN et al. 1979; MINNA et al. 1979)

Abhängigkeit vom Tumorstadium

	„limited disease“	„extensive disease“
Komplette Remissionen	63%	26%
Mittlere Überlebenszeit	49 Wochen	34 Wochen
2-Jahres-Überlebensrate	12%	1%

Abhängigkeit vom Vitagramm: mittlere Überlebenszeit in Wochen

	Vitagramm nach KARNOFSKY	
	80–100 normale Aktivität, pflegefrei	10–70 arbeitsunfähig, pflegebedürftig
Unbehandelt	17	6
Behandelt	37	23

Bei Patienten mit „extensive disease“ führt die kombinierte Strahlen- und Chemotherapie zu keinen besseren Ergebnissen als die Chemotherapie allein (WILLIAMS et al. 1977; LIVINGSTON et al. 1978).

Bezüglich der prognostischen Effektivität der Zytostatikakombinationen zeigen Cyclophosphamid, Vincristin, Methyl CCNU und Bleomycin (LIVINGSTON et al. 1976), Cyclophosphamid, Vincristin, Procarbazin, Adriamycin und Methotrexat (GILBY et al. 1977), sowie Adriamycin, Cyclophosphamid und Vincristin (SEEBER 1977; LIVINGSTON et al. 1978) keine wesentlichen Differenzen.

Die adjuvante Chemotherapie hat weder bei Anwendung einer Monotherapie noch in Form einer Zytostatikakombination eine entscheidende Verbesserung der Lebenschancen gebracht (BRUNNER et al. 1979; MOUNTAIN et al. 1979). Eine geringe Verbesserung der 5-Jahres-Heilung beobachteten KARRER et al. (1980) bei Patienten mit schnell wachsenden Tumoren.

Eine Immuntherapie mit BCG in Kombination mit Chemo- und Radiotherapie beeinflußte nicht die Überlebenschancen beim kleinzelligen Bronchialkarzinomträger (McCRACKEN et al. 1980). Ebenso führte die intrapleurale BCG-Applikation bei resezierten Patienten des Stadium I zu keinen überzeugenden Ergebnissen (McKNEALLY et al. 1981; MOUNTAIN u. GAIL 1981).

Literatur

AJC (1977) American Joint Commitee for Cancer Staging and End-Results Reporting: Manual for staging of cancer. AJC, Chicago

Alberto P, Brunner KW, Martz G, Obrecht JP, Sonntag RW (1976) Treatment of bronchogenic carcinoma with simultaneous or sequential combination chemotherapy, including methotrexate, cyclophosphamide, procarbazine and vincristine. Cancer 38:2208–2216

Axtell LM, Asire AJ, Myers MH (eds) (1976) Cancer patient survival. Report No 5. Natl Cancer Inst Monogr

Bearden JD III, Coltman CA Jr, Moon TE, Costanzi JJ, Saiki JH, Balcerzak SP, Rivkin SE, Marison FS, Lane M, Spigel SC (1977) Combination chemotherapy using cyclophophamide, vincristine, methotrexate 5-fluorouracil and prednisone in solid tumors. Cancer 39:21–26

Becker H, Borst HG, Brieler HS, Dahm P, Dalichau H, Donhöfer A, Hegemann G, Jünginger Th, Kessler E, Kümmerle F, Mühe E, Pichelmaier H, Redemeister JChR, Reusch G, Satter P, Savic B, Sommerwerck D, Scholte JF, Schwaiger R, Stöhr U, Strothmann A, Täger B, Timm D, Ungeheuer E, Viereck R, Wache H, Wassner UJ, Zierott G (1976) Ergebnisse der operativen Behandlung des Bronchialkarzinoms. Dtsch Med Wochenschr 101:1553–1556

Bennett WF, Abbey Smith R (1978) A twenty year analysis of the results of sleeve resection for primary bronchogenic carcinoma. J Thorac Cardiovasc Surg 76:840–845

Berndt H, Kruger ChW (1969) Die klinische Klassifikation des Lungenkrebses nach Feinstein. Arch Geschwulstforsch 34:211–220

Bleehen NM (1979) Role of radiation therapy and other modalities in the treatment of small cell carcinoma of the lung. In: Muggia FM, Rozencweig M (eds) Lung cancer: Progress in therapeutic research, vol 2. Raven Press, New York, pp 575–586

Bleehen NM (1980) Management of inoperable squamous cell adeno- and large cell carcinoma. In: Hansen HH, Rørth M (eds) Lung cancer, 2nd World Congress on Lung Cancer Excerpta Medica, Amsterdam Oxford Princeton, pp 93–112

Bleher EA (1973) Indikationen und Ergebnisse der Strahlenbehandlung des Bronchialkarzinoms. Schweiz Med Wochenschr 103:1867–1873

Brit Medical Research Council Lung Cancer Working Party (1979) Radiotherapy alone or with chemotherapy in the treatment of small cell carcinoma of the lung. Br J Cancer 40:1

Brunner KW, Marthaler T, Muller W (1979) Adjuvant chemotherapy with cyclophosphamide (NSC-26271) for radically resected bronchogenic carcinoma: 9-year follow-up. In: Muggia FM, Rozencweig M (eds) Lung cancer, progress in therapeutic research. Raven Press, New York, pp 411–420

Bunn PA Jr, Nugent JL, Matthews MJ (1978) Central nervous system metastases in small cell bronchogenic carcinoma Semin Oncol 5:314–322

Bunn PA Jr, Cohen MH, Ihde DC, Shackney StE, Matthews MJ, Fossieck BE, Jr, Minna JD (1979) Review of therapeutic trials in small cell bronchogenic carcinoma of the lung. In: Muggia FM, Rozencweig M (eds) Lung cancer: Progress in therapeutic research. Raven Press, New York

Carlens E, Dahlström G, Nou E (1970) Comparative measurements of quality of survival of lung cancer patients after diagnosis. Scand J Resp Dis 51:268–275

Carr DT, Mountain CF (1980) The consistency of the staging of lung (nicht publizierte Daten) zitiert von Carr DT (1980) Diagnosis cancer and Staging. In: Hansen HH, Rørth M (eds) Lung cancer. Postgraduate course, 2nd World Congress on Lung Cancer. Excerpta Medica, Amsterdam Oxford Princeton, pp 49–70

Choi NCH, Grillo HC, Gardiello BA, Scannell JG, Wilkins EW Jr (1980) Basis for new strategies in postoperative radiotherapy of bronchogenic carcinoma. Int J Radiat Oncol Biol Phys 6:31–35

Collier FC, Blakemore WS, Kyle RH, Enterline HT, Kirby CK, Johnson J (1957) Carcinoma of the lung: factors which influence five year survival with special reference to blood vessel invasion. Ann Surg 146:423

Cox JD, Komaki R, Byhardt RW, Kuiv LE (1980) Results of wholebrain irradiation for metastases from small cell carcinoma of the lung. Cancer Treat Rep 64:957–961

Deeley TJ (1966) A trial to compare two different tumour dose levels in the treatment of advanced carcinoma of the bronchus. Clin Radiol 17:299–301

Deeley TJ (1971) Modern radiotherapy: Carcinoma of the bronchus. Butterworths, London

Denck H (1980) Chirurgische Taktik beim Bronchialkarzinom und Ergebnisse der Resektionsbehandlung. In: Denck H, Sighart H (Hrsg) Das Bronchialkarzinom heute. Holzhausen, Wien

Dent PB, McCulloch PB, Wesley-James O, Mac Laren R, Muirhead W, Dunnett CW (1978) Measurement of carcinoembryonic antigen in patients with bronchogenic carcinoma. Cancer 42:1484–1491

Diehl V (1979) Bronchialkarzinom: Was bringt die Chemotherapie? In: Hartwich G (Hrsg) Aktuelle Therapie maligner Tumoren. Eli-Lilly, Bad Homburg

Eagan RT, Carr DT, Coles DT (1974) A randomized study comparing CCNU and methyl-CCNU in advanced bronchogenic carcinoma. Cancer Chemother Rep 58:913–918

Eichhorn HJ, Lessel A (1968) Spätresultate nach Telekobaltbestrahlung bei histologisch gesicherten inoperablen Bronchialkarzinomen Strahlentherapie 136:411–413

Eichhorn H-J, Lessel A (1976) Strahlentherapie des Lungenkrebses. In: Widow W (ed) Symposium über den Lungenkrebs. Akademie-Verlag, Berlin S 109–116

Eichhorn H-J, Hüttner J, Dallüge K-H (1983) Preliminary report on "One-Time" and high dose irradiation of the upper and lower halfbody in patients with small cell lung cancer. Int J Radiat Oncol Biol Phys 9:1459–1465

Feinstein AR (1968) A new staging system for cancer and a reappraisel of "early" treatment and "cure" by radical surgery. N Engl J Med 279:747–753

Fox RM, Woods RL, Brodie GN, Tattersall MHN (1979) A randomized study of adjuvant radiation therapy in small cell anaplastic cancer treated by combination chemotherapy Proc E O R T C's conference on Lung Cancer p 59

Gilby ED, Bondy PK, Morgan FL, McElwain TJ (1977) Combination chemotherapy for small cell carcinoma of the lung. Cancer 39:1959–1966

Gropp C, Havemann K, Gassel WD, Hess F, Prignitz R, Schmidt M, Sodomann CP (1977) Kombinationschemotherapie bei Patienten mit metastasiertem Bronchialkarzinom. Z Krebsforsch 90:301–306

Gruner J, Wilde J, Bartel M, Baudrexl L, Bergmann L, Brethner L, Demischew E, Ermisch K, Gosse H, Hobrack E, Keßler G, Knöll P, Kurpat D, Leonhardt P, Schoefer G, Siering H, Wagner W, Weber J (1983) Langzeitergebnisse einer multizentrischen randomisierten Studie zur adjuvanten Chemotherapie des resezierten Bronchialkarzinoms. 7. Krebskongreß der DDR 28. Februar–3. März 1983 in Leipzig, Kurzreferate S. 164

Guttman R (1971) Radical supervoltage therapy in inoperable carcinoma of the lung. In: Deeley TJ (ed) Modern radiotherapy: Carcinoma of the bronchus. Butterworths, London, pp 181–195

Hansen HH (1983) Treatment of small cell carcinoma. Proc from Advances in Oncology 1983 – Intern Symposium – Copenhagen June 1983, pp 14–15

Hansen HH, Dombernowsky P, Hansen HS, Rørth M (1979) Chemotherapy versus chemotherapy plus radiotherapy in regional small-cell carcinoma of the lung – A randomized trial. Proc Amer Ass Cancer Res and Amer Soc Clin Oncol 20:277

Heilmann HD, Doppelfeld E, Fernholz HJ, Birkner R, Schlicker H, Becker G, Gordon-Harris L, Hackl A, Sager WD, Jentsch F, Kraft W, Bünemann H, Horstmann W, Hassenstein E, Kuttig H, Wieland C, Schmidt N, Müller A, Quack J, Buchelt L, Hess F, Koop EA, Lieven H von, Heinze HG, Gastrup W, Wannemacher M, Rey G, Voss A-C, Nüse A, Eibach E, Grund W, Bohndorf W, Schindler G (1976) Ergebnisse der Strahlenbehandlung des Bronchialkarzinoms. Dtsch Med Wochenschr 101:1557–1562

Higgins GA Jr, Beebe GW (1967) Bronchogenic carcinoma. Arch Surg 94:539–547

Higgins GA, Shields TW, Keehn RJ (1975) The solitary pulmonary nodule (ten year follow-up of Veterans Administration – Armed Forces Cooperative Study). Arch Surg 110:570–575

Hobrack E (1982) Analyse einer multizentrischen prospektiven Studie zur Chemotherapie des inoperablen Bronchialkarzinoms, Dissertation, Jena

Holoye PY, Samuels ML, Smith T, Sinkovics JG (1978) Chemoimmunotherapy of small cell bronchogenic carcinoma. Cancer 42:34–40

Hornback NB, Einhorn L, Shidnia H, Joe BT, Krause M, Furnas B (1976) Oat cell carcinoma of the lung: Early treatment results of combination radiation therapy and chemotherapy. Cancer 37:2658–2664

Høst H (1973) Cyclophosphamide as adjuvant to radiotherapy in the treatment of unresectable bronchogenic carcinoma. Cancer Chemother Rep 4:161–164

Huhti E, Sutinen S, Saloheimo M (1981) Survival among patients with lung cancer. An epidemiologic study. Am Rev Respir Dis 124:13–16

Hyde L, Yee J, Wilson R, Patno ME (1965) Cell type and the natural history of lung cancer. JAMA 193:52–54

Israel L, Bonadonna G, Sylvester R (1979) Members of the EORTC Lung Cancer Group: Controlled study with adjuvant radiotherapy, chemotherapy, immunotherapy and chemo-immunotherapy in operable squamous carcinoma of the lung. In: Muggia FM, Rozencweig M (eds) Lung cancer: Progress in therapeutic research. Raven Press, New York

Jensik RJ (1978) Diskussion. J Thorac Cardiovasc Surg 76:443

Jensik RJ (1979) Segmental resection for bronchogenic carcinoma. Ann Thorac Surg 28:475–483

Jensik RJ (1981) Die Berechtigung zur parenchymsparenden Resektion. In: Hamelmann H, Troidl H (Hrsg) Behandlung des Bronchialkarzinoms. Resignation oder neue Ansätze. Thieme, Stuttgart New York, S 138–144

Johnson RE, Brereton HD, Kent CH (1976) Small-cell carcinoma of the lung: Attempt to remedy causes of post therapeutic failure, Lancet I:289–291

Johnston RN, Smith DH (1968) Symptoms and survival in lung cancer. Lancet II:588–591

Joss R, Goldhirsch A, Brunner KW Das anaplastische kleinzellige Bronchuskarzinom, Dtsch Med Wochenschr 105:732–735

Karnowsky DA (1961) Meaningful clinical classification of therapeutic responses to anticancer drugs. Clin Pharmacol Ther 2:709–718

Karrer K, Pridun N, Denck H (1980) Zur kombinierten Therapie der Bronchuskarzinome. Z Erkr Atmungsorgane 155:21–40

Kent CH, Schwade JG (1979) Preoperative radiation therapy in carcinoma of the lung. In: Muggia FM, Rozencweig M (eds) Lung cancer: Progress in therapeutic research. Raven Press, New York

Kirsh NM (1979) Clinical presentation and management of patients with carcinoma of the lung: A 14-year experience. J Fam Pract 8:1128–1131

Kirsh NM, Rotman H, Bove E, Argenta L, Cimmino V, Tashian J, Ferguson P, Slane H (1976) Major pulmonary resection for bronchogenic carcinoma in the elderly. Ann Thorac Surg 22:369–373

Krauss S, Perez C (1979) Treatment of localized undifferentiated small cell lung carcinoma (SCLC) with radiation therapy (RT) with or without combination chemotherapy (CT) with cyclophosphamide (C) adriamycin (ADR) and dimethyltriazenoimidazole carboximide (ATIC). Proc Amer Ass Cancer Res and Amer Soc Clinc Oncol 20:316

Kutschera W (1976) Bronchuskarzinom, Abhängigkeit des Operationserfolges. Thoraxchirurgie 24:164–176

Lanzotti VJ, Thomas DR, Boyle LE, Smith TL, Gehan EA, Samuels ML (1977) Survival with inoperable lung cancer. An integration of prognostic variables based in simple clinical criteria. Cancer 39:303–313

Larsson S (1973) Pretreatment classification and staging of bronchogenic carcinoma. Scanc J Thorac Cardiovasc Surg [Suppl] 10:1–147

Livingston RB, Einhorn LH, Buress MA, Freireich EJ, Gottlieb JA (1976) Combination Chemotherapy with Bleomycin (NSC-125066) adriamycin (NSC-123127) CCNU (NSC-79037) Vincristine (NSC-67574) and Mechlorethamine (NSC-762) (Bacon) in squamous cell lung cancer = Experience with 50 patients. Cancer 37:1237–1242

Livingston RB, Heilbrun L, Lehande D, Costanzi JJ, Bottomley R, Palmer RL, Stuckey WJ, Hoogstraten B (1977) Comparative trial of combination chemotherapy in extensive squamous carcinoma of the lung: A Southwest Oncology Group Study. Cancer Treat Rep 61:1623–1629

Livingston RB, Moore TN, Heilbrun L, Bottomley R, Lehane D, Rivkin SE, Thigpen T (1978) Small cell carcinoma of the lung: Combined chemotherapy and radiation. Ann Intern Med 88:194–199

Martini N, Melamed MR (1980) Occult carcinoma of the lungs. Ann Thorac Surg 30:215–223

Matthiessen W (1978) Controlled clinical trial of radiotherapy alone, againt radiotherapy plus chemotherapy in small-cell carcinoma of the lung: Comparison of radiation damage (Preliminary results). Scand J Respir Dis 59:209–211

McCracken JD, Heilbrun L, White J, Reed R, Samson M, Saiers JH, Stephens R, Stuckey WJ, Bickers J, Livingston RB (1980) Combination chemotherapy radiotherapy and BSG immunotherapy in extensive (metastatic) small cell carcinoma of the lung. Cancer 46:2335–2340

McKneally MF, Maver C, Lininger L, Kausel HW, McIlduff JB, Older ThM, Foster ED, Alley RD (1981) Four-year follow-up on the Albany experience with intrapleural BCG in lung cancer. J Thorac Cardiovasc Surg 81:485–492

Minna JD, Brereton HD, Cohen MH, Jhde DC, Bunn PA Jr, Shackney StE, Fossieck BE Jr, Matthews MJ (1979) The treatment of small cell carcinoma of the lung: prospects of cure. In: Muggia FM, Rozencweig M (eds) Lung cancer: Progress in therapeutic research. Raven Press, New York

Morrison R, Deeley TJ, Cleland WP (1963) The treatment of carcinoma of the bronchus: A clinical trial to compare surgery and supervoltage radiotherapy. Lancet 1:683–687

Mountain CF (1976) The relationship of prognosis to morphology and the anatomic extent of disease: studies of a new clinical staging system. In: Israel L, Chahinian APh (eds) Lung cancer. Academic Press, New York San Francisco London

Mountain CF (1977) Biologic, physiologic and technical determinants in surgical therapy for lung cancer. In: Straus MJ (ed) Lung Cancer. Clinical diagnosis and treatment. Grune & Stratton, New York, pp 185–198

Mountain CF, Gail MH (1981) Surgical adjuvant intrapleural BCG treatment for stage I non-small cell lung cancer. J Thorac Cardiovasc Surg 82:649–657

Mountain CF, Vincent RG, Sealy R, Khalil KG (1979) A clinical trial of CCNU as surgical adjuvant treatment for patients with surgical stage I and stage II non-small cell lung cancer. Preliminary findings. In: Muggia FM, Rozencweig M (eds) Lung cancer: Progress in therapeutic research. Raven Press, New York, pp 421–431

Naruke T, Suemasu K, Ishikawa S (1978) Lymph node mapping and curability at various levels of metastasis on resected lung cancer. J Thorac Cardiovasc Surg 76:832–839

Overholt RH, Oliynyk PN, Cady B (1970) The current status of primary carcinoma of the lung. Prog Clin Cancer 4:211–222

Pearson FG, Thompson DW, Delarue N (1967) Experience with cytologic detection, localization and treatment of radiologically undemonstrable bronchogenic carcinoma. J Thorax Cardiovasc Surg 54:371–382

Perez CA, Stanley K, Mietlowski W (1979) Radiation therapy in the treatment of non-small cell bronchogenic carcinoma – Preliminary report of two dose fractionation studies by the Radiation Therapy Oncology Group. In: Muggia FM, Rozencweig M (eds) Lung cancer: Progress in therapeutic research. Raven Press, New York, pp 295–314

Petrovich Z, Mietlowski W, Ohanian M, Cox J (1977) Clinical report on the treatment of locally advanced lung cancer. Cancer 40:72–77

Roswit B, Patno ME, Rapp R, Veinbergs A, Feder B, Stuhlbarg J, Reid CB (1968) The survival of patients with inoperable lung cancer: A large scale randomized study of radiation therapy versus placebo. Radiology 90:688–697

Salazar OM (1979) Tumor control and radiation toxicity in the treatment of lung cancer: An analysis of time – dose – volume factors. In: Muggia FM, Rosencweig M (eds) Lung cancer: Progress in therapeutic research. Raven Press, New York, pp 267–278

Salazar OM, Scarantino ChW, Rubin P, Feldstein ML, Keller BE (1980) Total (Half-Body) systemic irradiation for occult metastases in non-small cell lung cancer: An Eastern Cooperative Oncology Group Pilot Report. Cancer 46:1932–1944

Schönleben K, Wittrin G, Krebs C (1975) Diagnostik und chirurgische Therapie des Bronchialkarzinoms. Munch Med Wochenschr 17:293–300

Seeber S, Schmidt CG, Holfeld H, Scherer E (1977) Integrale Behandlung (Chemo- und Radiotherapie) des inoperablen Bronchialkarzinoms. Dtsch Med Wochenschr 102:147–152

Selawry OS, Hansen HH (1973) Lung cancer. In: Holland JF, Frei E (eds) Cancer medicine. Lea and Febiger, Philadelphia

Senior RM, Adamson JS (1970) Survival in patients with lung cancer: an appraisal of Feinsteins symptom classification. Arch Intern Med 125:975–980

Shields ThW (1972) Preoperative radiation therapy in the treatment of bronchial carcinoma. Cancer 30:1388–1394

Shields ThW, Yee J, Conn JH, Robinette CD (1975) Relationship of cell type and lymph node metastasis to survival after resection of bronchial carcinoma. Ann Thorac Surg 20:501–510

Smart J (1966) Can lung cancer be cured? JAMA 195:1034–1035

Spjut HJ, Roper CL, Butcher HR (1961) Pulmonary cancer and its prognosis. A study of the relationship of certain factors to survival of patients treated by pulmonary resection. Cancer 14:1251–1258

Stanford W, Spivey CG, Larsen GL, Alexander JA, Besich WJ (1976) Results of treatment of primary carcinoma of the lung. J Thorac Cardiovasc Surg 72:441–449

Stevens E, Einhorn L, Rohn R (1979) Treatment of limited small cell lung cancer. Proc Amer Ass Cancer Res and Amer Soc Clin Oncol 20:435

UICC (1978) TNM Classification of malignant tumours. 3rd ed. In: Harmer MH (ed) UICC, Geneva

Utkin W (1979) Spätergebnisse der Chirurgie des Bronchialkarzinoms. Zentralbl Chir 104:91–95

Vincent RG, Takita H, Lane WW, Gutierrez AC, Pickren JW (1976) Surgical therapy of lung cancer. J Thorac Cardiovasc Surg 71:581–591

Warram J (1975) Preoperative irradiation of cancer of the lung: final report of a therapeutic trial. A collaborative study. Cancer 36:914–923

Widow W (1975) Resultate der chirurgischen Behandlung des Bronchialkarzinoms. Zentralbl Chir 100:961–973

Widow W (1979) Zur Bedeutung von jährlichen Röntgenreihenuntersuchungen für die Erfassung und Behandlung des Bronchialkarzinoms. Zentralbl Chir 104:81–90

Wilde J (1977) Postoperative Komplikationen nach Lungenresektionen wegen Karzinom. Z Erkr Atmungsorgane 147:246–257

Wilde J (1978) Résultats des Résections pour carcinome bronchique en fonction du mode de dépistage. (Kooperative Studie der Thoraxzentren der DDR) Bronchopneumologie (Paris) XXVIII:146–153

Wilde J, Matthäi Ch (1982) Eine epidemiologische Studie zur Situation der Erfassung und Therapie Lungenkrebskranker im Bezirk Erfurt (noch unveröffentlichte Ergebnisse)

Wilkins EW Jr, Scannell JG, Craver JG (1978) Four decades of experience with resections for bronchogenic carcinoma at the Massachusetts General Hospital. J Thorac Cardiovasc Surg 76:364–368

Williams C, Alexander M, Glatstein EJ, Daniels JR (1977) Role of radiation therapy in combination with chemotherapy in extensive oat cell cancer of the lung. A randomized study. Cancer Treat Rep 61:1427–1431

Williams DE, Pairolero PC, Davis ChS, Bernatz PE, Payne WS, Taylor WF, Uhlenhopp MA, Fontana R (1981) Survival of patients surgically treated for stage I lung cancer. J Thorac Cardiovasc Surg 82:70–76

Wolf J, Patno ME, Roswit B, D'Esopo N (1966) Controlled study of survival of patients with clinically inoperable lung cancer treated with radiation therapy. Am J Med 40:360–367

Woolner LB, Anderson HA, Bernatz PE (1960) Occult carcinoma of the bronchus: a study of 15 cases of in situ or early invasive bronchogenic carcinoma. Dis Chest 37:278–288

Woolner LB, David E, Fontana RS, Anderson HA, Bernaty PE (1970) In situ and early invasive bronchogenic carcinoma. J Thorac Carciovasc Surg 60:275–290

Zeidler D, Linder F (1973) Das Bronchialkarzinom – Eine retrospektive Studie bei 2200 Patienten. Dtsch Med Wochenschr 98:1099–1104

Ziegler PG, Hamann D, Kittner KH, Hafke D, Hildebran KH (1980) Ergebnisse der Telekobaltbestrahlung des Bronchialkarzinoms. Radiobiol Radiother (Berl) 21:262–270

Zubrod CG, Schneiderman M, Frei E, Brindley C, Gold LG, Shnider B, Oviedo R, Gorman J, Jones R Jr, Jonsson U, Colsky J, Chalmers T, Ferguson B, Dederick M, Holland J, Selawry OS, Regelson W, Lasagna C, Owens AH Jr (1960) Appraisal of methods for the study of chemotherapy of cancer in man: Comparative therapeutic trial of nitrogen mustard and triethylene thriophospharamide. J Chronic Dis 11:7–33

F. Chirurgische Therapie

N.M. MERKLE, W. PERTZBORN, D. ZEIDLER UND I. VOGT-MOYKOPF

Mit 11 Abbildungen und 10 Tabellen

A. Einführung

Seit der ersten erfolgreichen Pneumonektomie vor nunmehr 50 Jahren durch NISSEN (1931) bzw. GRAHAM (1933) hat sich die chirurgische Therapie des Bronchialkarzinoms entscheidend geändert. Während früher beispielsweise die funktionell erheblich belastendere Pneumonektomie das Verfahren der Wahl beim operablen Karzinom darstellte, tritt dieses Verfahren heute zugunsten organsparender Resektionsverfahren als Standardeingriff mehr und mehr in den Hintergrund. Ein wesentlicher Grund für diese Entwicklung dürfte in der Erprobung und Verbesserung neuer operativer Techniken zu suchen sein, die bei gleicher Radikalität und damit ebenso günstigen Heilungsaussichten eine wesentlich geringere Belastung des Patienten durch Erhaltung gesunder Lungenabschnitte bedeuten. Dieser Trend kommt zwangsläufig – und gewollt – jenen Erfordernissen entgegen, die an eine sich am älteren, häufig vorgeschädigten und multimorbiden Lungenkrebspatienten orientierende Alterschirurgie ohnehin gestellt werden.

Andererseits erreichen heute mehr Menschen als früher jenen Altersbereich zwischen 55 und 65 Jahren, in dem das Bronchialkarzinom seinen Häufigkeitsgipfel hat. Durch den gleichzeitigen Mehrverbrauch der für das Bronchialkarzinom wichtigsten Noxe, nämlich Tabakrauch, hat die Bronchialkarzinominzidenz stetig zugenommen; in der Bundesrepublik Deutschland ist der Lungenkrebs inzwischen der häufigste Tumortyp beim Mann. Jährlich sterben etwa 25000 Menschen an den Folgen eines Lungenkrebses (Statistisches Bundesamt Wiesbaden 1980), in den USA sind es schätzungsweise 110000. Bedenkt man unter diesem Gesichtspunkt die Tatsache, daß das Krebsproblem gerade beim Lungenkrebs praktisch vollständig lösbar wäre – „man müßte einfach aufhören zu rauchen" – wird einem die Zwiespältigkeit von Vorsorgemaßnahmen zur Verbesserung der Krebssterblichkeit erst recht bewußt.

Es gibt heute keinen ernsthaften Zweifel mehr an der Tatsache, daß es einen Zusammenhang zwischen der Bronchialkrebsentstehung und dem Rauchen gibt. Dabei wird das Risiko, an Lungenkrebs zu erkranken, entscheidend von der Anzahl der täglich gerauchten Zigaretten, der Zeitdauer der Exposition und den Rauchgewohnheiten des Inhalierens bestimmt (HABS u. SCHMÄHL 1981). Da der Trend zu einem steigenden Zigarettenkonsum auch vor dem weiblichen Geschlecht nicht Halt gemacht hat, nimmt die Häufigkeit des Lungenkrebses bei Frauen ebenfalls stetig zu. Ernsthafte Kenner der Materie befürchten, daß in den USA, wo etwa 35% aller Männer und Frauen rauchen, der Lungenkrebs bei Frauen bereits in den nächsten Jahren Todesursache Nummer eins sein wird.

Auch zu Beginn der 80er Jahre muß leider immer noch festgestellt werden, daß praktisch $^{2}/_{3}$ der Patienten in einem fortgeschrittenen Stadium des Lungenkrebses zur Operation kommen. Dies bedingt stets ausgedehntere Eingriffe mit entsprechend höherem Risiko, wenn nicht sogar Inoperabilität.

Die Verzögerungszeit von seiten der Patienten (Auftreten der ersten Symptome bis zum ersten Arztbesuch) beträgt im eigenen Krankengut durchschnittlich 3 Monate. Der gleiche Zeitraum verstreicht bei der Hälfte der Patienten bis zur genauen Diagnosefindung, was einer Gesamtverschleppungszeit von annähernd sechs Monaten bis zum Therapiebeginn entspricht.

Aus einer eigenen Analyse von 955 solitären Lungenrundherden, von denen 50% bösartige maligne Erkrankungen hauptsächlich Bronchialkarzinome darstellten, ist ersichtlich, daß immer noch zu lange abgewartet wird. Trotz der seit 20 Jahren bekannten Tatsache der potentiellen Malignität von Rundherden dauerte es in Einzelfällen bis zu 60 Monaten von der Diagnosestellung bis zur Operation (TOOMES et al. 1983).

B. Notwendige präoperative Diagnostik

Das therapeutische Vorgehen beim Bronchialkarzinom wird vom Ausbreitungsstadium, dem histologischen Typ des Tumors als auch vom Allgemeinzustand des Patienten bestimmt.

I. Stadieneinteilung

Das Ausbreitungsstadium wird dabei nach dem von der UICC festgelegten TNM-System zur Klassifizierung der malignen Tumoren bestimmt (Tabelle 1), wobei die Klassifizierung allein aufgrund der klinischen Untersuchungen, d.h. prätherapeutisch zu erfolgen hat (UICC 1979). Informationen, die durch die Operation gewonnen werden, sind im allgemeinen für die Klassifikation nicht zulässig, können aber zu deren klinischer Ergänzung verwendet werden. Histopathologische Befunde am Resektat (pTNM) erlauben bei einem genügend großen Kollektiv genaue prognostische Aussagen (MOUNTAIN et al. 1979). Durch das TNM-System ist neben einer exakten Festlegung der Ausbreitung des Primärtumors (T), des Zustandes des regionalen Lymphknoten (N) und dem Vorhandensein oder Fehlen von Fernmetastasen (M) auch eine Gruppierung in Stadien („Staging“) möglich (Tabelle 2). Diese Klassifikation ist für vergleichende Studien unerläßlich.

Tabelle 1. Prätherapeutische klinische Klassifikation des Bronchialkarzinoms nach einem Vorschlag des Deutschen TNM-Ausschusses der UICC. (Aus DRINGS 1980)

T	Primärtumor
T_{is}	Präinvasives Karzinom (Carcinoma in situ)
T_0	Keine Evidenz für einen Primärtumor
T_1	Tumor mißt in seiner Ausdehnung 3 cm oder weniger, ist umgeben von Lungengewebe oder visceraler Pleura, ohne bronchoskopische Evidenz einer Infiltration proximal eines Lappenbronchus.
T_2	Tumor mißt in seiner größten Ausdehnung mehr als 3 cm oder Tumor jeglicher Größe mit begleitender Atelektase oder obstruktiver Entzündung, die sich zum Hilus ausdehnt. Bei der Bronchoskopie darf die proximale Ausdehnung des Tumors höchstens bis 2 cm distal der Carina reichen. Jede begleitende Atelektase oder obstruktive Pneumonie muß weniger als einen ganzen Lungenflügel betreffen, und es darf kein Pleuraerguß bestehen.
T_3	Tumor jeglicher Größe mit direkter Ausdehnung auf benachbarte Strukturen, wie Thoraxwand, Zwerchfell oder Mediastinum, oder Tumor bei der Bronchoskopie weniger als 2 cm distal der Carina, oder Tumor verbunden mit Atelektase oder obstruktiver Pneumonie eines ganzen Lungenflügels, oder Pleuraerguß.
T_X	Tumor, der nicht beurteilt werden kann oder Tumornachweis durch maligne Zellen im Bronchopulmonalsystem eines ganzen Lungenflügels oder Pleuraerguß.
N	Regionäre Lymphknoten
N_0	Keine Evidenz von peribronchialen Lymphknoten und/oder homolateraler Hilus-Lymphknoten, einschließlich einer direkten Ausdehnung des Primärtumors.
N_2	Evidenz von Lymphknoten im Mediastinum.
N_X	Die Minimalerfordernisse zur Beurteilung der regionären Lymphknoten liegen nicht vor.
M	Fernmetastasen.
M_0	Keine Evidenz für Fernmetastasen.
M_1	Fernmetastasen vorhanden.
M_X	Die Minimalerfordernisse zur Feststellung von Fernmetastasen liegen nicht vor.

Tabelle 2. Stadiengruppierung

Okkultes Karzinom	T_X	N_0	M_0
Stadium I a	T_1	N_0	M_0
	T_2	N_0	M_0
Stadium I b	T_0, T_1	N_1	M_0
Stadium II	T_2	N_1	M_0
Stadium III	T_3	N_0, N_1	M_0
	Jedes T	N_2	M_0
Stadium IV	Jedes T	Jedes N	M_1

Beim kleinzelligen Bronchialkarzinom ist die Klassifizierung des Ausbreitungsstadiums nach dem TNM-System aus mehreren Gründen nicht sinnvoll, hier empfiehlt sich eine Einteilung in die beiden Grade „limited“ und „extensive disease“. Einzelheiten hierüber sind den entsprechenden Kapiteln zu entnehmen.

1. Spezielles Lymphknoten-Staging (Wert der Mediastinoskopie)

Nach übereinstimmenden Erfahrungen verschlechtert sich die Prognose des Bronchialkarzinoms entscheidend mit zunehmendem Tumorstadium. Diese Feststellung trifft insbesondere auf den Nachweis befallener mediastinaler Lymphknoten zu (N_2), während sich die Diagnose beim Vorhandensein lediglich bronchopulmonaler Lymphknotenmetastasen (N_1) weniger stark verschlechtert (GRESCHUCHNA u. MAASSEN 1982).

Die Kenntnis des regionalen Lymphknotenbefalls, insbesondere vorhandener mediastinaler Lymphknoten, stellt also einen entscheidenden prognostischen Faktor dar und beeinflußt dementsprechend das operative Therapiekonzept. Ein Befall mediastinaler Lymphknoten (N_2) beispielsweise galt früher als inoperable Situation und stellte dementsprechend eine Kontraindikation zu einem operativen Vorgehen dar. Wenngleich diese absolute Feststellung durch neuere Erkenntnisse relativiert werden muß – so konnten beispielsweise MARTINI et al. bei N_2-Bronchialkarzinomen aller histologischen Typen 3-Jahres-Überlebenszeiten von 47% nach Operation und Nachbestrahlung erzielen (MARTINI et al. 1973) –, galt als Voraussetzung für eine solche Entscheidung gegen ein operatives Vorgehen stets die histologische Sicherung des Lymphknotenbefalls durch die Mediastinoskopie. Die strenge operabilitätsbeurteilende Bewertung der Mediastinoskopie, wie sie von einigen Autoren (MAASSEN 1967; PEARSON et al. 1972; SCHÜLKE et al. 1969) angesehen wird, steht im Gegensatz zu Meinungen anderer Autoren (KONRAD u. SCHULTE 1969), die der Mediastinoskopie diese generelle Aussagekraft hinsichtlich der Operabilität absprechen.

Empfehlenswert ist eine individuelle Indikationsstellung zur Mediastinoskopie, die unseres Erachtens wie folgt indiziert ist (DRINGS u. TOOMES 1983, unveröffentlicht; LÜLLIG et al. 1977).

1. Beim peripheren und zentralen Karzinom mit Verdacht auf ausgedehntere mediastinale Lymphknotenmetastasen, sowohl gleich- als auch gegenseitig. Ein makroskopischer und/oder histologischer Befall der mediastinalen Lymphknoten (N_2-Stadium) bedeutet dann in der Regel prognostische Inoperabilität. Die Entscheidung zu einem operativen Vorgehen wird in solchen Fällen von zusätzlichen Kriterien, beispielsweise vom Alter und Allgemeinzustand des Patienten, abhängig sein. Während man bei jüngeren Patienten auf jeden Fall thorakotomieren sollte – auch ohne vorherige Mediastinoskopie – stellt ein höheres Lebensalter bei eingeschränkten biologischen Reserven und erhöhtem Operationsrisiko durch zusätzliche Begleitkrankheiten eine Kontraindikation zu resezierenden Operationsverfahren bei befallenen mediastinalen Lymphknoten dar. Diese dargestellten Beispiele lassen sich allerdings keineswegs verallgemeinern, die Entscheidung sollte stets individuell und unter Konsultation eines onkologisch erfahrenen Thoraxchirurgen erfolgen.

2. Beim Nachweis eines kleinzelligen Bronchialkarzinoms (zytologisch/bioptisch durch Bronchoskopie) entscheidet das Ergebnis der hier obligatorischen Mediastinoskopie (bei fehlenden Fernmetastasen) über die Möglichkeit zur Operation. Beim positiven mediastinalen Lymphknotenbefall sind kurative Maßnahmen in der Regel nicht mehr indiziert.

Ergänzend zum Wert der Mediastinoskopie im Rahmen des Tumor-Staging bedarf es der Feststellung, daß nicht nur das histologische Ergebnis des gewonnenen Biopsiematerials die Entscheidung für oder gegen operative Maßnahmen beim Bronchialkarzinom bringt. In Fällen, bei denen der tastende Finger das Mediastinum von unbeweglichen Lymphknotenpaketen ausgemauert vorfindet, bedeutet dieses Resultat auch bei fehlender histologischer Sicherung bereits Inoperabilität.

Die Mediastinoskopie, bei entsprechender Indikationsstellung, stellt in der Hand des Geübten ein schonendes gefahrloses Verfahren dar, das die Rate der Probethorakotomien durchaus zu senken vermag. Vor 1970 lag diese bei ca. 20%, derzeit deutlich unter 10%.

Eine zunehmende Bedeutung hat auch die Computertomographie nicht nur in der Entdeckung von Lungentumoren, sondern auch im Rahmen des präoperativen Lymphknoten-Staging erlangt (MUHM et al. 1977). Wenngleich die Aussagekraft dieser Methode naturgemäß in dichteähnlicheren Geweben (Tumor/Mediastinum) geringer ist als in dichteunterschiedlicheren (Tumor/Lunge), hat sich die Computertomographie bei einem Vergleich zur konventionellen Radiologie als vorteilhaft erweisen können (MÜLLER et al. 1981). Die weitere technische Entwicklung ähnlicher bildgebender Verfahren wird deren Bedeutung zweifellos noch erhöhen.

2. Staging der Fernmetastasen

Auf die diagnostischen Maßnahmen zur Suche nach Fernmetastasen beim Bronchialkarzinom kann an dieser Stelle nur soweit eingegangen werden, wie es für die Indikation und Wahl operativer Maßnahmen von Bedeutung ist; es wird in diesem Zusammenhang auf das entsprechende Kapitel verwiesen. Die Notwendigkeit eines präoperativen Staging auch von Fernmetastasen ergibt sich aus der zum Zeitpunkt der Diagnosestellung bereits häufig nachzuweisenden Aussaat, deren Ausmaß unter anderem vom histologischen Typ des Tumors bestimmt wird. So metastasiert beispielsweise das kleinzellige Karzinom mit Abstand am häufigsten, hier ist deshalb eine intensive Suche obligat. Sie orientiert sich an den bevorzugten Stellen der Fernmetastasierung, d.h. der Leber, dem Gehirn, dem Skelett und den Nebennieren. Häufig werden auch die abdominellen Lymphknoten, das Pankreas und die Nieren von Metastasen befallen (HANSEN et al. 1978).

Welche Untersuchungsmethoden zum Nachweis bzw. Ausschluß einer möglichen Metastasierung zur Anwendung kommen, hängt in erster Linie von den apparativen Möglichkeiten des Untersuchers sowie seiner Erfahrung ab (DRINGS 1980). Ohne auf Details eingehen zu wollen, kann als generelle Empfehlung routinemäßig der Einsatz wenig eingreifender Methoden propagiert werden, bei begründetem klinischen Verdacht hingegen die gezielte organspezifische Abklärung auch unter Zuhilfenahme invasiver Methoden. Dieses individuelle Vorgehen erscheint im Zeitalter bewußter Kosten-Nutzen-Rechnungen durchaus angemessen und empfehlenswert zu sein.

II. Histologischer Typ des Tumors

Die histologische Klassifizierung der Bronchialkarzinome beeinflußt nicht nur die Prognose dieser Tumoren, auch das therapeutische Konzept wird vom histologischen Typ des Tumors mitbestimmt. Hierbei steht der Ausschluß eines kleinzelligen Karzinoms insofern im Vordergrund, als daß beim histologischen Nachweis eines solchen Tumortyps primär chirurgische Maßnahmen nur in ausgewählten Fällen indiziert sind (Näheres unter Abschnitt E.).

Die histologische Klassifizierung des Bronchialkarzinoms berücksichtigt die 1977 von einem internationalen Expertenkomitee von Pathologen bei der WHO überarbeitete Einteilung, wobei die 5 Hauptformen: Plattenepithelkarzinome, kleinzellige Karzinome, Adenokarzinome, undifferenzierte Karzinome und das gemischtzellige Adeno-Plattenepithelkarzinom unterschieden werden (SOBIN 1977). Hierdurch gelang es erstmals nach zahlreich gemachten Vorschlägen einer sinnvollen Klassifikation des Bronchialkarzinoms, ein für die klinische Praxis annähernd relevantes und einem internationalen Vergleich standhaltendes Modell einer Klassifizierung der Lungentumoren zu erarbeiten, das aus dem „Fiasko der Klassifizierung“ (SALZER 1967) herausführen sollte. Die Problematik hierbei stellt die Tatsache dar, daß nur etwa die Hälfte der Bronchialkarzinome ein einheitliches histologisches Bild zeigen, wohingegen 50% der Tumoren ausgesprochen wechselnde histologische Befunde bieten (zitiert nach MÜLLER 1980), was auch die häufige Änderung oder Ergänzung der histologischen Klassifizierung nach Aufarbeitung des Resektates erklärt.

III. Operationsrisiko

1. Allgemeine Risikofaktoren

Der Beurteilung des Allgemeinzustandes des Lungenkrebspatienten kommt insofern eine entscheidende Bedeutung in der präoperativen Diagnostik zu, als daß diese meist älteren Patienten gehäuft an zusätzlichen Begleitkrankheiten leiden, die das Risiko des operativen Eingriffs erhöhen können. Dabei spielt weniger das absolute Lebensalter der Patienten eine Rolle als vielmehr die biologischen Reserven. Es ist unseres Erachtens nicht richtig, prinzipiell eine obere Altersgrenze, z.B. 70 Jahre, festzulegen, oberhalb jener jegliche chirurgische Maßnahmen zur Behandlung des Bronchialkarzinoms nicht mehr indiziert oder gar kontraindiziert seien. Entscheidend ist vielmehr die biologische Leistungsbreite unter Berücksichtigung vorhandener Risikofaktoren. Neben den Lungenfunktionsstörungen kommen eine Reihe extrapulmonaler Risikofaktoren in Betracht: Gestörte Herz-Kreislauf-Funktion durch myokardiale und koronare Insuffizienz, Herzrhythmusstörungen, Hypertonus, Leber- und Nierenerkrankungen, Stoffwechselstörungen, erhebliches Übergewicht als auch ein deutlich reduzierter Ernährungszustand, Alkohol- und Nikotinabusus, schwere Zerebralsklerose. Die Liste der hier erwähnten Risikofaktoren erhebt keinen Anspruch auf

Vollständigkeit und ließe sich beliebig erweitern. Für die endgültige Entscheidung operativer Maßnahmen stellen die erwähnten Faktoren allerdings keineswegs eine Kontraindikation dar, vielmehr bedarf es der individuellen Abwägung des Risikos im Einzelfall unter Berücksichtigung auch des Tumorstadiums und eventuell vorhandener Beschwerden bzw. durch das Tumorwachstum zu erwartender Komplikationen. Patienten in biologisch fortgeschrittenem Lebensalter als auch mit erheblichen individuellen Risiken stellen das Hauptkontingent für organsparende Eingriffe dar. Dies bedeutet im Einzelfall Umgehung der Pneumonektomie durch plastische Verfahren am Bronchus selbst und/oder an der Pulmonalarterie bzw. Vermeidung der Lobektomie durch anatomische bzw. atypische Segmentresektion. Auf diese technischen Möglichkeiten, die zum Standardrepertoir jedes Thoraxchirurgen gehören sollen, wird in einem späteren Abschnitt eingegangen.

2. Funktionelle Risikofaktoren

Für eine praktikable präoperative Risikovorhersage werden sinnvollerweise die risikohaltigen Daten und Befunde systematisch erfaßt, wobei der Stellenwert jedes einzelnen Faktors entsprechend seiner Komplikationshäufigkeit berücksichtigt wird.

In einer Studie (PETER et al. 1980) wurde die Häufigkeit postoperativer schwerer bzw. letaler Komplikationen von Nierenversagen, kardiovaskulären und bronchopulmonaler Insuffizienz in einem Verhältnis von 1:3:4,5 ansteigend registriert. Seltenere Komplikationen waren Leberversagen, septischer Schock und Lungenembolie.

Die Schwierigkeit in der Risikoerfassung besteht darin, daß aus der Fülle der zur Verfügung stehenden Daten eine begrenzte Anzahl ausgewählt werden muß, die für eine zuverlässige Bestimmung des Operationsrisikos relevant ist. Hierbei besteht einerseits die Gefahr, zu viele Daten zur Risikoerfassung heranzuziehen, andererseits, in dem Bestreben ein einfaches, übersichtliches System zu bieten, zu wenige Daten zu verwenden.

Bei der präoperativen Risikoerfassung vor Lungenoperationen spielen Lungenfunktionsstörungen eine dominierende Rolle (sog. funktionelle Operabilität).

Die Risikowerte der präoperativen Lungenfunktion für die Spirometrie: VC, FEV_1, $FEV_1\%VC$, MVV und RV%TLC, die Bodyplethysmographie: $R_{t\ Brl.}$; die Blutgasanalyse: P_aO_2 Bel., P_aCO_2 Bel.; und die Pulmonalarteriendruckmessung $PAP_{Bel.}$ sind in Tabelle 3 aufgelistet (KRISTERSSON 1974; MATTHYS u. RÜHLE 1976).

Zur Beurteilung der funktionellen Operabilität und Planung einer präoperativen Therapie dient das Funktions-Fluß-Schema in Abb. 1 (ALI et al. 1980; BRINDLEY VALTER et al. 1982; BUHR 1971; FABEL 1973; FEE et al. 1978; LODDENKEMPER 1983; LODDENKEMPER et al. 1983; MATTHYS et al. 1976; MATTHYS 1982; OLSEN et al. 1975; TAUBE u. KONIETZKO 1980). In diesem ist die Differenzierung des Risikobereiches in verschiedene Risikograde bis zur Inoperabilität dargestellt.

Tabelle 3. Risikowerte der präoperativen Lungenfunktion

Vitalkapazität	VC	unter	3,0	l
Absolute Sekundenkapazität	FEV_1	unter	2,0	l/s
Relative Sekundenkapazität	FEV_1%VC	unter	50	%
Atemgrenzwert	MVV	unter	60	l/min
Residualvolumen/Totalkapazität	RV%TLC	über	50	%
Resistance nach Broncholyse	$R_{t\ Brl.}$	über	5,0	mbar/l/s
			(5,0)	(cm H_2O/l/s)
Arterieller Belastungs-O_2-Druck	$P_aO_{2\ Bel.}$	unter	7,3	kPa
			(55)	(mm Hg)
Arterieller Belastungs-CO_2-Druck	$P_aCO_{2\ Bel.}$	über	6,0	kPa
			(45)	(mm Hg)
Pulmonalarterienmitteldruck unter Belastung	$\overline{PAP}_{Bel.}$	über	6,0	kPa
			(45)	(mm Hg)

a) Screening- oder Basisuntersuchung

α) Die Blutgasanalyse erlaubt neben den Veränderungen des Säurebasenhaushaltes eine Aussage über das Vorliegen einer Hypoxie bzw. Hyperkapnie in Ruhe bzw. unter Belastung. Sie ist wesentlich als präoperative Ausgangsuntersuchung zum Vergleich für die intra- und postoperativen Blutgasveränderungen.

β) Die Spirometrie mit Bestimmung der Vitalkapazität VC, der absoluten FEV_1 bzw. relativen Sekundenkapazität FEV_1/VC, des Atemgrenzwertes MVV dient zur Beurteilung der ventilatorischen Reserven.

Mittels der gemessenen Vitalkapazität in Beziehung zum Normwert und der relativen Sekundenkapazität in Beziehung zur gemessenen Vitalkapazität wird eine normale Ventilation von einer Restriktion bzw. Obstruktion unterschieden. Weisen die Basisuntersuchungen der Spirometrie und Blutgasanalyse eine Restriktion bzw. Obstruktion mit oder ohne Veränderung der Blutgasanalysewerte auf, so wird neben einem absoluten Rauchverbot eine broncholytische Therapie in der Regel von 3–4 Tagen Dauer vorgeschaltet. Neben dem Effekt einer möglichen Besserung, besonders der Ventilationswerte, können die Patienten die nach einer Lungenresektion dringend notwendige postoperative Atemtherapie bei der präoperativen Atemgymnastik erlernen. Der Therapieerfolg wird lungenfunktionsanalytisch kontrolliert.

Inoperabilität besteht in jenen Fällen, bei denen die Blutgasanalyse unter Belastung einerseits eine arterielle Hypoxie unter 7,3 kPa (Partialinsuffizienz) oder in Kombination mit einer Hyperkapnie von über 6,0 kPa (Globalinsuffizienz) ergibt.

b) Split function studies oder Zusatzuntersuchungen

Bei der erneuten Spirometrie wird entsprechend dem Ausfall der absoluten Sekundenkapazität FEV_1 von weniger als 2,0 l für eine vorgesehene Pneumonektomie/Bilobektomie und von weniger als 1,7 l für eine Lobektomie die Perfusionsszintigraphie durchgeführt.

Die globale Lungenfunktionsuntersuchung genügt vor allen Dingen bei den Risikopatienten für eine lungenfunktionsanalytische Operationsbeurteilung

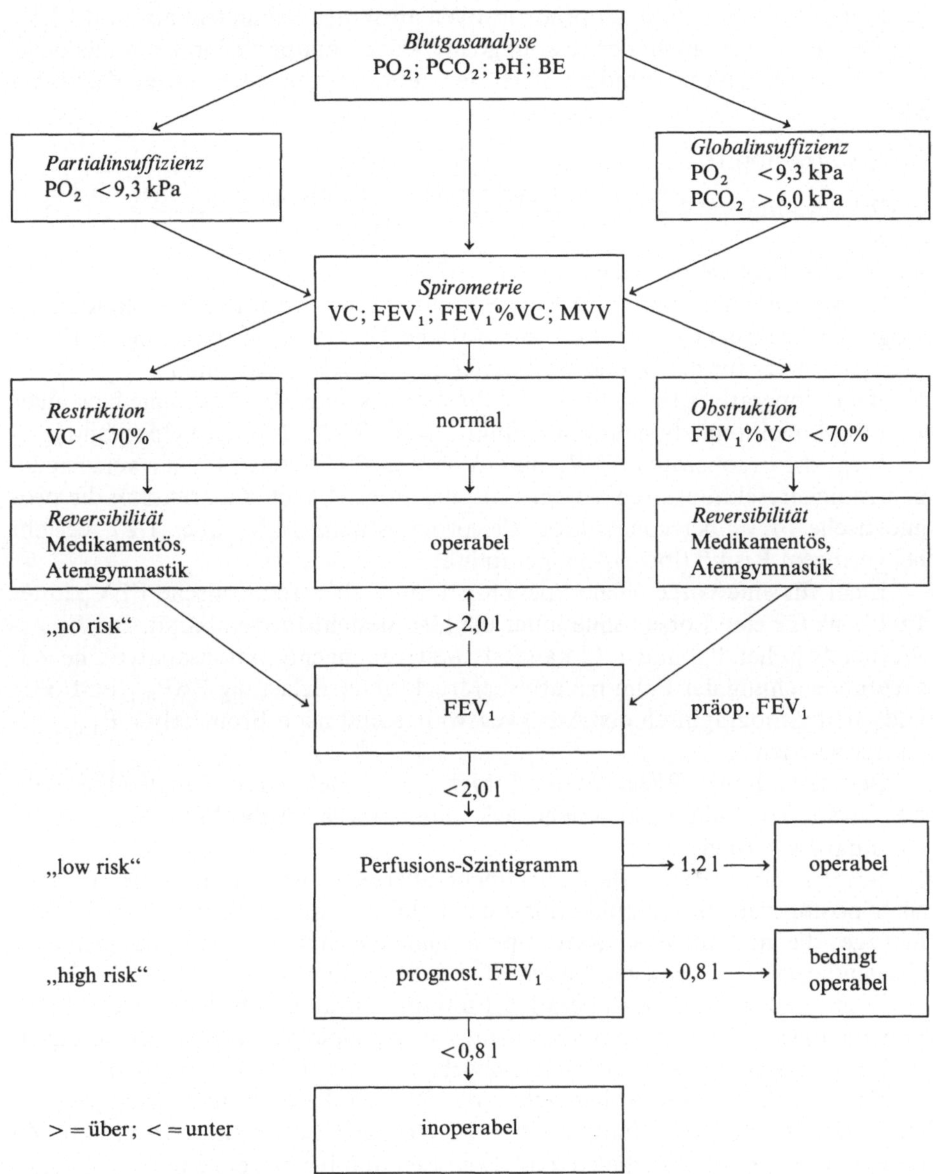

Abb. 1. Präoperatives Lungenfunktions-Fluß-Schema

nicht, da die ermittelten globalen Lungenfunktionsstörungen von beiden Lungenflügeln verursacht werden können.

Da das totale Ventilationsvermögen mit der Menge des gesamten perfundierten Lungenparenchyms zusammenhängt, verursacht eine Lungenresektion eine Ventilationsminderung, die mit Einschränkung der Menge des entfernten funktionsfähigen Lungenparenchyms entspricht.

Durch Multiplikation der präoperativen absoluten Sekundenkapazität FEV_1 mit dem Perfusionsanteil der Restlunge in % der Totalperfusion kann das postoperative Ventilationsvermögen nach der modifizierten Formel von KRISTERSSON

$$FEV_1 \text{ (postop.)} = FEV_1 \text{ (präop.)} \times \frac{100 - \text{Perf. Resektat} - \text{Perf. Restlunge (Op-Seite)} \times 0{,}37}{100} \text{ l}$$

vorausberechnet werden (KRISTERSSON 1974).

Dieses semiquantitativ präoperativ ermittelte postoperative Ventilationsvermögen, ausgedrückt durch die prognostische FEV_1, ist der wesentliche Funktionsparameter für die Operationsbeurteilung der Risikopatienten:

Bei präoperativer FEV_1 über 2,0 l Pneumonektomie/Bilobektomie bzw. über 1,7 l für Lobektomie besteht ohne funktionelles Risiko (no risk) Operabilität.

Liegt die präoperative FEV_1 unter den o.g. Richtwerten für die verschiedenen Lungenresektionsarten, so wird mit der Formel nach KRISTERSSON die prognostische FEV_1 berechnet. Liegt die prognostische FEV_1 über 1,2 l, besteht bei geringem Risiko (low risk) Operabilität.

Liegt für eine vorgesehene Pneumonektomie die prognostische FEV_1 unter 1,0 l bzw. für eine Lobektomie unter 0,8 l, so besteht Inoperabilität. Bei FEV_1-Werten zwischen 0,8 und 1,2 l kann als weitere lungenfunktionsanalytische Zusatzuntersuchung der Pulmonalarteriendruck unter Belastung $PAP_{Bel.}$ und/oder bodyplethysmographisch der Atemwegswiderstand nach Broncholyse $R_{t\,Brl.}$ gemessen werden.

Bei diesen hohen Risikofaktoren (high risk) besteht eine bedingte Operabilität, wenn der Pulmonalarteriendruck unter 6 kPa bleibt bzw. $R_{t\,Brl.}$ unter 6,0 mbar/l/s beträgt.

Bei den Grenzwerten darf aber nicht übersehen werden, daß die Inzidenz einer postoperativen Komplikation oder Letalität multifaktoriell ist. Jede Vorhersage, die nur auf einer kardio-pulmonalen Funktion alleine basiert, muß notwendigerweise unvollständig sein (GRABOW u. EHEHALT 1971).

Wesentlich für die postoperative Funktion ist auch, ob der Chirurg funktionstüchtiges oder nicht am Gasaustausch beteiligtes oder sogar die Lungenfunktion verschlechterndes (Shunt) Gewebe entfernt (LOCKWOOD 1973).

Die Abb. 2 zeigt die Abhängigkeit der 30-Tage-Letalität in Prozent von der Operationsart und dem funktionellen Risiko nach LODDENKEMPER (1983). Zu beachten ist der hohe Anstieg der 30-Tage-Letalität bei den erweiterten Pneumonektomien bzw. Bilobektomien bei bestehender schlechter Funktion, ein erneuter Hinweis auf die Anwendung parenchymsparender Operationsarten.

Neben dem Funktionszustand aller lebenswichtigen Organe spielen auch der klinische Allgemeinzustand des Kranken und seine Operationbereitschaft für den Erfolg eine wesentliche Rolle.

Im Einzelfall kann trotz grenzwertiger Lungenfunktion eine Lungenoperation toleriert werden, wenn eine adäquate perioperative Behandlung gewährleistet ist.

Dazu folgendes Beispiel: Bei einem 66jährigen Patienten wurden eine Keilexzision, Zystenabtragung und Dekortikation ohne schwere postoperative Kom-

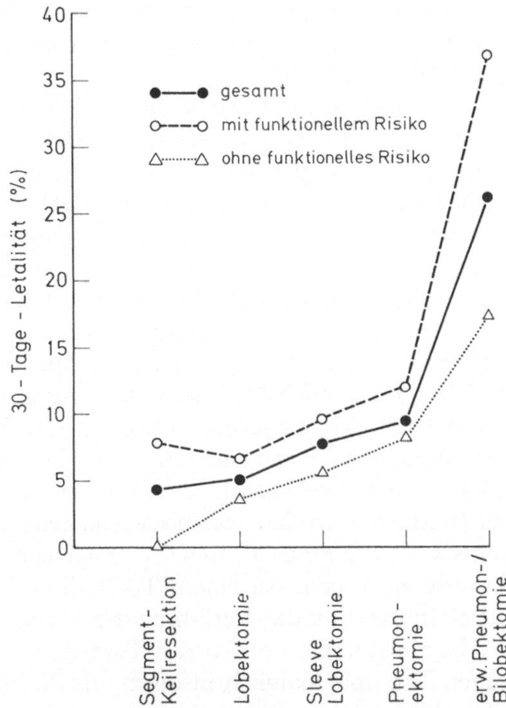

Abb. 2. Abhängigkeit der 30-Tage-Letalität (%) von der Operationsart und vom funktionellen Risiko. (Nach LODDENKEMPER 1983a)

plikationen trotz mehrfacher funktioneller Risikowerte durchgeführt. Die präoperative FEV_1 betrug 0,85 l, die relative FEV_1 29 VC%, der Atemgrenzwert MVV30 l/min, das Residualvolumenverhältnis zur Totalkapazität RV%TLC 54%, der totale Atemwegswiderstand R_t 9,26 mbar/l/s, nach Broncholyse 5,7 mbar/l/s, die 60 Watt-Belastung P_aO_2 9,04 kPa und P_aCO_2 7,86 kPa.

Es sei aber warnend eingeschränkt, daß unter extremen Risikobedingungen nur eine erfahrene Arbeitsgruppe, die die perioperative Behandlung beherrscht, bei optimaler Kooperation des Kranken einen derartigen Eingriff rechtfertigt.

Bei jedem Risikopatienten besteht einerseits die Möglichkeit, eine durchführbare Operation wegen unzureichender Ausschöpfung präoperativer Risikoerfassung zu unterlassen, andererseits durch die Lungenresektion durch Fehleinschätzung der bestehenden Risikofaktoren einen „respiratorischen Krüppel“ aus ihm zu machen.

C. Indikation zur chirurgischen Therapie

Grundsätzlich gilt beim Bronchialkarzinom die chirurgische Therapie als Verfahren der Wahl. Die Operation bietet für sich allein die höchste Heilungschance und ist damit allen anderen Therapieformen überlegen. Andererseits kann aus den Erfahrungen größerer internationaler Statistiken übereinstimmend festgestellt werden, daß zum Zeitpunkt der Diagnosestellung lediglich etwa 25–30% aller Lungenkrebskranken einer chirurgischen Therapie mit kurativer Zielsetzung zugeführt werden können.

Die individuelle Entscheidung zu einem operativen Vorgehen ist von einer Reihe von Einzelfaktoren abhängig, die in ihrer Gesamtbeurteilung die Indikation für oder gegen die Operation beeinflussen. Die entscheidenden Faktoren stellen hierbei die bereits eingangs erwähnten Kriterien Tumorstadium, histologischer Typ des Tumors sowie Allgemeinzustand (biologisches Lebensalter, Lungenfunktion, Begleitkrankheiten) dar. Unabhängig von diesen bei kurativer Zielsetzung bedeutenden Faktoren können bei palliativen Eingriffen andere, wie z.B. unerträgliche Schmerzen, Blutung, drohende Erstickung oder foetide Sekretion die Indikation zu einem operativen Eingriff bedeuten (s. Abschn. D.IV.). Hinsichtlich des Tumorstadiums gelten alle Patienten bis zum Tumorstadium T_3 N_1 M_0 als primär mit kurativem Ziel operabel. Höhere Tumorstadien verbieten in der Regel eine operative Therapie, dies gilt insbesondere bei nachgewiesenen Fernmetastasen, sie sind allenfalls unter den Bedingungen kontrollierter Studien vertretbar, wenn nach neuen Therapiekonzepten gesucht wird. Tumoren des Stadiums T_1 und T_2 lassen sich in der Regel durch eine Lobektomie kurativ entfernen, bei einem T_3-Stadium ist die Pneumonektomie oder Manschettenresektion das Verfahren der Wahl.

Der histologische Typ des Tumors beeinflußt die Indikation zur chirurgischen Therapie lediglich insofern, als daß bei kleinzelligen Karzinomen wegen ihrer biologischen Eigenschaften das operative Vorgehen auf Ausnahmen beschränkt ist. Hierzu zählen sichere Frühstadien ohne Lymphknoten- bzw. Fernmetastasierung (s. unter Abschn. E.). Alle nichtkleinzelligen Karzinome stellen vom Tumortyp eine Indikation zum operativen Vorgehen dar.

Als dritte Komponente beeinflußt der Allgemeinzustand des Patienten ganz wesentlich die Entscheidung zur Operation. Hierzu gehören das biologische Alter, die allgemeine und spezielle Leistungsfähigkeit (Lungenfunktion) sowie eventuell vorhandene Begleitkrankheiten. Dabei lassen sich allgemein gültige Regeln verständlicherweise nur schwer festlegen, der individuellen Entscheidung muß hier der Vorrang gegeben werden.

D. Chirurgische Techniken

I. Standardeingriffe

Bis in die 60er Jahre war der Standardeingriff beim operablen Bronchialkarzinom die Pneumonektomie. Heutzutage stellt die Lobektomie die Therapie der Wahl beim operablen Bronchialkarzinom dar. Sie ist organschonender und risikoärmer, möglicherweise auch prognostisch günstiger (weniger fortgeschrittene Tumorstadien).

Das Ergebnis der intraoperativen Beurteilung des Tumorsitzes einschließlich seiner Beziehung zur Lappengrenze sowie dessen Nachbarschaft entscheidet ebenso wie die palpatorische Beurteilung des Lymphknotenabflußgebietes sowie der übrigen Lunge die einzuschlagende chirurgische Strategie. Bei peripheren Tumoren der Größe T_1 bis T_2 stellt die Lobektomie die Therapie der Wahl dar. Sie ist keineswegs weniger radikal als die Pneumonektomie, da ebenso routinemäßig sämtliche Lymphknotenstationen zu inspizieren und die Lymphknoten auch des Mediastinums mitzuentfernen sind. Überschreitet der Tumor die Lappengrenzen, so ist eine Mitnahme der befallenen Abschnitte des Nachbarlappens bzw. rechtsseitig eine Bilobektomie indiziert. Die Absetzung des Bronchus erfolgt direkt am Stammbronchus bzw. Zwischenbronchus. Beim endoskopischen Nachweis des Tumorwachstums bis zum Lappenostium bzw. über dieses hinaus bzw. bei intraoperativ nachgewiesener Tumorinfiltration (auch von außen oder durch Lymphknoten) reicht die alleinige Lappenentfernung als kurative Maßnahme nicht aus. In diesen Fällen ist eine zusätzliche Resektion des befallenen Stammbronchussegmentes (sog. Manschettenresektion) erforderlich, gegebenenfalls sogar eine Pneumonektomie. In makroskopisch schwer zu entscheidenden Fällen kann eine Schnellschnittuntersuchung des betreffenden Absetzungsrandes eine Hilfe sein. Die Absetzung der Lungenvenen hat aus Gründen der manipulativen Tumoraussaat möglichst frühzeitig zu erfolgen, bei Verdacht auf Tumoreinbruch des Perikards ggf. intraperikardial bzw. unter gleichzeitiger Vorhofresektion. Ebenso sollten befallene Pleuraabschnitte stets extrapleural umgangen und mitreseziert werden.

Die Pneumonektomie als Standardeingriff sollte möglichts umgangen werden, wird aber immer noch vor allem bei T_3/N_{1-2}-Tumoren zur Anwendung kommen.

Der Nachweis eines Pleuraergusses, streng genommen als T_3-Stadium zu klassifizieren, rechtfertigt nicht generell die Ablehnung chirurgischer Maßnahmen. Hier kann die extrapleurale Auslösung des gesamten Lungenflügels und Entfernung im Sinne einer Pleuropneumonektomie in bestimmten Fällen durchaus auch mit kurativer Zielsetzung durchgeführt werden (Abb. 3). Beim Nachweis von Tumorzellen in einem Pleuraerguß kann jedoch meist von einer Pleuritis carcinomatosa und damit von einer inkurablen Situation ausgegangen werden, die chirurgische Maßnahmen allenfalls unter palliativen Gesichtspunkten für angebracht erscheinen läßt.

Die mit kurativem Ziel durchgeführte Lungenresektion bzw. Pneumonektomie beinhaltet stets die Inspektion und ggf. Mitnahme sämtlicher befallener Lymphknoten im zugehörigen Abflußgebiet. Dies bedeutet, daß die entsprechenden bronchopulmonalen als auch Bifurkationslymphknoten ebenso wie die paratrachealen Lymphknoten gezielt aufgesucht und ggf. entfernt werden müssen. Die Eröffnung des Mediastinums ist hierzu obligat. Besonderes Augenmerk ist auf die Lymphknoten im Ligamentum pulmonale, paraoesophageal sowie linksseitig in und um den Aortenbogen zu richten. Unterläßt man diese operativen Maßnahmen, ist die pTNM-Klassifikation nicht exakt und die Entscheidung über zusätzliche Behandlungsmaßnahmen ungenau.

Die genaue Bezeichnung des Präparates und Dokumentation des Operationssitus erleichtert das histopathologische Staging und davon eventuell abzuleitende

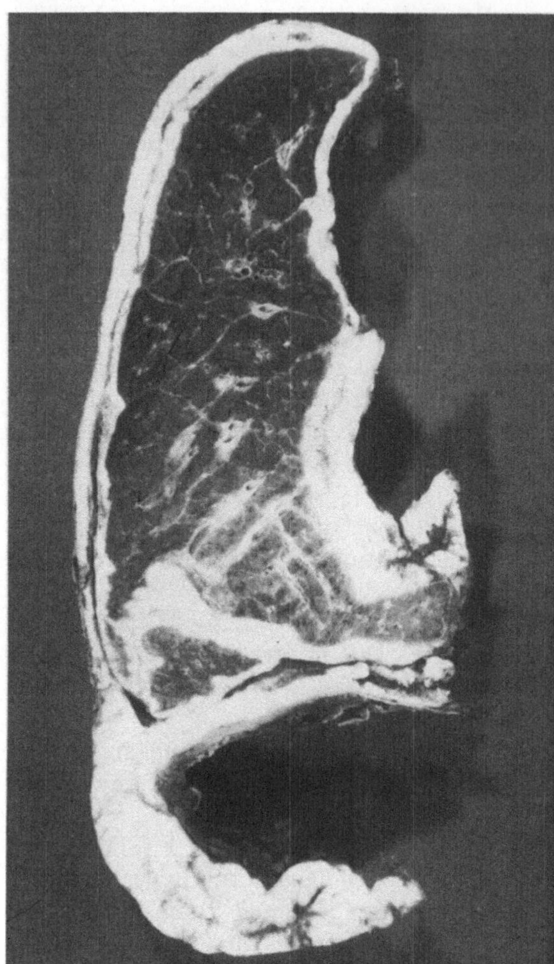

Abb. 3. Operationspräparat nach rechtsseitiger Pleuro-Pneumonektomie mit kompletter Entfernung des tumorseitigen Herzbeutels und Zwerchfells. Beachte die Ausbreitung des Tumors im Sinus phrenico-costalis, die vor allem dorsal mit den Ausläufern der Zwerchfellschenkel bis in die mittlere Lumbalregion reichen kann. Dieser Abschnitt ist nur durch Zusatzthoracotomie sicher zu entfernen. Im unteren Bildanteil ist der langauslaufende, tumorbefallene Sinus von über 15 cm Länge gut zu erkennen. (Aus VOGT-MOYKOPF et al. 1983b)

Tabelle 4. 10-Jahres-Überlebenszeiten. (Aus VOGT-MOYKOPF et al. 1980)

Autor	Jahr	nach Resektion	5 Jahre (%)	10 Jahre (%)
Heidelberger Patienten	1973	241 Lobektomie	16	12
		331 Pneumonektomie	19	14
ASHOR et al.	1975	358	26	17
VINCENT et al.	1975	160 Lobektomie	24	20,1
		101 Pneumonektomie	15,3	8,0
SHIELDS et al.	1975	1370	26,6	
PAULSON u. REISCH	1976	561 Lobektomie	35	22
STANFORT et al.	1976	981	18,2	14,5

Alle Angaben ohne histologische Differenzierung

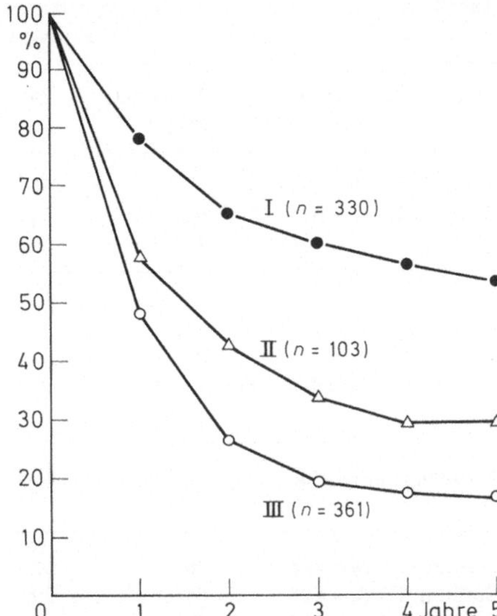

Abb. 4. Überlebenszeit von Patienten mit nichtkleinzelligen Bronchialkarzinomen ($n = 794$) nach mit kurativem Ziel durchgeführter Resektion. Stadium *I* entspricht T_{is} N_0 M_0, $T_1N_0M_0$, $T_1N_1M_0$, $T_2N_0M_0$; Stadium *II* entspricht $T_2N_1M_0$; Stadium *III* entspricht T_3 mit jedem N oder M; N_2 mit jedem T oder M; M_1 mit jedem T oder N. (Aus DRINGS 1980)

Tabelle 5. Korrelation der TNM-Kriterien mit der Überlebenszeit, ausgenommen kleinzelliges Karzinom (SELAWRY und HANSEN). (Aus DRINGS 1980)

Stadium	*n*	% überlebend		
		1 Jahr	3 Jahre	5 Jahre
T_1	206	73	50	43
T_2	719	50	27	21
T_3	753	27	9	7
N_0	855	56	33	27
N_1	258	41	17	12
N_2	455	21	5	3,5
M_0	1199	50	31	26
M_1	540	15	2,5	1

adjuvante Therapiemaßnahmen. Die Operationsletalität bei „einfachen Pneumonektomien" liegt bei etwa 6–9%, während sie bei Lobektomien unter 4% abgesunken ist. Die 5-Jahres-Überlebensrate wird einheitlich mit etwa 25% angegeben (VOGT-MOYKOPF et al. 1980). Die 10-Jahres-Überlebensquoten schwanken zwischen 12 und 22% (Tabelle 4).

Neuere Statistiken mit größeren Zahlen und exakter Stadienklassifikation nach TNM ergeben im Stadium I für nicht kleinzellige Karzinome knapp 60% 5-Jahres-Überlebenszeiten, im Stadium II etwa 30% (Abb. 4).

Die Korrelation der TNM-Kriterien mit der Überlebenszeit für nicht kleinzellige Karzinome nach Resektionen gibt Tabelle 5.

Tabelle 6. Überlebensquote Plattenepithelkarzinome ($n=528$) (MOUNTAIN und HERMES 1979). (Aus VOGT-MOYKOPF et al. 1980)

Stadiengruppierung	12 Monate (%)	24 Monate (%)	36 Monate (%)	48 Monate (%)	60 Monate (%)
Stadium I ($n=231$)	77	65	60	58	54
Stadium II ($n=61$)	61	44	39	35	35
Stadium III ($n=236$)	53	30	23	21	19

Tabelle 7. Überlebensquoten Adeno- und großzellige Karzinome ($n=266$) (MOUNTAIN u. HERMES 1979).

Stadiengruppierung	12 Monate (%)	24 Monate (%)	36 Monate (%)	48 Monate (%)	60 Monate (%)
Stadium I ($n=99$)	78	65	60	53	51
Stadium II ($n=42$)	54	39	22	18	18
Stadium III ($n=125$)	40	19	12	10	10

Die Überlebensquoten resezierter Bronchialkarzinomträger aufgeschlüsselt nach der histologischen Klassifikation (Tabellen 6, 7) bestätigen frühere Erfahrungen, daß Plattenepithelkarzinome die beste Prognose haben.

II. Organsparende Eingriffe

Die organsparenden Eingriffe beim Bronchialkarzinom lassen sich unter praktisch-chirurgischen Gesichtspunkten in zwei Kategorien einteilen (VOGT-MOYKOPF et al. 1983a):

1. Eingriffe, um die Pneumonektomie zu umgehen:
   a) plastische Verfahren am Bronchial- und Lungengefäßbaum
   b) Lobektomien mit zusätzlicher Keilresektion angrenzender Lappen.
2. Eingriffe, um die Lobektomie zu umgehen: Keil- oder Segmentresektionen.

Die Indikation zu organsparenden Eingriffen kann in folgenden Situationen gegeben sein:

1. Fortgeschrittenes Lebensalter, insbesondere Patienten über 70 Jahre mit eingeschränkten „biologischen Reserven“
2. Eingeschränkte ventilatorische Reserven
3. Palliation im Sinne der Behandlung bzw. Vorbeugung von Komplikationen durch das Tumorleiden
4. Tumoren des Stadiums I.

1. Plastische Operationen

Organsparende plastische Eingriffe sind dadurch charakterisiert, daß eine aufgrund der Tumorausdehnung notwendige Pneumonektomie vermieden wird durch eine Lobektomie mit zusätzlicher segmentärer Mitnahme eines befallenen Bronchialbaum- bzw. Lungengefäßabschnittes und anschließender Reanastomosierung. Der Hauptzweck dieser Methode ist in der Erhaltung intakten Lungengewebes zu sehen und damit in der Vermeidung erheblicher funktioneller Einbußen, wie sie beispielsweise mit der Pneumonektomie einhergehen. Bei eingeschränkten ventilatorischen Reserven können diese Verfahren die einzige Möglichkeit sein, überhaupt einen operativen Eingriff durchzuführen.

Die Bedeutung dieser neueren operativen Verfahren kann noch nicht voll abgeschätzt werden. Beispielsweise ist eine adjuvante Chemotherapie mit Überwässerung des Patienten, z.B. eine Behandlung mit cis-Platinum, nach Pneumonektomie nicht möglich, wohl aber nach Manschettenresektion.

Prinzipiell stehen mehrere technische Varianten je nach Lokalisation des Tumorbefalls zur Verfügung (Abb. 5), wobei die Oberlappenektomie mit Resek-

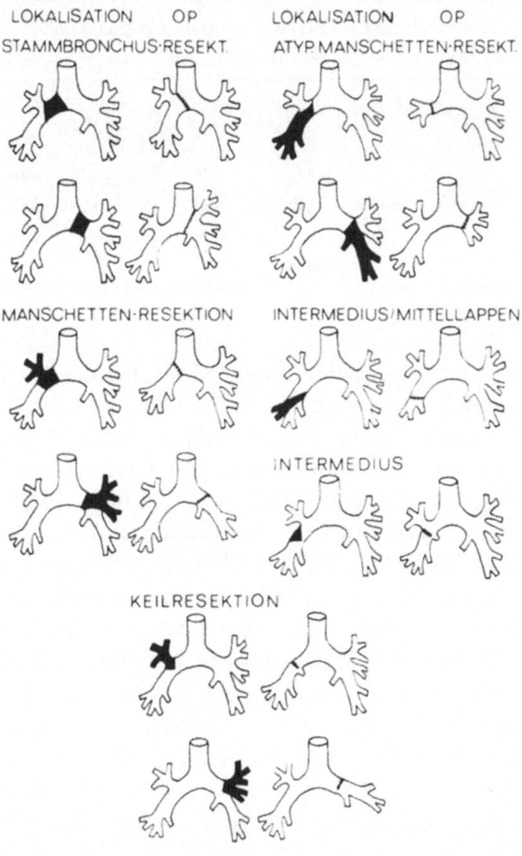

Abb. 5. Wichtigste Variationen operativer Maßnahmen am Bronchialbaum, unter denen die komplette Manschettenresektion die häufigste Operation ist. (Nach LÜLLIG et al. 1982b)

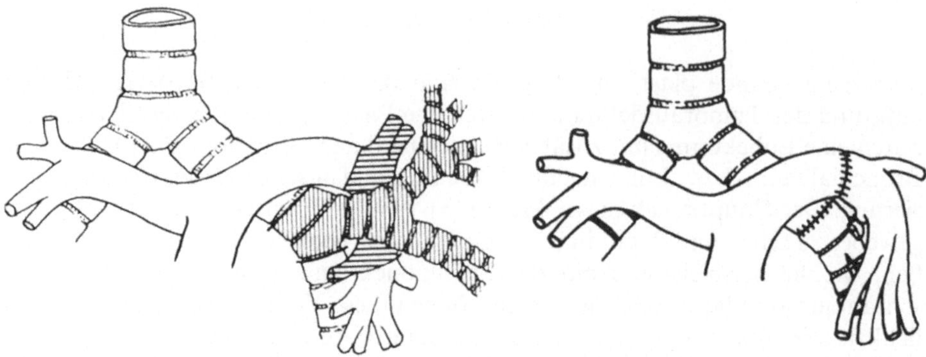

Abb. 6. Beispiel einer kombinierten Manschettenresektion des Bronchus mit Segmentresektion der Pulmonalarterie im Bereich der Segmentarterien der Oberlappenäste zur Umgehung einer Pneumonektomie bei T_3- und N_2-Tumoren. (Nach LÜLLIG et al. 1982b)

Tabelle 8. Manschettenresektionen am Bronchus. (Aus VOGT-MOYKOPF et al. 1981)

Autor	Rohrbach-HD (1981)	BENNETT-SMITH (1978)	WEISEL (1979)	JENSIK (1972)
Anzahl der Patienten	$n=112$	$n=96$	$n=70$	$n=54$
Letalität (30 Tage)	8,9%	7,5%	11,4%	7,4%
5-Jahres-Überlebensrate	34% (Alle Stadien)	34% (Alle Stadien)	Stadium I 43% Stadium II 31% Stadium III 22%	25,9% (Alle Stadien)
Lokalrezidiv	15,8%	48%	42%	7%

tion des befallenen Stammbronchus (sog. Manschetten-Resektion im engeren Sinn) das Hauptanwendungsgebiet darstellt. Die operativen Maßnahmen am Lungengefäßbaum, insbesondere an der Pulmonalarterie, lassen sich einteilen in die Tangential/Keilresektion (hauptsächliche Form), die offene Gefäßabsetzung und die Kontinuitätsresektion. Selbstverständlich sind auch Kombinationen plastischer Eingriffe am Bronchus und Gefäßbaum möglich (Abb. 6).

Die eigenen Letalitätszahlen der Manschettenresektion (Tabelle 8) mit einem Literaturvergleich zeigen, daß das Risiko dieses Eingriffs etwa im Bereich der Letalitätsquoten der Pneumonektomien anzusiedeln ist. Unter Berücksichtigung der Tatsache, daß solche Operationen im wesentlichen aus funktionellen Risikogründen vorgenommen werden, ist dieses vertretbar.

Mit einer eigenen nach der Methode von KAPLAN und MEIER geschätzten Überlebensrate nach 5 Jahren von 34% bei alleiniger Operation am Bronchus kann dieses Verfahren durchaus als akzeptables Operationsergebnis angesehen werden. Das Hauptproblem dieser Eingriffe scheint das Lokalrezidiv zu sein, das mit 48% als Maximum sicher den vertretbaren Bereich überschreitet (Tabelle 8). Eigene Erfahrungen lassen den Schluß zu, daß durch intraoperative, fachgerechte Inspektion des Resektates und ggf. zusätzlicher zytologischer oder

Tabelle 9. Übersichtstabelle der Keilresektionen mit Literaturvergleichen. (Aus VOGT-MOYKOPF et al. 1983b)

Autor	Eigenes Krankengut 1981	THOMSEN, v. WINDHEIM 1978	KURPAT 1980	HOFFMANN 1980	JENSIK 1979
Anzahl der Patienten (n)	40	88	70	33	168
Letalität (30 Tage)	$n=2$ (5%)	$n=1$ (1,1%)	$n=0$	$n=0$	$n=3$ (1,8%)
5-Jahres-Überlebensrate	20%	34,7%	35,0%	26%	nicht vergleichbar
Lokalrezidiv	21,4%[a]	18,1%	2,9%	11%	

[a] Die Quote des Lokalrezidivs über 20% bedarf der Überprüfung

Schnellschnittuntersuchung die Quote lokaler Rezidive noch gesenkt werden kann.

Im Gegensatz hierzu handelt es sich bei den kombinierten Operationen am Bronchialbaum und an der Arteria pulmonalis überwiegend um lokal fortgeschrittene Stadien (T_3 N_{1-2}), die somit in ihrem Ausmaß mit der erweiterten Pneumonektomie vergleichbar wird, dies im Hinblick auf das Operationsrisiko und die Überlebenserwartung. Im eigenen Krankengut starben von 88 Patienten unmittelbar postoperativ 15, was einer Letalität von 17% entspricht (VOGT-MOYKOPF et al. 1983a).

2. Keil- und Segmentresektionen

Segment- oder Keilresektionen gelten im allgemeinen noch nicht als typische Krebsoperation bei Tumoren im Stadium I. Sie werden bis jetzt noch älteren Patienten mit hohem kardiorespiratorischem Risiko vorbehalten. Dabei wird mit einem genügend großen Sicherheitsabstand der möglichst peripher gelegene Tumor mitsamt dem umgebenden Lungengewebe ohne Rücksicht auf die strukturellen Elemente der Lunge wie Segmente oder Subsegmente über einer Klemme abgetragen. Der entstehende Gewebedefekt wird mit fortlaufender Naht wieder versorgt. Die Indikation solcher Eingriffe stellt sich in der präoperativen Stadiengruppierung allenfalls im Tumorstadium Ia, also bei Patienten ohne nachweisbare Lymphknotenmetastasen bei gleichzeitig hohem allgemeinen bzw. funktionellen Risiko. Ob aufgrund erster vorliegender günstiger 5-Jahres-Überlebensquoten solche Operationen sich generell durchsetzen werden, bleibt abzuwarten (Tabelle 9).

III. Erweiterte Eingriffe

Unter sogenannten erweiterten Eingriffen versteht man jene Modifikationen des Standardeingriffes, bei denen zusätzlich zur Lobektomie bzw. Pneumonektomie andere in der Regel benachbarte Organ- oder Gewebestrukturen mitreseziert

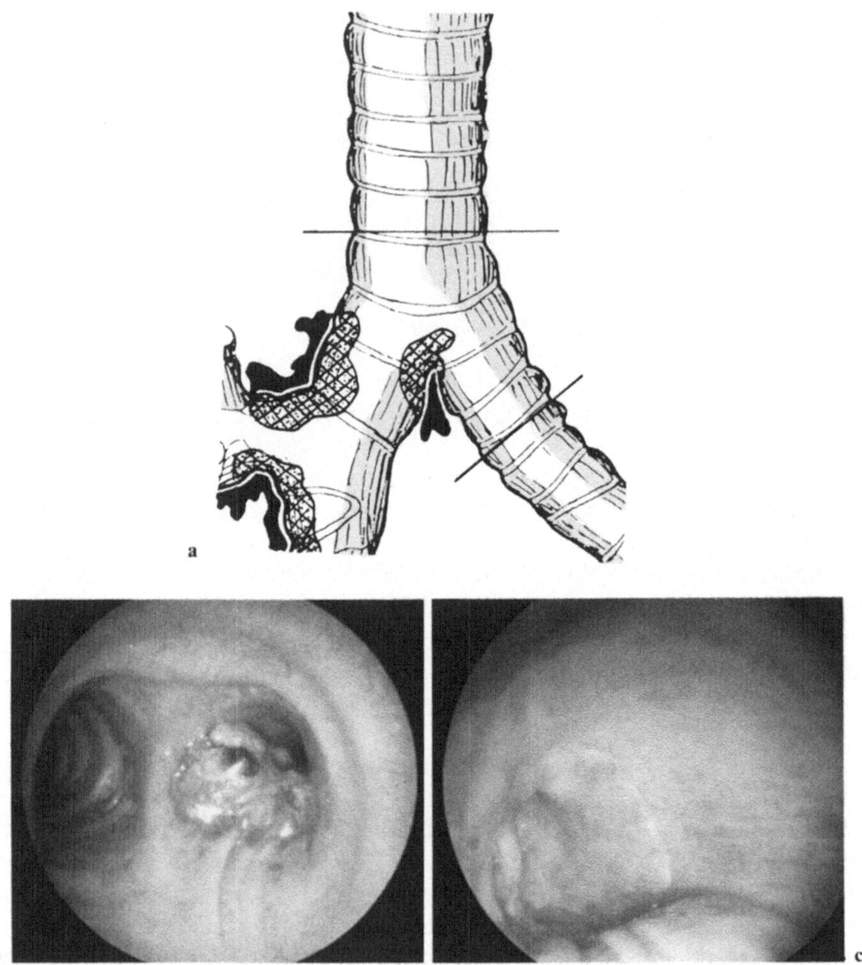

Abb. 7a–c. Der Tumor wächst bis an die Bifurkation heran (**a** schematische Zeichnung). Endoskopisch erkennt man, daß lateral rechts die Tracheawand in das Tumorwachstum miteinbezogen wird (**b**). Um einen ausreichend großen Sicherheitsabstand zu gewährleisten, muß die gesamte Bifurkation, also ein Teil der unteren Trachea und des linken Hauptbronchus, mitentfernt werden. **c** Das endoskopische Bild zeigt die durchgeführte End-zu-End-Anastomose zwischen unterem Tracheastumpf und linkem Hauptbronchus. Die modernen gewebefreundlichen Nahtmaterialien lassen die Anastomose nur noch angedeutet erkennen. (Aus VOGT-MOYKOPF et al. 1983b)

werden. Im einzelnen können dies sein: Herzbeutel, linker Vorhof, N. phrenicus oder Laryngeus recurrens, Brustwand, Zwerchfell, Trachea oder Speiseröhre (Abb. 7a–c, 8a, b). Ein Tumorbefall von Nachbarstrukturen stellt also nicht unbedingt, wie früher angenommen, eine Kontraindikation zu einem chirurgischen Vorgehen dar. Die Entscheidung, ob bei fortgeschrittenem Tumorleiden noch eine Operation durchgeführt werden soll, läßt sich nicht generell treffen, sie muß bei jedem Patienten individuell erfolgen. Die Entscheidung erschwerend kommt hinzu, daß eine fortgeschrittene Tumorerkrankung keineswegs immer

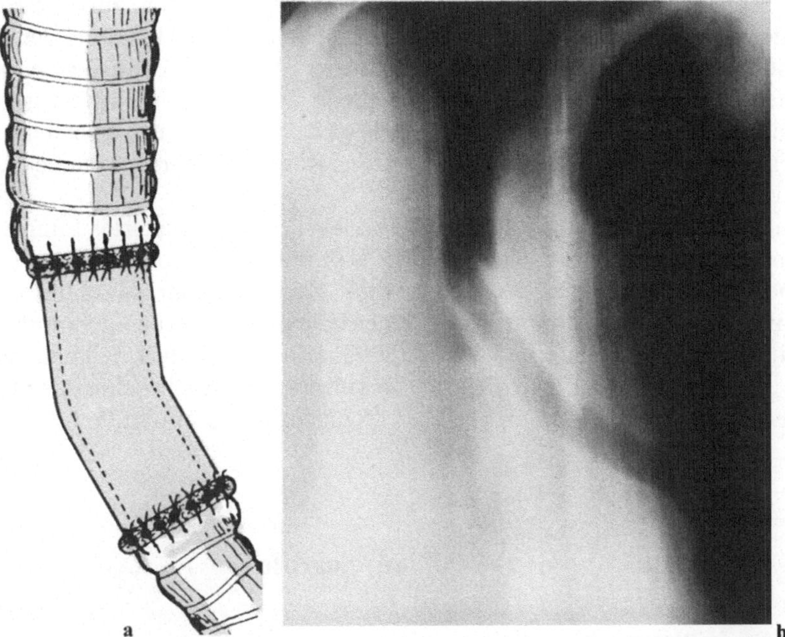

Abb. 8a, b. Bifurkationsresektion mit Protheseninterposition. Ist der zu überbrückende Defekt größer als 4 cm, lassen sich in ausgewählten Fällen auch Prothesen interponieren. (Aus Vogt-Moykopf et al. 1983b)

präoperativ zu erkennen sein muß. In vielen Fällen wird der Operateur erst anläßlich der Inspektion des offenen Thorax vor die Entscheidung gestellt, entweder einen erweiterten Tumoreingriff durchzuführen oder aber die Operation als Probethorakotomie zu beenden. Diese Entscheidung muß ebenfalls stets individuell getroffen werden, wobei das zusätzliche Operationsrisiko gegen die durch eine radikale Operation zu erzielende Verbesserung der Überlebenschance bzw. Lebensqualität abzuwägen ist. In der Mehrzahl der Fälle wird man sich im Bewußtsein des Fehlens ähnlicher effektiver therapeutischer Alternativen doch zu einer erweiterten Resektion entscheiden, insbesondere in Fällen, bei denen die Lebenserwartung aufgrund des Alters oder fehlender Begleitkrankheiten nicht von vornherein eingeschränkt ist.

Auch die Größe der Ausdehnung des Tumors über die Lunge hinaus wird die Entscheidung zu einer erweiterten Resektion beeinflussen. Ein an umschriebener Stelle die Pleura parietalis und Brustwand infiltrierender Tumor kann durch eine zusätzliche Brustwandresektion ebenso radikal operabel sein wie ein auf die Lunge beschränkter Tumor. Der entstehende knöcherne Defekt läßt sich in beliebiger Größe kosmetisch einwandfrei und risikoarm durch den Einsatz von Kunststoff (Marlex mesh) überbrücken. Ebenso kann die Mitnahme von Teilen des Herzbeutels bis zu einer Hälfte ohne wesentlich erhöhtes Risiko geschehen, die Defektdeckung erfolgt hier in der Regel durch lyophilisierte Dura mater. Die Beispiele für die mögliche Erweiterung chirurgischer Standardeingriffe beim Bronchialkarzinom ließen sich beliebig fortsetzen, zumal technische Grenzen deren Anwendung kaum limitieren. Vielmehr bedarf es bei der Indikationsstellung zu einem erweiterten Tumoreingriff des individuellen Abwägens der hieraus resultierenden Vor- und Nachteile. Wenn das operative Risiko aller Voraussicht nach die Chancen der generellen Lebenserwartung übersteigt, sollte von einem erweiterten Tumoreingriff in der Regel Abstand genommen werden (Vogt-Moykopf et al. 1980).

Die Erwartungen für die 5-Jahres-Überlebensraten erweiterter Lungenresektionen dürften denen der einfachen Lobektomie entsprechen. Derzeit laufen prospektive Studien. Die Prognose wird auch hier im wesentlichen vom Lymphknotenbefall bestimmt. Außer einer kurativen Zielsetzung, kommt diesen operativen Maßnahmen eine wichtige Palliation zu, nämlich Schmerzbekämpfung und Entgegenwirken einer Tumorexulzeration. Auch beim Pancoast-Tumor ist diese operative Möglichkeit seit wenigen Jahren anwendbar.

IV. Palliativeingriffe

Unter palliativen Eingriffen sind jene operativen Maßnahmen zu verstehen, bei denen eine makroskopisch radikale Tumorentfernung nicht möglich ist und mehr oder weniger Tumorgewebe zurückgelassen wird. Diese Situation stellt sich angesichts der extrem niedrigen Resektabilität des Bronchialkarzinoms (etwa 25–30%) zwangsläufig häufig erst intraoperativ, während geplante palliative Eingriffe beim Bronchialkarzinom nur selten angezeigt sind. In der Regel sollen sie nur dann zur Anwendung kommen, wenn hierdurch bereits vorhandene oder zu erwartende Tumorkomplikationen wesentlich gemindert oder aber vollständig beseitigt werden können. Die Überlebenszeit wird hierdurch im allgemeinen nicht beeinflußt. Da verläßliche Zahlen über den Wert solcher palliativer Maßnahmen in der Literatur nur spärlich vorhanden sind, können Therapievorschläge allenfalls empirischen Wert besitzen und sich auf persönliche Erfahrungen stützen (Vogt-Moykopf u. Zeidler 1978).

Bei der Entscheidung zu Palliativoperationen bedarf es daher um so mehr einer individuellen Abwägung der Vor- und Nachteile eines solchen Vorgehens, wobei nicht operative alternative Maßnahmen im Regelfall ausgeschöpft sein sollten. So sind insbesondere das operative Risiko, die subjektive Belastung durch die Operation selbst als auch deren unmittelbare Folgen in die therapeutischen Überlegungen miteinzubeziehen.

Als anerkannte Indikationen zu palliativen chirurgischen Maßnahmen beim inoperablen Bronchialkarzinom sind zu nennen (Drings u. Toomes 1983, unveröffentlicht; Vogt-Moykopf u. Zeidler 1978):

1. zerfallende Karzinome mit Abszeßbildung und/oder Eiterretention
2. Tumorblutungen
3. unbeeinflußbare Schmerzen bei Tumoreinbruch in die Brustwand.

ad 1. Bei zerfallenden Tumoren besteht grundsätzlich die Möglichkeit des Anschlusses der Tumornekrosen an einem Drainagebronchus mit sekundärer

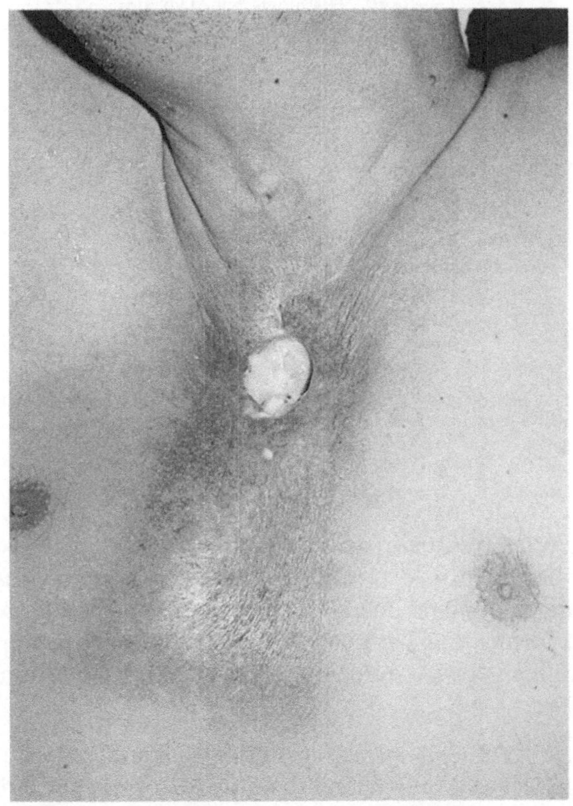

a

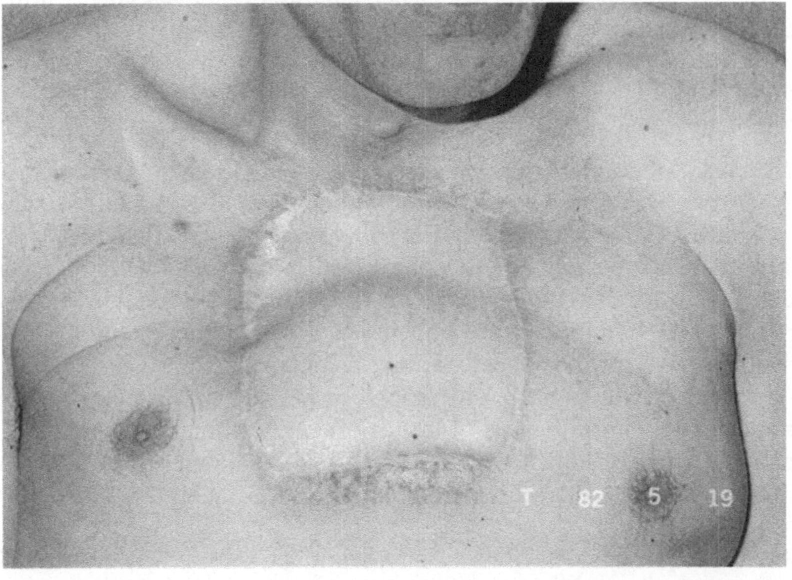

b

Abb. 9. a Exulzeration eines Tumorrezidivs nach vorangegangener Bestrahlung. Breite Exzision von Haut und Brustbein, plastischer Ersatz des Brustbeins mit Kunststoff (Marlex mesh) und der Haut durch einen sog. Inselhautlappen. **b** Situation $1^1/_2$ Jahre nach der Operation. Nach insgesamt 2 Jahren verstarb der Patient an einer Generalisation. Die quälende Situation einer Brustwandexulzeration blieb ihm erspart

Tabelle 10. Histologischer Typ des Primärtumors bei Metastasenoperationen. (Aus VOGT-MOYKOPF et al. 1983c)

Mammakarzinom	37	21,3%
Sarkom	31	17,8%
Hypernephrom	23	13,2%
Hodenkarzinom	20	11,5%
Bronchialkarzinom	14	8%
Colonkarzinom	9	5,2%
Cervixkarzinom	9	5,2%
Melanom	4	2,3%
Sonstige	27	15,5%
	174	100%

Infektion. Die daraus resultierenden Symptome wie fötider Auswurf, unstillbarer Husten etc. bedeuten in der Regel für den beteiligten Patienten und seine unmittelbare Umgebung eine unerträgliche Belastung, die durch eine palliative Operation meist vermeidbar wird. Andere poststenotische Komplikationen wie Eiterretention können ebenso durch geeignete chirurgische Maßnahmen günstig beeinflußt werden.

ad 2. Bei rezidivierenden Arrosionsblutungen kann sich die Indikation zu palliativen chirurgischen Maßnahmen dann stellen, wenn durch übliche konservative Maßnahmen, deren Wertigkeit bei Tumoren erheblich eingeschränkt ist, eine Einschränkung der Blutungsintensität auf ein erträgliches Maß nicht erreicht werden kann. Auch in diesen Fällen sind die individuellen Risiken eines palliativen Eingriffs sorgfältig gegenüber dem subjektiven Gewinn an Lebensqualität abzuwägen.

ad 3. Bei Tumoreinbruch in die Brustwand können therapieresistente Schmerzen bei Versagen konservativer Maßnahmen eine Indikation zu einem alleinigen brustwandresezierenden Eingriff sein, um dem Patienten die sonst unerträglichen Schmerzen zu erleichtern und eine drohende Exulzeration zu vermeiden bzw. zu beseitigen (Abb. 9a, b). Hier gilt jedoch besonders, daß andere zum Ziel führende Maßnahmen wie lokale Schmerztherapie inklusive Strahlentherapie erfolglos ausgeschöpft sein sollten.

Wenn auch selten, so ist es doch möglich, bei nicht kleinzelligen Bronchialkarzinomen Zweiteingriffe wegen Metastasen vorzunehmen.

Bei 174 Patienten haben wir insgesamt 213 Metastasenoperationen vorgenommen, darunter 14 Bronchialkarzinomträger, was einem Anteil von 8% entspricht (Tabelle 10).

Überlebensquoten nach Metastasenoperationen sind für die einzelnen Metastasentypen schwer anzugeben, da die Zahlen zu klein sind. Es zeigt sich aber, daß diese operative Maßnahme insgesamt sinnvoll ist und 5-Jahres-Überlebenszeiten von bis zu 35% erreicht werden können (Abb. 10) (TOOMES et al. 1981).

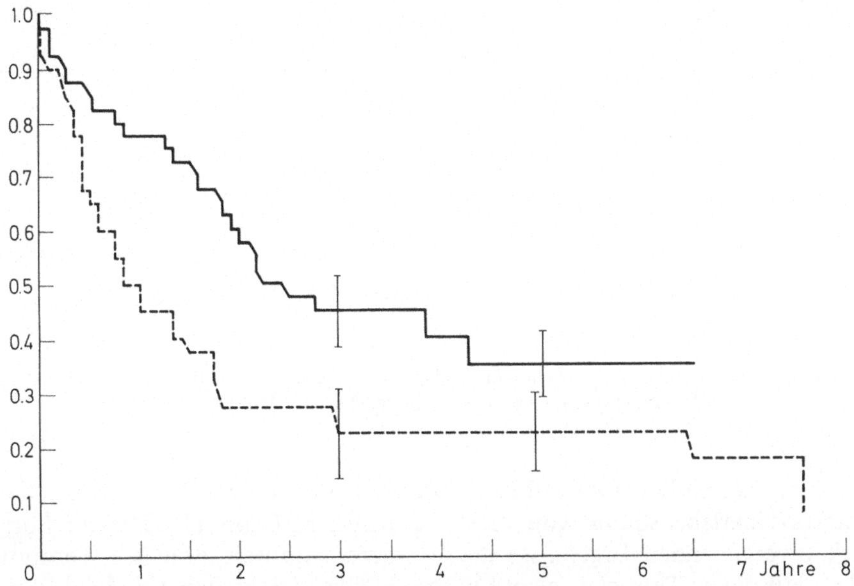

Abb. 10. Überlebensraten nach Resektion von Lungenmetastasen. Life table (Kaplan-Meier-Schätzung). Krankenhaus Rohrbach, Heidelberg, 1972–1982. Karzinommetastasen $n=90$; Sarkommetastasen $n=28$; $p=0{,}02$

E. Chirurgische Therapie beim kleinzelligen Bronchialkarzinom

Das kleinzellige Bronchialkarzinom unterscheidet sich von den nicht-kleinzelligen Karzinomen im wesentlichen durch sein besonders aggressives Wachstum; kurze Generationszeit der Tumorzellen, rasche Tumorverdoppelung und frühzeitige hämatogene Metastasierung charakterisieren diesen Tumortyp. So ist die Indikation zu einem operativen Vorgehen aus den genannten biologischen Eigenschaften zwangsläufig erheblich eingeschränkt. Nach teilweise sehr unterschiedlichen Erfahrungen in der Literatur stellen etwa 5–10% aller Patienten mit kleinzelligem Karzinom zum Zeitpunkt der Diagnosestellung aufgrund der noch limitierten Tumorausbreitung potentielle Operationskandidaten dar (Martini et al. 1973; Mountain 1977), im eigenen Krankengut betrug dieser Prozentsatz 11%. Einige Autoren sind sogar der Ansicht, daß der Nachweis eines kleinzelligen Bronchialkarzinoms eine chirurgische Behandlung prinzipiell ausschließt (Gropp u. Havemann 1980; Joss et al. 1980).

Andererseits wurden in der Literatur in neuerer Zeit eine Reihe günstiger operativer Behandlungsergebnisse mitgeteilt, die den Stellenwert chirurgischer Maßnahmen beim kleinzelligen Bronchialkarzinom erneut bestätigten. So berichteten Greschuchna und Maassen von einer mittleren 5-Jahres-Überlebenszeit ihrer operierten Patienten von 14% (Greschuchna u. Maassen 1980); Shore und Paneth (1980) sogar von 25%. Wir konnten im eigenen Krankengut

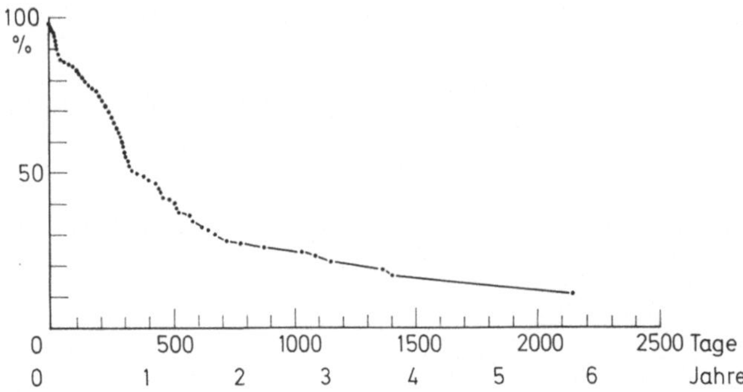

Abb. 11. Überlebensraten nach Resektion kleinzelliger Karzinome (geschätzt nach KAPLAN u. MEIER); alle Tumorstadien •—•, operiert in den Jahren 1976–1982. ($n = 123$)

an 123 operierten Patienten mit kleinzelligem Bronchialkarzinom eine geschätzte 5-Jahres-Überlebensquote von ca. 15% ermitteln (Abb. 11). Die im übrigen stark divergierenden Ergebnisse auch anderer Autoren legen die Vermutung nahe, daß dieser Tatsache sowohl unterschiedliche Selektionskriterien als auch eine uneinheitliche histologische Klassifizierung zugrunde liegen. Die letztere Deutung gewinnt insofern an Bedeutung, als daß bis heute eine generell akzeptierte einheitliche Klassifizierung der histologischen Typen und deren Mischformen nicht zur Verfügung steht (SALZER 1967).

Aus den Erfahrungen zahlreicher Arbeitsgruppen als auch aus eigenen Ergebnissen ist eine pauschale Ablehnung chirurgischer Maßnahmen beim kleinzelligen Bronchialkarzinom keineswegs angebracht. Vielmehr ergeben sich Hinweise, daß die chirurgische Behandlung in einem frühen Stadium, d.h. im Stadium I, allen anderen Therapiemodalitäten überlegen ist. Hierdurch wurden 5-Jahres-Überlebensraten von bis zu 50% erreicht (DENCK 1981; GRESCHUCHNA u. MAASSEN 1980; HIGGINS et al. 1975).

Die Indikation zu einem chirurgischen Vorgehen beim nachgewiesenen kleinzelligen Bronchialkarzinom setzt jedoch neben den allgemeinen Voraussetzungen (biologische und funktionelle Operabilität) ein ausgiebiges Staging der Tumorausdehnung voraus, insbesondere den Metastasenausschluß in der Leber, den retroperitonealen Lymphknoten, den Nebennieren, im Skelett als auch im Gehirn. Auf die hierfür geeigneten diagnostischen Maßnahmen wurde bereits an anderer Stelle eingegangen.

Aus chirurgischer Sicht ergibt sich jedenfalls die Notwendigkeit, bei einem nachgewiesenen kleinzelligen Bronchialkarzinom ohne feststellbare Fernmetastasierung prinzipiell eine Mediastinoskopie vor einer geplanten chirurgischen Intervention durchzuführen. Bei einer hierdurch nachzuweisenden Lymphknotenmetastasierung sollte von einem chirurgischen Eingriff abgesehen werden, da sich in zahlreichen retrospektiven Studien gezeigt hat, daß sich die Prognose des kleinzelligen Bronchialkarzinoms bei gesicherten Lymphknotenmetastasen drastisch verschlechtert und chirurgische Maßnahmen keineswegs kurativ sein können.

Dies gilt strenggenommen auch schon für regionale (N_1-)Lymphknotenmetastasen, deren präoperativer Nachweis jedoch auch durch die Mediastinoskopie kaum möglich sein wird. Hinzu kommt, daß die definitive Aufarbeitung der Operationspräparate in nicht seltenen Fällen einen Befall der mediastinalen oder Bifurkationslymphknoten (N_2) ergibt, der mediastinoskopisch nicht festgestellt wurde (sog. falsch negatives Mediastinoskopieergebnis). Diese Fehlbeurteilung der Operationsindikation beim kleinzelligen Bronchialkarzinom wird sicher auch in Zukunft nicht vollständig vermeidbar sein und muß letztlich in Kauf genommen werden. Schließlich kommt eine solchermaßen durchgeführte palliative Resektion den Erfordernissen einer ohnehin notwendigen postoperativen Chemotherapie insofern entgegen, als daß durch den operativen Eingriff die zu behandelnde Tumormasse in der Regel weitestgehend minimiert wird.

Ein weiterer Umstand betreffend die Operationsindikation wird auch in Zukunft nicht zu vermeiden sein, nämlich jene Operationen aus diagnostischen Gründen, bei denen bei einem kleinen peripheren Tumor eine histologische bzw. zytologische Sicherung der Dignität präoperativ nicht gelingt. In diesen Fällen postoperativ histologisch nachgewiesener kleinzelliger Karzinome lassen sich bei fehlender Metastasierung besonders günstige Resultate erzielen, wie bereits in einem früheren Abschnitt erwähnt wurde. Andererseits wird sich auch hier in manchen Fällen aufgrund des durch den histologischen Befund erst veranlaßten besonders ausgiebigen Staging erst postoperativ eine bis dato stumme Metastasierung bestätigen.

Ein relativ neues Therapiekonzept in der Behandlung des kleinzelligen Bronchialkarzinoms stellt die adjuvante Resektionsbehandlung nach primärer Chemotherapie dar, die in ausgewählten Fällen kompletter Tumorremissionen lokal begrenzter kleinzelliger Karzinome ihre Anwendung findet. Die Wertigkeit dieses Therapiekonzepts wird derzeit in prospektiven Studien überprüft.

Zusammenfassend lassen sich folgende Richtlinien bezüglich der Operationsindikation beim kleinzelligen Bronchialkarzinom konzipieren:

1. Eine generelle Ablehnung resezierender Maßnahmen beim kleinzelligen Bronchialkarzinom ist heute nicht mehr vertretbar.
2. Die Voraussetzung für eine primäre Operation beim kleinzelligen Bronchialkarzinom ist ein sich an den Prädilektionsstellen der Metastasierung orientierendes Staging, das generell eine Mediastinoskopie beinhaltet.
3. Tumoren des Stadiums I, insbesondere solche ohne Lymphknotenmetastasen, profitieren am meisten von einer Resektionsbehandlung.
4. Die Operation stellt nie eine Alternativbehandlung zu anderen Therapieformen dar, sondern sollte stets ergänzt werden durch eine adäquate Chemotherapie.
5. Es gilt heute als erwiesen, daß eine adjuvante Chemotherapie nach Operation eines kleinzelligen Bronchialkarzinoms dessen Prognose verbessert. Die Modalitäten hierfür sollten interdisziplinär festgelegt werden unter Berücksichtigung der Ergebnisse möglichst prospektiver klinischer Studien.

F. Folgen nach Lungenresektionen

Die nach operativen Eingriffen an der Thoraxhöhle möglichen Spätfolgen sind hauptsächlich abhängig von der zugrunde gelegenen Krankheit, der Art des durchgeführten Eingriffs (Lobektomie, Pneumonektomie) als auch dem Allgemeinzustand des Patienten. Zu unterscheiden sind sogenannte typische unvermeidbare Folgen von Spätkomplikationen; Übergänge sind möglich. Ferner ist stets an die Möglichkeit des Auftretens eines Karzinomrezidivs zu denken. Die Unterscheidung einer diesbezüglichen Symptomatik von möglichen Folgen des operativen Eingriffs stellt hohe Anforderungen an die Erfahrung des jeweiligen Untersuchers und setzt die Kenntnis der Symptomatologie dieser Folgekrankheiten voraus.

In folgenden sollen nur einige Beispiele erwähnt werden, keineswegs erhebt die Aufzählung Anspruch auf Vollständigkeit.

Die respiratorischen Folgen eines lungenresezierenden Eingriffs richten sich nach dem Ausmaß der Resektion funktionierenden Lungenparenchyms. In der Regel stellt die Funktionseinbuße nach alleiniger Lobektomie kein Problem dar. Gravierender sind die respiratorischen Folgen nach einer Pneumonektomie, geht sie doch je nach präoperativem Funktionsverlust durch den Tumor mit einer Einschränkung der Atemreserven um etwa 40–50% einher. Die klinischen Folgen in Form von Atemnot bei stärkerer körperlicher Belastung machen sich bevorzugt bei älteren Patienten bemerkbar.

Eng verbunden mit diesen respiratorischen Folgen sind die hämodynamischen Veränderungen nach Pneumonektomie, die sich im Laufe von Jahren zum Krankheitsbild des chronischen Cor pulmonale entwickeln können. Dieser Tatsache muß vor allem Rechnung getragen werden bei eventuell in Folge der Grundkrankheit notwendigen Zusatzmaßnahmen wie Chemotherapie oder Nachbestrahlung. Nur in enger interdisziplinärer Zusammenarbeit zwischen Hausarzt, internistischem Onkologen und Strahlentherapeuten sind diesbezüglich anstehende Probleme für den betroffenen Patienten optimal lösbar.

Weniger nach Lobektomien, wesentlich ausgeprägter nach Pneumonektomien kommt es im Laufe der Zeit zu einer narbigen Umwandlung der Operationshöhle (Fibrothorax), in die auch die umliegenden Organe miteinbezogen werden können. Durch die Verlagerung des Mediastinums kann es zu Überblähungen einzelner Lungenabschnitte der Gegenseite kommen, die selten zum Vollbild einer mediastinalen Hernie führen. Dieses Röntgenphänomen besitzt für sich allein zwar keinen Krankheitswert, zu beachten sind jedoch mitverursachte Verlagerungen der großen Gefäße und des Herzens. Auftretende Rhythmusstörungen bedürfen deshalb der genauen Abklärung und entsprechenden Therapie.

Erhebliche Thoraxdeformitäten nach lungenresezierenden Eingriffen stellen heutzutage eher eine Seltenheit dar. Zwar kommt es im Gefolge der narbigen Schrumpfung der Thoraxhöhle nach Pneumonektomie zwangsläufig immer zu einer Verschmälerung der Interkostalräume und damit Verkleinerung der Thoraxhöhle, eine sichtbare Deformierung läßt sich jedoch in aller Regel durch eine frühzeitig postoperativ beginnende krankengymnastische Übungsbehandlung vermeiden.

Die gravierendste Folgekrankheit nach einer Lungenresektion wegen Bronchialkarzinom stellt zweifellos das Tumorrezidiv dar. Diese kann sich sowohl in Form des Lokalrezidivs an der Bronchusabsetzungsstelle als auch als Generalisierung an den verbliebenen Lungenabschnitten manifestieren. Nur eine sich am Primäreingriff orientierende Nachsorge gewährleistet die optimale Überwachung und die Abgrenzung von Therapiefolgen gegenüber Rezidiven. Eine in Anbetracht der Gesamtprognose eher resignierende Grundhaltung erscheint keineswegs gerechtfertigt und ist aus ethischen Gründen nicht vertretbar. Je nach den Ergebnissen der gezielten Diagnostik beim Rezidivtumor ist die erforderliche Therapie unter Berücksichtigung der Gesamtsituation des Patienten abzuleiten. Die Indikation zur Sekundärtherapie ist wie beim Primärtumor zu stellen, ein ausführliches Staging ist hierfür Voraussetzung. Die Notwendigkeit einer zeitgerechten Nachsorge zur Erkennung eines Rezidivs ist nicht zuletzt auch damit zu begründen, daß rechtzeitig auch palliative Maßnahmen zu einer möglichen Verbesserung der Lebensqualität eingeleitet werden können.

Literatur

Ali MK, Mountain CF, Ewer MS, Johnston PhD, Haynie Th (1980) Predicting loss of pulmonary function after pulmonary resection for bronchogenic carcinoma. Chest 77:337

Allgöwer M (1970) Das respiratorische Problem des chirurgischen Patienten. In: Allgöwer M (Hrsg) Allgemeine und spezielle Chirurgie. Springer, Berlin Heidelberg New York

Bennett FW, Smith RA (1978) A twenty-year analysis of the results of sleeve resection for primary bronchogenic carcinoma. J Thorac Cardiovasc Surg 76:841

Brindley Valter G Jr, Walsh RE, Schnarr WT, Allen GW, Mendenhall MK, Ahlgren EW (1982) Pulmonary resection in patients with impaired pulmonary function. The Surgical Clinics of North America, Volume 62/Nr. 2. Saunders, Philadelphia London Toronto Mexico City Rio de Janeiro Sydney Tokyo, pp 207–210

Bühlmann AA, Rossier PH (1970) Klinische Pathophysiologie der Atmung. Springer, Berlin Heidelberg New York

Buhr G (1971) Präoperative Abschätzung der kardio-pulmonalen Funktion bei Lungenresektionsbehandlung durch den ergometrischen Belastungstest. Pneumonologie 147:39

Denck H (1981) Bronchialcarcinom-Chirurgie. Langenbecks Archiv Chir 355:111–115

Drings P (1980) Durchführung und Problematik des Staging bei Bronchialkarzinomen. Onkologie 3:104–111

Drings P, Toomes H (1983) Das Bronchialkarzinom: der gegenwärtige Stand von Diagnostik, Therapie und Nachsorge, unveröffentlicht

Fabel H (1973) Funktionsstörungen des Lungenkreislaufes und des Gasaustausches und ihre Bedeutung für die Lungenresektion. Thoraxchirurgie 21:258

Fee HJ, Holmes EC, Gewirtz HS, Ramming KP, Alexander JM (1978) Role of pulmonary vascular resistance measurements in preoperative evaluation of candidates for pulmonary resection. J Thorac Cardiovasc Surg 75:519

Ferlinz R (Hrsg) (1978) Praktische Lungenfunktionsprüfung. Thieme, Stuttgart

Gibbon FH, Sabiston DC, Spencer FC (eds) (1976) Surgery of the chest. Saunders, Philadelphia London Toronto

Grabow L, Ehehalt V (1971) Die Zuverlässigkeit der präoperativen Funktionsprüfung für endothorakale Eingriffe. Pneumonologie 147:167

Graham E, Singer JJ (1933) Successful removal of an entire lung for carcinoma of the bronchus. JAMA 101:1371–1374

Greschuchna D, Maaßen W (1980) The importance of histological classification and tumor staging for prognosis after resection of bronchial carcinoma. J Thorac Cardiovasc Surg 28:115–119

Greschuchna D, Maaßen W (1982) Stadieneinteilung und Ergebnisse der operativen Behandlung des Bronchialkarzinoms. Prax Pneumol 36:281–284

Gropp C, Havemann K (1980) Was ist gesichert in der Behandlung des kleinzelligen Bronchialkarzinoms? Internist 21:705–710

Habs M, Schmähl D (1981) Ätiologie des Bronchialkarzinoms. Kassenarzt 21:3978
Hansen HH, Dombernowsky P, Hirsch FR (1978) Staging procedures and prognostic features in small-cell anaplastic bronchogenic carcinoma. Semin Oncol 5:280–287
Hasselbring H (1979) Präoperative Lungenfunktionsprüfungen und deren Aussagekraft zur Operationsindikation. Anaesth Intensivmed 20:285
Heberer G, Hegemann G (1974) Indikation zur Operation. Springer, Berlin Heidelberg New York
Higgins GA, Shields ThW, Keehn RJ (1975) The solitary pulmonary nodule. Arch Surg 110:570–575
Hoffmann TH, Ransdell HT (1980) Comparison of lobectomy and wedge resection for carcinoma of the lung. J Thorac Cardiovasc Surg 79:211
Jensik RJ, Faber PL, Milloy FJ (1972) Sleeve lobectomy for carcinoma. J Thorac Cardiovasc Surg 64:400
Jensik RJ, Faber PL, Kittle FC (1979) Segmental resection for bronchogenic carcinoma. Ann Thorac Surg 28:475
Joss R, Goldhirsch H, Brunner KW (1980) Das anaplastische kleinzellige Bronchialkarzinom. Dtsch Med Wochenschr 105:732
Kaplan JA (ed) (1983) Thoracic Anesthesia. Churchill Livingstone, New York Edinburgh London Melbourne
Karrer K (1983) The combination of surgery with X-ray and chemotherapy. J Exp Clin Cancer Res 2:13–18
Kinney JM, Bendixen HH, Powers SR, Lick RF (Hrsg) (1979) Chirurgische Intensivbehandlung. Schattauer, Stuttgart New York
Konrad RM, Schulte HD (1969) Die Aussagekraft der Mediastinoskopie zur Beurteilung der Operabilität des Bronchuskarzinoms. Dtsch Med Wochenschr 94:269
Kristersson S (1974) Preoperative evaluation of differential lung function (^{133}Xe-radio spirometry) in bronchial cancer. Scand J Respirat Dis [Suppl] 85
Kurpat D, Bredel P, Metzger B (1980) Keilresektion beim Bronchialkarzinom. Z Erkr Atmungsorgane 155:41
Lockwood P (1973) Lung function test results and the risk of post-thoracotomy complications. Respiration 30:529
Loddenkemper R (1983) Funktionelle Operabilität beim Bronchialkarzinom (Prospektive Studie zur Einschätzung des Operationsrisikos und der postoperativen Lungenfunktion). Habilitationsschrift, vorgelegt dem Klinikum Charlottenburg der Freien Universität Berlin
Loddenkemper R, Gabler A, Göbel D (1983) Präoperative Risikoidentifizierung. Thorac Cardiovasc Surg, No 6. 31:334–337
Lüllig H, Hewera K, Vogt-Moykopf I (1977) Die Mediastinoskopie. Indikation und Aussagefähigkeit. Prax Pneumol 31:25–28
Lüllig H, Pertzborn W, Vogt-Moykopf I (1982a) Grundzüge operativer Eingriffe am Thorax. In: Zenker R, Deucher F, Schink W (Hrsg) Chirurgie der Gegenwart, Bd III. Ergänzung. Urban & Schwarzenberg, München Wien Baltimore, S 1–60
Lüllig H, Heinrich S, Toomes H, Vogt-Moykopf I (1982b) Bronchialkarzinom. In: Encke A, Jungbluth KH, Röher H-D, Trede M (Hrsg) Aktuelle chirurgische Onkologie. Springer, Berlin Heidelberg New York, S 170–182
Maaßen W (1967) Ergebnisse und Bedeutung der Mediastinoskopie und anderer thoraxbioptischer Verfahren. Springer, Berlin Heidelberg New York
Malm A, Arborelius Jr, Kristersson S (1977) Pathophysiologie nach Lungenresektion. Zentralbl Chir 101:585
Martini N, Cliffton EE, Beattie EJ Jr (1973) Survival of lung cancer patients vis-a-vis therapy and cell type. Proc Natl Cancer Conf 7:739–741
Martini N, Flehinger BJ, Zaman MB, Beattie EJ (1981) Results of surgical treatment in N_2 lung cancer. World J Surg 5:663–666
Matthys H (1976) Die Lunge als leistungsbegrenzender Faktor bei Patienten. Pneumol [Suppl] 5:17–26
Matthys H (Hrsg) (1982) Pneumologie. Springer, Berlin Heidelberg New York
Matthys H, Rühle KH (1976) Lungenfunktionsdiagnostik zur Erfassung des Risikopatienten in der Anästhesiologie. In: Ahnefeld FW, Bergmann H, Burric C et al. (Hrsg) Der Risikopatient in der Anästhesiologie 2. Springer, Berlin Heidelberg New York, S 8. Klinische Anästhesiologie und Intensivtherapie, Bd 12

Mountain CF (1977) Assessment of the role of surgery for control of lung cancer. Ann Thorac Surg 24:365
Mountain CF, Hermes KE (1979) Management implications of surgical staging studies. In: Muggia F, Rozencweig M (eds) Lung cancer: Progress in therapeutic research. Raven, New York, p 233
Müller KM (1980) Problematik der histologischen Klassifikation des Bronchialkarzinoms. Onkologie 3:127–132
Müller HA, Kaick G van, Schaaf J, Lüllig H, Vogt-Moykopf I, Delphendahl A (1981) Präoperatives Staging des Bronchialkarzinoms: Wertigkeit der Computertomographie im Vergleich zur konventionellen Radiologie. Fortschr Roentgenstr 134/6:601–607
Muhm JR, Brown LR, Growe JK (1977) Use of computed tomography in the detection to pulmonary nodules. Mayo Clinic Proc 52:345
Nolte D (1973) Aussagewert von Funktionsdaten für Indikation und Kontraindikation in der Lungenchirurgie. Thoraxchirurgie 21:263
Olsen GN, Black AJ, Swenson EW, Castle JR, Wynne JW (1975) Pulmonary function evaluation of the lung resection candidate. Am Rev Resp Dis 111:379
Pearson FG, Nelems JM, Henderson RD, Delarne NC (1972) The role of mediastinoscopy in the selection of treatment for bronchial carcinoma with involvement of superior mediastinal lymph nodes. J Thorac Cardiovasc Surg 64:382
Peter K, Unertl K, Henrich G, Mai N, Brunner F (1980) Das Anästhesierisiko. Anaesth Intensivmed 9:240–248
Salzer G (1967) Klinische Überlegungen zur Histologie des Bronchuskarzinoms. Das Fiasko der Klassifizierung. Thoraxchirurgie 15:121–124
Schaefer P, Meyer-Erkelenz JD, Effert S (1978) Lungenfunktion und Operabilität. Dtsch Med Wochenschr 103:123
Schülke K, Schack G, Gruppe D (1969) Die Mediastinoskopie. Diagnostik 2:243
Shore DF, Paneth M (1980) Survival after resection of small cell carcinoma of the bronchus. Thorax 35:819–822
Sobin LH (1977) The WHO histological classification of lung tumors. In: Wilkinson PM (ed) Clinical cancer principle sites. 2. Advances in medical oncology research and education, vol 11. Pergamon, Oxford New York, p 5
Statistisches Bundesamt Wiesbaden (Hrsg) (1980) Statistisches Jahrbuch 1980 für die Bundesrepublik Deutschland. Kohlhammer, Stuttgart Mainz
Taube K, Konietzko N (1980) Prediction of postoperative cardiopulmonary function in patients undergoing pneumonectomy. J Thorac Cardiovasc Surg 28:248
Thomsen P (1978) Überlebenschancen beim ökonomisch resezierten Karzinom der Lunge anhand von 88 Fällen des Krankenhauses Großhansdorf in den Jahren 1967–1972. Prax Pneumol 32:665
Tisi GM (1979) Preoperative evaluation of pulmonary function. American Review 119:293
Toomes H, Manke H-G, Vogt-Moykopf I, Drings P (1981) Eingriffe bei Lungenmetastasen. Chirurg 52:21–24
Toomes H, Vogt-Moykopf I, Vollhaber HH (1982) Tumoren von Trachea, Bronchien, Lunge, Pleura und Mediastinum. In: Ott G, Kuttig H, Drings P (eds) Standardisierte Krebsbehandlung, 2. Aufl. Springer, Berlin Heidelberg New York
Toomes H, Delphendahl A, Manke H-G, Vogt-Moykopf I (1983) The coin lesion of the lung. Cancer 51:534–537
Uhl O (1978) Präoperative Diagnostik und Risikobeurteilung bei Lungenoperationen. Atemwegs- u. Lungenkrankheiten 4:257
UICC (1979) TNM-Klassifizierung der malignen Tumoren, 3. Aufl. Springer, Berlin Heidelberg New York
Ulmer WT (1972) Lungenresektion. Verh der Ges für Lungen- und Atmungsforschung 1971, Bd 4. Springer, Berlin Heidelberg New York
Ulmer WT, Reichel G, Nolte D (1983) Die Lungenfunktion. Physiologie und Pathophysiologie, Methodik, 2. Auflage 1976, 3. Auflage 1983. Thieme, Stuttgart
Vogt-Moykopf I, Zeidler D (1977) Chirurgische Therapie des Bronchialkarzinoms. In: Forschbach G (Hrsg) Fortbildung in Thoraxkrankheiten, Bd 8. Hippokrates, Stuttgart
Vogt-Moykopf I, Zeidler D (1978) Palliativoperationen an Lunge und Pleura. Med Klin 73:341–349
Vogt-Moykopf I, Krumhaar D, Lüllig H, Moshtaghi M (1974) Spätfolgen nach Lungenresektion, 71. Jg. Dtsch Aerztebl 40:2851–2858

Vogt-Moykopf I, Lüllig H, Toomes H (1980) Operativer Stand und Möglichkeiten beim Bronchialkarzinom. Onkologie 3:112–117

Vogt-Moykopf I, Abel U, Heinrich St, Toomes H, Wesch H (1981) Organsparende Operationsverfahren beim Bronchialcarcinom, Ergebnisse. In: Langenbecks Arch Chir 355 (Kongreßbericht 1981) Springer, Berlin Heidelberg New York, S 117–122

Vogt-Moykopf I, Toomes H, Heinrich St (1983a) Sleeve resection of the bronchus and pulmonary artery for pulmonary lesions. J Thorac Cardiovasc Surg 31:193–198

Vogt-Moykopf I, Toomes H, Manke H-G (1983b) Klinische Forschung in der Lungenchirurgie. Chirurg 54:196–202

Vogt-Moykopf I, Toomes H, Paul K, Abel U (1983c) Die chirurgische Therapie der Lungenmetastasen: Indikation, Technik, Ergebnisse. In: Langenbecks Arch Chir 361 (Kongreßbericht 1983) Springer, Berlin Heidelberg New York, S 533–537

Wassner UJ (Hrsg) (1961) Die untere Leistungsgrenze der Lunge. Springer, Berlin Göttingen Heidelberg

Wassner UJ, Timm J (1977) Über die kardiopulmonale Insuffizienz nach Lungenresektion und ihre Vermeidung. Zentralbl Chir 102:598

Weisel RD, Cooper JD, Delarne NC, Theman TE, Todd TRJ, Pearson GF (1979) Sleeve lobectomy for carcinoma of the lung. J Thorac Cardiovasc Surg 78:839

G. Radiotherapie

H.-J. EICHHORN

Mit 9 Abbildungen und 6 Tabellen

A. Einleitung, historischer Überblick

Die Geschichte der systematischen Strahlenbehandlung des Lungenkrebses beginnt in Deutschland 1932 mit den Arbeiten G. HERRNHEISERS (1932, 1935a, b). In P. LAZARUS' „Handbuch der gesamten Strahlenheilkunde" von 1931 ist noch kein Beitrag darüber enthalten. Allerdings wurden am Memorial Hospital in New York schon 1928 regelmäßig Bestrahlungen bei Lungenkrebskranken durchgeführt, nachdem eine „Radiumkanone" mit 4 g Radium, also ein Vorläufer der heutigen Hochvolttherapiegeräte, aufgestellt worden war. Am gleichen Ort begann man 1931 auch mit der interstitiellen Radiumbehandlung bei inoperablen Lungentumoren und ORMEROD (1937) berichtete über 4 von 100 histologisch gesicherten Fällen, die 5 Jahre überlebten (zit. nach SEYDEL et al. (1975a).

Die Einführung der Hochvolttherapie (Telekobaltgeräte, Linearbeschleuniger, Betatrons) brachte einen beträchtlichen Fortschritt, vor allem für die Langzeit-Palliation. Die 1- bis 3-Jahres-Überlebensquoten stiegen auf das Doppelte bis Dreifache an. Dauerheilungen über mehr als 5 Jahre wurden aber auch jetzt für die große Masse des Krankengutes der Strahlentherapie nur in 2–6% der Fälle erreicht (Sammelstatistiken: HEILMANN et al. 1976; WHITE u. BOLES 1981; Große Einzelstatistiken: SCHUMACHER 1976; BOHNDORF u. RICHTER 1979; EICHHORN 1980). Dennoch sollte man nicht – irreführend – formulieren, der Lungenkrebs könne durch Bestrahlung nur ausnahmsweise beherrscht werden, sondern – richtig –, das inoperable Bronchialkarzinom ist nur ausnahmsweise auf das loko-regionale Bestrahlungsgebiet beschränkt. Untersuchungen von Operations- und Autopsiepräparaten ergaben nämlich, daß nach intensiver Strahlentherapie 40–50% der Tumoren im Bestrahlungsgebiet histologisch nicht mehr nachzuweisen sind (BROMLEY u. SZUR 1955; BLOEDORN et al. 1964; RISSANEN et al. 1968; EICHHORN et al. 1970, 1972). Dementsprechend hat man bei günstigeren Ausgangsstadien auch erheblich höhere Dauerheilungsquoten er-

Abkürzungen

ChT	Chemotherapie
ADR	Adriamycin
BLM	Bleomycin
CCNU	Cyclohexyl-Chloräthyl-Nitrosurea Lomustine
Cis-PL	Cis-Platin
Ctx	Cytoxan, Cyclophosphamid
MTX	Methotrexat
HXM	Hexamethylmelamin
VCR	Vincristin
VLB	Vinblastin
VP 16	Epipodophyllotoxin, Vepesid

zielt. Für kleine Serien primär operabler, aber nur bestrahlter Patienten berichteten SMART und HILTON schon 1956 und später SCHUMACHER (1975) über 5-Jahres-Quoten von 22 bzw. 30%. Sie zeigen, daß die Bestrahlung auch für das nichtoperable Bronchialkarzinom beachtliche Heilungschancen bietet, solange es noch regional begrenzt ist. Mit steigender Wahrscheinlichkeit der Fernmetastasierung vermindert sich Schritt für Schritt das Dauerheilungsergebnis. Bei Patienten, die aus internistischen Gründen und nicht wegen der Tumorausdehnung inoperabel sind, können 5-Jahres-Überlebensquoten von 10–13% erwartet werden (BOHNDORF u. RICHTER 1979; COX et al. 1980). bei thorakotomierten, aber nicht resezierbaren Fällen sind es wenigstens 8% (GUTTMANN 1971) und für die hoch differenzierten, also etwas weniger zur Generalisierung neigenden inoperablen Plattenepithel-Karzinome werden in großen Statistiken 6% bis 14,5% angegeben.

Dieser Leistungsstand gilt für inoperable Patienten ohne nachweisbare Fernmetastasen (klinisch-röntgenologische Standard-Methoden). Da es keine andere kurative Therapie für sie gibt und da man dem Einzelfall seine Prognose nicht ansieht, sollten sie *grundsätzlich* einer intensiven Strahlentherapie zugeführt werden. Diese These wird dadurch bekräftigt, daß die Hochvolttherapie kein erwähnenswertes, etwa durch Strahlenintoxikation bedingtes Krankheitsgefühl verursacht und prinzipiell ambulant möglich ist. Deshalb sollte ihre volle Ausschöpfung auch nicht durch den Einsatz einer systemischen Behandlung mit massiver und anhaltender Begleitsymptomatik eingeschränkt werden, solange diese adjuvante Behandlung nur eine begrenzte palliative Chance bietet.

Über die symptomatische Wirksamkeit der Strahlentherapie bei fortgeschrittenen Fällen bestehen heute keine Zweifel (Einflußstauung, Hirn- und Knochenmetastasen-Symptomatik, Atelektasen-Symptome u.a.). Es wäre daher zu erwarten, daß die große Mehrzahl aller Patienten mit inoperablem Lungenkrebs – und das sind über 70% aller Bronchialkarzinome – eine Strahlenbehandlung erhielten. Anscheinend bleibt aber eine beträchtliche Zahl, auch in Ländern mit hochentwickeltem Gesundheitswesen, heute noch ohne jede Tumortherapie. Nach BIGNALL et al. (1967) wurden in London in den Jahren 1951–1963 von 5140 Bronchialkarzinom-Patienten 33% überhaupt nicht tumorspezifisch behandelt und nur 40% bestrahlt. Nach CUTLER (1968, zit. nach SELAWRY u. HANSEN 1973) wurden noch 1960–1964 in Connecticut von 36561 Patienten 26% überhaupt nicht tumorspezifisch behandelt und nur 28% bestrahlt. Einer der Gründe dafür dürfte die unzureichende Information der Ärzte über die Fortschritte der modernen Strahlentherapie sein, die zu einer beträchtlichen Wirkungssteigerung bei gleichzeitig drastischer Verminderung der subjektiven Nebenwirkungen geführt haben.

B. Spezielle klinische Strahlenbiologie

I. Wirkung ionisierender Strahlung auf normale und maligne Zellen und Gewebe

In der vitalen Zelle verändern ionisierende Strahlen auf zwei Wegen die lebenswichtigen molekularen Strukturen. Sie können ihre Energie abgeben über die Bildung von Radikalen des Zellwassers, also von Ionisationsprodukten mit einem Elektronenüberfluß oder -defizit und daher intensiver reduzierender oder oxydierender Eigenschaft („indirekte Strahlenwirkung"). Dabei wird ein an mehrere Wassermoleküle angelagertes Elektron als das wichtigste, weil langlebigste Radikal angesehen, mit einer Lebenszeit von 10^{-6} s (HUG 1974). Es gibt aber außerdem eine direkte Energieübertragung von den Strahlenquanten oder Elektronen und anderen Partikeln auf lebenswichtige Zellbausteine, vor allem auf die DNS, die zu einer Aufspaltung solcher Moleküle führt. Direkte Strahlenwirkung verursacht anscheinend mehr irreparable Veränderungen und ist damit relativ unabhängig vom Zellteilungszyklus (s. weiter unten). Es wird geschätzt, daß beide Komponenten zu etwa gleichen Teilen die Strahlenreaktion der Zelle auslösen, aber das Milieu (Wasser- und O_2-Gehalt, Temperatur) spielen für diese Aufteilung eine große Rolle (DITTRICH 1966; DERTINGER u. JUNG 1969).

Von den entsprechend der komplizierten Zusammensetzung einer Zelle sehr zahlreichen Reaktionen sollen einige der bekanntesten genannt werden:

- Strangbrüche der DNS und RNS durch Spaltung einer Phosphat-Ester-Bindung und Vernetzung der Bruchstücke
- Abspaltung der den genetischen Code markierenden Basen (Adenin, Thymin, Cytosin, Guanin)
- Aufspaltung ihrer Purin- bzw. Pyrimidinringe
- Zerstörung wichtiger Nukleotide, wie Adenosin-Mono-, Di- und Triphosphat
- Verklumpung der Teilungsspindeln und damit Teilungshemmung.

Mit der Zerstörung der Nukleinsäuren wird auch die Eiweißsynthese, und das heißt zugleich die Enzymsynthese, blockiert. Darüber hinaus werden Aminosäuren, Peptide, Proteine, Fettsäuren, Lipoide und Kohlenhydrate direkt verändert.

Trotz dieser vielseitigen Angriffspunkte wirkt sich die Strahlung – mit Ausnahme derjenigen aus schweren Kernteilchen wie Neutronen – vorwiegend an proliferierenden Zellen aus, und zwar in der Mitose, aber auch am Anfang der DNS-Synthesephase des Teilungszyklus. Zellen in Teilungsruhe haben ohne die kritischen Turbulenzen des Reduplikationsvorganges offenbar genügend Zeit, die gesetzten Schäden mit Hilfe von Enzymen zu reparieren, so daß sich ein größerer Teil wieder stabilisieren kann.

Die meisten Gewebe des erwachsenen Menschen proliferieren nun tatsächlich wenig. Sie bedürfen nur noch eines (unterschiedlich kleinen) „Erhaltungswachstums". Die große Mehrzahl ihrer Zellen durchläuft daher nach der letzten Teilung keine weiteren Zyklusabschnitte, sondern verweilt bis zum Absterben in der sog. G_1- oder G_0-Phase und erfüllt spezifische Funktionen. Diese große

„Ruhezell-Fraktion“ der meisten Organe und Gewebe hat also Zeit für Reparaturvorgänge und ist daher wenig strahlenempfindlich (jedenfalls hinsichtlich ihrer Lebensfähigkeit, nicht unbedingt hinsichtlich ihrer spezifischen Leistung). Nur eine kleine „Wachstumsfraktion“ wartet auf den „Startschuß“ zum Reduplikationsvorgang, der sie strahlensensibel macht. Ihre Zellen treten dann in die DNS-Synthese-Phase ein und durchlaufen den gesamten Zyklus. Zwischen proliferierenden Zellen und absterbenden Zellen besteht Gleichgewicht. Anscheinend gibt es keine großen Unterschiede in der Strahlenempfindlichkeit proliferierender Zellen der verschiedensten Gewebe bzw. Organe (ANDREWS 1974; DUNCAN u. NIAS 1977; WEICHSELBAUM et al. 1980).

Einige wichtige Gewebe auch des erwachsenen Organismus haben aber aufgrund ihrer Aufgaben einen großen „Zellverbrauch“. Sie werden als „Mausergewebe“ bezeichnet (z.B. blutbildendes Knochenmark, Samenepithel, Darmschleimhaut, lymphatische Gewebe). Wegen ihrer großen Wachstumsfraktion sind sie erheblich strahlenempfindlicher als die anderen Normalgewebe. Die bekannte Reihenfolge der Strahlenempfindlichkeit normaler Gewebe (HOLTHUSEN 1951), die mit dem hochempfindlichen Knochenmark und Hoden beginnt und über Schleimhäute, Haut, Lunge, Abdominal-Organe, Muskel, Stützgewebe bis zu den Nerven führt, beruht also nicht so sehr auf immanenten Eigenschaften der Zellen, sondern auf der diesen Geweben zukommenden unterschiedlichen Aufteilung ihrer Zellpopulation in proliferierende und nicht proliferierende Kompartimente.

Im Tumor ist das Gleichgewicht zwischen Zelluntergang (Verlust), Wachstumsfraktion (Ersatz) und Ruhezellfraktion (Reserve) verlorengegangen. Alle Tumoren haben wahrscheinlich größere Wachstumsfraktionen als ihre normalen Ursprungsgewebe und sind schon deshalb strahlensensibler. Aber es muß betont werden, daß auch für maligne Tumoren genau die *gleiche* Empfindlichkeitsreihenfolge wie für Normalgewebe besteht. So sind z.B. Seminome stets sehr, Magenkarzinome aber wenig sensibel, die Tumoren der Bronchialschleimhaut liegen dazwischen. Das heißt, daß der (noch unaufgeklärte) Wachstumsregulationsmechanismus der Normalgewebe im Tumor zwar verschoben („entgleist“), aber keineswegs aufgehoben ist.

Die große Mehrzahl der Organtumoren ist entsprechend ihrer Abstammung nur mäßig strahlensensible. Sie bestehen keinesfalls überwiegend aus sich ständig irregulär teilenden Zellen, ihre Wachstumsfraktion ist vielmehr kleiner als die der normalen „Mausergewebe“. Alles spricht dafür, daß die nicht proliferierenden Zellen eines Tumors („Tumor-Ruhezellen“) die durch chemische Agentien, also auch durch Radikale gesetzten Schäden ähnlich reparieren können wie die Ruhezellen der Normalgewebe.

Die Bestrahlung tötet einen Teil der proliferierenden Zellen.

Nach einer bestimmten Dosis („Do“), die für die meisten sich teilenden Zellen in Kultur und vermutlich auch für die Wachstumsfraktion vieler menschlicher Gewebe in vivo zwischen ~ 100 und 300 cGy liegt, bleiben 37% am Leben ($=1/\varepsilon$, die Basis des natürlichen Logarithmus). Wenn 100 tödliche Bestrahlungsakte („Treffer“) nach dem Zufallsprinzip auf 100 Zellen verteilt werden, bleiben 37 unberührt, 63 werden ein- oder mehrmals getroffen (WITHERS u. PETERS 1980).

Dieser Verlust wird ausgeglichen, indem Ruhezellen innerhalb von Stunden in den Zyklus eintreten. Dadurch vermindert sich die Gesamtzellzahl mit jeder weiteren Bestrahlung, und zwar um so stärker, je größer die Wachstumsfraktion ist. Im Prinzip heißt das, am Ende einer Bestrahlungsserie sind alle Zellen des schneller proliferierenden Tumors abgetötet, aber vom langsamer wachsenden Normalgewebe sind vitale Zellen übrig geblieben, die die Regeneration (Repopulation) übernehmen.

Für Tumorzellen und -gewebe sind einige besondere Gesetzmäßigkeiten bekannt: 1. Tumoren haben sich vom Wachstumsregulationsmechanismus des Organismus abgekoppelt, d.h., das Ersatzwachstum wird nicht, wie beim Normalgewebe im Bedarfsfall (z.B. Strahlenschaden) durch Beschleunigung des Teilungszyklus angekurbelt. 2. Die Reparaturfähigkeit für Strahlenschäden der („minderwertigen") Tumorzelle ist gegenüber der Normalzelle reduziert. 3. Da das (normale) ernährende Gefäßsystem eines Tumors mit dem (malignen) Tumorzellwachstum nicht Schritt hält, entstehen spontan neben Nekrosen unterernährte hypoxische Tumorareale, deren Zellen wenig strahlensensibel sind, aber mit Hilfe des tumorspezifischen Gärungsstoffwechsels weiterleben und metastasieren (GRAY et al. 1953). Für die Normalgewebe-Regeneration ist zu berücksichtigen, daß die größere Repopulationsfähigkeit seiner Zellen nur so lange zum Tragen kommt, als die meist an das Kapillarsystem gebundenen Substrukturen (in der Leber, Niere usw., aber auch in der Haut) erhalten bleiben. Irreguläre Regenerate können die Funktion untergegangener Strukturen, z.B. von Leberläppchen, nicht übernehmen.

II. Strahlenempfindlichkeit und Reaktion des Bronchialkarzinoms und mitbestrahlter Normalgewebe

Betrachtet man unter diesen strahlenbiologischen Voraussetzungen die für die Strahlenbehandlung des Bronchialkarzinoms gegebene Situation, so kommt man zu folgenden Feststellungen: Als Tumor liegen maligne Gewebe von sehr unterschiedlichem Differenzierungsgrad vor, die von der Schleimhaut und ihren Drüsen abstammen. Sie haben dementsprechend unterschiedlich große Wachstumsfraktionen, d.h. Strahlenempfindlichkeit: Sehr strahlensensibel sind die klein(oat)-zelligen Karzinome. Es folgen, nach einem gewissen Sprung, die Typen mittlerer bis mäßiger Sensibilität, nämlich die anaplastischen mittelgroß- bis großzelligen Karzinome, dann die mittelreifen soliden Tumoren und die reifen, nicht verhornenden und verhornende Plattenepithelkarzinome sowie die ausdifferenzierten Adeno- und Alveolarzellkarzinome. Eingewachsen sind diese Geschwülste zwischen normale Schleimhaut mit Drüsen, Muskulatur, Knorpel, Bindegewebe, lymphatische Strukturen, Kapillar- und Gefäßwandung, endotheliale und bindegewebige Lungenstrukturen, umgeben werden sie von Pericard, Herzmuskulatur mit Koronargefäßen, Rückenmark, Knochenmark und Pleura. Fast alle diese Normalgewebe haben eine nur mäßige (Schleimhaut) bis geringe Strahlenempfindlichkeit. Die Strahlenreaktion des Tumors und ihre klinischen Auswirkungen sind gekennzeichnet durch den regelmäßig zu erwartenden massiven Tumorzelluntergang. Das bewirkt eine Volumenverkleinerung, die bei kurativer Dosis in nahezu allen Fällen als weitgehende oder makroskopisch vollständige Rückbildung imponiert (SELAWRY u. HANSEN 1973). Daraus resultieren ggf. Rückbildung von Kompression der V. cava und der großen Lungenvenen sowie röntgenologisch nachweisbare Wiederbelüftung atelektatischer Lungenbezirke mit meßbarer Verbesserung der Vitalkapazität. (Diese nimmt aber später durch die einsetzende Fibrose wieder ab, MOSS et al. 1973). Große Tumoren neigen bei hoher Dosierung zur Einschmelzung.

An den Normalgeweben kann der Ablauf der Strahlenreaktion bei tumorwirksamer Dosierung in 3 Phasen zusammengefaßt werden: Kurzfristig (einige Tage) entsteht ein Bronchialschleimhautödem, es folgt Zelluntergang mit onkozytenhaltigem Transsudat, danach Reepithelisierung der Bronchien mit verminderter Sekretproduktion. Mittelfristig (einige Wochen) kommt es zur Zerstörung der Alveolarwand (Untergang von Pneumozyten, Typ II, dadurch Verlust des für die Spannung der Alveolarwand verantwortlichen Phospholipids „Surfactant" (RUBIN et al. 1980; MORGENROTH u. KISSLER 1980) mit Fibrinaustritt in die Alveolarlichtungen. Später bildet sich ein bindegewebig-fibröser Ersatz (Narbe). Langfristig (einige Monate bis Jahre) entwickelt sich eine Schleimhautatrophie der Bronchien und eine schrumpfende Fibrose des Lungenparenchyms, evtl. mit starker Einengung der Blutstrombahn, die bei großer Ausdehnung zur Rechtsherzüberlastung führen kann. Am Herzen zeigt sich die Frühreaktion bei hoher Dosis als Pericarderguß (klinisch sehr selten), als Spätreaktion kommt es zum Kapillaruntergang mit entsprechender Myodegeneratio. Weitere Spätreaktionen sind Umwandlung des Knochenmarks der Wirbel in Fettmark und, bei Überdosierung, die Strahlenmyelonekrose. (Zusammengefaßte Darstellungen des Reaktionsablaufes an der Lunge findet man bei MOSS et al. 1973; SEYDEL et al. 1975b; SALAZAR u. ZAGRAS 1981). Komplikationen und deren Behandlung s. Abschn. C.I.1.d.

C. Aufgabengebiet der Strahlentherapie

I. Die Strahlentherapie des inoperablen Bronchialkarzinoms

1. Intensive Bestrahlung mit kurativer Zielstellung

a) Indikationen

Das erklärte Ziel der intensiven Strahlenbehandlung ist die definitive Heilung des Patienten von seinem Tumor. Eine reale Chance dafür besteht, solange der Tumor den Bereich, der durch die Strahlung erfaßt wird, nicht überschritten hat. Das ist nur bei einer begrenzten Anzahl der Patienten mit einem inoperablen Bronchialkarzinom zu erwarten, kann aber im voraus nicht zuverlässig festgestellt werden, man muß also immer mit einem palliativen Ergebnis rechnen. Daraus folgen zwei einschränkende Bedingungen

- Es kann nur ein kleines vitales Therapierisiko akzeptiert werden
- die Lebensqualität der Patienten darf durch die Behandlung nur wenig beeinträchtigt werden.

Diese Bedingungen sind seit Einführung der Hochvolttherapie erfüllt. Daher ist für alle inoperablen Patienten, so lange ihr Tumor noch auf den Ursprungsort und die regionalen Lymphknoten begrenzt zu sein scheint, der Versuch einer intensiven Bestrahlung vordringlich angezeigt. Besonders ist daran zu denken bei funktionell inoperablen Frühfällen, Operationsablehnern und thorakotomierten, aber nicht resezierbaren Patienten. Diese Forderung gilt auch für kleinzellige Karzinome, da bisher mit systemischer Therapie allein Dauerheilungen nicht erreicht wurden, wohl aber mit rein lokaler Behandlung, wenn auch in begrenzter Zahl (Fox u. Scadding 1973; Bates et al. 1974; Schumacher 1976; Lee et al. 1976; Eichhorn 1980; Lancet editorial 1980). Eine systemische Therapie darf also die lokoregionale Behandlung nicht einschränken! Als *Kontraindikationen* für die kurative Zielstellung der Bestrahlung betrachten wir:

- Pleuraerguß mit Tumorzellen
- Fistel zum Ösophagus bzw. zu einer Abszeßhöhle im Mediastinum
- anscheinend multiple Primärtumorherde
- schwere respiratorische oder kardiale Insuffizienz.

Für die Indikationsstellung zu einer Therapie mit begrenzter Aussicht auf endgültigen Heilungserfolg sind deren *Nebenwirkungen* vorrangig zu berücksichtigen. Die heute zur Behandlung des Bronchialkarzinoms allein zulässige Hochvolttherapie ist nahezu vollkommen frei von Auswirkungen auf das Allgemeinbefinden und nur bei einem Teil der Patienten kommt es zu stärkeren, aber kurzfristig vorübergehenden Schluckbeschwerden. Deshalb ist die kurative Behandlung im Prinzip ambulant durchführbar, wenn auch die Grundkrankheit oft einen Klinikaufenthalt erfordert. Wir sehen darin einen weiteren Grund, die Indikation zur intensiven Bestrahlung großzügig zu stellen.

Die Frage, wie groß der *Anteil der Patienten* ist, für die eine intensive Strahlentherapie in Betracht kommt, ist nicht eindeutig zu beantworten. Die Mehrzahl der an großen Patientenzahlen durchgeführten Analysen ergaben einen Anteil von etwa 40% (Eichhorn u. Siracká 1963; Roswit et al. 1968; Bohndorf u. Richter 1979). Schumacher (1976) gibt an, daß er 72% seiner 4000 Patienten intensiv bestrahlt hat, bei Kuttig et al. (1962) waren es 50–77%. Solche Krankenhausstatistiken erfassen aber nur einen Teil des Krankenbestandes ihrer Region. Hinzu kommt, daß es nur wenig Informationen über die zwar im Krankenhaus erfaßten, aber nicht mehr behandelten Patienten gibt. Dazu berichten Bignall et al. (1967), daß unter 5140 Lungenkrebskranken Londoner Stadtbezirke der Jahre 1951–63 33% überhaupt nicht tumorspezifisch behandelt und nur 40% bestrahlt wurden. Von 36561 Lungenkrebspatienten der Jahre 1960–1964 in Connecticut erhielten nach einer amerikanischen Untersuchung 26% gar keine Tumortherapie und nur 28% eine Strahlenbehandlung (Selawry u. Hansen 1973). Wenn man diese Statistiken zugrunde legt, dann sind ungefähr 70% aller Bronchialkarzinome behandelbar. Nimmt man an, daß ein knappes Drittel davon reseziert werden kann (bei Bignall sind es 24,5%), bleiben knapp 50% aller Fälle, für die eine primäre Strahlenbehandlung in Frage kommt. Von ihnen ist nach dem weiter oben gesagten die Hälfte für eine intensive Therapie geeignet, also etwa 25% aller Bronchialkarzinompatienten. Dieser Anteil variiert regional mit der Intensität bzw. den Erfolgen der Bemühungen um Früherkennung. Sie verbessern nicht nur die Chancen der operativen Behandlung, sondern, wegen der Altersverteilung, im gleichen Maße die der Strahlentherapie.

b) Methoden und Technik

Eine intensive Strahlenbehandlung sollte nicht begonnen werden, bevor nicht drei *Voraussetzungen* erfüllt sind,

1. die histologische Sicherung der Diagnose,
2. die vollständige Abklärung des Ausbreitungsstadiums,
3. die Aufstellung eines Bestrahlungsplanes mit Darstellung der Dosisverteilung für den Tumor, befallene Lymphregionen, prophylaktisch zu bestrahlende Gebiete und für die mitbestrahlten Normalgewebe bzw. Organe.

Hochvoltgeräte sind heute conditio sine qua non für jede kurative Strahlenbehandlung des Bronchialkarzinoms. Das erste Bestrahlungsziel ist die Applikation einer möglichst hohen Dosis an Tumor bei möglichst guter Schonung normaler Gewebe. Dazu bedient man sich verschiedener Methoden und innerhalb dieser verschiedener Techniken.

Die Bezeichnungen „Methode“ und „Technik“ für Anwendungsformen sind in der Radiologie leider nicht exakt definiert, sie werden also nicht einheitlich angewendet. Zusätzliche Verwirrung entsteht, weil es in der Radiologie eine umfangreiche Gerätetechnik gibt. Wir möchten die Unterscheidung etwa an der von Strategie und Taktik orientieren (deren Übergänge ja auch fließend sind). Grundsätzliche Unterschiede im Vorgehen, wie Bestrahlung aus großer Distanz („Teletherapie“) oder kurzer Distanz („Kontakttherapie“) oder durch ein Raster („Siebtherapie“), die für die Dosisverteilung entscheidend sind, aber auch einzeitige oder fraktionierte Bestrahlung, also eingreifende biologische Abwandlungen wären danach methodischer Art, Verschiedenheiten in der Durchführung. wie Stehfeld- oder Bewegungsbestrahlung, kontinuierliche Fraktionierung oder geteilte („Split“-) Serien bzw. andere Fraktionierungsrhythmen sollen als Techniken eingestuft werden.

Die kurative Bestrahlung wird fast ausschließlich als „Teletherapie“, d.h. aus großem Abstand mit kontinuierlicher Fraktionierung oder Splittechnik durchgeführt, und zwar mit stehender Strahlenquelle als „Stehfeldbestrahlung“, oder mit um den Patienten auf einer Kreisbahn bewegter Strahlenquelle als „Bewegungs- (Pendel-, Rotations-) Bestrahlung“. Von einigen wenigen Strahlenkliniken wird auch die Methode der Kontakttherapie beim Bronchialkarzinom angewendet, vorzugsweise in Form intraoperativer Einlage von radioaktiven Iridium- oder Gold-Drähten bzw. -Nadeln (HENSCHKE 1958; SCHLUNGBAUM et al. 1962; GIBBONS u. BAKER 1969; HILARIS et al. 1971; GEORGE 1977).

Die Hochvoltbestrahlung wird erzeugt in *Telekobaltgeräten, Linearbeschleunigern* und *Betatrons.*

Linearbeschleuniger mit wenigstens 10 MeV Energie sind Telekobaltgeräten dabei aus zwei Gründen überlegen. Erstens, weil die Absorptionsunterschiede zwischen dem lufthaltigen Lungengewebe und dem weichteildichten Tumorgewebe für die Strahlung mit höherer Energie geringer sind. Das bedeutet geringe Dosisunterschiede ($\sim 10\%$) zwischen gleichzeitig bestrahltem Bronchialkarzinom und Lunge. Dagegen kommt es bei ^{60}Co-Strahlung zur Dosisüberhöhung ($\sim 20\%$) im Lungengewebe, also höherer Fibrosegefahr (STEWART u. GREENE 1971; WELKER 1981). Zweitens verursacht der nur millimetergroße „Brennfleck“ des Linearbeschleunigers, also der Strahlenausgangs„punkt“, einen viel kleineren Halbschatten als die zentimetergroße ^{60}Co-Quelle. Dadurch kann, vor allem bei Bewegungsbestrahlung, der Übergang von Bezirken mit hoher Dosis (die im Tumor liegen sollen) und niedriger Dosis (im Normalgewebe) deutlich kürzer gehalten werden, d.h. also ebenfalls Normalgewebe-Entlastung. Betatrons hoher Energie (>35 MeV) erlauben außerdem Therapie mit Elektronen, die zusätzliche Möglichkeiten zur Anpassung der Dosisverteilung bietet. Die Frage, ob Elektronenstrahlung auch eine etwas andere biologische Wirkung hat, ist u.E. offen (WIDERÖE 1966, 1980).

Um eine optimale Nutzung der Hochvoltgeräte zu erreichen, mußten *neue Methoden der Bestrahlungsplanung* mit spezieller Gerätetechnik entwickelt werden. Für die individuelle und genaue Erfassung der Größe- und Lagebeziehungen von Tumor und Organen brachte der Computertomograph den entscheidenden Fortschritt. Die erforderliche Vorausberechnung verschiedener Varianten von an den Tumor angepaßten Dosisverteilungen verlangt spezielle elektronische Isodosenrechner. Die kontrollierte Übertragung auf den Patienten geschieht mit Hilfe von Bestrahlungssimiliergeräten, die mit diagnostischer Röntgenstrahlung arbeiten, aber die Geometrie der Therapiegeräte exakt reproduzieren. Diese erst seit kurzer Zeit verbreitet nutzbare Kombination wird – nach der Einführung der Hochvoltgeräte – nochmals einen Qualitätssprung für alle Bestrahlungsmethoden und -techniken ergeben.

Unterschiedliche *Fraktionierungstechniken,* wie Splitkurs (2–3 Wochen Pause zwischen zwei halben Bestrahlungsserien) oder hohe Einzeldosen (500–600 cGy ein- bis zweimal wöchentlich) anstelle täglicher Dosen von 200 cGy sollen zur Modifizierung der Strahlenwirkung am Tumor oder an den Normalgeweben dienen. Es hat lange Auseinandersetzungen darüber gegeben, ob die Splitkurstechnik der kontinuierlichen Bestrahlung überlegen sei (Zusammenstellung bei WHITE u. BOLES 1981). Heute scheint gesichert, daß, gemessen an den Kurz- oder Langzeitheilungen, kein Unterschied besteht (Übersicht bei LESSEL 1969; LEE et al. 1976; PEREZ et al. 1980b; HOLSTI u. MATTSON 1980; SALAZAR u. ZAGRAS 1981). Die Normalgewebetoleranz soll bei Splittechnik besser sein, vor allem aber ist es möglich, in der Pause die Fälle mit bisher unerkannter Fernmetastasierung auszusondern und ihnen eine zweite Bestrahlungsserie zu ersparen (HOLSTI u. VUORINEN 1967; HOLSTI 1969; BOHNDORF u. RICHTER 1979). Die Bestrahlung mit *hohen Einzeldosen* ist für ambulante Patienten bequemer und für die Radiologie ökonomischer (erhebliche Einsparung an Arbeitszeit) (SCHUMACHER 1976; ELLIS u. GOLDSON 1977; SALAZAR u. ZAGRAS 1981). Ob die Normalgewebe dadurch übermäßig belastet werden, ist klinisch schwer zu entscheiden, bei wenigstens 6tägiger Pause scheint das nicht der Fall zu sein (Zusammenstellung bei SALAZAR u. ZAGRAS 1981). Für die Entstehung der Strahlenfibrose spielen die hohen Einzeldosen nach unserer Untersuchung keine Rolle (EICHHORN u. MATEEV 1963; MATEEV et al. 1971). Wider Erwarten ist ihre Wirkung auf den Tumor nach eigenen eingehenden histologischen Untersuchungen geringer (EICHHORN et al. 1970, 1972; EICHHORN u. HÜTTNER 1982). Einige neuere Überlebensstatistiken scheinen das zu bestätigen (COX et al. 1979b; SHAH et al. 1981).

Zwischen der weltweit wohl am verbreitetsten eingesetzten Stehfeldtechnik, die meistens mit zwei opponierenden Feldern für Tumor, Hilus und Mediastinum durchgeführt wird, und der Bewegungsbestrahlung bestehen erhebliche Unterschiede in der *Dosisverteilung* auf Tumor und Normalgewebe. Das wird in den folgenden Abbildungen zusammengefaßt dargestellt.

Die großen Variationsmöglichkeiten der Bewegungsbestrahlung und zusätzlich die Elektronentherapie erlauben es fast immer, eine sehr gute Übereinstimmung der Dosisverteilung in der Querschnittsebene des Thorax mit der von Fall zu Fall sehr unterschiedlichen Ausbreitung und Form des Primärherdes (Tumor und Lymphabfluß) herzustellen. Bewegungsbestrahlung ist damit am besten geeignet, gesundes Gewebe (Lungen und Knochenmark) und empfindliche Organe (Herz und Rückenmark) zu entlasten. Stehfelder können durch

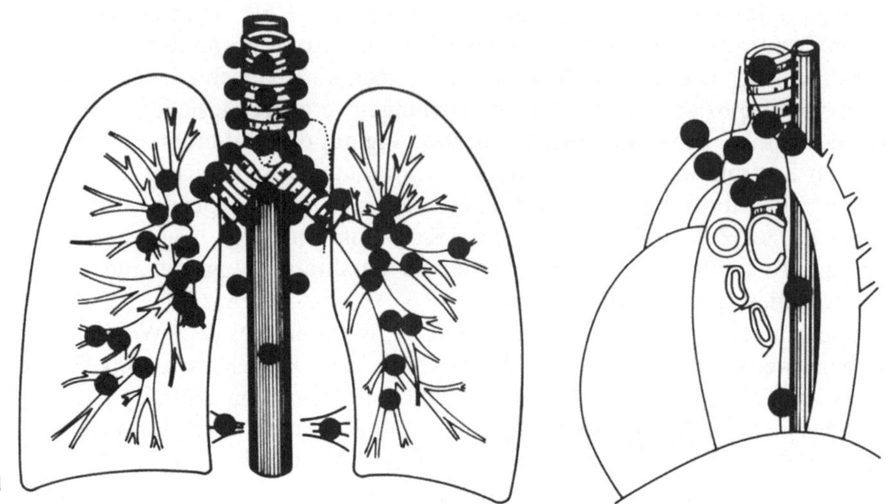

Abb. 1. Verteilung der Lymphknotenstationen des Bronchialkarzinoms im Thorax

Abb. 2. Bei seitlicher Betrachtung liegt das Lymphabflußgebiet zentral

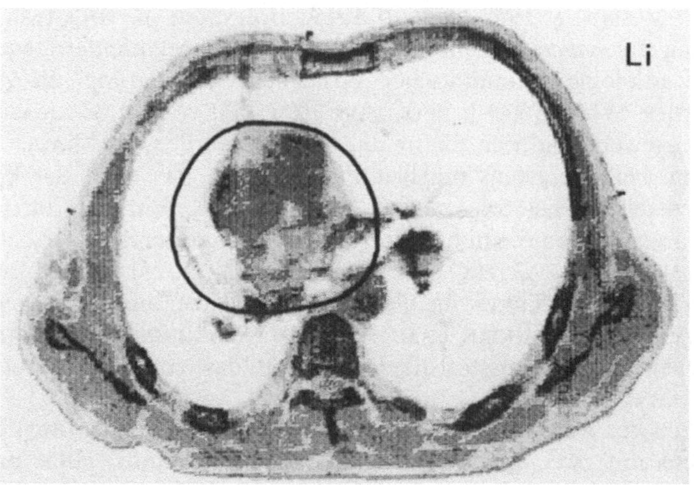

Abb. 3. Computertomographischer Thoraxquerschnitt in Höhe eines großen rechtsseitigen Oberlappentumors

Abdeckklötze in der Frontalebene der Tumorausdehnung besser angepaßt werden. Die im strahlentherapeutischen Krankengut selteneren peripheren Tumoren („Rundherde") erfordern spezielle Techniken. Wegen des Verlaufes der Lymphabflußbahnen muß regelmäßig das gesamte Mediastinum mitbestrahlt werden.

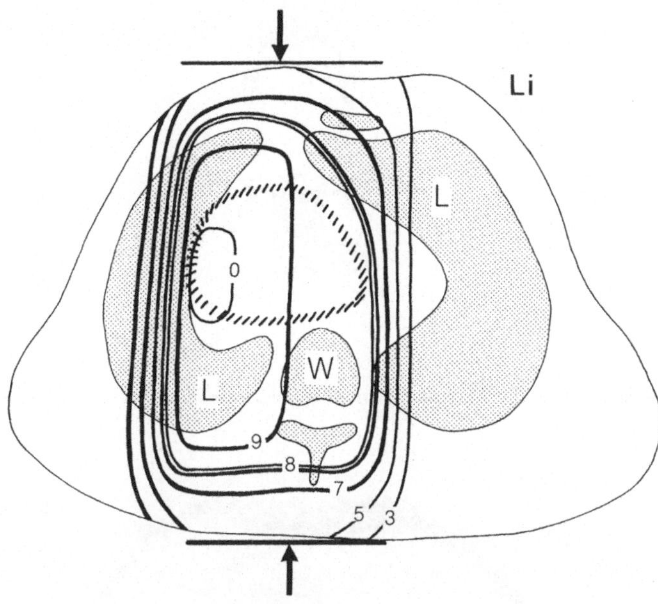

Abb. 4. Darstellung der Dosisverteilung zu Abb. 3 für 2 korrespondierende Stehfelder (43 MeV-Betatronstrahlung): Eine hohe Dosis (80–90% der Maximaldosis) erfaßt neben dem Tumor auch das Rückenmark und große Anteile der normalen rechten Lunge. Abkürzungen: —9— 90%-Isodose; ////// Begrenzung des Tumorgebietes; *H* Herz; *L* Lunge; *W* Wirbelkörper; *X* Hauptbronchus

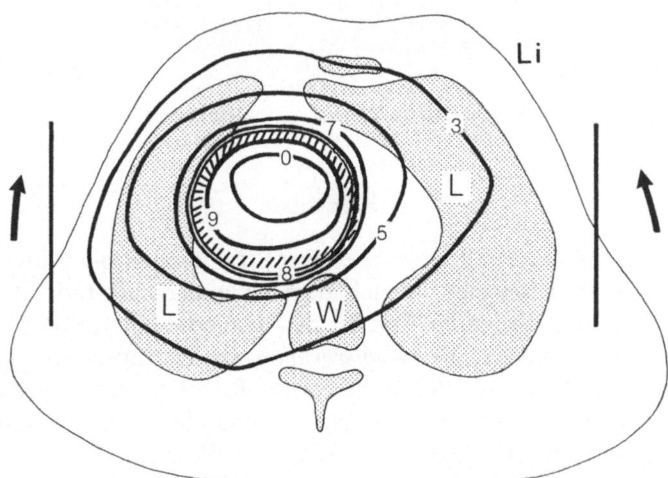

Abb. 5. Darstellung der Dosisverteilung zu Abb. 3 für eine Pendelbestrahlung: der 80%-Dosisbereich ist dem Tumor angepaßt. Entlastung von Rückenmark und Lunge (30–50% der Maximaldosis). (Abkürzungen s. Abb. 4)

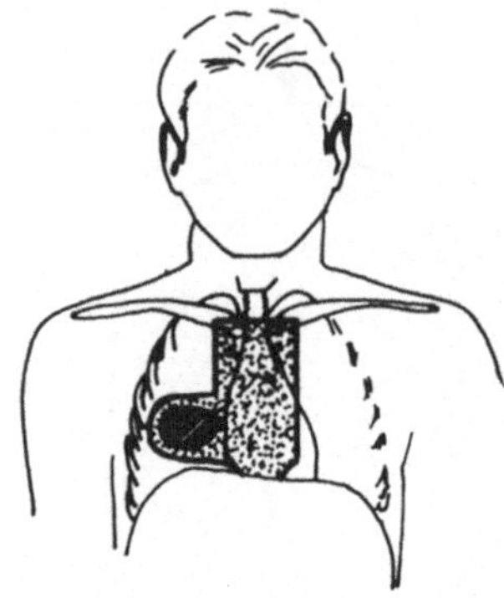

Abb. 6. Beispiel für die Anpassung eines Stehfeldes an Tumor und Lymphabfluß-Gebiet

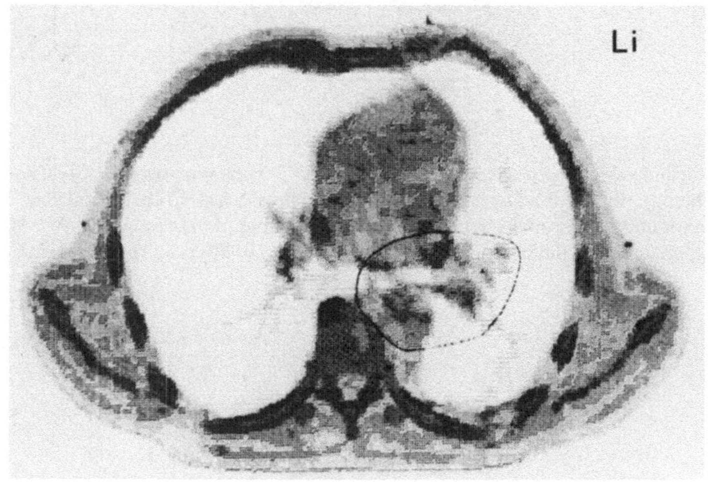

Abb. 7. Computertomographischer Thorax-Querschnitt in Höhe eines linksseitigen Hilustumors

c) Ergebnisse

Die Beurteilung der Ergebnisse intensiver Strahlentherapie beim inoperablen Bronchialkarzinom kann sich – nach dem einleitend zur Indikationsstellung Gesagten – nur zum kleineren Teil an den Dauerheilungsquoten orientieren, zum größten Teil muß dafür die *Lebensverlängerung* herangezogen werden. Letzteres setzt die Kenntnis des Krankheitsverlaufes ohne tumorspezifische oder jedenfalls gegen den Primärtumor gerichtete Behandlung voraus. Unsere Informationen darüber sind mangelhaft. Zwar gibt es dazu eine Reihe von Untersuchungen, z.T. an großen Patientengruppen (ARIEL et al. 1950; BUCHBERG et al. 1951; JOLLES 1961; BIGNALL et al. 1967) oder Sammelstatistiken (BECKER et al. 1957; BAUER et al. 1968; ARNDT 1973; SELAWRY u. HANSEN 1973), die öfter zitiert werden. Aber sie beziehen sich weder auf einheitliche Krankheitsstadien – und hier ist die Rede vom anscheinend lokal begrenzten inoperablen Tumor

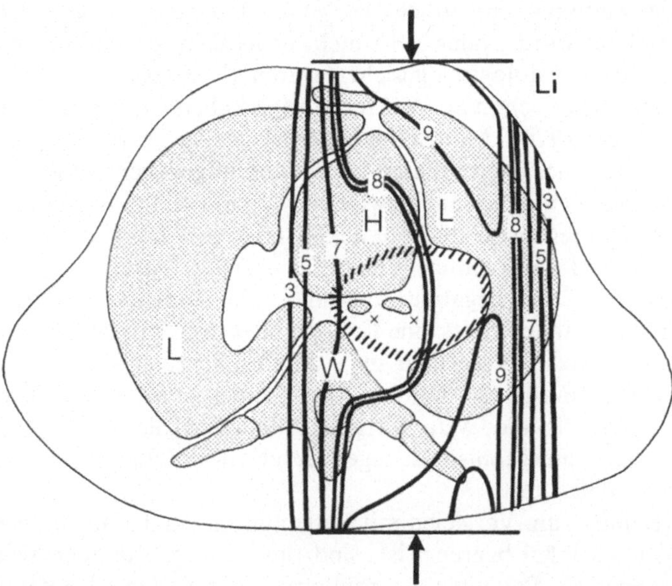

Abb. 8. Darstellung der Dosisverteilung zu Abb. 7 für 2 korrespondierende Stehfelder (^{60}Co-Strahlung): Eine hohe Dosis erfaßt die gesamte linke Lunge (80–90% der Maximaldosis, höher als im Tumor), nahezu das gesamte Herz und das Rückenmark (70–80% der Maximaldosis). (Abkürzungen s. Abb. 4)

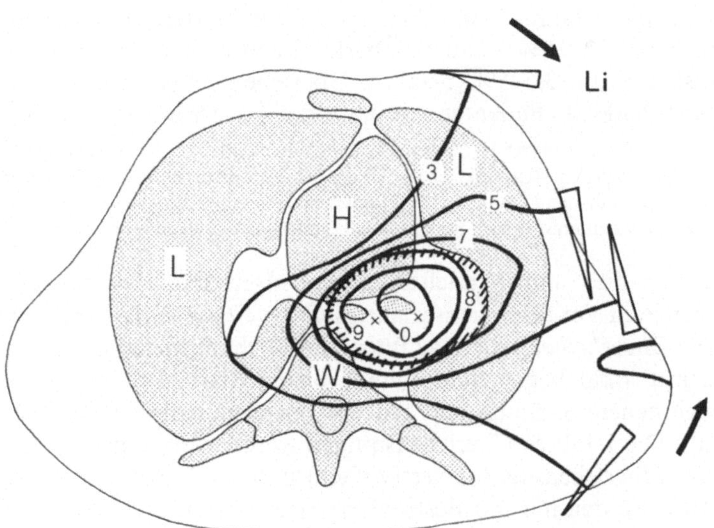

Abb. 9. Darstellung der Dosisverteilung zu Abb. 7 für eine Pendelbestrahlung (^{60}Co-Strahlung mit Keilfiltern): Der 80%-Dosisbereich ist dem Tumorgebiet angepaßt. Weitgehende Entlastung großer Lungenbezirke, fast des gesamten Herzens (30–50% der Maximaldosis) und des Rückenmarks (30% der Maximaldosis). (Abkürzungen s. Abb. 4)

–, noch ist der Zeitpunkt einheitlich oder genau definiert, von dem ab die Überlebenszeit berechnet wurde, oder es ist nicht ersichtlich, ob und in welchem Umfang die Diagnosen histologisch gesichert waren. [Nichtgesicherte Fehldiagnosen wirken sich statistisch schon ab 12. Monat verfälschend in niedrigeren Absterbequoten aus (JENNY 1974).] Manchmal bedeutet „keine Therapie" auch nur keine chirurgische Therapie. Die in diesen Statistiken angegebenen mittleren Überlebenszeiten schwanken daher auch zwischen 1,5 und 10–13 Monaten, die 1-Jahres-Überlebensquoten zwischen 14 und 23% und die 2-Jahres-Überlebensquoten zwischen 2 und 6,5%. Wir halten es nicht für zulässig, solche pauschalen Statistiken, die einerseits eine negative Auswahl unbehandelbarer fortgeschrittener Fälle einschließen, andererseits eine Gruppe Nichttumorpatienten enthalten, als Kontrolle zu benutzen. Vergleicht man damit Therapiegruppen mit Tumoren begrenzter Ausdehnung, so werden die Frühergebnisse der Therapie (bis ~24 Monate) durch die weit fortgeschrittenen Fälle der Kontrollgruppe „geschönt", die Spätergebnisse dagegen durch die Fehldiagnosen in der Kontrollgruppe verschlechtert.

Besser geeignet zum Vergleich mit Patienten, deren Tumor inoperabel, aber anscheinend noch lokal begrenzt ist, sind thorakotomierte aber nichtresezierte Fälle oder inoperable Patienten aus randomisierten Serien mit intensiver Strahlentherapie, die ein Placebo erhielten. Selbstverständlich müssen alle Diagnosen histologisch gesichert sein. Wir haben eine Anzahl solcher „echter" Kontrollgruppen zusammengestellt (Tabelle 1). Die thorakotomierten Patienten stellen eine prognostisch günstigere Vergleichsgruppe gegenüber den inoperablen dar, besonders dann, wenn die an den Folgen des Eingriffs selbst verstorbenen nicht einbezogen werden. Bei dieser Auswahl wirklich vergleichbarer unbehandelter Patienten liegen die 1-Jahres-Überlebensquoten ziemlich gut übereinstimmend bei 13–16%, die 2-Jahres-Quote bei 0–4%. Für Plattenepithelkarzinome kann man danach mit 22–25% 1-Jahres-Überlebenden rechnen, bei den kleinzelligen Tumoren sind es nur 3,5–5%. 5-Jahres-Überlebende kommen in diesen Berichten über unbehandelte Patienten mit 0,5% der Fälle vor (JENNY 1974, 834 Pat.).

(Wenn über höhere 5-Jahres-Heilungen bei unbehandelten Patienten berichtet wird, muß man immer prüfen, von welchem Zeitpunkt an die Überlebenszeit retrospektiv berechnet wurde. Zulässig zum Vergleich wäre nur das Datum der histologischen Sicherung. Für behandelte Kollektive sollte immer der erste Behandlungstag zum Stichtag der Überlebenszeitberechnung benutzt werden.)

Wenn man diese unbehandelten, prognostisch aber eher günstigeren Kontrollgruppen zum Vergleich heranzieht, sind die *Chancen für Lebensverlängerungen und für Dauerheilung,* die eine intensive Hochvolttherapie dem inoperablen Patienten mit lokal begrenztem Tumor bietet, klar zu erkennen. Wir haben dafür einige neuere Sammel- und größere Einzelstatistiken in Tabelle 2 zusammengestellt. Die 1-Jahres-Überlebensquoten werden verdoppelt bis verdreifacht, die 2-Jahres-Überlebensquoten verfünffacht und 5-Jahres-Überlebende in Höhe von 2,5–10% werden nur mit Bestrahlung erreicht. Die mediane Überlebenszeit für die Gesamtkollektive und für die einzelnen Tumortypen verdoppelt sich ebenfalls.

Vor der Hochvoltära waren die Bestrahlungsergebnisse nicht so eindrucksvoll (Übersichten bei HELLRIEGEL 1958; KUTTIG et al. 1962; BIGNALL 1967; BAUER

Tabelle 1. Überlebenszeit unbehandelter Patienten („echte" Kontrollgruppen)

Autor	Anzahl Patienten	Tumorstatus	Überlebenszeit (%) 1 J.	2 J.	3 J.	5 J.	Histologische Sicherungsquote, ∅ Überlebenszeit, Bemerkungen
		Zustand nach Thorakotomie ohne Resektion					
Becker u. Knothe (1955)	59	alle Typen	15,2	5	0	–	Histologisch 100%, 6,3 Monate mittlere Überlebenszeit
Eichhorn u. Siracká (1963)	105	alle Typen	13	2	0	0	Histol. 100%, 5,9 Monate mediane Überlebenszeit ab Therapiebeginn, ohne Operationssterbliche (30 Tg)
		Platten-Epithel	22	0	–	–	
		kleinzellige	5	0	–	–	
Jenny (1974)	421	alle Typen	14	2,8	0,4	0,2[a]	Histologisch 100%, ab Diagnose 6,5 Monate mittlere Überlebenszeit
		Inoperabel ohne Fernmetastasen					
Jenny (1974)	413	alle Typen	13,5	4,2	1,3	0,7[a]	Histologisch 100%, ab Diagnose 6,5 Monate mittlere Überlebenszeit
		Platten-Epithel	22,5	5,9	1,1	1,1	10,4 Monate mittlere Überlebenszeit
		kleinzellige	3,4	0	–	–	4,3 Monate mittlere Überlebenszeit
Roswit et al. (1968)	246	„Placebo"-Arm aus random. Versuch, alle Typen	16	0	–	–	Histologisch/zytologisch 100%, 3,7 Monate mediane Überlebenszeit
Hyde et al. (1965)	138	„Placebo"-Arm aus random. Versuch, alle Typen	13	2,2	–	–	Histologisch 100%, 4,3 Monate mediane Überlebenszeit

[a] 4 Jahre Überlebenszeit

et al. 1968; Arndt 1973). Neben der ungünstigeren Dosisverteilung und niedrigeren Tumordosis lag das auch daran, daß in der Berichterstattung oft nicht eindeutig zwischen intensiv und palliativ bestrahlten Patienten unterschieden wurde. Andererseits war meistens ein beträchtlicher Anteil der Patienten nicht histologisch gesichert. Es wurden 1- bis 3-Jahres-Quoten von etwa 20 bzw. 8 bzw. 3,5% erreicht, die 5-Jahres-Quote lag bei 1,5–1%. Der große Versuch der US Veterans Hospitäler (Roswit et al. 1968) mit Randomisierung der Patienten für intensive Orthovolttherapie (4000–5000 cGy) gegenüber Chemothe-

Tabelle 2. Überlebenszeit inoperabler Bronchialkarzinome nach Hochvolttherapie

Autor Zeitraum	Anzahl Patienten	Tumortyp	Überlebenszeit (%) 1 J.	2 J.	3 J.	5 J.	Histologische Sicherung, ∅ Überlebenszeit, Bemerkungen
			Sammelstatistiken				
WHITE u. BOLES (1981) 1956–1979	2500	alle	35	18	11	6	
SALAZAR u. CREECH (1980) 1972–1979	446	kleinzellige	30	11	–	–	Histologisch 100%, mediane Überlebenszeit =8,3 Monate
BLEHER (1977)	6224	alle	28,5	11,9	6,7	4,4	mittlere Überlebenszeit =14,3 Monate
HEILMANN et al. (1976) 1946–1974	3662	alle	31,2	10,8	4,4	2,0	Histologisch 100%
		Plattenepithel	53,7	17,0	4,7	3,5	
		anaplastisch	27,2	8,3	4,3	3,3	
			Einzelstatistiken				
SAUSE et al. (1981) 1970–1977	161	alle	40	18	11	10,6[a]	Histologisch 100% [a]=4 Jahre Überlebenszeit
SHERMAN et al. (1981) 1968–1974	348	alle	–	19[b]	–	5,6	Histologisch 100% [b]=18 Monate Überlebenszeit
CHOI u. DOUCETTE (1981) 1972–1977	108	alle	48	24	21	7,5	Histologisch 100%, nur non-oat-cell
COX et al. (1980) 1971–1975	92	alle	39	22	17	11	Histologisch/zytologisch 100%, Karnofsky-Stat. 80–100
HOLSTI u. MATTSON (1980) 1964–1967	363	alle	41	17,3	10,1	4,4	Histologisch 100%
		Platten-Epithel	54	24	13,7	4,3	
	49	kleinzellige	14,2	2,0	2,0	0	
EICHHORN (1980) 1958–1974	1046	alle	37	10,6	5	2,5	Histologisch 100%, mittlere Überlebenszeit =10,3 Monate
		Platten-Epithel	43	15	9	6,5	
	240	kleinzellige	19	6	4	2,5	
COY u. KENNELLY (1980) 1963–1974	141	alle	57	31	18	10	Histologisch 100%, nur Karnofsky-Stat. 70
BARKLEY (1980) 1970–1973	305	alle	44,2	16,3	6,5	–	Histologisch 100%, kleinzellige kombiniert mit Chemotherapie
		Platten-Epithel	52	18	10	–	
		kleinzellige	37	13	4	–	
BOHNDORF u. RICHTER (1979) 1960–1970	635	alle	46	18	11	1,4	Histologisch/zytologisch 100%
		Platten-Epithel	52	21	13	2,7	
		anaplastisch	26	7	4	0	
SCHUMACHER (1976) 1962–1969	1736	alle	62,9	28,9	15,8	8,0	Histologisch/zytologisch 100%
		Platten-Epithel	–	–	–	6,9	
	229	kleinzellige	–	–	–	7,8	

Tabelle 2 (Fortsetzung)

Autor Zeitraum	Anzahl Patienten	Tumortyp	Überlebenszeit (%) 1 J.	2 J.	3 J.	5 J.	Histologische Sicherung, ∅ Überlebenszeit, Bemerkungen
ARISTIZABAL u. CALDWELL (1976) 1966–1971	75	Platten-Epithel	50	26	–	16	Histologisch 100%
FOX u. SCADDING (1973) 1962–1963	62	kleinzellige	26	11	–	5	Histologisch 100%, nur operable Pat., mittlere Überlebenszeit =11 Monate

rapie oder Placebo-Tabletten ergab nach 1 Jahr zwar eine statistisch signifikante höhere Überlebensquote der bestrahlten Patienten (308 Patienten Strahlentherapie, 1-Jahres-Überlebensrate 18,2% gegenüber 246 Patienten Placebo, 1-Jahres-Überlebensrate 13,9%), aber sie betrug nur 4%.

Die *lokalen Bestrahlungserfolge* nach intensiver Dosis sind relativ gut. Untersuchungen von Resektions- und Autopsiepräparaten haben gezeigt, daß nach Tumordosen von 5000 cGy und mehr etwa 40–50% vorher gesicherter Geschwülste aller histologischen Typen im Bestrahlungsgebiet auch mikroskopisch nicht mehr nachgewiesen werden können (BROMLEY u. SZUR 1955; BLOEDORN et al. 1964; RISSANEN et al. 1968; SHIELDS et al. 1970; EICHHORN et al. 1970; ABADIR u. MUGGIA 1975; EICHHORN u. HÜTTNER 1982). Inwieweit die Zellen der histomorphologisch noch nachweisbaren Tumoren tatsächlich auch vital, d.h. teilungsfähig sind, ist eine bisher nicht geklärte Frage. Die Lokalrezidivrate nach intensiver Bestrahlung wird in klinischen Untersuchungen mit 20–40% angegeben (COX et al. 1979a; SALAZAR u. CREECH 1980; COX et al. 1980; PEREZ et al. 1980a; WHITE u. BOLES 1981). Das würde bedeuten, daß etwa 20% der histologisch noch nachweisbaren Tumoren nicht mehr proliferieren.

Man sollte nicht vergessen, daß die durch Hochvolttherapie erzielten Überlebenszeitgewinne ausschließlich eine Folge loko-regionaler Behandlung sind. Das heißt, die intensive Bestrahlung des Primärtumors hat, jedenfalls bei Patienten mit (scheinbar) noch begrenzter Tumorausdehnung, einen beträchtlichen Einfluß auf die Überlebenszeit, und zwar auch bei den frühzeitig metastasierenden kleinzelligen Karzinomen. Daraus folgt, daß eine weitere Intensivierung der Lokalbehandlung, z.B. durch kombinierte Neutronen-/Hochvolt-Therapie (EICHHORN 1981a), durchaus auch die Ansicht auf weitere Verbesserung der Langzeitpalliation (2–3 Jahre) und der 5-Jahres-Überlebensquoten bietet. Das entspricht den Untersuchungen von COX et al. (1979b); COX et al. (1980) sowie PEREZ et al. (1980a, b), die eine strenge Abhängigkeit zwischen Primärtumorreaktion und Überlebenszeit beobachteten.

Es ist naheliegend, einen Zusammenhang zwischen der *Höhe der Strahlendosis*, der Tumorrückbildung und der Rezidivquote anzunehmen. Für den Dosisbereich oberhalb 4500 cGy, der für intensive Strahlenbehandlung in Frage kommt, wird das allgemein bestätigt (SELAWRY u. HANSEN 1973; SALAZAR 1979; PEREZ et al. 1980a, b; SHERMAN et al. 1981). Der gleiche Zusammenhang zwischen Tumordosis und Überlebenszeit ist nicht so selbstverständlich. Zwar gibt es dafür ebenfalls genügend Literaturbelege (EICHHORN u. LESSEL 1969; PETROWICH et al. 1977; STANLEY et al. 1981; CHOI u. DOUCETTE 1981), aber die allgemein beobachteten längeren Überlebenszeiten bei höherer Dosis könnten auch als Folge des besseren Allgemeinstatus derjenigen Patienten aufgefaßt werden, die eine höhere Dosis vertragen. Für diese Frage ist der große prospektive Versuch der Amerikanischen Radiation Therapy Oncology Group wertvoll (PEREZ et al. 1980b, 1982), in dem 365 Patienten, nach dem Zufallsprinzip aufgeteilt, mit unterschiedlichen Tumordosen von 4000–6000 cGy bestrahlt wurden. Sowohl die Tumorrückbildungsrate (46–65%) als auch die Rezidivquote (38–64%) und die Überlebenszeit waren eindeutig mit der hohen Dosis am günstigsten. Die Korrelation von Tumordosis und Überlebenszeit war allerdings statistisch nicht signifikant, wohl aber von Tumorrückbildung und Überlebenszeit. Damit wird die heute empirisch allgemein vertretene Ansicht wissenschaftlich untermauert, daß die optimale Dosis zur intensiven Strahlentherapie des Bronchialkarzinoms bei 5500–6000 cGy innerhalb 5–6 Wochen, mit kontinuierlicher Fraktionierung verabreicht, liegt.

d) Komplikationen und deren Behandlung

Die frühen und mittelfristigen klinischen Auswirkungen intensiver Thoraxbestrahlung bleiben auch nach Tumordosen von 5000–6000 cGy normalerweise auffallend gering, solange keine entzündlichen Komplikationen hinzutreten. Diese sind allerdings bei den meistens älteren Patienten, die ein Bronchialkarzinom tragen, nicht selten. Da pathologisch-anatomisch später zwischen Gewebszerstörungen durch die Bestrahlung und solchen, die durch entzündliche Komplikationen verursacht wurden, nicht mehr zu unterscheiden ist, (die Spätveränderungen nach zerstörenden Insulten, auch Strahlung, bestehen in einem für das Gewebe typischen, aber von der Art des Insultes unabhängigem Narbengewebe) werden die Strahlenfolgen häufig überschätzt. Daher gilt der Satz, daß man die Folgen der Bestrahlung ganz wesentlich vermindern kann, obwohl der Ablauf der Strahlenreaktion nicht zu beeinflussen ist.

Die kurzfristig entstehenden *Bronchialschleimhautveränderungen* treten klinisch oft nicht in Erscheinung, zumal die Patienten häufig tumorbedingten Husten und Bronchitis oder herdförmige Bronchopneumonien haben. Eine gezielte (Resistenzbestimmung!) antibiotische Behandlung ist aber bei Symptomatik schon in der Frühphase angezeigt.

Ob auf den mittelfristig (2–6 Mon) sich entwickelnden Alveolarzelluntergang, die „Pneumonitis", mit nachfolgender *Fibrose* durch prophylaktische, hochdosierte Prednisongabe Einfluß genommen werden kann, ist zweifelhaft. Die Nebenwirkungen auf die Immunabwehr gegen den Tumor (und unspezifische Entzündungen) durch eine solche Therapie sind nicht geklärt (WOLF et al. 1960; RUBIN u. ANDREWS 1968). Die Häufigkeit der Lungenfibrose ist dosisabhängig. Sie steigt etwa ab einer (fraktionierten) Dosis von 3000 cGy mit der Beobachtungszeit auf >50% an (Eichhorn u. Mateev 1963; Mateev et al. 1971; Herrmann et al. 1979). Wichtig ist daher, vorsorglich die Belastung des Lungengewebes durch entsprechende Dosisverteilung auf den kleinstmöglichen Raum zu beschränken. Dann kann der fibrosebedingte Ausfall am ehesten durch die individuell sehr verschieden große Reserve an Lungenfunktion ausgeglichen werden. In jedem Fall muß man die zu erwartende Sekundärinfektion einer lokalen Pneumonitis gezielt und energisch bekämpfen.

Die rechtzeitige Unterstützung des *Herzmuskels* bei sich entwickelndem vermehrten Widerstand in der Lungenstrombahn darf nicht vernachlässigt werden. Für Patienten, die eine längere Lebenserwartung als etwa 1 Jahr haben, ist auch die weitestmögliche Entlastung des Herzmuskels von hohen Strahlendosen wichtig (Dosisverteilung!).

Die Entstehung der radiogenen *Myelitis* muß und kann durch eine entsprechende vorausgeplante Dosisverteilung verhindert werden, eine Therapie ist nicht möglich.

Bronchusperforation. Ösophago-Bronchial-(Tracheal-)Fisteln oder Wandzerstörung großer Gefäße sind (außer bei hoher Überdosierung) keine verstärkten Strahlenreaktionen oder -Schädigungen dieser Normalgewebe, sondern Folge der Auflösung dort eingebrochener Tumoranteile durch die Bestrahlung (sie treten auch spontan auf). Prophylaktisch kann darauf in sehr begrenztem Umfang durch vorsichtige Fraktionierung Einfluß genommen werden (Tumorabbau und Narbenaufbau im Gleichgewicht).

Eine mehr oder weniger stark ausgeprägte *Ösophagitis* bildet sich bei kurativer Dosis etwa in der Hälfte der Fälle aus. Sie verlangt nur ausnahmsweise die zeitweilige Unterbrechung der Bestrahlung. Schmerzbekämpfung, auch durch Schleimhautanästhetika, ist angezeigt.

Größere *Pleuraergüsse* sollten vor Beginn der Strahlenbehandlung immer, möglichst vollständig, abpunktiert werden. Da das Nachlaufen des Ergusses erst nach Akkumulation der Dosis (~3000 cGy) beeinflußt wird, muß die Punktion u.U. mehrmals wiederholt werden, besonders wenn niedrige Einzelfraktionen zur Anwendung kommen.

Die Prophylaxe von *Hirndrucksteigerung* mit Prednison ist bei Bestrahlung großer Hirnmetastasen angezeigt, vor allem wenn hohe Einzeldosen angewendet werden sollen. Allerdings sind die bei der Bestrahlung von Hirntumoren nach operativen Eingriffen so gefürchteten Komplikationen bei der Strahlentherapie von Hirnmetastasen sehr viel seltener. Eine gute Beurteilung des Risikos (Ausdehnung des Hirnödems) erlaubt die Computertomographie.

Bei allen Tumorpatienten sollte vor der Strahlenbehandlung eine *Anaemie* beseitigt werden (Strahlensensibilität), Entgleisungen des *Eiweiß-* und *Mineralhaushaltes* reguliert werden und das häufig anzutreffende Defizit an *Verdauungsfermenten* einschließlich der Salzsäure und der meisten *Vitamine* substituiert werden.

In der *Nachsorge* nach kurativer und palliativer Strahlenbehandlung darf nicht die Morphiumspritze im Vordergrund des Denkens stehen, sondern Antibiotika, Herz- und Kreislaufmittel und ggf. gezielte Bestrahlung von Metastasen.

2. Palliative Bestrahlung

a) Indikationen

Für etwa eine Hälfte des inoperablen strahlentherapeutischen Krankengutes ist eine intensive Bestrahlung nicht mehr angezeigt, in erster Linie wegen nachgewiesener Fernmetastasierung, seltener wegen auffällig reduzierten Allgemeinzustandes oder sehr hohen Alters (s. Abschn. C.I.1.a). Dann muß immer eine individuelle Entscheidung über das weitere Vorgehen getroffen werden. Wird die Strahlentherapie eingesetzt, sollte klar zwischen palliativer und symptomatischer Zielstellung unterschieden werden. Die palliative Bestrahlung hat das Hauptziel, das Leben in einem lebenswerten Zustand zu verlängern, daneben soll Symptomen vorgebeugt, oder schon vorhandene sollen bekämpft werden. Die später zu behandelnde symptomatische Bestrahlung beschränkt sich auf das letztere. Ob bei fehlenden Symptomen (Schmerzen, quälender Husten, Dyspnoe, Einflußstauung, Paraneoplastisches Syndrom) ein aktives palliatives Vorgehen oder eine abwartende Haltung bis zum Auftreten von solchen Symptomen vorzuziehen ist, ist auch heute eine Frage des persönlichen Standpunktes (Brashear 1978; Phillips u. Miller 1978). Es gibt nur wenige vergleichende Untersuchungen über Ergebnisse palliativer Strahlentherapie. Wir verweisen auf drei einschlägige randomisierte Versuchsreihen aus Oxford (Durrant et al. 1971; Laing et al. 1975b; Berry et al. 1977).

Sie werden im folgenden zusammengefaßt beschrieben:

Versuch I (1960–1965). 249 konsekutive Patienten mit „begrenztem Tumorbefall", alle histologischen Typen. Zufallsverteilung auf 4 Gruppen: 1. keine Therapie, bis Symptome diese notwendig machen. 2. sofortige Strahlentherapie (4000 cGy, Co-60 und 250 kV-Strahlung); 3. Chemotherapie „Mustine" (1., 3. und 11. Tag insges. 0,8 mg/kg); 4. Kombination von Strahlen- und Chemotherapie. Ergebnis: kein Unterschied in der durchschnittlichen Überlebenszeit (2,5 Monate). Beste 1- und 2-Jahres-Überlebenszeiten (18%; 9,5%) für die Gruppe 1 „Keine Therapie".

Versuch II (1970–73). 188 Patienten „ohne Symptome", alle histologischen Typen, Zufallsverteilung auf 3 Gruppen: 1. keine Therapie (s.o.). 2. Chemotherapie (Natulan 4 Wochen tgl. 2,5–5 mg/kg). 3. kombinierte Chemotherapie (Nitrogen Mustard 0,15 mg/kg, Vinblastin 0,25 mg/kg, Natulan 2,5 mg/kg, Prednison 40 mg, 6 Zyklen von 14 Tagen). Ergebnis: Verkürzte mediane Überlebenszeit bei kombinierter und einfacher Chemotherapie (2,5 bzw. 6,5 Monate) gegenüber „keine Therapie" (7,3 Monate). (Differenz signifikant nach 1 Jahr).

Versuch III (1970–73). 148 Patienten „mit Symptomen, die Therapie notwendig machten", alle histologischen Typen, Zufallsverteilung auf 3 Gruppen: 1. Strahlentherapie (4000 cGy Hochvolt). 2. Chemotherapie mit Natulan (s. Versuch II). 3. Kombinierte Chemotherapie (s. Versuch II). Ergebnis: kein Unterschied in der Überlebenszeit (median 4 Monate).

Alle 3 Versuche zusammengenommen führen zu der Schlußfolgerung, daß „keine Therapie bis zum Auftreten von Symptomen", die sie notwendig machen, die beste Entscheidung sei. Man muß allerdings die Selektion des Krankengutes dieser Untersuchungen beachten. Die medianen Überlebenszeiten sind so kurz, daß es sich zum größten Teil um weit fortgeschrittene Tumoren gehandelt haben muß, für die eine Strahlenbehandlung des Primärtumors keine palliative (lebensverlängernde) Wirkung mehr erwarten ließ. Außerdem umfaßt trotz der insgesamt großen Fallzahl eines jeden dieser 3 Versuche jede der verglichenen Gruppen nur etwa 60 Patienten (verschiedener histologischer Tumortypen und -stadien, unterschiedlichen Allgemeinzustandes und Alters), wodurch die Aussage in ihrer Verallgemeinerungsfähigkeit eingeschränkt wird. Cormier et al. (1982)

berichteten über einen randomisierten Versuch mit sehr kleiner selektierter Patientenzahl (20 bzw. 17, ∅59 Jahre). Sie hatten zwar zur Hälfte Fernmetastasen, befanden sich aber noch in einem Karnofsky-Stadium von durchschnittlich 7,8. Intensive Multi-Drug-Chemotherapie für einen Zeitraum von im Mittel 7,7 Monaten brachte gegenüber der Placebogruppe eine signifikante Verlängerung der medianen Überlebenszeit (7:2 Monate). Das aber heißt, daß diese Chemotherapie mit ihren gravierenden subjektiven Nebenwirkungen über die gesamte verbleibende Lebenszeit fortgesetzt wurde, eine Belastung, die u.E. für ein palliatives Behandlungsverfahren nicht akzeptabel ist. Wir verfügen leider nicht über andere randomisierte Versuchsreihen zur Frage Lebensverlängerung durch palliative Strahlentherapie.

Unsere eigenen Erfahrungen veranlassen uns, bei Berücksichtigung der eingangs umrissenen Voraussetzungen für eine palliative Behandlung, den Primärtumor mit spezieller Siebtechnik kurzzeitig zu bestrahlen, auch wenn Symptome nicht bestehen, zumal die Prophylaxe von Symptomen leichter und für längere Zeit zu erreichen ist als deren Beseitigung. Mit dieser 3-Tage-Therapie erreichten wir bei mehr als 400 Patienten, die fortgeschrittene Tumoren aller histologischen Typen hatten, Überlebensquoten nach 1 und 2 Jahren (12%, 3%), die denen einer prognostisch wesentlich günstigeren Kontrollgruppe entsprachen (104 Patienten nach Thorakotomie ohne Resektion, nach Abzug der Operationssterblichen, Oehler 1984).

Die Indikation zur palliativen Bestrahlung halten wir demnach für gegeben, wenn der Tumor eine Thoraxseite überschreitet oder *einzelne* hämatogene Metastasen vorliegen, der Patient sich aber in einem guten Zustand befindet (selbständig, nicht bettlägerig oder kachektisch). Wir neigen dazu, Verbreiterungen des Mediastinums in die andere Thoraxseite hinein, wenn sie nicht sehr ausgeprägt sind, in die Indikationen zur Intensivbestrahlung einzubeziehen, dagegen bei Pleuritis carcinomatosa von Anfang an palliativ zu bleiben. Unter- oder Überschätzungen der Bestrahlungsfähigkeit kommen dabei nach Untersuchungen an unserem Krankengut etwa in gleichem Umfang vor: knapp 10% aller Intensivbestrahlungen wurden mit palliativer Zielstellung begonnen, konnten aber später intensiviert werden, umgekehrt mußten etwa 10% aller kurativ geplanten Bestrahlungen mit einer palliativen Dosis abgebrochen werden (Eichhorn 1980).

b) Methoden und Technik

α) Lokale Bestrahlung. Grundsätzlich sind für die palliative Strahlentherapie die gleichen Methoden geeignet wie sie zur Intensivbestrahlung beschrieben wurden (s. Abschn. C.I.1b). Man kann aber das bestrahlte Gewebsvolumen (Lunge, Mediastinum) kleiner halten und wegen der reduzierten Gesamtdosis auf eine optimale Fraktionierung verzichten, um die Gesamtbestrahlungszeit im Interesse des Patienten zu verkürzen. Das heißt, man appliziert etwa 6mal 500 cGy oder auch 3mal 700 cGy Tumordosis mit Hochvolt-(Pendel-)Therapie innerhalb von 2 Wochen. Wir bevorzugen seit vielen Jahren für alle histologischen Typen gleichermaßen zur Palliativbehandlung eine noch kürzere, nämlich zweizeitige *Hochvolt-Sieb-Bestrahlung*. Damit erreicht man etwa 1600 cGy Tumordosis innerhalb von 3 Tagen. Diese biologisch hoch wirksame Kurzzeitbestrahlung wird erstaunlich gut und praktisch ohne wesentliche Nebenwirkungen vertragen, was wir auf die besondere Dosisverteilung und den daraus resultierenden speziellen Wirkungsmechanismus der Siebbestrahlung zurückführen (kleine hoch und niedrig belastete Gewebsbezirke dicht nebeneinander, EICHHORN u. MATSCHKE 1959). Einzelne bekannte Tumormetastasen werden zur gleichen Zeit palliativ bestrahlt. 3 Wochen später kann die Reaktion des Primärtumors im Röntgenbild festgestellt werden. Zusammen mit einer erneuten klinisch-röntgenologischen und evtl. szintigraphischen Überprüfung auf Metastasen und einer Kontrolle des Allgemeinzustandes (Körpergewicht, Blutdruck, Hb) wird danach über eine Dosisaufsättigung entschieden, die mit niedrigen Einzelfraktionen bis zu einer Gesamtdosis von 5500 cGy möglich ist, aber bei bekannter Fernmetastase 4500 cGy nicht überschreiten sollte. Es ist unwahrscheinlich, daß mit dieser reduzierten Dosis einzelnen Patienten eine Dauer- oder Langzeitheilungschance vorenthalten wird. Unter 122 palliativ begonnenen und dann aufgesättigten Fällen hatten wir 2 über 4 Jahre und 1 über 5 Jahre lebenden Patienten (EICHHORN 1979).

β) Systemische (Ganzkörper-)Bestrahlung. Die hohe Quote der frühzeitigen Fernmetastasierung, besonders bei den kleinzelligen, aber auch bei allen anderen wenig differenzierten Bronchialkarzinomen (s. Abschn. C.I.3.a.α, und C.I.4.c) und die Erfahrungen über die gute Verträglichkeit großer Halbkörperstrahlendosen bei der symptomatischen Therapie (FITZPATRICK u. RIDER 1976a, b) haben in den letzten Jahren zur Entwicklung einer Methode für prophylaktische *systemische Strahlentherapie* geführt, deren Zielstellung vor allem auf Langzeitpalliation, evtl. auch auf Dauerheilung, gerichtet ist (SALAZAR et al. 1978; EICHHORN 1981b; SALAZAR u. ZAGRAS 1981). Das Prinzip besteht in der Bestrahlung zunächst der gesamten oberen, etwa 6 Wochen später der unteren Körperhälfte mit je einer einmaligen hohen Dosis von 800 cGy, die als Ganzkörperbestrahlung letal wäre. Die Aussparung von jeweils etwa der Hälfte des Knochenmarkes ermöglicht die Regeneration in der bestrahlten Hälfte und macht damit die Dosis tolerabel. Theoretisch wird mit einer Reduzierung der Tumorzellzahl in den erfaßten Herden um 2–3 Zehnerpotenzen gerechnet (FITZPATRICK u. RIDER 1976a; SALAZAR u. ZAGRAS 1981). Die *subjektive Verträglichkeit* ist erstaunlich gut, es kommt u.U. zum 1- bis 2-maligen Erbrechen während der ersten 24 Stunden, danach sind die meisten Patienten, bis auf eine 8–10 Tage anhaltende leichte Abgeschlagenheit subjektiv völlig beschwerdefrei, nur wenige klagen für einige Tage noch über leichte Übelkeit. Diese Beschwerden stehen in keinem Verhältnis zu denen einer intensiven zytotoxischen Therapie hinsichtlich Dauer und Intensität. Außerdem können sie durch kurzzeitige Vorbehandlung mit Kochsalzinfusion, Prednison und Antiemetica fast vollständig vermieden werden (SALAZAR et al. 1978). Der Grund für die auffällige Toleranz dürfte in der Kurzlebigkeit der wirksamen Ionisationsprodukte, der damit fehlenden Notwendigkeit einer Entgiftung durch die Leber und in ihrer gleichmäßigen Verteilung (keine Über-Konzentrationen) zu suchen sein (EICHHORN 1981b). Auch die *objektiven Nebenwirkungen* halten sich in tolerablen Grenzen. Leukozytendepressionen unter 1500/mm^3 sind selten, desgleichen Thrombopenien unter 40000/mm^3 (FITZPATRICK u. RIDER 1976a, b; SALAZAR et al. 1978; DALLÜGE et al. 1981). Es kommt zum vorübergehenden Haarausfall nach etwa 2 Wochen (Wiederwuchs nach 3 Monaten) und einige Patienten klagen über Trockenheit im Mund und Geschmacksveränderungen als Folge der Speicheldrüsenbestrahlung was man durch Abdeckung verhindern kann. Hauptkomplikation war jedoch anfänglich die *Strahlenpneumonitis,* die nach 2–4 Monaten eintritt und praktisch in allen Fällen tödlich verläuft (FRYER et al. 1978; SALAZAR et al. 1978; HÜTTNER u. EICHHORN 1981). Inzwischen hat man gelernt, diese schwere Komplikation durch Berücksichtigung der Lungendichte und zweizeitige Applikation der Halbkörperdosis zu vermeiden (SALAZAR et al. 1980; EICHHORN et al. 1983; EICHHORN 1984). Diese systemische Strahlentherapie befindet sich im Stadium der Erprobung. Erste Untersuchungen bei nichtkleinzelligen Bronchialkarzinomen ergaben eine signifikante Verlängerung des metastasenfreien Intervalls und eine drastische Verminderung der Lebermetastasen (SALAZAR u. ZAGRAS 1981).

Bei kleinzelligen Tumoren führte die Kombination von systemischer mit lokaler Strahlentherapie gegenüber alleiniger lokaler Bestrahlung zu verlängerten Überlebenszeiten (EICHHORN et al. 1983) und Verminderung der Fernmetastasen (LESCHE et al. 1981). Der Vergleich von systemischer Strahlentherapie mit 3-Drug-Chemotherapie zusätzlich zur lokalen Bestrahlung appliziert ergab in einem ersten *randomisierten* Pilotversuch bei Patienten mit regionaler Tumorbegrenzung gleiche Überlebenszeiten von 42 bzw. 43 Wochen median (URTASUN et al. 1982). Die 2-Jahresgrenze erreichten 4 von 30 bzw. 5 von 34 Patienten (URTASUN et al. 1983).

Bei weit fortgeschrittenen kleinzelligen Tumoren hat man auch die Kombination von systemischer Strahlentherapie mit Induktionschemotherapie versucht (CTX+CCNU bzw. CAV, 6 Zyklen) und ohne größere Komplikationen $1^1/_2$-Jahres-Überlebende erreicht (SALAZAR et al. 1980) bzw. gute Verträglichkeit (bei Patienten in Remission) beobachtet (PAYNE et al. 1983). Andererseits wurde auch über sehr schlechte Verträglichkeit der Kombination bei intensiver Induktion (CTX, CCNU, MTX) berichtet (MASON et al. 1982).

Die obere und untere Halbkörperbestrahlung als ein theoretisch vielversprechendes palliatives Zusatzverfahren sollte vor allem wegen der geringen subjektiven und zeitlichen Belastung für den Patienten, ferner aus ökonomischen Gründen (Zytostatikapreise) entwickelt und erprobt werden (Dosishöhe; Fraktionierung; Applikationsform).

3. Symptomatische Bestrahlung

a) Indikationen

Die Zielstellungen symptomatischer und palliativer Strahlentherapie sind eindeutig verschieden, aber es gibt in der praktischen Anwendung beim Lungenkrebs oft fließende Übergänge, denn sowohl der Primärtumor als auch die Metastasen verursachen meistens über kurz oder lang Symptome, die eine Strahlentherapie angezeigt erscheinen lassen bzw. notwendig machen. Für den Primärtumor sind das

- Einflußstauung
- Schmerzen, vor allem bei Thoraxwandeinbrüchen (z.B. „Pancoast“-Tumor)
- Dyspnoe durch Pleuraerguß oder große Atelektasen
- quälender Reizhusten.

Die Metastasensymptomatik stammt in erster Linie von Hirnmetastasen, von Wirbel- und anderen Knochenmetastasen und von Lebermetastasen. Es kann als Regel gelten, daß, je früher die symptomatische Behandlung einsetzt, um so schneller und anhaltender der Erfolg ist. Dennoch sollte auch eine symptomatische Therapie nur im Ausnahmefall allein auf Grund von Symptomen ohne zumindest klinisch-röntgenologischen Nachweis der Metastase erfolgen.

α) Metastasenverteilung. Über die häufigsten Manifestationen der Metastasierung gibt es eine umfangreiche Literatur. Man muß zwischen klinischen und autoptischen Untersuchungen zur Häufigkeitsverteilung von Lokalrezidiven und Fernmetastasen unterscheiden. Die *klinischen Untersuchungen* geben darüber Auskunft, wie oft das Fortschreiten der Tumorkrankheit nach der Bestrahlung zuerst als Lokalrezidiv oder als Fernmetastase in Erscheinung tritt. Daraus sind Folgerungen hinsichtlich Intensität und Ausdehnung der Lokaltherapie abzuleiten. Lokales Wiederwachstum wird bei klinischen Untersuchungen in 20–40% der Fälle gefunden und ist vor allem abhängig vom histologischen Tumortyp (s. Abschn. C.I.1c und 4c). Die kleinzelligen und unreifen Tumoren entwickeln überwiegend zuerst Fernmetastasen, aber auch bei den histologisch reiferen Typen ist das zuerst in Erscheinung tretende Lokalrezidiv oft bereits mit Fernmetastasen verknüpft und umgekehrt.

Autoptische Untersuchungen geben Auskunft über die wahre Häufigkeitsverteilung, also über die Rangfolge der Metastasenlokalisationen. Sie erlauben daher Rückschlüsse darauf, wo die Schwerpunkte zusätzlicher evtl. systemischer Bestrahlungen liegen müssen (und nach welchen Symptomen man bei Nachuntersuchungen besonders fahnden sollte).

Die *Häufigkeitsverteilung* der Fernmetastasen auf die am meisten betroffenen Organe ist in Tabelle 3 dargestellt. Wenn man die Metastasenhäufigkeit auf die histologischen Typen bezieht, tritt der erhebliche Unterschied zwischen den kleinzelligen, den unreifen und den reifen Tumoren deutlich in Erscheinung. Bemerkenswert ist die Übereinstimmung aller Untersucher bei der in dieser Tabelle einheitlichsten Gruppe, den kleinzelligen Tumoren, aber auch noch bei den unreifen Typen.

Nur am eigenen Krankengut können wir den Sektionsbefunden auch die *klinischen Metastasen-Diagnosen* bei den gleichen Patienten gegenüberstellen (Tabelle 4). Die Differenz ist erwartungsgemäß groß und je nach Lokalisation sehr unterschiedlich. Eine hochspezialisierte Metastasendiagnostik haben wir allerdings, außer der routinemäßigen Leberszintigraphie, nur bei Auftreten von klinischen oder paraklinischen Symptomen durchgeführt (Hirnszintigraphie, Computertomographie, Knochenmarkspunktion usw.). Häufige Metastasenlokalisationen, die in unseren Tabellen nicht aufgeführt wurden und klinisch so gut wie nie erkannt werden, sind die Lymphknoten des oberen und unteren Abdomens, vor allem bei den kleinzelligen Tumoren (56 bzw. 20%), aber auch bei den unreifen Typen (28 bzw. 9%).

Tabelle 3. Häufige Metastasen-Lokalisationen des Bronchialkarzinoms (Autopsiebefunde)

Lokalisation	Autor	Kleinzellige Tumoren % von/ n-Autopsie	Undifferenzierte Tumoren % von/ n-Autopsie	Plattenepithelkarzinome % von/ n-Autopsie	Alle Typen % von/ n-Autopsie
Leber	1	60 /381	(38 /179)[b]	30 /1098	–
	2	66 /153	42,3/163	13 / 332[a]	–
	3	64 /191	38 /179[c]	23 / 255	41 / 647
	4	–	–	25 / 323	–
	5	74 /102	48 / 80[b]	25 / 126	–
	6	–	–	–	35 /5307
Nebenniere	2	46,8/153	35,6/163	7,6/ 332[a]	–
	3	44 /191	39 /179[c]	21 / 255	33 / 647
	4	–	–	23 / 299	–
	5	55 /102	59 / 80[b]	23 / 126	–
Knochen	1	35,4/381	(30 /179)[b]	24 / 822	–
	2	38,6/153	29,4/163	12,4/ 322[a]	–
	3	39 /191	30 /179[c]	23 / 255	39,5/ 647
	5	37 /102	30 / 80[b]	20 / 126	–
	6	–	–	–	24 /5307
Hirn	1	40 /143	24 /123[b]	22 / 352	–
	2	31,4/153	24 /163	6 / 332[a]	–
	3	42 /191	24 /179[c]	17 / 255	17 / 647
	4	–	–	17 / 160	–
	5	29 /102	25 / 80[b]	–	–
	6	–	–	–	28 /5508
Niere	2	25,3/153	25,2/163	8,8/ 332[a]	–
	3	14,5/191	13,5/179[c]	15 / 255	15,4/ 647
	4	–	–	16,7/ 217	–
	5	22 /102	28 / 80[b]	21 / 126	–
	6	–	–	–	7 / 284
Pankreas	2	23,4/153	3,7/163	0,3/ 332[a]	–
	3	11 /191	5 /179[c]	3,5/ 255	12 / 647
	4	–	–	3,2/ 42	–
	5	41 /102	22 / 80[b]	4 / 126	–
	6	–	–	–	7 / 284

Autoren: 1 = Selawry u. Hansen 1973 (Sammelstatistik); 2 = Oehler u. Eichhorn 1982; 3 = Line u. Deeley 1971a u. b; 4 = Onuigbo 1963; 5 = Matthews 1976; 6 = White u. Boles 1981 (Sammelstatistik).

[a] nur ausdifferenzierte Plattenepithelkarzinome (307) und Adenokarzinome (25)

[b] nur großzellige Karzinome

[c] „anaplastische" Karzinome

Resttumoren bzw. Lokalrezidive registrierten wir an unserem *Sektionsgut* nach intensiver Strahlentherapie (>5000 cGy Tumordosis) mit folgenden Quoten:

Tabelle 4. Vergleich von intra vitam und autoptisch gestellten Metastasendiagnosen

Organ	Kleinzellige Tumore 153 Patienten		Undifferenzierte Tumore 163 Patienten[a]		Ausdifferenzierte Tumore 332 Patienten[b]	
	autoptisch (%)	klinisch (%)	autoptisch (%)	klinisch (%)	autoptisch (%)	klinisch (%)
Leber	62	29	42	15	13	5
Nebenniere	46,8	2	35,6	0,6	7,6	0,9
Knochen	38,6	21,4	29,4	16,0	12,4	3,3
Hirn	31,4	27,5	24,1	19,1	6,0	7,5
Niere	25,3	–	25,2	0,6	8,8	–
Pankreas	23,4	0,6	3,7	–	0,3	–

[a] Darunter 32 unreife Adenokarzinome
[b] 307 Plattenepithel- und 25 reife Adenokarzinome

- bei kleinzelligen Tumoren 52% (von 153 Sektionen)
- bei undifferenzierten Tumoren 69% (von 163 Sektionen)
- bei ausdifferenzierten Tumoren 64% (von 322 Sektionen).

Zu sehr ähnlichen Prozentsätzen kommen Rissanen et al. (1968) an einem kleineren Sektionsgut.

Für alle Metastasenlokalisationen und die Lokalrezidive bzw. Resttumoren ist die Strahlentherapie zur Symptombekämpfung gut geeignet, in der weit überwiegenden Mehrzahl der Fälle das Mittel der Wahl.

b) Methoden und Technik

Die meisten zur intensiven und palliativen Strahlenbehandlung angegebenen Methoden und Techniken werden auch zur symptomatischen Therapie eingesetzt. Die erheblichen Sensibilitäts-Unterschiede der Bronchialkarzinome (ausdifferenziertes Adeno- bis anaplastisches oat-cell-Karzinom), die beträchtliche Zahl beteiligter kritischer Organe (Generalisationsneigung) und die begrenzte Lebenserwartung des Patienten verlangen Variabilität und Kompromiß-Entscheidungen, welche große Erfahrungen voraussetzen.

Bestrahlung mit eng dem Herd angepaßten Stehfeldern und wenigen hohen Einzeldosen (500–800 cGy) kann als vertretbarer Kompromiß zwischen optimaler Strahlenwirkung und zeitlicher Beeinträchtigung des Patienten akzeptiert werden. Für bestimmte Lokalisationen, z.B. isolierte Wirbelmetastasen, ist auch zur symptomatischen Therapie Bewegungsbestrahlung vorzuziehen. Besonders geeignet erscheint nach unseren Erfahrungen die Elektronentherapie, wenn ausreichende Energien für tief gelegene Herde zur Verfügung stehen. Für Hirnmetastasen sind täglich fraktionierte Bestrahlungen (10–20) mit entsprechend niedrigen Einzeldosen (180–250 cGy), aber höheren Gesamtdosen (–4000 cGy) unvermeidlich, um Symptome anhaltend zu beherrschen. Lebermetastasen vertragen 2 wöchentliche Bestrahlungen mit 500 cGy (–4000 cGy) oft besser als niedrigere tägliche Einzeldosen. Besonders bei Tumorinvasion oder Kompression von Nerven, ausnahmsweise auch bei Knochenmetastasen, muß u.U. eine vielfach fraktionierte Serie an einige hohe Anfangsdosen angeschlossen werden.

Ganz allgemein gesagt sind gerade für die symptomatische Strahlenbehandlung, abhängig von Tumorgröße, -Lage und -Strahlenempfindlichkeit individuelle Entscheidungen bezüglich Fraktionierung Einzel- und Gesamtdosis erforderlich, um den Patienten entweder einen langen Krankenhausaufenthalt oder häufige anstrengende Transporte zu ersparen. In den allermeisten Fällen ist die symptomatische Bestrahlung der nur medikamentösen Schmerzbekämpfung aber so weit überlegen, daß die mit einer Strahlenbehandlung für den Patienten verbundene Transportbelastung lohnt.

c) Ergebnisse

α) Primärtumorrückbildung mit allgemeiner subjektiver und objektiver Zustandsbesserung ist (dosisabhängig) in etwa 80% aller Fälle zu erwarten, röntgenologisch vollständige Rückbildung wird (bei hoher Dosierung) in 60% erreicht. Die Quote der teilweisen und vollständigen Rückbildung hängt vom histologischen Tumortyp ab und ist beim kleinzelligen Tumor am größten. (Literatur s. *δ*.)

β) Die Einflußstauung (Vena-Cava-Superior-Syndrom) wird nach der Literatur in mehr als 80% der Fälle beherrscht; nach unseren Erfahrungen praktisch immer. Bereits nach der ersten hohen Dosis läßt die Symptomatik deutlich nach. Hohe Einzeldosen sind zur schnellen Rückbildung immer vorzuziehen. Es besteht keine Indikation für Chemotherapie, auch nicht beim kleinzelligen Tumor, wenn Strahlentherapie zur Verfügung steht. (Literatur s. *δ*)

γ) Schmerzen (Pleura, Armplexus, Knochen, Arthralgie bei paraneoplastischem Syndrom) werden in 60–70% vollständig und anhaltend beseitigt. Für Pancoasttumoren sind hohe Gesamtdosen (>5000 cGy) mit fraktionierter Technik auch zur symptomatischen Therapie unumgänglich. (Literatur s. *δ*.)

δ) Husten und Dyspnoe bilden sich bei 60–75% der Patienten zurück, ebenso die *Hämoptysis*. Allerdings ist eine tödliche Massenblutung durch keine Therapie zu verhindern, wenn Tumoreinbruch in ein großes Gefäß stattgefunden hat und es zu Einschmelzungen und Nekrosen kommt. Ein solcher „Blutsturz" kündigt sich öfters einige Tage zuvor mit kleinen Blutmengen im Auswurf an. (Sammelstatistiken bei Selawry u. Hansen 1973; White u. Boles 1981; Einzelstatistik bei Fernholz u. Müller 1969; Line u. Deeley 1971a; Barkley 1980).

ε) Lebermetastasen, die Schmerzen (Kapselschmerz) verursachen (eine dringende Indikation für Strahlenbehandlung, wie ebenso die schmerzhafte Gallenblasenstauung durch Metastasen in der Leberpforte), aber auch Ikterus und Übelkeit sind nach unseren Erfahrungen der symptomatischen Strahlenbehandlung gut zugängig. Schmerzen, Übelkeit, Leberschwellung und Bilirubinerhöhung bilden sich in den meisten Fällen vollständig zurück (Phillip et al. 1954; Dallüge et al. 1972; Prasad et al. 1977; Borgelt et al. 1981).

ζ) Pleurametastasen mit rezidivierenden *Ergüssen,* die mit Halbthoraxbestrahlung (~3000 cGy) behandelt werden, reagieren in 65% der Fälle mit einer erheblichen Verzögerung des Nachlaufens des Ergusses (SEYDEL et al. 1975c). Die Strahlentherapie ist wirksamer als Endoxaninstillationen bei der zunächst immer erforderlichen Ergußabsaugung. Wir bevorzugen 3 um den Halbthorax angeordnete Siebfelder, die nur einmal in 1 oder 2 Sitzungen bestrahlt zu werden brauchen.

η) Hirnmetastasen. Ihre klinische Manifestation kann bei kleinzelligen Tumoren durch prophylaktische Bestrahlung (~2000 cGy) um 70–80% reduziert werden. Wenn Symptome schon vorhanden sind, werden sie in 65% der Fälle anhaltend beseitigt (s. Abschn. C.I.4.c.γ). Bei den nichtkleinzelligen Tumoren werden Symptome (inkl. Lähmungen) in der Hälfte der Fälle weitgehend bis vollständig zurückgebildet (DEELEY u. EDWARDS 1968; NEWMAN u. HANSEN 1974). Dazu sind 4000 cGy in täglichen kleinen Einzeldosen erforderlich. Prophylaktisch sollen auch bei den nichtkleinzelligen Tumoren 2000 cGy einen Effekt haben (COX et al. 1978b). Das früher so gefürchtete Hirnödem als akute Strahlenfolge, das zur Empfehlung einer Dosisreduzierung für die 1. und 2. Bestrahlung geführt hat, haben wir bei der Bestrahlung von Hirnmetastasen auch mit Einzeldosen um 500 cGy nie erlebt.

4. Kombinierte Strahlenchemotherapie

Bei einem Karzinomtyp mit so großer Metastasierungsneigung wie dem Bronchialkarzinom erscheint es als ein logisches Konzept, zu versuchen die nur loko-regional wirksame Strahlentherapie des Primärtumors mit der systemisch angreifenden, also auch gegen die hämatogene Aussaat gerichteten zytotoxischen Therapie zu kombinieren. Am Primärtumor und an den im Bestrahlungsfeld liegenden Normalgeweben kommt es dann zur Interferenz beider Einflüsse, die in ihren Auswirkungen heute noch nicht voll verstanden wird.

a) Experimentelle Untersuchungen zur Kombinationswirkung

Aus den Untersuchungen der experimentellen Biologie kennt man heute die als Folge einer *Bestrahlung* in der Zelle ablaufenden komplexen Reaktionen relativ gut. Sie wurden bereits in Abschn.B.I. beschrieben. Es sei nochmals hervorgehoben, daß sich die Bestrahlung vorwiegend an proliferierenden Zellen auswirkt in Form von Strangbrüchen der Nukleinsäuren, Abspaltung der Purinbasen und Aufspaltung ihrer Ringe, Verklumpung der Teilungsspindeln, Störung der Eiweiß- und Enzymsynthese u.a.

Auch die *Zytostatika* beeinflussen vor allem proliferierende Zellen, aber sie lösen auf Grund ihrer Molekülstruktur bestimmte chemische Reaktionen aus (STEEL 1973; SKIPPER u. SCHABEL 1973). So behindern die Antimetabolite überwiegend die Synthese der Nukleinsäuren, die Alkylantien zerstören deren Struktur, die Spindelgifte verhindern den Ablauf der Mitosen, die Antibiotika beeinträchtigen den Reparaturmechanismus (BRULÉ et al. 1973; NAGEL 1979; SEE-

BER u. SCHMIDT 1980). Die heute übliche kombinierte Anwendung von Zytostatika verschiedener Klassen kann dementsprechend auch als Annäherung an den komplexen Strahlenwirkungsmechanismus aufgefaßt werden. Da einzelne Chemotherapeutika in anderen Zyklusphasen angreifen als die Strahlung, ergibt sich theoretisch durch zeitlich verschobenen Einsatz beider Agentien die Möglichkeit zur Behandlung nach Synchronisation der Mitosezyklen proliferierender Zellen mit dem Ergebnis einer Wirkungssteigerung aber auch -minderung.

In entsprechenden Experimenten an Zellkulturen führte das zuerst eingesetzte Agens (meist Zytostatikum) zur Ansammlung überlebender Zellen oder auch nur zur Unterbrechung ihres Zyklusablaufes in einer bestimmten Phase, in der die Zellen für das nachfolgende Agens u.U. besonders empfindlich (oder auch unempfindlich) sind. Entsprechendes kann sich auch als Folge einer längeren Pause bis zum Einsatz des zweiten Agens ergeben, weil die Zellen inzwischen in mehr oder weniger geschlossenen Kohorten in die anschließenden Zyklusphasen voranrücken. Unterschiedliche Konzentration und Verweildauer der Zellgifte in verschiedenen Geweben führt nach dem gleichen Mechanismus zu Wirkungssteigerung oder -minderung.

Die zeitliche Aufeinanderfolge kann, jedenfalls im Experiment, einen großen Einfluß auf die Kombinationswirkung haben (PHILLIPS u. FU 1976; STREFFER 1979; ELKIND 1979; LELIEVELD u. VAN POTTEN 1979). Andererseits ergaben impulszytophotometrische Untersuchungen, daß die in bestimmten Zyklusphasen arretierten Zellen zumeist auf Dauer inaktiviert sind, d.h. die nachfolgende Bestrahlung ist für sie ohnehin bedeutungslos. (SCHUMANN u. GÖHDE 1979; ZYWIETZ et al. 1979; SCHULTZE 1979). Darüber hinaus werden einigen Zytostatika noch andere Synergismen mit ionisierender Strahlung zugeschrieben, z.B. Sensibilisierung gegen nachfolgende Strahlung oder auch Hemmung der Reparatur von subletalen Strahlenschäden. Auf diese Weise zu erklärende Unterschiede in den zyklusphasenspezifischen Absterbekurven von Zellen sind gegenüber reiner Strahlung beschrieben worden für Aktinomycin D (ELKIND u. SAKAMOTO 1969), für Bleomycin (ROIZIN-TOWLE u. HALL 1979; SHRIEVE u. HARRIS 1979), für Methotrexat (BERRY 1969), für Adriamycin (LELIEVELD u. VAN PUTTEN 1979; GÖHDE u. SCHUMANN 1979). Der zugrundeliegende Mechanismus ist keineswegs aufgeklärt (PHILLIPS 1979), aber anscheinend sind daran Veränderungen an der DNS beteiligt, die zur Inhibition bestimmter Enzymproduktionen und damit zur Beeinflussung des Reparaturmechanismus führen. Aus den experimentellen Studien können also prinzipiell gegenseitige Wirkungsbeeinträchtigungen, Addition der Wirkung beider Agentien und sogar Potenzierung abgeleitet werden.

b) Klinische Untersuchungen zur Kombinationswirkung

In der Klinik wird das Zusammenwirken von Strahlen- und Chemotherapie wesentlich unübersichtlicher; weil erstens immer mehrere Komponenten gleichzeitig auftreten (z.B. verschieden schnell proliferierende Gewebe, unterschiedliche Gewebespiegel und ungleiche Verweildauer der Zytostatika) und weil zweitens am Menschen die Möglichkeiten zur exakten Analyse der einzelnen Reaktionen sehr begrenzt sind. Empirisch werden natürlich die Auswirkungen kombinierter Strahlen- und Chemotherapie am Patienten mit Bronchialkarzinom seit langem untersucht. Sie treten allerdings überwiegend als Komplikationen an den Normalgeweben in Erscheinung. Am Tumor sind die Auswirkungen der Kombination nicht sehr eindrucksvoll.

α) Wirkung am Primärtumor. Den Kombinationseffekt am Primärtumor mißt man am sichersten mit der Rezidivquote. Die Tumorrückbildung halten wir als Vergleichsmaßstab für ungeeignet, jedenfalls beim kleinzelligen Typ, weil sie mit jeder einzelnen Therapiekomponente relativ leicht erreicht wird und nur einen Teil der Strahlenwirkung erfaßt. Zuverlässige Aussagen über Kombinationswirkungen von Strahlung und Zellgiften mit Anspruch auf Allgemeingültigkeit können nur von Versuchen mit Zufallsverteilung der Patienten bei ausreichend großen Kollektiven erwartet werden.

Ausreichend groß heißt, daß zumindest die für die Strahlenwirkung maßgebenden Faktoren (histologischer Tumortyp, Tumorgröße und Ausbreitung, Alter und Allgemeinzustand des Patienten, Geschlecht) gleichmäßig auf beide Arme des Versuchs verteilt sind. Kleine Versuchsreihen mit sogenannten historischen Kontrollserien, ja sogar mit Zufallsverteilung der Patienten erlauben keine Verallgemeinerung ihrer Ergebnisse, vor allem wegen der immer zu erwartenden, aber kaum zu erfassenden Inhomogenität hinsichtlich des wirklichen Tumorvolumens, des Reifegrades und der Tumor-Wirtbeziehung. Das gilt auch für Versuchskollektive, die aus Patienten gleicher histologischer Typen bestehen. Bei kleinen Patientenzahlen fallen außerdem diejenigen Patienten ins Gewicht, die einen sogenannten gemischtzelligen Tumor haben, d.h. bronchoskopisch-histologisch z.B.: als kleinzellige Tumoren diagnostiziert werden, bei der Autopsie aber einen anderen Tumortyp aufweisen (Bates et al. 1974; Laing et al. 1975a; Brereton et al. 1979). Außerdem gibt es erhebliche Unterschiede in den Diagnosen verschiedener Pathologen am gleichen Präparat, die beim kleinzelligen Tumor 20% ausmachen (Cox et al. 1979a).

Bisher liegen aber nur wenige *randomisierte* Versuche mit *größeren* Patientenzahlen vor, die den Einfluß der Kombination von Strahlen- und Chemotherapie am Primärtumor zu beurteilen erlauben. Sie werden im folgenden zitiert:

Einen Wirkungsvergleich von Strahlentherapie allein (4000–5000 cGy) versus gleiche Strahlentherapie plus Cyclophosphamid stellten Bergsagel et al. (1972) an 117 Patienten mit Tumoren aller histologischen Typen an. Die gleiche Untersuchung mit Cyclophosphamid und zusätzlich BCNU machten Seydel et al. (1979) an 115 Patienten mit ausschließlich kleinzelligen Tumoren. Gemessen an der Rezidivquote im Bestrahlungsfeld fanden beide Untersucher keinen Wirkungsunterschied, nämlich 50% Rezidive bei Bergsagel et al. und 17–19% Rezidive bei Seydel et al. in jeweils beiden Versuchsarmen.

Ebenso fanden Cox et al. (1979a) in einem randomisierten Vergleich von Strahlentherapie (5500 cGy) versus Strahlentherapie plus CCNU plus Hydroxurea an 185 Patienten aller histologischen Typen keinen wesentlichen Unterschied im Muster der Lokalrezidive beider Serien.

Zum gleichen Ergebnis kamen Perez et al. (1981) mit Strahlendosen von 4500 cGy und randomisiertem Einsatz von CTX + ADR + DTIC als Chemotherapie bei 47 streng selektierten, lokal begrenzten kleinzelligen Tumoren.

Der randomisierte Versuch des British Medical Research Council (1979, 1981) mit 236 kleinzelligen Tumoren ergab im Vergleich von nur 3000 cGy Strahlendosis am Tumor gegenüber 3000 cGy zuzüglich einer Dreifachkombination (CTX + MTX + CCNU) nur einen Unterschied der Rezidivquoten von 35:32%.

Den umgekehrten, ebenfalls randomisierten Vergleich, nämlich 3fach Chemotherapie allein (VCR + CTX + ADR) versus Chemotherapie plus Bestrahlung (4000 cGy) führten Fox et al. (1980) an 125 Patienten mit kleinzelligen Tumoren durch. Die kombiniert behandelten Patienten hatten 15%, die nur chemotherapeutisch behandelten 35% Lokalrezidive.

Vier nichtrandomisierte Versuche sollen hier wegen ihrer speziellen Fragestellung erwähnt werden:

Mira et al. (1982) verglichen die Wirkung einer Kombination von Chemotherapie (VCR, ADR, CTX) und Strahlentherapie (3000 cGy in 2 Wochen) bei 236 Patienten mit kleinzelligen Bronchialkarzinomen, gegenüber der reiner Chemotherapie (ADR, CTX, VCR bzw. VP16, MTX, VCR) bei 365 kleinzelligen Tumoren hinsichtlich der Rezidive im Thorax. Die Differenz 24:55% Lokalrezidive (von allen Wiedererkrankungen) zu Gunsten der Kombination war hoch signifikant, obwohl der Chemotherapieeffekt (partielle und komplette Remissionen, Dauer der Rückbildung) in beiden Serien gleich war. Partielle und komplette Rückbildung nach Chemotherapie waren im gleichen Verhältnis an den Rezidivquoten beteiligt! Alle Patienten beider Reihen hatten fortgeschrittene Tumoren („ED"). Die nicht auf die Induktions-Chemotherapie reagierenden Fälle wurden von der Auswertung ausgeschlossen.

Byhardt et al. (1981a, b) untersuchten die Rezidivquote von 47 Patienten mit kleinzelligen Tumoren, die sich nach einer multi-drug-Chemotherapie *vollständig zurückgebildet* hatten. Von den 24 unter ihnen ohne zusätzliche Primärtumorbestrahlung entwickelten 20 ein Lokalrezidiv, dagegen traten bei den 23 mit einer Konsolidierungsstrahlentherapie von 3750 cGy nur 4 Rezidive im Bestrahlungsfeld auf.

Schulz et al. (1981) beobachteten nach multi-drug-Chemotherapie kombiniert mit einer über 3–4 Wochen verteilten Strahlendosis von nur 3000 cGy bei 42 von 55 Patienten, die kleinzellige Tumoren von begrenzter Ausdehnung hatten, zwar vollständige Tumorrückbildung, jedoch 9 Rezidive im Bestrahlungsfeld. Ihde et al. (1979) berichten von 23 Patienten, deren kleinzellige Tumoren nach multi-drug-Chemotherapie progredient geblieben waren, daß die Bestrahlung mit 3200 cGy nicht genügte; nur 12 dieser Patienten zeigten daraufhin Tumorrückbildung und nur 3 blieben frei von Rezidiven.

Zwei neuere Sammelstatistiken kommen zu ähnlichen Aussagen. Salazar und Creech (1980) vergleichen für Publikationen der Jahre 1972–1979 bei noch lokal begrenzten kleinzelligen Tumoren die Quote der Lokalrezidive (von allen Wiedererkrankungen) nach Strahlentherapie allein (446 Patienten), ferner kombinierter Strahlen- und Chemotherapie (1047 Patienten) sowie nach Chemotherapie allein (213 Patienten). Sie finden für die beiden erstgenannten Methoden keinen Unterschied, nämlich 33 bzw. 28% Rezidive im Thorax. Chemotherapie allein führte jedoch zu 82% Rezidiven. Cohen et al. (1979) berichten in einer kleineren Sammelstatistik über 33% Rezidive im Thorax bei Kombination von Strahlen- und Chemotherapie (71 Patienten), aber 46% bei Chemotherapie allein (48 Patienten).

Das Ergebnis dieser Untersuchungen über die Wirkung der Kombination von multi-drug-Chemotherapie und Strahlentherapie am Primärtumor kann man folgendermaßen zusammenfassen: Das Hinzufügen einer (intensiven) Zytostatikatherapie zu einer vollen Strahlentherapie hat auf die Primärtumorkontrolle bei allen histologischen Typen keinen wesentlichen Einfluß. Umgekehrt verbessert die Hinzufügung einer fast vollständigen Strahlendosis zu einer kompletten Chemotherapie die Primärtumorkontrolle merklich, und zwar auch beim kleinzelligen Tumor. Strahlendosen von nur 3000 cGy über 3–4 Wochen verteilt in Kombination mit Chemotherapie reichen zur Primärtumorkontrolle bzw. Rezidivprophylaxe nicht aus (Siehe auch Abschn. C.I.4.c.γ).

β) Wirkung an Normalgeweben (Komplikationen). An den Normalgeweben sind im Gegensatz zu den Befunden am Primärtumor die Folgen der Kombination von hochdosierter Strahlen- und Chemotherapie erheblich.

Eine Zusammenstellung negativer Wechselwirkungen, die bei Kombination mit den für das Bronchialkarzinom gebräuchlichsten Chemotherapeutika auftreten, findet sich bei RHOMBERG (1980). Diese betreffen neben der Haut

- das Knochenmark (schwere Myelosuppression),
- die Schleimhäute des Ösophagus und der Trachea (Ösophagitis, später Narbenbildung bis zur Striktur),
- das Herz (Carditis mit Pericarderguß, Fibrose der Muskulatur, Obliteration der Koronarien),
- das Gehirn und das Nervengewebe (Konzentrations- und Gedächtnisschwäche, verwaschene Sprache, Bewußtseinsverlust, Tremor, Neuritiden, aber auch Querschnittsparesen).

Außerdem werden bei größeren Bestrahlungsfeldern die allgemeinen Symptome der Chemotherapie (Übelkeit und Erbrechen, Knochenmarkdepression, Infektionen) verstärkt. Es ist daher nicht erstaunlich, daß mit den Versuchen, durch Intensivierung der Kombinationsbehandlung (erhöhte Strahlendosis, prophylaktische Hirnbestrahlung, Vermehrung der kombiniert verwendeten Zellgifte und Erhöhung ihrer Dosis) eine Verbesserung der Heilungsquoten beim Bronchialkarzinom, besonders dem kleinzelligen, zu erzwingen, auch eine beträchtliche Steigerung der schweren Nebenwirkungen (bei bis zu 80% der Patienten) einherging. (MCINERNEY u. BULLIMORE 1977; COX et al. 1978a; CHABORA et al. 1977; LIVINGSTON et al. 1979; CATANE et al. 1979; MINNA et al. 1979a; BRERETON et al. 1979; Medical Research Council Cancer Working Party 1979; MAURER et al. 1980; BUNN u. IHDE 1981; VINCENT et al. 1981; SEYDEL et al. 1983).

Auch über einen Anstieg der therapiebedingten Todesfälle von 3 auf 40% wird berichtet (CHOI u. CAREY 1976; KENT et al. 1977; MINNA et al. 1979a; BRERETON et al. 1979; LIVINGSTON et al. 1979; SALAZAR u. CREECH 1980; VINCENT et al. 1981; CATANE et al. 1981).

Inwieweit solche – (für die Patienten!) – heroischen Anstrengungen gerechtfertigt sind, ist deshalb besonders kritisch an den Heilungsergebnissen zu prüfen.

c) Ergebnisse der Kombinationsbehandlung

Das Ziel der kombinierten Anwendung von Strahlen- und Zytostatikatherapie ist nicht so sehr die Wirkungssteigerung am Primärtumor als vielmehr die Ausweitung der Therapie auf die latenten, okkulten und die klinisch manifesten Metastasen außerhalb des Bestrahlungsgebietes. Nach intensiver Strahlentherapie sind die Fernmetastasen häufigste Todesursache oder jedenfalls Manifestation des Tumorfortschreitens, besonders bei den histologisch unreifen Typen.

Lokale Tumorprogredienz wird in 20–40% der Fälle beobachtet (LAING et al. 1975; CHOI u. CAREY 1976; KOMAKI et al. 1977; SEYDEL et al. 1979; COX et al. 1979a; SALAZAR u. CREECH 1980; PEREZ et al. 1980a; WHITE u. BOLES 1981; STANLEY et al. 1981) (Siehe Kap. C.I.3.a.α).

Weil die Metastasen zum Zeitpunkt der Diagnose des Primärtumors oft noch relativ klein sind, großenteils sogar als nur mikroskopisch nachweisbare Absiedelungen aufgefaßt werden können, geht man gewöhnlich von der Vorstellung aus, daß solche Metastasen in toto aus gut mit Sauerstoff versorgten und ernährten und daher auch proliferierenden Zellen bestünden. Danach müßten sie, im Vergleich zum großen Primärtumor mit seinem insuffizienten Kapillarsystem, eine höhere Zytostatikasensibilität aufweisen. Die Kontrolle dieser Fernmetastasierung, wenigstens für eine längere Periode, ist deshalb als das eigentliche experimentum crucis für den Wert der kombinierten Strahlenchemotherapie anzusehen. Der erste Bericht über einen solchen Versuch (mit Nitrogen Mustard) stammt wohl von ROSWIT und KAPLAN (1951). Seitdem ist mit dem fortlaufenden Bekanntwerden neuer Zellgifte und deren Kombinationsmöglichkeiten untereinander eine Flut von Veröffentlichungen erschienen.

Für die Beurteilung des Erfolges hat es sich in den letzten Jahren eingebürgert, wegen der besonderen Strahlen- und Chemosensibilität der klein(oat)zelligen Bronchialkarzinome, über diese getrennt von allen anderen histologischen Typen zu berichten. Eine weitere Unterteilung, nämlich nach Patienten mit ausgedehntem Tumorbefall (Metastasen außerhalb der vom Primärtumor betroffenen Thoraxseite) oder auf eine Thoraxseite begrenztem Tumorbefall spiegeln das Bemühen um die Selektion solcher Fälle wider, bei den ein Fortschritt demonstriert werden kann.

Der Begriff „begrenzter Tumorbefall“, im englischen Sprachgebrauch „limited disease“ (LD), wird von den Autoren nicht einheitlich definiert. Er umfaßt jedenfalls den Tumorbefund in nur einer Thoraxseite, teilweise wird dazu die gleichseitige oder auch beide Supraklavikulargruben gerechnet. Inwieweit größere Atelektasen oder Ergüsse oder die Verbreiterung des Mediastinums in die andere Thoraxseite hinein unter diesen Begriff fallen, ist meist nicht eindeutig erkennbar. Wie auch immer, klar ist, daß unter der Kategorie „begrenzter Tumorbefall“ (LD) Tumoren mit einer sehr großen prognostischen Schwankungsbreite zusammengefaßt werden. Zum Beispiel rechnet dazu ein kleiner Tumor mit (oder auch ohne) bronchopulmonale Lymphknotenmetastasen, aber auch ein faustgroßer Hilustumor mit Karina-Aufspreizung und Mediastinalverbreiterung. Dementsprechend schwanken die Angaben über den Anteil der Kategorie LD an allen kleinzelligen Tumoren von 19–50% (IHDE u. HANSEN 1981). Auch die unter der Bezeichnung „ausgedehnter Tumorbefall“, „extensive disease“ (ED), zusammengefaßten Fälle bilden keine prognostische Einheit. Einerseits befinden sich darunter Patienten, deren extrathorakale Absiedelungen nur durch umfangreiche Voruntersuchungen erkannt werden konnten (Ganzkörper-, Leber-, Hirnszintigraphie, Computertomographie von Hirn und Oberbauch, Knochenmarkbiopsie). Sie haben natürlich im Hinblick auf ihre Überlebenszeit eine andere Prognose als Patienten mit zum Diagnosezeitpunkt bereits klinisch oder röntgenologisch manifesten Knochen-, Leber- oder Hirnmetastasen. Andererseits gibt es unter dieser Kategorie Fälle mit nur einer diskreten extrathorakalen Tumormanifestation zum Zeitpunkt der Diagnose und auch solche mit multiplen manifesten Metastasen, woraus ebenfalls a priori beträchtliche (relative) Unterschiede in der Überlebenszeit herrühren dürften.

Bei Vergleichen der Ergebnisse verschiedener Behandlungsverfahren hinsichtlich der erreichten Überlebenszeit sollte man nicht ignorieren, daß es sich bei den Kategorien begrenzter und ausgedehnter Tumorbefall nicht um prognostisch auch nur einigermaßen homogene Gruppen nach der Art von Tumorstadien handelt. Das bedeutet, daß solche Vergleiche an kleinen Patientengruppen, die nach diesen Kategorien selektiert wurden, auch dann keine verallgemeinerungsfähige Aussagekraft haben, wenn die verglichenen Reihen prospektiv randomisiert aufgebaut wurden. Leider sind solche Berichte, die häufig außerdem durch nur vorausberechnete (Leipner u. Müller 1982) Überlebensstatistiken belastet sind, bisher die Regel. Deshalb meinen wir entgegen verbreiteter Auffassung, daß eine objektive zusammenfassende Aussage, ob und wann eine Kombination von Strahlen- und Chemotherapie beim Bronchialkarzinom einen Gewinn bringt, heute kaum möglich ist. Wir halten daher eine deskriptive Darstellung der Situation für notwendig. Abgesehen davon sollte man immer die schwere Belastung in Rechnung stellen, die für den Patienten die langwierige und quälende Therapie selbst bedeutet.

α) Alle Tumortypen, einzelne Zytostatika. Eine Zusammenstellung der Heilungsergebnisse, die bis etwa 1972 mit dem kombinierten Einsatz von Strahlentherapie und verschiedenen einzelnen Zytostatika erreicht wurden, findet man bei Selawry und Hansen (1973), ferner bei Seydel et al. (1975d). Zu dieser Zeit wurde in den Berichten meist noch keine Trennung nach kleinzelligen und nichtkleinzelligen Tumoren vorgenommen. Die zusätzliche Anwendung von jeweils Vinblastin, Cyclophosphamid, 5-Fluorouracil, Actinomycin D, Procarbazin, Methotrexat und Nitrogen Mustard erbrachte nach beiden Übersichten keinen Gewinn an medianer oder durchschnittlicher Überlebenszeit im Vergleich zur Strahlentherapie allein, für die bei Selawry und Hansen Mittelwerte zwischen 3,5 und 8,8 Monaten angegeben werden. Allerdings beschrieben Bergsagel et al. (1972), daß sie bei 41 Patienten ihres Krankengutes mit kleinzelligem Karzinomtyp durch die Kombination einer Strahlendosis von 4000–5000 cGy mit Cyclophosphamid eine Verlängerung der medianen Überlebenszeit auf 291 Tage erreichten gegenüber 149 Tagen bei alleiniger Strahlentherapie, während bei den 74 Patienten mit anderen Tumortypen die zusätzliche Cyclophosphamidbehandlung einen geringen Einfluß hatte.

Die vor allem im englischsprachigen Schrifttum gebräuchliche Angabe des medianen Mittelwertes der Überlebenszeit weicht etwas vom Durchschnittswert (mean) ab. Der Medianwert ergibt sich aus der Absterbekurve, wenn man vom 50%-Punkt das Lot auf die Zeitachse fällt. Die mediane Überlebenszeit ist meist etwas kürzer als die mittlere (durchschnittliche), weil letztere durch eventuelle einzelne „Langleber" am Ende der Absterbekurve beeinflußt wird (Kaufmann 1966). Der Medianwert kann nach kürzerer Versuchszeit ermittelt werden und ist deshalb heute weit verbreitet, berücksichtigt aber eben nicht die in der Tumortherapie zahlenmäßig meist begrenzten Langzeitergebnisse.

β) Nichtkleinzellige Tumoren, mehrere Zytostatika. Die neueren Resultate der Kombinationsbehandlung ab etwa 1972 sollen, entsprechend der in der Literatur üblichen Verfahrensweise, getrennt für kleinzellige und nichtkleinzellige Tumortypen dargestellt werden. Seitdem kombiniert man meistens mehrere Zytostatika zusammen mit der Strahlentherapie („multi-drug"-Chemotherapie).

Zu *vergleichenden Sammelstatistiken* für die nichtkleinzelligen Tumoren hat Sealy (1979) eine große Anzahl von Erfolgsberichten nach Höhe der Strahlendosis geordnet. In einer ersten Gruppe – meist noch Arbeiten vor 1972 – werden die Ergebnisse nach Strahlendosen unter 4000 cGy allein (unvollständige Tumordosis) und kombiniert mit verschiedenen Zytostatika dargestellt (Actinomycin D, Methotrexat, Cyclophosphamid, 5-Fluorouracil, Nitrogen Mustard). Ein Einfluß auf die mediane Überlebenszeit durch die Kombination ist nicht erkennbar. Sie beträgt 2–8 Monate. Für die zweite Gruppe mit höherer Strahlendosis über 4000 cGy und zuzüglich weiteren Zytostatika (Vinblastin, Hydroxurea, Procarbazin, neben denen der ersten Gruppe) ergeben sich zwar etwas längere mediane Überlebenszeiten von 4–13 Monaten, aber das gleiche unbefriedigende Vergleichsresultat. Es wird jedoch bereits auf eingetretene Nebenwirkungen hingewiesen. Die dritte Gruppe betrifft die Kombination von Strahlendosen meist über 5000 cGy und multi-drug-Chemotherapie. Auch hier ist eine Verbesserung der Überlebenszeiten durch die Kombination von Strahlen- und Chemotherapie nicht nachzuweisen, es kommt sogar in einem randomisierten Versuch des Autors (125 Patienten) zu einer signifikanten Reduzierung der Überlebenszeit beim Plattenepithelkarzinom.

Alle *randomisierten Einzeluntersuchungen* erbrachten das gleiche Resultat: Petrovich et al. (1977) verglichen an 345 Patienten CCNU und, bei Tumorprogredienz, Adriamycin kombiniert mit Strahlendosen von 5000–6000 cGy gegen gleiche Bestrahlung allein. Sie fanden für alle nichtkleinzelligen Typen einschließlich der sehr unreifen großzelligen Tumoren keinen Unterschied der Überlebenszeiten (6–7 Monate). Der kontrollierte Versuch der EORTC (Byar et al. 1978) an 187 Patienten, in dem Strahlentherapie gegen Strahlentherapie + Cyclophosphamid verglichen wurde, ergab ebenfalls keinen Unterschied in der medianen Überlebenszeit beider Trialarme (7,7–9,2 Monate). Zum gleichen Resultat – keine Verbesserung, evtl. sogar Verminderung der Überlebenszeiten – kommen Palmer und Kroening (1978) mit Procarbazin und Landgren et al. (1974) mit Hydroxurea sowie Spittle et al. (1979) mit ICRF 159. Neue Hoffnungen werden nun an Cis-PL-Kombinationen geknüpft (Muggia et al. 1984).

γ) Kleinzellige Tumoren, mehrere Zytostatika. Das klein(oat)zellige Bronchialkarzinom, das etwa 20–25% aller Fälle ausmacht (Selawry u. Hansen 1973; Heilmann et al. 1976; Eichhorn 1980; Bunn u. Ihde 1981) ist relativ sensibel gegen Strahlen- und Chemotherapie. Allerdings erscheint ein diesbezüglicher Vergleich mit der akuten Leukämie (Minna et al. 1979b) eher irreführend, weil ein Tumor epithelialen Ursprungs immer einen beträchtlichen Anteil nichtproliferierender – also wenig sensibler – Zellen enthält, eine maligne Systemerkrankung, die von einem Gewebe mit regenerativer Funktion abstammt, aber überwiegend aus proliferierenden Zellen bestehen dürfte.

Es soll hier nicht die Frage erörtert werden, inwieweit eine Abstammung des kleinzelligen Bronchialkarzinoms von der embryonalen Neural-Leiste, d.h. seine eventuelle Zugehörigkeit zum Hormon produzierenden sogen. APUD-Zell-System (Pearse u. Polak 1974) von Bedeutung für die hohe Strahlen- und Chemosensibilität sein könnte. Aber auch eine solche Abstammung würde ein der Leukämie vergleichbar großes Wachstumskompartiment im Tumor nicht wahrscheinlich machen.

Daher erscheint uns die Hoffnung, das frühe Generalisationsstadium dieses Tumortyps, auch wenn es überwiegend aus okkulten Metastasen besteht, mit Hilfe einer systemischen Therapie in ähnlichem Ausmaß wie die Leukämie zu beherrschen, nicht begründet. Im übrigen halten wir es im gleichen Sinn für irreführend, beim kleinzelligen Bronchialkarzinom überhaupt von einer systemischen Erkrankung zu sprechen, auch wenn der Zusatz „ab Diagnose“ angefügt wird.

Wie auch immer, die große Sensibilität gegenüber allen Zellgiften hat die Hoffnung auf durchschlagende Heilungserfolge geweckt und vor allem in den

Tabelle 5. Kleinzelliges Bronchialkarzinom, begrenzter Tumorbefall (LD), Kombinationsbehandlung

Autor	Ersch.-jahr	Methode			Anzahl Patienten	Mediane Überlebenszeit (Monate)	1-Jahres-Überlebensrate (%)	2-Jahres-Überlebensrate (%)	Bemerkungen
		Chemotherapie	Strahlen (cGy)						
Salazar u. Creech	1980	Multi-drug	Tumor	–4000	1047	11,9	42	15 (62/403)	Sammelstatistik 1972–1979 tödl. Komplikationen 3–40%
Bunn u. Ihde	1981	Multi-drug	Tumor	3000 –4000	492	11	–	17 (37/221)	Sammelstatistik 1975–1980
MRC Cancer W. Party	1979	CTX, MTX, CCNU	Tumor	3000	115	10,0	34	–	hohe Komplikationsrate (randomisiert: Strahlentherapie allein)
Maurer et al.	1980	CTX, MTX, VCR	Tumor Hirn	3200 3000	115	9,5	–	13	hohe Toxizität bei Dauerchemotherapie (randomisiert: single: multi-drug)
Hansen et al.	1980	CCNU, CTX, MTX	Tumor	4000	109	10,0	–	–	mäßige Toxizität (randomisiert lokal: ausgedehnte Strahlentherapie)
Seydel et al.	1983	CTX, CCNU	Tumor Hirn	4500 3000	107	10,3	–	6,5 (7/107)	Karnofsky-Status 70%. Random.: 110 Pat. Strahlenther. erst bei Rez./Progress. auch chemother. Ergebn.: gleiche mediane Ü.-Zt.
Vincent et al.	1981	VP-16, ADR, VCR, CCNU, CTX, MTX	Tumor Hirn	3000 –5000 3000	92	5,8	–	–	hohe Toxizität bei Dauerchemotherapie, dann mediane Überlebenszeit 13,3 Monate[a]
Niederle et al.	1982	ADR, CTX, VCR	Tumor Hirn	3000 –3600 3000	64	15,8[a]	–	–	Karnofsky-Status ∅ 70%, ∅ Alter 53 Jahre; Bestrahlung nur bei Therapieansprechern = 58 Patienten
van Houtte et al.	1979	VCR, CTX, CCNU, BLM	Tumor	4500	58	11[a]	50[a]	12	Intensive prätherapeutische Selektion
Schultz et al.	1980	CCNU, ADR, VLB	Tumor	4000	55	11	–	21,5[a]	Histologisch: small cell anaplast. Karzinom: 16 Patienten mit positivem Leber/Knochen-Scan
Fox et al.	1980	VCR, CTX, ADR, MTX	Tumor	4000	36	16[a]	69	–	nur Patienten mit Voll/Teilremission nach Chemotherapie (randomisiert: ChT allein)

Brereton et al.	1979	CTX, ADR, VCR	Tumor	3000	29	24[a]	–	–	Intensive prätherapeutische Selektion, schwere Komplikationen, 20% exitus
Shank et al.	1981	CTX, ADR, VCR, VP-16, Cis-Pl	Tumor Hirn	5000 4000	24	16	73	–	relativ geringe Toxizität
Hoffman et al.	1980	CTX, VCR, MTX, ADR, CCNU, HXM	Tumor	3000	24	18	73	20[a]	4,5% Therapie-Mortalität. Kein Erfolgsunterschied mit verschiedenen ChT-Kombinationen

[a] vorausberechnet

Tabelle 6. Kleinzelliges Bronchialkarzinom, ausgedehnter Tumorbefall (ED), Kombinationsbehandlung

Autor	Ersch.-jahr	Methode			Anzahl Patienten	Mediane Überlebenszeit (Monate)	1-Jahres-Überlebensrate (%)	2-Jahres-Überlebensrate (%)	Bemerkungen
		Chemotherapie	Strahlen (cGy)						
Salazar u. Creech	1980	Multi-Drug	Tumor	3300	554	7,0	21	2 (7/434)	Sammelstatistik 1975–1979
Bunn u. Ihde	1981	Multi-Drug	Tumor	3000	734	3–14	–	1 (5/488)	Sammelstatistik 1976–1980
Mira et al.	1982	VCR, ADR, CTX	Tumor Hirn	3000 3000	236	7	~20	<5	Bestrahlung innerh. 2 Wochen reduziert Lokal-Rezidive von 55% auf 24% gegenüber nur Chemotherapie
McCracken et al.	1980	CTX, VCR, MTX, 5FU	Tumor Hirn	3000 3000	130	6,5	–	–	–
Maurer et al.	1980	CTX, MTX, VCR	Tumor Hirn	3200 3000	110	4,7	–	3 (18 Mo)	Vergleich (randomisiert) single: multi-drug-Chemotherapie kein Unterschied
Hoffman et al.	1980	CTX, VCR, MTX, ADR, CCNU, HXM	Tumor	3000	52	8	15	0	
Niederle et al.	1982	ADR, CTX, VCR	Tumor	3000 –3600	36	9,3[a]	–	–	Bestrahlung nur bei „kompl. Respondern" = 12 Patienten
Shank	1981	CTX, ADR, VCR, VP-16, CIS-PT	Tumor Hirn	4500 3000	20	12,5	59	–	–

[a] vorausberechnet

letzten 5–6 Jahren zu einer großen Zahl von Behandlungsversuchen mit Chemotherapie allein, aber auch mit kombinierter Chemostrahlentherapie geführt. Die Resultate sind für die meisten zwischen 1972–1979 veröffentlichten Arbeiten von SALAZAR und CREECH (1980) zusammengefaßt und analysiert worden. Eine andere Sammelstatistik für die Zeit von etwa 1975–1980 haben BUNN und IHDE in einem Überblickartikel (1981) veröffentlicht. In beiden Übersichten wird zwischen Patienten mit begrenztem (LD) und ausgedehntem (ED) Tumorbefall unterschieden.

Wir haben diese Sammelstatistiken und weitere entsprechende Veröffentlichungen aus den Jahren 1980–1983 in den Tabellen 5 und 6 zusammengestellt. Daraus geht folgendes hervor: Patienten mit begrenztem Tumorbefall erreichen nach kombinierter Strahlenchemotherapie eine mediane Überlebenszeit (ab Therapiebeginn) zwischen 5, 8 und 18 Monaten, schwerpunktmäßig, d.h. bezogen auf Berichte mit mehr als etwa 50 Patienten, liegt sie bei 10–12 Monaten. Die 1-Jahres-Überlebensquoten bewegen sich zwischen 34 und 73%, jedoch für die 2 Berichte mit größeren Patientenzahlen nur zwischen 34 und 42%. Die 2-Jahres-Grenze überleben 6,5–17% dieser Patienten. Bis 1984 ist offenbar keine Verbesserung erreicht worden (MORSTYN et al. 1984).

Für Patienten mit ausgedehntem Tumorbefall ergeben sich mediane Überlebenszeiten zwischen 3–14 Monaten, schwerpunktmäßig 4,7–7 Monate. Die 1-Jahres-Quote schwankt zwischen 15 und 59% mit Schwerpunkt bei etwa 21%. Die 2-Jahres-Grenze erreichen 1–3% dieser Fälle.

Es gibt einige spezielle Zusammenstellungen von Langzeitüberlebenden bei kleinzelligen Bronchialkarzinomen nach kombinierter Therapie. Nach MINNA et al. (1979a) überlebten 12% (37/327) der Patienten mit begrenzter Tumorausdehnung (LD) die 2-Jahres-Grenze, bei ausgedehntem Tumorbefall (ED) waren es 0,8% (3/367). Mehr als 85% dieser 2-Jahres-Überlebenden hatten eine Strahlentherapie für den Primärtumor erhalten. Zu ganz ähnlichen Ergebnissen kommen PESCHEL et al. (1981) bei 17 von 245 Patienten, die 2 Jahre überlebten (7%). Sie betonen, daß die lokale Therapie eine entscheidende Rolle für Langzeit-Erfolge beim kleinzelligen Bronchialkarzinom spielt. Dagegen meinen HANSEN et al. (1980) anhand ihrer Zusammenstellung über 337 Patienten, davon 171 mit ausgedehntem Tumorbefall, bei einer Quote von 16 Überlebenden nach 18 Monaten (4,7%), daß auch mit multi-drug-Chemotherapie allein eine längere Überlebenszeit zu erreichen sei. Eine wesentliche Veränderung ist bis 1984 nicht eingetreten (MORSTYN et al. 1984).

In den meisten Arbeiten über Kombinationsbehandlung wird als Maßstab für den Therapieeffekt an erster Stelle die Bestimmung desjenigen Anteils der Patienten benutzt, bei dem eine vollständige oder teilweise Rückbildung aller Erscheinungsformen des Tumors erreicht wurde, im englischen Sprachgebrauch complete oder partial responder (CR, PR). Gegenüber alleiniger lokaler Strahlentherapie konnte der Anteil mit völliger Tumorrückbildung (klinisch, röntgenologisch, evtl. bronchoskopisch durch die Kombinationsbehandlung von 31% auf 48% vergrößert werden (SALAZAR u. CREECH 1980). Wir halten solche Angaben für problematisch, wenn dahinter die Vermutung steht, daß in gleicher Weise auch alle okkulten Tumorabsiedelungen reagiert hätten und damit die Heilungschancen entsprechend anstiegen. Die Zellen okkulter Metastasen könnten sich durchaus in einer sogenannten GO-Phase befinden (keine Proliferation), in der sie gegen Strahlen und Zytostatika wenig sensibel sind. Bisher gibt es u.E. noch keinen Nachweis dafür, daß Patientengruppen mit höherem Anteil vollständiger Remissionen auch entsprechend verbesserte Langzeitüberlebensquoten (~2 Jahre) hätten (PEREZ et al. 1981; FAHRA et al. 1983), bzw. mit gleichen Remissionsquoten für unterschiedliche Tumorstadien auch annähernd gleiche mediane Überlebensquoten produziert würden (FOX et al. 1980), obwohl natürlich „Responder" längere mediane Überlebensquoten erreichen als Patienten, die nicht auf die Therapie ansprechen (MAURER et al. 1980; VINCENT et al. 1981; NIEDERLE et al. 1982; MIRA et al. 1982). Daher erscheint uns die heute allgemein verbreitete Vorstellung abwegig, daß immer weitere Intensivierung der systemischen Therapie über immer mehr vollständige Remissionen selbstverständlich, quasi automatisch, zu mehr Langzeitheilungen führen müßte. Vielmehr ist bei disseminierten Tumoren die wesentliche Voraussetzung für einen Langzeiterfolg in einem noch einigermaßen ausbalanzierten Tumor-Wirt-Verhältnis zu suchen, das sich am besten im Allgemeinzustand des Patienten ausdrückt. Besteht diese Balance nicht mehr, ist auch von einer hochdosierten Kombinationstherapie trotz kompletter Remissionen kein anhaltender Erfolg zu erwarten. Das bestätigen MORSTYN et al. in ihrer letzten Übersichtsarbeit (1984): Mit ungewöhnlich intensiver Chemotherapie wurden zwar hohe Ansprechraten, aber eben nicht mehr Langzeitüberlebende erreicht ("only increased toxicity without substantially increased therapeutic benefit").

In diesem Sinne gibt zu denken, daß Untersuchungen der amerikanischen „Southwest-Oncology-Group" an mehr als 600 Patienten mit disseminierten kleinzelligen Tumoren für 4 verschiedene, z.T. unterschiedliche, aber hoch dosierte Regimes von „kreuzresistenten" Chemotherapeutika (VCR, ADR, CTX bzw. VP16, MTX, VCR) keinen Unterschied in der Quote kompletter und partieller Remissionen und in der medianen Überlebenszeit erbrachten und daß dabei Lokalrezidive nach vollständiger Remission ebenso häufig auftraten wie nach partieller Remission, wenn nicht eine Thoraxbestrahlung hinzugefügt wurde (MIRA et al. 1982). Eine andere amerikanische Gemeinschafts-Untersuchung an mehr als 200 Patienten mit regional begrenzten kleinzelligen Tumoren, prospektiv und randomisierte angesetzt, prüfte den Wert der prophylaktischen Kombination einer multi-drug-Chemotherapie (CTX + CCNU) mit Strahlentherapie gegenüber der gleichen Strahlenbehandlung, aber Einsatz der gleichen Chemotherapie erst beim Auftreten von Metastasen oder Rezidiven. Hier ging es also um den frühest möglichen Einfluß auf mehr kleine, okkulte Absiedlungen. Die prophylaktische Chemotherapie führte nicht zu einer signifikanten Verbesserung der medianen Überlebenszeit oder Remissionsquoten (SEYDEL et al. 1983). Beide Untersuchungen bestätigen, daß

1. die Remissionsquoten kein zuverlässiger Prognoseindikator sind und keineswegs ein entsprechendes Ansteigen der Langzeitresultate garantieren und
2. Art und Zeitpunkt der systemischen multi-drug-Chemotherapie ihr Langzeitergebnis anscheinend wenig beeinflussen, auch bei noch regionaler Erkrankung, d.h. mehr okkulter Metastasierung.

Am Rande sei vermerkt, daß eine nur auf „Responder" beschränkte Überlebensstatistik (etwa nach Kombinationsbehandlung), wenn sie besser ist, keine

Verbesserung des Therapieerfolges, sondern nur einen selektionsbedingten statistischen Gewinn anzeigt und einen Vergleich mit unselektierten Reihen nicht erlaubt.

Besonderer Erwähnung im Zusammenhang mit der kombinierten Strahlen-Chemotherapie des kleinzelligen Bronchialkarzinoms bedarf die Frage der prophylaktischen Bestrahlung des Gehirns. Es besteht kein Zweifel, daß mit prophylaktischen Strahlendosen zwischen 2000 cGy und 4000 cGy die Quote der Hirnmetastasen drastisch reduziert wird (etwa von >20 auf <5%), allerdings ohne daß damit eine Verlängerung der Überlebenszeit erreicht würde (Choi u. Carey 1976; Cox et al. 1978b; Matthews 1979; Livingston 1979; Seydel et al. 1979; Maurer et al. 1980; Salazar u. Creech 1980; Stanley et al. 1981; Byhardt et al. 1981b; Seydel et al. 1983).

Baglan u. Marks (1981) haben jedoch bei eigenen 39 Patienten festgestellt, daß die Bestrahlung des Gehirns erst *nach* dem Auftreten von Symptomen in 64% der Fälle zur anhaltenden Vollremission führte. Daraufhin haben sie in einer vergleichenden Sammelstatistik (525 bzw. 223 Patienten) nachgewiesen, daß durch die prophylaktische Bestrahlung gegenüber der symptomatischen Bestrahlung des Gehirns kein wesentlicher Gewinn an symptomfreien Fällen erreicht wird. Das bedeutet, daß $^3/_4$ der Patienten die Bestrahlung des Gehirns erspart werden kann, wenn man auf die prophylaktische Anwendung verzichtet.

Ajaikumar und Barkley (1979), die am Krankengut des M.D. Anderson-Hospitals zum gleichen Ergebnis kommen, weisen darauf hin, daß außerdem bei fortbestehendem vitalen Tumor an irgend einer Stelle eine erneute Metastasierung in das Gehirn nicht verhindert wird. Da sich nach Untersuchungen von Komaki et al. (1981) die prophylaktische Bestrahlung am drastischsten bei den längere Zeit (24 Monate) Überlebenden auswirkt, sollte man nur bei Patienten mit ausgesprochen guter Chance (lokal sehr begrenzter Tumor) eine prophylaktische Bestrahlung einsetzen, obwohl diese für den Patienten subjektiv symptomlos verläuft.

d) Zusammenfassung

Die Kombination von Strahlen mit Zellgiften zur Therapie des Lungenkrebses wird seit 30 Jahren erprobt. Im letzten Jahrzehnt wurde die Intensität dieser Kombinationsbehandlung bis zur Toleranzgrenze des Organismus gesteigert. Offenbar ist in der Erfolgsentwicklung nun ein „Plateaustadium" erreicht (Cohen 1980a). Es erscheint daher angebracht, den derzeitigen Leistungsstandard mit dem alleiniger, zwar nur lokal wirksamer, dafür aber auch das Allgemeinbefinden kaum beeinträchtigender Strahlenbehandlung zu vergleichen, um den Gewinn, d.h. vor allem den zusätzlichen Einfluß auf die Fernmetastasen, abwägen zu können. Der Vergleich führt – zusammengefaßt – zu folgenden Feststellungen:

1. Für die *nichtkleinzelligen Tumortypen* ist ein Gewinn durch das Hinzufügen einer multi-drug-Chemotherapie zur Bestrahlung bisher nicht nachzuweisen. Im Hinblick auf die schwere Allgemeinbelastung des Patienten ist die Kombination daher nicht indiziert.

2. Bei den *klein(oat)zelligen* Tumoren kann das Ergebnis der Kombination von intensiver multi-drug-Chemotherapie und Bestrahlung für die Kategorie „begrenzter Tumorbefall" mit den folgenden Kenndaten charakterisiert werden: (Tabelle 5, s. Abschn.C.I.4.c)

- Mittelwert der Überlebenszeit: 10–12 Monate (median)
- 1-Jahres-Überlebensquote: 34–42%
- 2-Jahres-Überlebensquote: 6,5–17%
- Bisher keine Berichte über Dauerheilungen (Ausnahme bei sehr kleiner Patientenzahl, SMITH et al. 1981).

Vereinzelte Angaben über wesentlich höhere Werte für die mittlere Überlebenszeit (~24 Monate, BRERETON et al. 1979) und die 1-Jahres-Quote (~70%, GRECO et al. 1979; FOX et al. 1980; SHANK et al. 1981) sind wegen der kleinen Patientenzahlen nicht zu verallgemeinern und wahrscheinlich selektionsbedingt.

Man sollte nicht vergessen, daß mit rein lokaler Behandlung (Operation+Strahlentherapie) bei kleiner Patientenzahl 24% 4-Jahres-Überlebende erreicht wurden (BATES et al. 1974) und von 500 operierten (366 resezierten) Patienten mit oat-cell-Karzinomen 10% (bzw. 13,7%) 5 Jahre überlebten (Lancet editorial 1980). Eine kurativ wirksame regionale Behandlung wie die Bestrahlung kann also bei entsprechender strenger Selektion (die ja heute sehr effektiv ist) auch ohne jede systemische Therapie zu relativ hohen Heilungsquoten führen.

3. Im Vergleich dazu gelten für reine Strahlenbehandlung (ausreichende Dosis vorausgesetzt) folgende Kenndaten: (Tabelle 2, s. Abschn. C.I.1.c)

- Mittelwert der Überlebenszeit: 8,3 Monate (median). 11 Monate (mittlere) (FOX u. SCADDING 1973; EICHHORN 1980; SALAZAR u. CREECH 1980)
- 1-Jahres-Überlebensquote: 14–30% (FOX u. SCADDING 1973; EICHHORN 1980; HOLSTI u. MATTSON 1980; SALAZAR u. CREECH 1980)
- 2-Jahres-Überlebensquote: 6–11% (FOX u. SCADDING 1973; EICHHORN 1980; SALAZAR u. CREECH 1980)
- 5-Jahres-Überlebende: 2,5–7,8% (FOX u. SCADDING 1973; SCHUMACHER 1976; EICHHORN 1980).

4. Für die Kategorie „ausgedehnter Tumorbefall" wird mit der Kombinationsbehandlung eine mediane Überlebenszeit von durchschnittlich 7 Monaten erreicht, aber nur 1–<5% der Patienten überleben die 2-Jahresgrenze (Tabelle 6, Abschn. C.I.4.c.γ). Vergleichszahlen für reine Strahlentherapie stehen hier nicht zur Verfügung, da im radiologischen Schrifttum bisher nicht getrennt über diese Kategorie berichtet wird. Hier kann nur auf den randomisierten Versuch von LAING et al. (1975a) hingewiesen werden, wonach eine multi-drug-Chemotherapie (ohne lokale Strahlentherapie) zu kürzeren Überlebenszeiten führte als lokale Strahlentherapie allein.

Bei diesem Stand ist nach unserer Ansicht die heute übliche generelle Empfehlung zur intensiven Kombinationsbehandlung für die kleinzelligen Tumoren nicht begründet. Vielmehr muß für jeden individuellen Fall abgewogen werden, ob der Gewinn von einigen Monaten an medianer Überlebenszeit im richtigen Verhältnis steht zu der massiven Beeinträchtigung der Lebensqualität, die während der Dauer einer aggressiven zytotoxischen Therapie, also mindestens über 3–4 Monate, unvermeidlich ist. Ganz entschieden wird diese Ansicht von AJAI-

Kumar und Barkley (1979) vertreten, die anhand vergleichender Untersuchungen am Krankengut des M.D. Anderson-Tumor-Institutes aus den Jahren 1965–1967 (nur Strahlentherapie, z.T. mit 1 Zytostatikum kombiniert, 56 Patienten) gegenüber der Periode 1974–1976 (Bestrahlung plus multi-drug-Chemotherapie, 107 Patienten) eine Verlängerung der medianen Überlebenszeit um ungefähr 4 Wochen auf Kosten erheblicher Morbidität und gelegentlicher Letalität feststellen. Im Gegensatz dazu verursacht die Hochvolttherapie kein allgemeines Krankheitsgefühl und trotz Dosierungen um 4500 cGy nur bei einem Teil der Patienten eine in 2 Wochen abklingende Ösophagitis.

Nach nunmehr verbreiteter Einführung der neuen Methoden zur prätherapeutischen Ausbreitungsdiagnostik sind daher randomisierte Vergleiche zwischen gezielter palliativer Metastasenbestrahlung gegenüber aggressiver, aber eben auch nur palliativer Chemotherapie als Zusatz zur Primärtumorbestrahlung notwendig. Auf die ebenfalls notwendige Erprobung der subjektiv symptomlosen systemischen Strahlentherapie sei in diesem Zusammenhang nochmals hingewiesen (s. Abschn. C.I.2.b.β). Es ist zu klären, ob mit diesen Methoden nicht gleiche Resultate bei wesentlich schonenderem Vorgehen für den Patienten und zudem mit erheblich geringerem ökonomischen Aufwand erreicht werden können. Weiterhin ist an eine Kombination dieser Methoden mit einer weniger aggressiven zytostatischen Dauertherapie zu denken.

Außerdem muß auf die randomisierten Versuche von Seydel et al. (1983) mit über 200 Patienten (kleinzellige lokal begrenzte Tumoren) hingewiesen werden, wonach intensive Chemotherapie (CTX + CCNU) prophylaktisch zusammen mit lokaler Strahlenbehandlung appliziert nicht zu besseren medianen Überlebenszeiten und lokalen Remissionsquoten führte als eine gleiche Strahlenbehandlung, der erst beim Auftreten von Rezidiven bzw. Metastasen eine gleiche Chemotherapie angefügt wurde.

Eine ausschließliche Zytostatikatherapie führt bei kleinzelligen Tumoren mit begrenzter Tumorausbreitung zu ähnlichen Remissionsquoten wie die Kombination mit Bestrahlung. Deshalb wurde die Strahlenbehandlung von vielen Autoren schon als nicht mehr notwendig angesehen (Bunn et al. 1979; Cohen et al. 1979, 1980b; Minna et al. 1979a).

Inzwischen ist aber zu Tage getreten, daß

- auch Patienten mit kompletten Remissionen ohne Strahlenbehandlung in hohem Maße zu Lokalrezidiven neigen (Mira et al. 1982; Byhardt et al. 1981a u. b).
- die Rezidivquote im Thorax durch die Kombination mit Strahlentherapie um ~50% vermindert wird (Salazar u. Creech 1980; Mira et al. 1982; Fox et al. 1982),
- nennenswerte Zahlen an Langzeitremissionen nur mit der Kombinationsbehandlung erreicht werden (Minna et al. 1979a; Fox et al. 1980; Perez et al. 1981; Peschel et al. 1981).
- die mediane Überlebenszeit bei Kombinationsbehandlung verbessert wird (~10%) (Salazar u. Creech 1980; Bunn u. Ihde 1982).

Vor allem bei den weniger fortgeschrittenen Tumoren sollte man daher keinesfalls auf die frühzeitige Bestrahlung der Primärgeschwulst (und klinisch faßbaren Metastasen) verzichten.

Auf die Notwendigkeit einer ausreichenden Strahlendosis (>4500 cGy) zur Rezidivprophylaxe muß hingewiesen werden. AJAIKUMAR und BARKLEY (1979) betonen mit Recht, daß andernfalls der kleinen Gruppe kurabler, weil noch lokal begrenzter Tumoren die Heilungs-Chance vorenthalten wird.

5. Andere Verfahren zur Kombination mit Strahlentherapie

a) Immuntherapie

Bronchialkarzinompatienten weisen eine ausgeprägte Unterdrückung der Immunantwort auf, gemessen an der Hautreaktion und Lymphozytenaktivität (ISRAEL 1976; HOLMES 1981). Daher wurden etwa seit 1973/74 verschiedene unspezifische *Immuntherapeutika* (deren Wirkungsmechanismus noch wenig verstanden wird) mit der Strahlenbehandlung kombiniert (HOLMES 1981). Die bekanntesten Agentien sind Bazillus Calmette-Guerin (BCG), Coryne-Bacterium parvum, Levamisole und Extrakte aus BCG-Wand. Die Applikation erfolgte intratumoral, intrapleural, intradermal, aber auch, im Falle von Levimasole, das als „Immunstimulator" wirken soll, oral. Nebenwirkungen in Form entzündlicher Reaktionen werden beschrieben, sind aber auch nicht systematisch abgeklärt.

Die Ergebnisse der klinischen Erprobung reichen, gemessen an der Überlebenszeit, von

- „kein Unterschied" (MCCRACKEN et al. 1980), randomisierter Versuch an 254 Patienten mit metastasierenden kleinzelligen Tumoren über
- „Eher negativer Effekt" (RUCKDESCHEL et al. 1980, zit. nach MCKNEALLY 1981), Versuch bei 14 Patienten mit fortgeschrittenen nicht-kleinzelligen Tumoren und
- „eine leichte Verlängerung" (PINES 1980), randomisierter Versuch an 50 Patienten mit inoperablen Plattenepithelkarzinomen bis zu
- „deutliche Verbesserung" (YAMAMURA et al. 1979), Untersuchung bei 256 inoperabler Strahlentherapiepatienten mit Tumoren aller Typen gegenüber „historischer" Kontrollserie.

Ein eindeutiger Gewinn durch die Kombination von Immun- und Strahlentherapie wurde bisher u.E. nicht nachgewiesen. Da die Ergebnisse bei prä- und postoperativer Kombination mit Resektionen anscheinend etwas günstiger sind, kann man wohl annehmen, daß die heutige unspezifische Immuntherapie bei den fortgeschritteneren Tumorstadien der Strahlentherapeuten keine nachweisbare Wirkung entfalten kann (RITTS 1979). Die Methode erscheint für die routinemäßige klinische Anwendung noch nicht reif.

b) Hyperthermie

Eine weitere tumorwirksame Behandlungsmethode, die zur Kombination mit der Strahlentherapie geeignet erscheint, ist die *Hyperthermie*. Im Zellkultur- und Tierexperiment ist die streng mit der Temperatursteigerung korrelierte Schädigung oder Abtötung von Tumorzellen ab 41–42° C nachgewiesen, also bei für Normalzellen eben noch tolerablen Werten (Hoffmann 1953, 1955; Overgaard 1978; Ben-Hur et al. 1978; Field 1978). Eine Literaturübersicht findet sich bei Dietzel (1975).

Kasuistik über Tumorbeeinflussung beim Menschen durch Hyperthermie allein und in Kombination mit Bestrahlung gibt es seit längerem (Hoffmann 1957; Lampert 1970; Johnson 1978; Hornback et al. 1979; Sugaar u. LeVeen 1979; Larkin 1979; Bicher et al. 1980; Arcangeli et al. 1983). Der Wirkungsmechanismus der Hyperthermie ist offenbar verschieden von dem der ionisierenden Strahlung. Er betrifft sowohl eine direkte Schädigung der Tumorzelle als auch ihre Sensibilisierung gegenüber Strahlen. Im Gegensatz zur Strahlentherapie wirkt Hyperthermie verstärkt auf schlecht ernährte hypoxische Zellen. Außerdem speichern Tumoren wegen ihrer schlechten Durchblutung („Kühlung") lokal applizierte Wärme stärker als die Normalgewebe (Hahn 1974; Overgaard u. Bichel 1977; Dewey et al. 1977; Suit u. Gerweck 1979; Mäntylä 1979). Die Kombination erscheint daher sinnvoll.

Besonders eingehend ist diese Frage von von Ardenne untersucht worden, in dessen „Krebs-Mehrschritt-Therapie-Konzept" die Hyperthermie eine zentrale Stellung einnimmt. Auch die Methoden für eine klinisch anwendbare allgemeine und lokale Hyperthermie wurden von ihm wohl zuerst entwickelt (von Ardenne 1978). Im klinischen Versuch sind die Ergebnisse bisher aber nicht überzeugend. In einer kleinen, jedoch randomisierten Versuchsreihe an 38 Patienten mit kleinzelligem Bronchialkarzinom konnte eine Wirkungssteigerung der Strahlentherapie durch Kombination mit Ganzkörperhyperthermie am Primärtumor nicht nachgewiesen werden. Dagegen wurde ein deutlicher Trend zur Überlebenszeit-Verlängerung (etwa Verdopplung) bei den kombiniert behandelten Patienten festgestellt (Lippmann et al. 1981). Einen neuen Überblick gibt das editorial von Perez (1984).

Die Bedeutung der Kombination von Hyperthermie und Strahlentherapie muß weiter geprüft werden, weil eine Wirkungssteigerung ohne zusätzliche Schädigung der Normalgewebe auch in der Klinik möglich erscheint. Als Adjuvans zur systemischen Strahlentherapie wäre das gerade für die Behandlung des Bronchialkarzinoms von Bedeutung. Die Problematik liegt vordergründig in den technischen Möglichkeiten zur Erzeugung einer kontrollierten lokalen und Ganzkörper-Hyperthermie.

c) Sauerstoff und Strahlensensibilisatoren

Als Kombinationsbehandlung im weiteren Sinne könnte auch die Anwendung von *Sauerstoff* oder sogen. *elektronenaffiner Substanzen* zur Steigerung der Strahlenwirkung betrachtet werden, obwohl diese Methoden selbst keine (oder keine wesentliche) Tumorwirkung haben.

Mangel an Sauerstoff im Gewebe reduziert die Strahlenwirkung. Diese schon 1921 von Holthusen beschriebene Beobachtung ist auf die verminderte Radikal-Bildung bei herabgesetzter Sauerstoffspannung zurückzuführen (Abschn. B.I). Bereits die Verringerung des Blut-Hämoglobins unter 12 mg% soll die Zerstörung eines Tumors durch Strahlenbehandlung merklich beeinträchtigen (Bush et al. 1978).

Durch Einatmen eines Gasgemisches aus 95% O_2 + 5% CO_2 bei normalem atmosphärischen Druck oder von reinem Sauerstoff in einer O_2-Überdruckkammer (2–3 atü) wird zusätzlicher Sauerstoff im Blutserum gelöst und so an hypoxische Tumorbezirke herangebracht. Dort gleicht er die durch Hypoxie verursachte Einschränkung der Strahlenwirkung aus. An den mit Sauerstoff ohnehin gesättigten Normalgeweben bleibt das zusätzliche Angebot wirkungslos.

Die klinische Erprobung der O_2-Überdruckstrahlentherapie, begonnen durch CHURCHILL-DAVIDSON et al. (1955) verlief eher enttäuschend, wenn man die Verbesserung der Überlebensquoten als Maßstab nimmt (KÄRCHER et al. 1967; VAN DEN BRENK 1968; HENK et al. 1977; DISCHE 1978; WATSON et al. 1978). Die lokale Wirkungssteigerung am bestrahlten Primärtumor konnte nachgewiesen werden, aber hinsichtlich der Überlebenszeit-Verbesserung beim Bronchialkarzinom blieben die Aussagen von 2 Versuchreihen widersprüchlich (FOWLER 1979; SUIT u. SCOTT 1980). Die Handhabung der speziell für die Strahlentherapie konstruierten Überdruckkammern ist jedoch so aufwendig (und nicht ungefährlich), daß man die O_2-Überdrucktherapie wieder verlassen hat. Auch die Anwendung von reinem Sauerstoff bei normalem atmosphärischen Druck führte nicht zu befriedigenden Resultaten hinsichtlich der Heilungsraten (ABE et al. 1977), so daß sie ebenfalls wieder verlassen wurde (HENK 1981).

Die sogenannten *elektronenaffinen Substanzen,* welche die durch Ionisation entstehenden Elektronen aufnehmen und transportieren können, wirken prinzipiell in der gleichen Weise wie Sauerstoff. Weil sie aber nicht wie der Sauerstoff im Stoffwechsel verbraucht werden, können sie in hypoxische Tumorgebiete gelangen und dort als Radikalspender d.h. als Sensibilisatoren für Strahlung wirken (FOWLER 1979). Experimentell ist diese Wirkung gesichert (ADAMS u. FOWLER 1976; FOWLER 1980; MAGDON 1981). In der Klinik sind Imidazolderivate in Erprobung (URTASUN et al. 1977; DISCHE u. SAUNDERS 1978; KOGELNIK et al. 1980; DISCHE u. SAUNDERS 1982; BRADY et al. 1982). Das Problem liegt in ihrer Toxizität (Magen-Darm, Nerven) bei einem Blutspiegel, der zur Strahlensensibilisierung knapp ausreicht. Bisher stehen überzeugende therapeutische Erfolge noch aus (SAUNDERS et al. 1982; PANDURO et al. 1983; BROWN 1984). Die „Radiosensitizer" können aber anscheinend vorteilhaft mit Hyperthermie kombiniert werden und wirken am besten bei höheren Einzeldosen. Daher sind sie auch für eine Kombination mit systemischer Strahlentherapie interessant.

d) Radioprotektive Substanzen und Ganzkörper-Hypoxie

Auch das umgekehrte Konzept, die Kombination strahlenprotektiver Maßnahmen mit der Strahlentherapie, wird erprobt. Die Versuche, durch bestimmte Substanzen mit radioprotektiver Wirkung oder durch Ganzkörperhypoxie die normalen Gewebe, nicht aber den Tumor, gegen die Strahlung zu schützen, sollen hier nur erwähnt werden, weil sie noch keine klinische Relevanz erlangt haben.

Die wichtigsten *radioprotektiven Substanzen* sind die Derivate des Cysteamins. Ihre Sulfhydril(SH)-Gruppen vermindern den Sauerstoffeffekt („Radikalfänger"). Sie schützen damit vorwiegend enoxische Normalgewebe, außerdem dringen sie wegen ihrer geringen Diffusibilität (große Moleküle) weniger in den Tumor ein. Sie können daher in Kombination mit Strahlensensitizern verwendet werden, die frei diffusibel sind. Die Abstimmung beider Agentien aufeinander hinsichtlich Dosis und Zeit ist schwierig und individuell unterschiedlich. Negative Wirkungen sind daher möglich. Im Tierversuch wurden aber erstaunliche Kombinationswirkungen (Schutz plus Sensibilisierung) erreicht (zit. nach Salazar u. Zagras 1981; Yuhas 1982; Adams 1982).

Die *Ganzkörperhypoxie,* erzeugt durch Einatmen eines Gasgemisches mit nur 10% O_2-Anteil, verfolgt das gleiche Ziel, nämlich Schutz normaler Gewebe, indem man sie vorübergehend hypoxisch macht, so daß die Dosis für den Tumor erhöht werden kann (Yarmonenko 1980). Es wurden bereits erste Strahlenbehandlungen unter Ganzkörperhypoxie durchgeführt (Aliev et al. 1978; Strelkov et al. 1979).

e) Antikoagulantien

Als Letztes soll die Kombination von Strahlen- und zytostatischer Therapie mit *Antikoagulantien* erwähnt werden. Fibrin spielt eine noch nicht aufgeklärte Rolle bei der Reduplikation der Tumorzellen und beim Auswachsen disseminierter Zellkloni zu proliferierenden Metastasen (Übersicht über experimentelle und klinische Untersuchungen bei Elias 1976; Zacharski et al. 1981). In einem kontrollierten klinischen Versuch wurden 50 Patienten mit kleinzelligem Bronchialkarzinom (z.T. fortgeschrittene Tumoren) einer kombinierten multi-drug-Chemo- und Strahlentherapie und randomisiert zusätzlich der Behandlung mit einer gerinnungshemmenden Substanz unterzogen (Zacharski et al. 1981). Die mediane Überlebenszeit der mit „Warfarin“ (Coumarin) zusätzlich behandelten Patienten war mit 50 Wochen mehr als doppelt so lang wie die der Kontrollgruppe. Da die bisherigen spärlichen klinischen Ergebnisse nicht eindeutig sind, sollte diese das subjektive Befinden der Patienten nicht beeinträchtigende Zusatzbehandlung weiter untersucht werden.

II. Strahlentherapie beim operablen Bronchialkarzinom

1. Postoperative Strahlentherapie

a) Indikationen

Die postoperative Strahlenbehandlung verfolgt zwei unterschiedliche Ziele. Entweder soll die Vernichtung okkulter Tumorzellkloni erreicht werden, um Rezidive im Gebiet des Primärtumors und der regionalen Lymphabflüsse, die ja niemals vollständig reseziert werden können zu verhindern, oder erkennbar zurückgelassene Tumorreste müssen zerstört werden.

Es bestehen kaum Zweifel, daß mit Strahlendosen von 2000–5000 cGy sehr kleine Tumorzellabsiedelungen mit großer Wahrscheinlichkeit vernichtet werden, nachdem gezeigt werden konnte, daß selbst großer Bronchialkarzinome nach Dosen von 4500–6000 cGy in 40–50% der Fälle histologisch nicht mehr nachzuweisen sind (s. Abschn. C.I.1.c). Für okkulte supraklavikuläre Metastasen des Bronchialkarzinoms haben das EMAMI et al. (1978) in einem Versuch demonstriert. Die prophylaktische Bestrahlung mit 4500–5000 cGy bewirkte eine fast vollständige Verhinderung der Metastasenentwicklung, d.h. es trat nur bei 1 von 79 Patienten (1,3%) später eine Metastase auf, wogegen von 153 nicht prophylaktisch bestrahlten Patienten 21 (14%) supraklavikuläre Metastasen ausbildeten.

Der Grad der Wahrscheinlichkeit, daß nach der Resektion okkulte Tumorzellkloni zurückbleiben, ist vom Tumorstadium bei der Resektion abhängig. Patienten ohne Lymphknotenbeteiligung (bei der Resektion) haben eine 5-Jahres-Überlebenschance von ~60% und nur ein Risiko von etwa 20%, an ihrem Tumor wieder zu erkranken. Dieses Risiko nimmt mit zentralwärts fortschreitendem Befall der Lymphregionen ständig zu. Bei Nachweis von Metastasen allein in den Hiluslymphknoten überleben noch ~39%, bei mediastinaler Lymphknotenmetastasierung noch ~17%, aber bei Befall der subcarinalen Lymphknoten nur noch 4% die 5-Jahres-Grenze und bei extranodaler Ausbreitung ist die Prognose noch schlechter (NARUKE et al. 1978; Zusammenstellung bei GREEN 1981). Am eigenen Krankengut registrierten wir, wenn alle Lymphknoten bei der Resektion histologisch frei von Tumor erschienen, nach 1 Jahr doch 39 Tumorwiedererkrankungen bei 110 Patienten (35%), davon etwa die Hälfte ausschließlich im Mediastinum und der operierten Thoraxseite (EICHHORN 1960). MATTHEWS et al. (zit. nach GREEN 1981) fanden schon 30 Tage nach kurativer Resektion in 46 von 186 Autopsien Tumor-Wiedererkrankungen, davon ebenfalls die Hälfte im regionalen Bereich. Zwei weitere kleinere derartige Untersuchungsreihen kommen zum gleichen Ergebnis (Zusammenstellung bei GREEN 1981). Es muß ausdrücklich darauf hingewiesen werden, daß nur Patienten mit noch regional begrenzter okkulter Aussaat der postoperativen Strahlentherapie mit Aussicht auf Verbesserung der Überlebensraten zugänglich sind, d.h. nur ein kleiner Teil des gesamten operablen Krankengutes, der aber nicht zuverlässig selektiert werden kann. Die Indikation für eine prophylaktische postoperative Therapie ist damit, wie bei allen Tumoren mit hoher Generalisierungsneigung, problematisch.

Für solche Patienten, bei denen die Tumorresektion nicht oder nicht sicher „im Gesunden“ möglich war, ist die Indikation zur postoperativen Bestrahlung scheinbar nicht problematisch. Auch relativ kleine Tumoren, evtl. ohne Lymphknotenbeteiligung, können so weit im Hauptbronchus vorgewachsen sein, oder sie haben das Pericard oder die Wand großer Gefäße befallen, daß eine sichere radikale Entfernung nicht gelingt. Eine postoperative Bestrahlung wenigstens für solche kritischen Regionen erscheint dann bei der heutigen Bestrahlungstechnik naheliegend. Für die Beherrschung des lokalen Tumorrestes ist sie sicher auch aussichtsreich, hinsichtlich nachweisbarer Überlebenszeit-Verbesserung unterliegt sie jedoch der gleichen Problematik wie die prophylaktische Nachbestrahlung.

b) Methoden und Technik

Die prophylaktische Nachbestrahlung soll jedenfalls den Bronchialstumpf, das gesamte Mediastinum und die gleichseitige Supraklavikulargrube erfassen.

Ob auch die operierte Pleurahöhle voll bestrahlt wird, muß individuell entschieden werden (Tumorsitz, Restlunge). Man wird daher, besonders nach Lobektomien, mit genau angepaßten Stehfeldern arbeiten. Für die Bestrahlung nach nicht oder nicht sicher im Gesunden erfolgter Resektion kommt dagegen eine an die kritische Region angepaßte Pendelbestrahlung am ehesten in Betracht, wenn man nicht außerdem die Indikation zur prophylaktischen Nachbestrahlung sieht. Die Dosis sollte bei wenigstens 4500 cGy, besser 5000 cGy, liegen und täglich (5mal wöchentlich) mit kleinen Einzeldosen (180 cGy) verabreicht werden. Die Vernarbungsvorgänge, vor allem am Bronchialstumpf, müssen vor Bestrahlungsbeginn schon zu einem sicheren Verschluß der Nähte geführt haben, eine Wartezeit von 2–3 Wochen nach der Operation ist also einzuhalten.

c) Ergebnisse

In drei randomisierten Versuchen mit größeren Patientenzahlen (PATERSON u. RUSSELL 1962, Zit. nach GREEN 1981; BANGMA 1971; VAN HOUTTE et al. 1980) konnte ein Gewinn an Überlebenszeit (in den 3- bzw. 1- bzw. 5-Jahres-Überlebensquoten) nicht nachgewiesen werden. Es ist daher verständlich, daß die prophylaktische postoperative Bestrahlung allgemein als nicht effektiv angesehen und deshalb wenig praktiziert wird. Man muß aber davon ausgehen, daß es eine bestimmte Patientengruppe (mit nur regionaler, okkulter Metastasierung) gibt, die in hohem Maße davon profitieren könnte. Darauf haben alle 3 randomisierten Untersuchungen keine Rücksicht genommen, indem Patienten aller operabler Stadien und histologischer Typen pauschal nachbestrahlt wurden. GREEN et al. (1975) verglichen daher die Ergebnisse nach postoperativer prophylaktischer Bestrahlung bei Patienten mit und ohne Lymphknotenmetastasierung zum Zeitpunkt der Resektion, gegenüber den nur chirurgisch behandelten Fällen (219 Resektionen, nicht randomisiert). 125 Patienten wurden kombiniert behandelt, 94 nur operiert. Gravierende Gewinne in der 5-Jahres-Überlebensquote wurden vor allem bei den Patienten mit Lymphknotenmetastasierung beobachtet (nur Operation: 1 von 30 Patienten 5-Jahres-Überlebender; Operation + Bestrahlung: 23 von 66 Patienten 5-Jahres-Überlebende). Sie betrafen sowohl die anaplastischen als auch die Plattenepithel- und Adenokarzinome. Bei den Fällen ohne Lymphknotenmetastasierung zum Zeitpunkt der Operation schien sich die Nachbestrahlung nur bei den anaplastischen Typen deutlich auszuwirken.

Wir sind daher der Ansicht, daß die Frage des Wertes der postoperativen prophylaktischen Bestrahlung nicht abgeklärt ist, vielmehr erneut in einem randomisierten Versuch untersucht werden muß, und zwar bei Patienten mit interlobären, hilären und mediastinalen Lymphknotenmetastasen (ohne extranodale Ausdehnung) zum Zeitpunkt der Operation.

Für die Ergebnisse der Nachbestrahlung bei nicht oder nicht sicher im Gesunden resezierten Patienten haben wir leider keine informativen Veröffentlichungen gefunden.

2. Präoperative Strahlentherapie

a) Indikationen

Es sollte vorausgeschickt werden, daß grundsätzlich immer dann, wenn eine postoperative Bestrahlung für notwendig gehalten wird, die präoperative Bestrahlung wirksamer gewesen wäre. Dafür gibt es strahlenbiologische Begründungen. Die gestörte Mikrozirkulation als Folge multipler Blut- und Lymphgefäßverschlüsse durch den Eingriff dürfte zur verminderten Nährstoff/Sauerstoffversorgung disseminierter Tumorzellen führen. Das aber heißt Reduzierung der Strahlensensibilität wie bei Tumorruhezellen. Empirische Beobachtungen, wonach die Lokalrezidivquote bei verschiedenen Tumoren durch Vorbestrahlung stärker reduziert wird als durch Nachbestrahlung, stützen diese Hypothese.

Die Vorbestrahlung zur Operation hat wie die Nachbestrahlung die prophylaktische Zielstellung, regional disseminierte Tumorzellkloni, die nicht reseziert werden können, zu vernichten. Die Vorbestrahlung kann aber außerdem entscheidend die Vitalität jener Zellen des Primärtumors vermindern, die bei den späteren operativen Manipulationen unvermeidlich ausgestreut werden (SMITH et al. 1958; COLE et al., zit. nach NIAS 1971). Dafür gibt es eindrucksvolle tierexperimentelle Untersuchungen (HOYE u. SMITH 1961; NIAS 1971). Außerdem hat die präoperative Bestrahlung auch eine direkte therapeutische Zielstellung, nämlich die Verkleinerung fraglich operabler oder sogar inoperabler Tumoren, so daß sie rezesiert werden können.

Für die Aussichten, durch Vorbestrahlung auf dem Wege über regionale Sanierung von okkulten Tumorabsiedelungen zur Verbesserung der Überlebensquoten beizutragen, gilt das, was diesbezüglich zur prophylaktischen Nachbestrahlung gesagt wurde, gleichermaßen. Nur eine zahlenmäßig begrenzte Gruppe mit lokalem *und* regionalem, aber *nicht* zugleich generalisiertem Tumorbefall hat diese Chance. Eine Untersuchung an unserem Krankengut (99 Autopsien nach erfolgreicher Resektion) ergab dafür eine Quote von knapp 25% (EICHHORN 1965). Das stimmt mit gleichartigen Untersuchungen von MATTHEWS (zit. nach GREEN 1981) überein. Diese Gruppe kann aber präoperativ von der Mehrzahl der Patienten nicht zuverlässig separiert werden. Die Indikation zur prophylaktischen Vorbestrahlung ist also ebenso problematisch wie zur Nachbestrahlung, zumal kein operativer Lymphknotenbefund vorliegt. Dagegen sind die Chancen, durch Tumorverkleinerung bei fraglich resezierbaren Geschwülsten die Resektionsquote zu erhöhen, durch mehrere klinische Untersuchungsreihen bestätigt (BROMLEY u. SZUR 1955; PAULSON et al. 1962; BLOEDORN et al. 1964; EICHHORN 1965). An unserem Krankengut wurde die Quote der als Thorakotomie ohne Resektion abgebrochenen Operationen durch Vorbestrahlung um 10% gesenkt.

b) Methoden und Technik

Es bestehen keine grundsätzlichen Unterschiede zur postoperativen Bestrahlung. Bei prophylaktischer Zielstellung ist mit dem Primärtumor das gesamte Mediastinum und die gleichseitige Supraklavikulargrube (oder beide) in das Bestrahlungsfeld einzuschließen. Auf die Schonung sicher oder möglicherweise nicht zu resezierender Lungenteile muß sorgfältig geachtet werden. Angepaßte (korrespondierende) Stehfelder mit Rückenmarkschonung sind allgemein gebräuchlich. Bewegungsbestrahlung erlaubt auch hier eine Verminderung der Gesamt-Strahlenbelastung, aber die Schonung der anderen Lunge ist schwieriger. Niedrige tägliche Einzeldosen (~180 cGy), aber hohe Gesamtdosen (~5000 cGy) sind nötig, wenn Erhöhung der Resektionsquote neben der Rezidivprophylaxe ins Auge gefaßt wird. Wenn bei eindeutig operabel erscheinenden Fällen nur die regionale Rezidivprophylaxe angestrebt wird, kann die Gesamtdosis reduziert werden. Wir halten dennoch 4000 cGy für erforderlich, aber es gibt auch die Schule der kurzzeitigen Vorbestrahlung mit einer oder wenigen hohen Einzeldosen (~500 cGy) und niedriger Gesamtdosis (Nias 1971).

Bei hoher Dosis soll eine Wartezeit von 4–6 Wochen bis zur Operation eingeschoben werden, um das Stadium der hyperämischen Reaktion der Normalgewebe sicher abklingen zu lassen. Die Operation sollte aber nicht länger verzögert werden, weil dann das Fibrose-Stadium der Reaktion einsetzt und die Operation erschwert.

c) Ergebnisse

Eine Anzahl von Berichten über erfolgreiche Vorbestrahlungsserien mit völliger, histologisch bestätigter Vernichtung eines Teils der Tumoren, Umwandlung inoperabler Tumoren in operable, Erhöhung der Resektionsquoten bei fehlender oder unbedeutender Komplikations-Steigerung hatten die Hoffnung auf eine Verbesserung der Dauerheilungsergebnisse durch die Vorbestrahlung geweckt (Bromley u. Szur 1955; Paulson et al. 1962; Bloedorn et al. 1964; Eichhorn 1960, 1965). Unabhängig voneinander wurden daher drei randomisierte Studien durchgeführt, die Vorbestrahlung + Operation mit Operation allein an größeren Patientenzahlen verglichen. Übereinstimmend konnte eine Verbesserung der Dauerheilungsquoten nicht gefunden werden. Die vom U.S. National Cancer Institute organisierte Gemeinschaftsuntersuchung von 17 Kliniken ergab bei einer Vorbestrahlungsdosis von 4000–6000 cGy keinen Unterschied in der 5-Jahres-Heilungsrate (14% von 289 vorbestrahlten Patienten, 16% von 278 nur operierten Patienten). Rezidive, Metastasen und tödliche Komplikationen waren in beiden Gruppen gleich. 152 von 425 primär inoperablen Patienten wurden nach der Vorbestrahlung für operabel erachtet. Eine Hälfte (nach dem Zufallsprinzip verteilt) wurde reseziert. Die Überlebensquote dieser vorbestrahlten und resezierten Patienten war aber nicht größer als diejenige der nur vorbestrahlten, aber nicht resezierten Patienten (Warram 1975).

Eine weitere Gemeinschaftsuntersuchung wurde von 25 U.S. Veterans Administration-Hospitälern durchgeführt. 166 Patienten erhielten eine Vorbestrahlungsdosis von 3000–6000 cGy, 165 wurden direkt operiert. Auch in diesem Versuch wurden keine statistisch signifikanten Unterschiede der Überlebensquoten bis 4 Jahre nach Randomisation festgestellt (6,6 bzw. 11,5%). Die postoperative Komplikationsquote war in beiden Gruppen gleich (Roswit et al. 1970; Shields 1972).

Unsere eigene randomisierte Untersuchung mit 99 präoperativ bestrahlten Patienten (5500 cGy) und 97 direkt operierten Patienten führte zum gleichen

Resultat: kein statistisch signifikanter Unterschied der Absterbequoten (~28 bzw. 35% 5-Jahres-Überlebensquote), kein Unterschied der tödlichen Komplikationen (11:8,4%). Statistisch signifikant geringere Lokal-Rezidiv-Quote (EICHHORN et al. 1975).

In allen 3 Versuchen kamen weniger Patienten der vorbestrahlten Gruppen zur Operation, meist wegen Fernmetastasen während der Vorbestrahlungsperiode, dafür konnten aber mehr der tatsächlich operierten Patienten auch reseziert werden, sodaß die Resektionsquoten beider Trialarme in allen 3 Versuchen untereinander gleich waren.

Retrospektiv muß man sagen, daß dieses unerwartete negative Resultat wie im Fall der postoperativen Bestrahlung darauf zurückzuführen ist, daß nur ein kleiner Teil der operablen Tumoren durch die Vorbestrahlung zusätzlich kurativ zu beeinflussen ist, nämlich Patienten *mit* okkulter regionaler aber *ohne* gleichzeitige Fernmetastasierung (s. Abschn. C.II.1.a). Dieser Teil geht in einem pauschalen Vergleich von allen operablen Patienten unter. Primär inoperable Patienten sterben aber, auch wenn sie durch Vorbestrahlung resektionsfähig gemacht wurden, an ihren offenbar fast immer vorhandenen Fernmetastasen (ROSWIT et al. 1970) und können so ebenfalls nicht zur Verbesserung der Heilungsquoten beitragen.

Im Gegensatz zur Situation bei der postoperativen Bestrahlung ist die Gruppe der für eine präoperative Bestrahlung geeigneten Patienten (mediastinaler Lymphknotenbefall) schwieriger zu separieren. Vielleicht könnte heute die Computertomographie die Voraussetzungen für eine erfolgreiche Vorbestrahlung verbessern, z.Zt. hat sie sich nur für die Pancoast-Tumoren (mit Brustwandeinbruch) durchgesetzt (PAULSON 1970).

Wir wollen aber auf zwei neuere Versuchsreihen hinweisen, bei denen anscheinend die präoperative Bestrahlung erfolgreich bei dafür prädestinierten Patienten eingesetzt wurde. BATES et al. (1974) erreichten bei 29 kleinzelligen Tumoren mit der kombinierten Vorbestrahlung (1750 cGy) + Operation immerhin 7 = 24% 4-Jahres-Überlebende im Gegensatz zu 3 bzw. 7% eines vom Medical Research Council (1969) [zit. nach BATES et al. (1974) sowie FOX u. SCADDING (1973)] durchgeführten randomisierten Trials zwischen Operation allein und Bestrahlung allein. SHERMAN und WEICHSELBAUM (1981) berichten über eine Serie von 53 Patienten mit fraglich operablen bzw. inoperablen Tumoren. Sie erreichten nach einer Vorbestrahlung von 3000 cGy 18% 5-Jahres-Heilung. Von den nach Vorbestrahlung resezierbaren 38 Patienten waren nach 5 Jahren 27% am Leben. Es erscheint uns daher auch in der Frage nach dem Wert der präoperativen Bestrahlung angebracht, die Untersuchungen unter den heutigen veränderten Gesichtspunkten (Computertomographie und Selektion) wieder aufzunehmen, um alle Möglichkeiten zur Verbesserung der nach wie vor unbefriedigenden chirurgischen Dauerheilungsergebnisse zu nutzen.

III. Sonderformen

Als Sonderformen möchten wir das Alveolarzellkarzinom, das adenozystische Karzinom (früher „Zylindrom") und das Bronchialkarzinoid, zu dem auch das frühere „Bronchusadenom" gerechnet wird, nur aufführen, da sie an anderer Stelle des Bandes abgehandelt werden.

Alle 3 Tumortypen werden als strahlenresistent angesehen. Die adenoid-zystischen Karzinome und die Karzinoide sind aber nach unseren Erfahrungen durchaus sensibel gegen Neutronentherapie (EICHHORN 1981a), sodaß bei inoperablen Fällen ein Versuch damit gemacht werden kann.

Das seltene Alveolarzellkarzinom – ROTTE berichtete 1963 über 18 Fälle aus unserem Hause – hat offenbar die besondere Eigenart der bronchogenen Metastasierung (HARMS u. HAUBRICH 1971). Sein deshalb häufig multiloculäres Erscheinungsbild (und daher Inoperabilität) sollten Versuche mit Partikelstrahlung veranlassen. Bisher verfügen wir aber nicht über Erfahrungen oder Berichte.

D. Zusammenfassende Schlußbemerkung

Die Strahlentherapie ist heute für das Bronchialkarzinom, wie die Operation, ein kuratives Behandlungsverfahren. Zwar haben nur Patienten mit Tumoren, die noch regional begrenzt sind, eine Chance auf endgültige Heilung und diese sind im inoperablen Krankengut die Ausnahme, aber für sie und für operable Fälle, die die Operation verweigern, die aus funktionellen Gründen nicht operiert werden können oder ein hohes Operationsrisiko tragen und auch für alle thorakotomierten, jedoch nicht resezierbaren Fälle, sollte die Möglichkeit einer alternativen Kurativbehandlung voll ausgeschöpft werden.

Langzeitpalliation wird für die große Zahl der inoperablen Patienten mit okkulter Fernmetastasierung als Hauptziel angestrebt. Entscheidende Voraussetzung dafür ist die intensive Bestrahlung des Primärtumors. Die wichtigste Bedingung jeder Palliativbehandlung, keine wesentliche Beeinträchtigung der Lebensqualität zu verursachen, ist seit Einführung der Hochvoltgeräte und neuer Technik zur exakten Bestrahlungsplanung erfüllt.

Quälende Symptome von Primärgeschwulst und Metastasen werden am schnellsten und sichersten durch gezielte, genau lokalisierte Kurzzeitbestrahlung beseitigt. Sie ist allen anderen symptomatischen Behandlungsmöglichkeiten überlegen.

Eine systemische Therapie in Kombination mit lokaler Bestrahlung ist bisher nur für kleinzellige und anaplastische Karzinome angezeigt, aber Versuche, auf diese Weise unter massivem langzeitigen Einsatz aggressiver Zellgifte Dauerheilungsergebnisse zu erzwingen, haben nicht zu dem erhofften Ergebnis geführt. Die damit verbundene – schwere und anhaltende – Einschränkung der Lebensqualität der Patienten läßt solche Versuche daher nicht mehr als berechtigt erscheinen.

Es besteht wohl keine reale Aussicht, generalisierte Bronchialkarzinome mit den heute bekannten Behandlungsprinzipien definitiv zu heilen. Symptomarmes Langzeitüberleben erscheint uns dagegen für weniger fortgeschrittene Fälle als reale Perspektive der nächsten 10 Jahre, denn erstmals erlaubt es die moderne Technik dem Strahlentherapeuten, die wirkliche Primärtumorausdehnung zu sehen, eine entscheidende Information, die ihm bisher verwehrt war, und zugleich erhält er die Möglichkeit, die Dosisverteilung exakt an dieses Gebiet anzupassen. Zusammen mit einer moderaten systemischen Therapie auf der Basis subtiler Metastasendiagnostik sollte eine spürbare Steigerung der schon eingeleiteten Verbesserung der Palliativerfolge möglich sein. Resignation – heute im Hinblick auf die Behandlung des Bronchialkarzinoms verbreitet und zugleich Auslöser mancher Illusion – erscheint uns nicht begründet.

Literatur

Abadir R, Muggia FM (1975) Irradiated lung cancer – an autopsy analysis of spread pattern. Radiology 114:427–430

Abe M, Yabumoto E, Mishida T, Takahashi M (1977) Trials of new forms of radiotherapy for locally advanced bronchogenic carcinoma. Irradiation under 95% O_2 plus 5% CO_2 inhalation, uneven fractionation and intraoperative irradiation. Strahlentherapie 153:149–158

Adams GE (1982) Accomplishments, problems and prospects: a conference summary. Int J Radiat Oncol Biol Phys 8:805–808

Adams GE, Fowler JF (1976) Nitroimidazole as hypoxic cell sensitizers in vitro and in vivo. In: IAEA (ed) Modification of radiosensitivity of biological systems. IAEA, Vienna, pp 103–117

Ajaikumar BS, Barkley HT (1979) The role of radiation therapy in the treatment of small cell undifferentiated bronchogenic cancer. Int J Radiat Oncol Biol Phys 5:977–982

Aliev BM, Yarmonenko SP, Gulyaev GV, Raches AI, Alekseeva SI, Rampan YJ, Krimker VM, Buzovkina LP, Tkacheva SI, Mikmina ZP (1978) Erfahrungen in der Anwendung der Hypoxyradiotherapie bei Tumorpatienten (russ). Med Radiol (Mosk) 23:34–38

Andrews R (1974) The radiosensitivity of human cells: some generalizations. In: Friedman M (ed) The biological and clinical basis of radiosensitivity. Thomas, Springfield, pp 121–140

Arcangeli G, Cividalli A, Nervi C, Creton G (1984) Tumor control and therapeutic gain with different schedules of combined radiotherapy and local external hyperthermia in human cancer. Int J Radiat Oncol Biol Phys 9:1125–1134

Ardenne M von (1978) Prinzipien und Konzept 1977 der Krebs-Mehrschritt-Therapie. Arch Geschwulstforsch 48:504–520

Ariel JM, Avery EE, Kantor L, Head JR, Langston HT (1950) Primary carcinoma of the lung: A clinical study of 1205 cases. Cancer 3:229–239

Aristizabal SA, Caldwell WL (1976) Radical irradiation with the split-course technique in carcinoma of the lung. Cancer 37:2630–2635

Arndt J (1973) Bösartige Neubildungen der Bronchien und Alveolen. In: Arndt J (Hrsg) Indikationen und Grenzen der Strahlentherapie bösartiger Neubildungen. Fischer, Jena, S 126–172

Baglan RJ, Marks JE (1981) Comparison of symptomatic and prophylactic irradiation of brain metastases from oat cell carcinoma of the lung. Cancer 47:41–45

Bangma PJ (1971) Postoperative radiotherapy. In: Deeley TJ (ed) Modern radiotherapy – carcinoma of the bronchus. Butterworth, London, pp 163–170

Barkley HT (1980) Lung. In: Fletcher GH (ed) Textbook of radiotherapy, 3rd edn. Lea and Febiger, Philadelphia, pp 664–688

Bauer R, Schoen D, Gerhardt P (1968) Ergebnisse der Strahlentherapie des Bronchialkarzinoms. Strahlentherapie 128:28–42

Bates M, Levison V, Hurt R, Sutton M (1974) Treatment of oat-cell carcinoma of bronchus by preoperative radiotherapy and surgery. Lancet: 1134–1135

Becker J, Werner K, Kuttig H, Scheer KE, Weitzel G (1957) Das Bronchialkarzinom in strahlentherapeutischer Sicht, II. Teil. Strahlentherapie 103:348–367

Becker WH, Knothe W (1955) Das Schicksal der inoperablen Bronchialkarzinome – ein Beitrag zur Beurteilung konservativer Behandlungsmethoden. Thoraxchirurgie 3:67–75

Ben-Hur E, Elkind M, Riklis E (1978) The combined effects of hyperthermia and radiation in cultured mammalian cells. In: Streffer C (ed) Cancer therapy by hyperthermia and radiation. Urban & Schwarzenberg, Baltimore Munich, pp 29–36

Bergsagel DE, Jenkin RDT, Pringle JF, White DM, Fetterly JCM, Klaassen DJ, McDermot RSR (1972) Lung cancer: Clinical trial of radiotherapy alone vs. radiotherapy plus cyclophosphamide. Cancer 30:621–627

Berry RJ (1969) Radiotherapy plus chemotherapy – have we gained anything by combining them in the treatment of human cancer. In: Vaeth JM (ed) The interrelationship of chemotherapeutic agents and radiation therapy in the treatment of cancer. Karger, Basel New York, pp 1–16

Berry RJ, Laing AH, Newman CR, Peto J (1977) The role of radiotherapy in the treatment of inoperable lung cancer. Int J Radiat Oncol Biol Phys 3:433–439

Bicher HI, Sandhu TS, Hetzel EW (1980) Hyperthermia and radiation in combination: A clinical fractionation regime. Int J Radiat Oncol Biol Phys 6:867–870

Bignall JR, Martin M, Smithers DW (1967) Survival in 6086 cases of bronchial carcinoma. Lancet 1:1067–1070

Bleher EA (1977) Das Bronchialkarzinom. Radiologe 17:273–289

Bloedorn FG, Cowley RA, Cuccia CA, Mercado R Jr, Winzenberg MJ, Linberg E (1964) Preoperative irradiation in bronchogenic carcinoma. Am J Roentgenol Rad Ther Nucl Med 92:77–87

Bohndorf W, Richter E (1979) Ergebnisse nach 2-Serien-Bestrahlung des Bronchialkarzinoms. Strahlentherapie 155:596–600

Borgelt BB, Gelber R, Brady LW, Griffin T, Hendrickson FRC (1981) The palliation of hepatic metastases. Results of the radiation therapy oncology group pilot study. Int J Radiat Oncol Biol Phys 7:587–591

Brady LW, Phillips TL, Wasserman TH (1982) Radiation sensitizers and radiation protectors combined with radiation therapy in cancer management. In: Kärcher KH, Kogelink HD, Reinartz G (eds) Progress in radio-oncology II. Raven, New York, pp 161–175

Brashear RE (1978) Should asymptomatic patients with inoperable bronchogenic carcinoma receive immediate radiotherapy? No! Am Rev Respir Dis 117:411–414

Brenk H van den (1968) Hyperbaric oxygen in radiation therapy. An investigation of dose-effect relationships in tumor response and tissue damage. Am J Roentgenol 102:8–26

Brereton HD, Kent CH, Johnson RE (1979) Chemotherapy and radiation therapy for small cell carcinoma of the lung: A remedy for past therapeutic failure in therapeutic research. Raven Press, New York, pp 575–586

Bromley LL, Szur L (1955) Combined radiotherapy and resection for carcinoma of the bronchus: Experiences with 66 patients. Lancet 2:937–941

Brown JM (1984) Clinical trials of radiosensitizers: what should we expect? Int J Radiol Oncol Biol Phys 10:425–429

Brulé G, Eckhardt SJ, Hall FC, Winkler A (1973) Drug therapy of cancer. World Health Organisation, Geneva

Buchberg A, Lubliner R, Rubin EH (1951) Carcinoma of the lung: Duration of life of individuals not treated surgically. Dis Chest 20:242–257

Bunn PA Jr, Ihde DC (1981) Small cell bronchogenic carcinoma: A review of therapeutic results. In: Livingston RB (ed) Lung cancer 1. Nijhoff, The Hague Boston London, pp 169–208

Bunn PA Jr, Cohen MH, Ihde DC, Shakney SE, Mattews MJ, Fossieck BE Jr, Minna JD (1979) Review of therapeutic trials in small cell bronchogenic carcinoma of the lung. In: Muggia FM, Rozencweig M (eds) Lung cancer: Progress in therapeutic research, Raven Press, New York, pp 549–558

Bush RS, Jenkin RDT, Qeet WEC, Beale FA, Bean H, Dembo AJ, Pringle JF (1978) Definitive evidence for hypoxic cells influencing cure in cancer therapy. Br J Cancer [Suppl III] 37:302–306

Byar D, Kenis Y, Van Andel JG, deLong M, Laval P, Marion L, Coulette JE, Longuerville J (1978) Results of a EORTC randomized trial of cyclophosphamide and radiotherapy in inoperable lung cancer: Prognosis factors and treatment results. Eur J Cancer 14:919–930

Byhardt RW, Cox JD, Wilson FJ, Linboch J, Stein RS (1979) Total body irradiation vs. chemotherapy as a systemic adjuvant for small cell carcinoma of the lung. Int J Radiat Oncol Biol Phys 5:2043–2048

Byhardt RW, Cox JD, Holoye PY, Libnoch JA (1981a) The role of consolodation irradiation in combined modality therapy of small cell carcinoma of the lung. Int J Radiat Oncol Biol Phys 7:1223–1224

Byhardt RW, Libnoch JA, Cox JD, Holoye PY, Kun L, Komaki R, Clowry L (1981b) Local control of intrathoracic disease with chemotherapy and role of prophylactic cranial irradiation in small-cell carcinoma of the lung. Cancer 47:2239–2246

Catane R, Schwade JG, Turrisi III AT, Webber BL, Muggia FM (1979) Pulmonary toxicity after radiation and bleomycin: A review. Int J Radiat Oncol Biol Phys 5:1513–1518

Catane R, Lichter A, Lee JY, Brereton HD, Schwade JG, Gatstein E (1981) Small cell lung cancer. Analysis of treatment factors contributing to prolonged survival. Cancer 48:1936–1943

Chabora BM, Hopfan S, Wittes R (1977) Esophageal complications in the treatment of oat cell carcinoma with combined irradiation and chemotherapy. Radiology 123:185–187

Choi CH, Carey WR (1976) Small cell anaplastic carcinoma of the lung. Cancer 37:2651–2657

Choi NCH, Doucette JA (1981) Improved survival of patients with unresectable non-small-cell bronchogenic carcinoma by an innovated high-dose en-bloc radiotherapeutic approach. Cancer 48:101–108

Churchill-Davidson J, Sanger C, Thomlinson RH (1955) High-pressure oxygen and radiotherapy. Lancet 1:1091–1095

Cohen MH (1980a) Small cell lung cancer: Restrained optimism. Int J Radiat Oncol Biol Phys 6:1119–1120

Cohen MH (1980b) Treatment of small cell lung cancer: Progress, potential and problems. Int J Radiat Oncol Biol Phys 6:1079–1095

Cohen MH, Fossieck BE Jr, Ihde DC, Bunn PA Jr, Matthews MJ, Shackney SE, Minna JD (1979) Chemotherapy of small cell carcinoma of the lung: results and concepts. In: Muggia F, Rozencweig M (eds) Lung cancer: Progress in therapeutic research. Raven Press, New York, pp 559–566

Cormier Y, Bergeron D, La Forge J, Lavandier M, Fournier M, Chenard J, Desmeules M (1982) Benefits of polychemotherapie in advanced non-smale-cell bronchogenic carcinoma. Cancer 50:845–849

Cox JD, Byhardt RW, Wilson JF, Komaki R, Eisert DR, Greenberg M (1978a) Dose-time relationships and the local control of small cell carcinoma of the lung. Radiology 128:205–207

Cox JD, Petrovich Z, Paig C, Stanley K (1978b) Prophylactic cranial irradiation in patients with inoperable carcinoma of the lung: preliminary report of a cooperative trial. Cancer 42:1135–1140

Cox JD, Yesner R, Mietlowski W, Petrovich Z (1979a) Influence of cell type on failure pattern after irradiation for locally advanced carcinoma of the lung. Cancer 44:94–98

Cox JD, Eisert DR, Komaki R, Mietlowski W, Petrovich Z (1979b) Patterns of failure following treatment of apparently localized carcinoma of the lung. In: Muggia F, Rozenczweig M (eds) Lung cancer: Progress in therapeutic research. Raven Press, New York, pp 279–288

Cox JD, Komaki R, Eisert DR (1980) Irradiation for inoperable carcinoma of the lung and high performance status. JAMA 244:1931–1933

Coy P, Kennelly GM (1980) The role of curative radiotherapy in the treatment of lung cancer. Cancer 45:698–702

Dallüge K-H, Eichhorn H-J, Hüttner J (1972) Zur Strahlentherapie von Lebermetastasen. Strahlentherapie 144:522–532

Dallüge K-H, Eichhorn H-J, Grunau H (1981) Erfahrungsbericht über hochdosierte einzeitige obere und untere Halbkörperbestrahlung: III Hämatologische und spezielle Enzymbefunde. Radiobiol Radiother (Berl) 22:420–427

Deeley TJ, Edwards JMR (1968) Radiotherapy in the management of cerebral secondaries from bronchial carcinoma. Lancet 1:1209–1213

Dertinger H, Jung H (1969) Molekulare Strahlenbiologie. Springer, Berlin Heidelberg New York, S 86

Dewey WC, Hopwood LE, Sapareto St, Gerweck LE (1977) Cellular responses to combinations of hyperthermia and radiation. Radiology 123:463–474

Dietzel F (1975) Tumor und Temperatur. Urban & Schwarzenberg, München Berlin Wien, pp 14–22

Dische S (1978) Hyperbaric oxygen: The medical research council trials and their significance. Br J Radiol 51:888–894

Dische S, Saunders MI (1978) Clinical experience with misonidazole. Br J Cancer [Suppl III] 37:311–313

Dische S, Saunders MI (1982) The present status of clinical studies with misonidazole. In: Kärcher KH, Kogelnik HD, Reinartz G (eds) Progress in radio-oncology II. Raven Press, New York, pp 177–182

Dittrich W (1966) Einfluß der Strahlenqualität auf die Strahlenwirkung. In: Zuppinger A (Hrsg) Strahlenbiologie, Radiation Biology. Springer, Berlin Heidelberg New York, S 262 (Handbuch der medizinischen Radiologie, Bd II, Part 1)

Duncan W, Nias AHW (eds) (1977) Clinical Radiobiology. Churchill Livingstone, Edinburgh London New York, p 53

Durrant KR, Berry RJ, Ellis F, Ridehalgh FR, Black JM, Hamilton WS (1971) Comparison of treatment policies in inoperable bronchial carcinoma. Lancet 1:715–719

Eichhorn H-J (1960) Zielsetzung, Methodik und Erfahrung bei der präoperativen Strahlenbehandlung des Bronchialkarzinoms mit Cobalt^{60}. In: Rajewski B (ed) IX. International congress of radiology, vol I. Thieme/Urban und Schwarzenberg, Stuttgart München Berlin, pp 586–592

Eichhorn H-J (1965) Die Stellung der Strahlentherapie in der Behandlung des inoperablen und des operablen Bronchialkarzinoms. Dtsch Med Wochenschr 90:1157–1164

Eichhorn H-J (1979) Long term results after intensive telecobalt therapy of inoperable bronchial carcinoma. In: Wilkinson PM (ed) Advances in medical oncology, research and education, vol 11. Pergamon, Oxford New York, pp 75–84

Eichhorn H-J (1980) Five-year-results by intensive high voltage therapy of inoperable bronchial carcinoma. Eur J Cancer 16:1591–1596

Eichhorn H-J (1981a) Pilot study on neutron therapy – Part 1: The applicability of neutron therapy. Radiobiol Radiother (Berl) 22:262–292

Eichhorn H-J (1981b) Strahlentherapie als Ganzkörperbehandlung bei Organtumoren. Radiobiol Radiother (Berl) 22:391–399

Eichhorn HJ (1984) Present stage of our investigations on the optimisation of a high-dosage systemic radiotherapy (upper and lower semi-body irradiation). Radiobiol Radiother (Berl) 25:497–504

Eichhorn H-J, Hüttner J (1982) Der Einfluß unterschiedlicher Einzeldosen und Fraktionszahlen auf die Strahlenwirkung: Autoptisch-histologische Untersuchungen am Bronchialkarzinom. Strahlentherapie 158:151–155

Eichhorn H-J, Lessel A (1968) Spätresultate nach Telekobalttherapie bei histologisch gesichertem inoperablen Bronchialkarzinom. Strahlentherapie 136:411–413

Eichhorn H-J, Mateev B (1963) Über die Häufigkeit von Strahlenfibrosen im gesunden Lungengewebe nach intensiver Strahlentherapie beim Bronchialkarzinom. In: Meyer H, Becker J (eds) Strahlenforschung und Strahlenbehandlung, Bd IV (Sonderbände zur Strahlentherapie Bd 52). Urban & Schwarzenberg, München Berlin, S 150–155

Eichhorn H-J, Matschke S (1959) Untersuchungen über die Dosisverteilung bei der Siebbestrahlung im Hinblick auf die Entstehung des Bestrahlungssyndroms und die Hauttoleranz in der Röntgen-Tiefentherapie, II. Mitteilung. Strahlentherapie 109:305–315

Eichhorn H-J, Siracká E (1963) Über den Einfluß der Strahlentherapie auf die Überlebenszeit des inoperablen Bronchialkarzinoms. Strahlentherapie 121:161–174

Eichhorn H-J, Lessel A, Jacob R (1970) Der Einfluß unterschiedlicher Einzeldosen und Fraktionierungsrhythmen auf die Rückbildung menschlicher Tumoren. Strahlentherapie 140:148–155

Eichhorn H-J, Lessel A, Rotte KH (1972) Der Einfluß verschiedener Bestrahlungsrhythmen auf Tumor- und Normalgewebe in vivo. Strahlentherapie 143:614–619

Eichhorn H-J, Eule H, Lessel A, Menne W (1975) Ergebnisse eines kontrollierten klinischen Versuches über den Wert der intensiven präoperativen Bestrahlung beim operablen Bronchialkarzinom. Arch Geschwulstforsch 45:376–384

Eichhorn H-J, Hüttner J, Dallüge K-H (1983) Preliminary report on "one-time" and high dose irradiation of the upper and lower half-body in patients with small cell lung cancer. Int J Radiat Oncol Biol Phys 9:1459–1465

Elias EG (1976) The role of anticoagulation chemotherapy in lung carcinoma. In: Israel L, Chahinian APh (eds) Lung cancer, natural history, prognosis and therapy. Academic Press, New York San Francisco London, pp 259–272

Elkind MM (1979) Fundamental questions in the combined use of radiation and chemicals in the treatment of cancer. Int J Radiat Oncol Biol Phys 5:1711–1720

Elkind MM, Sakamoto K (1969) Combined effects of X-irradiation and chemotherapeutic drugs (nitrogen mustard and actinomycin D). In: Vaeth JM (ed) The interrelationship of chemotherapeutic agents and radiation therapy in the treatment of cancer. Karger, Basel New York, pp 53–75

Ellis F, Goldson AL (1977) Once a week treatments. Int J Radiat Oncol Biol Phys 2:537–548

Emami B, Lee DJ, Munzenrider JE (1978) The value of supraclavicular area treatment in radiotherapeutic management of lung cancer. Cancer 41:124–129

Fahra P, Spitzer G, Valdivieso M, Dieke KA, Zander A, Dhingara HM, Minnhaar G, Vellekoop Z, Verma DS, Umsawasdi T, Chinten D (1983) High dose chemotherapy and autologous bone narrow transplantation for the treatment of small lung carcinoma. Cancer 52:1351–1355

Fernholz H-J, Müller G (1969) Ergebnisse und Komplikationen der Telekobalttherapie beim Bronchialkarzinom. Strahlentherapie 137:381–392

Field SB (1978) The response of normal tissues to hyperthermia alone or in combination with X-rays. In: Streffer C (ed) Cancer therapy by hyperthermia and radiation. Urban & Schwarzenberg, Baltimore Munich, pp 37–48

Fitzpatrick PJ, Rider WD (1976a) Half-body radiotherapy. Int J Radiat Oncol Biol Phys 1:197–207

Fitzpatrick PJ, Rider WD (1976b) Half-body radiotherapy of advanced cancer. J Can Assoc Radiol 27:75–79

Fowler JF (1979) Hypoxic cell radiosensitizers. In: Wannenmacher M (Hrsg) Kombinierte Strahlen- und Chemotherapie. Urban und Schwarzenberg, München Wien Baltimore, S 12–19

Fowler JF (1980) Animal experimental results with radiosensitizers of hypoxic cells. In: Kärcher KH, Kogelnik HD, Meyer HJ (eds) Progress in radio-oncology. Thieme, Stuttgart, pp 95–108

Fox RM, Woods RL, Brodie GN, Tattersall MHN (1980) A randomized study: Small cell anaplastic lung cancer treated by combination chemotherapy and adjuvant radiotherapy. Int J Radiat Oncol Biol Phys 6:1083–1085

Fox W, Scadding JG (1973) Medical research council comparative trial of surgery and radiotherapy for primary treatment of small-celled or oat-celled carcinoma of bronchus: Ten-year follow-up. Lancet II:63–65

Fryer CJH, Fitzpatrick PJ, Rider WD, Poon P (1978) Radiation pneumonitis: Experience following a large single dose of radiation. Int J Radiat Oncol Biol Phys 4:931–936

George III FW (1977) Current status and recent advances in the radiotherapy of lung cancer. Chest 71:635–637

Gibbons JRP, Baker R (1969) Treatment of carcinoma of the bronchus by interstitial irradiation. A study of 198 patients. Thorax 24:451–456

Göhde W, Schumann J (1979) Die Kombination von Noxen zur Zellaktivierung. In: Wannenmacher M (Hrsg) Kombinierte Strahlen- und Chemotherapie. Urban & Schwarzenberg, München Wien Baltimore, S 34–37

Gray LH, Conger AD, Ebert M, Hornsey S, Scott OCA (1953) The concentration of oxygen dissolved in tissues at the time of radiation as a factor in radiotherapy. Br J Radiol 46:529–537

Greco FA, Richardson RL, Snell JD, Stroup SL, Oldham RK (1979) Small cell lung cancer – complete remission and improved. Survival Clin J Med 66:625–630

Green N (1981) Lung cancer – post resection irradiation. In: Livingston RB (ed) Lung cancer 1. Nijhoff, The Hague Boston London, pp 75–111

Green N, Kurohara SS, George III FW, Crews QE (1975) Post resection irradiation for primary lung cancer. Radiology 111:405–407

Guttmann R (1971) Radical supervoltage therapy in inoperable carcinoma of the lung. In: Deeley TJ (ed) modern radio therapy – carcinoma of the bronchus. Butterworth, London, pp 181–195

Hahn GM (1974) Metabolic aspects of the role of hyperthermia in mammalian cell inactivation and their possible relevance to cancer treatment. Cancer Res 34:3117–3123

Hansen HH, Dombernowsky P, Hirsch FR, Hansen M, Rygard J (1980) Prophylactic irradiation in bronchogenic small cell anaplastic carcinoma. Cancer 46:279–284

Hansen M, Hansen HH, Dombernowsky P (1980) Long-term survival in small cell carcinoma of the lung. JAMA 244:247–250

Harms J, Haubrich R (1971) Das Alveolarzell-Carcinom. Radiologe 11:169–179

Heilmann HP, Doppelfeld E, Fernholz HJ, Birkner R, Schlicker H, Becker G, Gordon-Harris L, Hackl A, Sager WD, Jentsch F, Kraft W, Bünemann H, Horstmann W, Hassenstein E, Kuttig H, Wieland C, Schmidt N, Müller A, Quäck J, Buchelt L, Heß F, Koop EA, von Lieven H, Heinze HG, Castrup W, Wannenmacher M, Rey G, Voss AC, Nüse A, Eibach E, Grund W, Bohndorf W, Schindler G (1976) Ergebnisse der Strahlenbehandlung des Bronchialkarzinoms. Dtsch Med Wochenschr 101:1557–1562

Hellriegel W (1958) Erfahrungsbericht über 770 bestrahlte Bronchialkarzinome. Strahlentherapie 106:112–122

Henk JM (1981) Does hyperbaric oxygen have a future in radiation therapy. Int J Radiat Oncol Biol Phys 7:1125–1128

Henk JM, Kunkler PB, Smith CW (1977) Radiotherapy and hyperbaric oxygen in head and neck cancer. Final report of first controlled trial. Lancet II:101–103

Henschke UK (1958) Interstitial implantation in the treatment of primary bronchogenic carcinoma. Am J Roentgenol 79:981–987

Herrmann Th, Voigtmann L, Ehrhardt M, Eberhardt H-J, Strietzel M (1979) Die Anwendung des NSD Konzeptes zur Erfassung von Toleranzdosen im Lungenbereich. Strahlentherapie 155:10–14

Herrnheiser G (1932) Die Strahlenempfindlichkeit der Bronchialkarzinome. Strahlentherapie 45:269–280

Herrnheiser G (1935a) Weitere Erfahrungen mit der Röntgenbehandlung maligner Bronchus- und Lungengeschwülste. Strahlentherapie 52:425–459

Herrnheiser G (1935b) Röntgentherapie der malignen Bronchusgeschwülste. Fortschr Roentgenstr 51:301–302

Hilaris BS, Martini N (1979) Interstitial Brachytherapy in cancer of the lung: A 20 year experience. Int J Radiat Oncol Biol Phys 5:1951–1956

Hilaris BS, Loumanen RK, Mahan GD, Henschke UK (1971) Interstitial irradiation of apical lung cancer. Radiology 99:655–660

Hilton G (1960) Present position relating to cancer of the lung – results with radiotherapy alone. Thorax XV:17–18

Hoffman PC, Golomb HM, Bitran JD, Meester TR de, Cohen L, Griem ML, Cooksey JA, Mintz U, Gordon LI, Desser RK, Kinnealey AE, Sovik CA (1980) Small cell carcinoma of the lung: A five-year-experience with combined modality therapy. Cancer 46:2550–2556

Hoffmann M (1953) Die Wirkung lokaler Überwärmungsmaßnahmen auf das Jensen-Sarkom und Walker-Karzinom der Ratten. Arch Geschwulstforsch 6:186–192

Hoffmann M (1955) Ein Beitrag zur Frage der Wachstumshemmung verschiedener Mäuseimpftumoren durch Behandlung mit Überwärmungsbädern. Arch Geschwulstforsch 8:20

Hoffmann M (1957) Erfahrungen bei der Behandlung Krebskranker mit Überwärmungsbädern. In: Lampert H, Selawry D (Hrsg) Körpereigene Abwehr und bösartige Geschwülste. Haug, Ulm, S 93–105

Holmes EC (1981) The immunotherapy of lung cancer. In: Livingston RB (ed) Lung cancer 1. Martinus Nijhoff, The Hague Boston London, pp 50–62

Holsti LR (1969) Clinical experience with split-course radiotherapy. A randomized clinical trial. Radiology 92:591–603

Holsti LR, Mattson K (1980) A randomized study of split-course radiotherapy of lung cancer: long term results. Int J Radiat Oncol Biol Phys 6:977–981

Holsti LR, Vuorinen P (1967) Radiation reaction in the lung after continuous and split-course megavoltage radiotherapy of bronchial carcinoma. Br J Radiol 40:280–284

Holthusen H (1921) Beiträge zur Biologie der Strahlenwirkung. Untersuchungen an Askarideneiern. Pflügers Arch Ges Physiol 187:1–24

Holthusen H (1951) Therapie. In: Haenisch GF, Holthusen H (Hrsg) Einführung in die Röntgenologie. Thieme, Stuttgart, p 331

Hornback NB, Einhorn L, Shidnia H, Joe BT, Krause M, Furnas B (1976) Oat cell carcinoma of the lung. Cancer 37:2658–2664

Hornback NB, Shupe S, Shidnia H, Joe BT, Sayoc E, George R, Marshall C (1979) Radiation and microwave therapy in the treatment of advanced cancer. Radiology 130:459–464

Houtte P van, Tancini G, Jaeger R de, Lustman-Maréchal J, Milani F, Bonadonna G, Kenis Y (1979) Small cell carcinoma of the lung: A combined modality treatment. Eur J Cancer 15:1159–1165

Houtte P van, Rocmans P, Smets P, Goffin JC, Lustman-Marechal J, Vanderhoeft P, Henry J (1980) Postoperative radiation therapy in lung cancer: a controlled trial after resection of curative designe. Int J Radiat Oncol Biol Phys 6:983–986

Hoye RC, Smith RR (1961) The effectiveness of small amounts of preoperative irradiation in preventing the growth of tumor cells disseminated at surgery. An experimental study. Cancer 14:284–295

Hüttner J, Eichhorn H-J (1981) Erfahrungsbericht über hochdosierte einzeitige obere und untere Halbkörperbestrahlung I Tumorbeeinflussung. II Reaktion des Lungengewebes. Radiobiol Radiother (Berl) 22:414–419

Hug O (1974) Medizinische Strahlenkunde. Springer, Berlin Heidelberg New York, pp 66–67

Hyde L, Yee J, Wilson R, Ponto ME (1965) Cell type and the natural history of lung cancer. JAMA 193:52–54

Hyde L, Wolf J, McCracken S, Yesner R (1973) Natural course of inoperable lung cancer. Chest 64:309–312

Ihde DC, Hansen HH (1981) Staging procedures and prognostic factors in small cell carcinoma of the lung. In: Greco FA, Oldham RK, Bunn PA Jr (eds) Small cell lung cancer. Grune & Stratton, New York London Toronto Sydney San Francisco, pp 261–283

Ihde DC, Bilek FS, Cohen MH, Bunn AP Jr, Eddy J, Minna JD (1979) Response to thoracic radiotherapy in patients with small cell carcinoma of the lung after failure of combination chemotherapy. Radiology 132:443–446

Israel L (1976) Nonspecific immunological alterations in patients with lung cancer. In: Israel L, Chahinian APh (eds) Lung cancer: Natural history, prognosis and therapy. Academic Press, New York San Francisco London, pp 141–150

Jenny RH (1974) Zur Prognose von Patienten mit inoperablem Bronchialkarzinom. Wien Med Wochenschr 124:565–569

Johnson RJR (1978) Radiation and hyperthermia. In: Streffer C (ed) Cancer therapy by hyperthermia and radiation. Urban & Schwarzenberg, Baltimore Munich, pp 89–95

Jolles B (1961) X-ray sieve therapy of bronchial carcinoma. Br J Cancer 15:460–467

Kärcher K-H, Kuttig H, Becker J, Morita K (1967) Erste klinische und biologische Beobachtungen während der Strahlentherapie unter Sauerstoffüberdruck. Strahlentherapie 134:482–494

Kaufmann H (1966) Ein einfaches Verfahren zur Auswertung von Überlebenskurven bei tödlich verlaufenden Erkrankungen. Strahlentherapie 130:509–527

Kent CH, Brereton HD, Johnson RE (1977) "Total" therapy for oat cell carcinoma of the lung. Int J Radiat Oncol Biol Phys 2:427–432

Kogelnik HD, Reinartz G, Szepesi T, Seitz W, Wurst F, Mamoli B, Wessely P, Stark H (1980) Klinische Erfahrungen bei täglicher Gabe von Misonidazol. Strahlentherapie 156:759–764

Komaki R, Cox JD, Eisert DR (1977) Irradiation of bronchial carcinoma II. Pattern of spread and potential for prophylactic irradiation. Int J Radiat Oncol Biol Phys 2:441–446

Komaki R, Cox JD, Whitson W (1981) Risk of brain metastases from small cell carcinoma of the lung related to length of survival and prophylactic irradiation. Cancer Treat Rep 65:811–814

Kuttig H, Becker J, Frischbier HJ (1962) Erfahrungen und Ergebnisse der Strahlentherapie des Bronchuskarzinoms. Strahlentherapie 118:326–340

Laing AH, Berry RJ, Newman CR, Smith P (1975a) Treatment of small cell carcinoma of bronchus. Lancet I:129–132

Laing AH, Berry RJ, Newman CR, Peto J (1975b) Treatment of inoperable carcinoma of bronchus. Lancet II:1161–1164

Lampert H (1970) Überwärmung und Krebs. Z Blut- und Geschwulstkrh 2:83–92

Lancet Editorial (1980) Small-cell carcinoma of the bronchus – real progress is hard to come by. The Lancet January 12th

Landgren RC, Hussey DH, Barkley HT, Samuels ML (1974) Split-course irradiation compared to split-course irradiation plus hydroxyurea in inoperable bronchogenic carcinoma – a randomized study of 53 patients. Cancer 34:1598–1601

Larkin JM (1979) A clinical investigation of total-body hyperthermia as cancer therapy. Cancer Res 39:2252–2254

Lazarus P (1931) Handbuch der gesamten Strahlenheilkunde, Bd II. Bergmann, München

Lee RE, Carr DT, Childs DS (1976) Comparison of split-course radiation therapy and continuous radiation therapy for unresectable bronchogenic carcinoma: 5 year results. Am J Roentgenol 126:116–122

Lelieveld P, Putten LM van (1979) Combined modalities in experimental systems. In: Muggia FM, Rozencweig M (eds) Lung cancer: Progress in therapeutic research. Raven, New York, pp 45–49

Lesche A, Herrmann Th, Eberhardt H-J, Voigtmann L, Barke R (1981) Einzeitige Halbkörperbestrahlung beim Bronchuskarzinom – erste Ergebnisse eines klinisch kontrollierten Versuches. Radiobiol Radiother (Berl) 22:433–437

Lessel A (1969) Vergleich zwischen täglich fraktionierter Bestrahlung und der „Split-Technik" (geteilte Serie) an Hand der Überlebensrate bei Patienten mit Bronchialkarzinom. Strahlentherapie 137:518–521

Leipner N, Müller S (1982) Beurteilung von Therapieergebnissen bei Krebserkrankungen. Strahlentherapie 158:10–15

LeVeen HW, Wapnick S, Piccone V, Falk G, Ahmed N (1976) Tumor eradication by radiofrequency therapy. JAMA 235:2198–2200

Line D, Deeley TJ (1971a) Palliative therapy. In: Deeley TJ (ed) Modern radiotherapy – Carcinoma of the bronchus. Butterworths, London, pp 298–306

Line D, Deeley TJ (1971b) The necropsy findings in carcinoma of the bronchus. Br J Dis Chest 65:238–242

Lippmann HG, Schmidt W, Schilling W, Löffler J, Graichen D, Preißler J, Schwarzenbach Ch (1981) Klinische Prüfung des Krebs-Mehrschritt-Therapie-Konzeptes '74 nach M v Ardenne. II. Mittlg Therapieeffizienz beim inoperablen Bronchialkarzinom. Radiobiol Radiother (Berl) 22:568–580

Livingston RB (1979) Approaches to the control of central nervous system metastases in patients with small cell carcinoma of the lung. In: Muggia FM, Rozencweig M (eds) Lung cancer: Progress in therapeutic research. Raven, New York, pp 587–592

Livingston RB, Mira J, Haas C, Heilbrun L (1979) Unexpected toxicity of combined modality therapy for small cell carcinoma of the lung. Int J Radiat Oncol Biol Phys 5:1637–1641

Mäntylä MJ (1979) Regional blood flow in human tumors. Cancer Res 39:2304–2306

Magdon E (1980) Zum gegenwärtigen Stand des Einsatzes von Radiosensitizern in der Strahlentherapie aus strahlenbiologischer Sicht. Radiobiol Radiother (Berl) 21:778–787

Mason BA, Richter PM, Catalano RB, Creech BR (1982) Upper hemibody and local chest irradiation as consolidation following response to high-dose induction chemotherapy for small cell bronchogenic carcinoma – a pilot study. Cancer Treat Rep 66:1609–1612

Mateev B, Eichhorn H-J, Welker K (1971) Röntgenologische Untersuchungen über Häufigkeit und Zeitpunkt des Auftretens der Strahlenpneumonitis und -Fibrose im Lungenparenchym nach Bestrahlung von Bronchialkarzinompatienten. Ein Vergleich bei Verwendung verschiedener Einzeldosen, Fraktionierungsrhythmen und Größe des bestrahlten Lungenvolumens. Strahlentherapie 142:1–12

Matthews MJ (1976) Problems in morphology and behaviour of broncho-pulmonary malignant disease. In: Israel L, Chahinian AP (eds) Lung cancer: Natural history, prognosis and therapy. Academic Press, New York San Francisco London, pp 23–62

Matthews MJ (1979) Effects of therapy on the morphology and behaviour of small cell carcinoma of the lung – a clinicopathologic study. In: Muggia FM, Rozencweig M (eds) Lung cancer, progress in therapeutic research. Raven, New York, pp 155–165

Maurer LH, Tulloh M, Weiss RB, Blom J, Leone L, Glidewell O, Pajak TT (1980) A randomized combined modality trial in small cell carcinoma of the lung. Cancer 45:30–39

McCracken JD, Heilbrun L, White J, Reed R, Samson M, Saiers JH, Stephens R, Stuckley WJ, Bickers J, Livingston R (1980) Combination chemotherapy, radiotherapy and BCG immunotherapy in extensive (metastatic) small cell carcinoma of the lung. Cancer 46:2335–2340

McInerney DP, Bullimore J (1977) Reactivation radiation pneumonitis by adriamycin. Br J Radiol 50:224–227

McKneally MF (1981) Das Albany-Projekt: Intrapleurales BCG beim Lungenkarzinom – Erfahrungen und Ergebnisse nach 4 Jahren Follow-up. In: Hammelmann H, Troidl H (Hrsg) Behandlung des Bronchialkarzinoms. Thieme, Stuttgart New York, S 154–161

Medical Research Council Lung Cancer Working Party (1979) Radiotherapy alone or with chemotherapy in the treatment of small-cell carcinoma of the lung. Br J Cancer 40:1–10

Medical Research Council Lung Cancer Working Party (1981) Radiotherapy alone or with chemotherapy in the treatment of small-cell-carcinoma of the lung: The results at 36 months. Br J Cancer 44:611–617

Minna JD, Brereton HD, Cohen MH, Ihde DC, Bunn PA Jr, Shackney ES, Fossiek BE Jr, Matthews MJ (1979a) The treatment of small cell carcinoma of the lung: Prospects for cure. In: Muggia FM, Rozencweig M (eds) Lung cancer: Progress in therapeutic research. Raven, New York, pp 593–599

Minna JD, Kenis Y, Hansen HH, Brereton HD (1979b) Treatment of small cell carcinoma of the lung: Overview. In: Muggia FM, Rozencweig M (eds) Lung cancer: Progress in therapeutic research. Raven, New York, pp 535

Mira JG, Livingston RB, Moore TN, Chen T, Batley F, Bogardus CR Jr, Considine B Jr, Mansfield CM, Schlosser J, Seydel GH (1982) Influence of chest radiotherapy in frequency and patterns of chest relapse in disseminated small cell lung carcinoma. Cancer 50:1266–1272

Morgenroth K, Kißler W (1980) Morphologie der Alveolaroberfläche. Prax Klin Pneumol 34:67–75

Morstyn G, Ihde D, Lichter AS, Blum PA, Carney DN, Glatstein E, Minna JD (1984) Small cell lung cancer 1973–1983: Early progress and recent obstacles. Int J Radiat Oncol Biol Phys 10:515–539

Moss WT, Brand WN, Battifora H (eds) (1973) The lung and thymus. In: Radiation oncology, rationale, technique, results, 4th edn. Mosby, Saint Louis, pp 257–287

Muggia FM, Blum RH, Foreman JD (1984) Role of chemotherapy in the treatment of lung cancer: Evolving strategies for non-small cell histologies. Int J Radiat Oncol Biol Phys 10:137–145

Nagel GA (1979) Zellkinetische Grundlagen und immunologische Aspekte der Zytostatika-Therapie. In: Brunner KW, Nagel GA (Hrsg) Internistische Krebstherapie. Springer, Berlin Heidelberg New York, pp 67–81

Naruke T, Suemasu K, Ishikawa S (1978) Lymph node mapping and curability at various levels of metastasis in resected lung cancer. J Thorac Cardiovasc Surg 76:832–839

Newman SJ, Hansen HH (1974) Frequency diagnosis and treatment of brain metastases in 247 consecutive patients with bronchogenic carcinoma. Cancer 33:492–496

Nias AHW (1971) Preoperative radiotherapy. In: Deeley TJ (ed) Carcinoma of the bronchus. Butterworth, London, pp 152–162

Niederle N, Krischke W, Schulz V, Schmidt CG, Seeber S (1982) Untersuchungen zur kurzzeitigen Induktions- und zyklischen Erhaltungstherapie beim inoperablen kleinzelligen Bronchialkarzinom. Klin Wochenschr 60:829–838

Oehler W (1984) Ergebnisse der palliativen Strahlentherapie des Bronchialkarzinoms. Das Deutsche Gesundh Wes 35:1383–1387

Oehler W, Eichhorn H-J (1982) nicht veröffentlicht

Onuigbo WIB (1963) Some pathological data on 2000 adenocarcinomas and sqamous cell carcinomas of the lung. Br J Cancer XVII:1–7

Ormerod FC (1933) Malignant disease of the bronchus. J Laryngol Otol 48:733–743

Ormerod FC (1937) The pathology and treatment of carcinoma of the bronchus. J Laryngol Otol 52:733–745

Overgaard J (1978) The effect of local hyperthermia alone, and in combination with radiation, on solid tumors. In: Streffer C (ed) Cancer therapy by hyperthermia and radiation. Urban & Schwarzenberg, Baltimore Munich, pp 49–61

Overgaard J, Bichel P (1977) The influence of hypoxia and acidity on the hyperthermic response of malignant cells in vitro. Radiology 123:511–514

Palmer RL, Kroening PM (1978) Comparison of low dose radiation therapy alone or combined with Procarbazine (NSC-77213) for unresectable epidermoid carcinoma of the lung, stage T3N1, N2 or M1. Cancer 42:424–428

Panduro J, Kjaer M, Wolff-Jensen J, Hansen HH (1983) Misonidazole – combined with radiotherapy in the treatment of inoperable squamous cell carcinoma of the lung, a double-blind randomized trial. Cancer 52:20–24

Paulson DL (1970) The role of preoperative radiation therapy in the surgical management of carcinoma in the superior pulmonary sulcus. In: Vaeth JM (ed) Frontiers of Radiation Therapy and Oncology, vol 5. Karger, Basel München Paris New York, pp 177–187

Paulson DL, Shaw RR, Kee JL, Mallams JT, Collier RE (1962) Combined preoperative irradiation and resection for bronchogenic carcinoma. J Thorac Cardiovasc Surg 44:281–308

Payne DC, Yeoh L, Feld R, Pringle JF, Evans WK, Herman JG, Quirt JC (1983) Upper half body irradiation (UHBI) for extensive small cell carcinoma of the lung. Int J Radiat Oncol Biol Phys 9:1571–1574

Pearse AGE, Polak JM (1974) Endocrine tumours of neural crest origin: neurolophomas, apudomas and the APUD concept. Med Biol 52:3–18

Perez CA (1984) Clinical hyperthermia: Mirage or reality. Int J Radiat Oncol Biol Phys 10:935–937

Perez CA, Stanley K, Rubin Ph, Kramer S, Brady LW, Marks JE, Perez-Tamayo R, Brown GS, Concannon JP, Rotman M and the radiation therapy oncology group (1980a) Patterns of tumor recurrence after definitive irradiation for inoperable non-oat-cell carcinoma of the lung. Int J Radiat Oncol Biol Phys 6:987–994

Perez CA, Stanley K, Rubin Ph, Kramer S, Brady L, Perez-Tamayo R, Brown GS, Concannion J, Rotman M, Seydel HG (1980b) A prospective randomized study of various irradiation doses and fractionation schedules in the treatment of inoperable non-oat-cell carcinoma of the lung. Cancer 45:2744–2753

Perez CA, Krauss S, Bartolucci AA, Durant JR, Lowenbraun S, Salter MM, Straasli J, Kellermeyer R, Comas F, and the southeastern cancer study group (1981) Thoracic and elective brain irradiation with concomitant or delayed multiagent chemotherapy in the treatment of localized small cell carcinoma of the lung. Cancer 47:2407–2413

Perez CA, Stanley K, Grundy G, Hanson W, Rubin Ph, Kramer S, Brady LW, Marks JE, Perez-Tamayo R, Brown GS, Concannon JP, Rotman M (1982) Impact of irradiation technique and tumor extent in tumor control and survival of patients with unresectable non-oat cell carcinoma of the lung. Cancer 50:1091–1099

Peschel RE, Kapp DS, Carter D, Knowlton A (1981) Long term survivors with small cell carcinoma of the lung. Int J Radiat Oncol Biol Phys 7:1545–1548

Petrovich Z, Mietlowski W, Ohanian M, Cox J (1977) Clinical Report on the treatment of locally advanced lung cancer. Cancer 40:72–77

Phillip R, Karnofsky DA, Hamilton LD, Nickson JJ (1954) Roentgentherapy of hepatic metastases. Am J Roentgenol 71:826–834

Phillips TL (1979) Combined modalities: Chemotherapy and radiotherapy-meeting summary. Int J Radiat Oncol Biol Phys 5:1721–1723

Phillips TL, Fu KK (1976) Quantification of combined radiation therapy and chemotherapy effects on critical normal tissues. Cancer 37:1186–1200

Phillips TL, Miller RJ (1978) Should asymptomatic patients with inoperable bronchogenic carcinoma receive immediate radiotherapy? Yes! Am Rev Respir Dis 117:405–410

Pines A (1980) BCG plus Levamisole following irradiation of advanced squamous bronchial carcinoma. Int J Radiol Oncol Biol Phys 6:1041–1042

Prasad B, Lee MS, Hendrickson F (1977) Irradiation of hepatic metastases. Int J Radiat Oncol Biol Phys 2:129–132

Rhomberg W (1980) Probleme der kumulativen Toxizität von Radiotherapie und zytostatischer Chemotherapie beim Bronchialkarzinom. Onkologie 3:97–101

Rissanen P, Tikka V, Holsti L (1968) Autopsy findings in lung cancer treated with megavolt radiotherapy. Acta Radiol Ther Phys Biol 7:433–442

Ritts JR RE (1979) Immune status and role of immunotherapy: Reappraisal and prospects. In: Muggia FM, Rozencweig M (eds) Lung cancer: progress in therapeutic research. Raven, New York, pp 531–534

Roizin-Towle L, Hall EJ (1979) The effect of bleomycin on aerated and hypoxic cells in vitro in combination with irradiation. Int J Radiat Oncol Biol Phys 5:1491–1494

Roswit B, Kaplan G (1951) Nitrogen mustard as adjunct to radiation in management of bronchogenic cancer. Radiology 57:384–394

Roswit B, Panto ME, Rapp R, Veinbergs A, Feder B, Stuhlbarg J, Reid CB (1968) The survival of patients with inoperable lung cancer. A large scale randomized study of radiation therapy versus placebo. Radiology 90:688–697

Roswit B, Higgins GA, Shields W, Keehn RJ (1970) Preoperative radiation therapy for carcinoma of the lung: Report of a national VA controlled study. In: Vaeth J (ed) Frontiers of radiation therapy and oncology, vol 5. Karger, Basel München Paris New York, pp 163–176

Rotte KH (1963) Zur Klinik, Diagnose und Therapie des Alveolarzell-Krebses. Arch Geschwulstforsch 22:131–146

Rubin P, Andrews J (1968) Response of radiation pneumonitis to corticoids. Am J Roentgenol 79:453–464

Rubin P, Shapiro D, Finklestein J, Penney P (1980) The early release of surfactant following lung irradiation of alveolar Typ II cells. Int J Radiat Oncol Biol Phys 6:75–77

Salazar OM (1979) Tumor control and radiation toxicity in the treatment of lung cancer: an analysis of time-dose-volume factors. In: Muggia FM, Rozencweig M (eds) Lung cancer: Progress in therapeutic research. Raven, New York, pp 267–278

Salazar OM, Creech RH (1980) "The state of the art" toward defining the role of radiation therapy in the management of small cell bronchogenic carcinoma. Int J Radiat Oncol Biol Phys 6:1103–1117

Salazar OM, Zagras G (1981) Radiation therapy – new approaches. In: Livingston RB (ed) Lung cancer 1. Nijhoff, The Hague Boston London, pp 209–281

Salazar OM, Rubin P, Keller BE, Scarantino CW (1978) Systemic (half body) radiation therapy: Response and toxicity. Int J Radiat Oncol Biol Phys 4:937–950

Salazar OM, Creech RH, Rubin Ph, Bennett JM, Mason BA, Young JJ, Scaratino CW, Catalano RB (1980) Half-body and local chest irradiation as consolidation following response to standard induction chemotherapy for disseminated small cell lung cancer. Int J Radiat Oncol Biol Phys 6:1103–1117

Saunders MI, Anderson P, Dische S, Martin C (1982) A controlled clinical trial of misonidozole in the radiotherapy of patients with carcinoma of the bronchus. Int J Radiat Oncol Biol Phys 8:347–350

Sause WT, Sweeney RA, Plenk HP, Thomson JW (1981) Radiotherapy of bronchogenic carcinoma. Radiology 140:209–212

Schlungbaum W, Blum H, Brandt H-J (1962) Ergebnisse der endobronchialen Strahlentherapie des Bronchuskarzinoms. Radiol Austriaca 13:201–214

Schultz HP, Overgaard M, Sell A (1980) Inoperable lung cancer treated by X-ray therapy and combination chemotherapy with CCNU adriamycin and vinblastine. Int J Radiat Oncol Biol Phys 6:1071–1074

Schultze B (1979) Ist eine in vivo Synchronisation von Zellen mit Vincristin möglich? In: Wannemacher M (Hrsg) Kombinierte Strahlen- und Chemotherapie. Urban & Schwarzenberg, München Wien Baltimore, S 46–51

Schulz V (1982) Die Therapie des inoperablen Bronchialkarzinoms. Dtsch Med Wochenschr 107:667–670

Schulz V, Niederle N, Seeber S (1981) Zum Problem zusätzlicher strahlentherapeutischer Maßnahmen bei der chemotherapeutischen Behandlung des kleinzelligen Bronchialkarzinomes: Analyse von Rückfallmustern. Strahlentherapie 157:628–632

Schulze W (1974) Geschwülste der Bronchien, Lungen und Pleura (a) Erster Teil: Die bronchopulmonalen Gewächse, I f Prognose und Therapie. In: Diethelm L, Heuck F, Olsson O, Ranniger K, Strnad F, Vieten H, Zuppinger A (eds) Handbuch der medizinischen Radiologie, Bd IX, Teil 4a. Springer, Berlin Heidelberg New York, pp 185–255

Schumacher W (1976) The use of high-energy electrons in the treatment of inoperable lung and bronchogenic carcinoma. In: Kramer S, Suntharalingam N, Linniger F (eds) High energy photons and electrons. Wiley, New York, pp 255–284

Schumann J, Göhde W (1979) Experimentelle Studien zur Inaktivierung von Tumorzellen durch Kombination von Chemo- und Strahlentherapie. In: Wannemacher M (Hrsg) Kombinierte Strahlen- und Chemotherapie. Urban & Schwarzenberg, München Wien Baltimore, S 27–33

Sealy R (1979) Combined radiotherapy and chemotherapy in non-small cell carcinoma of the lung. In: Muggia PM, Rozencweig M (eds) Lung cancer: Progress in therapeutic research. Raven, New York, pp 315–323

Seeber S, Schmidt CG (1980) 9. Die Chemotherapie maligner Erkrankungen. In: Scherer E (ed) Strahlentherapie, Radiologische Onkologie. Springer, Berlin Heidelberg New York, S 309–325

Selawry OS, Hansen HH (1973) Lung cancer. In: Holland IF, Frei III E (eds) Cancer medicine. Lea & Febiger, Philadelphia, pp 1473–1518

Seydel HG, Chait A, Gmelich JT (eds) (1975a) The history of diagnosis and treatment of cancer of the lung. In: Cancer of the lung. Wiley, New York London Sidney Toronto, pp 2–5

Seydel HG, Chait A, Gmelich JT (eds) (1975b) Normal tissue effects of radiotherapy. In: Cancer of the lung. Wiley, New York London Sidney Toronto, pp 180–185

Seydel HG, Chait A, Gmelich JT (eds) (1975c) Palliative Radiotherapy. In: Cancer of the lung. Wiley, New York London Sidney Toronto, pp 158–164

Seydel HG, Chait A, Gmelich JT (eds) (1975d) Specific medical management of cancer of the lung. In: Cancer of the lung. Wiley, New York London Sidney Toronto, pp 174–177

Seydel HG, Creech RH, Mietlowski WL, Perez CA (1979) Preliminary report of a cooperative randomized study for the treatment of localised small cell lung carcinoma. Int J Radiat Oncol Biol Phys 5:1445–1447

Seydel HG, Creech R, Pagano M, Salazar O, Rubin P, Concannon J, Carbone P, Mohuiddin M, Perez C, Matthews M (1983) Combined modality treatment of regional small cell undifferentiated carcinoma of the lung: A cooperative study of the RTOG and ECOG. Int J Radiat Oncol Biol Phys 9:1135–1141

Shah K, Olson MH, Ray P, Wright AE (1981) Comparison of dose-time fractionation schemes in non-oat cell lung cancer. Cancer 48:1127–1132

Shank B, Natale RB, Hilaris BS, Wittes RE (1981) Treatment of small cell carcinoma of lung with combined high dose mediastinal irradiation whole brain prophylaxis and chemotherapy. Int J Radiat Oncol Biol Phys 7:469–475

Sherman DM, Weichselbaum RP (1981) The use of preoperative radiotherapy in the treatment of lung carcinoma. In: Livingston RB (ed) Lung cancer 1. Nijhoff, The Hague Boston London, pp 63–73

Sherman DM, Weichselbaum R, Hellman S (1981) The characteristics of longterm survivors of lung cancer treated with radiation. Cancer 47:2575–2580

Shields TW (1972) Preoperative radiation therapy in the treatment of bronchial carcinoma. Cancer 30:1388–1394

Shields TW, Higgins GA, Lawton R, Heilbrunn A, Keehn RJ (1970) Preoperative X-ray therapy as an adjuvant in the treatment of bronchogenic carcinoma. J Thorac Cardiovasc Surg 59:49–61

Shrieve DC, Harris JW (1979) Effects of bleomycin and irradiation on euoxic and hypoxic cells. Int J Radiat Oncol Biol Phys 5:1495–1498

Skipper HE, Schabel FM (1973) Quantitative and cytokinetic studies in experimental tumor models. In: Holland JF, Frei III E (eds) Cancer medicine. Lea & Febiger, Philadephia, pp 629–650

Smart J (1966) Can lung cancer be cured by irradiation alone? JAMA 195:1034–1035

Smart J, Hilton G (1956) Radiotherapy of cancer of the lung: results in a selected group of cases. Lancet 1:880–881

Smith JE, Sappino AP, Bondy PK, Gilby ED (1981) Long-term survival five years or more after combination chemotherapy and radiotherapy for small cell lung cancer. Eur J Cancer Clin Oncol 17:1249–1253

Smith RR, Thomas LB, Hilberg AW (1958) Cancer cell contamination of operative wounds. Cancer 11:53–62

Spittle MF, Bush H, James SE, Hellmann K (1979) Clinical trial of Razoxane and radiotherapy for inoperable carcinoma of the bronchus. Int J Radiat Oncol Biol Phys 5:1649–1651

Stanley K, Cox JD, Petrovich Z, Paig C (1981) Patterns of failure in patients with inoperable carcinoma of the lung. Cancer 47:2725–2729

Steel GG (1973) Cytokinetics of neoplasia. In: Holland JF, Frei III E (eds) Cancer medicine. Lea & Febiger, Philadelphia, pp 125–140

Stewart JG, Greene D (1971) Dose distribution in lung treatments. In: Deeley TJ (ed) Carcinoma of the bronchus. Butterworths, London, pp 246–265

Streffer Ch (1979) Zum Wirkungsmechanismus und zur Dosierung bei Kombination von ionisierenden Strahlen und Substanzen in der Tumortherapie. In: Wannemacher M (Hrsg) Kombinierte Strahlen- und Chemotherapie. Urban & Schwarzenberg, München Wien Baltimore, S 1–11

Strelkov RB, Chizhov AJ, Aljina AJ, Kusnezowa LE (1979) Strahlenschutz mit Hilfe der Gashypoxie in der onkologischen Praxis (russ) Vopr Onkol 25:3–6

Sugaar S, LeVeen HH (1979) A histopathologic study on the effects of radiofrequency thermotherapy on malignant tumors of the lung. Cancer 43:767–783

Suit HD, Gerweck LE (1979) Potential for hyperthermia and radiation therapy. Cancer Res 39:2290–2298

Suit HD, Scott OCA (1980) Hyperbaric oxygen and irradiation: A review of laboratory experimental and clinical data. In: Kärcher K-H, Kogelnik HD, Meyer H-J (eds) Progress in radio-oncology. Thieme, Stuttgart New York, pp 150–161

Urtasun RC, Band P, Chapman JD, Rabin HR, Wilson AF, Freyer CG (1977) Clinical phase I study of the hypoxic cell radio-sensitizer Ro-07-0582, a 2-nitroimidazole derivate. Radiology 122:801–804

Urtasun RC, Belch AR, McKinnon S, Higgins E, Saunders W, Feldstein M (1982) Small-cell lung cancer: Initial treatment with sequential hemi-body irradiation vs 3-drug systemic chemotherapy. Br J Cancer 46:228–235

Urtasun RC, Belch A, Bodnar D (1983) Hemibody radiation an active therapeutic modality for the management of patients with small cell lung cancer. Int J Radiat Oncol Biol Phys 9:1575–1578

Vincent RG, Wilson HE, Lane WW, Chen TV, Raza S, Gutierrez AC, Caracandas IE (1981) Progress on the chemotherapy of small cell carcinoma of the lung. Cancer 47:229–235

Warram J (1975) Preoperative irradiation of cancer of the lung. Final report of a therapeutic trial. A collaborative study. Cancer 36:914–925

Watson ER, Halnan KE, Dische S, Saunders M, Cade IS, McEwen JB, Wiernik G, Perrins DJD, Sutherland I (1978) Hyperbaric oxygen and radiotherapy: A Medical Research Council trial in carcinoma of the cervix. Br J Radiol 51:879–887

Weichselbaum RR, Nove J, Little JB (1980) Radiation response of human tumor cells in vitro. In: Meyn ER, Withers HR (eds) Radiation biology in cancer research. Raven-Press, New York, pp 345–351

Welker K (1981) Zum Problem der Bestrahlungsplanung bei der hochdosierten einzeitigen oberen und unteren Halbkörperbestrahlung (HKB). Radiobiol Radiother (Berl) 22:405–413

White JE, Boles M (1981) The role of radiation therapy in the treatment of regional non-small (oat)-cell carcinoma of the lung. In: Livingstone RB (ed) Lung cancer 1. Nijhoff, The Hague Boston London, pp 113–156

Wideröe R (1966) High-energy electron therapy and the two-component theory of radiation. Acta Radiol Ther Phys Biol 4:257–278

Wideröe R (1980) Tumor cell-killing with radiotherapy. Strahlentherapie 156:665–671

Withers HR, Peters LJ (1980) Biologic aspects of radiation therapy. In: Fletcher GH (ed) Textbook of radiotherapy. Lea & Febiger, Philadelphia, pp 103–180

Wolf J, Spear P, Yesner R (1960) Nitrogen mustard and the steroid hormones in the treatment of inoperable bronchogenic carcinoma. Am J Med 29:1008–1016

Yamamura Y, Sakatani M, Ogura T, Azuma I (1979) Adjuvant immunotherapy of lung cancer with BCG cell wall skeleton (BCG-CWS). Cancer 43:1314–1319

Yarmonenko SP (1980) Hypoxy radiotherapy of tumors. In: Kärcher K-H, Kogelnik HD, Meyer H-J (eds) Progress in radio-oncology. Thieme, Stuttgart New York, pp 144–150

Yuhas JM (1982) Protective drugs in cancer therapy: Optimal clinical testing and future directions. Int J Radiat Oncol Biol Phys 8:513–517

Zacharski LR, Henderson WG, Pickles FR, Forman WB, Cornell CJ, Forciers RJ, Edwards R, Headley E, Kim SH, O'Donnell JR, O'Dell R, Tornyos K, Kwaan HC (1981) Effect of warfarin on survival in small cell carcinoma of the lung. Veterans Administration study No. 75. JAMA 245:831–835

Zywietz F, Londen WA, Jung H (1979) Flußzytometrische Untersuchungen zur Synchronisation von Zellkulturen und soliden Tumoren durch Bestrahlung und Zytostatika. In: Wannemacher M (Hrsg) Kombinierte Strahlen- und Chemotherapie. Urban & Schwarzenberg, München Wien Baltimore, S 38–45

H. Chemotherapie

P. ALBERTO und R. JOSS

Mit 15 Tabellen

Obwohl bereits kurze Zeit nach der Einführung der ersten Zytostatika mehrere Autoren über objektive Tumorrückbildungen unter alkylierenden Substanzen und Folsäureantagonisten berichtet hatten (KARNOFSKY et al. 1948; WOLF et al. 1960; WHITE 1961; ARONOVITCH et al. 1963; GOLDMAN 1963; ROSS u. SELAWRY 1965), galt das Bronchuskarzinom lange Zeit als ein auf Zytostatika schlecht ansprechender Tumor. Wohl war der Wert der Therapieerfolge für den Patienten zunächst beschränkt, aber durchaus mit den zu dieser Zeit beim Mammakarzinom erzielten Resultaten vergleichbar. In der Folge wurden die Therapieergebnisse schrittweise verbessert, und heute stellt die Chemotherapie eine wertvolle Behandlungsmöglichkeit des Bronchuskarzinoms dar. Die Verbesserung der Chemotherapie-Resultate wurde durch verschiedene Entwicklungen möglich. Die Zahl der wirksamen Zytostatika nahm in den letzten 20 Jahren erheblich zu, so daß wirksame Zytostatikakombinationen entwickelt werden konnten. Die im Umgang mit Zytostatika gewonnenen Erfahrungen erlauben es heute, auch komplizierte Chemotherapien mit einem Minimum an Nebenwirkungen zu verabreichen. Durch einheitliche Kriterien zur Beurteilung des Behandlungserfolges ist es schließlich möglich, die Resultate verschiedener Gruppen miteinander zu vergleichen (World Health Organization 1979). Mit zunehmender Erfahrung hat sich das kleinzellige Bronchuskarzinom als ein sehr Chemotherapie-empfindlicher Tumor erwiesen, während die anderen histologischen Formen des Lungenkrebses nur in begrenztem Ausmaße auf die Zytostatika ansprechen.

A. Grundlagen der Chemotherapie

I. Wirksame Zytostatika

1. Allgemeines

Ein Zytostatikum gilt als wirksam, wenn es bei mindestens 20% der behandelten Patienten zu einer objektiven Tumorrückbildung führt (STAQUET u. SYLVESTER 1977). Letztere umfaßt partielle und komplette Remissionen. Eine par-

Tabelle 1. Kriterien zur Beurteilung des Behandlungserfolges

Komplette Remission
Vollständiges Verschwinden aller Tumormanifestationen für mindestens 4 Wochen.

Partielle Remission
Reduktion des Flächenmaßes meßbarer Tumormanifestationen um 50 oder mehr Prozent für mindestens 4 Wochen ohne Auftreten neuer Tumormanifestationen.

Stabiles Tumorverhalten
Reduktion des Flächenmaßes meßbarer Tumormanifestationen um weniger als 50% bzw. Zunahme des Flächenmaßes um weniger als 25%. Keine neuen Tumormanifestationen.

Progression
Zunahme des Flächenmaßes um mehr als 25% und/oder Auftreten neuer Tumormanifestationen.

tielle Remission ist definiert als Abnahme des Flächenmaßes aller meßbaren Tumormanifestationen um mindestens 50% ohne Auftreten neuer Tumormanifestationen (unter Flächenmaß versteht man das Produkt der zwei größten, aufeinander senkrecht stehenden Durchmesser). Die Tumorrückbildung muß mindestens 4 Wochen andauern. Unter einer kompletten Remission versteht man die vollständige Rückbildung aller Tumormanifestationen (vgl. Tabelle 1).

Beim Bronchuskarzinom stößt die Anwendung dieser Begriffe allerdings oftmals auf Schwierigkeiten. Die Tumorparameter sind häufig nur in einer Ebene meßbar, wie zum Beispiel ein verbreitertes Mediastinum oder eine vergrößerte Leber. Pulmonale Tumormanifestationen sind zudem oft schlecht abgegrenzt, weil der eigentliche Tumor von einer Atelektase, einer Pneumonie oder einem Pleuraerguß umgeben ist. Aus dieser Tatsache ergeben sich nicht zu unterschätzende Ungenauigkeiten in der Beurteilung des Therapieerfolges, die teilweise erklären, warum verschiedene Untersucher mit gleichen Behandlungen unterschiedliche Resultate erzielen.

In Tabelle 2 sind die beim Bronchuskarzinom wirksamen Zytostatika zusammengestellt. Zwischen den einzelnen Klassen besteht keine Kreuzresistenz. In der Tabelle sind zahlreiche andere, in der Behandlung des Bronchuskarzinoms mit unterschiedlichem Erfolg eingesetzte Zytostatika nicht aufgeführt. Alle erwähnten Zytostatika sind beim kleinzelligen Bronchuskarzinom wesentlich wirksamer als bei den übrigen histologischen Formen (Alberto 1980; Hansen u. Rørth 1979; Selawry 1974; Casper et al. 1980). Die Remissionsraten der wirksamsten Medikamente liegen in der Monotherapie auch beim kleinzelligen Bronchuskarzinom unter 50%. Der Wirkungsmechanismus der Mehrzahl der heute eingesetzten Zytostatika ist nur unvollständig geklärt. Für die Praxis sind aber zwei Punkte von hervorragender Bedeutung:

1. Die Zytostatika gehören zur Klasse jener Stoffe, deren Wirkung einer Kinetik erster Ordnung folgt, d.h. jede Dosis reduziert die vorhandene Anzahl Tumorzellen um einen konstanten Prozentsatz. 2. Dieser Prozentsatz der medikamentös vernichteten Zellen ist direkt von der Zytostatika-Dosis abhängig. Die Dosis-Wirkungskurve ist meist steil, d.h., daß auch eine nur geringe Dosisreduktion einen erheblichen Wirkungsverlust bewirkt (Frei u. Canellos 1980).

Entsprechend der Wirkung der einzelnen Zytostatika während des Zellzyklus unterscheidet man phasenspezifische von phasenunspezifischen Medikamenten

Tabelle 2. Chemotherapie des Bronchuskarzinoms. Wichtigste Zytostatika

Zytostatika-Klasse	Häufig gebrauchtes Zytostatikum
Alkylierende Substanzen	Cyclophosphamid
Nitrosoharnstoffe	Lomustine (CCNU)
Antimetaboliten	Methotrexat
Natürliche Produkte	Vincristine Vindesine VP 16-213 (Etoposid)
Antitumor-Antibiotika	Adriamycin
Varia	Procarbazin Hexamethylmelamin Cis-Platinum

(SCHABEL 1969; SKIPPER et al. 1970; HILL u. BASERGA 1975; VALERIOTE u. VAN PUTTEN 1975). Phasenspezifische Substanzen wirken nur während einer bestimmten Phase des Zellzyklus, währenddem phasenunspezifische Chemotherapeutika ihre Wirkung während des ganzen Zellzyklus entfalten können. Theoretisch wirken die phasenunspezifischen Zytostatika auch bei großen Tumoren, die nur eine geringe Anzahl sich teilender Tumorzellen enthalten, währenddem die Wirksamkeit phasenspezifischer Medikamente proportional der Wachstumsrate eines Tumors ist, welche ihrerseits von der Tumorgröße abhängt. In vielen der nachstehend diskutierten Chemotherapie-Schemen wurde versucht, die Beziehungen zwischen Wirkungsmechanismus der Zytostatika und Wachstumseigenschaften des Tumors zu berücksichtigen. Bisher konnte aber in keiner Untersuchung klar gezeigt werden, daß die Berücksichtigung dieser theoretischen Überlegungen zu einer Verbesserung der Therapieresultate führt.

Unter den phasenunspezifischen Zytostatika werden nachfolgend die alkylierenden Substanzen, die Nitrosoharnstoffe und die Antitumor-Antibiotika näher diskutiert. Methotrexat und die Spindelgifte sind die eingehender besprochenen phasenspezifischen Chemotherapeutika.

2. Alkylierende Substanzen

Die bifunktionellen Alkylantien Stickstofflost, Melphalan sowie die Oxazaphosphorine Cyclophosphamid und Ifosfamid (SCHNITKER et al. 1976; COSTANZI et al. 1978) sind bezüglich ihrer Wirksamkeit beim Bronchuskarzinom vergleichbar. Die alkylierenden Substanzen bilden in vivo instabile Alkyl-Gruppen ($R-CH_2^+$), welche sich kovalent an elektronegative chemische Strukturen der Zelle, vor allem an die Desoxyribonukleinsäure (DNS) binden (WHEELER 1962; CRATHORN u. ROBERTS 1966). Da die bifunktionellen Alkylantien zwei wirksame Gruppen enthalten, vernetzen sie benachbarte DNS-Stränge, stören damit die DNS-Replikationen, sowie die RNS- und Proteinsynthese und führen so zum

Zelltod. Die durch Alkylantien gesetzten Defekte können durch die Amputationen der betreffenden DNS-Segmente und durch die Synthese neuer Nukleinsäurestücke repariert werden. Zellen, die auf alkylierende Substanzen resistent sind, weisen wahrscheinlich eine größere Fähigkeit auf, alterierte DNS-Stücke zu ersetzen (Yin et al. 1973). Zwischen den einzelnen alkylierenden Zytostatika besteht eine weitgehende Kreuzresistenz. Cyclophosphamid wird in vivo metabolisiert; die wichtigsten aktiven Metabolite sind Senfgasphosphoramid und 4-Hydroxycyclophosphamid (Brock 1976; Colvin et al. 1976; Powers u. Sladek 1983). Ein weiterer, zytostatisch inaktiver Metabolit des Cyclophosphamids ist Acrolein, welches für die Blasenschleimhauttoxizität dieser Substanz verantwortlich ist (Brock et al. 1979).

3. Nitrosoharnstoffe

Die Nitrosoharnstoffe wirken wahrscheinlich in erster Linie als alkylierende Substanzen. Nebst dieser alkylierenden Wirkung spielt das beim Abbau der Nitrosoharnstoffe anfallende Isocyanat eine wichtige Rolle (Kahn 1973). Isocyanat hemmt verschiedene Enzyme, u.a. die Polymerasen, wodurch die Reparation der durch die alkylierende Wirkung der Nitrosoharnstoffe erzeugten DNS-Schäden verunmöglicht wird (Ewig u. Kohn 1977).

Nitrosoharnstoffe werden in vivo rasch metabolisiert und vorwiegend im Urin als inaktive Metaboliten ausgeschieden. Sie sind fettlöslich und passieren die Blut-Hirnschranke (Sponzo et al. 1973). In der Behandlung des Bronchuskarzinoms wird üblicherweise Lomustine (Chloräthyl-Cyclohexyl-Nitrosoharnstoff, CCNU) eingesetzt.

4. Antitumor-Antibiotika: Adriamycin und Mitomycin-C

Adriamycin, ein Anthrazyklin-Glykosid, ist das in der Behandlung des Bronchuskarzinoms am meisten gebrauchte Antitumor-Antibiotikum. Es wird aus Streptomyces peucetius gewonnen und weist eine polyzyklische Ringstruktur auf (DiMarco 1969). Diese Form gestattet es dem Adriamycin, parallel zwischen zwei aufeinanderfolgende DNS-Basen zu interkalieren (DiMarco u. Arcamone 1975). Der dadurch erzielte zytotoxische Effekt gleicht demjenigen der Alkylantien. Die Interkalation kann aber nicht alle Eigenschaften des Adriamycins erklären (Myers 1979). Durch die Reduktion von Adriamycin entstehen freie Radikale, welche ebenfalls zytotoxisch wirken. Adriamycin wird in der Leber teilweise metabolisiert und vorwiegend in der Galle ausgeschieden, z.T. als unveränderte Substanz, z.T. als relativ aktives Adriamycinol. Adriamycin passiert die Blut-Hirnschranke nicht.

Mitomycin-C ist ein Antitumor-Antibiotikum, das bereits 1957 aus Streptomyces caespitosus isoliert wurde und antibakterielle wie auch zytostatische Eigenschaften besitzt (Frank u. Osterberg 1960). Mitomycin-C wirkt als alkylierende Substanz. Interessant ist aber, daß experimentelle, auf Alkylantien resistente Tumoren auf Mitomycin-C noch ansprechen können, daß aber umgekehrt

Mitomycin-C-resistente Tumoren auch auf Alkylantien nicht mehr ansprechen (CROOKE u. BRADNER 1976). Mitomycin-C wird in vivo aktiviert. Es wird vorwiegend in der Leber metabolisiert. Nur 10% der verabreichten Dosis wird durch glomeruläre Filtration ausgeschieden. Mitomycin-C wird vor allem beim Plattenepithel- und beim Adenokarzinom der Lunge eingesetzt (CARTER u. CROOKE 1979).

5. Methotrexat

Methotrexat (Amethopterin) ist der heute in der Klinik am meisten gebrauchte Folsäureantagonist. Methotrexat bindet sich praktisch irreversibel an die Folsäure-Reduktase und verunmöglicht die Umwandlung von Folsäure in die aktive Form, die Tetrahydrofolsäure. Die Tetrahydrofolsäure dient als Coencym für den Transfer von Hydroxymethyl- und Formylgruppen, die vor allem in der Synthese der Purine gebraucht werden (BERTINO 1963). Methotrexat wirkt spezifisch in der S-Phase des Zellzyklus (WILMANNS u. MARTIN 1968; BLEYER 1977). Um die DNS-Synthese zu hemmen, müssen intrazelluläre Methotrexat-Spiegel erreicht werden, die ausreichen, um die Folsäure-Reduktase vollständig zu blockieren (CHABNER u. YOUNG 1973).

Methotrexat wird in die Zelle durch aktiven Transport aufgenommen. Einzelne Tumore haben kein Transportsystem für Methotrexat. Werden extrazellulär sehr hohe Methotrexat-Spiegel erzeugt, können durch passive Diffusion immer noch adäquate intrazelluläre Methotrexatspiegel erreicht werden. Diese Therapie mit hohen Dosen von Methotrexat muß von einer „Rettung“ (im Englischen „rescue“) der normalen Zellen durch Citrovorum-Faktor gefolgt werden (FREI et al. 1975). Wegen des bei den neoplastischen Zellen fehlenden Transportsystems für Methotrexat, das auch Citrovorum-Faktor in die Zelle transportiert, werden die Tumorzellen selektiv abgetötet (BERTINO 1977). Die maximal tolerierte Methotrexat-Dosis ohne Citrovorum-Faktor-Rescue variiert beim Menschen stark (HANSEN et al. 1971). Die Toxizität wird zudem nicht nur durch die Dosis bestimmt, sondern hängt auch von der Fraktionierung derselben ab. Dreiviertel einer Methotrexat-Dosis werden innerhalb von 3 Stunden unverändert im Urin ausgeschieden. Methotrexat wird glomerulär filtriert und zusätzlich tubulär sezerniert (BLEYER 1978). Methotrexat darf nur bei normaler Nierenfunktion verabreicht werden. Methotrexat passiert in normalen Dosen die Blut-Hirnschranke nicht.

6. Natürliche Produkte (Vinca-Alkaloide und Epipodophyllotoxine)

Zu den natürlichen Produkten werden die Vinca-Alkaloide und die Epipodophyllotoxine gerechnet (JOSS u. KRAKOFF 1980). Sie werden aus der Immergrün-Art Vinca rosea und der Alraunwurzel Podophyllum poltatum gewonnen. Die Vinca-Alkaloide blockieren die Mitose in der Metaphase. Sie binden sich an

Tubulin, ein zelluläres Protein und blockieren dessen Polymerisation zu den Microtubuli, welche für zahlreiche zelluläre Funktionen benötigt werden wie axonalen Transport, Aufrechterhaltung der Zellform, Sekretion und die Bildung der Mitosespindel (BENSCH et al. 1969; SAMSON 1971; OWELLEN et al. 1976). Die Vinca-Alkaloide binden sich während des ganzen Zellzyklus an Tubulin, die Folgen werden aber erst manifest, wenn die Zelle die G_2-Phase des Zellzyklus durchlaufen hat und die Mitose in der Metaphase blockiert wird. Die Spindelgifte bilden zum Teil unlösliche intrazelluläre Tubulin-Kristalle. Unter den Vinca-Alkaloiden wird in der Behandlung des Bronchuskarzinoms vor allem Vincristine, neuerdings auch Desacetyl-Vinblastin-Amid-Sulfat (Vindesine), ein semisynthetisches Derivat von Vinblastine, eingesetzt (CASPER et al. 1980). Letzteres ist vor allem beim Adeno- und Plattenepithelkarzinom der Lunge, aber auch beim vorbehandelten kleinzelligen Bronchuskarzinom, aktiv. Die Vinca-Alkaloide werden vorwiegend hepatisch eliminiert. Sie passieren die Blut-Hirnschranke nicht.

Unter den Podophyllotoxinderivaten werden heute vor allem Teniposide (VM-26) und Etoposide (VP-16-213) in der Klinik gebraucht. VP 16-213 ist eines der aktivsten Medikamente, das uns bei der Behandlung des kleinzelligen Bronchuskarzinoms zur Verfügung steht (JUNGI et al. 1975; CAVALLI et al. 1978a). Die Wirksamkeit der Podophyllotoxine hängt in hohem Ausmaße vom Verabreichungsschema ab. Sie werden vorwiegend hepatisch eliminiert. Die Podophyllotoxine binden sich ebenfalls an Tubulin (LOIKE et al. 1978) und blockieren die Mitose in der G_2-Phase. Man nimmt aber an, daß der zytotoxische Mechanismus von demjenigen der Vincaalkaloide verschieden ist und daß die Podophyllotoxine vor allem auch den Einbau von Nukleosiden in die DNS und RNS hemmen (ISSEL u. CROOKE 1979).

7. Varia

Procarbazine ist ein Methylhydrazin-Derivat, das zur Gruppe der Monoaminoxidase-Hemmer gehört (BOLLAG u. GRUNBERG 1963). Der exakte Wirkungsmechanismus ist nicht bekannt. Ein Kreuzresistenz zwischen Procarbazine und den alkylierenden Substanzen fehlt (SPIVACK 1974). Dieses Zytostatikum überschreitet zum Teil die Blut-Hirnschranke. Procarbazine wird vorwiegend renal eliminiert. Es besitzt eine Antabus-ähnliche Wirkung mit Unverträglichkeit von Alkohol bei gleichzeitiger Procarbazine-Medikation. *Hexamethylmelamin* ist ein synthetisches Zytostatikum, das dem Alkylans Triethylenmelamine verwandt ist (BLUM et al. 1973). Hexamethylmelamin wirkt aber nicht als alkylierende Substanz, eine Kreuzresistenz zu den alkylierenden Substanzen fehlt (BONOMI et al. 1979). *Cis-Diamminedichloroplatinum (II)* (Cis-Platinum) ist das erste Zytostatikum aus der Reihe der Schwermetallkomplexe. Es besitzt biochemische Eigenschaften im Sinne eines bifunktionellen Alkylans (ROZENCWEIG et al. 1978; KELMAN u. PERESIE 1979). Cis-Platinum wirkt zellzyklus-unspezifisch. Es ist in Lösungen mit niedrigem Chlorid-Gehalt unstabil. Das Medikament wird vorwiegend renal eliminiert.

II. Grundlagen der Kombinationschemotherapie

Die Grundlagen der Kombinationschemotherapie maligner Tumoren wurden im Wesentlichen bereits bei der Antibiotikatherapie bakterieller Erkrankungen erarbeitet (Jawetz u. Gunnison 1952). Die Kombination mehrerer aktiver Zytostatika bezweckt einerseits, die Resistenzentwicklung gegen die eingesetzten Medikamente zu verhindern, und andererseits die zytostatische Wirkung zu verbessern.

Im Verlauf einer zytostatischen Behandlung treten früher oder später Stämme von Tumorzellen auf, welche gegen die eingesetzten Zytostatika resistent sind. Diese resistenten Zellen sind entweder bereits bei Behandlungsbeginn vorhanden oder Zellen erwerben diese Eigenschaft im Verlauf der Therapie (Bertino 1978; Goldie u. Coldman 1979). Skipper et al. (1964), Skipper et al. (1965) und Wilcox et al. (1965) zeigten, daß ein Tumor bei Behandlungsbeginn nur wenige, gegen ein wirksames Zytostatikum resistente Zellen enthält, meist nur eine resistente Zelle auf 100 bis 100000 Zellen. In der Annahme, daß ein klinisch erkennbarer Tumor 10^{10}–10^{12} Zellen enthält, kann eine Chemotherapie diesen Tumor nur dann definitiv vernichten, wenn die Fraktion resistenter Zellen unter 10^{-10}–10^{-12} Zellen liegt. Da wesentlich mehr Zellen in einem Tumor gegen ein einzelnes Zytostatikum resistent sind als gegen eine Kombination mehrerer aktiver, nicht kreuzresistenter Chemotherapeutika, bietet die Kombinationschemotherapie bessere Aussichten, das Problem der Resistenz zu umgehen.

Die zweite treibende Kraft bei der Entwicklung der Kombinationschemotherapien war der Versuch, die zytostatische Wirkung zu verbessern. Wie bereits erwähnt, wirken die Zytostatika gemäß einer Kinetik erster Ordnung. Eine Steigerung der Wirkung eines einzelnen Zytostatikums kann nur durch eine Erhöhung der Dosis erzielt werden. Einer Dosissteigerung werden aber durch die toxischen Nebenwirkungen am normalen Gewebe Grenzen gesetzt. Es liegt deshalb nahe, durch die Kombination mehrerer Zytostatika die Wirkung zu verbessern (Frei 1972; Robert et al. 1977). Hierbei sind folgende Prinzipien zu beachten:

1. In der Kombination sollten nur Zytostatika verwendet werden, die auch in der Monochemotherapie bei diesem Tumor aktiv sind.
2. Die eingesetzten Zytostatika sollten unterschiedliche Wirkungsmechanismen aufweisen.
3. Die Zytostatika müssen verschiedene Toxizitätsspektren aufweisen oder ihre Nebenwirkungen zu verschiedenen Zeitpunkten entfalten, so daß die eingesetzten einzelnen Chemotherapeutika in voller oder nahezu voller Dosis gegeben werden können.

Durch die Beachtung dieser Prinzipien versucht man die folgenden Ziele zu erreichen:

1. Einen additiven oder sogar synergistischen therapeutischen Effekt. Unter additivem Effekt versteht man hierbei, daß die Kombination wirksamer ist als die Einzelmedikamente allein, wobei im besten Falle die Wirkung der Kombination der Summe der Wirkungen der Einzelmedikamente entspricht.

Synergismus bedeutet, daß die Chemotherapiekombination in ihrer Wirkung die Summe der therapeutischen Effekte der einzelnen Zytostatika übertrifft.
2. Eine Addition der Nebenwirkungen wird trotz Einsatz der Zytostatika in voller Dosierung vermieden, da die Nebenwirkungen auf verschiedene Zeitpunkte bzw. auf verschiedene Normalgewebe verteilt werden.
3. Die Kombination mehrerer Zytostatika gestattet das Problem der Resistenz zu umgehen, wie oben bereits dargelegt wurde.

Die klinische Erfahrung lehrt, daß die Beachtung dieser Punkte tatsächlich zu besseren Behandlungsresultaten führt (HANSEN 1977; ALBERTO 1980). Die Kombinationschemotherapie ist der Monotherapie sowohl in Bezug auf die Remissionsraten wie auch auf die Remissionsdauer überlegen. Trotz Berücksichtigung weiterer theoretischer Gesichtspunkte wie Zellzyklusspezifität der eingesetzten Zytostatika und Zellkinetik (BRUCE et al. 1966) gelang es aber bisher nicht, die Resultate, welche mit den nach den obigen Gesichtspunkten rein empirisch konzipierten Kombinationen erzielt wurde, weiter zu verbessern (ALBERTO et al. 1981).

In den letzten Jahren sind in zahlreichen prospektiv geplanten, randomisierten Studien auf institutioneller, nationaler oder internationaler Ebene verschiedene Kombinationschemotherapien miteinander verglichen worden. Aus diesen Studien wurden wesentliche Erkenntnisse gewonnen. Der therapeutische Effekt einer Kombination nimmt mit zunehmender Zahl aktiver Einzelmedikamente in der Kombination zu, zumindest bis zu 3 oder 4 Medikamenten (HANSEN et al. 1978). Im weiteren ergaben mehrere Studien, daß die gleichzeitige Gabe der Zytostatika der sequentiellen Verabreichung überlegen ist (ALBERTO et al. 1976; HANSEN et al. 1976). Aus diesem Grunde, sowie wegen der steilen Dosis-Wirkungsrelation sehen die meisten, gegenwärtig gebrauchten Chemotherapiekombinationen eine Verabreichung der Zytostatika in hoher Dosis über wenige Tage vor, gefolgt von therapiefreien Intervallen. Die intermittierende Verabreichung ist zudem weniger immunosuppressiv. In den bisherigen Studien hat sich keine einzige Chemotherapiekombination als die klar beste herauskristallisiert. Viele Chemotherapieschemen sind etwa gleich wirksam. Auf diesbezügliche Einzelheiten werden wir weiter unten ausführlicher eingehen.

III. Nebenwirkungen

In der Chemotherapie maligner Tumoren stellen heute die Nebenwirkungen den größten Nachteil und den limitierenden Faktor dar. Mit Erfahrung und profunden Kenntnissen der Wirkungen und Nebenwirkungen der eingesetzten Zytostatika können aber die meisten Polychemotherapien beim Bronchuskarzinom ambulant und mit akzeptablen Nebenwirkungen durchgeführt werden. Bis vor wenigen Jahren war bei den meisten Zytostatika die Myelosuppression die dosislimitierende Nebenwirkung. Seither hat sich das Spektrum der Nebenwirkungen wesentlich erweitert und heute werden Zytostatika gebraucht, deren dosislimitierende Toxizität nicht myelosuppressiver, sondern gastrointestinaler, renaler, pulmonaler, kardialer oder neurologischer Natur ist. Die Chemotherapie maligner Tumoren erfordert deshalb heute ein solides Grundwissen der ganzen inneren Medizin und gute Kenntnisse in anderen Fachgebieten wie Chirurgie, Strahlentherapie, Pathologie usw. Eine spezialisierte Ausbildung in Hämatologie genügt heute nicht zur Betreuung von Tumorkranken.

1. Übelkeit und Erbrechen

Nausea und Erbrechen sind ein häufiges Problem bei der Chemotherapie maligner Tumoren und belasten die Patienten stark, obwohl die gastro-intestinale Toxizität in den meisten Fällen nicht dosislimitierend ist (Joss et al. 1981).

In Einzelfällen und bei einzelnen Medikamenten wie Cis-Platinum können aber Nausea und Erbrechen die Dosis und die Dauer einer zytostatischen Therapie begrenzen. Übelkeit und Erbrechen treten nach der Gabe der Zytostatika mit einer zeitlichen Verzögerung von einigen Stunden auf. Andauernde Übelkeit und Anorexie können zu Gewichtsverlusten führen, die einen Therapieab- oder -unterbruch nötig machen. Zytostatika stimulieren das Brechzentrum, vor allem via die Chemorezeptoren-Trigger-Zone am Boden des vierten Ventrikels. Zentrale Afferenzen aus höher gelegenen Hirnstrukturen, vor allem aus dem orbitalen Cortex und dem Rhinenzephalon, welche Gerüche, geschmackliche, visuelle und psychische Stimuli verarbeiten, können nicht nur das Brechzentrum stimulieren, sondern auch dessen Empfindlichkeit auf andere Reize wesentlich modifizieren (Joss et al. 1981). Einzelne Zytostatika können durch direkte Schleimhauttoxizität Nausea und Erbrechen hervorrufen, wobei dann oft auch orale Schleimhautulzerationen, gastrointestinaler Blutverlust, Durchfälle oder Bauchkrämpfe beobachtet werden. Individuelle und therapeutische Faktoren (Alter, psychologische Faktoren, eingesetzte Zytostatika, Dosierung und Applikationsweise) beeinflussen das Ausmaß von Übelkeit und Erbrechen stark. Bevor Nausea und Erbrechen auf die Zytostatikatherapie zurückgeführt werden, müssen andere Ursachen wie Hirnmetastasen, Obstruktionen des Magendarmtraktes, metabolische und endokrine Störungen wie Niereninsuffizienz, Wasserintoxikation, Nebenniereninsuffizienz, Hyperkalzämie etc. ausgeschlossen werden.

2. Myelosuppression

Die durch Zytostatika induzierte Myelosuppression führt zu einem verminderten Zellgehalt des Knochenmarkes und in der Peripherie zu Anämie, Leukopenie (vor allem Granulozytopenie) und Thrombozytopenie. Oftmals führen die hämatologischen Nebenwirkungen zu einer Verminderung aller drei Zellreihen, einzelne Medikamente betreffen aber bevorzugt nur eine oder zwei Zelllinien. So führt Cyclophosphamid vorwiegend zur Granulozytopenie, seltener aber zur Thrombopenie oder Anämie. Vincristine kann zu schweren Anämien führen, verursacht aber praktisch nie Leuko- und Thrombopenien. Die Tiefstwerte von Leuko- und Thrombozyten werden bei den meisten, heute in der Chemotherapie des Bronchuskarzinoms eingesetzten Zytostatika nach 3–14 Tagen erreicht (Lokich 1976). Nitrosoharnstoffe, Mitomycin-C und hochdosiertes

Cis-Platinum führen aber zu einer verzögert einsetzenden Myelosuppression mit Tiefstwerten zwischen der 3. und 5. Woche nach der Zytostatikagabe. Die Myelosuppression nach den beiden erstgenannten Zytostatika ist zudem kumulativ. Nach ausgedehnten Vorbestrahlungen erträgt das Knochenmark eine Chemotherapie weniger gut. Sehr oft bleiben die hämatologischen Nebenwirkungen ohne klinische Folgen. Ausgeprägtere Anämien äußern sich als Müdigkeit, Atemnot, ischämische Herzkrankheit oder zerebrale Insuffizienz. Bei ausgeprägteren Thrombopenien kommt es zur hämorrhagischen Diathese. Granulozytopenien beeinträchtigen die Infektabwehr, so daß es zu sehr schweren und oftmals atypisch verlaufenden Infektionskrankheiten kommen kann. Rasches Erkennen und Behandeln von Infektionen bei leukopenischen Patienten sowie das sofortige Absetzen der Zytostatika bei den ersten Zeichen einer Infektion sind oberstes Gebot. Heute ist der Arzt zudem in der Lage, während Phasen schwerer Myelosuppression alle drei Zellreihen einsetzen zu können. Währenddem Erythro- und Thrombozytentransfusionen heute routinemäßig vorgenommen werden, dürfte sich in der Behandlung des Bronchuskarzinoms außerhalb klinischer Forschungsprojekte selten eine Indikation zur Granulozytentransfusion ergeben. Verschiedene Versuche wurden gemacht, mit einfachen medikamentösen Therapien wie Androgenen (Burn u. Cooke 1974) und Lithium (Lyman et al. 1981) die hämatologischen Nebenwirkungen der Zytostatikatherapie zu mildern; diese Zusatzbehandlungen haben sich bisher in der Klinik nicht durchgesetzt.

3. Neurotoxizität

Nebenwirkungen am Nervensystem werden vor allem nach den Vinca-Alkaloiden gesehen (Rosenthal u. Kaufmann 1974; Obrist et al. 1979). Vincristine und Vindesine führen zu einer vorwiegend sensorischen peripheren Polyneuropathie mit Störung der Oberflächen- und Tiefensensibilität sowie Verlust der Sehnenreflexe. Diese Polyneuropathie ist für die Patienten meist unangenehm, aber tolerabel. Sie kann aber zu Invalidität führen, wenn die Behandlung nicht rechtzeitig unterbrochen wird. Obstipation, manchmal schmerzhaft, bis zum Vollbild des paralytischen Ileus sind Zeichen der viszeralen Neuropathie. Seltener werden auch nach Hexamethylmelamin (Legha et al. 1976) und Cis-Platinum (Arnold u. Williams 1979a) Polyneuropathien beobachtet. Cis-Platinum führt nicht selten auch zur Ototoxizität mit einem Hörverlust für hohe Frequenzen sowie Tinnitus. Sehr selten sind hingegen Konvulsionen, kortikale Erblindung und Papillenödem nach Cis-Platinum (Berman 1980). Hohe neurotoxische Dosen von Procarbazin (Chabner et al. 1973) werden in der Behandlung des Bronchuskarzinoms heute nicht mehr eingesetzt; sie führten zu Somnolenz, Apathie und Bewußtseinsverlust.

4. Nebenwirkungen an der Haut, den Hautanhangsgebilden und den Schleimhäuten

Nebenwirkungen an der Haut und deren Anhangsgebilden sind häufig (Levine u. Greenwald 1973). Vor allem der nicht selten totale Haarausfall beeinträchtigt das Selbstwertgefühl der Kranken oft schwer und wird von den

Patienten als Verstümmelung empfunden. Der Haarausfall kann verhindert oder gemildert werden, wenn während der Gipfelkonzentration der Zytostatika im Serum eine Ischämie der Kopfhaut erzeugt wird, zum Beispiel durch Abbinden oder – für den Patienten angenehmer – durch Unterkühlen der Kopfhaut mittels einer Eiskappe (KISER et al. 1981). Andere Veränderungen an der Haut sind meist diskret und können leicht übersehen werden, so zum Beispiel eine verstärkte Pigmentierung oder eine vermehrte Schuppung. Cis-Platinum führt selten zu einer Platinumlinie an den Zähnen ähnlich anderen Schwermetallen. Schleimhautveränderungen werden vor allem nach Methotrexat im Sinne einer Stomatitis beobachtet, seltener nach Adriamycin. Das Ausmaß der Nebenwirkungen an der Haut und an den Schleimhäuten korreliert nicht.

5. Pulmonale Nebenwirkungen

Interstitielle Pneumopathien werden vor allem nach Bleomycin, selten auch nach Mitomycin-C (MARTINO et al. 1979), Cyclophosphamid (PATEL et al. 1976), den Nitrosoharnstoffen (SELKER et al. 1978) und Methotrexat (EVERTS et al. 1973) beobachtet. Lungenfibrosen sind selten, abgesehen von der Pneumopathie nach dem in der Behandlung des Bronchuskarzinoms nur selten eingesetzten Bleomycin (PASCUAL et al. 1973; BEDROSSIAN et al. 1973). Sie stellen in der Chemotherapie der Lungentumoren ein zu vernachlässigendes Risiko dar. Die Wahrscheinlichkeit einer interstitiellen Pneumopathie steigt mit der applizierten Gesamtdosis von Bleomycin, Mitomycin und den Nitrosoharnstoffen, obwohl diese Korrelation nicht ganz unbestritten ist. Bei interstitiellen Pneumopathien nach Zytostatika beobachtet man als Frühveränderungen ein interstitielles Ödem, den Untergang der Pneumozyten vom Typ I und Proliferation der Pneumozyten vom Typ II. Im weiteren Verlauf kommt es zu interstitiellen Ablagerungen von Kollagen und zur Fibrose. Klinisch manifestiert sich die Zytostatikalunge als Reizhusten, Dyspnoe und in schweren Fällen als respiratorische Insuffizienz.

6. Kardiotoxizität

Der Gebrauch des in der Behandlung des Bronchuskarzinoms wirksamen Anthrazyklin-Antibiotikums Adriamycin wird langfristig durch die Kardiotoxizität limitiert (LENAZ u. PAGE 1976).

Das Risiko einer Kardiomyopathie steigt mit zunehmender Gesamtdosis des Adriamycins. Heute wird die kumulative Dosis auf 550 mg/m^2 beschränkt, da beim Überschreiten dieser Menge die Inzidenz von Kardiomyopathien sprunghaft ansteigt (VON HOFF et al. 1979b). Vorbestehende Herzkrankheiten sowie gleichzeitige oder vorgängige Bestrahlung (BILLINGHAM et al. 1978) des Myokards erhöhen das Risiko einer Anthrazyklin-Kardiomyopathie. Histologisch äußert sich die Kardiomyopathie in einem Untergang von Herzmuskelfasern, wobei das Ausmaß des Untergangs von Myozyten dosisabhängig ist. Dieser häufigeren, klinisch bedeutenden Spätform der Anthrazyklin-Kardiotoxizität steht eine seltene Frühform gegenüber, die sich als akute Peri- und Myokarditis oder als Herzrhythmusstörung äußert und nicht dosisabhängig ist. Die Frühform hat keinen prädiktiven Wert bezüglich einer späteren Kardiomyopathie. Kardiale Nebenwirkungen wurden auch nach Cyclophosphamid (O'CONNELL u. BERENBAUM 1974) und Cis-Platinum (VON HOFF et al. 1979a) beschrieben, sind jedoch extrem selten.

7. Nephrotoxizität

Unter den in der Behandlung des Bronchuskarzinoms eingesetzten Zytostatika ist vor allem Cis-Platinum nephrotoxisch. Die renalen Nebenwirkungen des Cis-Platinums sind mit der Nephrotoxizität anderer Schwermetalle vergleichbar. Histologisch handelt es sich um eine akute tubuläre Nekrose (DENTINO et al. 1978). Klinisch äußert sich die Cis-Platinum-Nephrotoxizität vor allem in einer Einschränkung des Glomerulumfiltrates mit einer oftmals, aber nicht immer reversiblen Azotämie, in schweren Fällen mit einer Oligo-Anurie mit akutem Nierenversagen (GONZALEZ-VITALE et al. 1978). Daneben findet man nicht selten ein renal tubuläres Syndrom mit Magnesiumverlust, das sich in einem kleinen Prozentsatz klinisch mit Zeichen einer Hypomagnesiämie äußert (LYMAN et al. 1980). Das Risiko renaler Nebenwirkungen durch Cis-Platinum wird durch die gleichzeitige Gabe anderer potentiell nephrotoxischer Medikamente wie Aminoglykosidantibiotika erhöht. Cis-Platinum muß mit einer forcierten Diurese appliziert werden, um die Gefahr renaler Nebenwirkungen auf ein Minimum zu beschränken. Die forcierte Diurese wird durch ausgiebige Hydratation sowie Furosemid oder Mannitol induziert. Selten führt Mitmycin-C in höheren kumulativen Gesamtdosen zu einer glomerulären Nephropathie, die sich klinisch als progrediente Niereninsuffizienz mit Proteinurie und Ödemen manifestiert (LIU et al. 1971). Auch die Nitrosoharnstoffe BCNU, CCNU und Methyl CCNU führen in hohen kumulativen Gesamtdosen zu einer Niereninsuffizienz, welche nach Absetzen des Medikamentes weiter fortschreiten kann (JOSS et al. 1980c). Das in der Behandlung des Bronchuskarzinoms selten gebrauchte hochdosierte Methotrexat (CONDIT et al. 1969; FREI et al. 1975) mit Citrovorum-Faktor-Rescue ist ebenfalls potentiell nephrotoxisch, wenn nicht unter besonderen Vorsichtsmaßnahmen appliziert.

8. Urotoxizität der Oxazaphosphorine (Cyclophosphamid, Ifosfamid)

Cyclophosphamid, Ifosfamid und andere Oxazaphosphorine reizen die Schleimhaut der ableitenden Harnwege. Die Schleimhauttoxizität ist auf die Anreicherung des Oxazaphosphorin-Metaboliten Acrolein (BROCK et al. 1979) im Urin zurückzuführen. Sie manifestiert sich klinisch als sterile, oftmals schmerzhafte, hämorrhagische Zystitis, die noch ein bis mehrere Wochen nach Abbruch der Therapie auftreten kann. Die Zytoskopie zeigt ein weites Spektrum von Veränderungen wie Hyperämie, Ulzerationen und Nekrosen. Die Langzeit-

Tabelle 3. Chemotherapie der primären Lungenkrebse, Toxizität der wichtigsten Zytostatika

Zytostatikum	Leuko-penie	Thrombo-penie	Anämie	Nausea, Erbrechen	Mucositis	Alopezie	Pulmonale Toxizität	Renale Toxizität	Kardiale Toxizität	Neuro-toxizität
Cyclophosphamid	++	+	+	+	–	+	(+)	–	(+)	–
Lomustin	++	++	+	+	–	–	(+)	–	–	–
Adriamycin	++	++	+	++	+	++	–	–	+	–
Methotrexat	++	++	+	–	++	–	(+)	+	–	–
Etoposid	++	+	+	+	(+)	++	–	–	–	–
Vincristin	–	–	+	–	–	+	–	–	–	++
Vindesine	++	+	+	–	–	+	–	–	–	++
Cis-Platinum	+	+	+	++	–	–	–	++	–	(+)
Procarbazin	++	++	+	++	–	–	–	–	–	(+)
Hexamethyl-melamin	+	+	+	++	–	–	–	–	–	+

therapie mit Cyclophosphamid kann zur Blasenfibrose mit vesiko-ureteralem Reflux führen. Fälle von Blasenkarzinomen nach langdauernder Cyclophosphamidtherapie sind beschrieben worden (Lenzin et al. 1973). Die Urotoxizität der Oxazaphosphorine kann durch ausreichende Flüssigkeitszufuhr sowie durch die Gabe von Medikamenten, die freie Sulfhydril-Gruppen freisetzen, vermieden werden. Unter den letzteren hat sich das Natrium-Mercapto-Aethan-Sulfonat bewährt, das sowohl peroral wie auch intravenös gegeben werden kann (Scheef et al. 1979).

9. Übrige Nebenwirkungen

Nebst den bisher erwähnten Nebenwirkungen kann die Chemotherapie maligner Tumoren zu zahlreichen Veränderungen führen, die meist ohne entsprechendes klinisches Korrelat bleiben. Flüchtige Leberfunktionsstörungen sind nach Nitrosoharnstoffen (Lokich et al. 1974), Methotrexat (Hersh et al. 1966) und Cis-Platinum (Cavalli et al. 1978b) beschrieben worden. Hochdosiertes Cyclophosphamid sowie selten auch Vincristine können zu einem Syndrom der inadäquaten Sekretion von antidiuretischem Hormon führen (Moses u. Miller 1974). Die langfristigen Nebenwirkungen auf die Gonaden sowie das karzinogene Potential der Zytostatika haben in der Behandlung des Bronchuskarzinoms bisher kaum eine Bedeutung wegen dem meist nur palliativen Charakter der Zytostatikatherapie.

Die hauptsächlichsten Nebenwirkungen der Zytostatika sind in Tabelle 3 zusammengefaßt.

B. Das kleinzellige Bronchuskarzinom

I. Allgemeines

Patienten mit kleinzelligem Bronchuskarzinom überleben ohne tumorspezifische Therapie im Durchschnitt 7 Wochen (HYDE et al. 1973). Die düstere Prognose dieser Tumorkrankheit hat sich in den letzten 10 Jahren drastisch gewandelt. Nicht nur wurde die mittlere Überlebenszeit um rund das Fünffache verlängert, sondern heute zeichnet sich auch die Entwicklung ab, daß nach intensiven Therapien ein bisher noch kleiner Teil der Patienten langfristig tumorfrei überlebt und möglicherweise geheilt ist (ARNOLD u. WILLIAMS 1979b; GINSBERG et al. 1979; MINNA et al. 1980b).

Das kleinzellige Bronchuskarzinom ist durch drei biologische Eigenschaften charakterisiert: das rasche Tumorwachstum, die ausgeprägte Tendenz zur frühen Fernmetastasierung und die Beziehung zu den APUD-Zellen (*A*mine *P*recursor *U*ptake und *D*ecarboxylation) des Respirationstraktes (SMITH 1975; GAZDAR et al. 1980). Das kleinzellige Bronchuskarzinom ist ein rasch wachsender, menschlicher Tumor mit einer mittleren Tumorverdoppelungszeit von etwa 30–60 Tagen (STRAUS 1977). Es weist einen hohen Thymidin-Markierungs-Index von 11–30% auf, vergleichbar mit anderen rasch wachsenden menschlichen Tumoren (MUGGIA et al. 1974). Kürzlich haben BRIGHAM et al. (1978) über wesentlich langsamer wachsende kleinzellige Bronchuskarzinome berichtet, deren Tumorverdoppelungszeit etwa 90 Tage beträgt. Auf Grund der Resultate dieser Autoren sind Rezidive nach kompletten Remissionen noch während 4–5 Jahren möglich. Nebst dem raschen Tumorwachstum ist die ausgeprägte Tendenz zur frühen Fernmetastasierung ein Charakteristikum dieser Neoplasie, welches große praktische Bedeutung hat. Bei 31 von 37 Patienten entdeckte EAGAN et al. (1974) bei der Diagnose Fernmetastasen. MATTHEWS et al. (1973) fand bei Patienten, die innerhalb von 30 Tagen nach einer „kurativen" Resektion des Primärtumors gestorben waren, bei 13 von 19 Autopsien lokale Tumorreste; 12 dieser 13 Patienten wiesen zudem Fernmetastasen auf. In einer Serie von autoptisch untersuchten Patienten mit kleinzelligem Bronchuskarzinom wurden in folgender Häufigkeit Metastasen gefunden: regionäre Lymphknoten in 100%, Leber, abdominelle Lymphknoten und Nebennieren in über 50%; Pleura, kontralaterale Lunge, Niere, Pankreas, Knochenmark und Zentralnervensystem in über 25%; Schilddrüse, Hypophyse, Hoden und Myokard in mehr als 7% der Fälle (MATTHEWS 1976). Entsprechend der engen Beziehung zum APUD-System werden bei diesem Tumor zahlreiche ektopisch produzierte Hormone, Amine und Polypeptide gefunden. Für Einzelheiten verweisen wir auf Kapitel VII. Paraneoplasien, S. 167ff., Teilband IV/4A.

Klinisch weisen die meisten Patienten entsprechend diesen biologischen Eigenschaften bei der Diagnose rasch zunehmende Symptome von Seiten des Primärtumors oder der Infiltration von Nachbarorganen auf (JOSS et al. 1980a, b). Unter den letzteren besitzt die obere Einflußstauung besondere praktische Bedeutung und wird im Abschnitt B.VI. eingehender besprochen. Fernmetastasen findet man bei der Diagnose bei der Hälfte bis zwei Drittel aller Patienten,

Tabelle 4. Etappen des therapeutischen Fortschrittes bei heilbaren Tumoren

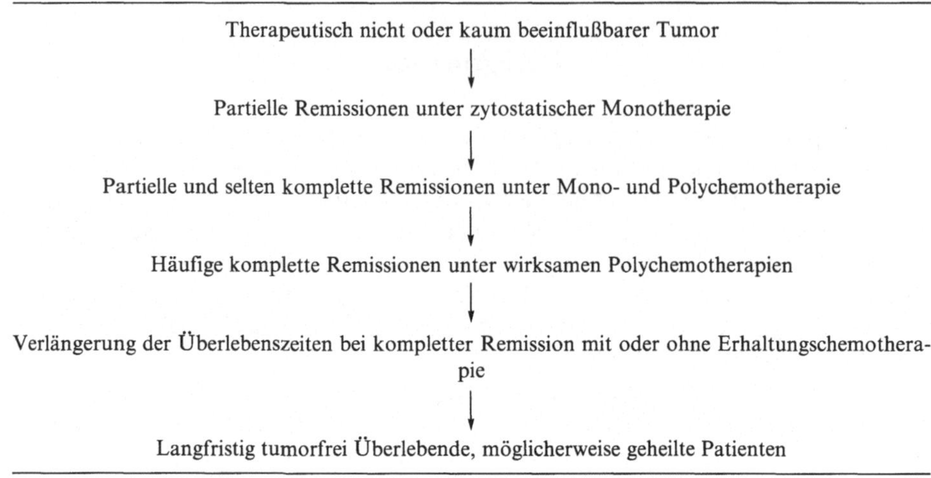
Therapeutisch nicht oder kaum beeinflußbarer Tumor

↓

Partielle Remissionen unter zytostatischer Monotherapie

↓

Partielle und selten komplette Remissionen unter Mono- und Polychemotherapie

↓

Häufige komplette Remissionen unter wirksamen Polychemotherapien

↓

Verlängerung der Überlebenszeiten bei kompletter Remission mit oder ohne Erhaltungschemotherapie

↓

Langfristig tumorfrei Überlebende, möglicherweise geheilte Patienten

vor allem im Skelett, in der Leber und im Zentralnervensystem. Auf die besonderen Aspekte der Metastasen im Zentralnervensystem wird im Abschnitt B.VI. eingegangen. Unter den paraneoplastischen Endokrinopathien sind vor allem das Syndrom der inadäquaten Sekretion von antidiuretischem Hormon (SIADH, Schwartz-Bartter-Syndrom) und das durch die ektope Produktion von ACTH bedingte paraneoplastische Cushing-Syndrom von Bedeutung. Für diesbezügliche Einzelheiten verweisen wir auf Kapitel VII. Paraneoplasien, S. 167ff., Teilband IV/4A.

In der Chemotherapie des kleinzelligen Bronchuskarzinoms wurden auf dem Wege zur Verbesserung der Behandlungsresultate grundsätzlich die gleichen Etappen durchschritten wie bei anderen, heute durch Chemotherapie heilbaren Tumoren (vgl. Tabelle 4).

Zunächst wurde die Wirksamkeit eines einzelnen, dann mehrerer in der Monochemotherapie aktiver Zytostatika nachgewiesen. Anschließend folgte der Schritt zur Kombination mehrerer aktiver Chemotherapeutika. Die Ergebnisse der Polychemotherapie wurden dann schrittweise verbessert, so daß heute bei einem großen Teil der Patienten mit kleinzelligem Bronchuskarzinom eine objektive Tumorrückbildung erzielt werden kann. Mit der schrittweisen Verbesserung der Polychemotherapie wurden aber nicht nur die Remissionsraten verbessert, sondern auch die Anzahl kompletter Remissionen nahm zu. In letzter Zeit mehren sich nun die Berichte, daß ein Teil der Patienten mit kompletten Remissionen langfristig tumorfrei überlebt und möglicherweise geheilt ist (ARNOLD u. WILLIAMS 1979b). Trotz diesen ermutigenden Ergebnissen erliegt aber leider immer noch die Mehrzahl der Patienten diesem Tumorleiden.

Möglichkeiten, die gegenwärtigen Behandlungsresultate zu verbessern, sind: 1. Die Entwicklung neuer, aktiver Zytostatika. 2. Die Chemotherapie mit sehr hohen Dosen von Zytostatika mit hämatologischer Rekonstitution (autologe Knochenmarkstransplantation) oder unter den Bedingungen der Umkehrisolation. 3. Die Chemotherapie mit zyklisch alternierenden, nicht-kreuzresistenten Zytostatika-Kombinationen. 4. Die kombinierte Anwendung der Chemotherapie mit der Radiotherapie. 5. Die Verbesserung der bisherigen radiotherapeutischen Möglichkeiten (optimale Dosierung und Fraktionierung, Ganzkörperbestrahlung, Radiosensibilisation). Auf die Punkte 1–4 wird unten näher eingegangen, bezüglich der Radiotherapie verweisen wir auf Kapitel I.G., S. 227, dieser Teilband.

II. Erfassung der initialen Tumorausdehnung und prognostische Faktoren

Die Feststellung der initialen Tumorausdehnung ist für die Wahl der besten Therapie, die Interpretation der Therapieergebnisse und die Beurteilung der Prognose unerläßlich. Ein Tumor, der auf einen Hemithorax, die ipsilateralen hilären, die mediastinalen und die ipsilateralen supraklavikulären Lymphknoten beschränkt ist, wird als lokoregionäres Tumorstadium klassifiziert, im Englischen „limited disease“. Hat der Tumor diese Grenzen überschritten, so wird er den fortgeschrittenen metastasierenden Tumoren zugerechnet, im Englischen dem Stadium „extensive disease“. Ein Drittel bis die Hälfte der Patienten weist bei der Diagnose das prognostisch günstigere Stadium „limited disease“ auf, die übrigen Kranken sind dem prognostisch erheblichen ungünstigeren Tumorstadium „extensive disease“ zuzurechnen.

Die initialen Untersuchungen zielen darauf hin, Fernmetastasen an häufigen Lokalisationen zu erfassen. Skelettmetastasen werden mit Hilfe der Knochenmarksaspiration und -biopsie sowie der Skelettszintigraphie erfaßt. Bei 25–40% der Patienten mit kleinzelligem Bronchuskarzinom sind mit Hilfe der doppelseitigen Knochenmarksaspiration und -biopsie aus der Crista iliaca posterior – die beiden genannten Untersuchungen sind komplementär – Skelettmetastasen nachzuweisen (Hansen u. Muggia 1972; Hirsch et al. 1977). Der Nachweis von Lebermetastasen bereitet, abgesehen von den bereits klinisch eindeutigen Fällen mit abnormem Palpationsbefund und pathologischen Leberenzymen, Schwierigkeiten. Die zuverlässigste Methode zur Erfassung von Lebermetastasen ist die Leberbiopsie unter Sicht anläßlich der Laparaskopie (Dombernowsky et al. 1978). Sie ist der blinden perkutanen Biopsie überlegen. Etwa 10% aller Patienten werden allein auf Grund der laparaskopisch nachgewiesenen Lebermetastasen dem Stadium „extensive disease“ zugeordnet. 10% der Patienten weisen bei der Diagnose Hirnmetastasen auf, weitere 20–30% aller Patienten entwickeln im Verlauf der Krankheit Metastasen im Bereich des Zentralnervensystems (Joss et al. 1981a). Die Methode der Wahl zum Nachweis von Hirnmetastasen ist die Computertomographie des Schädels, die der Hirnszintigraphie überlegen ist.

Wichtigster prognostischer Faktor sowohl bezüglich Chemotherapieerfolg wie auch bezüglich Überlebenszeit ist die initiale Tumorausdehnung. Patienten mit „limited disease“ sprechen häufiger auf eine Chemotherapie an und die Tumorrückbildungen sind häufiger komplett. Diese Patienten haben eine längere mediane Überlebenszeit als Kranke mit „extensive disease“ (Ihde et al. 1981). „Limited disease“-Patienten mit ipsilateralem supraklavikulärem Lymphknotenbefall (Stadium III SCN+MO) haben eine kürzere mediane Überlebenszeit

Tabelle 5. Aktivitätsindex

Status	Bewertung	Status
Karnofsky		*SAKK/ECOG/Zubrod/WHO*
Normal, keine Beschwerden	100	0 Normal, voll leistungsfähig
Geringe Symptome. Fähig, normale Aktivitäten zu verrichten	90	1 Leicht eingeschränkte Leistungsfähigkeit bei starker körperlicher Anstrengung. Geringe Symptome
Normale Aktivitäten nur mit Anstrengung	80	
Selbständig. Nicht fähig, normale Aktivitäten zu verrichten oder zu arbeiten	70	2 Mäßige Symptome. Tagsüber weniger als 50% der Zeit im Bett
Benötigt ab und zu Hilfe, aber weitgehend selbständig	60	3 Ausgeprägte Symptome. Tagsüber mehr als 50% der Zeit im Bett
Benötigt oft Hilfe und häufige medizinische Betreuung	50	4 Vollständig bettlägerig
Invalidisiert. Benötigt besondere Hilfe und Betreuung	40	
Hospitalisation indiziert, Zustand nicht lebensbedrohlich	30	
Schwer krank. Hospitalisiert. Supportivtherapie nötig	20	
Moribund	10	
Tot	0	

als Patienten ohne nachgewiesenen Tumorbefall dieser Lymphknotenstation (Cooksey et al. 1979). Der kontralaterale supraklavikuläre Lymphknotenbefall beinhaltet bezüglich des Überlebens keine schlechtere Prognose, obwohl diese Patienten bisher den fortgeschrittenen Tumorstadien zugerechnet wurden. Hingegen beinhaltet der ipsilaterale Pleuraerguß eine Prognose ähnlich derjenigen von Patienten mit „extensive disease". Die Anzahl kompletter Remissionen und die Überlebenszeiten sinken mit zunehmender Zahl ab. Leber- und Hirnmetastasen haben eine prognostisch ungünstige Bedeutung (Reed u. Livingston 1977). Das Ausmaß der Verlängerung der Überlebenszeit hängt im weiteren vom Allgemeinzustand des Patienten ab. Dieser wird meist als Aktivitätsindex ausgedrückt und stellt ein numerisches Maß für Tätigkeiten dar, welche der Patient im täglichen Leben ausüben kann. Die beiden gebräuchlichen Skalen für den Aktivitätsindex sind diejenige nach Karnofsky (Werte von 0–100) sowie diejenige der Schweizerischen Arbeitsgruppe für Klinische Krebsforschung (SAKK) und der Eastern Cooperative Oncology Group (ECOG) (Werte von 0–5) (vgl. Tabelle 5). Patienten mit gutem Aktivitätsindex weisen eine höhere Remissionsrate und längere Überlebenszeiten auf. Patienten mit Gewichtsverlust in den 6 Monaten vor der Diagnose haben eine schlechtere Prognose (DeWys et al. 1980). Patienten unter 55 Jahren mit lokoregionär begrenztem Tumorwachstum weisen in einer kürzlich publizierten Untersuchung eine höhere Rate an kompletten Remissionen auf (Reed u. Livingston 1977). Im weiteren kommt dem Immunstatus eine prognostische Bedeutung zu. Anerge Patienten weisen kürzere Überlebenszeiten auf als Patienten mit positiven Hauttesten (ISRAEL et al. 1973). Weiterrauchen nach der Tumordiagnose beinhaltet eine schlechte Prognose, währenddem Raucherabstinenz die Überlebenszeiten günstig beeinflußt (JOHNSTON-EARLY et al. 1980). Die prognostische Bedeutung der histopathologischen Subtypen des kleinzelligen Bronchuskarzinoms ist nicht klar (MATTHEWS et al. 1979; DAVIS et al. 1981).

III. Chemotherapie

1. Allgemeines

Die erhebliche Zahl wirksamer Zytostatika und die Vielfalt von Möglichkeiten, diese in simultanen oder sequentiellen Kombinationen zu verabreichen, hat in den letzten 10 Jahren zur Prüfung einer sehr großen Zahl von Polychemotherapien beim kleinzelligen Bronchuskarzinom geführt. Obwohl der Vergleich verschiedener Zytostatika bzw. Zytostatikakombinationen stets mit Ungenauigkeiten behaftet ist, kann heute doch gesagt werden, daß kein Therapieschema klar hervorsticht. Die Kombinationen mit drei oder vier wirksamen Zytostatika erzielen alle etwa gleich gute Resultate, d.h. rund 70–80% objektiver Tumorrückbildungen, wovon etwa ein Drittel bis die Hälfte komplett sind. Die medianen Überlebenszeiten betragen für das Gesamtkollektiv etwa 10–12 Monate, für Patienten mit extensive disease 8–10 Monate, für Patienten mit limited disease 12–15 Monate. Patienten, welche auf die Therapie ansprechen, leben im Durchschnitt länger als ein Jahr (GRECO et al. 1978). 5–10 Prozent aller behandelten Patienten leben länger als 24 Monate tumorfrei, wobei etwa jeder 5. Patient mit einem lokoregionär begrenzten Tumor die 2-Jahresgrenze rezidivfrei überlebt. Ziel der Behandlung ist es deshalb, eine komplette Remission zu erzielen, da nur diese Aussicht auf langfristig tumorfreies Überleben und möglicherweise Heilung bietet.

2. Monochemotherapie

In Tabelle 2 sind die beim kleinzelligen Bronchuskarzinom wirksamen Zytostatika zusammengestellt. Verschiedene Punkte sind hierbei zu beachten. Zunächst sind die mit den einzelnen Zytostatika erzielten Remissionen kurz und auch komplette Remissionen kaum dauerhaft. Im weiteren ist zu sagen, daß bei den älteren Chemotherapeutika, wie zum Beispiel den Alkylantien und den Vincaalkaloiden, die Remissionsraten eher überschätzt werden, da diese Zytostatika an nicht oder kaum vorbehandelten Patienten geprüft wurden. Die neueren Zytostatika wie Adriamycin, VP 16-213 und Cis-Platinum wurden an einem stark vorbehandelten Krankengut geprüft; die entsprechenden Remissionsraten dürften bei unbehandelten Patienten höher liegen. Schließlich ist wichtig, daß viele Zytostatika nur an relativ wenig Patienten geprüft wurden, so daß definitive Schlußfolgerungen bezüglich der wahren Remissionsraten kaum möglich sind.

Trotz diesen Vorbehalten stehen uns aber mit den alkylierenden Substanzen, den Nitrosoharnstoffen, dem Methotrexat, den Podophyllum- und Vinca-Derivaten, dem Adriamycin, Procarbazin, Hexamethylmelamin und Cis-Platinum wirksame Zytostatika zur Verfügung.

3. Kombinationschemotherapie

Die Resultate der Kombinationschemotherapie sind derjenigen der Monotherapie sowohl bezüglich Remissionsrate, Anzahl kompletter Remissionen wie auch bezüglich medianer Überlebungszeit deutlich überlegen (EDMONSON et al. 1976; LOWENBRAUN et al. 1979). GREEN et al. (1969) zeigten, daß die Behandlung mit Cyclophosphamid derjenigen mit Placebo bezüglich Überlebenszeit statistisch signifikant überlegen ist. Die mediane Überlebenszeit konnte in dieser Studie von 1,6 auf 4,1 Monate gesteigert werden. Eine ähnliche Studie aus Österreich (KOKRON et al. 1978) bestätigte erst kürzlich diese Resultate, wobei als Zytostatikum Ifosfamid eingesetzt wurde. Nicht nur wurde in dieser Studie die mediane Überlebenszeit verlängert, sondern auch die Lebensqualität gemessen an der Dauer des Terminalstadiums und dem Analgetika-Konsum verbessert.

EDMONSON et al. (1976) zeigten in der Folge, daß die Kombination von CCNU und Cyclophosphamid der Monotherapie mit Cyclophosphamid überlegen ist. Die Gruppe von HANSEN (1976, 1978) bewies in einer Reihe eleganter, prospektiv geplanter Studien, daß die Wirksamkeit der Zweierkombination von CCNU und Cyclophosphamid durch den Einbau eines dritten Zytostatikums, nämlich Methotrexat, weiter gesteigert werden kann und die Dreierkombination ihrerseits der Viererkombination mit Vincristine als viertem Zytostatikum unterlegen ist. Die in den Kombinationen am häufigsten gebrauchten Zytostatika sind Cyclophosphamid und Vincristine. Sie können wegen der nicht überlappenden Toxizität auch in Kombination voll dosiert werden. Diesen beiden Medikamenten werden in den meisten heutigen Kombinationen noch ein oder zwei andere, aktive Zytostatika zugefügt, wobei die Medikamente mit der geringsten überlappenden Toxizität gewählt werden. Tabelle 6 gibt eine Übersicht über oft gebrauchte Kombinationen.

Die bisherigen Resultate der Chemotherapie zeigen, daß nur die kompletten Remissionen, d.h. das Verschwinden aller faßbaren Tumormanifestationen, zu einer wesentlichen Verlängerung der Überlebenszeiten führen und langfristig tumorfreies Überleben ermöglichen. Leider dauert aber auch die Mehrzahl der kompletten Remissionen nicht an und etwa zwei Drittel dieser Patienten rezidivieren früher oder später erneut. Die Möglichkeiten, die Zahl kompletter Remissionen zu steigern und deren Dauer zu verlängern, sollen nachstehend näher besprochen werden. Zunächst wurde versucht, durch den *Einbau neuer Zytostatika* mehr komplette Tumorrückbildungen zu erzielen. Die Schweizerische Arbeitsgruppe für Klinische Krebsforschung (SAKK) baute Cis-Platinum in die Kombination von Adriamycin und VP 16-213 ein und erzielte mit dieser neuen Kombination eine sehr hohe, im Rahmen der SAKK bisher nicht beobachtete Rate kompletter Remissionen von 40% (GOLDHIRSCH et al. 1980). Unabhängig

Tabelle 6. Kleinzelliges Bronchuskarzinom. Kombinationschemotherapie

Zytostatika (Weg)	Dosis/m² (Tage)	Dauer eines Zyklus	Toxizität	Referenz
Cyclophosphamid (oral) Procarbazin (oral) Methotrexat (i.v.) Vincristin (i.v.)	70 mg (täglich) 70 mg (täglich) 25 mg (1, 8, 15 etc.) 1,3 mg (1, 8, 15, etc.)	fortdauernd 4–6 Wochen	schwach	ALBERTO et al. (1976)
Cyclophosphamid (i.v.) Methotrexat (oral) Lomustin (oral) Vincristin (i.v.)	700 mg (1) 20 mg (18, 21) 70 mg (1) 1,3 mg (1, 8, 15, 21)	4 Wochen	mittel	HANSEN et al. (1978)
Cyclophosphamid (i.v.) Adriamycin (i.v.) Etoposid (i.v.) Vincristin (i.v.)	1000 mg (1, 8) 50 mg (1, 8) 125 mg (1, 8) 1,4 mg (1, 8)	3 Wochen	stark	MINNA et al. (1980a)
Cyclophosphamid (i.v.) Adriamycin (i.v.) Vincristin (i.v.)	750 mg (1) 50 mg (1) 1 mg	3 Wochen	mittel	FOX et al. (1980b)
Cyclophosphamid (i.v.) Adriamycin (i.v.) Etoposid (i.v.)	1000 mg (1) 45 mg (1) 50 mg (1, 2, 3, 4, 5)	3 Wochen	mittel	AISNER et al. (1980)

von diesen Untersuchungen zeigten SIEROCKI et al. (1979), daß die Kombination von VP 16-213 und Cis-Platinum eine sehr aktive Induktionschemotherapie darstellt. Ein zweiter, vor allem theoretischer Weg, die gegenwärtigen Resultate zu verbessern, stellt die bessere *Berücksichtigung zellkinetischer Grundlagen* dar. GOLDBERG et al. (1979) versuchten die Wirksamkeit der Kombination von Adriamycin und Cyclophosphamid durch die zeitlich verzögerte Gabe des zellzyklus-spezifischen Cytosin-Arabinosid zu verbessern. Die theoretische Überlegung war, daß durch die Tumorreduktion durch die phasen-unspezifischen Zytostatika Adriamycin und Cyclophosphamid die Neoplasie anschließend besser auf ein phasen-spezifisches Chemotherapeutikum ansprechen würde. Die Resultate dieser Studie waren aber nicht besser als diejenigen anderer vergleichbarer Untersuchungen (ALBERTO et al. 1981). Eine dritte Möglichkeit stellt die *Dosissteigerung* unter Inkaufnahme allfälliger stärkerer Nebenwirkungen dar. COHEN et al. (1977) zeigten in einer Untersuchung an einer relativ kleinen Patientenzahl, daß die Steigerung der Dosen von CCNU, Cyclophosphamid und Methotrexat verglichen mit einer Standarddosierung eine höhere Remissionsrate und mehr komplette Remissionen erzielen läßt (90 bzw. 30%, Standardtherapie 45 bzw. 0%). Die Eastern Cooperative Oncology Group hat in der Folge diese Resultate in einer großen Studie überprüft (VOGL u. MEHTA 1981). Weder die Remissionsrate noch die Remissionsdauer konnte durch die Intensivierung der Chemotherapie gesteigert werden. Ob eine weitere Intensivierung der Chemotherapie unter

Tabelle 7. Kleinzelliges Bronchuskarzinom. Alternierende Polychemotherapie mit nicht-kreuz-resistenten Kombinationen

Zytostatika (Weg)	Dosis/m² (Tage)	Dauer eines Zyklus	Toxizität	Referenz
Cyclophosphamid (i.v.)	1500 mg (1) 1000 mg (21)	6 Wochen	stark	COHEN et al. (1978)
Lomustine (oral)	100 mg (1)			
Methotrexat (i.v.)	15 mg (1, 4, 8, 11, 15, 18, 22, 25, 29, 32)			
Wechselweise mit:				
Adriamycin (i.v.)	60 mg (42, 63)	6 Wochen	stark	
Vincristin (i.v.)	2 mg (42, 63)			
Procarbazin (oral)	100 mg (42, 51)			
Cyclophosphamid (i.v.)	1000 mg (1)	4 Wochen	mittel	DOMBERNOWSKY et al. (1980)
Lomustine (oral)	70 mg (1)			
Vincristin (i.v.)	1,3 mg (1, 3, 15, 22)			
Methotrexat (oral)	20 mg (18, 21)			
Wechselweise mit:				
Adriamycin (i.v.)	30 mg (1)	3 Wochen	mittel	
Etoposid (oral)	100 mg (1, 2, 3, 4)			
Adriamycin (i.v.)	30 mg (1)	3 Wochen	mittel	ALBERTO et al. (1981)
Lomustine (oral)	70 mg (1)			
Cyclophosphamid (oral)	70 mg (1–7)			
Procarbazin (oral)	70 mg (1–7)			
Wechselweise mit:				
Vincristin (i.v.)	1,3 mg (1, 8)	3 Wochen	mittel	
Methotrexat (i.v.)	25 mg (1, 3)			
Hydroxyrease	1000 mg (1, 3, 5, 8, 11, 13)			

dem Einsatz prophylaktischer Isolierung oder der autologen Knochenmarkstransplantation eine Verbesserung der Resultate zuläßt, bleibt gegenwärtig eine offene Frage (VALDIVIESO et al. 1980). Eine vierte Möglichkeit, die Remissionsraten zu verbessern, stellt der Einsatz einer *zyklisch alternierenden Chemotherapie* mit zwei nicht *kreuzresistenten Kombinationen* dar (vgl. Tabelle 7). Dieser Weg wurde ebenfalls von COHEN et al. (1979) erprobt. Nach einer initialen 6wöchigen Induktion mit Cyclophosphamid, CCNU und Methotrexat wurden die Patienten mit einer Kombination von Vincristin, Adriamycin und Procarbazin behandelt. Die Behandlung mit der zweiten, nicht kreuzresistenten Kombination steigerte die Rate kompletter Remissionen von 42 auf 76% bei limited disease – Patienten und von 24 auf 36% bei extensive disease – Patienten. Die Behandlung mit einer dritten, nicht kreuzresistenten Kombination (Ifosfamid und VP 16-213) konnte die Resultate nicht weiter verbessern. Weitere, an dieser Stelle nicht besprochene Verbesserungs-Möglichkeiten stellen der *Einsatz anderer Modalitäten* wie der Radiotherapie und der Immunotherapie dar. Bezüglich der Radiotherapie verweisen wir auf den nachfolgenden Abschnitt B.IV. und das Kapitel I.G., S. 227, dieser Teilband.

Die zweite Frage, wie einmal erreichte komplette Remissionen am besten erhalten werden, ist heute ebenfalls ungelöst. Grundsätzlich wurden die gleichen, oben bereits bei der Induktionstherapie diskutierten Lösungen versucht, wobei vor allem die *zyklisch alternierende Chemotherapie* und die Konsolidation mit Radiotherapie eingehend geprüft wurden. In der Studie von DOMBERNOWSKY et al. (1979) wurden 150 Patienten mit extensive disease zyklisch alternierend mit CCNU, Cyclophosphamid, Methotrexat, Vincristin sowie Adriamycin, VP 16-213 behandelt und mit einer Gruppe verglichen, welche die gleichen Kombinationen in sequentieller Folge erhielten, d.h. die zweite Kombination bei Tumorprogression unter der ersten Therapie. Die zyklisch alternierende Chemotherapie führte im Vergleich zur sequentiellen Behandlung zu einer statistisch signifikanten Verlängerung der Remissionsdauer (240 vs 180 Tage, $p<0,05$), die mediane Überlebenszeit konnte aber nicht verlängert werden. Auf die *Konsolidation mit Radiotherapie* zur Erhaltung einer einmal erreichten Remission wird im Abschnitt B.IV. eingegangen.

Eine dritte, bisher nur teilweise gelöste Frage ist diejenige nach der optimalen Therapiedauer. Aus Untersuchungen der Gruppe am National Cancer Institute der Vereinigten Staaten von Amerika geht hervor, daß alle Remissionen innerhalb von 12 Wochen nach Einleitung der Chemotherapie erreicht werden (COHEN et al. 1979). Kann bis zu diesem Zeitpunkt keine Tumorrückbildung erzielt werden, muß auf eine andere Chemotherapiekombination gewechselt werden. Bisher ungelöst ist aber die Frage, zu welchem Zeitpunkt bei Patienten in kompletter Remission die Therapie abgesetzt werden kann. Verschiedene Untersuchungen weisen darauf hin, daß bereits relativ kurze, d.h. 6–12monatige Behandlungen dauerhafte Remissionen erzielen können (MINNA et al. 1980a; NATALE et al. 1980).

Eine vierte, in Zukunft größere Bedeutung erlangende Frage dürfte diejenige nach der Verminderung der Morbidität heutiger intensiver Therapien darstellen. „Den Luxus der Beachtung langfristiger Nebenwirkungen kann man sich erst leisten, wenn man eine effektive Behandlung entwickelt hat“, was beim kleinzelligen Bronchuskarzinom bisher nur in ungenügendem Maße erreicht worden ist (DEVITA 1981). Immerhin weisen erste Beobachtungen an langfristig tumorfrei Überlebenden darauf hin, daß das karzinogene Potential der heutigen Therapien in Zukunft nicht vernachlässigt werden kann, wenn es uns gelingen sollte, die gegenwärtigen Resultate weiter zu verbessern.

IV. Kombinierte radio- und chemotherapeutische Behandlung

Für Einzelheiten bezüglich der Radiotherapie verweisen wir auf Kapitel I.G., S. 227. An dieser Stelle soll auf einige Besonderheiten hingewiesen werden. Das kleinzellige Bronchuskarzinom ist der auf die Bestrahlung am empfindlichsten reagierende histologische Typ der Lungenkarzinome. Rund Dreiviertel aller bestrahlten Patienten zeigen eine objektive Tumorrückbildung. Trotzdem die Radiotherapie in der Behandlung der kleinzelligen Bronchuskarzinome über die Jahre in großem Umfang eingesetzt wurde, wissen wir bisher nicht, welches die optimale Dosis und die beste Fraktionierung sind. Choi und Carey (1976) zeigten in einer retrospektiven Analyse ihrer Daten, daß die lokale Tumorkontrolle durch die Radiotherapie mit zunehmender nominaler Standart-Dosis (NSD) ansteigt. Die lokalen Kontrollraten nach 4 Monaten waren 60% bei einer NSD von 1133 ret, 79% bei 1361 ret und 88% bei 1518 ret. Am häufigsten werden heute folgende Radiotherapieschemen gebraucht: 1. 2000 rad/1 Woche gefolgt von einer 3-wöchigen Pause und anschließend nochmals 2000 rad/1 Woche (split-course-Verfahren). 2. 3000 rad/2 Wochen. 3. 4500–5000 rad/4–5 Wochen. Mit der Verbesserung der Chemotherapien sind aber in den letzten Jahren zunehmend kritische Stimmen laut geworden, welche die Notwendigkeit einer Radiotherapie zusätzlich zur Chemotherapie in Frage stellen. Wohl haben mehrere Autoren gezeigt, daß die Kombination einer Polychemotherapie mit einer Bestrahlung ohne wesentlich größere Toxizität möglich ist, aber der Wert dieser multimodalen Behandlung im Vergleich zur alleinigen Chemotherapie ist nicht klar. Insbesondere wurde bisher nicht zweifelsfrei in einer prospektiv randomisierten Studie gezeigt, daß die Bestrahlung des Primärtumors und des Mediastinums nach Erreichen einer objektiven Tumorrückbildung unter Chemotherapie die Remissionsdauer, die Überlebenszeit und/oder den Anteil langfristig tumorfrei überlebender Patienten erhöht (Williams et al. 1977). Die Gruppe um Hansen in Kopenhagen zeigte sogar in einer prospektiv geplanten, randomisierten Studie bei Patienten mit limited disease, daß die alleinige Chemotherapie der kombinierten radio- und chemotherapeutischen Behandlung in bezug auf die mediane Überlebenszeit überlegen ist (Hansen et al. 1977). Diese Studie wurde allerdings wegen des unkonventionellen Radiotherapieschemas kritisiert. Verschiedene neuere Arbeiten weisen darauf hin, daß möglicherweise die kombinierte radio- und chemotherapeutische Behandlung einen Vorteil bezüglich langfristig tumorfreiem Überleben bringen wird, vor allem bei Patienten mit lokoregionär begrenztem Tumorwachstum (Cox et al. 1979; Salazar u. Creech 1980). Zwei Arbeitsgruppen haben bisher ihre praeliminären Resultate mit der Halbkörper- bzw. der sequentiellen Ganzkörperbestrahlung bei Patienten mit extensive disease als Konsolidation nach einer Induktionschemotherapie publiziert. Während Salazar et al. (1980) ihre Resultate mit der Bestrahlung der oberen Körperhälfte günstig beurteilen, kommen Fox et al. (1980a) zum Schluß, daß die sequentielle Bestrahlung beider Körperhälften nach einer Induktionschemotherapie der Fortsetzung der Chemotherapie unterlegen ist.

Im Gegensatz zu diesen Unsicherheiten ist heute aber auf Grund mehrerer Arbeiten klar, daß beim lokoregionär begrenzten kleinzelligen Bronchuskarzinom die kombinierte Behandlung mit Bestrahlung des Primärtumors und des Mediastinums gefolgt von einer Chemotherapie der alleinigen Bestrahlung bezüglich Remissionsdauer und Überlebenszeit eindeutig überlegen ist (Medical Research Council Lung Cancer Working Party 1979; Krauss et al. 1980).

V. Metastasen im Bereich des zentralen Nervensystems

Metastasen im Bereich des zentralen Nervensystems (ZNS-Metastasen) sind eine häufige Komplikation solider Tumoren. Beim kleinzelligen Bronchuskarzinom weisen 25–40% der Patienten zu Lebzeiten durch ZNS-Metastasen bedingte, klinische bedeutende neurologische Symptome auf. Die Lebensqualität der betroffenen Patienten verschlechtert sich häufig abrupt. Ein vorher noch selbständiger Patient wird bettlägerig, pflegebedürftig und für seine Angehörigen zur psychischen und nicht selten auch finanziellen Belastung. 10% aller Patienten mit kleinzelligem Bronchuskarzinom weisen ZNS-Metastasen bei der Diagnose auf, 20–30% entwickeln diese im Verlauf der Krankheit (Joss et al. 1981 a). In der überwiegenden Mehrheit der Fälle handelt es sich um Hirnmetastasen. Die Häufigkeit leptomeningealer und spinaler Metastasen nimmt bei routinemäßig durchgeführter prophylaktischer Ganzhirnbestrahlung zu. Die Inzidenz von ZNS-Metastasen steigt mit zunehmenden Überlebenszeiten an. Die errechnete Wahrscheinlichkeit eines metastatischen Befalls des Zentralnervensystems beträgt nach Nugent für Patienten, die 24 Monate überleben, 80% (Nugent et al. 1979). Eine ähnliche Entwicklung wurde früher bei den Leukämien, namentlich bei der akuten lymphatischen Leukämie des Kindes beobachtet. Nach der klinischen Manifestation der ZNS-Metastasen ist die Überlebenszeit kurz, im Mittel lediglich 1,5 Monate. In etwa der Hälfte der Patienten mit ZNS-Metastasen sind diese die direkte Todesursache (Joss et al. 1981 a).

Im Hinblick auf die enttäuschenden Resultate der Therapie manifester Hirnmetastasen schlug Hansen erstmals die prophylaktische Ganzhirnbestrahlung vor (Hansen 1973). Die bisher in der Literatur mitgeteilten Ergebnisse mit der vorbeugenden Bestrahlung des Hirnschädels sind in *Tabelle 8* zusammengestellt. In 5 randomisierten Studien wurde der Wert der prophylaktischen Ganzhirnbestrahlung geprüft. Drei Studien wiesen bezüglich des Auftretens von ZNS-Metastasen einen signifikanten Vorteil für die bestrahlte Gruppe auf. Die Studie von Cox et al. (1978) ergab keinen Unterschied in der Häufigkeit des ZNS-Befalls bestrahlter (27%) und nicht bestrahlter (21%) Patienten. Die in dieser Arbeit gefundene Häufigkeit von ZNS-Metastasen war vergleichbar mit derjenigen historischer unbehandelter Kontrollen. Die Unwirksamkeit der prophylaktischen Hirnbestrahlung in dieser Studie hing wahrscheinlich mit der relativ geringen Strahlendosis zusammen (2000 rad in 10 Fraktionen zu 200 rad über 2 Wochen an Stelle der üblichen 3000 rad in 10 Fraktionen zu 300 rad über 2 Wochen). Das Ergebnis der Untersuchung von Hansen et al. (1980) ist bemerkenswert: sowohl in der Gruppe mit wie auch in jener ohne prophylaktische ZNS-Bestrahlung entwickelten nur 9,1 bzw. 12,5% einen ZNS-Befall. Dies hing möglicherweise mit der in dieser Studie angewandten Kombinationschemotherapie zusammen, die das liquorgängige Nitrosoharnstoffderivat CCNU enthielt. Gemäß anderen Arbeiten verhindert allerdings der Gebrauch eines Nitrosoureaderivates die Entwicklung von ZNS-Metastasen nicht (Nugent et al. 1979; Van Houtte et al. 1979). Die Häufigkeit von ZNS-Metastasen in den in Tabelle 8 angeführten, nicht randomisierten Untersuchungen mit prophylaktischer ZNS-Bestrahlung beträgt 6%. Diese Zahl liegt deutlich unter den 22% vergleichbarer, nicht bestrahlter Kontrollgruppen (Bunn et al. 1978).

Tabelle 8. Häufigkeit von ZNS-Metastasen anaplastischer kleinzelliger Bronchuskarzinome bei prophylaktischer Ganzhirnbestrahlung

Autor	Ohne Prophylaxe	Mit Prophylaxe
Cox et al. (1978)	21%	27%
Creech et al. (1979)	18%	2%
Hansen et al. (1980)	12,5%	9,1%
Jackson et al. (1977)	24%	0%
Maurer et al. (1980)	18%	4%

In keiner der in Tabelle 8 angeführten randomisierten Studien wurde die mediane Überlebenszeit der Patienten mit prophylaktischer Ganzhirnbestrahlung im Vergleich zur Kontrollgruppe signifikant verlängert. Dieses Ergebnis erstaunt nicht, wenn man bedenkt, daß die Mehrzahl der ZNS-Metastasen im Rahmen einer allgemeinen Tumorprogredienz auftritt. Eine signifikante Verbesserung der medianen Überlebenszeiten wäre nur zu erwarten, wenn ein großer Teil der Patienten wegen eines isolierten ZNS-Rezidivs ad exitum kommen würde. Sollte eine weitere Verbesserung der langfristigen Behandlungsergebnisse durch wirksamere, in der Regel die Blut-Hirnschranke nicht in ausreichendem Maße passierende Zytostatikatherapien möglich sein, so könnten isolierte ZNS-Rezidive bezüglich medianer Überlebenszeit Bedeutung erlangen.

VI. Die obere Einflußstauung

Einer oberen Einflußstauung liegt heute in 97% der Fälle ein maligner Tumor zugrunde. In etwa 85% wird sie durch ein Bronchuskarzinom verursacht, wobei das kleinzellige Karzinom der häufigste histologische Typ ist und rund 50% aller Fälle ausmacht (Perez et al. 1978). 10–15% der Patienten mit kleinzelligem Bronchuskarzinom weisen bereits bei der Diagnose eine obere Einflußstauung auf, weitere 5–10% der Patienten entwickeln diese Komplikation im Verlauf ihrer Krankheit (Joss et al. 1981 b). Die obere Einflußstauung ist eine medizinische Notfallsituation, deren Therapie der Wahl traditionellerweise die Bestrahlung ist. Die Obstruktion der oberen Hohlvene per se ist aber keine letale Komplikation. Vielmehr werden die Überlebenszeiten durch die Grundkrankheit bestimmt. Patienten mit benigner Ursache der oberen Einflußstauung überleben während Jahren. Da die Mehrzahl der Patienten mit kleinzelligem Bronchuskarzinom bereits bei der Diagnose Fernmetastasen aufweisen, stellt die Chemotherapie die Behandlung der Wahl dar (Joss et al. 1981 b; Dombernowsky u. Hansen 1978). Die alleinige Chemotherapie führt in 80–100% der Patienten zu einer Rückbildung der oberen Einflußstauung. Auch ist die Rezidivrate nach alleiniger Chemotherapie nicht größer als die Rückfallsquote nach alleiniger Strahlentherapie (DOMBERNOWSKY u. HANSEN 1978). Die Chemotherapie ist deshalb eine wirksame Behandlung sowohl der oberen Einflußstauung wie auch des Primärtumors und stellt in Anbetracht der meist generalisierten Tumorkrankheit die Therapie der Wahl dar. Die Strahlentherapie sollte erst beim Versagen der Chemotherapie zur Palliation eingesetzt werden.

VII. Ausblick

Die Chemotherapie des kleinzelligen Bronchuskarzinoms ist heute eine wirksame Behandlung, die bei der Großzahl der Patienten zu einer objektiven Tumorrückbildung führt und in einer bisher beschränkten Zahl der Patienten kurativ ist. Viele Fragen bleiben aber offen. Keines der oben erwähnten Chemotherapie-Schemen kann vorbehaltlos für die Praxis empfohlen werden. Die Frage, ob die Chemotherapie mit einer Bestrahlung des Primärtumors und des Mediastinums kombiniert werden sollte, ist ungelöst. Dagegen ist klar, daß die prophylaktische Ganzhirnbestrahlung einen wirksamen Schutz vor dem Auftreten von Hirnmetastasen im Krankheitsverlauf bietet. Abschließend kann festgehalten werden, daß die Behandlung des kleinzelligen Bronchuskarzinoms weiterhin eine Domäne der klinischen Forschung darstellt, deren Ziel es sein muß, die Therapieresultate weiter zu verbessern und das optimale Verhältnis zwischen Wirkung und Nebenwirkungen zu finden.

C. Das Plattenepithelkarzinom, das Adenokarzinom und das anaplastische großzellige Karzinom der Lunge

I. Allgemeines

Das Plattenepithelkarzinom, das Adenokarzinom und das anaplastische großzellige Karzinom der Lunge werden unter dem sprachlich nicht sehr glücklichen Begriff der nicht-kleinzelligen Bronchuskarzinome zusammengefaßt. Der Begriff der nicht-kleinzelligen Bronchuskarzinome wurde aus dem Bedürfnis heraus geprägt, die im Vergleich zum kleinzelligen Bronchuskarzinom geringere Chemotherapie-Empfindlichkeit dieser Tumoren zum Ausdruck zu bringen.

Das *Plattenepithelkarzinom* ist der häufigste histologische Typ der nicht-kleinzelligen Bronchuskarzinome. Etwa 45% aller Lungenkrebse weisen diese Histologie auf. 50–60% dieser Tumoren liegen im proximalen Bronchialbaum. Sie metastasieren relativ spät und vorwiegend lokoregionär. Die Plattenepithelkarzinome wachsen üblicherweise exophytisch ins Bronchiallumen ein und führen zur Obstruktion mit poststenotischer Pneumonie oder Atelektase. Der Tumor zeigt eine Tendenz zu zentripetalem Wachstum (JOSS et al. 1980b). Bei etwa 10% der Plattenepithelkarzinome findet man eine Tumorkaverne (RILKE et al. 1979). Die *Adenokarzinome* sind in 70% der Fälle in der Peripherie lokalisiert und 10% dieser Tumoren äußern sich als maligner Pleuraerguß (ROSENOW u. CARR 1979). Die Adenokarzinome stellen etwa 20% aller Bronchuskarzinome dar (RILKE et al. 1979). Sie metastasieren früh hämatogen: von 30 Patienten, die innerhalb eines Monats nach einer „kurativen" Resektion an postoperativen Komplikationen starben, wiesen 13 Fernmetastasen auf (MATTHEWS et al. 1973). Die *anaplastischen großzelligen Karzinome* sind eine morphologische und klinisch schlecht charakterisierte Entität. Sie stellen wahrscheinlich einen Sammelbegriff für wenig differenzierte Karzinome dar, die auf Grund der elektronenmikroskopischen Befunde teils den Plattenepithel-, teils den Adenokarzinomen zugerechnet werden müssen (MACKAY u. LUKEMAN 1980). Sie sind etwas häufiger peripher lokalisiert und metastasieren früh hämatogen.

Die *Wachstumseigenschaften* der nicht-kleinzelligen Bronchuskarzinome sind außerordentlich heterogen, sie wachsen aber im Durchschnitt langsamer als die kleinzelligen Bronchuskarzinome. Die Tumorverdoppelungszeiten betragen nach STRAUS (1977) für das Plattenepithelkarzinom 100 Tage (7–381 Tage), das Adenokarzinom 183 Tage (17–590 Tage) und für das anaplastische großzellige Karzinom 92 Tage (48–112 Tage). Diese heterogenen Wachstumseigenschaften erklären unter anderem, warum einzelne Autoren mit gleichen Chemotherapie-Schemen sehr unterschiedliche Behandlungsresultate erzielen.

Auch bei den nicht-kleinzelligen Bronchuskarzinomen wurden zunächst mehrere Zytostatika in der Monochemotherapie geprüft und als aktiv beurteilt. Die Remissionsraten liegen aber deutlich unter denjenigen, welche beim kleinzelligen Bronchuskarzinom erzielt werden. In der Folge wurden zahlreiche Kombinationschemotherapien erprobt. Die Resultate sind außerordentlich unterschiedlich, was auf die verschiedenen Wachstumseigenschaften, dann aber vor allem auf ein ungleiches Krankengut zurückzuführen ist. Die Resultate kleiner Serien einzelner Institutionen sind meist erheblich besser als diejenigen großer kooperativer Studien. Trotz dieser Vorbehalte kann aber festgehalten werden, daß in etwa 25–40% eine objektive Tumorrückbildung erzielt werden kann. Diese Remissionen halten im Durchschnitt über 6 Monate an, die medianen Überlebenszeiten betragen in den meisten Serien etwa 9 Monate. Die Remissionsdauer variiert aber wesentlich stärker als bei den kleinzelligen Bronchuskarzinomen, was mit den größeren Unterschieden in der spontanen Wachstumsgeschwindigkeit dieser Tumoren erklärbar ist. Nicht selten dauern objektive Tumorrückbildungen mehr als ein Jahr an, wobei dann im Einzelfalle nicht entschieden werden kann, ob dieses Resultat tatsächlich der Wirksamkeit der Chemotherapie zuzuschreiben ist. Im Gegensatz zu den kleinzelligen Bronchuskarzinomen sind aber auch langanhaltende Remissionen nicht dauerhaft. Die Chemotherapie bei den nicht-kleinzelligen Bronchuskarzinomen ist in keinem Falle kurativ. Wie beim kleinzelligen Bronchuskarzinom werden auch bei den hier diskutierten Formen des Bronchuskarzinoms gleichwertige Resultate mit sehr unterschiedlichen Chemotherapiekombinationen erreicht und keine Polychemotherapie kann gegenwärtig vorbehaltlos für den routinemäßigen Gebrauch empfohlen werden.

II. Erfassung der initialen Tumorausdehnung und prognostische Faktoren

Sobald die histologische Diagnose eines nicht-kleinzelligen Bronchuskarzinoms feststeht, müssen die weiteren *Untersuchungen* zunächst die folgenden Fragen beantworten: 1. Ist der Tumor resezierbar, das heißt, welches Tumorstadium liegt vor? 2. Ist der Patient operabel (kardiale, pulmonale, hepatische, renale Funktion etc.)? Bei inoperablen Tumoren dient die Erfassung der initialen Tumorausdehnung der späteren Beurteilung des Therapieerfolges und der Prognose und sie läßt drohende Komplikationen rechtzeitig erkennen (Joss et al. 1980b). Die Beurteilung der kardialen, pulmonalen, hepatischen und renalen Funktion ist zur Wahl und korrekter Durchführung der Zytostatikatherapie unerläßlich. Für Einzelheiten bezüglich Abklärung und Stadieneinteilung der nicht-kleinzelligen Bronchuskarzinome verweisen wir auf Kapitel XI. B.I. „Staging", S. 334ff., Teilband IV/4A. An dieser Stelle sei aber auf einige Besonderheiten hingewiesen. Die Knochenmarksaspiration und -biopsie ergibt bei Adenokarzinomen und großzelligen anaplastischen Karzinomen in etwa 20% der Fälle positive Befunde, aber nur bei 3% der Patienten mit Plattenepithelkarzinomen (Muggia u. Chervu 1974). Bei den ersten zwei histologischen Formen sollte vor Beginn einer Chemotherapie die Untersuchung des Knochenmarkes angestrebt werden. Bei anaplastischen großzelligen Karzinomen und Adenokarzinomen werden in rund 20% der Fälle bei der Diagnosestellung okkulte Hirnmetastasen gefunden (Muggia u. Chervu 1974; Newman u. Hansen 1974; Cox u. Yesner 1979). Da die Zytostatika die Blut-Hirnschranke nur in ungenügendem Ausmaße überschreiten, muß im Falle des Nachweises von Hirnmetastasen die Chemotherapie mit einer Bestrahlung des Hirnschädels kombiniert werden.

Die drei *wichtigsten prognostischen Faktoren* bezüglich Chemotherapieerfolg und Überlebenszeit sind das Tumorstadium, der Aktivitätsindex und der Körpergewichtsverlust in den 6 Monaten vor Therapiebeginn (Stanley 1980). Allein unter Berücksichtigung dieser drei prognostischen Faktoren kann die mediane Überlebenszeit beim inoperablen nicht-kleinzelligen Bronchuskarzinom zwischen 6 Wochen und mehr als einem Jahr variieren. Frauen sprechen häufiger auf eine Chemotherapie an als Männer (Lagakos 1977). Das Ansprechen auf eine Chemotherapie kann beeinträchtigt werden, wenn eine volle Dosierung der Zytostatika wegen verminderter Knochenmarksreserve, verminderter hepatischer oder renaler Funktion oder ausgedehnter Vorbehandlung mit Radio- und/oder Chemotherapie nicht möglich ist. Vor allem vorbehandelte Patienten weisen oft eine verminderte Knochenmarkstoleranz auf. Die Tumorprogredienz unter einer Vorbehandlung weist zudem auf ein fortgeschritteneres Tumorstadium und veränderte, aggressivere Eigenschaften des Tumors hin. Die Rolle des Immunstatus sowohl bezüglich Chemotherapieerfolg wie auch bezüglich Überlebenszeit ist nicht klar. Alter über 70 Jahre beinhaltet bezüglich Überlebenszeit eine schlechtere Prognose (Lanzotti et al. 1977). Die Histologie beeinflußt weder die Remissionsraten noch die Überlebenszeiten eindeutig.

III. Chemotherapie

1. Allgemeines

Verschiedene Gründe, warum die Chemotherapie-Resultate einzelner Autoren häufig unterschiedlich sind und mit anderen Arbeiten oft nur unter großen Vorbehalten verglichen werden können, wurden oben bereits angeführt. Sie beinhalten namentlich das bezüglich prognostischer Faktoren heterogene Krankengut, die unterschiedlichen Applikationsschemen und Dosierungen der Zytostatika und nicht zuletzt auch die oft abweichenden Kriterien zur Beurteilung des Chemotherapieerfolges (vgl. dazu Kapitel XI. B.I. „Staging", S. 334ff., Teilband IV/4A, und Tabelle 1). In vielen, vor allem älteren Arbeiten sind die im Krankengut enthaltenen histologischen Formen nicht angegeben. Die Einbeziehung kleinzelliger Bronchuskarzinome in das Krankengut steigert aber die Remissionsraten ganz erheblich.

2. Monochemotherapie

In Tabelle 2 sind die beim nicht-kleinzelligen Bronchuskarzinom aktiven Zytostatika angeführt. Die Angaben sind weitgehend den erschöpfenden Übersichtsarbeiten von SELAWRY (1974) und COHEN et al. (1979) entnommen und mit Angaben für neuere Zytostatika ergänzt (COSTANZI et al. 1978; GRALLA et al. 1979a, b; CASPER et al. 1979a, b). Die Monochemotherapie beeinflußt die Überlebenszeiten kaum, da nur ein kleiner Teil der Patienten auf die Zytostatika anspricht und die Remissionen kurze Zeit andauern. Immerhin zeigten GREEN et al. (1969), daß Stickstofflost im Vergleich zu Placebo beim Plattenepithelkarzinom eine Verlängerung der Überlebenszeit bewirkt. Der länger dauernde Gebrauch von Glucocorticoiden sollte beim Bronchuskarzinom wenn immer möglich vermieden werden. Die chronische Corticoidmedikation verkürzt die Überlebenszeiten im Vergleich zu Placebo (WOLF et al. 1960). Mit den bereits diskutierten Vorbehalten können die alkylierenden Substanzen, der Nitrosoharnstoff CCNU, Methotrexat, Adriamycin, Mitomycin-C, die Vinca-Alkaloide, Hexamthylmelamin, Procarbazin und Cis-Platinum als beim nichtkleinzelligen Bronchuskarzinom wirksame Zytostatika angesehen werden.

3. Kombinationschemotherapie

Bisher wurde bei den nichtkleinzelligen Bronchuskarzinomen lediglich in zwei randomisierten Studien gezeigt, daß die Kombinationschemotherapie der Monotherapie überleben ist. Hierbei wurden Cylophosphamid versus Adriamycin/Cyclophosphamid (WOLF et al. 1970) bzw. Cis-Platinum oder VP-16-213 versus Adriamycin/Cyclophosphamid/Cis-Platinum (EAGAN 1979) verglichen (s. Tabelle 9).

Die erste Studie ergab eine signifikante Verlängerung der Überlebenszeiten beim Plattenepithelkarzinom mit der Kombinationschemotherapie, die Remis-

Tabelle 9. Nichtkleinzelliges Bronchuskarzinom. Mono- versus Polychemotherapie

Chemotherapie	Remissionsrate (%)	Überlebenszeit (Wochen)	Bemerkungen	Referenz
CTX	0	10*	Effekt nur beim gut oder mäßig differenzierten Plattenepithelkarzinom	Wolf et al. (1979)
vs				
ADM/CTX	7	26*		
DDP	11*	–	Überlebenszeiten nicht aussagekräftig, da bei Mißerfolg Cross-Over	Eagan (1979)
vs				
VP 16-213	10*	–		
vs				
CTX/ADM/DDP	47*	–		
CTX	13	16**		Eagan (1979)
vs				
CTX/CCNU	12	26**		
CTX	4	14		Bodey et al. (1977)
vs				
CTX/VCR/MeCCNU/BLEO	5	11		

* $p < 0{,}05$; ** $p = 0{,}07$

NM = Nitrogen-Mustard
CTX = Cyclophosphamid
CCNU = Lomustin, Chloräthyl-Cyclohexyl-Nitroso-harnstoff
MeCCNU = Methyl-CCNU, Semustine
5-FU = 5-Fluorouracil
FTF = Ftorafur
HD-MTX + CF = hochdosiertes Methotrexat mit Citrovorumfaktor-Rescue
MTX = Methotrexat
TZT = Triazinate
VCR = Vincristine
DVA = Desacetylvinblastinamid-Sulfat, Vindesine
VP-16 = VP 16-213, Etoposide
ADM = Adriamycin
MITO-C = Mitomycin-C
BLEO = Bleomycin
PCB = Procarbazin
DDP = Cis-Diamminedichloroplatinum (II), Cis-Platinum
HMM = Hexamethylmelamin

sionsraten lagen jedoch außerordentlich niedrig (7%). Die zweite Studie zeigte eine deutliche Überlegenheit der Kombination gegenüber der Monotherapie bezüglich Remissionsraten, die Überlebenszeiten konnten aber nicht ermittelt werden, da auf die Monotherapie nicht ansprechende Patienten anschließend mit der Kombination behandelt wurden. Zwei negative Studien sind in Tabelle 9 ebenfalls angeführt. Zusammenfassend zeigen die bisherigen Daten nicht völlig überzeugend, daß eine Polychemotherapie der Monochemotherapie beim nichtkleinzelligen Bronchuskarzinom überlegen ist. Hingegen zeigte eine prospektiv geplante Studie der Schweizerischen Arbeitsgruppe für Klinische Krebsforschung klar, daß die simultane Verabreichung der Zytostatika (Cyclophosphamid, Methotrexat, Vincristin und Procarbazin) der sequentiellen Gabe der glei-

Tabelle 10. Nichtkleinzelliges Bronchuskarzinom. Polychemotherapie basierend auf alkylierenden Substanzen

Kombination	Remissionsrate			Referenz
	Plattenepithelkarzinom	Adenokarzinom	Großzelliges Karzinom	
CTX/CCNU	3% (2/67)	2% (1/60)	4% (2/46)	WOLF et al. (1979)
CTX/VP-16	50% (6/12)	60% (3/5)	86% (6/7)	ESTAPE et al. (1979)
CTX/CCNU/MTX	6% (1/17)	38% (8/21)	10% (1/10)	HANSEN et al. (1976)
CTX/VCR/PCB/MTX	33% (7/21)	–	–	ALBERTO et al. (1976)

Abkürzungen s. Tabelle 9, S. 321

chen Zytostatika bezüglich Remissionsraten überlegen ist. Die Überlebenszeiten wurden aber in dieser Studie ebenfalls nicht beeinflußt (ALBERTO et al. 1976). Wegen der unbefriedigenden Resultate der Monochemotherapie sind in den letzten Jahren eine außerordentlich große Zahl von Zytostatikakombinationen beim nicht-kleinzelligen Bronchuskarzinom geprüft worden. In Tabellen 10, 11 und 12 haben wir einige dieser Kombinationen aufgeführt, geordnet nach Kombinationen, die auf alkylierenden Substanzen basieren, Kombinationen, welche sich auf Adriamycin stützen und schließlich Cis-Platinum-Kombinationen. Letztere haben sich in den letzten Jahren als relativ wirksam erwiesen. Grundsätzlich sind die Kombinationen mit Alkylantien mit relativ geringen Nebenwirkungen belastet und auch auf ambulanter Basis zu applizieren. Ihre Wirksamkeit ist aber teilweise fraglich oder zumindest gering. Die Adriamycin-haltigen Kombinationen sind sicher wirksam, aber toxischer. Diese Kombinationen können bei entsprechender Erfahrung des Arztes und Kooperation des Patienten ebenfalls auf ambulanter Basis eingesetzt werden. In den letzten Jahren haben sich die Cis-Platinum-haltigen Kombinationen als die wahrscheinlich aktivsten Polychemotherapien beim nichtkleinzelligen Bronchuskarzinom erwiesen. Leider müssen hohe Dosen von Cis-Platinum mit einer forcierten Diurese appliziert werden, was praktisch nur unter stationären Bedingungen möglich ist. Im weiteren wird die schlechte gastrointestinale Toleranz zu einem mit fortschreitender Therapiedauer immer größeren Problem, das nicht selten die Fortsetzung der Therapie verunmöglicht. Vor allem die Kombination von Vindesine und Cis-Platinum (GRALLA et al. 1981) weckt gewisse Hoffnungen, daß mit einer Chemotherapie die bisher düstere Prognose der nichtkleinzelligen Bronchuskarzinome verbessert werden kann. Die medianen Überlebenszeiten von über 22 Monaten für ansprechende Patienten sind hervorragend. Diese guten Resultate bedürfen aber einer Bestätigung in einer großen, prospektiv angelegten Studie, welche diese Kombination mit anderen Chemotherapien vergleicht. Diesbezügliche Untersuchungen laufen gegenwärtig im Rahmen der Eastern Cooperative Oncology Group an. Ebenfalls überraschend gute Resultate haben eine schweizerische (JOSS et al. 1981d) und eine belgische Arbeitsgruppe (LONGEVAL et al. 1980) mit der Kombination von Cis-Platinum und VP 16-213 erzielt.

Tabelle 11. Nichtkleinzelliges Bronchuskarzinom. Polychemotherapie basierend auf Adriamycin

Kombination	Remissionsrate			Referenz
	Platten-epithel-karzinom	Adeno-karzinom	Groß-zelliges Karzinom	
ADM/MITO-C	–	36% (4/11)	–	COMIS et al. (1979)
5-FU/ADM/MITO-C		36% (9/25)	–	BUTLER et al. (1979)
CTX/ADM/ HD-MTX+CF	22% (2/9)	39% (7/18)	14% (1/7)	ROBERT et al. (1980)
MITO-C/ADM/ CCNU/MTX	54% (15/28)	–	–	ISRAEL et al. (1978)
BLEO/ADM/ CCNU/VCR/NM	42% (21/50)	–	–	LIVINGSTON et al. (1976)
HMM/ADM/MTX	26% (6/23)	17% (4/23)	0% (0/14)	RUCKDESCHEL et al. (1980)
CTX/ADM/MTX/ PCB	39% (5/13)	50% (3/6)	50% (1/2)	BITRAN et al. (1976)
MTX/ADM/CTX/ CCNU	40% (4/10)	35% (6/17)	50% (2/4)	CHAHINIAN et al. (1979) HYDE et al. (1973)
	15% (4/27)	6% (1/16)	–	VOGL et al. (1979)

Abkürzungen s. Tabelle 9, S. 321

Tabelle 12. Nichtkleinzelliges Bronchuskarzinom. Polychemotherapie basierend auf Cis-Platinum

Kombination	Remissionsrate			Referenz
	Platten-epithel-karzinom	Adeno-karzinom	Groß-zelliges Karzinom	
CTX/ADM/DDP	44% (8/18)	43% (6/14)	22% (2/9)	EAGAN et al. (1979)
	38% (5/13)	27% (8/30)	–	GRALLA et al. (1979)
CTX/ADM/DDP CCNU/VCR	86% (13/15)	75% (6/8)	33% (3/9)	TAKITA et al. (1979)
S-FU/ADM/DDP	–	27% (10/37)	17% (1/16)	RUCKDESCHEL et al. (1980)
FTF/ADM/DDP	–	43% (10/24)	–	ISSELL et al. (1978)
CTX/DDP/BLEO	25% (6/24)	–	–	RUCKDESCHEL et al. (1980)
DDP/DVA	47% (8/17)	42% (17/40)	–	GRALLA et al. (1981)
DDP/VP-16	45% (10/22)	57% (4/7)	–	LONGEVAL et al. (1980)
	31% (5/16)	50% (1/2)	33% (4/12)	JOSS et al. (1981d)
TZT/CTX/ADM/ DDP	–	57% (20/35)	–	EAGAN et al. (1980)

Abkürzungen s. Tabelle 9, S. 321

Zusammenfassend ist heute die Kombinationschemotherapie der nicht-kleinzelligen Bronchuskarzinome weiterhin unbefriedigend, und keine Kombination kann für die Praxis empfohlen werden. Die Anstrengungen sollten in Zukunft in erster Linie darauf ausgerichtet werden, neue und aktivere Medikamente bei dieser Tumorkrankheit zu finden, die später in Kombinationen eingebaut werden können.

IV. Kombinierte radio- und chemotherapeutische Behandlung

In Anbetracht der unbefriedigenden Resultate der Chemotherapie liegt der Gedanke nahe, diese Behandlungsform mit einer anderen Modalität, nämlich der Radiotherapie, zu kombinieren. Auf die Einzelheiten der Radiotherapie kann an dieser Stelle nicht eingegangen werden, wir verweisen diesbezüglich auf Kapitel I.G., S. 227, dieser Teilband. Obwohl die Radiotherapie tumorbedingte Symptome wirksam beeinflussen kann, ist der Wert bezüglich Überlebenszeit umstritten. Optimale Dosis und Fraktionierung sind nicht bekannt. Bei der Kombination der Radiotherapie ist zu beachten, daß verschiedene Zytostatika als Radiosensibilisatoren wirken können. Es erstaunt deshalb nicht, daß die Toxizität der multimodalen Behandlung häufig erheblich ist (BLEEHEN 1980). Bisher ist eine große Zahl klinischer Studien mit einer kombinierten Radio- und Chemotherapie durchgeführt und kürzlich durch SEALY (1979) umfassend diskutiert worden. Keine der prospektiv geplanten, randomisierten Studien zeigt eindeutig, daß die kombinierte Behandlung Vorteile bezüglich des langfristig tumorfreien Überlebens bietet (vgl. Tabelle 13). Möglicherweise bietet die kombinierte Behandlung aber einen Vorteil bezüglich der lokalen Tumorkontrolle. Zudem sind die bisherigen Studien häufig mit wenig aktiven Chemotherapie-Kombinationen durchgeführt worden. Die Arbeiten der Gruppe um BITRAN (1978) an der Universität von Chicago weisen auf die Möglichkeit hin, daß durch die neueren, wirksameren Polychemotherapien die Resultate verbessert werden können.

Die mediane Überlebenszeit konnte im Vergleich zu einer historischen Kontrollgruppe mit der kombinierten Behandlung von 6,4 auf 9,6 Monate gesteigert werden. Hierbei wurden 3000 rad in 15 Fraktionen appliziert und nach 1–3 Wochen mit einer Chemotherapie bestehend aus Cyclophosphamid/Adriamycin/Methotrexat/Procarbazin begonnen. In einer anderen, prospektiv randomisierten Studie der Mayo-Klinik (EAGAN et al. 1979) wurden 68 Patienten mit anaplastischem großzelligen Karzinom und Adenokarzinom der Lunge zunächst mit einer 4000 rad split course-Bestrahlung und anschließend mit einer Chemotherapie mit Cyclophosphamid/Adriamycin/Cis-Platinum oder mit Cyclophosphamid/Adriamycin/DTIC behandelt. Patienten, welche die ersterwähnte Chemotherapie erhielten, zeigten eine deutlich längere Remissionsdauer (303 versus 147 Tage) und Überlebenszeit (503 versus 217 Tage). Obschon wegen der fehlenden Kontrollgruppe mit alleiniger Strahlentherapie oder alleiniger Chemotherapie eine schlüssige Beurteilung des Wertes der kombinierten Behandlung nicht möglich ist, geben diese Resultate doch Anlaß zu Hoffnungen, daß die kombinierte Behandlung eine Verbesserung der Therapieresultate erlauben wird. Die

Tabelle 13. Nichtkleinzelliges Bronchuskarzinom. Radiotherapie versus Radiotherapie und Chemotherapie

Radiotherapie	Chemotherapie	Mediane Überlebenszeit (Tage)		Referenz
		Radiotherapie	Radiotherapie + Chemotherapie	
4500	CTX	223	327	BERGSAGEL et al. (1972)
4000	NM	255	264	DURRANT et al. (1971)
5000	CTX	300	300	HOST (1973)
5000	CTX/CCNU/MTX	203	203	SEALY (1979)

Abkürzungen s. Tabelle 9, S. 321

Schweizerische Arbeitsgruppe für klinische Krebsforschung ist in einer prospektiven randomisierten Studie der Frage nach der besten Sequenz der beiden Therapiemodalitäten nachgegangen (BRUNNER et al. 1978). 119 auswertbare Patienten mit inoperablem lokoregionärem Plattenepithelkarzinom der Lunge wurden mit alleiniger Chemotherapie, alleiniger Radiotherapie, mit Radiotherapie gefolgt von Chemotherapie oder mit Chemotherapie gefolgt von Radiotherapie behandelt. Die Chemotherapie bestand aus Cyclophamid/Procarbazin/Methotrexat/Vincristin. Mit alleiniger Chemotherapie betrug die mediane Überlebenszeit 11,7 Monate, mit alleiniger Radiotherapie 9,9 Monate. Mit Chemotherapie gefolgt von Radiotherapie überlebten die Patienten im Mittel 9,3 Monate, mit Radiotherapie gefolgt von Chemotherapie 10,4 Monate. Keine dieser Differenzen ist statistisch signifikant. Von 35 Patienten, die nach einer Chemotherapie eine zusätzliche Bestrahlung erhielten, sprachen 12 (34%) auf die Bestrahlung an. Dagegen konnte mit der Chemotherapie nach der Strahlentherapie lediglich bei einem Patienten eine weitere Tumorrückbildung erzielt werden. Aus dieser Studie geht hervor, daß die Chemotherapie vorzugsweise zuerst eingesetzt werden sollte, womit die Beurteilung des Chemotherapieerfolges möglich wird, und eine nachfolgende Bestrahlung gewisse Aussichten auf Erfolg hat. Dagegen ist der Einsatz einer Chemotherapie nach erfolgloser Bestrahlung kaum mit Erfolgsaussichten verbunden.

V. Der maligne Pleuraerguß

Das Bronchuskarzinom, vor allem das Adenokarzinom der Lunge, kann sich primär als Pleuraerguß manifestieren (COHEN 1977). Zudem entwickelt rund die Hälfte aller Patienten im Verlauf ihrer Krankheit einen Pleuraerguß (DOLLINGER 1972). Während Patienten mit einem kleinen asymptomatischen Erguß keiner Therapie bedürfen, besteht die Behandlung von großen, nach Thorakozentese sich rasch nachfüllenden Ergüssen in der Pleuradrainage mit nachfolgender Sklerosierung, wobei heute als sklerosierendes Agens meist ein Tetracyclin verwendet wird (FRIEDMAN u. SLATER 1978). Hierbei sind die folgenden Einzelheiten zu beachten: zunächst wird durch eine chirurgische Drainage mit einem großlumigen Bülaudrain der Erguß entleert. Sobald durch eine Röntgenkontrolle feststeht, daß kein signifikanter Resterguß mehr vorhanden ist und die Pleura visceralis der Thoraxwand eng anliegt, werden 500–1000 mg Tetracyclinhydrochlorid (Achromycin) in 30 ml physiologischer Kochsalzlösung verdünnt durch den Drain instilliert und anschließend mit 20 ml physiologischer Kochsalzlösung nachgespült. Die Thoraxdrainage wird während 6 Std nach der Instillation abgeklemmt, der Patient wechselt seine Lage häufig, so daß die ganze Pleuraoberfläche mit dem Tetracyclin in Kontakt kommt. Nach 6 Std wird die Drainage geöffnet und sich nachfüllender Erguß mit niedrigem Sog (−15 cm H_2O) entleert. Sobald sich weniger als 50 ml Erguß pro 24 Std entleeren, kann der Drain nach vorgängiger Kontrolle des Thoraxröntgenbildes (Resterguß bei Fehllage des Drains?) entfernt werden. Gegebenenfalls muß nach 2–3 Tagen bzw. nach Neuplazierung des Thoraxdrains nochmals sklerosiert werden. Die einzige Kontraindikation zur Sklerosierung mit Tetrycyclinen stellt die allergische Überempfindlichkeit gegen dieses Medikament dar. Als sklerosierende Agentien können auch Mustargen, Bleomycin und Fluorouracil verwendet werden (LEFF et al. 1978). Da aber teilweise eine Resorption der Zytostatika erfolgt, ist eine systemische Wirkung zu erwarten und es sind die entsprechenden Regeln der Zytostatika-Anwendung zu beachten. Eine zytostatische Systemtherapie darf nie gleichzeitig mit der lokalen Applikation von Zytostatika erfolgen, wohl aber mit der Instillation von Tetracyclinen.

VI. Ausblick

Wie dargelegt, befriedigen die bisherigen Resultate der Chemotherapie der nichtkleinzelligen Bronchuskarzinome kaum. Die Resultate können nur verbessert werden, wenn neue, aktivere Zytostatika gefunden werden. Wenn immer möglich sollten deshalb Patienten mit nicht-kleinzelligen Bronchuskarzinomen im Rahmen klinischer Untersuchungen behandelt werden, welche die Prüfung neuer Medikamente oder neuartiger Zytostatikakombinationen mit möglicherweise besserer antineoplastischer Wirkung zum Ziele haben.

D. Adjuvante Chemotherapie

I. Allgemeines

Die adjuvante Chemotherapie nach chirurgisch radikaler Tumorentfernung hat zum Ziel, die bei der Diagnose bereits vorhandenen, aber mit den heutigen diagnostischen Hilfsmitteln nicht faßbaren Mikrometastasen zu eliminieren (BRUNNER 1981). Dies ist nach heutigen zellkinetischen Erkenntnissen nur mit

Tabelle 14. Nichtkleinzelliges Bronchuskarzinom. Fünf-Jahres-Überlebensraten der einzelnen Tumorstadien nach kompletter chirurgischer Resektion. (Nach MINNA 1979; MOUNTAIN 1980)

Stadium	5-Jahres-Überlebende (%)	
	Plattenepithel-karzinom	Adenokarzinom, anaplastisches großzelliges Karzinom
I	54%	51%
II	36%	21%
III_{MO}	22%	12%

einer langfristigen, d.h. einer $^1/_2$–2jährigen Behandlung möglich. Der möglichst frühe Einsatz der Chemotherapie wird durch tierexperimentelle Daten gestützt, die zeigen, daß bei vielen experimentellen Tumoren eine Heilung mit Zytostatika nur bis zu einer bestimmten maximalen Tumorzellzahl möglich ist (WEISS u. DEVITA 1979). Für die Durchführung einer adjuvanten Chemotherapie müssen grundsätzlich folgende Voraussetzungen erfüllt sein:

1. Der Patient muß ein hohes Risiko aufweisen, daß nach chirurgisch radikaler Entfernung des Primärtumors im weiteren Verlauf Fernmetastasen auftreten.
2. Der Tumor muß makroskopisch radikal entfernt worden sein. Diese Bedingung setzt ihrerseits eine genaue Erfassung der initialen Tumorausdehnung voraus.
3. Die eingesetzte adjuvante Chemotherapie muß sich im metastasierenden Stadium als wirksam erwiesen haben, d.h. sie sollte in der Regel in mehr als der Hälfte der Fälle zu einer objektiven Tumorrückbildung führen.
4. Die Wirksamkeit der adjuvanten Chemotherapie muß zuerst in kontrollierten, prospektiv geplanten Untersuchungen mit aller Sorgfalt geprüft werden.
5. Die adjuvante Chemotherapie erfordert die volle Mitarbeit und Aufklärung des Patienten über Sinn und Zweck einer solchen Behandlung.

Wie aus Tabelle 14 hervorgeht, rezidivieren nach radikaler Operation mehr als die Hälfte der Patienten mit nicht-kleinzelligen Bronchuskarzinomen innerhalb der ersten fünf postoperativen Jahre. Vor allem Patienten mit einem Stadium II und III weisen ein großes Risiko auf, daß im weiteren Krankheitsverlauf Mikrometastasen manifest werden. Etwa drei Viertel der rezidivierenden Patienten entwickeln Fernmetastasen. Es liegt deshalb nahe, nach der Resektion eine systemische Behandlung durchzuführen, wobei nebst der Chemotherapie in den letzten Jahren vor allem auch der Wert der Immunotherapie geprüft wurde (MIKULSKI et al. 1979). Für Einzelheiten bezüglich der Immuntherapie verweisen wir auf Kapitel I.J., S. 339, dieser Teilband.

II. Ergebnisse bisheriger Studien mit der adjuvanten Chemotherapie

Über die bisherigen Resultate der adjuvanten Chemotherapie nach radikaler chirurgischer Resektion nichtkleinzelliger Bronchuskarzinome ist umfassend be-

Tabelle 15. Postoperative adjuvante Chemotherapie beim Lungenkarzinom: Ergebnisse der wichtigsten randomisierten klinischen Studien

Chemotherapie	Dauer der Behandlung	Überlebenszeit	Autoren
Chlormethin	3 Tage	kein Unterschied	HIGGINS (1972)
Chlormethin	3 Tage	kein Unterschied	SLACK (1970)
Cyclophosphamid	5 Wochen	kein Unterschied	HIGGINS (1972)
Cyclophosphamid oder Busulfan	2 Jahre	kein Unterschied	STOTT et al. (1976)
Cyclophosphamid oder Cyclophosphamid + Methotrexat	13 Monate	kein Unterschied	SHIELDS (1973)
Methotrexat	14 Tage	kein Unterschied	CASTBERG u. KRUSE-BLINKENBERG (1976)
Cyclophosphamid	2 Jahre	länger	KARRER (1964)
Cyclophosphamid	variabel	länger	POULSEN (1961)
Cyclophosphamid + Fluorouracil + Methotrexat + Vinblastin	2 Jahre	länger	PRIDUN et al. (1976)
Cyclophosphamid	18 Tage	kürzer	CASTBERG u. KRUSE-BLINKENBERG (1976)
Cyclophosphamid	2 Jahre	kürzer	BRUNNER et al. (1979)

richtet worden (LEGHA et al. 1977; JOSS et al. 1983). Die wichtigsten Resultate sind in Tabelle 15 zusammengefaßt. Daraus geht hervor, daß die Mehrzahl der prospektiv geplanten, randomisierten Studien einen Nutzen der adjuvanten Chemotherapie mit den bisherigen Zytostatika bzw. Zytostatika-Kombinationen nicht bestätigen konnte. Nebst einzelnen Arbeiten, die über eine Verbesserung der rezidivfreien Intervalle und der Überlebenszeiten berichten, gibt es auch Studien, die auf einen möglicherweise schädigenden Effekt der adjuvanten Chemotherapie mit einer Verkürzung der Überlebenszeiten im Vergleich zur unbehandelten Kontrollgruppe hinweisen (BRUNNER et al. 1979). Diese negativen Resultate erstaunen nicht, wenn man bedenkt, daß eine der Voraussetzungen zur Durchführung einer adjuvanten Chemotherapie der Einsatz einer wirksamen Polychemotherapie ist, eine Bedingung, welche leider bei den nicht-kleinzelligen Bronchuskarzinomen bisher nicht in genügendem Ausmaß erfüllt ist. Studien mit neueren, aktiveren Chemotherapien laufen gegenwärtig und die Resultate werden mit großer Spannung erwartet.

Zusammenfassend kann zur adjuvanten Chemotherapie der nichtkleinzelligen Bronchuskarzinome festgehalten werden, daß diese ein klinisches Experiment bleibt, das nur im Rahmen gut kontrollierter Studien vertretbar ist.

Literatur

Aisner J, Whitacre M, Echo DA van, Wiernik PH (1980) Treatment of small cell carcinoma of the lung with alternative combination chemotherapies or sequential combinations. In: Hansen HH, Dombernowski P (eds) II World Conference on Lung Cancer, Copenhagen, June 9–13. Excerpta Medica, Amsterdam Oxford Princeton p 139

Alberto P (1980) Chemotherapy of inoperable lung cancer: chemotherapy of small cell carcinoma. Int J Radiat Oncol Biol Phys 6:1061–1065
Alberto P, Brunner KW, Martz G, Obrecht JP, Sonntag RW (1976) Treatment of bronchogenic carcinoma with simultaneous or sequential combination chemotherapy, including methotrexate, cyclophosphamide, procarbazine and vincristine. Cancer 38:2208–2216
Alberto P, Berchtold W, Sonntag R, Barrelet L, Jungi F, Martz G, Obrecht P (1981) Chemotherapy of small cell carcinoma of the lung: Comparison of a cyclic alternating combination with simultaneous combinations of four and seven agents. Eur J Cancer Clin Oncol 17:1027–1033
Arnold AM, Williams CJ (1979a) Drug-induced peripheral neuropathies. Br Med J 1:(6168) 955
Arnold AM, Williams CJ (1979b) Small-cell lung cancer: a curable disease? Br J Dis Chest 73:327–347
Aronovitch M, Meakins JF, Place R, Kahana LM, Groszman M (1963) A controlled study of nitrogen mustard in inoperable bronchogenic carcinoma. Cancer 16:1072–1079
Bedrossian CWM, Luna MA, Mackay, Lichtiger (1973) Ultrastructure of pulmonary bleomycin toxicity. Cancer 32:44
Bensch KG, Marantz H, Wisniewski H, Shelanski M (1969) Induction in vitro of microtubular crystals by vinca alkaloids. Science 165:495–496
Bergsagel DE, Jenkin RDF, Pringle JF (1972) Lung cancer: Clinical trial of radiotherapy alone versus radiotherapy plus cyclophosphamide. Cancer 30:621–627
Berman IJ (1980) Seizures and transient cortical blindness associated with cic-platinum diamminedichloride therapy in a thirty year old man. Cancer 45:764–766
Bertino JR (1963) The mechanism of action of the folate antagonists in man. Cancer Res 23:1286–1306
Bertino JR (1977) Rescue techniques in cancer chemotherapy: Use of leucovorin and other rescue agents after methotrexate treatment. Semin Oncol 4:203–216
Bertino JR (1978) Resistance of human tumors to cancer chemotherapeutic agents: an important research problem. Med Pediatr Oncol 5:105–114
Billingham ME, Mason JW, Bristow MR, Daniels JR (1978) Anthracycline cardiomyopathy monitored by morphologic changes. Cancer Treat Rep 62:865–872
Bitran JD, Desser RK, Meester TR De (1976) Cyclophosphamide, adriamycin, methotrexate and procarbazine (CAMP). Effective four drug combination chemotherapy for metastatic non-oat cell bronchogenic carcinoma. Cancer Treat Rep 60:1225–1230
Bitran JD, Desser RK, Meester TR De (1978) Combined modality therapy for stage III MO non-oat cell bronchogenic carcinoma. Cancer Treat Rep 62:327–332
Bleehen NM (1980) The treatment of inoperable lung cancer by radiotherapy and chemotherapy. Int J Radiat Oncol Biol Phys 6:1007–1012
Bleyer WA (1977) Methotrexate: Clinical pharmacology, current status and therapeutic guidelines. Cancer Treat Rev 4:87–101
Bleyer WA (1978) The clinical pharmacology of methotrexate. New applications of an old drug. Cancer 41:36–51
Blum RH, Livingston RB, Carter SK (1973) Hexamethylmelamine – a new drug with activity in solid tumors. Eur J Cancer 9:195–202
Bodey GP, Lagakos SW, Gutierrez AC (1977) Therapy of advanced squamous carcinoma of the lung: Cyclophosphamide versus "COMB". Cancer 39:1026–1031
Bollag W, Grunberg E (1963) Tumor inhibitory effects of a new class of cytotoxic agents: Methylhydrazine derivatives. Experientia 19:130–131
Bonomi PD, Mladineo J, Morrin B, Wilbanks G Jr, Slayton RE (1979) Phase II trial of hexamethylmelamine in ovarian carcinoma resistant to alkylating agents. Cancer Treat Rep 63:137–138
Brigham BA, Bunn PA Jr, Minna JD, Cohen MH, Ihde DC, Shackney SE (1978) Growth rates of small cell bronchogenic carcinomas. Cancer 42:2880–2886
Brock N (1976) Comparative pharmacologic study in vitro with cyclophosphamide, cyclophosphamide metabolites, and plain nitrogen mustard compounds. Cancer Treat Rep 60:301–307
Brock N, Stekar J, Pohl J, Niemeyer U, Scheffler G (1979) Acrolein the causative factor of urotoxic side-effects of cyclophosphamide, ifosfamide, trofosfamide and sufosfamide. Arzneimittelforsch, Drug Res 29 1:659–661
Bruce WR, Meeker BE, Valeriote FA (1966) Comparison of the sensitivity of normal hematopoietic and transplanted lymphoma colony-forming cells to chemotherapeutic agents administered in vivo. J Nat Cancer Inst 37:233–245

Brunner KW (1981) Nutzen und Gefahren des adjuvantes Chemotherapie und Bestrahlung zur Metastasenprophylaxie. Internist 22:62–67
Brunner KW, Veraguth P, Obrecht P (1978) Radio- or Chemotherapy or combined treatment. Proc Am Soc Clin Oncol 19:445
Brunner KW, Marthaler T, Müller W (1979) Adjuvant chemotherapy with cyclophosphamide (NSC-26271) for radically resected bronchogenic carcinoma: 9 year follow-up. In: Lung cancer: Progress in therapeutic research. Muggia FM, Rozencweig M (eds), Raven Press, New York
Bunn PA, Nugent JL, Matthews MJ (1978) Central nervous system metastases in small cell bronchogenic carcinoma. Sem Oncol 5:314–322
Burn JI, Cooke WM (1974) Effect of nandrolone phemylpropionate (NSC-23162E) on the bone marrow suppression caused by cyclophosphamide (NSC-26271): A clinical trial. Cancer Chemother Rep 58:867–870
Butler TP, MacDonald JS, Smith FP (1979) 5-Fluorouracil, adriamycin and mitomycin-C (FAM) Chemotherapy for adenocarcinoma of the lung. Cancer 43:1183–1188
Capizzi RL, Keiser LW, Sartorelli AC (1977) Combination Chemotherapy – Theory and Practice. Sem Oncol 4:227–253
Carter SK, Crooke ST (1979) Mitomycin C: Current status and new developments. Academic Press, New York, San Francisco, London
Casper ES, Gralla RJ, Golbey RB (1979a) Vindesine (DVA) and Cis-Dichlorodiammineplatinum (II) (DDP) Combination chemotherapy in non-small cell lung cancer (NSCLC). Proc Am Soc Clin Oncol 20:337
Casper ES, Gralla RJ, Kelsen DP (1979b) Phase II study of high-dose cis-dichlorodiammineplatinum (II) in the treatment of non-small cell lung cancer. Cancer Treat Rep 63:2107–2109
Casper ES, Gralla RJ, Kelsen DP, Lynch GR, Young CW, Golbey RB (1980) Phase II studies in non-small cell lung cancer. II world conference on lung cancer, Copenhagen, june 9–13, Hansen HH, Dombernowsky P, (eds). Excerpta Medica, Amsterdam Oxford Princeton, p 225
Castberg T, Kruse-Blinkenberg HO (1976) Cancer Chemotherapy as a supplement to operation in bronchogenic carcinoma. Ugeskr Laeg 138:1449–1455
Cavalli F, Sonntag RW, Jungi F, Senn HJ, Brunner KW (1978a) VP 16-213 monotherapy for remission induction of small cell lung cancer: a randomized trial using three dosage schedules. Cancer Treat Rep 62:473–475
Cavalli F, Tschopp L, Sonntag RW, Zimmermann A (1978b) A case of liver toxicity following cis-dichlorodiammineplatinum (II) treatment. Cancer Treat Rep 62:2125–2126
Chabner BA, Young RC (1973) Threshold methotrexate concentration for in vivo inhibition of DNA synthesis in normal and tumorous target tissues. J Clin Invest 52:1804–1811
Chabner BA, Sponzo R, Hubbard S, Canellos GP, Young RC, Schein PS, DeVita VT (1973) High-dose intermittent intravenous infusion of procarbazine. Cancer Chemother Rep 57:361–363
Chahinian AP, Mandel EM, Holland JF (1979) MACC (Methotrexate, Adriamycin, Cyclophosphamide and CCNU) in advanced lung cancer. Cancer 43:1590–1597
Choi CH, Carey RW (1976) Small cell anaplastic carcinoma of lung. Reappraisal of current management. Cancer 37:2651–2657
Cohen MH (1977) Signs and symptoms of bronchogenic carcinoma. In: Straus MJ (ed) Lung cancer clinical diagnosis and treatment. Grune & Stratton, New York San-Francisco London
Cohen MH, Perevodchikova NI (1979) Single agent chemotherapy of lung cancer. In: Muggia FM, Rozencweig M (eds) Lung cancer: Progress in therapeutic research. Raven, New York
Cohen MH, Creaven PJ, Fossieck BE (1977) Intensive chemotherapy of small cell bronchogenic carcinoma. Cancer Treat Rep 61:349–354
Cohen MH, Ihde DC, Fossieck BE, Bunn PA, Matthews MJ, Shackney SE, Johnston AV, Minna JD (1978) Cyclic alternating combination chemotherapy of small cell bronchogenic carcinoma (SCBC). Proc Am Soc Clin Oncol 19:359
Cohen MH, Ihde DC, Bunn PA (1979) Cyclic alternating combination chemotherapy for small cell bronchogenic carcinoma. Cancer Treat Rep 63:163–170
Colvin M, Brundrett RB, Kan MN, Jardine I, Fenselau C (1976) Alkylating properties of phosphoramide mustard. Cancer Res 36:1121–1126
Comis RL, Ginsberg SJ, Crooke ST (1979) The combination of mitomycin-C and adriamycin (MA): Toxicities and response. In: Carter SK, Crooke ST (eds) Mitomycin-C current status and new developments. Academic Press, New York San Francisco London

Condit PT, Chanes RE, Joel W (1969) Renal toxicity of methotrexate. Cancer 23:126
Cooksey JA, Bitran JD, Desser RK (1979) Small cell carcinoma of the lung: The prognostic significance of stage on survival. Eur J Cancer 15:859–867
Costanzi JJ, Gigliano R, Loukas D (1978) Ifosfamide in the treatment of recurrent or disseminated lung cancer. A phase II study of two close schedules. Cancer 41:1715–1719
Cox JD, Yesner RA (1979) Adenocarcinoma of the lung: Recent results from the veterans administration lung group. Am Rev Respir Dis 120:1025–1029
Cox JD, Petrovich Z, Paig C (1978) Prophylactic cranial irradiation in patients with inoperable carcinoma of the lung. Cancer 42:1135–1140
Cox JD, Byhardt R, Komaki R (1979) Interaction of thoracic irradiation and chemotherapy on local control and survival in small cell carcinoma of the lung. Cancer Treat Rep 63:1251–1255
Crathorn AR, Roberts JJ (1966) Mechanisms of the cytotoxic action of alkylating agents in mammalian cells and evidence for the removal of alkylated groups from deoxyribonucleic acid. Nature 211:150–153
Creech RH, Seydel HG, Mietlowski W (1979) Radiation therapy and chemotherapy of localized small cell carcinoma of the lung. Proc Am Soc Clin Oncol 20:313
Crooke ST, Bradner WT (1976) Mitomycin C: A review. Cancer Treat Rev 3:121–139
Davis S, Stanley KE, Yesner R (1981) Small cell carcinoma of the lung survival according to histologic subtype. A veterans administration lung group study. Cancer 47:1863–1866
Dentino M, Luft FC, Yum MN, Williams SD, Einhorn LH (1978) Long term effect of cis-diamminedichloride platinum (CDDP) on renal function and structure in man. Cancer 41:1274–1281
DeVita VT (1981) The consequences of the chemotherapy of Hodgkin's disease. Cancer 47:1–13
DeWys WD, Begg C, Lavin PT (1980) Prognostic effect of weight loss prior to chemotherapy in cancer patients. Am J Med 69:491–497
DiMarco A, Arcamone F (1975) DNA complexing antibiotics: Daunomycin, adriamycin and their derivatives. Arzneimittelforsch 25:368–375
DiMarco A, Gaetani M and Scarpinate (1969) Adriamycin (NSC 123127): A new antibiotic with antitumor activity. Cancer Chemother Rep 53:33
Dollinger M (1972) Management of recurrent malignant effusions. CA 22:138
Dombernowsky P, Hansen HH (1978) Combination chemotherapy in the management of superior vena caval obstruction in small cell anaplastic carcinoma of the lung. Acta Med Scand 204:513–516
Dombernowsky P, Hirsch F, Hansen HH (1978) Peritoneoscopy in the staging of 190 patients with small cell anaplastic carcinoma of the lung with special reference to subtyping. Cancer 41:2008–2012
Dombernowsky P, Hansen HH, Sörenson S (1979) Sequential versus non-sequential combination chemotherapy using 6 drugs in advanced small cell carcinoma. A comparative trial including 146 patients. Proc Am Soc Clin Oncol 20:77
Dombernowsky P, Hansen HH, Hansen M, Sörenson S, Østerlind K, Rorth M, Hansen HS (1980) Treatment of small cell anaplastic bronchogenic carcinoma, results from 2 randomized trials. II World Conference on Lung Cancer, Copenhagen, June 9–13. In: Hansen HH, Dombernowsky P (eds) Excerpta Medica, Amsterdam Oxford Princeton, p 149
Durrant KR, Ellis F, Black JM (1971) Comparison of treatment policies in inoperable bronchial carcinoma. Lancet I:715–719
Eagan RT (1979) Recent developments in combination chemotherapy of non-small cell lung cancer. In: Muggia FM, Rozencweig M (eds) Lung cancer. Progress in therapeutic research. Raven, New York
Eagan RT, Maurer LH, Forcier RJ (1974) Small cell carcinoma of the lung, staging, paraneoplastic syndromes, treatment and survival. Cancer 33:527–532
Eagan RT, Ingle JN, Frytak S (1977) Platinum-based polychemotherapy versus dianhydrogalactitol in advanced non-small cell lung cancer. Cancer Treat Rep 61:1339–1345
Eagan RT, Lee RE, Frytak S (1979) Randomized trial of thoracic irradiation plus combination chemotherapy for unresectable adenocarcinoma of the lung. Int J Rad Oncol Biol Phys 5:1401–1405
Eagan RT, Frytak S, Ingle JN (1980) Phase II evaluation of the combination of Triazinate, Cyclophosphamide, Doxorubicin and Cis-Diamminedichloroplatinum (II) in patients with advanced adenocarcinoma of the lung. Cancer Treat Rep 64:925–928

Edmonson JH, Lagakos SW, Selawry OS, Perlia CP, Bennett JM, Muggia FM, Wampler G, Brodovsky HS, Horton J, Colsky J, Mansour EG, Creech R, Stolbach L, Greenspan EM, Levitt M, Israel L, Ezdinli EZ, Carbone PP (1976) Cyclophosphamide and CCNU in the treatment of inoperable small cell carcinoma and adenocarcinoma of the lung. Cancer Treat Rep 60:925

Estape J, Milla A, Agusti A (1979) VP 16-213 (VP 16) and Cyclophosphamide in the treatment of primitive lung cancer in phase M1. Cancer 43:72–77

Everts CS, Westcott JL, Bragg DG (1973) Methotrexate and pulmonary disease. Radiology 107 (3):539–543

Ewig RAG, Kohn KW (1977) DNA damage and repair in mouse leukemia L1210 cells treated with nitrogen mustard, 1,3-Bis (2-Chloroethyl)-1-Nitrosourea, and other nitrosoureas. Cancer Res 37:2114–2122

Fox RM, Woods RL, Tattersall MHN (1980a) Sequential hemibody irradiation in the management of small cell lung cancer. In: Hansen HH, Dombernowsky P (eds) II World Conference on Lung Cancer, Copenhagen, June 9–13. Excerpta Medica, Amsterdam Oxford Princeton, p 211

Fox RM, Woods RL, Tattersall MHN, Donovan JK, Duval PJ, Green D (1980b) A randomized study of adjuvant radiation therapy in small cell lung cancer treated by combination chemotherapy. In: Hansen HH, Dombernowsky P (eds) II World Conference on Lung Cancer, Copenhagen, June 9–13. Excerpta Medica, Amsterdam Oxford Princeton, p 150

Frank W, Osterberg AE (1960) Mitomycin C (NSC-26980): an Evaluation of the Japanese Reports. Cancer Chemother Rep 9:114–119

Frei III E (1972) Combination cancer therapy: Presidential address. Cancer Res 32:2593–2607

Frei III E, Canellos GP (1980) Dose: a critical factor in cancer chemotherapy. Am J Med 69:585–594

Frei III E, Jaffe N, Tattersall MHN, Pitman S, Parker L (1975) New approaches to cancer chemotherapy with methotrexate. N Engl J Med 17:846–851

Friedman MA, Slater E (1978) Malignant pleural effusions. Cancer Treat Rev 5:49–66

Gazdar AF, Carney DN, Russell EK, Sims HL, Baylin SB, Bunn PA Jr, Guccion JG, Minna JD (1980) Establishment of continuous, clonable cultures of small-cell carcinoma of the lung which have amine precursor uptake and decarboxylation cell properties. Cancer Res 40:3502–3507

Ginsberg SJ, Comis RL, Gottlieb AJ, King GB, Goldberg J, Zamkoff K, Elbadawi A, Meyer JA (1979) Long term survivorship in small cell anaplastic lung carcinoma. Cancer Treat Rep 63:1347–1349

Goldberg RS, Joss RA, Bedwinek J (1979) Combination radiotherapy and chemotherapy for small cell carcinoma of the lung. Med Pediatr Oncol 7:241–245

Goldhirsch A, Joss R, Alberto P (1980) Cis-platinum and VP 16-213 combination with and without adriamycin in the treatment of lung cancer. Proc Am Soc Clin Oncol 21:449

Goldie JH, Coldman AJ (1979) A mathematic model for relating the drug sensitivity of tumors to their spontaneous mutation rate. Cancer Treat Rep 63:1727–1733

Goldman KP (1963) High dose mustine therapy for bronchial carcinoma. Br Med J 1:312–319

Gonzalez-Vitale JC, Hayes DM, Cvitkovic E, Sternberg SS (1978) Acute renal failure after Cis-Dichlorodiammineplatinum (II) and gentamicin-cephalothin therapies. Cancer Treat Rep 62:693–698

Gralla RJ, Tan CTC, Young CW (1979a) Vindesine. A review of phase II trials. Cancer Chemother Pharmacol 2:271–274

Gralla RJ, Cvitkovic E, Golbey RB (1979b) Cis-Dichlorodiammineplatinum (II) in non-small cell carcinoma of the lung. Cancer Treat Rep 63:1585–1588

Gralla RJ, Casper ES, Kelsen DP, Braun DW Jr, Dukeman ME, Martini N, Young CW, Golbey RB (1981) Cisplatin and vindesine combination chemotherapy for advanced carcinoma of the lung: a randomized trial investigating two dosage schedules. Ann Intern Med 95:414–420

Greco FA, Einhorn LH, Richardson RL, Oldham RK (1978) Small cell lung cancer: Progress and perspectives. Semin Oncol 5:323–334

Green RA, Humphrey E, Close H (1969) Alkylating agents in bronchogenic carcinoma. Am J Med 46:516–525

Hansen HH, Selawry OS, Holland JF, McCall CB (1971) The variability of individual tolerance to methotrexate in cancer patients. Br J Cancer 25:298–305

Hansen HH (1973) Should initial treatment of small cell carcinoma include systemic chemotherapy and brain irradiation? Cancer Chemother Rep 4:239–241

Hansen HH (1977) Management of lung cancer. Med Clin North Am 61:979–989
Hansen HH, Muggia FM (1972) Staging of inoperable patients with bronchogenic carcinoma with special reference to bone marrow examination and peritoneoscopy. Cancer 30:1395–1401
Hansen HH, Rørth (1979) Lung cancer. In: Pinedo HM (ed). Cancer chemotherapy 1979. Excerpta Medica, Amsterdam Oxford Princeton, pp 267–291
Hansen HH, Selawry OS, Simon R, Carr DT, Wyk CE van, Tucker RD, Sealy R (1976) Combination chemotherapy of advanced lung cancer. Cancer 38:2201–2207
Hansen HH, Dombernowsky P, Hirsch F (1977) Intensive combination chemotherapy plus localized or extensive radiotherapy in small cell anaplastic bronchogenic carcinoma. A randomized trial. Proc Am Soc Clin Oncol 18:350
Hansen HH, Dombernowsky P, Hansen M, Hirsch F (1978) Chemotherapy of advanced small-cell anaplastic carcinoma. Superiority of a four drug combination to a three drug combination. Ann Intern Med 89:177–181
Hansen HH, Dombernowsky P, Hirsch FR (1980) Prophylactic irradiation in bronchogenic small cell anaplastic carcinoma. A comparative trial of localized versus extensive radiotherapy including prophylactic brain irradiation in patients receiving combination chemotherapy. Cancer 46:279–284
Hersh EM, Wong VG, Henderson ES, Freireich EJ (1966) Hepatotoxic effects of methotrexate. Cancer 19:600–606
Higgins GA Jr (1972) Use of chemotherapy as an adjuvant to surgery for bronchogenic carcinoma. Cancer 30:1383–1387
Hill BT, Baserga R (1975) The cell cycle and its significance for cancer treatment. Cancer Treat Rev 2:159–175
Hirsch F, Hansen HH, Dombernowsky P (1977) Bone marrow examination in the staging of small cell anaplastic carcinoma of the lung with special reference to subtyping. Cancer 39:2563–2567
Host H (1973) Cyclophosphamide (NSC-26271) as adjuvant to radiotherapy in the treatment of unresectable bronchogenic carcinoma. Cancer Chemother Rep 4:161–164
Hyde L, Wolf J, McCracken S, Yesner R (1973) Natural course of inoperable lung cancer. Chest 64:309–312
Ihde DC, Makuch RW, Carney DN, Bunn PA, Cohen MH, Matthews MJ, Minna JD (1981) Prognostic implications of stage of disease and site of metastases in patients with small cell carcinoma of the lung treated with intensive combination chemotherapy. Am Rev Respir Dis 123:500–507
Israel L, Mugica J, Chahinian PH (1973) Prognosis of early bronchogenic carcinoma. Survival curves of 451 patients after resection of lung cancer in relation to the results of preoperative tuberculin skin test. Biomed 19:68–72
Israel L, Depierre A, Aguilera J (1978) Four drug combination chemotherapy for 28 far advanced squamous cell bronchial carcinomas. Proc Am Soc Clin Oncol 19:368
Issel BF, Crooke St (1979) Etoposide (VP 16-213). Cancer Treat Rev 6:107–124
Issell DF, Valdivieso M, Bodey GP (1978) Chemotherapy for adenocarcinoma and large cell anaplastic carcinoma of the lung with ftorafur, adriamycin and cis-dichlorodiammineplatinum (II). Cancer Treat Rep 62:1089–1091
Jackson DV, Richards F, Cooper MR (1977) Prophylactic cranial irradiation in small cell carcinoma of the lung. A randomized study. JAMA 237:2730–2733
Jawetz E, Gunnison JB (1952) An experimental basis of combined antibiotic action. JAMA 150:693–695
Johnston Early A, Cohen MH, Minna JD (1980) Smoking abstinence and small cell lung cancer survival. An association. JAMA 244:2175–2179
Joss R, Krakoff IH (1980) Natural products – vinca alkaloids, epidophyllotoxins and maytansine. Hospital Formulary 15:194–203
Joss R, Goldhirsch A, Brunner KW (1980a) Das anaplastische kleinzellige Bronchuskarzinom. Diagnose, Behandlung und Prognose. Dtsch Med Wochenschr 105:732–735
Joss R, Goldhirsch A, Brunner KW (1980b) Das nicht-kleinzellige Bronchuskarzinom. Diagnose, Behandlung und Prognose. Dtsch Med Wochenschr 105:766–770
Joss R, Goldhirsch A, Brunner K (1980c) Komplikationen im Bereich der Niere und der ableitenden Harnwege im Verlauf von Tumorkrankheiten. Schweiz Med Wochenschr 110:390–404
Joss R, Goldhirsch A, Sonntag R (1981a) Metastasen im Bereich des zentralen Nervensystems beim anaplastischen kleinzelligen Bronchuskarzinom. Schweiz Med Wochenschr 111:48–52

Joss R, Salonen K, Goldhirsch A (1981 b) Therapie und Prognose der oberen Einflußstauung beim anaplastischen kleinzelligen Bronchuskarzinom. Klin Wochenschr 59:385–389

Joss R, Galeazzi R, Gervasi A (1981 c) Nausea und Erbrechen bei der Chemotherapie maligner Tumoren. Schweiz Med Wochenschr 111:1614–1622

Joss R, Goldhirsch A, Cavalli F (1981 d) Chemotherapie des nichtkleinzelligen Bronchuskarzinoms mit einer Kombination von Cis-Diamminedichloroplatinum (II) und VP 16-213. Schweiz Med Wochenschr 111:1331–1334

Joss R, Bleher EA, Goldhirsch A, Kaufmann M, Berner KW (1983) Adjuvante Therapien beim operablen nichtkleinzelligen Bronchuskarzinom. Schweiz Rundschau Med (PRAXIS) 72:553–560

Jungi WF, Senn HJ, Beckmann C, Flury R, Holdener E, Frei P (1975) Therapeutische Erfahrungen mit dem neuen Podophyllotoxinderivat VP 16-213 bei menschlichen malignen Tumoren. Schweiz Med Wochenschr 105:1365–1369

Kahn HE Jr (1978) Comparison of biochemical and biological effects of four nitrosoureas with differing carbomyolating activities. Cancer Res 38:2363–2366

Karnofsky DA, Abelmann WH, Craver LF, Burchenal JH (1948) The use of the nitrogen mustards in the palliative treatment of carcinoma with particular reference to bronchogenic carcinoma. Cancer 1:634

Karrer K (1964) Zur kombinierten cytostatischen und operativen Behandlung des Karzinoms. Arzneimittelforsch 14:859–1059

Kelman AD, Peresie HJ (1979) Mode of DNA bending of Cis-Platinum (II) antitumor drugs: A base sequence-dependent mechanism is proposed. Cancer Treat Rep 63:1445–1452

Kiser J, Goldhirsch A, Jungi E (1981) Prevention of adriamycin induced alopecia by scalp hypothermia (Cryogel Cap). Abstract UICC Conference on Clinical Oncology, Lausanne 28–31 October

Kokron O, Titscher R, Micksche M (1978) Klinische Erfahrung mit Holoxan beim kleinzelligen Bronchuskarzinom. Oest Z Onkol 4:103

Krauss Se, Perez C, Lowenbraun S (1980) Combined modality treatment of localized small-cell lung carcinoma. Cancer Clin Trials 3:297–306

Lagakos SW (1977) Prognostic factors for survival time in inoperable lung cancer. In: Straus MO (ed) Lung cancer. Clinical diagnosis and treatment. Grune & Stratton, New York San Francisco London

Lanzotti VJ, Thomas DR, Boyle LE (1977) Survival with inoperable lung cancer. An integration of prognostic variables based on simple clinical criteria. Cancer 39:303–313

Leff A, Hopewell PC, Costello J (1978) Pleural effusion from malignancy. Ann Intern Med 88:532–537

Legha SS, Slavik M, Carter SK (1976) Hexamethylmelamine. An evaluation of its role in the therapy of cancer. Cancer 38:27–35

Legha SS, Muggia FM, Carter SK (1977) Adjuvant chemotherapy in lung cancer. Review and prospects. Cancer 39:1415–1424

Lenaz L, Page JA (1976) Cardiotoxivity of adriamycin and related anthracyclines. Cancer Treat Rev 3:111–120

Lenzin A, Cavalli F, Sonntag R, Zimmermann A (1978) Blasenkarzinom bei langjähriger Behandlung mit Cyclophosphamid wegen multiplen Myelom. Urologe (Ausg A) 17:105–108

Levine N, Greenwald ES (1978) Mucocutaneous side effects of cancer chemotherapy. Cancer Treat Rev 5:67–84

Liu K, Mittelman A, Sproal EE, Elias EG (1971) Renal toxicity in man treated with mitomycin C. Cancer 28:1314–1320

Livingston RB, Fee WH, Einhorn LH (1976) BACON (Bleomycin, Adriamycin, CCNU, Oncovin and Nitrogen Mustard) in squamous lung cancer. Experience in 50 patients. Cancer 37:1237–1242

Loike JD, Brewer CF, Sternlicht H, Gensler WJ, Horwitz SB (1978) Structure-activity study of the inhibition of microtubule assembly in vitro by podophyllotoxin and its congeners. Cancer Res 38:2688–2693

Lokich JJ (1976) Managing chemotherapy induced bone marrow suppression in cancer. Hosp Pract 11:61–67

Lokich JJ, Drum DE, Kaplan W (1974) Hepatic toxicity of nitrosourea analogues. Clin Pharmacol Ther 16:363–367

Longeval E, Jager R De, Tagnon H (1980) Cisplatin (CDDP) – VP 16-213 combination chemotherapy in non small cell (NSC) bronchogenic carcinoma: Phase I–II clinical trial. Proc Am Soc Clin Oncol 21:368

Lowenbraun S, Bartolucci A, Smalley RV (1979) The superiority of combination chemotherapy over single agent chemotherapy in small cell lung cancer. Cancer 44:406–413
Lyman GH, Williams CC, Preston D, Goldman A, Dinwoodie WR, Saba H, Hartmann R, Jensen R, Shukovsky L (1981) Lithium carbonate in patients with small cell lung cancer receiving combination chemotherapy. Am J Med 70:1222–1229
Lyman NW, Hemalatha C, Viscuso RL, Jacobs MG (1980) Cisplatin-Induced hypocalcemia and hypomagnesemia. Arch Intern Med 140:1513
Mackay B, Lukeman JM (1980) Ultrastructure of large cell undifferentiated carcinomas of the lung. In: Hansen HH, Dombernowsky P (eds) II World Conference on Lung Cancer, Copenhagen, June 9–13. Excerpta Medica, Amsterdam Oxford Princeton, p 181
Martino S, Baker LH, Pollard RJ, Correa JJ, Mattia MD De (1979) Pulmonary toxicity of mitomycin. In: Carter SK, Crooke ST (eds) Mitomycin C – current status and new developments. 231–242. Academic Press, New York San Francisco London, pp 231–242
Matthews MJ (1976) Problems in morphology and behavior of bronchopulmonary malignant disease. In: Israel L, Chahinian AP (eds) Lung cancer natural history, prognosis and therapy. Academic Press, New York San Francisco London, pp 23–60
Matthews MJ, Kanhouwa S, Pickren J (1973) Frequency of residual and metastatic tumor in patients undergoing curative surgical resection for lung cancer. Cancer Chemother Rep 4:63–67
Matthews MJ, Gazdar AF, Ihde DC (1979) Histologic subtypes of small cell carcinoma of the lung and their clinical significance. In: Muggia FM, Rozencweig M (eds) Lung cancer. Progress in therapeutic research. Raven, New York, pp 155–165
Maurer LH, Tulloh M, Weiss RB, Blom J, Leone L, Glidewell O, Pajak TF (1980) Comparison of combination chemotherapy-radiation therapy versus cyclophosphamide – radiation therapy effects of maintenance chemotherapy and prophylactic whole brain irradiation. Cancer 45:30–39
Medical Research Council. Lung Cancer Working Party (1979) Radiotherapy alone or with chemotherapy in the treatment of small cell carcinoma of the lung. Br J Cancer 40:1–10
Mikulski SM, McGuire WP, Lowie AC (1979) Immunotherapy of lung cancer. I. review of clinical trials in non-small cell histologic types. Cancer Treat Rev 6:177–190
Minna JD (1979) What you can do for your patients with lung cancer. Resident and Staff Physician 25:116–131
Minna JD, Ihde D, Bunn PA, Cohen M, Fossieck B, Matthews MJ (1980a) Extensive stage small cell carcinoma of the lung. Effect of increasing intensity of induction chemotherapy. In: Hansen HH, Dombernowsky P (eds) II World Conference on Lung Cancer, Copenhagen June 9–13. Excerpta Medica, Amsterdam-Oxford Princeton, pp 160
Minna J, Lichter A, Brereton H, Bunn P, Cohen M, Fossieck, Ihde D, Matthews MJ, Glatstein E (1980b) Small cell lung cancer: Long term, potentially cured survivors in national cancer institute trials. In: Hansen HH, Dombernowski P (eds) II World Conference on Lung Cancer, Copenhagen June 9–13. Excerpta Medica, Amsterdam Oxford Princeton, p 161
Moses AM, Miller M (1974) Drug-induced dilutional hyponatremia. N Engl J Med 5:1234–1239
Mountain CF (1980) Surgery of lung cancer including adjunctive therapy. In: Hansen HH, Rørth Mikael (eds) Lung cancer. Excerpta Medica, Amsterdam Oxford Princeton
Muggia FM, Chervu LR (1974) Lung cancer. Diagnosis in metastatic sites. Semin Oncol 1:217–228
Muggia FM, Krezoski SK, Hansen HH (1974) Cell kinetic studies in patients with small cell carcinoma of the lung. Cancer 34:1683–1690
Myers CE (1979) Antitumor antibiotics I: Anthracyclines. In: Pinedo HM (ed) Cancer chemotherapy 1979. Excerpta Medica, Amsterdam Oxford Princeton, pp 56–73
Natale RB, Hilaris B, Shank B (1980) Prolonged remission of small carcinoma (SLLC) with intensive chemotherapy induction and high dose radiation therapy without maintenance. In: Hansen HH, Dombernowsky P (eds) II World Conference on Lung Cancer, Copenhagen, June 9–13. Excerpta Medica, Amsterdam Oxford Princeton, pp 162
Newman SJ, Hansen HH (1974) Frequency, diagnosis, and treatment of brain metastases in 247 consecutive patients with bronchogenic carcinoma. Cancer 33:492–496
Nugent JL, Bunn PA, Matthews MJ (1979) CNS metastases in small cell bronchogenic carcinoma. Increasing frequency and changing pattern with lengthening survival. Cancer 44:1885–1893
Obrist R, Paravicini U, Hartmann D, Nagel GA, Obrecht JP (1979) Vindesine: A clinical trial with special reference to neurological side effects. Cancer Chemother Pharmacol 2:233–237
O'Connell TX, Berenbaum M (1974) Cardiac and pulmonary effects of high doses of cyclophosphamide and isophosphamide. Cancer Res 34:1586–1591

Owellen RJ, Hartke CA, Dickerson RM, Haimes FO (1976) Inhibition of tubuline-microtubules polymerisation by drugs of the vinca alkaloid class. Cancer Res 36:1499–1502
Pascual RS, Mosher MB, Sikand RS, Conti RC de, Bouhuis A (1973) Effects of bleomycin on pulmonary function in man. Am Rev Respir Dis 108:211–217
Patel AR, Shah PC, Rhee HL, Sassoon H, Rao KP (1976) Cyclophosphamide therapy and interstitial pulmonary fibrosis. Cancer 38:1542–1549
Perez CA, Presant CA, Amburg III AL Van (1978) Management of superior vena cava syndrome. Semin Oncol 5:123–134
Poulson O (1961) Prae- und postoperative cytostatische Behandlung von Lungencarcinomen mit Cyclophosphamid. Arzneimittelforsch 11:238–242
Powers JF, Sladek NE (1983) Cytotoxic activity relative to 4-Hydroxycyclophosphamide and phosphoramide mustard concentration in the plasma of cycplophosphamide-treated rats. Cancer Res 43:1101–1106
Pridun N, Karrer K, Denck H (1976) Intermittierende, langdauernde Polychemotherapie nach Radikaloperation des Bronchuskarzinoms. Zentralbl Chir 101:602–607
Reed RC, Livingston RB (1977) Prognostic significance of pre-treatment variables in small cell carcinoma of the lung. Proc Am Soc Clin Oncol 18:307
Rilke, Carbone A, Clemente C (1979) Surgical pathology of resectable lung cancer. In: Muggia FM, Rozencweig M (eds) Lung cancer. Progress in therapeutic research. Raven Press, New York, pp 129–142
Robert F, Omura G, Bartolucci AA (1980) Combination chemotherapy with cyclophosphamide, adriamycin, intermediate dose methotrexate and folinic acid rescue (CAMF) in advanced lung cancer. Cancer 45:1–5
Rosenow III EC, Carr DT (1979) Bronchogenic carcinoma. CA 29:233
Rosenthal S, Kaufmann S (1974) Vincristine neurotoxicity. Ann Intern Med 80:733–737
Ross CA, Selawry OS (1965) Comparison of three dose schedules of methotrexate in lung cancer. Proc Am Ass Cancer Res 6:54
Rozencweig M, Hoff DD von, Catane R, Muggia FM (1978) Platinum complexes in cancer chemotherapy. Fundamentals in cancer chemotherapy. Antibiot Chemother 23:99–112
Ruckdeschel J, Mehta C, Creech R (1980) Chemotherapy of advanced non-oat cell bronchogenic carcinoma: The eastern oncology group experience. In: Hansen HH, Dombernowsky P (eds) II World Conference on Lung Cancer, Copenhagen June 9–13. Excerpta Medica, Amsterdam Oxford Princeton, p 237
Salazar OM, Creech RH (1980) The state of the art toward defining the role of radiation therapy in the management of small cell bronchogenic carcinoma. Int J Rad Oncol Biol Phys 6:1103–1117
Salazar OM, Creech RH, Rubin P (1980) Half-body and local chest irradiation as consolidation following response to standard induction chemotherapy for disseminated small cell lung cancer. An Eastern Cooperative Oncology Group Pilot Report. Int J Radiat Oncol Biol Phys 6:1093–1102
Samson FE (1971) Mechanism of axoplasmic transport. J Neurobiol 2:347–360
Schabel FM Jr (1969) The use of tumor growth kinetics in planning curative chemotherapy of advanced solid tumors. Cancer Res 29:2384–2389
Scheef W, Klein HO, Brock N, Burkert H, Günther U, Hoefer-Janker H, Mitrenga D, Schnitker J, Voigtmann R (1979) Controlled clinical studies with an antidote against the urotoxicity of oxazaphosphorines: Preliminary results. Cancer Treat Rep 63:501–505
Schnitker J, Brock JN, Burkert H, Fightner E (1976) Evaluation of a cooperative clinical study of the cytostatic agent ifosfamide. Arzneimittelforsch 26:1783–1793
Sealy R (1979) Combined radiotherapy and chemotherapy in non-small cell carcinoma of the lung. In: Muggia FM, Rozencweig M (eds) Lung cancer: Progress in therapeutic research. pp 315–340
Selawry OS (1974) The role of chemotherapy in the treatment of lung cancer. Semin Oncol 1:259–272
Selker RG, Jacobs SA, Moore P (1978) Interstitial pulmonary fibrosis as a complication of 1,3-bis-(2-chloroethyl)-1-nitrosourea (BCNU) therapy. Proc Am Ass Clin Oncol 14:333
Shields TW (1973) Status report of adjuvant cancer chemotherapy trials in the treatment of bronchial carcinoma. Cancer Chemother Rep 4:119–124
Sierocki JS, Hilaris BS, Hopfan S (1979) Cis-Dichlorodiammineplatinum (II) and VP 16-213: an active induction regimen for small cell carcinoma of the lung. Cancer Treat Rep 63:1593–1597
Skipper HE, Schabel FM Jr, Wilcox WS (1964) Experimental evaluation of potential anticancer

agents, XIII. On the criteria and kinetics associated with curability of experimental leukemias. Cancer Chemother Rep 35:3–111

Skipper HE, Schabel FM Jr, Wilcox WS (1965) Experimental evaluation of potential anticancer agents XIV. Further study of certain basic concepts underlying chemotherapy of leukemia. Cancer Chemother Rep 45:5–7

Skipper HE, Schabel FM Jr, Mellett LB, Montgomery JA, Wilkoff LJ, Lloyd HH, Brockman RW (1970) Implications of biochemical, cytokinetic, pharmacologic, and toxicologic relationships in the design of optimal therapeutic schedules. Cancer Chemother Rep 54:431–450

Slack NH (1970) Bronchogenic carcinoma: Nitrogen mustard as a surgical adjuvant and factors influencing survival. Cancer 25:987–1002

Smith LH (1975) Oat cell carcinoma as a malignant apudoma. J Thorac Cardiovasc Surg 70:148–150

Spivack SD (1974) Procarbazine. Ann Intern Med 81:795–800

Sponzo RW, DeVita VT, Oliverio VT (1973) Physiologic disposition of 1-(2-chloroethyl)-3-cyclohexyl-1-nitrosouerea (CCNU) and 1-(2-chloroethyl)-3-(4-methyl cyclohexyl)-1-nitrosourea (MeCCNU) in man. Cancer 31:1154–1159

Stanley KE (1980) Prognostic factors for survival in patients with inoperable lung cancer. JNCI 65:25–32

Staquet M, Sylvester R (1977) A decision theory approach to phase II clinical trials. Biomed 26:262–266

Stott H, Stephens RJ, Fox W, Roy DC (1976) 5-year follow-Up of cytotoxic chemotherapy as an adjuvant to surgery in carcinoma of the bronchus. Br J Cancer 34:167–173

Straus MJ (1977) Growth Characteristics of lung cancer. In lung cancer. Clinical diagnosis and treatment. In: Straus MJ (ed) Grune & Stratton, New York San Francisco London, pp 19–32

Takita H, Marabella PC, Edgerton F (1979) Cis-Dichlorodiammineplatinum (II), Adriamycin, Cyclophosphamide, CCNU and vincristine in non-small cell lung carcinoma: A preliminary report. Cancer Treat Rep 63:29–33

Valdivieso M, Cabanillas F, Bashley HT (1980) Intensive induction chemotherapy of extensive small cell bronchogenic carcinoma in protected environment – prophylactic antibiotic units. Int J Radiat Oncol Biol Phys 6:1087–1092

Valeriote F, Putten L van (1975) Proliferation-dependent cytotoxicity of anticancer Agents: A review. Cancer Res 35:2619–2630

VanHoutte P, Tancin G, Jaeger R De (1979) Small cell carcinoma of the lung. A combined modality treatment. Eur J Cancer 15:1159–1165

Vogl SE, Mehta C (1981) Standard (STD) vs intensive (INT) induction chemotherapy of small cell bronchogenic carcinoma (SCBC) with cyclophosphamide (C), CCNU (Cc) and methotrexate (M), followed by continued CCcM or cyclic maintenance therapy – A randomized trial of the eastern cooperative oncology group. Proc Am Ass Cancer Res 22:199

Vogl SE, Mehta CR, Cohen MH (1979) MACC chemotherapy for adenocarcinoma and epidermoid carcinoma of the lung. Low response rate in a cooperative group study. Cancer 44:864–868

VonHoff DD, Schilsky R, Reichert CM, Reddick RL, Rozencweig M, Young RC, Muggia FM (1979a) Toxic effects of Cis-Dichlorodiammineplatinum (II) in man. Cancer Treat Rep 63:1527–1531

VonHoff DD, Layard MW, Basa P, Davis HL Jr, Hoff AL von, Rozencweig M, Muggia FM (1979b) Risk factors for doxorubicin induced congestive heart failure. Ann Inter Med 91:710–717

Weiss RB, DeVita VT (1979) Multimodal primary cancer treatment (adjuvant chemotherapy): current results and future prospects. Ann Intern Med 91:251–260

Wheeler GP (1962) Studies related to the mechanisms of action of cytotoxic alkylating agents: A review. Cancer Res 22:651–688

White FR (1961) The effects of drugs on human bronchogenic carcinoma. Cancer Chemother Rep 14:149

Wilcox WS, Griswold DP, Russell Laster W Jr, Schabel FM Jr, Skipper HE (1965) Experimental evaluation of potential anticancer agents, XVII. Kinetics of growth and regression after treatment of certain solid tumors. Cancer Chemother Rep 47:27–39

Williams C, Alexander M, Glatstein EJ (1977) Role of radiation therapy in combination with chemotherapy in extensive oat cell cancer of the lung: A randomized study. Cancer Treat Rep 61:1427–1431

Wilmanns W, Martin H (1968) Action and distribution of methotrexate during the treatment of leukemia. Klin Wochenschr 46:281–296
Wolf J, Spear P, Yesner R, Patno ME (1960) Nitrogen mustard and the steroid hormones in the treatment of inoperable bronchogenic carcinoma. Am J Med 29:1008–1016
Wolf J, Hyde L, Phillips RW (1979) Recent comparative trials of systemic therapy in non-small cell carcinoma of the lung. In: Muggia FM, Rosenzweig M (eds) Lung Cancer. Progress in Therapeutic Research. Raven Press, New York, pp 375–382
World Health Organization (1979) WHO handbook for reporting results of cancer treatment, Geneva
Yin L, Chun EHL, Rutman RJ (1973) A comparison of the effects of alkylation on the DNA of sensitive and resistant lettre-ehrlich cells following in vivo exposure to nitrogen mustard. Biochim Biophys Acta 324:472–481

J. Immuntherapie

U. Dold

Mit 2 Abbildungen und 3 Tabellen

A. Begriffsbestimmung

Die Immuntherapie maligner Tumoren ist die Anwendung immunologischer Verfahren mit dem Ziel, Tumorzellen mit körpereigenen Abwehrmitteln zu hemmen oder zu töten. In Theorie und Praxis werden hier Parallelen zur Immuntherapie von Infektionskrankheiten gezogen.

Die körpereigene Fähigkeit, Tumorzellen zu erkennen und daraufhin die zytotoxische Reaktion in Gang zu setzen, wird bei allen therapeutischen Überlegungen vorausgesetzt, obwohl der eindeutige Beweis dafür noch aussteht.

Die Immuntherapie soll gegenüber der zytostatischen Pharmakotherapie zwei wesentliche Vorzüge einbringen:

1. Eine hohe Spezifität in der Unterscheidung maligner und normaler Zellen und
2. daraus resultierend, die Fähigkeit, auch noch die letzte Tumorzelle zu vernichten, als Voraussetzung einer Tumorheilung.

Auf die Immuntherapie sind alle Hoffnungen einer wirksameren Tumortherapie der Zukunft gesetzt, nachdem die zytostatische Pharmakotherapie bei den meisten soliden Tumoren bestenfalls zu zeitlich begrenzten Erfolgen, aber selten zu einer Heilung führt.

Solche Erwartungen werden von der derzeitigen Immuntherapie allerdings nicht erfüllt.

Das Konzept der Immuntherapie von Tumoren zeigt unterschiedliche Ansätze, die alle darauf abzielen, zytotoxische Reaktionen gegen die Tumorzelle hervorzurufen. Man bemüht sich, die zytotoxische Reaktion einzuleiten, zu verstärken oder Hemmungen dieser Reaktion abzubauen.

Bekannt sind verschiedene Wirkungssysteme, die therapeutisch genutzt werden könnten:

1. *Die Bildung spezifischer Antitumor-Antikörper*. Für eine geeignete Präsentation des Tumorantigens ist wahrscheinlich eine besondere Zelle nötig, hinzukommen muß das Zusammenwirken von T- und B-Zellen, um Antitumor-Antikörper zu bilden. Diese können dann komplementabhängig eine Zytolyse der Tumorzellen herbeiführen.

Ein anderer Weg ist die antikörperabhängige, zellvermittelte Zytotoxizität über das freie Fc-Fragment des Antikörpers. Das Fc-Fragment wirkt als Rezeptor für verschiedene (unspezifisch) zytotoxische Zellreaktionen, besonders von Makrophagen oder Null (non-T-non-B)-Lymphozyten.

2. *Die Reaktion zytotoxischer T-Lymphozyten*, entsprechend der Transplantatabstoßungsreaktion. Diese Reaktion scheint allerdings nur abzulaufen, wenn zu dem Tumorantigen noch ein starkes Histokompatibilitätsgen hinzukommt (BURTON et al. 1978).

3. *Aktivierte Makrophagen* können unabhängig von einem Tumorantigen maligne Zellen erkennen und zytotoxisch reagieren (HIBBS 1973). Das dazu nötige Signal kennen wir bisher noch nicht. Die Aktivierung der Makrophagen erfolgt unter anderem durch T-Lymphozyten über freigesetzte Mediatorstoffe.

4. *N(Natural)-K(Killer)-Zellen*, deren Abstammung – von Makrophagen oder von T-Lymphozyten – noch nicht geklärt ist, können ebenfalls ohne Antigensignal, zytotoxisch gegenüber Tumorzellen reagieren. Ihre Aktivität wird durch zahlreiche Mediatorstoffe (z.B. Interferon) gesteigert.

5. Die antigenabhängige Immunantwort wird durch *Suppressor-T-Lymphozyten* unterdrückt. Eine zytotoxische Reaktion gegen Tumorzellen wird durch Zugabe von Suppressorzellen verhindert und nach ihrer Entfernung wieder in Gang gesetzt (FUJIMOTO et al. 1976). Ihre Suppressorwirkung erstreckt sich auch auf unspezifische Wirkzellen, z.B. Makrophagen und sie hemmen die Bildung von Immunglobulinen ebenso wie die proliferative Immunantwort (WALDMANN u. BRODER 1978).

Die heute geübte Immuntherapie wird nach Art des Eingriffes unterteilt in eine Tumor-Antigen-spezifische und eine unspezifische Therapie. Für diese beiden Arten kann man eine aktive, d.h. Immunreaktion anregende Therapie von einer passiven (substitutiven) Therapie unterscheiden.

Schließlich wird als adoptive Therapie die Übertragung von Immunzellen oder die Zufuhr von ihren Mediatoren, den Immunhormonen, bezeichnet (Tabelle 1).

Tabelle 1. Verfahrenswege der Immuntherapie

	Spezifische Verfahren	Unspezifische Verfahren
Aktive Immuntherapie	Tumorzellvakzine, Antigenextrakte von Tumorzellen	Immunstimulation (z.B. mit BCG, Corynebacterium parvum, Levamisol, Poly-Inosin-Cytidin) Immun-Mediatoren (z.B. Interferon, Thymosin u.a.)
Passive Immuntherapie	Antitumor-Antiserum, deblockierendes Serum	Normale Serumfaktoren (z.B. Komplement, Properdin) Plasmapherese)
Adoptive Immuntherapie	Spez. sensibilisierte Lymphozyten Immun-RNS (Transferfaktor)	Allogene Lymphozytentransfusion Knochenmarkstransplantation Übertragung von Helferzellen

B. Tumorantigen-spezifische Verfahren

Die Verwendung von Tumorgewebe oder Tumorextrakten als Vaccine geht von der Vorstellung aus, die Tumorantigene seien für die immunkompetenten

Zellen nicht erreichbar (verdeckt) oder in ihrer Antigenwirkung zu schwach und damit unzureichend für eine zytotoxische Immunreaktion. Durch Antigenzufuhr in entsprechend aufbereiteter Form soll die tumorspezifische Immunabwehr wirkungsvoll angeregt werden. Diese Behandlung erfordert ausreichende Mengen operativ gewonnenen Tumorgewebes von jedem einzelnen Patienten und danach unter Umständen einen langen Präparationsweg. Schon dadurch sind solche Verfahren nur begrenzt einsetzbar. Es wurde daher häufig versucht, allogenes Tumorgewebe zu verwenden.

Das Auffinden und die Bereitstellung von gruppenspezifischen Antigenen, z.B. für Lungentumoren (BRAATZ et al. 1982) oder erst recht das Auffinden eines allgemein tumorspezifischen Antigens (WOODS et al. 1982) könnte eine wirkungsvollere aktivspezifische Immuntherapie einleiten und auch zu einer Tumorprophylaxe führen.

Bei den passiven antigenspezifischen Verfahren werden tumorspezifische Antiseren verwendet, die durch Immunisierung mit jeweils individuellem menschlichem Tumormaterial von Tieren gewonnen wurden. Es kann dadurch eine zytotoxische Immunreaktion am Tumor erreicht werden oder eine Absorption blockierender Faktoren [Antigen im Überschuß oder andere niedermolekulare Hemmfaktoren (SJÖGREN et al. 1971)].

I. Aktive Immunisierung

Erstmals haben VON LEYDEN und BLUMENTHAL (1902) 3 Patienten mit dem Preßsaft ihrer eigenen Tumoren durch subkutane Injektion behandelt. Es wird über eine zeitweise Besserung des Allgemeinzustandes und über eine Rückbildung von Lymphknotenschwellungen berichtet.

Spätere Therapieversuche am Menschen wurden meist mit inaktiviertem Tumorgewebe, aber auch mit vitalen Tumorzellen, oft zusammen mit Freund'schen Adjuvans durchgeführt. Alle Untersucher beschreiben vereinzelt unerwartete Besserung von Allgemeinzustand und Tumorbefund, aber nur selten eine meßbare Rückbildung des Tumors (COCA et al. 1912; GRAHAM u. GRAHAM 1959).

Bei 1 von 7 Patienten mit Lungentumoren, die mit Extrakt ihrer Tumoren behandelt wurden, konnte eine Teilremission beobachtet werden (HUMPHREY et al. 1970).

Die meisten Autoren waren von ihren Ergebnissen enttäuscht und haben ihre immuntherapeutischen Verfahren bald wieder aufgegeben.

Durch die Behandlung mit Tumorvaccine ändern sich Immunparameter. FINNEY et al. (1960) beschreiben einen Anstieg der Antitumor-Antikörper. CURRIE et al. (1973) fanden bei Patienten mit malignem Melanom ansteigende Titer von Antimelanom-Antikörpern und bemerkten das Verschwinden eines Serumhemmstoffes für die zellvermittelte Immunität; gleichzeitig fanden sie, daß sich Tumorknoten unter der Immuntherapie häufig zurückbilden. Die vaccinierten Patienten lebten jedoch nicht länger als ihre Kontrollgruppe. Eine anschließende Studie mußte wieder abgebrochen werden, da vermehrt und frühzeitig lokale Tumorrezidive auftraten (HEDLEY et al. 1978). Dieses Phänomen der Wachstumssteigerung (enhancement) ist unter immuntherapeutischer Behandlung immer wieder zu beobachten.

Eine chemische Koppelung von (Kaninchen)-Gammaglobulin an autologes menschliches Tumormaterial versprach eine stärkere Antigenwirkung, die Behandlungsergebnisse damit waren aber nicht wesentlich besser (CUNNINGHAM et al. 1969).

Die Nebenwirkungen einer Behandlung mit Tumorvaccine werden durchweg als geringfügig angegeben. Berichtet wird über eine lokale Rötung; Fieberreaktion oder Allergien sind selten, bisweilen tritt später eine Abszedierung auf. Auch nach Übertragung vitaler Tumorzellen wuchsen nur selten Impfmetastasen aus.

Entschuldigend für die unbefriedigenden Ergebnisse wurde angeführt, daß die Tumorvaccine bisher nur bei fortgeschrittenen Tumorerkrankungen eingesetzt wurde. Eine große Tumormasse aber überfordert die Reaktionsmöglichkeiten des Immunsystems. Im Tierexperiment fand sich die Heilungsrate umgekehrt proportional zur Tumorzellzahl (HANNA u. PETERS 1981). Dennoch ist vor allem unsere unzureichende Kenntnis über Art, Vorkommen und Bedeutung tumorspezifischer Antigene der Grund für das Fehlen spezifisch-immuntherapeutischer Therapiekonzepte beim Menschen.

II. Passive Immunisierung

Die passive Immuntherapie erfolgt durch Gabe eines Immunserums in Analogie zur passiven Impfung gegen Infektionskrankheiten. Das Immunserum wird durch Immunisierung von Tieren (Kaninchen, Schaf, Pferd) mit Tumorgewebe des Patienten gewonnen. Der erste Bericht über die Anwendung bei 50 Patienten stammt von HERICOURT u. RICHET (1895). Sie beschreiben eine wesentliche Besserung bei den so behandelten Kranken, wie sie durch Gabe von gewöhnlichem (nicht immunisiertem) Serum nicht erreichbar war. Viele nachfolgende Untersucher (z.B. VIDAL 1911; MURRAY 1958) fanden ebenfalls häufig eine subjektive Besserung und vereinzelt auch eine Tumorrückbildung.

Die Antitumor-Antikörper, die in solchen Serien nachzuweisen sind, können sich an Antigenen der Tumorzellmembran anreichern (z.B. Antigliom-Antikörper DAY et al. 1957; Anti-CEA-Antikörper GOLDENBERG et al. 1978). Dies kann zytotoxische Reaktionen einleiten. In Seren vom Tumorkranken werden aber auch blockierende Faktoren gefunden, die von solchen Immunseren absorbiert werden. Damit kann eine vorgebildete, zytotoxische Immunreaktion wieder wirksam werden (BANSAL u. SJÖGREN 1971). Tumorrückbildungen nach einer passiven Immuntherapie lassen sich so auch theoretisch erklären. Sie kommen allerdings nur vereinzelt vor. Ebenso kann eine Wachstumssteigerung eintreten (Enhancement-Phänomen), die tierexperimentell von KALISS 1958 untersucht wurde. Tumor-Immunseren können auch zytotoxische Immunreaktionen blokkieren (HELLSTRÖM u. HELLSTRÖM 1969).

Diese unübersichtlichen Reaktionsänderungen – die auch bei aktiver Immuntherapie gefunden werden – zeigen das Risiko jeder Immuntherapie.

C. Adoptive Verfahren

Die Übertragung immunkompetenter Zellen auf einen Patienten wird als adoptive Immuntherapie bezeichnet. Hier liegt die Vorstellung zugrunde, der Tumorkranke verfüge zur immunologischen Abwehrreaktion über nicht genügend oder nicht geeignete Zellen. Bekanntlich läßt sich die zellvermittelte Immunreaktion durch Lymphozyten auf andere Individuen übertragen.

I. Lymphozytentransplantation

Nadler u. Moore (1969) haben bei Patienten mit solidem Tumor, – überwiegend beim malignen Melanom – jeweils paarweise Lymphozyten des Partners übertragen, um dort, an dem Fremdtumor, eine Immunisierung zu erreichen. Danach wurde zwischen diesen Partnern eine Austauschtransfusion der Lymphozyten vorgenommen. Es wurden Tumorrückbildungen beobachtet.

Die Überlegung dieser Autoren war, eine bessere Sensibilisierung durch tumorantigene des Partners zu erreichen; es ist jedoch wahrscheinlich eine Sensibilisierung gegen die unterschiedlichen HLA-Antigene des Partners eingetreten.

Bei Übertragung größerer Lymphozytenzahlen, gewonnen durch Drainage des Ductus thoracicus, wurde eine graft-versus-host-Erkrankung ausgelöst (Andrews et al. 1967).

Storb et al. (1974) hatten beobachtet, daß die Rezidivrate an Leukämie bei Knochenmarkstransplantationen von HLA-identischem Knochenmark (eineiige Zwillinge) höher ist als die bei anderen Knochenmarksempfängern, die ein nicht HLA-Typ-identisches Knochenmark erhalten hatten.

Dieses Konzept, HLA-differente Lymphozyten zur zytotoxischen Reaktion gegen Tumorzellen auszunützen, verspricht eine neue Art erfolgreicher Immuntherapie zu werden. Tierexperimentelle Vorarbeit ist hierfür schon geleistet (Barnes et al. 1956; Bortin et al. 1974).

II. Immun-Ribonukleinsäure (I-RNA) (Transferfaktor)

Aus den Lymphozyten eines immunisierten Organismus läßt sich eine Ribonukleinsäure extrahieren, die diese Immunreaktion auf einen anderen Organismus überträgt. Die Immunisierungsinformation kann auch auf artfremde Lymphozyten und in vitro übertragen werden.

Diese RNA-übertragene Immunreaktion fällt besonders stark aus; man spricht daher auch von einem Superantigen (Mannick u. Egdahl 1964). Für die Tumortherapie wurde Immun-RNA erfolgreich beim Hypernephrom eingesetzt (Ramming u. DeKernion 1977; Richie et al. 1981).

Die Nebenwirkungen der subkutanen RNA-Injektion sind unbedeutend, es werden aber sehr große RNA-Mengen (4–60 mg pro Einzeldosis) benötigt, da inaktivierende Enzyme sehr verbreitet und aktiv sind.

Es erscheint daher besser, die I-RNA den Lymphozyten in-vitro zuzusetzen und diese mit der Immuninformation versehenen Lymphozyten zu transfundieren (PILCH et al. 1978).

D. Unspezifische Verfahren

Vor allem das unzureichende Wissen über die Bedingungen einer spezifischen Immuntherapie hat die unspezifische Immuntherapie in den letzten Jahren in den Vordergrund des Interesses gerückt. Erfolg versprach die Stimulation des Immunsystems auf dem einfachen Wege des Setzens einer Infektion. Dabei wurde erwartet, daß das komplexe Immunsystem mit einer Steigerung der Zytotoxizität gegen Tumorzellen reagiert.

Die vielfältigen Stellgrößen, die in einen solchen Reaktionsweg eingehen, zeigt die Abb. 1.

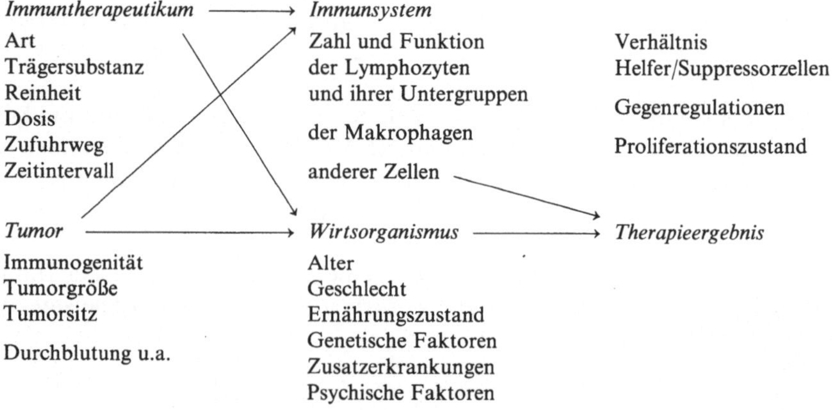

Abb. 1. Einige die Immuntherapie modulierende Faktoren. (Mod. nach HADDEN 1980)

I. Serumbestandteile

Die Gabe von Albumin, Bluttransfusionen, Gammaglobulin oder auch von Konzentraten verschiedener Serumbestandteile wie Komplement oder Properdin haben unter Umständen eine günstigere Wirkung auf den Verlauf einer Tumorerkrankung. Diese Wirkung dürfte überwiegend nichttumorspezifischer Art sein. Einer Eigenblutbehandlung wird beim Karzinomkranken keine wesentliche Wirkung zugesprochen (HAFERKAMP 1951).

II. Plasmapherese

Bei der Plasmapherese wird dem Körper Blutplasma entzogen. Technisch kann dies durch Blutabnahme mit Retransfusion der zellulären Bestandteile erfolgen oder rascher mit einer Durchflußzentrifuge. Bei der Lymphoplasmapherese wird der Lymphozytenanteil ebenfalls entfernt. Als Plasmaersatz kann Albumin gegeben werden.

Bewährt hat sich die Plasmapherese zur Senkung der Viscosität durch stark erhöhte Proteinkonzentrationen (z.B. beim Plasmozytom) und zur Entfernung toxischer Immunkomplexe in der Rheumatologie.

In der Tumortherapie wurde die Plasmapherese neuerdings auch angewandt. Nach 2–4maligem Austausch des Plasmavolumens konnte bei 54 zytostatisch ausbehandelten Tumorpatienten in über 60% ein neuerliches Ansprechen auf Zytostatika erreicht werden (BEYER et al. 1983).

III. Immunstimulation

Die Immunreaktion wird gesteigert bei Auftreten einer Infektion. BUSCH hat 1868 mitgeteilt, daß er unter einer Streptokokken-Infektion beobachten konnte, wie Tumorknoten nekrotisch wurden. Über viele Jahre war COLEY's Toxin (aus Streptokokken gewonnen) zur Tumortherapie verwendet worden (COLEY 1891; NAUTS et al. 1953). Tumorpatienten mit einem intakten Immunsystem haben eine günstigere Prognose. Auch dies war ein Hinweis, durch die Immunstimulation ein geschädigtes Immunsystem wieder funktionsfähig zu machen.

Die Wirkung einer Immunstimulation ist aber von der Funktionslage des Immunsystems abhängig. Zur Bestimmung dieser Funktionslage kennen wir aber die entscheidenden Parameter nicht. Das richtige Maß der Immunstimulation können wir daher nicht bestimmen. Eine Überstimulation kann zur Immunsuppression führen. So fehlt uns für die Therapie die Kenntnis des richtigen Immunstimulans, seiner Dosis, des Zufuhrwegs und des Zeitintervalls einer neuerlichen Gabe.

Meist wird die maximal tolerierte Dosis verabreicht.

Die Wirkungsweise der verschiedenen Immuntherapeutika ist nur bruchstückhaft bekannt. Es gibt unterschiedliche Angriffspunkte sowohl an der zellulären, wie an der humoralen Immunreaktion und es können aktivierende und supprimierende Wirkungen beobachtet werden. Eine Immunpharmakologie ist im Entstehen (HADDEN et al. 1977; HADDEN 1980). Ein vorläufiges Bild über den Eingriff einiger Immunpharmaka und Immunhormone in Proliferation und Funktionszustand immunkompetenter Zellen zeigt Abb. 2.

Zahlreiche Immunhormone sind inzwischen isoliert und zum Teil auch synthetisiert worden. Damit lassen sich ihre spezifischen Wirkungen und Angriffspunkte studieren. Es fanden sich vielfältige und gegensätzliche Wirkungen innerhalb eines bestimmten Regulationsbereiches. Man spricht daher auch von Immunmodulation und bezeichnet die Immunhormone als Immune-Respons-Modifiers (MIHICH 1980).

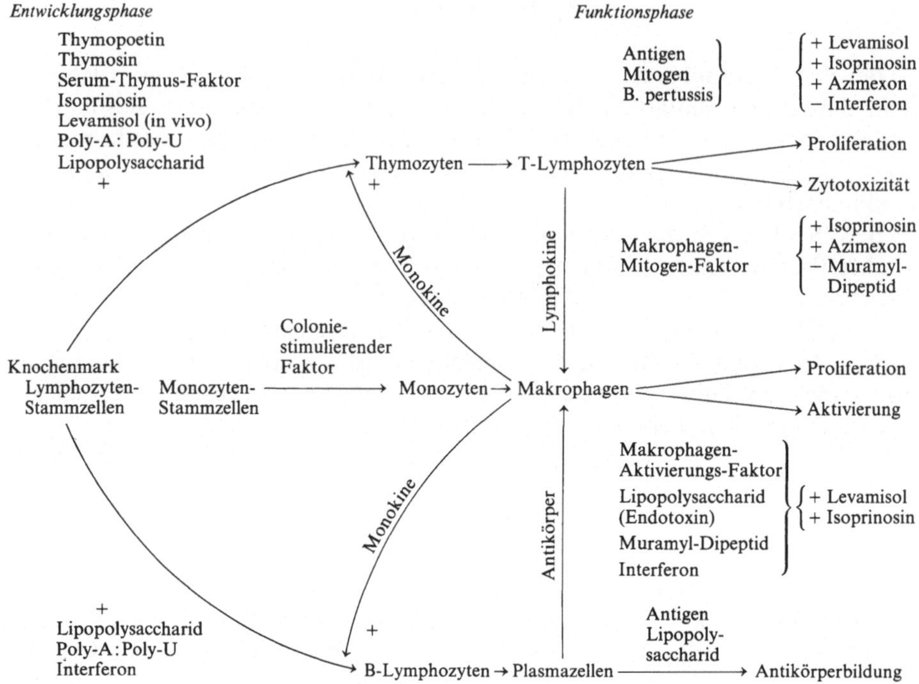

Abb. 2. Angriffspunkte und Wirkungen einiger Immunpharmaka und Immunhormone. (Mod. nach HADDEN 1980)

1. Immuntherapeutika

Zur stimulierenden Immuntherapie wurden zunächst lebende oder inaktivierte Bakterien verwendet. Eine weitere Analyse zeigte, daß bestimmte Substanzen der Bakterienmembran die gleiche Wirkung bringen. So kam man zur Isolierung niedermolekularer Substanzen als Träger dieser Wirkung. Inzwischen sind sehr zahlreiche Naturstoffe und synthetische Substanzen – auch mit anderer Indikation eingeführte Pharmaka – bekannt, die eine immunmodulierende Wirkung zeigen. Diese Wirkung kann immunstimulierend, immunrestaurativ oder immunsupprimierend sein.

Schließlich wurden Mediatorstoffe der Immunzellen (Immunhormone) isoliert und ebenfalls z.T. synthetisiert, die nun ebenfalls zur therapeutischen Verwendung zur Verfügung stehen.

Eine Übersicht über die wichtigsten beim Menschen bisher verwendeten Immuntherapeutika gibt Tabelle 2.

a) Bacillus-Calmette-Guérin (BCG)

Dieses Mycobacterium tuberculosis, Typus bovinum, ist ein durch Kulturpassagen virulenz-geschwächtes Tuberkulosebakterium. Es wird als vermehrungsfähiges Bakterium in verschiedenen Stämmen (Glaxo, Tice, Pasteur, Ko-

Tabelle 2. Die wichtigsten Immuntherapeutika

Bakterien und Myceten	*Synthetische Substanzen*
Bacillus Calmette-Guérin als Lebendvakzine	Levamisol
Freundsches Adjuvans	Isoprinosin
Methanolextrahierter Rückstand (MER)	Cyan-Aziridin-Derivate (Imexan, Azimexon)
Nocardia rubra-Zellmembranen	Trehalosederivate (Cord-Faktor)
Corynebakterium parvum, formalininaktiviert	Retinoide
Streptokokkenderivate (OK-432)	Lipopolysaccharide
Pseudomonas aerogiosa-Vakzine	Polynucleotide
Streptomyces olivoreticuli-Derivate (Bestatin)	Lysolezithin-Derivate
	Immunhormone
	Interferon
	Thymus-Hormone
	Interleukine

penhagen) mit möglicherweise unterschiedlicher immunstimulatorischer Potenz (MATHE 1978) verwendet. Therapeutisch werden Keimzahlen von 10^6 bis 10^8 durch großflächige Skarifikation oder Vielfachpunktion jeden 4.–8. Tag über längere Zeit in die Haut eingebracht. Die BCG-Vaccine kann auch in den Tumor gespritzt oder in den Pleuraspalt instilliert werden.

Die Nebenwirkungen sind erheblich. Langanhaltende lokale Eiterungen, Abszesse und eine Lymphadenitis kommen häufig vor. Eine haematogene Streuung scheint die Regel zu sein und es kann nachfolgend zu einer BCG-Osteomyelitis oder zu einer Lungentuberkulose kommen. Daher muß eine Behandlung mit INH angeschlossen werden (SPARKS et al. 1973; ROSENBERG et al. 1978).

Keine Infektiosität haben BCG-Präparationen. Verwendet werden ganze Zellmembranen oder eine lipid- und proteinfreie Bakteriengerüstsubstanz, die aus einem Komplex von Mycolsäure-Arabinol-Galaktanen und Mucopeptid besteht. Diese Präparationen müssen an Öltröpfchen adsorbiert sein, um immunstimulierend zu wirken (YAMAMURA et al. 1975). Dies entspricht etwa dem Freundschen Adjuvans (inaktivierte Mycobakterien in Mineralöl emulgiert) (FREUND 1956).

Häufiger verwendet wird auch der methanolextrahierte Rückstand (MER) von phenolinaktivierter BCG (WEISS 1976). Schließlich haben die Zellmembranen von Nocardia rubra eine vergleichbar immunstimulierende Wirkung (AZUMA et al. 1978).

Diese Präparationen werden ebenfalls meist intrakutan verabreicht, was in mehrwöchigem Abstand wiederholt wird.

Als Nebenwirkungen treten lokal Entzündungen bis zu Ulcerationen auf, und eine Lymphadenitis ist häufig. Die granulomerzeugende Wirkung bleibt erhalten. Granulombildungen treten in Leber und Lunge auf, und es sind miliare Lungenbilder beschrieben.

Vitale BCG, ebenso wie ihre Membranderivate, aktivieren Makrophagen und Histiozyten am Applikationsort (HANNA et al. 1972). Durch die zusätzliche Entzündungsreaktion entfaltet sich dort die stärkste zytotoxische Wirkung (BALDWIN u. PIMM 1973). Weiterhin werden zytotoxische T-Lymphozyten und

NK-Zellen aktiviert, möglicherweise über Mediatorsubstanzen (Jungi u. McGregor 1978). Die Transplantat-Abstoßungsreaktion wird verstärkt (Old et al. 1959). Durch Silicea oder durch Latexpartikel läßt sich die Immunstimulation hemmen (Tanaka et al. 1977).

b) Corynebacterium parvum

Angewendet wird Bakterienmaterial, das durch Hitze und Formalin inaktiviert ist. 0,25–4,0 mg davon werden subkutan oder intravenös in unterschiedlicher Zeitfolge verabreicht.

Als Nebenwirkung ist eine Fieberreaktion typisch, unter Umständen mit erheblichem Blutdruckanstieg.

Durch Corynebacterium parvum werden T-Lymphozyten aktiviert und die zytotoxische Reaktion gegen Tumorzellen gesteigert. Ungeklärt ist, ob dadurch eine verstärkte Sensibilisierung gegen Tumorantigene erreicht wird oder ob nur gegen das Antigen des Corynebacteriums sensibilisiert wird und die Tumorwirkung durch Freisetzung von Mediatorstoffen erfolgt (Halpern et al. 1966; Tuttle 1978; Milas u. Scott 1977). Es kommt auch zur Aktivierung von Granulozyten, Makrophagen und NK-Zellen. Im Tierversuch erfolgt die Transplantat- und Tumorabstoßung bei thymusfreien oder vorher immunsupprimierten Mäusen (Pimm u. Baldwin 1977).

c) Andere Mikroorganismen

Aus *Streptokokkus pyogenes* wird das Präparat *OK-432* gewonnen, das bei Patienten mit fortgeschrittenem Lungenkarzinom zusammen mit einer Chemotherapie zu einer verlängerten Überlebenszeit geführt hat (Kimura et al. 1976).

Eine Vaccine aus *Pseudomonas aeroginosa,* zur Infektionsprophylaxe gegeben (Young et al. 1973), hat die Rezidivrate bei Patienten mit akuter Leukämie signifikant vermindert (Gee et al. 1978). Aus *Streptomyces olivoreticuli* wurde ein Dipeptid, Bestatin genannt, gewonnen, das besonders Makrophagen zur Zytotoxizität gegen Tumorzellen aktiviert (Schorlemer et al. 1982).

Synthetische Substanzen

d) Levamisol

Dieses Imidazothiazol wurde ursprünglich als Anthelminticum eingeführt. In einer Dosis von 2,5 mg/kg, 3mal pro Woche oral wird ein intaktes Immunsystem nicht verändert, eine verminderte Immunreaktion jedoch normalisiert. Man spricht daher von immunrestaurativer Wirkung.

Als Nebenwirkung sind schwere Leuko- und Thrombozytopenien beschrieben worden. Neben gastrointestinalen Beschwerden kann es zu Verlust an Körpergewicht, allgemeiner Muskelschwäche, Lethargie und Parkinsonismus kommen.

Levamisol aktiviert Granulozyten, Monozyten, Makrophagen und T-Lymphozyten. B-Lymphozyten werden in ihrer Aktivität gehemmt, erhöhte Antikörpertiter normalisiert.

Levamisol wirkt offenbar über die Induktion einer Mediatorsubstanz. Alle Wirkungen lassen sich mit Serum auf einen anderen Organismus übertragen. Die Levamisolgabe kann bei bestimmten Individuen (Tieren und Patienten) wirkungslos bleiben (non-respons). Dies ist erklärbar durch das Unvermögen, die Mediatorsubstanz zu bilden. Der Mediator soll zu den Thymushormonen gehören. Er kann die Reifung von T-Lymphozyten bei thymusfreien Mäusen auslösen.

e) Isoprinosin

Dieser Inosin-Benzoat-Komplex ist als Virostatikum bei RNS- und DNS-Viren klinisch erprobt (SIMON u. GLASKY 1978). Die Nebenwirkungen werden als gering angegeben.
Es steigert die Proliferation und Differenzierung von T-Lymphozyten, fördert aber in bestimmten Systemen auch die Bildung von Suppressorzellen (TOURAINE et al. 1980).

f) Cyanaziridin-Derivate (Imexan, Azimexon)

wirken weder alkylierend noch zytotoxisch, stimulieren aber T- und B-Lymphozyten und steigern die Zahl phagozytierender Leukozyten (BICKER 1978). In einer randomisierten Doppel-Blind-Studie an Tumorpatienten ließen sich diese Änderungen der Immunreaktion nicht nachweisen, ebensowenig wie ein therapeutisch günstiges Ergebnis. Als Nebenwirkung trat ein Hämoglobinabfall auf (HEIM et al. 1981).

g) Trehalose-Derivate (Cord-Faktor)

Mycobakterien, Nocardien, Corynebakterien u.a. produzieren den sog. Cord-Faktor, ein Trehalose-Mycolsäure-Derivat, das z.B. auch im Freundschen Adjuvans wirksam wird. Trehalose-Dimycolat (TDM) bewirkt eine gesteigerte Antikörperbildung und Immunisierung u.a. gegen Tuberkulosebakterien, fördert die Tumorabstoßung und wirkt stark granulomerzeugend (BEKIERKUNST 1976; LEDERER 1980; GENSLER et al. 1980).

h) Lipopolysaccharide von gramnegativen Bakterien (z.B. Endotoxin)

wirken noch in geringsten Konzentrationen stark immunogen, besonders auf B-Lymphozyten, aber auch auf T-Lymphozyten. Sie können Autoimmunerkrankungen auslösen (LOUIS u. LAMBERT 1980), aber ebenso immunsuppressiv wirken (PEARSON 1977).

i) Retinoide

darunter auch das Vitamin A, haben vielfältige Wirkungen auf die Zellproliferation und Zelldifferenzierung (HADDOX u. RUSSEL 1979). Über den zellulären Repairmechanismus sollen sie in der Prävention des Bronchialkarzinoms wirksam sein (Bjelke 1975, Nettesheim u. Williams 1976). Es werden T-Lymphozyten stimuliert (Dennert u. Lotan 1978). Vitamin A wurde auch in der Behandlung von Bronchialkarzinompatienten eingesetzt (Mickschе et al. 1977).

j) Polynukleotide

können enzymatisch aus den jeweiligen Mononukleotiden durch eine Polynucleotid-Phosphorylase synthetisiert und zu Doppelsträngen vereinigt werden. Poly-Adenin-Poly-Uridin (PolyA-U) hat immunrestaurative Fähigkeiten.

Bei der Behandlung von Mammakarzinompatientinnen wurden Erfolge beobachtet (Lacour et al. 1974). Poly-Inosin-Poly-Cytidin stabilisiert mit Poly-L-Lysin (Poly-ICLC) wurde bei verschiedenen Tumoren eingesetzt und ist auch ein Interferon-Inducer (Johnson 1980; Levine et al. 1982).

k) Lysolezithin-Derivate

Lysolezithin findet sich in geringen Mengen ständig in Zellmembranen und Blutplasma. Es wirkt hämolytisch und zytolytisch, moduliert die humorale und zelluläre Immunität und aktiviert Makrophagen. Alkylanaloge haben bei sonst gleichen Eigenschaften eine höhere Toxizität für Tumorzellen (Munder et al. 1980).

l) Prostaglandinhemmer

Im Metabolismus von Prostaglandinen treten ebenfalls immunmodulierende Substanzen auf, so führt z.B. Prostaglandin E2 zur Ausbildung von Suppressorzellen. Hemmstoffe für PG E2 sind die Antirheumatika Indomethacin und Azetylsalizylsäure. Auch diese Medikamente sind in der Lage das Verhältnis Suppressor-/Helferzellen zugunsten der Helferzellen zu verschieben (Lewis 1977).

Immunhormone

Immunhormone sind natürliche (biologische) Mediatorstoffe, die von immunkompetenten Zellen nach Stimulation gebildet werden. Sie rufen eine Funktionsänderung (Aktivierung oder Suppression) bei anderen (Effektor- oder Wirk-)Zellen hervor. Viele dieser Stoffe sind schon länger bekannt und mit unterschiedlichen Bezeichnungen versehen worden (z.B. MAF, MIF u.a.), als übergreifende Bezeichnungen wurden sie Lymphokine bzw. Monokine genannt, die neuere Nomenklatur sieht die Bezeichnung Interleukine vor (Aarden 1979).

m) Interferon

hemmt die intrazelluläre Virusreplikation und die Proliferation von T-Lymphozyten, es aktiviert Makrophagen. Interferon wirkt nur artspezifisch d.h. beim Menschen wirkt nur aus menschlichen Zellen gewonnenes Interferon. Derzeit sind drei unterschiedlich wirkende Interferone (Leukozyten-I. = Alpha-I., Fibroblasten-I. = Beta-I. und Immun- bzw. T-Lymphozyten-I. = Gamma-I. bekannt. Die bisher erhältlichen Präparationen enthielten nur 0,1–1% Interferon.

Bei 16 Patienten mit Lungentumor wurde über 30 Tage mit 3×10^6 E Leukozyteninterferon/Tag i.m. behandelt. Es wurde keine objektivierbare Tumorrückbildung erreicht (KROWN et al. 1981).

n) Thymushormone

Die Thymusdrüse steuert alle von T-Lymphozyten abhängigen Immunreaktionen. Aus der Thymusdrüse wurden Polypeptide gewonnen, deren Thymosin-Fraktion-5 bei der thymusfreien Maus alle Reifungsfunktionen für T-Lymphozyten ersetzte. Eine weitere Auftrennung dieser Fraktion ergab zahlreiche unterschiedliche Polypeptide (MG 1000–15000 D), die Teilfunktionen leisteten. Die wichtigsten sind *Thymosin-Alpha-1* (Reifung von Prothymozyten zu Thymozyten und Bildung von Helfer-Zellen) und *Thymosin-Alpha-7* (ebenfalls Reifung von Prothymozyten und Bildung von Suppressorzellen).

Weitere Thymushormone sind: *Thymopoetin* (49 Aminosäuren, Induktion von T-Zell-Oberflächenmarkern, bewirkt die Störung der neuromuskulären Transmission bei der Myasthenia gravis), *Thymic Humoral Faktor (THF)* (31 Aminosäuren, steigert die zytotoxische Aktivität von Lymphzyten), *Serum Thymic Faktor (STF)* (9 Aminosäuren, induziert Suppressorzellen).

Einige der Thymushormone stammen aus den epithelialen Thymuszellen, es sind Produkte von Thymozyten und damit Lymphokine.

Als Nebenwirkung der Thymus-Hormon-Gabe sind Autoaggressionsreaktionen beschrieben (LOW u. GOLDSTEIN 1980). Eine Studie bei Patienten mit kleinzelligem Bronchialkarzinom wurde nach zytostatischer Therapie mit Thymosin-Fraktion-5 durchgeführt. Es fand sich eine Verlängerung der Überlebenszeit (CHRETIEN et al. 1978; COHEN et al. 1979).

2. Klinische Therapiestudien

Viele Einzelmitteilungen über eine erfolgreiche Immuntherapie beim Bronchialkarzinom (ISRAEL u. HALPERN 1972; HERSH et al. 1974; TAKITA et al. 1976) und die erfolgreiche Studie von McKNEALLY et al. (1976) gaben den Anstoß für zahlreiche randomisierte und kontrollierte Studien (s. Tabelle 3).

Das Studienprotokoll von McKNEALLY mit einer einmaligen intrapleuralen Gabe von BCG nach Tumorresektion im Stadium I (Studie Nr. 1) ist mit nur geringen Veränderungen mehrfach nachvollzogen worden (Studie Nr. 2–5). Alle diese Studien ergaben für die Immuntherapie keinen überzeugenden Erfolg.

Da die lokale Wirkung von BCG besonders gut sein soll (ZBAR et al. 1972) wurden Bronchialkarzinome endobronchial oder perkutan mit BCG injiziert und anschließend der Tumor operativ entfernt (HOLMES et al. 1979) (Studie Nr. 6).

Die intradermale, wiederholte BCG-Anwendung zusammen mit Zytostatika- und Strahlentherapie bei fortgeschrittenen Karzinomen zeigte nur eine geringfügige Verbesserung der Überlebenszeit (Studie Nr. 7–9).

Nach Anwendung von MER standen Toxizitäts-Reaktionen im Vordergrund, ohne therapeutischen Gewinn (Studie Nr. 10–12).

Tabelle 3. Randomisierte klinische Studien zur Immuntherapie des Bronchialkarzinoms

Nr.	Art der Therapie	Histologie	Stadium	Zahl der Patienten	Ergebnis	Literatur
			BCG-Lebendvakzine intrapleural			
1.	a) Operation + INH b) Operation + BCG (Tice) i.pl. + INH	Alle Histologien, ohne kleinzellige	I II, III I II, III	36 21 30 30	Remissionsdauer und Überlebenszeit im Stadium I signifikant verlängert. Im Stadium II und III kein Unterschied	McKneally et al. (1981)
2.	a) Operation + phys. NaCl i.pl. b) Operation + BCG (Tice) i.pl. + INH	Alle Histologien, ohne kleinzellige	I	209 216	Remissionsdauer und Überlebenszeit in beiden Gruppen gleich	Mountain u. Gail (1981)
3.	a) Operation b) Operation + BCG (Glaxo) i.pl. + INH	Alle Typen	I	24 26	Kein Unterschied in beiden Gruppen	Lowe et al. (1980)
4.	a) Operation b) Operation + BCG (Pasteur) i.pl. + INH	Plattenepithelkarzinom	I, II, III	57 61	Kein Unterschied in beiden Gruppen ohne Lymphknotenbefall (N_o) mit Immuntherapie etwas besser, aber nicht signifikant	Roeslin et al. (1982)
5.	a) Operation b) Operation + BCG i.pl. c) Operation + BCG i.pl. + Levamisol	Alle Histologietypen ohne kleinzellige Karzinome	I, II, III	33 48 53	BCG-Gruppe mit 56% rezidivfrei nach 3 Jahren besser BCG-Levamisol mit 38% schlechter als Kontrolle mit 50%	Wright et al. (1981)
			BCG-Lebendvakzine präoperativ in den Tumor			
6.	a) Operation b) BCG i.T. + INH + Operation	Alle Histologien, ohne kleinzellige	I, II, III	23 32	Immuntherapie nicht signifikant besser	Mathay et al. (1982)

Nr.	Therapie	Histologie	Stadium	n	Ergebnis	Autor
	BCG-Lebendvakzine intradermal					
7.	a) Strahlentherapie	Plattenepithelkarzinom	III inoperabel	23	Immuntherapie signifikant besser nach radikaler Strahlentherapie *nicht randomisiert!*	PINES (1976)
	b) Strahlentherapie + BCG (Glaxo) i.c.			25		
8.	a) Operation	Alle Histologietypen	I, II, III	37	Kein signifikanter Unterschied Multipunktur etwas besser	MILLAR et al. (1980)
	b) Operation + BCG (Glaxo)-250 × 10^6 als Multipunktur			29		
	c) + BCG (Glaxo) 1 × 10^6 intradermal			26		
9.	a) Zytostatika COMF + Röntgen	Kleinzelliges Karzinom	limited	56	Kein Unterschied in mittlerer Remissionsdauer und Überlebenszeit, mit BCG aber mehr Langzeitüberlebende	MCCRACKEN et al. (1982)
	b) Zytostatika ACO + Röntgen			54		
	c) Zytostatika COMF + Röntgen + BCG (Pasteur) 5 × 10^8 i.c.			60		
	d) Zytostika ACO + Röntgen + BCG (Pasteur) 5 × 10^8 i.c.			53		
	Methanolextraktionsrückstand (MER) von BCG					
10.	a) Zytostatika CCNU-MTX-AD	Alle Histologietypen, ohne kleinzelliges Karzinom	III, IV	55	Kein signifikanter Unterschied, nach Immuntherapie etwas schlechterer Verlauf und mehr toxische Reaktionen	RICHARDS et al. (1981)
	b) Zytostatika CCNU-MTX-AD + MER			48		
11.	a) Zytostatika AD-CY-VP16	Kleinzellige Karzinome	limited und extensive	15	Kein Unterschied in beiden Gruppen, durch MER vermehrt Komplikationen	AISNER u. WIERNIK (1980)
	b) Zytostatika AD-CY-VP16 + MER			17		
12.	a) Zytostatika ACO/AC-MTX-CCNU	Kleinzellige Karzinome	limited und extensive	53	Kein Unterschied in beiden Gruppen durch MER vermehrt Komplikationen	JACKSON et al. (1982)
	b) Zytostatika ACO/AD-MTX-CCNU + MER			47		

Tabelle 3 (Fortsetzung)

Nr.	Art der Therapie	Histologie	Stadium	Zahl der Patienten	Ergebnis	Literatur
			Corynebacterium parvum			
13.	a) Zytostatika Cy-5-FU-MTX-VINBL-Streptonigrin	Plattenepithelkarzinom Kleinzelliges Karzinom	III, IV	75 30	Verlängerung der Überlebenszeit und der Remissionsdauer für beide Histologiegruppen signifikant.	ISRAEL (1979)
	b) Zytostatika CY-5-FU-MTX-VINBL-Streptonigrin + C. parvum s.c.	Plattenepithelkarzinom Kleinzelliges Karzinom		68 30	Beim kleinzelligen Karzinom Erhöhung der Remissionsrate	
14.	a) Zytostatika Methyl-CCNU-Vinbl.	Alle Histologietypen	II–IV	15	Immuntherapiegruppe erscheint besser, aber nicht signifikant	MOAYERI et al. (1979)
	b) Zytostatika Methyl-CCNU-Vinbl. + C. parvum s.c.	ohne kleinzellige	inoperabel	16		
15.	Zytostatika VIN-IFOS-VP16-AD + C. parvum s.c. + Hirn-Bestrahlung	Kleinzellige Karzinome	limited und extensive	35	Ungewöhnlich lange Überlebenszeit (Median 63 Wochen) *nicht randomisiert!*	VALDIVIESO et al. (1981)
16.	a) Operation + Placebo b) Operation + C. parvum i.pl. c) Operation + BCG	Alle Histologietypen ohne kleinzellige	I, II	406 207 197	Durch C. parvum und BCG teilweise schwere Nebenwirkungen. Keine Verlängerung der Überlebenszeit	Ludwig Lung Cancer Study Group (1984)
			Streptokokkenantigen OK-432			
17.	a) Zytostatika b) Zytostatika + OK-432	Alle Histologietypen	III, IV	26 22	Verlängerung der Überlebenszeit mit OK-432 statistisch signifikant *nicht randomisiert!*	KIMURA et al. (1976)
18.	a) Zytostatika 5-FU	Adenokarzinome	III, IV	17	Überlebenszeit in der Immuntherapiegruppe signifikant verlängert	UCHIDA u. HOSHINO (1980)
	b) Zytostatika 5-FU + OK-432		inoperabel	17		

			Levamisol			
19.	a) Operation + Placebo	Plattenepithelkarzinom, Adenokarzinom	I, II	115	Verlängerung der Remissionsdauer und der Überlebenszeit signifikant	Amery et al. (1979)
	b) Operation + Levamisol oral			96		
20.	a) Operation + Placebo	Alle Histologietypen	I, II, III	118	Kein signifikanter Unterschied	Anthony (1981)
	b) Operation + Levamisol oral			99		
21.	a) Operation b) Operation + Strahlentherapie c) Operation + Strahlentherapie + Levamisol oral	Plattenepithelkarzinom	II, III	61	Noch nicht bekannt	National Lung Cancer Study Group (1981)
22.	a) Zytostatika Cy-CCNU/AD	Alle Histologietypen	III, IV	182	Bei einer Dosis von 150 mg/m^2 Levamisol hat diese Gruppe eine (statistisch nicht signifikante) schlechtere Überlebenskurve, bei 100 mg/m^2 einige länger Überlebende	Davis et al. (1982)
	b) Zytostatika Cy-CCNU/AD + Levamisol oral			199		
			Thymosin-Fraktion-5			
23.	a) Zytostatika	Kleinzellige Karzinome	limited und extensive	26	Vergrößerung der Überlebensrate bei der höheren Thymosin-dosierung von 60 mg/m^2	Cohen et al. (1979)
	b) Zytostatika + Thymosin-Fraktion-5 20 mg/m^2			14		
	c) Zytostatika + Thymosin-Fraktion-5 60 mg/m^2			27		

Tabelle 3 (Fortsetzung)

Nr.	Art der Therapie	Histologie	Stadium	Zahl der Patienten	Ergebnis	Literatur
			Tumorantigene mit Immunstimulation			
24.	a) Operation	Plattenepithelkarzinome	I, II	27	Verlängerung der Überlebensrate nur in der Gruppe c, allein mit Freundschem Adjuvans	TAKITA et al. (1982)
	b) Operation + Tumorantigen + Freundsches Adjuvans			24		
	c) Operation + Freundsches Adjuvans			29		
25.	a) Operation + Zytostatika	Alle Histologietypen	I	8	Verlängerung der Überlebensrate in Gruppe b mit Tumor-	STEWART et al. (1982)
	b) Operation + Tumorantigen + Freundsches Adjuvans			15	rate in Gruppe b mit Tumor-Antigen und Freundschem Adjuvans	
	c) Operation + Zytostatika + Tumorantigen + Freundsches Adjuvans			13		
26.	a) Operation	Alle Histologietypen ohne kleinzellige Karzinome		20	Auswertung liegt noch nicht vor	REID et al. (1982)
	b) Operation + BCG (Pasteur) + allogene, röntgen-inaktive Tumorzellen			13		
	c) Operation + BCG (Pasteur)			15		

Mit Corynebacterium parvum zeigten kleinere Studien einen Therapiegewinn bei fortgeschrittenem Karzinom (Studie Nr. 13–15), diese Erfolge geraten in Zweifel aufgrund des negativen Ergebnisses einer großen Studie beim operierten Bronchialkarzinom (Studie Nr. 16).

Das Streptokokkenantigen OK-432 erscheint erfolgversprechend zu sein (Studie Nr. 17 u. 18).

Levamisol brachte durch Toxizität teilweise höhere Sterberaten und keineswegs überzeugende Ergebnisse (Studie Nr. 5 u. 19–22). Thymushormone könnten nach vorläufigen Ergebnissen bei ausreichender Dosierung wirkungsvoller sein (Studie Nr. 23).

Durch Kombination von Tumorantigen-Präparationen und Immunstimulation sind bisher keine besseren Therapieergebnisse erreicht worden (Studie Nr. 24–26).

E. Immunprophylaxe

Es erscheint mit immunologischen Mitteln die Vorbeugung der Krebserkrankung eher erreichbar zu sein, als eine Heilung der schon aufgetretenen Erkrankung; gleiches gilt für Infektionskrankheiten. Eine Immunprophylaxe setzt aber ein spezifisches und allen Zellen eigenes Antigen voraus. Ein solches ist bei Lungentumoren noch nicht gefunden worden. Sollte es vorhanden sein und gefunden werden, ist in kurzer Frist ein grundlegender Wandel sowohl in der Diagnostik wie in der Therapie der Lungentumoren zu erwarten.

Nach BCG-Impfung der Säuglinge gegen Tuberkulose ist eine geringere Häufigkeit späterer Leukämieerkrankungen beobachtet worden (Crispen u. Rosenthal 1976). Untersuchungen über den Wert einer prophylaktischen Immunstimulation zur Verhütung von soliden Tumoren sind nicht bekannt. Durch intermittierende Gabe von Immunhormonen ist eine Steigerung der Zytotoxizität mit Wirkung auf entstehende Tumorzellen denkbar. Eine solche Anwendung ist aber bei dem heutigen Stand der Kenntnisse eine reine Spekulation.

Die Anwendung von Retinoiden (Vitamin A) zur Verhütung oder Abheilung präneoplastischer Epithelveränderungen hat eine gewisse experimentelle Grundlage (Nettesheim u. Williams 1976; Todaro et al. 1978).

F. Ausblick

Die Immuntherapie der Lungentumoren befindet sich bis heute im Experimentierstadium. Die tierexperimentellen Erfahrungen, die Erfolg versprachen, haben sich in der Klinik nicht bestätigt. Bei der Tumorerkrankung des Menschen liegen offenbar andere, ungünstigere Bedingungen vor.

Die klassischen immunologischen Reaktionen scheinen von geringerer Bedeutung zu sein, Makrophagen und NK-Zellen sind für die Tumorabwehr wohl wichtiger. Wir können ihre Funktion aber noch nicht steuern. Durch die Auffindung und Synthese von Immunhormonen und durch die Synthese monoklonaler

Antikörper sind Voraussetzungen gegeben, genauere Kenntnisse für einen gezielteren Einsatz der Immuntherapie zu sammeln.

Die genetische Konstellation des Kranken, seine Ausstattung mit Histokompatibilitätsgenen ist von großer Bedeutung.

Die Wirkung der Antigene wird von zwei getrennten Genorten aus gesteuert. Die Immunogenität, der Immunrespons, wird von Ir-Genen, die Antigenexpression von V-Genen reguliert. Beide zusammen bewirken die Immunreaktion. Beide Komponenten können experimentell getrennt und rekombiniert werden. Schwache Antigene können so in starke umgewandelt werden. Es lassen sich synthetische Antigene mit synthetischen Adjuvantien koppeln und je nach Zusammensetzung verstärkte oder abgeschwächte Immunreaktionen hervorrufen (Benacerraf u. Katz 1975; Benacerraf 1978; Sela u. Mozes 1980). Eine Immuntherapie mit Vaccinia-Oncolysaten stellt hierzu einen praktischen Ansatz dar (Wallack 1981).

Die bisherigen klinischen Studien warfen viele Fragen auf.

Warum ist die Prognose der (vorher) tuberkulinnegativen BCG-Konverter günstiger, als die der tuberkulinpositiven Kranken? (McKneally et al. 1981.)

Bei der BCG-Impfung gegen Tuberkulose wird die Schutzwirkung seit langem kontrovers beurteilt. Die Ursache gegensätzlicher Ergebnisse von Feldstudien zur Tuberkuloseprophylaxe haben möglicherweise Stanford et al. (1981) gefunden. Sie konnten zwei Reaktionstypen auf Tuberkulin nachweisen, den Listeriatyp = gute Schutzwirkung und den Koch-Typ = blockierte Schutzwirkung. Die Reaktionslage zu der einen oder der anderen Reaktion wird durch vorherigen Kontakt mit anderen Mycobakterien bestimmt.

Bei der immunologischen Überwachung der Studienpatienten erwies sich die Restitution der zellulären Immunität als prognostisch bedeutungslos, dagegen ein niedriger T-Zell-Rosetten-Index (weniger T-Zellen) als günstig (Oldham et al. 1982). Bedeutung mißt man dem Verhältnis von Helfer/Suppressorzellen bei, ohne auch hier eindeutige Befunde vorlegen zu können.

Warum haben sich die Einzelbeobachtungen guter Immuntherapieerfolge in den Studien nicht bestätigt? Es könnte sein, daß nur eine kleine Zahl Patienten des Studienkollektivs die geeigneten immunologischen Voraussetzungen zur zytotoxischen Reaktion erfüllten. Für einige Studienpatienten zeichnen sich verbesserte Langzeitergebnisse ab (McCracken et al. 1982). Dies wäre dafür die Bestätigung.

Wenn die aufgezeigten Forschungsansätze für die Zukunft eine verbesserte Immuntherapie versprechen, so ist von der Immuntherapie keinesfalls die Heilung aller Krebskranken zu erwarten. Die genetische Determinante des Tumorkranken und die genetische Indeterminante der Krebsgeschwulst wird immer die Einmaligkeit jeder Tumorerkrankung bestimmen.

Literatur

Übersichten

Chedid L, Miescher PA, Mueller-Eberhard HJ (eds) (1980) Immunostimulation. Springer, Berlin Heidelberg New York

Mathé G, Weiner R (eds) (1974) Investigation and stimulation of immunity in cancer patients. Recent results in cancer research, vol 47. Springer, Berlin Heidelberg New York

Terry WD, Rosenberg SA (eds) (1981) Immunotherapy of human cancer. Elsevier, New York
Terry WD, Windhorst D (eds) (1978) Immunotherapy of cancer: Present status of trials in man. Cancer research and therapy, vol 6. Raven Press, New York
Waters H (ed) (1978) The handbook of cancer immunology, vol 5, Immunotherapy. Garland, New York London

Einzelpublikationen

Aarden LA (1979) Revised nomenclature for antigen-non-specific T-cell proliferation and helper factors. J Immunol 123:2928–2929
Aisner J, Wiernik PH (1980) Chemotherapy versus chemoimmunotherapy for small cell undifferentiated carcinoma of the lung. Cancer 46:2543–2549
Amery WK, Cosemans J, Gooszen HC, et al. (1979) Adjuvant immunotherapy with levamisol in resectable lung cancer. Cancer Immunol Immunother 7:191–198
Andrews GA, Congdon CC, Edwards CL, et al. (1967) Preliminary trial of clinical immunotherapy. Cancer Res 27:2535–2541
Anthony HM (1981) The Yorshire trial of adjuvant therapy with levamisol in surgical lung cancer. In: Terry WD, Rosenberg SA (eds) Immunotherapy of human cancer. Elsevier, New York
Anthony HM, Mearns AJ, Mason DG, et al. (1979) Levamisol and surgery in bronchial carcinoma patients: Increase of deaths from cardio-respiratory failure. Thorax 34:4–12
Azuma I, Yamawaki M, Yasumoto K, et al. (1978) Antitumour activity of Nocardia cell wall skeleton preparations in transplantable tumours in syngenic mices and patients with malignant pleuresy. Cancer Immunol Immunther 4:95–100
Baldwin RW, Pimm MV (1973) BCG-Immunotherapy of pulmonary growth from intravenously transferred rat tumour cells. Br J Cancer 27:48
Bansal SC, Sjögren HO (1971) "Unblocking" serum activity in vitro in the polyoma system may correlate with antitumor effects of antiserum in vivo. Nature 233:76–78
Barnes DWH, Corf MJ, Loitit JF, Neal FE (1956) Treatment of murine leukemia with x-rays and homologous bone morrow. Br Med J 2:626–631
Bekierkunst A (1975) Immunotherapy and vaccination against cancer with non-living BCG and Cord-factor (Trehalose-6,6-Dimycolat). Int J Cancer 16:442–451
Benacerraf B (1978) A hypothesis to relate the spezificity of T-lymphocytes and the activity of Ir-region-specific Ir-genes in macrophages and B-lymphocytes. J Immunol 120:1809–1815
Benacerraf B, Katz O (1975) The histocampatibility-linked immune response genes. Adv Cancer Res 21:121–138
Beyer HJ, Krieger G, Schuff-Werner P, Nagel GA (1983) Möglichkeiten der Plasmaphorese-Behandlung bei metastasierenden Malignomen. Internist 24:34–38
Bicker U (1978) Immunomodulating effects of BM 12-531 in animals and tolerance in man. Cancer Treat Rep 62:1987–1996
Bjelke E (1975) Dietary vitamin A and human lung cancer. Int J Cancer 15:561–565
Bortin MM, Rimm AA, Rodey GE, et al. (1974) Prologed survival in long-passage AKR-leukemia using chemotherapy, radiotherapy and adoptive immunotherapy. Cancer Res 34:1851–1856
Braatz JA, Scharfe TR, Princler GL, McIntire KR (1982) Characterisation of an tumour-associated antigen and development of an radio-immuno-assay. Cancer Res 42:849–855
Burton RC, Chism SE, Warner NL (1978) In vitro induction and expression of T-cell-immunity to tumour-associated antigens. Contemp Top Immunol 8:69–106
Busch W (1868) Rückbildung eines Sarkoms durch eine artifizielle Erysipelinfektion. Berliner Klin Wochenschr 5:137–138
Chretien PB, Lipson SD, Makuch R, et al. (1978) Thymosin in cancer patients. In vitro effect and correlation with clinical response to thymosin immune therapy. Cancer Treat Rep 62:1787–1790
Coca AF, Dorrance GM, Lebredo MG (1912) A report of the results of the vaccination therapy as applied in 79 cases of human cancer. Z Immunitätsforsch exp Ther 13:543–585
Cohen MH, Chretien PB, Inle DC, et al. (1979) Thymosin fraction-5 and intensive combination chemotherapy prolonging the survival of patients with small cell lung cancer. JAMA 241:1813–1815
Coley WB (1891) Contribution to the knowledge of sarcoma. Ann Surg 14:199–220
Crispen RG, Rosenthal SR (1976) BCG vaccination and cancer mortality. Cancer Immunol Immunother 1:139–142

Cunningham TJ, Olson KB, Laffin R, et al. (1969) Treatment of advanced cancer with active immunisation. Cancer 24:932–937
Currie GA (1973) Effects of active immunization with irradiated tumour cells on spezific serum inhibitors of cell-mediated immunity in patients with disseminated cancer. Br J Cancer 28:25–34
Davis ST, Mietlowski W, Rohwedder JJ, et al. (1982) Levamisole as an adjuvant to chemotherapy in extensive bronchogenic carcinoma. Cancer 50:646–651
Day ED, Barnes GW, Planinsek JA, Pressman D (1957) Improved methods for the purification of tumor-localizing antibodies. J Natl Cancer Inst 20:1123–1139
Dennert G, Lotan R (1978) Effects of retinoid acid on the immune system: stimulation of T-killer cell induction. Eur J Immunol 8:23–29
Finney JW, Byers EH, Wilson RH (1960) Studies on tumour autoimmunity. Cancer Res 20:351–355
Freund J (1956) The modification of immunologic adjuvants. Adv Tuberc Res 7:130–148
Fujimoto S, Greene MI, Sehon AH (1976) Regulation of the immune response to tumor antigens. Immunosuppressor cells in tumor bearing hosts. I Immunol 116:791–799
Gail MH, Oldham RK, Holmes EC, et al. (1981) Early side effects of intrathoracic BCG therapy in patients with stage I squamous cell carcinoma adenocarcinoma and large cell lung cancer. Cancer Immunol Immunother 10:129–137
Gee TS, Dowling MD, Cunningham I, et al. (1982) Evaluation of Pseudomonas aeroginosa vaccine for prolongation of remission in adults with ANLL treated with L-12 protokoll. A preliminary report. In: Terry WD, Rosenberg SA (eds) Immunotherapy of human cancer. Elsevier, New York, pp 415–422
Gensler W, Chatwall H, Alam I, et al. (1980) Synthesis and immunmodulative tumour control properties of albumin covalently connected to trehalose. Cancer Immunol Immunother 9:101–109
Goldenberg DM, DeLand F, Kim E, et al. (1978) External cancer detection with radio-antibodies to CEA. N Engl J Med 298:1384–1388
Goldstein G (1978) Mode of action of levamisol. J Rheumatol [Suppl 4] 5:143–151
Graham JB, Graham RM (1959) The effect of vaccine on cancer patients. Surg Gynecol Obstet 109:131–138
Hadden JW (1980) The immunopharmacology of immunotherapy. In: Chedid L, Miescher PA, Mueller-Eberhard HJ (eds) Immunostimulation. Springer, Berlin Heidelberg New York, pp 35–48
Hadden JW, Coffey RG, Sperafico F (1977) Immunopharmakology. Plenum Medical Book, New York London
Haddox MK, Russel DH (1979) Cell cycle specific locus of vitamin A inhibition of growth. Cancer Res 39:2476–2480
Haferkamp H (1951) Die Eigenblutbehandlung. Hippokrates, Stuttgart
Halpern BN, Biozzi G, Stiffel C, Mouton D (1966) Inhibition of tumour by administration of killed Corynebacterium parvum. Nature 212:853–854
Hanna MG Jr, Peters LC (1981) Morphological and functional aspects of active specific immunotherapy of established pulmonary metastases in guinea pigs. Cancer Res 41:4001–4009
Hanna MG Jr, Zbar B, Rapp HJ (1972) Histopathology of tumour regression after intralesional injection of Mycobacterium bovis, 1. Tumour growth and metastases. J Natl Cancer Inst 48:1441–1454
Hanna MG Jr, Brandhorst JS, Peters LC (1979) Active specific immunotherapy of residual micrometastases. An evaluation of sources, doses and ratios of BCG with tumour cell. Cancer Immunol Immunother 7:165–173
Hanna MG Jr, Bucana CD, Pollack VA (1980) Immunological stimulation in situ: the acute and chronic inflammatory response in the induction of tumour immunity. Contemp Top Immunobiol 10:267–296
Hedley DW, McElwain TJ, Currie GA (1978) Spezific active immunotherapy does not prolong survival in surgically treated patients with stage IIB malignant melanoma and may promote early recurrens. Br J Cancer 37:491–496
Heim ME, Massner B, Knebel L, Stosiek U, et al. (1981) Influence of oral BM 12-531 (Azimexone) on immune response in untreated cancer patients. – A randomized double-blind study. Cancer Immunol Immunother 12:82–90
Hellström KE, Hellström MI (1974) Lymphocyte mediated cytotoxicity and blocking serum activity to tumour antigens. Adv Immunol 18:209–277
Hericourt J, Richet C (1895) De la sérothérapie dans le traitement du cancer. Académie des Sciences, Paris. C R des Séances de l'Academie des Sciences 121:567–569

Hersh EM, Gutterman JU, Mavligit GM (1974) Perspectives in immunotherapy of lung cancer. Cancer Treat Rev 1:65–68
Hibbs JB Jr (1973) Macrophage non-immunologic recognition: target cell factors related to contact inhibition. Science 180:868–870
Holmes EC, Ramming KP, Bein ME, et al. (1979) Intralesional BCG immunotherapy of pulmonary tumours. J Thorac Cardiovasc Surg 77:362–368
Humphrey LJ, Murray DR, Boehm OR (1970) Effect of tumour vaccines in immunizing patients with cancer. Surg Gynecol Obstet 132:437–442
Israel L (1979) Immunochemotherapy with Corynebacterium parvum in disseminated cancer. Ann NY Acad Sci 277:241–249
Israel L, Halpern B (1972) Le Corynebacterium parvum dans les cancers avances. Nouv Press Med 1:19–23
Jackson DV, Paschal BR, Ferree C, et al. (1982) Combination chemotherapy-radiotherapy with and without the methanol extracten residue of BCG (MER) in small cell carcinoma of the lung. Cancer 50:48–52
Johnson GA (1980) Modulation of immune system by synthetic polynucleotides. In: Chedid L, Miescher PA, Mueller-Eberhard HJ (eds) Immunostimulation. Springer, Berlin Heidelberg New York, pp 157–176
Jungi TW, McGregor DD (1978) Activated lymphocytes trigger lymphoblast extravasation. Cell Immunol 38:76–83
Kaliss N (1958) Immunological enhancement of tumor homografts in mice. Cancer Res 18:992–1003
Kimura I, Ohnoshi T, Yasohara S (1976) Immunochemotherapy in human lung cancer using the streptococcal agent OK-432. Cancer 37:2201–2203
Krown SE, Stoopler MB, Gralla RJ, et al. (1981) Phase II trial of human leucocyte-interferon in small cell lung cancer. Preliminary results. In: Terry WD, Rosenberg SA (eds) Immunotherapy in human cancer. Elsevier, New York
Lacour J, Lacour F, Spira A, Delage G, Michelson AM (1974) An immonotherapeutic trial of adjuvant poly-A:U in the menagement of breast cancer. Bull Cancer (Paris) 61:275–281
Lederer E (1980) Cord-factor and related synthetic trehalose diesters. In: Chedid L, Miescher PA, Mueller-Eberhard HJ (eds) Immunostimulation. Springer, Berlin Heidelberg New York, pp 95–110
Levine AS, Durie B, Lampkin K, et al. (1982) Interferon induction, toxicity and clinical efficacity of poly-ICLC in hematologic malignancies and other tumours. In: Terry WD, Rosenberg SA (eds) Immunotherapy in human cancer. Elsevier, New York
Lewis GP (1977) Prostaglandins in inflammation. J Reticuloendothel Soc 22:389–395
Leyden E von, Blumenthal F (1902) Vorläufige Mitteilung über einige Ergebnisse der Krebsforschung aus der I. Medizinischen Klinik. Dtsch Med Wochenschr 28:637–638
Louis JA, Lambert PH (1980) Lipopolysaccharides: From immunostimulation to autoimmunity. In: Chedid L, Miescher PA, Mueller-Eberhard HJ (eds) Immunostimulation. Springer, Berlin Heidelberg New York, pp 59–72
Low TLK, Goldstein AL (1980) Thymosin and other thymic hormones and their synthetic analogues. In: Chedid L, Miescher PA, Mueller-Eberhard HJ (eds) Immunostimulation. Springer, Berlin Heidelberg New York, pp 129–146
Lowe J, Iles PB, Shore DF, et al. (1980) Intrapleural BCG in operable lung cancer. Lancet I:11–13
Ludwig Lung Cancer Study Group (1984) Lokale Immunstimulation bei operiertem nicht-kleinzelligem Bronchialkarzinom. Dtsch Med Wschr 109:935–940
Mannick JA, Egdahl RH (1964) Transfer of hightened immunity to skin homografts by lymphoid RNA. J Clin Invest 43:2166–2177
Mathe G (1976) Surviving in company of BCG. Cancer Immunol Immunother 1:3–6
Matthay RA, Mahler DA, Mitchell MS, et al. (1982) Intratumoral BCG immunotherapy prior to surgery for carcinoma of the lung. Preliminary results. In: Terry WD, Rosenberg SA (eds) Immunotherapy of human cancer. Elsevier, New York
McCracken JD, Chen T, White J, et al. (1982) Combination chemotherapy radiotherapy and BCG immunotherapy in limited small cell carcinoma of the lung. Cancer 49:2252–2258
McKneally MF, Maver C, Kausel HW (1976) Regional immunotherapy of lung cancer with intrapleural BCG. Lancet I:377–379
McKneally MF, Maver C, Lininger L, et al. (1981) Four years followup on the Albany experience with intrapleural BCG in lung cancer. J Thorac Cardiovasc Surg 81:485–492

Micksche M, Cerni C, Kokron O, Titscher R, Wrba H (1977) Stimulation of immune response in lung cancer patients with vitamin A therapy. Oncology 34:234–238
Mihich E (1980) Biological response modifiers in cancer therapy. In: Burchenal JH, Oettgen HF (eds) Cancer. Achievements, challenges and prospects for the 1980s, vol 2. Grune & Stratton, New York London Toronto Sidney San Francisco, pp 135–146
Milas C, Scott MT (1977) Antitumour activity of Corynebacterium parvum. Adv Cancer Res 26:257–263
Millar JW, Hunter AM, Wightman AJA, Horne NW (1980) Intralesional injection of BCG using the fibreoptic bronchoscopy in the treatment of bronchogenic carcinoma. Eur J Respir Dis 61:162–166
Moayeri H, Takita H, Sokal JE (1979) Immunotherapy of lung cancer with Corynebacterium parvum. Cancer Immunol Immunther 6:223–226
Mountain CF, Gail MH (1981) Surgical adjuvant intrapleural BCG treatment for stage I nonsmall cell lung cancer. J Thorac Cardiovasc Surg 82:649–657
Munder PG, Modocell M, Andreesen R, Weltzien HU, Westphal O (1980) Lysophosphatidylcholine (Lysolezithin) and its synthetic analogues. In: Chedid L, Miescher PA, Mueller-Eberhard HJ (eds) Immunostimulation. Springer, Berlin Heidelberg New York
Murray G (1958) Experiments in immenity in cancer. Can Med Assoc J 79:249–259
Nadler SH, Moore GE (1969) Immunotherapy of malignant disease. Arch Surg 99:376–384
National Lung Cancer Study Group in Terry Rosenberg (eds) 1981
Nauts HC, Fowler GA, Bagatko FH (1953) A review of the influence of a bacterial infection and of bacterial products (Coleys Toxin) on malignant tumours in man. Acta Med Scand [Suppl] 276:1–103
Nettesheim P, Williams ML (1976) The influence of vitamin A on the susceptibility of the rat lung to 3-methylcholanthren. Int J Cancer 17:351–357
Old LJ, Clarke DA, Benacerraf B (1959) Effect of BCG infection on transplantated Tumours in the mouse. Nature 184:291–292
Oldham RK, Gail MH, Baker MA (1982) Immunological studies in a double blind randomized trial comparing intrapleural BCG against placebo in patients with resected stage I non-small-cell lung cancer. Cancer Immunol Immunother 13:164–173
Pearson U (1977) Lipopolysaccharid suppression of the primary response to a thymus dependent antigen. J Immunol 118:789–796
Pilch YH, Ramming KP, DeKernion J (1978) Clinical trials of immune RNA in the immunotherapy of cancer. In: Terry WD, Windhorst D (eds) Immunotherapy of cancer. Present status of trials in man. Raven Press, New York, pp 539–555
Pimm MV, Baldwin RW (1977) Corynebacterium parvum immunotherapy of transplantated rat tumours. Int J Cancer 20:923–926
Pines A (1976) A 5-year controlled study of BCG and radiotherapy for inoperable lung cancer. Lancet I:380–381
Ramming KF, DeKernion JB (1977) Immune RNA therapy for renal cell carcinoma: survival and immunologic monitoring. Ann Surg 186:459–467
Reid JW, Perlin E, Oldham RK, et al. (1982) Immunotherapy of carcinoma of the lung with intradermal BCG and allogenic tumour cells. In: Terry WD, Rosenberg SA (eds) Immunotherapy of human cancer. Elsevier, New York
Richards II F, Howard V, Shore A, et al. (1981) Combination chemotherapy with and without the methanol extracted residue of BCG (MER) in extensive non-small-cell lung cancer. Cancer 47:2827–2832
Richie JF, Wang BS, Steele GD, et al. (1982) Xenogenic immune RNA therapy in advanced renal cell carcinoma: phase I trial. In: Terry WD, Rosenberg SA (eds) Immuntherapy of human cancer. Elsevier, New York
Roeslin N, Lang JM, Morand, et al. (1982) Regional immunotherapy in resectable squamous cell lung carcinoma Analysis of a randomized study. Cancer Immunol Immunother 13:174–175
Rosenberg SA, Seip C, Sears HF (1978) Clinical and immunological studies of disseminated BCG infection. Cancer 41:1771–1780
Schorlemer HU, Bosslet KL, Sedlacek HH (1982) Killing of tumour cells by macrophages activated by Bestatin, Int Cancer Congr, Seattle
Sela M, Mozes E (1980) The challengo of the combined use of synthetic antigens and synthetic adjuvants. In: Chedid L, Miescher PA, Mueller-Eberhard HJ (eds) Immunostimulation. Springer, Berlin Heidelberg New York, pp 215–228

Simoens J, Rosenthal M, DeBrabander RM, Goldstein G (1980) Immunoregulation with Levamisole. In: Chedid L, Miescher PA, Mueller-Eberhard HJ (eds) Immunostimulation. Springer, Berlin Heidelberg New York, pp 195–214

Simon LN, Glasky AJ (1978) Isoprinosine, an overview. Cancer Treat Rep 62:1963–1969

Sjögren HO, Hellström I, Bansal SC, et al. (1971) Suggestive evidence that the blocking antibodies of tumour-bearing individuals may be antigen-antibody complexes. Proc Natl Acad Sci USA 68:1372–1375

Sparks FC, Silverstein MJ, Hunt JS, et al. (1973) Complications of BCG immunotherapy in patients with cancer. N Engl J Med 289:827–830

Stanford JL, Shield MJ, Rook GAW (1981) How enviromental mycobacteria may predetermine the protective efficacy of BCG. Tubercle 62:55–62

Stewart THM, Hollinshead AC, Harris JE, et al. (1982) Specific active immunotherapy of stage I lung cancer patients. In: Terry WD, Rosenberg SA (eds) Immunotherapy of human cancer. Elsevier, New York

Storb R, Thomas ED, Buckner CD, et al. (1974) Transplantation of marrow in refractory marrow failure and neoplastic disease. Am J Clin Pathol 62:212–218

Takita H, Minowada J, Han T, Takada M, Lane WW (1976) Adjuvant immunotherapy in bronchogenic carcinoma. Ann NY Acad Sci 277:345–354

Takita H, Hollindhead AC, Bhayana JW, et al. (1982) Adjuvant spezific immunotherapy of squamous cell lung carcinoma. In: Terry WD, Rosenberg SA (eds) Immunotherapy of human cancer. Elsevier, New York

Tanaka T, Nakagawa H, Kato A, et al. (1977) Effect of anti-thymocyto-serum, anti-macrophage-serum and latex particles on the therapeutic efficacy of BCG or Corynebacterium liquefaciens in syngenic mice. Gann 68:45–52

Todaro GJ, DeLarco JE, Sporn MB (1978) Retinoids block phenotypic cell transformation produced by sarcoma growth factor. Nature 276:272–274

Touraine JL, Hadden JW, Touraine F (1980) Isoprinosine-induced T-cell differentiation and T-cell suppressor activity in humans. Current Chemotherapy and Infections Dis Proc 11th, ICC

Tuttle RL (1978) Cell mediated immunity to Corynebacterium parvum and they role in tumour control. Dev Biol Stand 38:189–193

Uchida A, Hoshino T (1980) Clinical studies on cell-mediated immunity in patients with malignant disease I. Effect of immunotherapy with OK-432 on lymphocyte subpopulation and phytomitogen responsiveness in vitro. Cancer 45:476–483

Urist MM, Bodie AW, Townsend CH, Holmes EC (1977) In vitro evidence of increased cellular immunity to lung cancer antigen during levamisol immunotherapy. J Thorac Cardiovasc Surg 73:189–194

Valdivieso M, Tenczinski TF, Rodriguez V, et al. (1981) Chemoimmunotherapy of small cell bronchogenic carcinoma with VP-16, Ifosfamid, Vincristin, Adriamycin and Corynebacterium parvum. Cancer 48:238–244

Vidal E (1911) 2° Conf Internat pour l'étude de Cancer. Paris, p. 293

Waldmann TA, Broder S (1978) The suppressor cell network in cancer. N Engl J Med 299:1281–1284

Wallack MK (1981) Specific immunotherapy with vaccinia oncolysates. Cancer Immunol Immunother 12:1–4

Weiss DW (1976) MER and other mycobacterial fractions in the immunotherapy of cancer. Med Clin North Am 60:473–497

Wright PW, Hill LD, Peterson AV, et al. (1980) Levamisole results in immunosuppression and lacks antitumour activity when combined with intrapleural BCG in patients with resected non-small-cell lung cancer. Am Soc Clin Oncol 21:452–455

Woods JC, Springs AI, Harris H, McGee JO (1982) A new marker for human cancer cells, III. Immunochemical detection of malignant cells in serous fluids with CA-1 antibody. Lancet II:512–514

Yamamura Y, Yohizaki K, Azuma I, et al. (1975) Immunotherapy of human malignant melanoma with oil-attached BCG cell wall sceleton. Cann 66:355–363

Young LS, Meyers RD, Armstrong D (1973) Pseudomonas aeroginosa vaccine in cancer patients. Ann Intern Med 79:518–527

Zbar B, Bernstein ID, Bartlett CL, et al. (1972) Immunotherapy of cancer. Regression of intradermal tumours and prevention of growth of lymphnode metastases after intralesional injection of living mycobacterium bovis. J Natl Cancer Inst 49:119–128

K. Supportive Therapie

H.W. PEES

Mit 1 Abbildung und 7 Tabellen

A. Ernährungsprobleme bei Tumorpatienten

I. Zur Pathophysiologie der Anorexie und Kachexie

Die klinische Beobachtung lehrt, daß Störungen des Ernährungszustandes nicht erst bei fortgeschrittenem Krebsleiden auftreten, sondern oftmals zu einem Zeitpunkt manifest werden, wo der Tumor noch lokalisiert ist. Verläßliche Daten über die Häufigkeit dieses Phänomens liegen kaum vor, da dieses Symptom schwer zu objektivieren ist (DEWYS 1979). Immerhin ist bei etwa 10–20% der Patienten mit lokalisierten Tumoren mit einer Anorexie zu rechnen (WOLFRAM 1980).

DAVIS und LEVINE (1977) haben für die physiologische Kontrolle der Nahrungsaufnahme ein mathematisches Modell entwickelt, wobei Chemorezeptoren der Mundhöhle einerseits und intestinaler Füllungszustand andererseits als Stellgrößen postuliert werden. Neurophysiologisch ließen sich bei Tumorpatienten Veränderungen der Geschmacksempfindungen objektivieren: Bei einem Drittel der untersuchten Patienten fand sich eine Erhöhung des Schwellenwertes für „süß", bei etwa einem Sechstel eine Erniedrigung des Schwellenwertes für die Geschmacksrichtung „bitter". Im Vergleich zu Tumorpatienten mit unverändertem Geschmacksempfinden zeigten diese Probanden eine verminderte Energieaufnahme (DEWYS 1977). Bei einer bestehenden Aversion gegen Fleisch war teilweise eine Schwellenwerterniedrigung für „bitter" um den Faktor 100 zu beobachten (DEWYS und WALTERS 1975). Diese abnormen Geschmacksempfindungen korrelierten in anderen Studien mit der Tumorausdehnung (CARSON u. GORMICAN 1977; DEWYS u. WALTERS 1975). Die gleichen Autoren beobachteten Besserungen der Geschmacksstörungen nach erfolgreicher Therapie.

Ungleich schwieriger ist im Rahmen dieses Modells (DAVIS u. LEVINE 1977) die Rolle appetithemmender Signale durch den intestinalen Füllungszustand zu erfassen. Atrophien, insbesondere der Magenmuskulatur und der Dünndarmschleimhaut (DANON u. GILAT 1968), zusammen mit einer verminderten Sekretionsleistung im gesamten Verdauungstrakt, sollen die Nahrungsaufnahme hemmen (DEWYS 1979).

Als mögliche Ursachen der Anorexie werden auch durch den Tumor bedingte Stoffwechselstörungen diskutiert; so sollen ein erhöhter Lactatspiegel (PITTS

u. McClure 1967), ein vermehrter Anfall freier Fettsäuren, Veränderungen des Aminosäurenmusters (Theologides 1976) und ein verminderter Insulinspiegel (Kisner et al. 1978) einen Appetitverlust verursachen. Diese Reihe angeschuldigter Substanzen umfaßt auch im Sinne eines paraneoplastischen Syndroms Metaboliten des Tumors wie Peptide oder Oligonukleotide (Theologides 1976), die jedoch bislang nicht definiert werden konnten.

Eine geläufige Theorie zur Pathogenese der Kachexie geht von der Besonderheit der Stoffwechselsituation eines Tumors aus (Gold 1974): Durch die Steigerung des Glukoseabbaus im Tumorgewebe und der Gluconeogenese aus Milchsäure in der Leber verliert der Organismus bei jedem Durchlauf des Cori-Zyklus insgesamt 16 mol ATP. Es läßt sich berechnen, daß z.B. ein 1,5 kg schwerer Tumor etwa 150 g Glukose täglich verbraucht, also ca. 50% der Kalorienaufnahme in Ruhe (Brennan 1981). Tumoren dieser Größenordnung sind jedoch selten.

Man darf bei solchen Überlegungen nicht übersehen, daß auch psychische Faktoren eine wichtige Rolle spielen (Schmale 1979). Insgesamt reflektiert die Vielzahl der Hypothesen die Tatsache, daß die physiologische Regulation dieser Vorgänge sehr komplex und bislang unzureichend untersucht ist. Das Problem wird akzentuiert durch unerwünschte Nebeneffekte der Therapie, insbesondere der Zytostatika.

II. Ziele und Auswirkungen einer künstlichen Ernährung

1. Ausgleich von Mangelzuständen

Es steht außer Zweifel, daß durch zusätzliche Ernährungsmaßnahmen ein wesentlicher Gewinn an Wohlbefinden und allgemeiner Kräftigung erreicht werden kann. Als meßbare Parameter seien genannt Gewichtszunahme, positive Stickstoffbilanz (Copeland et al. 1979; Meng et al. 1979) und die Unterdrükkung der Gluconeogenese aus Alanin. Serum-Albumin und Transferrin sind demgegenüber als Kriterien weniger gut brauchbar (Brennan 1981).

Es gibt zahlreiche Hinweise für eine Verbesserung der schlechten immunologischen Ausgangslage unter totaler parenteraler Ernährung (TPE); allerdings handelt es sich meist um kleine Fallzahlen, nicht randomisierte Studien oder um ein heterogenes Patientengut. Daly et al. (1980) berichteten über positive Hautteste nach alleiniger TPE bei zuvor anergischen Patienten. Phagozytosefähigkeit der Monozyten, Komplementfaktoren C_3 und C_4 sowie Mitogenstimulierbarkeit der Lymphozyten in vitro veränderten sich in der Studie von Müller et al. (1980) nach TPE nicht, während die Immunglobuline deutlich anstiegen. Bei vielen Untersuchungen dieser Art bleibt unklar, inwieweit die Besserung einer erfolgreichen onkologischen Therapie zuzuschreiben ist. Da andererseits die immunologische Relevanz der gewählten Parameter hinsichtlich der Beziehung zwischen Tumor und Wirt noch kaum zu beurteilen ist, sollten die Ergebnisse nicht überschätzt werden. So wäre es z.B. nicht sinnvoll, bestimmte zelluläre immunologische Teste bei Patienten mit Morbus Hodgkin als Verlaufsparameter unter TPE heranzuziehen, da solche Defekte irreversibel sein können (FISHER et al. 1980).

2. Auswirkungen auf die antineoplastische Therapie

Alle Studien mit enteraler oder parenteraler künstlicher Ernährung haben den prinzipiellen Nachteil, daß es bei fortgeschrittenen Tumoren wegen der schlechten Ansprechrate statistisch kaum möglich ist, einen Effekt der Ernährungsmaßnahmen zu belegen (HEATLEY et al. 1979; Übersicht bei BRENNAN 1981). Daraus folgt umgekehrt, daß die parenterale Ernährung nicht automatisch eine effektivere Therapie ermöglicht. So fand sich auch bei der Chemotherapie des Bronchialkarzinoms in prospektiven, randomisierten Studien kein signifikanter Unterschied in der Überlebenszeit (LANZOTTI et al. 1980; VALDIVIESO et al. 1981).

Es erscheint daher angebracht, zunächst die Effektivität einer künstlichen Ernährung bei schlecht ansprechenden Tumoren z.B. an der Therapietoleranz zu messen. CLAMON et al. (1981) fanden unter diesen Bedingungen eine verminderte Leukopenie im Vergleich zur Kontrollgruppe, auch ließ sich die Chemotherapie konsequenter durchführen. Unter TPE war die Anzahl der Stammzellen im peripheren Blut signifikant erhöht (NOACK et al. 1980). Andere Autoren fanden keinen Unterschied (SERROU u. CUPISSOL 1980). Bei sensiblen Tumoren mit hoher Ansprechrate und großer Rezidivneigung ließe sich andererseits die Auswirkung einer zusätzlichen Ernährungsbehandlung hinsichtlich der Verlängerung der Überlebenszeit überprüfen. Hier liegen jedoch noch kaum verläßliche Daten vor.

3. Beeinflussung der Wachstumsgeschwindigkeit des Tumors

Von besonderem Interesse bleibt die naheliegende Frage, ob eine parenterale Ernährung das Tumorwachstum stimuliert ohne gleichzeitigen Vorteil für den Tumorträger. Da normale Zellkulturen den Einflüssen spezifischer Wachstumsfaktoren unterliegen, chemisch transformierte Zellen jedoch extrem empfindlich gegenüber Nährstoffmangel sind (BASERGA 1981), erscheinen Zweifel an einer generellen Hyperalimentation beim Tumorpatienten erlaubt. Dennoch ist dem Problem klinisch bislang wenig Aufmerksamkeit geschenkt worden. Immerhin konnte von der Gruppe mit der größten Erfahrung auf dem Gebiet der parenteralen Ernährung eine Tumorstimulation bislang nicht belegt werden (COPELAND et al. 1979). Aus zellkinetischer Sicht könnte auch eingewandt werden, daß eine gesteigerte Proliferation der Tumorzellen mit einer Erhöhung der Wachstumsfraktion für eine Radio- oder Chemotherapie nur günstig sein würde (JEHN et al. 1979).

III. Hinweise zur praktischen Durchführung

1. Indikation

Gewöhnlich werden bei der Entscheidung insbesondere für eine parenterale Ernährung mehrere Variablen bewertet, wie z.B. Körpergewicht, Hautfaltendicke, Serumalbumin oder Immunkompetenz (MÜLLER et al. 1980). Im Einzelfall sind diese Daten jedoch häufig unzuverlässig und z.B. durch den Hydrationszustand überlagert. Oft wird eine Mangelernährung definiert als ein Gewichtsverlust von mindestens 10% (BRENNAN 1981). Um jedoch allzu schematische Kriterien zu vermeiden, sollte der Allgemeinzustand des Patienten auch nach dem Karnovsky-Index beurteilt werden; die zu erwartende Ansprechbarkeit des Tumors ist letztlich ausschlaggebend (DINDOGRU et al. 1980).

2. Enterale künstliche Ernährung

Bei ausreichender Restfunktion des Intestinaltraktes sollte der enteralen Ernährung gegenüber dem parenteralen Zugang so lange wie möglich der Vorzug gegeben werden. Häufig ist die Kombination beider Möglichkeiten vorteilhaft, z.B. wegen der Zufuhr größerer Nährstoffmengen. Dabei ist von einem Energiebedarf von mindestens 30 kcal pro kg und Tag auszugehen; bei Entzündungen, Sepsis oder anderen Streßsituationen kommt es leicht zu einem Anstieg bis zu 50%. Die Nährstoffrelation sollte für Eiweiß, Kohlenhydrate und Fett in Prozenten der Gesamtenergie etwa 15:50–60:25–35 betragen.

Unter den industriell vorgefertigten, voll bilanzierten Diätformen kann zwischen nährstoffdefinierter und chemisch definierter Diät unterschieden werden (Tabelle 1). Hier sei nur auf einige Punkte hingewiesen (Übersicht bei FÖRSTER 1978):

a) Der Eiweißanteil der Formuladiät wird in manchen Präparaten noch ausschließlich aus biologisch nicht hochwertigen, billigem Magermilchpulver bestritten.

Tabelle 1. Künstliche enterale Ernährungsformen

Diätform	Zusammensetzung	Besonderheiten
1. Nährstoffdefiniert (Formuladiät)	Protein, Fett (MCT?), Kohlehydrate, Salze + Vitamine	ausreichende Darmfunktion erforderlich, bei Pankreasinsuffizienz MCT-Zugabe
2. Chemisch definiert (Elementardiät)	kristalline Aminosäuren, wenig Fett, Oligo- + Monosaccharide, Salze + Vitamine	Bei Eiweißunverträglichkeit und schwer gestörter Darmfunktion indiziert, osmotischer Druck sehr hoch, ungünstiger Geschmack
3. Oligopeptiddiät	Oligopeptide mit definierter Zusammensetzung und Molekülgröße; sonst wie Elementardiät	Geschmack deutlich besser

b) Eine wesentliche Toleranzverbesserung für Fette kann durch die Verwendung von mittelkettigen Triglyceriden (MCT) erzielt werden.
c) Lactose ist wegen einer relativ häufig nachweisbaren Intoleranz als alleiniges Kohlehydrat beim Kranken ungeeignet.
d) Die Elementardiät ist wesentlich teurer und besitzt einen hohen osmotischen Druck; in der Praxis scheitert ihre Anwendung über längere Zeiträume vor allem an der ungünstigen Geschmacksrichtung.
e) Die sogen. Oligopeptid-Diät trägt neueren Kenntnissen über die Physiologie der Darmresorption Rechnung und ist geschmacklich der Elementardiät überlegen.

Die Präparate können generell auch über Sonden zugeführt werden. Verschiedene Systeme, die eine ambulante kontinuierliche Verabreichung von industriell gefertigter, vollbilanzierter Nahrung ermöglichen, sind kommerziell erhältlich („Heimenterale pumpenassistierte Ernährung"). An Komplikationen sind neben dem heute seltenen hyperosmolaren Koma vor allem Durchfälle zu beobachten (Lactoseintoleranz?, Hyperosmolarität?, bakterielle Kontamination?). Kontrollierte Studien über die Effektivität dieser enteralen Ernährungsformen bei Tumorkranken liegen nicht vor.

3. Parenterale künstliche Ernährung

Als Aminosäurenquelle stehen heute Lösungen von synthetischen L-Aminosäuren zur Verfügung, die soweit optimiert sind, daß evtl. Unterschiede in der Zusammensetzung im Rahmen der biologischen Regelbreite liegen, sieht man von dem für Ernährung unter Minimalbedingungen entwickelten Kartoffel-Ei-Muster ab. Gegenwärtig gibt es keine Aminosäurenzusammensetzung für spezielle onkologische Anwendungen. Um einen Abbau der Aminosäuren zur Energiegewinnung für glucoseabhängige Gewebe zu vermeiden, sind pro g Aminosäuren etwa 20–30 Nicht-Protein-Kcal (84–126 kJ) erforderlich. Als Energieträger dient zumeist Glucose. Bei den Glucoseaustauschstoffen Fruktose, Sorbit und Xylit ist die Dosierungsgrenze von jeweils 0,25 g/kg und Stunde zu beachten (Arzneimittelkommission 1972).

Die Glucoseverwertungsstörung des sog. Postaggressionsstoffwechsels, der beim onkologischen Patienten durch das Zusammentreffen von Mangelernährung und eingreifenden Therapiemaßnahmen häufig anzutreffen ist, kann durch alleinige Glucosegaben mit hoher Insulinzufuhr oder durch eine Kombination mit Fruktose und Xylit überwunden werden. Um einen Mangel an essentiellen Fettsäuren zu vermeiden, sollten bei langfristiger totaler parenteraler Ernährung wöchentlich ca. 100 g Fett zugeführt werden. Fettinfusionen sind auch angezeigt bei unterernährten Patienten mit entleerten Fettdepots. Die Frage, ob nicht Fette als hochwertige Energieträger in der täglichen Kalorienzufuhr stärker herangezogen werden sollten, wird noch unterschiedlich beantwortet (DUDRICK et al. 1977; SHENKIN u. WRETLIND 1977). Bei den heute zur Verfügung stehenden Präparaten auf der Grundlage von Sojabohnenöl (Intralipid, Lipofundin S) sind Zwischenfälle so selten, daß vor allem in Europa eine Tendenz zu wesentlich

Tabelle 2. Täglicher Bedarf an Nahrungsbestandteilen/kg Körpergewicht bei Erwachsenen

	Leichte körperliche Aktivität	Erhöhte Verluste, Erschöpfungszustand
Wasser	30 ml	50 ml
Energie	30 Kcal = 126 kj	35–40 Kcal = 146–167 kJ
Aminosäuren	0,7 g	1,5–2 g
Glukose	2 g	5 g
Fett	2 g	3 g
Mineralien		
Natrium	1–1,4 mmol	2–3 mmol
Kalium	0,7–0,9 mmol	2 mmol
Kalzium	0,1 mmol	0,15 mmol
Magnesium	0,1 mmol	0,20 mmol
Eisen	0,3 µmol	0,5 µmol
Phosphor	0,2 mmol	0,4 mmol
Chlor	1,3–1,9 mmol	2–3 mmol
Spurenelemente (Zink, Kupfer, Chrom etc.)	als fertige Lösungen	
Wasserlösliche Vitamine	als fertige Lösungen	
Fettlösliche Vitamine	als fertige Lösungen	

großzügigerem Einsatz zu beobachten ist. Grundsätzlich müssen Kohlehydrate im Nebenschluß verabreicht werden. Schockzustände, azidotische Stoffwechselentgleisungen, alle Formen der Fettklärungs- und Transportstörungen sowie Sepsis gelten als Kontraindikation.

Tabelle 2 orientiert über den täglichen Nahrungsbedarf, der je nach der klinischen Situation sehr unterschiedlich sein kann (Shenkin u. Wretlind 1977). Spurenelemente und Vitamine müssen gesondert zugeführt werden.

In der onkologischen Praxis wird sich bei soliden Malignomen häufig eine besondere Situation ergeben, da eine parenterale Ernährung nur als Zusatzbehandlung und über wenige Tage indiziert erscheint. Wegen der Risiken eines zentralen Venenkatheters bietet sich hier die Möglichkeit einer parenteralen Zusatzernährung über eine periphere Vene an. Auf der anderen Seite sind allerdings gerade beim Malignom-Patienten die peripheren Venen durch Zytostatika und häufige Blutentnahmen sklerosiert. Da die Konzentration der Infusionslösungen wegen der Venenverträglichkeit auf etwa 1000 mosmol/kg begrenzt werden muß, ergeben sich bei dieser peripher-venösen Ernährung Probleme, die noch nicht als gelöst betrachtet werden können (Bässler 1980). Verschiedene Konzepte werden zur Zeit diskutiert, über die noch nicht abschließend geurteilt werden kann (Tabelle 3). Jedenfalls verdient dieses Prinzip der peripher-venösen Ernährung über kurze Zeiträume in der Onkologie größere Aufmerksamkeit, wobei einige Punkte hervorgehoben werden müssen:

a) Peripher-venöse Ernährung ist als kurzfristige unterstützende Maßnahme sinnvoll; sie kann nicht die totale parenterale Ernährung ersetzen.

Tabelle 3. Konzepte der peripher-venösen Ernährung

	Infusionslösungen	Bemerkungen	Autoren
I.	Alleinige Aminosäurenzufuhr	Energiebedarf für Proteinsynthese aus vorhandenen (?) Fettdepots	BLACKBURN et al. (1973)
II.	Aminosäuren und limitierte Kohlehydratmengen	bei katabolen Patienten bessere Proteinverwertung	DÖLP u. AHNEFELD (1977)
III.	Aminosäuren + Zuckeraustauschstoffe	Verbesserte Synthese visceraler Proteine?	LÖHLEIN u. ZICK (1981)
IV.	Aminosäuren, Kohlehydrate und Fettemulsionen	Bessere Energiezufuhr bei guter Venenverträglichkeit	WRETLIND (1977)

b) Aminosäuren in einer Dosis von 1 g/kg und Tag sind wichtigster Bestandteil; ihre Verwertung läßt sich ökonomisieren durch Kohlehydratzusatz (2 g/kg und Tag), der den Bedarf der Glucose-abhängigen Gewebe decken kann.
c) Zuckeraustauschstoffe verhindern eine einseitige Begünstigung der Muskelproteinsynthese (LÖHLEIN u. ZICK 1981).
d) Fettemulsionen stellen unter diesen hypokalorischen Bedingungen wegen ihrer guten Venenverträglichkeit eine wertvolle Energiequelle dar.

Ist eine bedarfsdeckende parenterale Ernährung über längere Zeit erforderlich, so muß ein zentral liegender Venenkatheter als Zugang gewählt werden. Meist kommt hierfür die infraclaviculäre Punktion der Vena subclavia in Betracht; häufig wird auch von der Möglichkeit einer Katheterisierung der oberen Hohlvene durch die Vena basilica Gebrauch gemacht. Hinsichtlich Einzelheiten und weiterer Zugangswege sei auf die spezielle Literatur verwiesen (BURRI u. AHNEFELD 1977; DUDRICK et al. 1977). Bei jedem venösen Verweilkatheter muß mit erheblichen Komplikationen gerechnet werden, wobei Thrombosen, lokale Infektionen, Komplikationen bei der Subklaviapunktion und Kathetersepsis besonders zu beachten sind. Die Phlebitisrate ist mit 14% beim Zentralvenenkatheter von einer Armvene aus besonders hoch (BURRI u. KRISCHAL 1976). Bei aggressiver Chemotherapie steigt die Anzahl solcher Komplikationen erheblich an.

In Deutschland liegen noch kaum Erfahrungen vor mit tunnelierten, also subkutan eingepflanzten Zentralvenenkathetern aus Silikon-Teflon-Materialien (BROVIAC et al. 1973). Bei entsprechender Indikation ist auf diese Weise eine totale parenterale Ernährung unter ambulanten Bedingungen über lange Zeiträume möglich (JEEJEEBHOY et al. 1976). Dieses Vorgehen ist u.E. bei Malignompatienten jedoch nur ausnahmsweise sinnvoll (vgl. auch SOLASSOL u. JOYEUX 1978).

B. Hämotherapie

Die heute übliche Behandlung mit Zytostatikakombinationen ist für den Organismus besonders belastend. Das ungewöhnliche Komplikationsrisiko dieser Therapieform liegt darin, daß schwere, toxische Symptome regelmäßig zu erwarten sind. Der Einsatz einzelner Blutkomponenten ist in den letzten Jahren vorwiegend durch die Erfordernisse der Leukämiebehandlung und der Knochenmarkstransplantation weiterentwickelt worden. Bei der Chemotherapie der Lungentumoren ist die Situation insofern nicht vergleichbar, als zumeist noch kein kurativer Therapieanspruch bestehen kann; bei allenfalls mäßigem Ansprechen des Tumors wird der Therapieerfolg weniger durch die Toxizität der Behandlung limitiert als vielmehr durch das Fehlen geeigneter Substanzen.

Da beim immungeschwächten Empfänger lebensbedrohliche graft-versus-host-Reaktionen auftreten können durch die Übertragung hämatopoetischer Stammzellen, empfehlen manche Autoren die routinemäßige Bestrahlung aller Blutprodukte mit 1500 bis 2500 r (Abrams u. Dreisseroth 1982).

I. Erythrozytentransfusion

Die Indikation zur Erythrozytenübertragung wird man beim jugendlichen Patienten bei etwa 7–8 g% Hb stellen, beim älteren entsprechend höher. Im Regelfall sollten Erythrozytenkonzentrate transfundiert werden und nicht etwa Vollblut, da mit geringerem Transfusionsvolumen ein größerer Hämatokritanstieg erreicht werden kann und die Häufigkeit von Transfusionsreaktionen gegen Leukozyten- und Thrombozytenantigene oder Plasmakomponenten erheblich reduziert wird (Baumgarten 1977). Auch die akute, massive Blutung wird von den meisten Autoren mit Erythrozytenkonzentraten behandelt (Mitchell 1976).

Für die Langzeitsubstitution ist zur Unterdrückung einer Alloimmunisierung eine noch weitergehende Reduzierung des Anteiles an Leukozyten und Blutplättchen wünschenswert. Dies läßt sich aber nur durch sehr aufwendige Verfahren wie Leukozytenfiltration oder Sedimentation mit Dextranen erreichen (Lohrmann et al. 1975).

Die sog. „Hypertransfusion", die nach Toogood et al. (1978) durch eine Blockierung der Erythropoese zu einem Shift der Stammzellen in Richtung Granulopoese mit rascher Erholung der Leukozyten führen soll, kann bei soliden Tumoren noch nicht empfohlen werden.

Bei stärkerer Thrombopenie soll durch eine gleichzeitige schwere Anämie (unter 8 g/100 ml) das Risiko retinaler und damit cerebraler Blutungen stark ansteigen (Rubenstein et al. 1968).

II. Thrombozytentransfusion

Die Transfusion von Blutplättchen muß heute zum Minimalprogramm jeder supportiven Therapie gerechnet werden. Bei Thrombozytenbildungsstörungen ist jede Blutung, die über petechiale Hautblutungen oder lokal leicht beherrschbare Blutungen wie Epistaxis hinausgeht, als Indikation zur sofortigen Substitu-

Tabelle 4. Richtlinien für die Thrombozytensubstitution

a)	Thrombozytenbildungsstörung (<20000/μl) *und* manifeste Blutung (Retina?)
	oder
b)	Thrombozyten <10000/μl (prophylaktisch)

Tabelle 5. Indikation zur Granulozytentransfusion

1. Absinken der absoluten Granulozytenzahl unter 500/μl
2. Fieber über 38,5° rektal
3. Erfolglose antibiotische Therapie über 48 Std
4. Manifeste Infektion (Organbefall, Sepsis)
5. Zeitlich begrenzte Myelosuppression

tion aufzufassen. Auf die Bedeutung retinaler Blutungen wurde bereits hingewiesen. Thrombozytenzahlen über 50000/μl erlauben auch bei größeren chirurgischen Eingriffen eine ausreichende Blutstillung, so daß eine Plättchentransfusion nicht mehr indiziert ist (ABRAMS u. DEISSEROTH 1982). Als Grenze wird darüber hinaus oft der Wert von 20000/μl genannt, unterhalb derer prophylaktisch Plättchen transfundiert werden sollen (Tabelle 4).

Bei immunologisch bedingter peripherer Zellzerstörung mit fortdauernder Nachbildung im Knochenmark wie auch in der frühen Erholungsphase nach Chemotherapie ist das Blutungsrisiko geringer, da junge Blutplättchen hämostatisch effektiver sind. Für die Transfusionspraxis ist auch wichtig zu wissen, daß die bei Hämoblastosen übliche Austestung eines HLA-kompatiblen Spenders bei Patienten mit soliden Tumoren keineswegs die gleiche Bedeutung hat. Nur 30% dieser Patienten entwickeln eine transfusionsbedürftige Thrombopenie, und es vergehen mindestens 4–6 Wochen, bis sich beim immunsupprimierten Empfänger eine Alloimmunisierung mit fehlendem Transfusionserfolg einstellt (SCHIFFER 1978). Daher erscheint eine HLA-Typisierung nur bei jenen Patienten mit soliden Tumoren sinnvoll, bei denen eine hohe Rezidivneigung im Rahmen eines intensiven, wirksamen Therapieprotokolles auch behandelbar ist. Diese Überlegungen sind angesichts der extremen Polymorphie des menschlichen HLA-Systems und der damit verbundenen organisatorischen Schwierigkeiten von großer praktischer Bedeutung (vgl. auch DUQUESNOY 1977).

Zur Gewinnung von Thrombozytenkonzentraten werden heute überwiegend Blutzellseparatoren eingesetzt (SCHIFFER 1978). Die Präparate sollen nicht gekühlt und möglichst rasch transfundiert werden. Eine Inkompatibilität im AB0-System ist bei stärkerer Erythrozytenbeimengung zu vermeiden.

III. Granulozytentransfusion

Heute gelingt es, von gesunden Spendern Granulozyten in ausreichender Menge zu sammeln, wobei zirka $1–5 \times 10^{10}$ Zellen transfundiert werden können (HÖCKER et al. 1977). Selbst unter optimalen Bedingungen werden also durchschnittlich nur 10–50 (?) % des Tagesumsatzes ersetzt; die transfundierten Zellen zirkulieren dabei nur wenige Stunden. Tabelle 5 faßt die Voraussetzungen zur Granulozytentransfusion zusammen (Übersicht bei SCHIFFER 1978).

Neben einer AB0-Kompatibilität ist auch hier eine HLA-Übereinstimmung wünschenswert (HIGBY u. BURNETT 1980). Sowohl beim Spender wie beim Empfänger der Granulozyten ist mit Zwischenfällen zu rechnen, die bei der Filtrationsleukophorese offenbar häufiger auftreten (BOGGS 1977). Prophylaktische Granulozytentransfusionen sind bei hämatologischen Systemerkrankungen umstritten (CLIFT et al. 1978; WINSTON et al. 1981) und bei soliden Tumoren nicht indiziert.

Insgesamt bleibt die Granulozytenübertragung wegen vieler ungelöster Fragen wenigen Zentren vorbehalten. Ihr Einsatz stellt bei der Therapie solider Tumoren eher die Ausnahme dar.

IV. Experimentelle Verfahren

1. Transfusion autologer Thrombozyten und autologer Knochenmarksstammzellen

Eine vielversprechende Alternative zur üblichen allogenen Thrombozytentransfusion besteht in der Möglichkeit, die patienteneigenen Blutplättchen vor der Therapie bzw. in der Remission zu entnehmen und in 5% DMSO tiefgefroren zu lagern, bis sie später benötigt werden (SCHIFFER et al. 1976). Bei diesem Vorgehen entfallen alle immunologischen Verträglichkeitsprobleme; die Schwierigkeiten hinsichtlich der Funktionsfähigkeit der Zellen sind offenbar grundsätzlich lösbar.

Auch die Entnahme und bedarfsgerechte Transfusion von autologen Knochenmarksstammzellen ist bei soliden Tumoren viel eher möglich als bei den

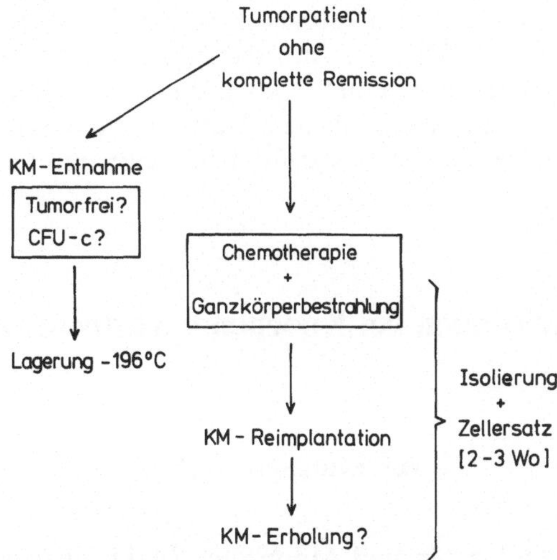

Abb. 1. Schema der autologen Knochenmarkstransplantation bei soliden Tumoren. *CFU-c* = colony forming units der Granulopoese

Hämoblastosen, da eine Knochenmarksbeteiligung im Rahmen der Tumorkrankheit weniger zu befürchten ist (Abb. 1). Diese Methode kann als echte supportive Maßnahme gelten, da sie eine wesentliche Intensivierung der eigentlichen onkologischen Therapie erlaubt (MCELWAIN et al. 1979; ABRAMS et al. 1980). So führt eine Dosissteigerung in Kombination mit Ganzkörperbestrahlung noch zu kompletten Remissionen in Fällen, die refraktär waren gegen konventionelle Zytostatikadosen (DOUER et al. 1981). Ermutigende Resultate bei noch geringen Fallzahlen sind auch beim kleinzelligen Bronchialkarzinom zu verzeichnen (GORIN 1984).

2. Lithium

Es hat nicht an Versuchen gefehlt, die Regeneration der Hämatopoese zu beschleunigen (LABEDZKI u. NOACK 1980). Hier hat vor allem das aus der Psychiatrie bekannte Lithiumkarbonat die Eigenschaft, die Granulopoese zu stimulieren (LEVITT u. QUESENBERRY 1980; STEIN et al. 1981). LYMAN et al. (1980) fanden beim kleinzelligen Bronchialkarzinom in einer prospektiven, randomisierten Studie eine Verminderung der Leukopenie und des Infektionsrisikos in der mit Lithium (3 × 300 mg täglich) behandelten Gruppe. Man kann sich diese Eigenart gerade bei kurzdauernden Aplasien zunutze machen, wenngleich die Nebenwirkungen noch nicht klar sind und eine routinemäßige Anwendung verfrüht erscheinen lassen (HAMMOND u. APPELBAUM 1980).

3. Plasmaaustauschverfahren

In den letzten Jahren hat sich das Interesse an Plasmapherese-Techniken wieder verstärkt, wobei „blockierende" Serumfaktoren wie zum Beispiel Immunkomplexe entfernt werden sollen (HOBBS et al. 1977; ISRAEL et al. 1977). Bei einzelnen Patienten wurde über ein Ansprechen auf die vor der Plasmapherese unwirksame Chemotherapie berichtet (NAGEL 1981). Die theoretische Grundlage dieses Vorgehens ist in der menschlichen Tumorimmunologie sehr umstritten; in der Praxis fehlt es fast immer an spezifischen, meßbaren Parametern.

C. Infektionen bei Knochenmarksinsuffizienz

I. Infektionsprophylaxe

Neutrophile Granulozyten und Monozyten/Makrophagen sind die Hauptträger zellulärer Abwehrreaktionen. Dementsprechend läßt sich eine Korrelation nachweisen zwischen Infektionsrisiko und Schweregrad der Leukopenie. Eine

Tabelle 6. Häufigste pathogene Erreger bei Granulozytopenie

Bakterien:	gramnegativ/grampositiv Tuberkulose	*Viren*:	Herpes simplex Zoster/Varicella Cytomegalie Virushepatitis
Pilze:	Candida Aspergillus Cryptococcus neoformans	*Protozoen*:	Pneumocystis carinii Toxoplasma gondii

Auflistung der am häufigsten anzutreffenden Erreger (Tabelle 6) läßt erkennen, daß besonders jene Keime relevant sind, bei denen die zelluläre Abwehr eine entscheidende Rolle spielt. Im Bereich der Lunge sind zusätzlich wegen der Häufigkeit der Aspirationspneumonie anaerobe Erreger zu berücksichtigen (LORBER u. SWENSON 1974).

Prädisponierend ist das Zusammentreffen folgender Faktoren:
1. lokale Besiedlung mit einem potentiell pathogenen Keim,
2. lokale Schädigung der Mukosa oder der Haut (Chemotherapie, Strahlentherapie),
3. Ausmaß und Dauer der Granulozytopenie.

Prophylaktische Maßnahmen zielen dementsprechend auf eine drastische Verminderung der Besiedlung durch eine potentiell pathogene Mikroflora ab. Im Vordergrund steht eine sorgfältige Pflege der Haut und der Schleimhäute (Gurgeln mit Chlorhexidingluconat, Pinselung mit Pyoctanin-Lösung). Ungefähr 50% der Infektionen bei Granulozytopenie werden durch erworbene Organismen verursacht. Eine ständige Gefährdung geht vom Personal aus: 15–30% weisen eine Besiedlung der Nase mit Staphylococcus aureus auf, von dort ist vor allem eine rasche Kontamination der Hände zu erwarten. So stellt eine regelmäßige Händedesinfektion die wichtigste prophylaktische Maßnahme dar. Darüber hinaus sollten invasive Verfahren wie Venenkatheter, Urinkatheter etc. möglichst vermieden werden (SCHIMPF 1980).

Die Reduzierung der Mikroflora des Gastrointestinaltraktes durch orale, nicht resorbierbare Antibiotika bringt bei nur kurzdauernder Knochenmarksaplasie kaum Vorteile (SCHIMPF 1980). Die sog. „selektive Darmdekontamination" schont die anaeroben Bakterien und führt dadurch zu einer „Kolonisationsresistenz", d.h. eine Besiedlung mit pathogenen Keimen ist wesentlich erschwert (VAN DER WAAIJ 1979). Während jedoch bei Leukämien Anaerobier-Infektionen die Ausnahme sind (KURRLE 1981), ist bei soliden Tumoren gerade im Bereich der Lunge mit diesen Erregern so häufig zu rechnen, daß dieses Verfahren zu risikoreich erscheint. Auch die orale Gabe von systemisch wirksamen Substanzen wie Cotrimoxazol ist in dieses Konzept einbezogen worden (GURWITH et al. 1979). Bei soliden Neoplasmen kann aus den gleichen Gründen auch dieses Verfahren zur Infektionsprophylaxe nicht routinemäßig empfohlen werden.

Demgegenüber wird sich häufiger die Indikation zur Gabe von Fungistatika ergeben; neben Nystatin und Amphotericin-B spielt hier Ketoconazol eine zunehmende Rolle wegen der niedrigen Tagesdosis und relativ guten Verträg-

Tabelle 7. Infektionsprophylaxe bei Granulozytopenie (solide Tumoren)

– Händedesinfektion/Personal	
– Desinfektion Haut und Schleimhäute	
– Vorsicht mit invasiven Maßnahmen! (Venenkatheter, Urinkatheter etc.)	häufiger Kanülenwechsel!
– hochtitrige, spezifische Immunglobuline (innerhalb 72 Std nach Exposition)	u.a. Varizellen, Hepatitis B
– orale, nichtresorbierbare Antibiotika – strikte Isolation/Sterileinheit	bei kurzdauernder Aplasie kein sicherer Effekt oder zu aufwendig
– „selektive Darmdekontamination"	bei soliden Tumoren nicht ausreichend untersucht
– „einfache Umkehrisolation" – prophylaktische Granulozytentransfusion	kein sicherer Effekt

lichkeit. Eine tuberkulostatische Infektprophylaxe (INH) ist in ausgewählten Fällen zu erwägen. Eine parenterale, prophylaktische Antibiotika-Behandlung ist nicht indiziert.

Während die sog. „strikte Umkehrisolation" in einer Laminar-Air-Flow-Einheit für kurzdauernde Aplasien zu aufwendig ist (RIBAS-MUNDO et al. 1981; PIZZO u. YOUNG 1982) und auch nur sinnvoll sein kann für extreme Dosissteigerung bei sehr empfindlichen Tumoren (BODEY et al. 1979), wird das Verfahren der „einfachen Umkehrisolation" häufig angewandt. Es umfaßt neben einer Unterbringung in Einzelzimmern mit separater Toilette eine komplette Schutzkleidung für das ärztliche Personal und Besucher. Der Nutzen dieser viel geübten Verfahren ist allerdings nach wie vor fraglich (NAUSEEF u. MAKI 1981).

Bei einer kritischen Sichtung der verschiedenen Möglichkeiten zur Infektionsprophylaxe (Tabelle 7) ist offensichtlich, daß die Beachtung weniger, einfacher Prinzipien ganz im Vordergrund stehen muß.

II. Infekttherapie

Da eine Infektion bei einem granulozytopenischen Patienten eine lebensbedrohliche Komplikation darstellt, sind bei der Therapie einige Besonderheiten zu beachten:

1. Vor Therapiebeginn Entnahme von anaeroben und aeroben Blutkulturen (nicht aus liegendem Venenkatheter!); Abstriche von gefährdeten Regionen wie Analschleimhaut, Gingivataschen, Wundbereichen; Urinkultur evtl. mit Grampräparat; Feinnadelaspiration bei Weichteilinfekten.
2. Bei Pleuraergüssen Punktion mit Grampräparat und Kultur; evtl. bronchoskopische Materialentnahme (Sputum kaum je geeignet); offene Lungenbiopsie bei Verdacht auf Pneumocystis carinii oder ätiologisch unklaren, hartnäckigen Infiltraten.

3. Für die Wahl der Antibiotika ist die Kenntnis der bakteriologischen Resultate vergangener Jahre und der besonderen Verhältnisse innerhalb eines gegebenen Spitals entscheidend. Allgemein scheint sich eine Tendenz zur Abnahme von Pseudomonasinfekten abzuzeichnen, während vor allem Klebsiellen und Staphylokokken vielerorts zum Hauptproblem geworden sind. Wir verwenden zumeist Cefotaxim zusammen mit Tobramycin; bei Erfolglosigkeit nach 3–4 Tagen Wechsel entsprechend der nunmehr vorliegenden mikrobiologischen Situation (z.B. Azlocillin und Amikacin).
4. Bei fehlendem Ansprechen nach etwa einer Woche muß an die Möglichkeit eines Pilzinfektes gedacht werden: Augenhintergrund und arterielle Blutkulturen, serologische Nachweismethoden für Pilze berücksichtigen! Evtl. Versuch mit Ketoconazol oral, Miconazol oder Amphotericin B parenteral. Bei Verdacht auf Anaerobier-Infektion Mitronidazol oder Clindamycin.

Erstaunlicherweise spielen ansonsten ubiquitäre Viren wie Adenoviren, Enteroviren etc. in diesem Zusammenhang kaum eine Rolle. Vermutlich ist es die verminderte Interferonproduktion, die den leukopenischen Patienten so anfällig gegen Herpes simplex, Zoster/Varicella, Zytomegalie oder Virushepatitis macht. In dieser Situation hat sich uns das Acyclovir (Burroughs-Wellcome) sehr bewährt, das die Replikation von Herpes simplex hochwirksam verhindert (Mitchell et al. 1981) und auch gegen Varicella/Zoster (Peterslund et al. 1981) sowie in geringerem Maße gegen Zytomegalie (Tyms et al. 1981) und Hepatitis-B (Weller et al. 1982) effektiv zu sein scheint. Bei parenteraler Gabe sahen wir rasche Rückbildungen auch schwerster Fälle von Stomatitis aphthosa, so daß eine Fortsetzung der Chemotherapie überhaupt erst möglich wurde. Pneumocystis carinii, der Erreger der interstitiellen Pneumonie, kann nur durch eine offene Lungenbiopsie definitiv nachgewiesen werden (Rosen et al. 1975). Cotrimexazol soll gut wirksam sein. Die generelle Gabe von Standard-Immunglobulin ist angesichts des vorwiegend zellulären Defektzustandes theoretisch nicht gut begründet (Übersicht bei Deicher u. Stroehmann 1980). Sie hat u.E. bei Patienten mit soliden Tumoren allenfalls einen „adjuvanten“ Zweck, wenn sich ein klinisch relevanter, quantitativ nachgewiesener Immunglobulinmangel zusätzlich einstellt.

Literatur

Abrams RA, Deisseroth A (1982) The use of blood and blood products. In: DeVita VT, Hellman S, Rosenberg SA (eds) Cancer. Principles and practice of oncology. Lippincott, Philadelphia Toronto, p 1640

Abrams RA, Glaubiger D, Lichter A, Simon R, Deisseroth AB (1980) Haemopoietic recovery in Ewing's sarcoma after intensive combination therapy and autologous marrow infusion. Lancet II:385–389

Arzneimittelkommission der deutschen Ärzteschaft (1972) Dtsch Aerztebl 52:3399

Bässler KH (1980) Workshop über periphervenöse Ernährung. Infusionsther Klin Ernaehr 7:217–220

Baserga R (1981) The cell cycle. N Engl J Med 304:453–459

Baumgarten K (1977) Indikation zur Transfusion von Erythrozytenkonzentraten. Infusionsther Klin Ernaehr 4:101–104

Blackburn GL, Flatt JP, Clowes GHA, O'Donnell TE (1973) Peripheral intravenous feeding with isotonic amino acid solutions. Am J Surg 125:447–454

Bodey GP, Rodriguez V, Cabanillas F, Freireich EJ (1979) Protected environment – prophylactic antibiotic program for malignant lymphoma. Am J Med 66:74–81

Boggs DR (1977) Neutrophils in the blood bank. N Engl J Med 296:748–750

Brennan MF (1981) Total parenteral nutrition in the cancer patient. N Engl J Med 305:375–382

Broviac JW, Cole JJ, Scribner BH (1973) A silicone rubber atrial catheter for prolonged parenteral alimentation. Surg Gynecol Obstet 136:602–606

Burri C, Ahnefeld FW (1977) Cava-Katheter. Springer, Berlin Heidelberg New York

Burri C, Krischak G (1976) Technik und Gefahren des Kava-Katheters. Infusionsther Klin Ernaehr 3:174–179

Carson JAS, Gormican A (1977) Taste acquity and food attitudes of selected patients with cancer. J Am Diet Assoc 70:361–364

Clamon G, Dewys W, Kubota T, Lininger L, Kramer B, Feld R, Weiner R, Moran E, Blum R, Evans WK, Jeejeebhoy K, Giffen C (1981) Hyperalimentation as an adjunct to therapy for small cell lung cancer: preliminary report on safety and nutritional efficacy. Proc Am Soc Clin Oncol 17:C-349

Clift RA, Sanders JE, Thomas ED, Williams B, Buckner CD (1978) Granulocyte transfusions for the prevention of infection in patients receiving bone – marrow transplants. N Engl J Med 298:1052–1057

Copeland EM, Dale JM, Ota DM, Dudrick SJ (1979) Nutrition, cancer, and intravenous hyperalimentation. Cancer 43:2108–2116

Daly JM, Dudrick SJ, Copeland EM (1980) Intravenous hyperalimentation: effect on delayed cutaneous hypersensitivity in cancer patients. Ann Surg 192:587–592

Danon J, Gilat T (1968) Absorption and enzyme studies in patients with malignancy. Digestion 1:36

Davis JD, Levine MW (1977) A model for the control of ingestion. Psychol Rev 84:379–412

Deicher H, Stroehmann I (1980) Immunglobulintherapie. Springer, Berlin Heidelberg New York

Dewys WD (1977) Anorexia in cancer patients. Cancer Res 37:2354–2358

Dewys WD (1979) Anorexia as a general effect of cancer. Cancer 43:2013–2019

Dewys WD, Walters K (1975) Abnormalities of taste sensation in cancer patients. Cancer 36:1888–1896

Dindogru A, Bera MD, Rutkowski Z, Pasick S, Vaitkevicius VK (1980) Selection of cancer patients for total parenteral nutrition. Proc Am Soc Clin Oncol 16:C-226

Dölp R, Ahnefeld FW (1977) Möglichkeiten der peripheren parenteralen Ernährung in der postoperativen Phase. In: Ahnefeld FW, Bergmann H, Burri C, Dick W, Halmagyi M, Rügheimer E (Hrsg) Fortschritte der parenteralen Ernährung. Klinische Anästhesiologie und Intensivtherapie, Bd XIII. Springer, Berlin Heidelberg New York, S 72

Douer D, Champlin RE, Ho GH, Sarna GP, Wells JH, Graze PR, Cline MJ, Gale RP (1981) High-dose combined-modality therapy and autologous bone marrow transplantation in resistant cancer. Am J Med 71:973–976

Dudrick SJ, MacFadyen BV, Souchon EA, Englert DM, Copeland EM (1977) Parenteral nutrition techniques in cancer patients. Cancer Res 37:2440–2450

Duquesnoy RJ, Filip DJ, Aster RH (1977) Influence of HLA-A2 on the effectiveness of platelet transfusions in alloimmunized thrombocytopenic patients. Blood 50:407–412

Fisher RI, Devita VT, Bostick F, Vanhaelen C, Howser DM, Hubbard SM, Young RC (1980) Persistent immunologic abnormalities in long-term survivors of advanced Hodgkin's disease. Ann Int Med 92:595–599

Förster H (1978) Zur Verwendung von industriell vorgefertigter Diät. Infusionsther Klin Ernaehr 6:124–136

Gold J (1974) Cancer cachexia and gluconeogenesis. Ann NY Acad Sci 230:103–111

Gorin NC (1984) Autologous bone marrow transplantation in hematological malignancies. Eur J Cancer Clin Oncol 20:1–9

Gurwith MJ, Brunton JL, Lank BA, Harding GKM, Ronald AR (1979) A prospective controlled investigation of prophylactic trimethoprim/sulfmethoxazole in hospitalized granulocytopenic patients. Am J Med 66:248–256

Hammond WP, Appelbaum F (1980) Lithium and acute monocytic leukemia. N Engl J Med 302:808–809

Heatley RV, Williams RHP, Lewis MH (1979) Pre-operative intravenous feeding – a controlled trial. Postgrad Med J 55:541–545

Higby DJ, Burnett D (1980) Granulocyte transfusions: Current status. Blood 55:2–8

Hobbs JR, Byrom N, Elliott P, Oon CJ, Retsas S (1977) Cell separators in cancer immunotherapy. Exp Hematol [Suppl] 5:95–103

Höcker P, Pittermann E, Blumauer H (1977) Herstellung und Transfusion von Leukozyten- und Thrombozytenkonzentraten mit besonderer Berücksichtigung hämatologischer Probleme. Infusionsther Klin Ernaehr 4:106–111

Israel L, Edelstein R, Mannoni P, Radot E, Greenspan EM (1977) Plasmapheresis in patients with disseminated cancer: clinical results and correlations with changes in serum protein. The concept of nonspecific blocking factors. Cancer 40:3146–3154

Jeejeebhoy KN, Langer B, Tsallas G, Chu RC, Kuksis A, Anderson GH (1976) Total parenteral nutrition at home: Studies in patients surviving 4 months to 5 years. Gastroenterology 71:943–953

Jehn U, Wohlrab A, Wilmanns W (1979) Hinweise zur parenteralen Ernährung von Tumor-Patienten. Dtsch Med Wochenschr 104:536–540

Kisner D, Hamosh M, Blecher M, Haller D, Jacobs E, Petersen B, Schein P (1978) Malignant cachexia: Insulin resistance and insulin receptors. Proc Am Assoc Cancer Res 19:199

Kurrle E (1981) Infektprophylaxe bei der Induktionstherapie akuter Leukämien. Klin Wochenschr 59:1075–1079

Labedzki L, Noack D (1980) Stimulation der Hämatopoese zur Beschleunigung der Regeneration nach zytostatisch bedingter Knochenmarksdepression. Klin Wochenschr 58:211–218

Lanzotti V, Copeland E, Bhuchar V, Wesley M, Corriere J, Dudrick S (1980) A randomized trial of total parenteral nutrition with chemotherapy for non-oat cell lung cancer. Proc Am Soc Clin Oncol 17:C-227

Levitt LJ, Quesenberry PJ (1980) The effect of Lithium on murine hematopoiesis in a liquid culture system. N Engl J Med 302:713–719

Löhlein D, Zick R (1981) Zuckeraustauschstoffe oder Glukose bei der periphervenösen hypokalorischen Ernährung? Infusionsther Klin Ernaehr 8:133–140

Lohrmann HP, Goldmann SF, Adam W (1975) Supportive Therapie der Knochenmarksinsuffizienz. Technische, immunologische und klinische Entwicklungen. Klin Wochenschr 53:595–603

Lorber B, Swenson RM (1974) Bacteriology of aspiration pneumonia: a prospective study of community – and hospital – acquired cases. Ann Intern Med 81:329–331

Lyman GH, Williams CC, Preston D (1980) The use of Lithium carbonate to reduce infection and leukopenia during systemic chemotherapy. N Engl J Med 302:257–260

McElwain TJ, Hedley DW, Burton G, Clink HM, Gordon MY, Jarman M, Juttner CA, Millar JL, Milsted RAV, Prentice G, Smith IE, Spence D, Woods M (1979) Marrow autotransplantation accelerates haematological recovery in patients with malignant melanoma treated with high dose melphalan. Br J Cancer 40:72–80

Meng HC, Wang PY, Lu KS (1979) Parenterale Ernährung mit verschiedenen Stickstoff- und Kalorienmenge bei Patienten mit Ösophaguskarzinom. Onkologie 2:204–208

Mitchell CD, Gentry SR, Boen JR, Bean B, Groth KE, Balfour HH (1981) Acyclovir therapy for mucoentaneous herpes simplex infections in immunocompromised patients. Lancet I:1389–1392

Mitchell R (1976) Red cell transfusion. Clin Haematol 5:33–51

Müller JM, Dienst T, Rose R, Arndt M, Pichlmaier H (1980) Untersuchungen zur präoperativen Ernährung von Tumorkranken. In: Ahnefeld FW (ed) Parenterale Ernährung. Zuckschwerdt, München, p 162

Nagel GA (1981) Plasmaaustauschbehandlung in der Immunologie und Onkologie. Onkologie 4:49–56

Nauseef WM, Maki DG (1981) A study of the value of simple protective isolation in patients with granulocytopenia. N Engl J Med 304:448–453

Noack D, Althaus H, Ferber J, Labedzki L, Illinger HJ, Hartlapp HJ (1980) Parenterale Ernährung und Chemotherapie beim Neoplasma. In: Ahnefeld FW (ed) Parenterale Ernährung. Zuckschwerdt, München, p 173

Peterslund NA, Ipsen J, Schonheyder H, Seyer-Hansen K, Esmann V, Juhl H (1981) Acyclovir in herpes zoster. Lancet II:827–830

Pitts FN, McClure JN (1967) Lactate metabolism in anxiety neurosis. N Engl J Med 277:1329–1336

Pizzo PA, Young RC (1982) Management of infections of the cancer patients. In: DeVita VT, Hellmans S, Rosenberg SA (eds) Cancer. Principles and practice of oncology. Lippincott, Philadelphia Toronto, p 1677

Ribas-Mundo M, Granena A, Rozman C (1981) Evaluation of a protective environment in the management of granulocytopenic patients. Cancer 48:419–424

Rosen PP, Martini N, Armstrong D (1975) Pneumocystis carinii pneumonia; diagnosis by lung biopsy. Am J Med 58:794–802

Rubenstein RA, Yanoff M, Albert DM (1968) Thrombocytopenia, anemia, and retinal hemorrhage. Am J Ophthalmol 65:435–549

Schiffer CA (1978) Some aspects of recent advances in the use of blood cell components. Br J Haematol 39:289–294

Schiffer CA, Aisner J, Wiernik PH (1976) Clinical experience with transfusion of cryopreserved platelets. Br J Haematol 34:377–385

Schimpf SC (1980) Infection prevention in patients with cancer and granulocytopenia. In: Grieco MH (ed) Infections in the abnormal host. Yorke Medical Books, New York, p 926

Schmale AH (1979) Psychological aspects of anorexia. Cancer 43:2087–2092

Serrou B, Cupissol D (1980) Adjunct effect of parenteral intravenous nutrition depends on the tumor sensitivity to chemotherapy. Proc Am Soc Clin Oncol 17:C-157

Shenkin A, Wretlind A (1977) Die vollständige parenterale Ernährung mit Aminosäuren. Glukose, Vitaminen und Mineralien unter Einbeziehung von Fetten. Infusionsther Klin Ernaehr 4:217–224

Solassol CL, Joyeux H (1978) Künstlicher Gastrointestinaltrakt bei Magen-Darm-Krebs. Onkologie 1:3–11

Stein RS, Howard CA, Brennan M, Czorniak M (1981) Lithium carbonate and granulocyte production. Cancer 48:2696–2701

Theologides A (1976) Anorexia-producing intermediary metabolites. Am J Clin Nutr 29:552–558

Toogood IRG, Ekert H, Smith PJ (1978) Controlled study of hypertransfusion during remission induction in child acute lymphocytic leukaemia. Lancet II:862–864

Tyms AS, Scamans EM, Naim HM (1981) In vitro activity of acyclovir and related compounds against cytomegalovirus infectious. J Antimicrob Chemother 8:65–72

Valdivieso M, Bodey GP, Benjamin RS, Barkley HT, Freeman MB, Ertel M, Smith TL, Mountain CF (1981) Role of intravenous hyperalimentation as an adjunct to intensive therapy for small cell bronchogenic carcinoma: preliminary observations. Cancer Treat Rep [Suppl 5] 65:145–150

Waaij D van der (1979) The colonization resistance of the digestive treat in man and animals. Zentralbl Bakteriol [Suppl] 7:155–161

Weller IVD, Carreno V, Fowler MJF, Monjardino J, Nakinen D, Thomas HC, Sherlock S (1982) Acyclovir inhibits hepatitis B virus replication in man. Lancet I:273

Winston DJ, Ho WG, Gale RP (1981) Prophylactic granulocyte transfusions during chemotherapy of acute nonlymphocytic leukemia. Ann Intern Med 94:616–622

Wolfram G (1980) Allgemeinstörungen des Organismus bei lokalisierten Tumoren. Verh Dtsch Ges Inn Med 86:407–418

Wretlind A (1977) Lipid emulsions and technique of peripheral administration in parenteral nutrition. In: Greep JM, Soeters PG, Wesdorp RIC, Phaf CWR, Fischer JE (eds) Current concepts in parenteral nutrition. Nijhoff-Medical, Den Haag, p 273

L. Symptomatische Therapie

N. Konietzko
Abschnitt C. bearbeitet von B. Kossmann

Mit 4 Abbildungen und 2 Tabellen

A. Dyspnoe

Dyspnoe – definiert als Mißempfindung mit dem unangenehm empfundenen Drang zu atmen – ist objektiv gesehen abhängig vom Verhältnis Atemarbeit zu Atemantrieb. Ähnlich wie beim Schmerz spielt ein individuell variabler Schwellenwert („psychogener Faktor") eine bedeutsame Rolle. Dyspnoe wird beim Bronchialkarzinom häufig angegeben, in großen Serien bis zu 58% (Heyde u. Heyde 1974); als Frühsymptom ist Atemnot jedoch selten. Dyspnoe kann mittelbare oder unmittelbare Tumorfolge sein, aber auch Ausdruck einer begleitenden Erkrankung, bedingt durch die gleiche Schädigung, wie z.B. bei Lungenasbestose und Lungenkrebs.

I. Pulmonale Dyspnoe

Der Tumor kann über Beteiligung der Atemwege (z.B. Trachealstenosierung oder Verlegung zentraler Bronchien), durch Befall des Lungenparenchyms (z.B. Lymphangiosis carcinomatosa oder poststenotische Pneumonie), durch Pleuraerguß oder Mitbeteiligung der Brustwand unter Einschluß der Atemmuskulatur (z.B. Phrenicus) Dyspnoe hervorrufen.

1. Atelektase

Die Obstruktionsatelektase durch intrabronchiale Verlegung oder extrabronchiale Kompression gehört zu den häufigsten Röntgenbefunden beim Lungenkrebs: Beim Plattenepithelkarzinom wird sie in bis zu 53% gefunden, beim klein- und großzelligen Karzinom zwischen 33 und 38% und beim Adenokarzinom in 25% (Byrd et al. 1969). Die palliative Radiotherapie mit Strahlendosen um 4000 rad ist demnach bei der Mehrzahl der Fälle ausreichend (s. auch Kapitel I.H. Chemotherapie, S. 292, dieser Teilband). Eine Verlängerung der 5-Jahre-Überlebenszeit wird damit nicht erreicht (Namer et al. 1980). Beim kleinzelligen Bronchialkarzinom kann die Strahlentherapie bei starken subjektiven Beschwerden der Polychemotherapie zeitlich vorangestellt werden. Gesicherte Ergebnisse über die optimale Sequenz kombinierter Modalitäten gibt es jedoch nicht (Bleehen 1980). Eine prophylaktische Radiotherapie kann indiziert sein, wenn bronchoskopisch Trachea und/oder proximaler Hauptbronchus bei nicht resektablen Patienten befallen ist, selbst wenn radiologisch noch keine Atelektase nachgewiesen ist. Bei zentralem Tumorrezidiv nach Ausschöpfung der o.a. Maßnahmen kann die bronchoskopische Tumorabtragung – vorzugsweise unter Einsatz des Nd-YAG-Lasers – angezeigt sein (Gelb u. Epstein 1984).

2. Pleuraerguß

Pleuraerguß wird bei 8–15% der Patienten mit Lungenkrebs beobachtet (Andersen u. Prakash 1982). Der *Reizerguß* im Rahmen einer poststenotischen Pneumonie ist nach Beseitigung der Atelektase (s.o.) und einmaliger Pleurapunktion zumeist zu beheben, selten kommt es zum postpneumonischen Empyem. Dieses bedarf geschlossener Punktions-, Spül- und Instillationsbehandlung. Bei *Pleuritis carcinomatosa*, durch Punktionszytologie, Blindbiopsie und gegebenenfalls Thorakoskopie diagnostizierbar (Loddenkemper et al. 1978), ist bei zunehmender Punktionsfrequenz als palliative Maßnahmen die Pleurasaugdrainage und die Pleurodese mit Tetracyclin-HCL oder anderen entzündlich wirkenden Substanzen indiziert (Engel 1980).

3. Phrenicusparese

Die einseitige Phrenicusparese durch mediastinale Lymphknotenmetastasierung und/oder tumoröse Perikardinfiltration führt zu einer etwa 30%igen Reduktion der Lungenvolumina und bei sonst normal funktionierender Lunge zu Belastungsdyspnoe (Arborelius et al. 1975). Da eine Phrenicusparese im allgemeinen eine kurative Resektion ausschließt, sind auch hier je nach Zelltyp Radiotherapie oder Radiotherapie und Polychemotherapie indiziert (s. Kapitel I.J. Immuntherapie, S. 339, dieser Teilband).

4. Chronische Bronchitis

Chronische Bronchitis und Lungenkrebs werden häufig vergesellschaftet gefunden: Caplin u. Festenstein (1975) fanden bei 200 Männern mit Lungenkrebs in 79% die Zeichen der chronischen Bronchitis, 16% hatten dabei eine schwere Atemwegsobstruktion.

Bei Frauen mit Lungenkrebs war die Häufigkeit mit 56 bzw. 2% deutlich geringer. Davis (1976) fand bei 835 Patienten mit chronisch obstruktiver Bronchitis eine 4–5mal höhere Lungenkrebsmorbidität als zu erwarten.

Bei gut der Hälfte aller Patienten mit Bronchialkarzinom läßt sich eine Atemwegsobstruktion spirometrisch und/oder ganzkörperplethysmographisch nachweisen (Boushy et al. 1970; Taube u. Konietzko 1980), partiell ist diese Atemwegsobstruktion im akuten Broncholysetest innerhalb von Minuten reversibel. Sie ist Ausdruck der generalisierten Verengerung des Atemquerschnittes, hauptsächlich durch Spasmus des glatten Muskels, und nicht Folge des lokal stenosierend wachsenden Tumors. Die Jahre bis Jahrzehnte bestehende chronische Bronchitis, Folge des inhalativen Zigarettenrauchens (Trendelenburg 1977), und die unspezifische Hyperreagibilität, möglicherweise durch den Tumor selbst oder durch entzündliche Begleitreaktionen bedingt, sind für die Atemwegsobstruktion verantwortlich. Daraus ergibt sich die *Therapie*: Regelmäßige Applikation von

β_2-Sympathikomimetika (als Dosieraerosol und/oder in Tablettenform), Theophyllinpräparate und gegebenenfalls Cortikosteroide (s. Therapieempfehlung der Deutschen Liga zur Bekämpfung von Atemwegserkrankungen (DMW 1980).

Theoretisch verkürzen Cortikosteroide zwar die Lebenserwartung, es ist im Einzelfall aber zu prüfen, ob eine entscheidende Besserung der Lebensqualität durch Verminderung der Atemnot diesen Nachteil nicht überwiegt. Das gleiche gilt für das Zigarettenrauchen, das auch im Stadium des bereits manifesten Bronchialkarzinoms zu einer weiteren Verkürzung der Lebenserwartung führt und die Atemwegsobstruktion verschlechtert: Es ist zu fragen, ob man dem inkurablen Krebspatienten das Rauchen mit dem Argument einer verminderten Lebenserwartung und einer Verschlechterung der Atemwegsobstruktion tatsächlich verbieten soll, oder ob man nicht abwarten soll, bis der Leidensdruck, bedingt durch die Dyspnoe und Husten, den Patienten davon abbringt.

II. Kardiale Dyspnoe

Die Linksherzinsuffizienz führt über die Erhöhung des pulmonalvenösen Druckes und Steigerung des intrapulmonalen Flüssigkeitsgehaltes zu Dyspnoe und Orthopnoe. Beim Lungenkrebs kommt als Ursache eine Infiltration von Peri- und Epikard mit Perikardtamponade, insbesondere bei Tumoren des linken Unterlappens, infrage oder – häufiger – eine myogene Insuffizienz – zumeist Manifestwerden einer latenten Herzinsuffizienz (bei zugrundeliegender koronarer Herzkrankheit) und ausgelöst durch Hypoxämie, Anämie, Thrombembolie und poststenotische Pneumonie, Komplikationen, wie sie den Verlauf des Bronchialkarzinoms charakterisieren. Eine symptomatische Therapie sollte versuchen, die Störfaktoren auszuschalten und im übrigen die kardiale Standardpharmaka einsetzen (Nitropräparate, Digitalisierung, Diuretika). Bei Obduktion werden kardiale Metastasen in 5–20% der Patienten mit Bronchialkarzinom gefunden (ANDERSEN u. PRAKASH 1982).

III. Sonstige tumorbedingte Dyspnoeformen

Angst kann in allen Stadien des Lungenkrebses zu *Hyperventilation* und psychogener Dyspnoe führen.

Vornehmliche Aufgabe des Arztes ist es, den Patienten begleitend zu betreuen, stets zum Gespräch bereit zu sein, aufzuklären und zu beruhigen und dem Patienten bei seiner Trauerarbeit zur Seite zu stehen.

Pseudomyasthenische Zustände als paraneoplastisches Syndrom (s. Kap. VII. Paraneoplasien, S. 167, Teilband IV/4A) können auch die Atemmuskulatur befallen, Ausschaltung des Primärtumors beseitigt das Symptom. *Tumoranämie,* in etwa 20% aller Patienten beobachtet und meist nur gering ausgeprägt (RASSAN u. ANDERSEN 1975), kann sich als Atemnot bemerkbar machen, zumal wie beim Bronchialkarzinom das Herzzeitvolumen schon a priori durch die tumorbedingte Hypoxämie gesteigert ist.

Thrombembolien der Lunge als Ausdruck eines paraneoplastischen Syndroms können bereits im Frühstadium der Erkrankung manifest werden.

B. Husten

Husten ist ein Schutzreflex, der zur Reinigung der Atemwege von Fremdkörpern, Sekret, Eiter, Blut, sinnvoll ist, der aber sinnlos und quälend werden kann, wenn die den Reiz verursachende Noxe nicht entfernt werden kann, wie etwa bei der Lymphangiosis carcinomatosa der Bronchialschleimhaut.

I. Sekretbedingter Husten

Bronchopulmonale Begleiterkrankungen, wie chronische Bronchitis, umschriebene Stenosierung im Bereich der großen Bronchien, peribronchiales Tumorwachstum mit Ummauerung der Luftröhre, Sistieren des mukoziliaren Klärapparates und tumorbedingte Schwäche der Atemmuskulatur können die Expektoration von Bronchialsekret erschweren. Ist die lokale Kontrolle des Tumors durch Operation, Radiotherapie und/oder Polychemotherapie nicht möglich, ist ein Versuch mit Bronchospasmolytika und expektorationsfördernden Medikamenten (Kaliumjodatum, Bromexin, N-Acetyl-Cystein) angebracht (Konietzko 1976). Bei Ineffizienz dieser Maßnahmen kann wiederholte bronchofiberskopische Absaugung in Lokalanästhesie dem Patienten Erleichterung bringen.

II. Tumorbedingter Husten

Husten ist das häufigste Symptom des Lungenkrebses. Bei Patienten mit chronischer Bronchitis, bei denen ein Lungenkrebs hinzutritt, ist typisch die Änderung der Qualität des Hustens und/oder des Auswurfes (Hämoptysen!). Bei Patienten mit Alveolarzellkarzinom können große Mengen dünnflüssigen mukoiden Sekrets auftreten (Ludington et al. 1972). Der Husten im Spätstadium der Erkrankung ist zumeist bedingt durch Lymphangiosis carcinomatosa (Bronchialmukosa und/oder Lungenparenchym). Tumorinfiltration der großen Atemwege (insbesondere Trachea und Bifurkationsgegend), sowie seltener Perforation mediastinaler Lymphknoten in die zentralen Atemwege. Die symptomatische Therapie besteht in hochdosierter Gabe von Kodeinpräparaten sowie frühzeitiger Radiotherapie.

Bei allen Formen des unproduktiven Hustens beim Bronchialkarzinom ist an die Entwicklung einer unspezifischen Hyperreagibilität zu denken und ein Therapieversuch mit β-adrenergen Agonisten und eventuell zusätzlich Cortikosteroiden angebracht.

III. Hämoptoe

Während Hämoptysen bei 35–45% aller Patienten mit Bronchialkarzinom beobachtet werden und ein Leitsymptom darstellen (Heyde u. Heyde 1974), sind Hämoptoen selten und spielen auch als Haupttodesursache eine untergeordnete Rolle. Bei kurativ nicht resektablen Patienten kann dieses Symptom gelegentlich eine Palliativresektion erforderlich machen, im Akutfall ist eine seitengetrennte Intubation (Carlens) bis zum Sistieren der Blutung und Einleitung weiterer, wenn möglich kurativer Maßnahmen indiziert. Bei leichteren Fällen genügen Sedierung, Antitussiva und Lagerung auf die Seite der Blutung.

Literatur

Andersen HA, Prakash UWS (1982) Diagnosis of symptomatic lung cancer. Semin Respir Med 3:165

Arborelius M, Lilja B, Seuyle J (1975) Regional and total lung function studies in Patients with hemidiaphragmatic paralysis. Respiration 32:253

Bleehen NM (1980) The treatment of inoperabel lung cancer by radiotherapy and chemotherapy. Radiat Oncol Biol Phys 6:1007

Boushy SF, Halgason AH, Billig DM, Gyorley FG (1970) Clinical, physiologic and morphologic examination of the lung in patients with bronchogenic carcinoma and the relation of the findings to postoperative deaths. Am Rev Respir Dis 101:685

Byrd RB, Carr DT, Miller WE (1969) Radiographic abnormalities in carcinoma of the lung as related to histological cell type. Thorax 24:573

Caplin N, Festenstein T (1975) Relation between lung cancer, chronic bronchitis and airways obstruction. Br Med J 3:678

Davis A (1976) Bronchogenic carcinoma in chronic obstructive pulmonary disease. JAMA 235:621

Deutsche Liga zur Bekämpfung von Atemwegserkrankungen (1980) Empfehlungen zur Behandlung von akuten und chronischen Atemwegsobstruktionen mit Bronchospasmolytika in der Praxis. DMW 105:1189

Engel J (1981) Tetracyclin- und Na-OH-Pleurodese in der Palliativbehandlung maligner Pleuraergüsse. Prax Pneumol 35:1124

Gelb FA, Epstein JD (1984) Laser in treatment of lung cancer. Chest 85:662

Heyde L, Heyde CI (1974) Clinical manifestations of lung cancer. Chest 65:299

Konietzko N (1976) Die Bronchialwegsreinigung: Möglichkeiten ihrer Beeinflussung. Therapiewoche 26:8230

Loddenkemper R, Mai J, Scheffler N, Brandt HJ (1978) Wertigkeit bioptischer Verfahren beim Pleuraerguß: Individueller Vergleich zwischen Exsudatuntersuchung, Stanzenbiopsie und Thorakoskopie. Prax Pneumol 32:334

Ludington LG, Verska JJ, Howard T, Küpridakis G, Brewer LA III (1972) Bronchiola carcinom (alveolar), another great imitator: A review of 41 cases. Chest 61:622

Namer M (1980) Radiotherapy of inoperabel lung cancer. Radiat Oncol Biol Phys 6:1001

Rassam JW, Andersen G (1975) Incidence of paramalignant disorders in bronchogenic carcinoma. Thorax 30:86

Taube K, Konietzko N (1980) Kardiopulmonale Funktion nach Pneumonektomie – präoperativ voraussagbar? Prax Pneumol 34:548

Trendelenburg F (1977) Das Bronchialkarzinom als allgemeines medizinisches Problem. Prax Pneumol 31:486

C. Schmerz

B. Kossmann

Obwohl maligne Tumoren deshalb so unberechenbar sind, weil sie sich nicht durch Schmerz ankündigen, spielen Schmerz und Schmerzbehandlung eine wichtige Rolle im weiteren Verlauf der Erkrankung. Nach Schätzungen von Bonica (1984) leiden etwa 40% aller Karzinompatienten unter Schmerzen im fortgeschrittenen Stadium und 55–85% im Endstadium ihrer Erkrankung. Nach Lloyd (1978) wurden 12,7% aller diagnostizierten Lungenmalignome seiner Region zur Schmerztherapie in eine Schmerzspezialeinheit überwiesen. Von der Diagnose bis zur Überweisung wegen therapieresistenten Schmerzen vergingen durchschnittlich 9 Monate. Vom Auftreten der therapieresistenten Schmerzen verging eine relativ kurze Zeitspanne bis zum Tod (Median 1 Monat).

In unserem eigenen Krankengut sind die Lungenkarzinome neben Prostata- und Collum uteri-Karzinom die zweithäufigste maligne Schmerzursache mit 7,8% aller Tumorschmerzen (Inoka et al. 1982).

Nach eigenen Untersuchungen (Bowdler et al. 1982) spielt für die symptomatische Schmerzbehandlung die Ursache der Schmerzen eine größere Rolle als der Ausgangsort des Tumors. So verlangen Schmerzen durch Nerveninfiltration häufig eine andere Behandlung als rein viszerale Schmerzen. Nach Turnbull (1979) können folgende Schmerzsyndrome bei Lungentumoren unterschieden werden:

Substernale Schmerzen (15%)
Diese Schmerzen treten häufig im Initialstadium der Erkrankung auf und sind selten stark ausgeprägt. Bei Infiltration von Geweben rund um den Oesophagus strahlen sie häufig in den Nacken aus.

Tiefe unilaterale Schmerzen (16%)
Diese Schmerzen entsprechen dem viszeralen Lungenschmerz. Normalerweise ein kontinuierlicher Schmerz, der durch Husten nicht verschlimmert wird.

Schulter-Arm-Schmerzen (5%)
Dieses Schmerzsyndrom ist durch Infiltration des Plexus brachialis bedingt. Es verläuft nicht immer als typisches Pancoast-Syndrom.

Costopleurale Schmerzen (20%)
Dies ist eine der häufigsten Schmerzformen. Die costopleuralen Schmerzen sind bedingt durch direkte Infiltration des Tumors in der Brustwand. Es handelt sich um konstante, dumpfe Schmerzen mit intermittierenden stechenden Schmerzattacken.

Periphere Schmerzen
Normalerweise tritt dieser Schmerz im Verlauf der weiteren Erkrankung auf. Leber oder Pankreas sind hierbei, teils durch direkte Infiltration, teils durch Filialisierung, betroffen.

I. Tumorspezifische Behandlung

Sind Operation, Chemotherapie und Bestrahlung nicht mehr zur kausalen Therapie indiziert, können sie doch wertvolle Hilfe in der rein symptomatischen Schmerztherapie leisten. Die chirurgische Intervention bei einem Lungentumor mit sekundärem Schmerz ist wichtig, um eine größtmögliche Palliation und geringe Sterblichkeit zu erhalten. Am besten geeignet für diese Maßnahme sind die costopleuralen Schmerzsyndrome und Schmerzen verursacht durch eine sekundäre Infektion. Nach SWERDLOW (1979b) handelt es sich hierbei um die beste Form der Schmerztherapie, solange nicht mehr als 2 Rippen durch den Tumor infiltriert wurden. Bei weiterer Ausdehnung des Tumors besitzt die palliative Bestrahlungstherapie ihre Berechtigung. Gute Erfolge wurden hier vor allem bei costopleuralem Syndrom, bei Pancoast-Syndrom und bei peripherem Schmerzsyndrom bedingt durch Knochenmetastasen berichtet (BASSO-RICCI 1979). Schmerzen, die nach einer Strahlentherapie auftreten, müssen dabei vor erneuter Strahlentherapie diagnostisch abgeklärt werden. Sind diese Schmerzen durch Fibrosierung von Nerven bedingt, ist eine erneute Strahlentherapie kontraindiziert.

II. Medikamentöse Behandlung

Die medikamentöse Therapie mit Analgetika steht in der rein symptomatischen Schmerzbehandlung an erster Stelle. Der Wirkdauer aller Analgetika entsprechend sollten diese regelmäßig nach Zeitschema, d.h. in 4stündlichem Intervall, eingenommen werden. Ein stufenweises Vorgehen hat sich hierbei bewährt (Tabelle 1).

Bei den nicht Hypnoanalgetika übetrifft keines der Präparate nach Untersuchungen von ADLER (1978) die Acetylsalicylsäure. Führt diese Medikation zu keiner Schmerzfreiheit, sollten Psychopharmaka, Neuroleptika und Antidepressiva, hinzugefügt werden. KOCHER (1984) empfiehlt dafür die Kombination von Clomipramin 3 × 25 mg per os und Haloperidol 3 × 0,5–1 mg per os täglich.

Die Vorteile der Psychopharmakotherapie bestehen in der Analgetikapotenzierung und dadurch Einsparung der Analgetikamenge. Im nächsten Schritt sollte zu Opioiden bzw. Opiaten übergegangen werden.

Daß es durch eine adäquate medikamentöse Schmerztherapie gelingt, selbst therapieresistente Schmerzen befriedigend zu behandeln, konnten wir in einer

Tabelle 1. Stufenweiser Einsatz von Analgetika

IV.	Morphin-Cocktail, 4stdl. p.o. (Morphium HCl + 0,25 mg Haloperidol in 5 ml Aqua purif.)
III.	Opioid (Pentazocin 25–50 mg, 4stdl. p.o.) (Buprenorphin 0,3–0,6 mg, 4–8stdl. p.o.) (Tilidin-N 50–100 mg, 4stdl. p.o.) Chlomipramin 3 × 25 mg p.o.
II.	Haloperidol 3 × 0,25–0,5 mg p.o.
I.	Azetylsalizylsäure 500–1 000 mg, 4stdl. p.o.

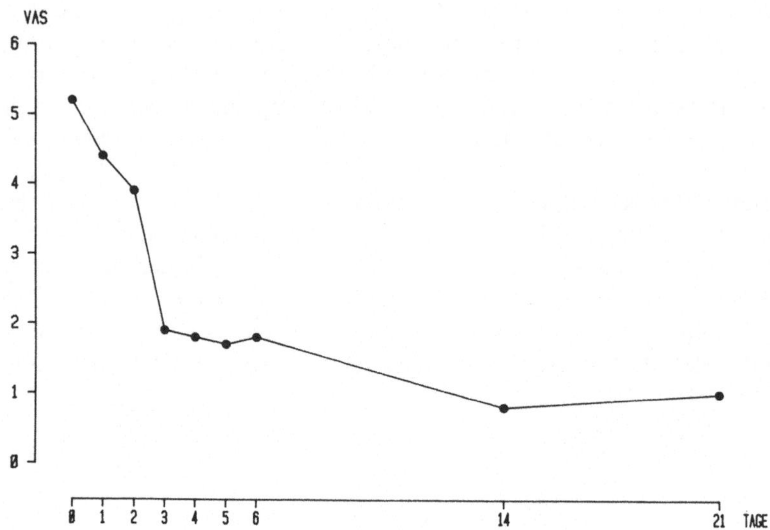

Abb. 1. Veränderung der Schmerzintensität nach Behandlung mit einem oralen Morphincocktail nach Zeitschema bei 12 Karzinompatienten. Einschätzung der Schmerzintensität anhand einer 6 cm langen visuellen Analogskala. VAS 0 = keine Schmerzen, VAS 6 = unerträgliche Schmerzen

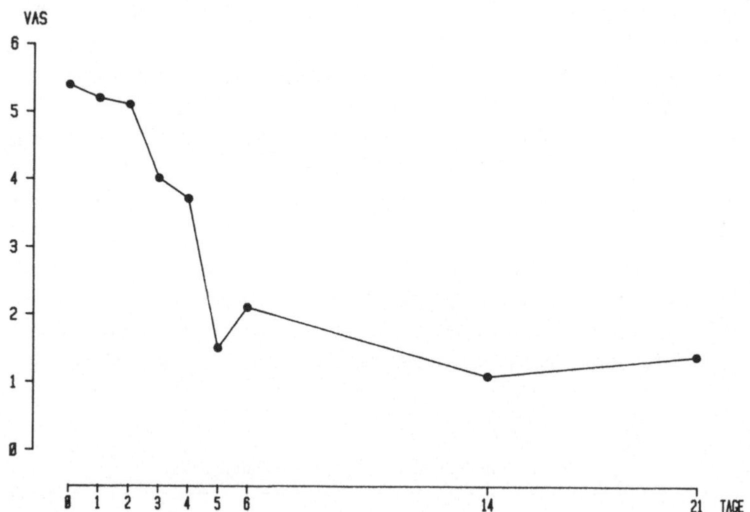

Abb. 2. Veränderung der Schmerzdauer nach Behandlung mit einem oralen Morphincocktail nach Zeitschema bei 12 Karzinompatienten. Einschätzung der Schmerzdauer an Hand einer visuellen Analogskala. VAS 6 = den ganzen Tag Schmerzen, VAS 0 = überhaupt nie Schmerzen

Untersuchung an 12 Karzinompatienten nachweisen. Sowohl Schmerzintensität als auch Schmerzdauer konnten innerhalb kurzer Zeit durch einen oralen Morphincocktail der Morphiumhydrochlorid in wäßriger Lösung + 0,25 mg Haloperidol enthielt, drastisch reduziert (Kossmann et al. 1982) (s. Abb. 1 u. 2). Eine ungünstige Beeinflussung der respiratorischen Seite braucht bei adäquater Anpassung der Therapie an die Schmerzen nur in seltensten Fällen befürchtet werden (WALSH 1984).

Versager der medikamentösen Therapie sind meistens Schmerzsyndrome, die durch direkte massive Infiltration von Nerven zustande kommen oder durch Nervenkompression infolge von Wirbelsäulenmetastasen.

III. Nervenblockaden

1. Diagnostischer Wert

Die diagnostische Nervenblockade kann wichtiges Hilfsmittel zur Identifizierung der schmerzleitenden Bahnen, der Schmerzmechanismen und der Schmerzursache sein. So kann z.B. eine Ausschaltung der Intercostalnerven beim Brustschmerz Hinweis auf eine Infiltration der Brustwand und der Intercostalnerven geben. Wären diese Brustschmerzen durch viszerale Lungenschmerzen oder z.B. eine Nervenwurzelkompression bedingt, würden die Schmerzen durch eine Intercostalblockade nicht beeinflußt werden. Der Patient lernt während diagnostischer bzw. prognostischer Nervenblockaden die Nebenwirkungen wie Parästhesien oder Muskelschwächen kennen und wird damit mit den Nebenwirkungen einer therapeutischen, neurolytischen Blockade vertraut. Gelegentlich gelingt es, durch eine Serie von Blockaden mit einem Lokalanästhetikum die Schmerzen für einige Tage oder manchmal sogar Wochen zu unterdrücken (GERBERSHAGEN 1979). In der Regel werden jedoch neurolytische Substanzen (Alkohol oder Phenol) verwendet werden müssen.

2. Periphere Nervenblockaden

Da periphere Nerven sowohl motorisch als auch sensible Faseranteile enthalten, sind neurolytische Blockaden mit entsprechenden motorischen Ausfallserscheinungen verbunden. Periphere neurolytische Blockaden kommen somit nur bei bereits bestehender motorischer Insuffizienz bzw. im Terminalstadium in Frage. Bei segmentalen Schmerzen im Bereich der Thoraxwand spielt die muskuläre Komponente eine geringe Rolle. Hier können Intercostal- bzw. Paravertebralblockaden mit neurolytischen Substanzen durchgeführt werden. Bei Neurolyse im thorakalen Bereich muß an Hand von spirometrischen Untersuchungen vor und nach diagnostischer Blockade sichergestellt werden, daß eine ausreichende Lungenfunktion nach der Blockade erhalten bleibt. Indikation für diese peripheren Nervenblockaden sind somit das costopleurale Schmerzsyndrom und ein Teil der peripheren Schmerzsyndrome bei Lungentumoren. Bei stärksten Schulter-Arm-Schmerzen bedingt durch Pancoast-Tumor infolge Infiltration des Plexus brachialis kann die Injektion von Alkohol (BONICA 1953) oder 1–2%igem wäßrigen Phenol (BROWN 1976) wertvolle Hilfe sein.

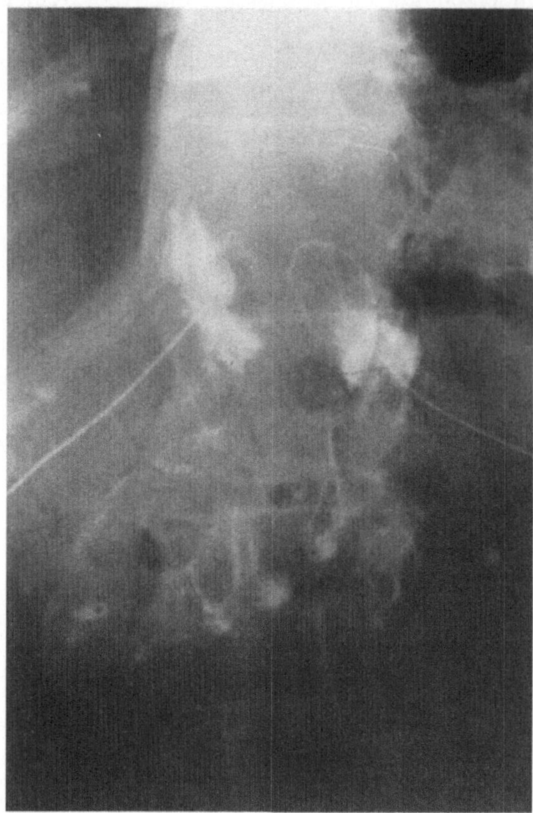

Abb. 3. Durchführung einer Zöliakusblockade bei einem Patienten mit Bronchuskarzinom und peripherem Schmerzsyndrom (Leber- und Pankreasmetastasen). Liegende Kanülen. Das Kontrastmittel verteilt sich perivaskulär im Bereich des Plexus zöliakus

3. Sympathikusblockaden

Sind die Schmerzen bei Lungentumoren vergesellschaftet mit einer Hyperästhesie oder Hyperalgesie, finden sich neurovaskuläre Störungen, Vasokonstriktion mit Zyanose oder Ödem, eventuell sudomotorische Störungen, Hyper-, Hypo- oder Anhydrose, wird die Schmerzqualität als dumpf, quälend, brennend geschildert, weist dies auf eine Beteiligung des sympathischen Nervensystems hin. Diese Schmerzen halten sich nicht an das Ausbreitungsgebiet eines peripheren Nerven oder eines Segments. Schmerzen dieser Art finden sich beim rein viszeralen Lungenschmerz, bei Störungen des Lymphabflusses, Infiltrationen der Blutgefäße und als abdominelle Schmerzen bei sekundärer Filialisierung in Leber und Pankreas. Chirurgische oder chemische Sympathektomie ist bei diesen Schmerzsyndromen nach vorhergehender diagnostischer Blockade angezeigt. Nach Schmerzlokalisation wird dies als Stellatumblockade (Schulter-Arm und Halsbereich) als thorakale Sympathikusblockade oder als Zöliakusblockade (Oberbauchschmerzen) mit Alkohol durchgeführt (s. Abb. 3).

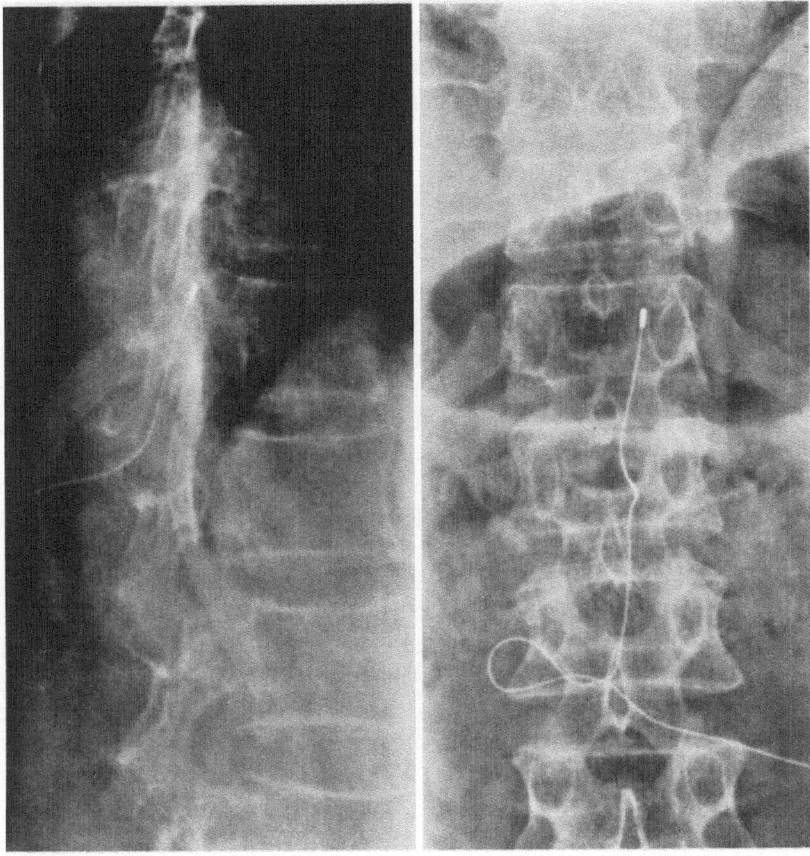

Abb. 4. Liegender Periduralkatheter, röntgenologische Lagekontrolle bei terminalem Karzinompatienten

4. Intraspinale neurolytische Blockade

Wenn durch diagnostische Blockaden gefunden wurde, daß durch isolierte Ausschaltung eines oder mehrerer Segmente der Spinalwurzeln Schmerzfreiheit zu erzielen ist, kann eine intraspinale neurolytische Blockade durchgeführt werden. Indikation für solche intraspinale neurolytische Blockaden wären Patienten, die sich in einem so schlechten Allgemeinzustand befinden, daß sie nicht einem neurochirurgischen Eingriff zugeführt werden können. Die Schmerzausbreitung sollte sich dabei nicht über mehr als 4 Segmente erstrecken. Nach einer Übersichtsarbeit von SWERDLOW (1979a) werden die besten Resultate dabei bei Schmerzen unterhalb Th6 erzielt. Die Therapie selber ist nebenwirkungsarm, sofern durch eine Myelographie ein stenosierender Prozeß durch Metastasen im Rückenmarksbereich ausgeschlossen wurde.

Die Wirkdauer solcher neurolytischer Blockaden liegt zwischen wenigen Tagen bis wenigen Monaten, die Erfolgsrate der Blockade bei etwa 50–60%. Die meisten der Patienten werden somit durch 1–2malige Blockade für den Rest ihres Lebens völlig beschwerdefrei leben können.

5. Rückenmarksnahe Analgesie

Zur vorübergehenden Schmerztherapie (bis zur endgültigen diagnostischen Abklärung oder zur endgültigen Schmerztherapie z.B. mittels neurochirurgischem Eingriff) oder bei terminalen Patienten, die das Krankenhaus nicht mehr verlassen werden, wenden wir die Katheterperiduralanalgesie mittels Lokalanästhetika oder Opiaten an. In den letzten Jahren scheinen sich dabei die Opiate durchzusetzen, da hierbei, im Gegensatz zu der Anästhesie mit Lokalanästhetika, nur schmerzleitende Strukturen, nicht aber sensible und motorische Nervenfasern ausgeschaltet werden. 1–2malige Injektionen geringer Mengen von Morphin oder Buprenorphin (Zenz 1981, 1984) bringen dabei langanhaltende Schmerzreduktionen, so daß in einem Großteil der Patienten 1–2malige Injektion pro Tag über den Periduralkatheter ausreichen (Abb. 4). Wegen der Möglichkeit einer spät auftretenden Atemdepression sollte diese Methode überwiegend bei stationären Karzinompatienten eingesetzt werden. Nur bei schwersten therapieresistenten Schmerzen wird in Ausnahmefällen ein Patient nach entsprechender Einweisung des Hausarztes mit einem solchen Periduralkatheter in die ambulante Behandlung entlassen werden können.

IV. Neurochirurgische Maßnahmen zur Schmerzbekämpfung

Als Möglichkeit bietet sich hier die Rhizotomie, d.h. die Durchtrennung der sensiblen Hinterwurzel an. Durch die percutane Chordotomie, die zwischen 1. und 2. Halswirbel durchgeführt wird, werden die schmerzleitenden Bahnen, die vom Seitenstrang verlaufen, zerstört. Die Patienten sind dabei auf der kontralateralen Seite völlig schmerzfrei. Da die Chordotomie eine Schmerzfreiheit in 90–95% der Patienten erzielt, ist dies die Methode der Wahl bei allen unilateralen Schmerzen (Rossomoff 1965; Lipton 1979).

Die Komplikationen, Parästhesien, Ataxien, vorübergehende Paresen und Blasendysfunktionen liegen zwischen 5–10%. Bei bilateralen Chordotomien kann es auf bisher ungeklärte Weise zu schweren respiratorischen Störungen in 2–10% der Fälle kommen. Bei Schmerzsyndromen, bei denen cervikale Nervensegmente betroffen sind wie z.B. bei Pancoast-Tumor, kann die Erfolgsrate der perkutanen Chordotomie deutlich schlechter sein, da es nicht gelingt, eine entsprechende hohe segmentale Analgesie zu erreichen.

Neuere neurochirurgische Verfahren sind elektrische Hinterstrangstimulationen und die deep brain stimulation. Indikationen für diese Methoden sind das gute Ansprechen auf eine Morphintherapie (Siegfried et al. 1984).

Tabelle 2. Stufenweises Vorgehen bei Karzinomschmerzen

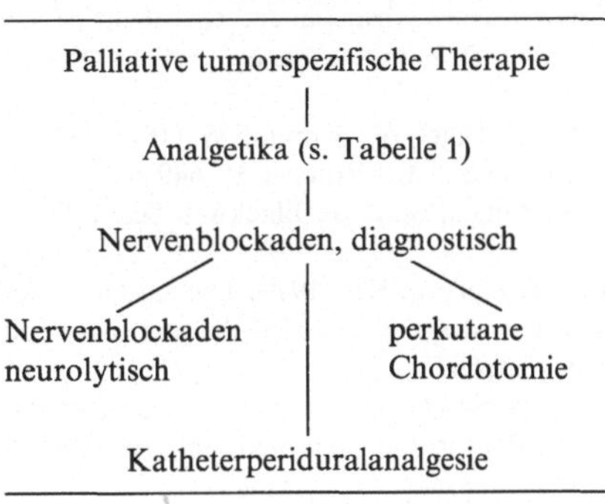

V. Zusammenfassung

Die eingehende Analyse der Schmerzursache bei Lungentumoren ist für die erfolgreiche Schmerztherapie erforderlich. Nach der Diagnostik hat sich ein stufenweises Vorgehen bewährt, das sich an der Schmerzursache und Schmerzintensität orientiert (Tabelle 2). In der Mehrzahl der Fälle wird es gelingen, durch adäquaten Einsatz von Analgetika die Mehrzahl der Patienten schmerzfrei zu bekommen. Sind die Schmerzen durch Analgetika nicht mehr beherrschbar, wird bei langer Lebenserwartung und ausgedehnter Schmerzlokalisation die percutane cervikale Chordotomie an erster Stelle stehen. Bei geringer Schmerzausdehnung und schlechtem Allgemeinzustand können neurolytische Nervenblokkaden sinnvoll eingesetzt werden. Bei terminalen Patienten oder bei, auf sonstige Art und Weise, nicht beherrschbaren Schmerzen kann die peridurale Analgesie mit Lokalanästhetikum oder Opiaten eine ausreichende Schmerzlinderung für die letzten Wochen bis Monate des Lebens bringen.

Literatur

Adler R (1978) Therapieresistente Schmerzen – Medikamentöse Therapie des Karzinomschmerzes. Schweiz Med Wochenschr 108:456

Basso-Rici S (1979) Radiation therapy. In: Bonica JJ, Ventafridda V (eds) Advances in pain research and therapy, vol 2. Raven, New York

Bonica JJ (1953) The management of pain. Lea & Febiger, Philadelphia

Bonica JJ (1984) Management of cancer pain. In: Zimmermann M, Drings P, Wagner G (eds) Pain in the cancer patient. Springer, Berlin Heidelberg New York Tokyo, p 13

Bowdler I, Koßmann B, Dick W, Inoka P, Schleinzer W (1982) Wirksamkeit verschiedener Therapieformen bei karzinombedingten Schmerzen. Anaesthesist 31:650

Brown AS (1976) Pain relief in malignant disease. Symposium on malignant disease. Roy-Coll Phys Edin, Publication Nr 47

Gerbershagen HU (1979) Blocks with local anesthetics in the treatment of cancer pain. In: Bonica JJ, Ventafridda V (eds). Advances in pain research and therapy, vol 2. Raven Press, New York, p 311

Inoka PJ, Koßmann B, Dick W, Bowdler I, Schleinzer W (1982) Schmerzursachenanalyse bei Krebspatienten in der Schmerzambulanz. Anaesthesist 31:651

Kocher R (1984) The use of psychotropic drugs in the treatment of cancer pain. In: Zimmermann M, Drings P, Wagner G (eds): Pain in the cancer patient. Springer, Berlin Heidelberg New York Tokyo, p 118

Koßmann B, Bowdler I, Dick W, Hügel W, Schreml W (1982) Medikamentöse Behandlung von Karzinompatienten nach Zeitschema. Anaesthesist 31:649

Lipton S (1979) Relief of pain in clinical practice. Blackwell Scientific Publications, Oxford London Edinburgh Melbourne

Lloyd JW, Glynn CJ, Adams CBT, Durrant KR (1978) The pain of cancer. The Practitioner 220:453

Rosomoff HL, Corroll F, Brown J, Sheptak P (1965) Percutaneous radiofrequency cervical cordotomy: technique. J Neurosurg 23:639

Siegfried J, Kühner A, Sturm V (1984) Neurosurgical treatment of cancer pair. In: Zimmermann M, Drings P, Wagner G (eds) Pain in the cancer patient. Springer, Berlin Heidelberg New York Tokyo, p 148

Swerdlow M (1979a) Subarachnoid and extradural neurolytic blocks. In: Bonica JJ, Ventafridda V (eds) Advances in pain research and therapy, vol 2. Raven, New York, p 325

Swerdlow M (1979b) Role of nerve blocks in pain involving the chest and brachial plexus. In: Bonica JJ, Ventafridda V (eds) Advances in pain research and therapy, vol 2. Raven, New York, p 567

Turnbull F (1979) The nature of pain that may accompany cancer of the lung. Pain 7:371

Walsh TD (1984) Opiates and respiratory function in advanced cancer. In: Zimmermann M, Drings P, Wagner P (eds) Pain in the cancer patient. Springer, Berlin Heidelberg New York Tokyo, p 115

Zenz M (1981) Peridurale Opiat-Analgesie. Fischer, Stuttgart New York

Zenz M (1984) Epidural opiates for the treatment of cancer pain. In: Zimmermann M, Drings P, Wagner G (eds) Pain in the cancer patient. Springer, Berlin Heidelberg New York Tokyo, p 107

M. Therapieplanung (Synopsis)

R. SCHUH und F. TRENDELENBURG

Mit 1 Abbildung

Nachdem die *operative Therapie* verglichen mit den anderen Therapieformen weiterhin die besten Chancen bietet, steht sie im Zentrum der ersten therapeutischen Überlegungen. Zunächst ist die *technische Operabilität* zu prüfen durch die verschiedenen endoskopischen (Bronchoskopie, Mediastinoskopie, evtl. Pleuroskopie) und radiologischen (konventionelle Röntgendiagnostik, Computertomographie, angiographische Diagnostik, nuklearmedizinische Diagnostik) diagnostischen Methoden.

Aus *histo-pathologischer Sicht* gelten im allgemeinen als operationsfähig alle nichtkleinzelligen Bronchialkarzinome mit limited disease (Adeno-, großzellige und Plattenepithel-Karzinome). Für kleinzellige Karzinome gehen die Meinungen auseinander, nachdem eine kombinierte Radio-Chemotherapie ähnlich gute oder gar bessere Resultate zeigt als die Operation. Die Indikationsstellung tendiert heute dahingehend, daß gut isolierte periphere kleinzellige Karzinome besser auch reseziert, dann aber adjuvant chemotherapiert und radiotherapiert werden.

Die *präoperative Funktionsdiagnostik* umfaßt den gesamten internistischen Untersuchungsbefund, insbesondere die Funktionen von Herz, Kreislauf und der Atmung (s. hierzu die Empfehlungen der Deutschen Gesellschaft für Pneumologie und Tuberkulose, KONIETZKO et al. 1983).

Präoperative Behandlung: Ihre Indikationen leiten sich aus den Funktionsbefunden des Herzens, des Kreislaufes, der Lungen und des Bronchialsystems ab. Beide Organsysteme sind häufig wegen der gemeinsamen schädigenden Noxen (Inhalationsrauchen) funktionell beeinträchtigt. Auch an die präoperative Krankengymnastik ist zu denken.

Postoperative Behandlung: Bei den meist älteren, funktionsgeschädigten Karzinompatienten ist das postoperative Risiko eher größer als das der Operation selbst. Daran ist vor allem auch bei der präoperativen Beurteilung der Lungen- und Herzfunktion zu denken. Bei den häufigen obstruktiven Bronchitiden dieser Patienten sind als wichtigste Komplikationen bronchiale Infekte, Pneumonien und resultierende respiratorische Insuffizienz zu nennen. Sorgfältige postoperative Überwachung, Mobilisation, Krankengymnastik, Infektprophylaxe und notfalls auch Beatmung sind selbstverständliches Rüstzeug.

Hochvoltstrahlentherapie: Die Indikationen zur Radiotherapie primär-inoperabler Bronchialkarzinome (SCHERER 1973) sind unabhängig vom histologischen Typ gegeben bei:

zentralem Sitz (Tumorbefall von Trachealbifurkation, Trachea und proximalem Hauptbronchus), Cava superior-Syndrom (ein- und doppelseitige obere Einflußstauung), tumorbedingten stärkergradigen Hämoptysen, starken medikamentös nicht beeinflußbaren Tumorschmerzen in Thorax und Skelett, drohenden Frakturen von tragenden Skeletteilen (Schenkelhals, Wirbelsäule, falls orthopädische Stabilisierungsmaßnahmen nicht möglich sind). Desolat kranke Patienten sollten weder einer Strahlen- noch einer zytostatischen Therapie zugeführt werden, es sei, der zentrale Tumorsitz ist Ursache des Zustandes (mechanische Atembehinderung bei Trachealkompression mit respiratorischer Insuffizienz). Bei bereits manifest metastasierten kleinzelligen Bronchialkarzinomen wird abhängig von dem Allgemeinzustand zunächst das Ansprechen eines zytostatischen Behandlungsstoßes abzuwarten sein, bevor das Therapieschema mit ergänzender Hochvoltbestrahlung angewandt wird (s. später).

Patienten mit ausgedehnter, evtl. beidseitiger *Lungenkarzinose,* deren Beschwerden vorwiegend in respiratorischer Insuffizienz bestehen, können meist nur symptomatisch durch Sauerstoffinsufflation behandelt werden.

Bei *Metastasenbestrahlungen* des Skelettsystems müssen Knochennekrosen mit möglicher Fraktur orthopädisch versorgt werden.

Das *kleinzellige Bronchialkarzinom* wird heute nur bei isolierter peripherer Lage und „limited disease" reseziert. Die Regel ist eine kombinierte zytostatische Polychemotherapie und Radiotherapie. Die angewandten Schemen unterscheiden sich vorwiegend in der therapeutischen Reihenfolge:

1. Primäre Polychemotherapie und anschließende Hochvoltradiotherapie besonders bei Metastasenverdacht und noch begrenzter Lokalisation des Primärtumors.
2. Primäre Hochvoltstrahlentherapie mit anschließender Polychemotherapie besonders in den Fällen, in denen ein zentraler Übergriff des Tumors droht, während Metastasen noch nicht sicher nachweisbar sind.
3. Simultane Hochvoltradiotherapie und Polychemotherapie. Ein solches drei- bis fünffach kombiniertes zytostatisches Schema mit simultaner Radiotherapie hat sich uns bei nahezu 200 kleinzelligen Bronchialkarzinomen bewährt. Es enthebt den Therapeuten der oft schwierigen Entscheidung, ob zunächst der Lokalbefund oder die Metastasen therapiert werden müssen. Es verkürzt durch simultane Anwendung beider Therapieformen – ohne Addition der Nebenwirkungen – den klinischen Aufenthalt. Die Entscheidung, wie lange die zytostatische Stoßtherapie fortgesetzt werden soll, ist oft schwierig. Wegen der nur in Ruhestoffwechsel versetzten Zellkinetik wäre eine Fortsetzung für die verbleibende Lebensdauer begründet, aber Verträglichkeit und äußere Umstände zwingen oft zu einer Limitierung bei etwa 2 Jahren. Aus zwei retrospektiv stratifizierten Kollektiven wird dann zu entscheiden sein, ob der Aufwand der längeren Therapiedauer dem Nutzen und der Strapazierung des Patienten gerecht wird.

„Stumme" solitäre Rundherde

Sie enthalten nicht nur diagnostisch sondern auch therapeutisch eine besondere Problematik.

1. Zunächst ist eine Primärtumorsuche zum Ausschluß des Metastasencharakters einzuleiten.

Bronchialkarzinom

Therapeutischer Stufenplan

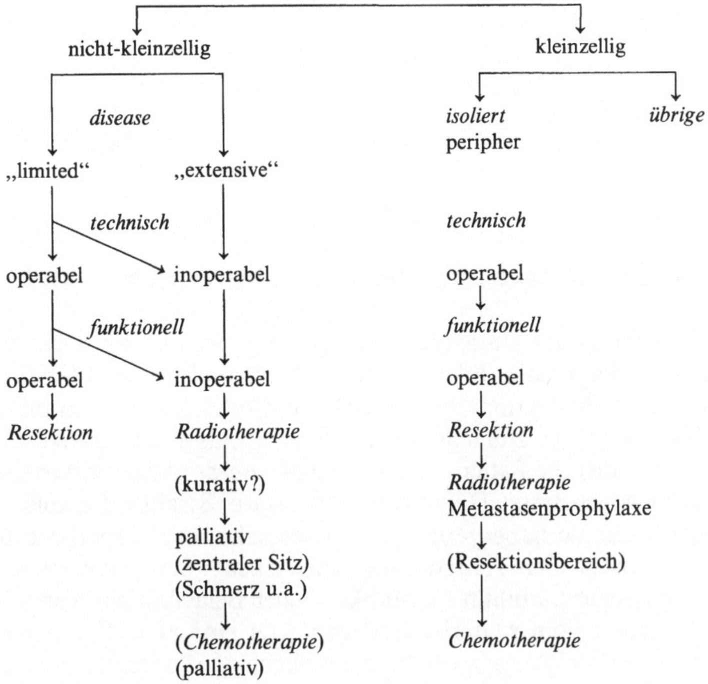

nicht-kleinzellig

disease

„limited" → *technisch*: operabel / inoperabel → *funktionell*: operabel → *Resektion*

„extensive" → inoperabel → inoperabel → *Radiotherapie* → (kurativ?) → palliativ (zentraler Sitz) (Schmerz u.a.) → (*Chemotherapie*) (palliativ)

kleinzellig

isoliert peripher → *technisch* operabel → *funktionell* operabel → *Resektion* → *Radiotherapie* Metastasenprophylaxe → (Resektionsbereich) → *Chemotherapie*

übrige

Abb. 1

2. Bei wahrscheinlichem Primärtumor des Bronchialsystems ist das übliche diagnostische Vorgehen indiziert, leider aber oft ohne Ergebnis. In diesem Falle sind also auch gezielte therapeutische Maßnahmen nicht indiziert. Daraus entwickelt sich häufig das Bedürfnis von „Verlaufsbeobachtungen" oder einer probatorischen antituberkulösen Behandlung. Beide Vorgehensweisen sind heute nicht mehr zulässig, ausgenommen, daß anhand früherer Röntgenunterlagen eine Verlaufsbeobachtung retrospektiv konstruiert werden kann.
3. Nachdem im mittleren Lebensalter, insbesondere bei Männern und stärkeren Rauchern, etwa 80 Prozent dieser stummen Rundherde sich als primäre Bronchialkarzinome erweisen, müssen Diagnostik und Therapie konsequenterweise bei allen derartigen Herden in eine *diagnostische Thorakotomie* mit Schnellschnitt und je nach Fall ausreichender endgültiger Resektion einmünden: Weitere radiotherapeutische bzw. chemotherapeutische Maßnahmen schließen sich je nach Tumorhistologie, makroskopischem und mikroskopischem Resektat-Befund in üblicher Weise an.

Zusammenfassende Darstellung des therapeutischen Vorgehens s. Abb. 1.

Literatur

Konietzko N, Ferlinz R, Loddenkemper R, Magnussen H, Schlimmer P, Toomes H, Wichert P v (1983) Präoperative Lungenfunktions-Diagnostik. Prax Pneumol 37:1199–1201

Scherer E (1973) Strahlentherapie, 2. Aufl. Thieme, Stuttgart, S 103–122, 176–178

N. Tumornachsorge

R. SCHUH und F. TRENDELENBURG

Mit 7 Abbildungen und 2 Tabellen

A. Tumornachsorge beim niedergelassenen Arzt

Nach Entlassung aus stationärer Behandlung, wo üblicherweise die weiterführende Invasivdiagnostik (Bronchoskopie, Herdpunktion und Mediastinoskopie) und Therapie (Resektion, zytostatische und/oder Hochvoltstrahlenbehandlung) erfolgte, wird der zunächst auch weiterhin als tumorkranke und damit überwachungsbedürftige Patient von seinem *Hausarzt* (Allgemeinarzt, Internist, Pneumologe) weiterbetreut. Diagnostik, Operation, Strahlentherapie und/oder zytostatische Therapie haben erhebliche psychische und körperliche Belastung verursacht mit möglicher Veränderung von Aspekt (evtl. reduzierter AZ, KZ und EZ), psychischer Stabilität und funktioneller Belastbarkeit (cardial, pulmonal). Dies erfordert vom weiterbetreuenden Arzt eine neue *Bestandsaufnahme,* um mit diesem neuen Ausgangsbefund mögliche Veränderungen in der Folge bewerten zu können.

Zu achten sind dabei auch auf leichte Befindensänderungen wie Husten, Auswurf, Appetitstörung mit Gewichtsabnahme, Schmerzen. Diese sollten Anlaß sein, die vom vorgeschlagenen schematischen Untersuchungszyklus (s. Tabellen 1 u. 2) abweichende technische Basisuntersuchung (kleines Labor, Röntgenthoraxaufnahme, evtl. gezielte Skelettaufnahmen, Knochenszintigramm und Abdominalsonogramm) zu veranlassen, um rechtzeitig jeweils ein nicht auszuschließendes *Tumorrezidiv* oder eine *Metastasierung* zu erkennen. Dabei kann es erforderlich werden, den Patienten wieder der Fachklinik (Pneumologie) zuzuweisen, um mit dem technischen (Geräte-)Hintergrund des Krankenhauses die notwendige weitere Abklärung zu ermöglichen.

Abhängig vom Ausstattungsgrad der jeweiligen *Praxis* kann das Untersuchungs- und Kontrollspektrum zunächst über den Hausarzt (Laborkontrollen, EKG) beim Internisten/Pneumologen vorangestellt werden: Hier wird in der Regel die notwendige Radiodiagnostik (Thoraxaufnahmen in verschiedenen Ebenen, Durchleuchtung mit Zielaufnahmen, Tomogrammen) und gegebenenfalls Sonographie erfolgen können, wobei die flexible Bronchoskopie unter ambulanten Bedingungen, falls die Technik beherrscht wird, auch weitergehende Abklärung ermöglicht. Damit wird ein ansonsten evtl. wieder notwendiger stationärer Aufenthalt vermieden bzw. verkürzt.

Bei erfolgter Lobektomie oder Bilobektomie mit möglichem lokalem Tumorrezidiv könnte dann, falls eine Nachresektion technisch möglich wäre, gezielt thoraxchirurgisch interveniert oder auch ambulant nachbestrahlt werden.

Tabelle 1. Nachsorgeprogramm „Nichtkleinzelliges Bronchialkarzinom" (nach Chemo- und Strahlentherapie). Nachsorge-Empfehlungen der Saarländischen Krebszentrale

	Monate nach Abschluß der Primärbehandlung												
	3	6	9	12	15	18	21	24	30	36	42	48→	alle 6 Monate
Basisprogramm													
Anamnese, körperliche Untersuchung	O	O	O	O	O	O	O	O	O	O	O	O	O O O O
Rö-Thorax a.p. (+seitl.)	O	O	O	O	O	O	O	O	O	O	O	O	O O O O
BSG, kleines Blutbild, SGPT, SGOT, LDH, AP, Kreatinin, Na, K, Ca, Urin	O	O	O	O	O	O	O	O	O	O	O	O	O O O O
Zusatzprogramm													
Leber-Sonographie		O		O		O		O	O	O	O	O	O O O O
Lungenfunktion		O		O		O		O					
Vorsorgeuntersuchungen auf Zweitkarzinom				O				O		O		O alle 12 Monate	
Fakultative Untersuchungen													
Skelett-Szintigraphie/ gezielte Röntgenaufnahme/ Knochenmarkbiopsie	bei Verdacht auf Skelettmetastasen												
Schädel-CT, Liquorzytologie	bei Verdacht auf ZNS-Befall												
EKG, u.U. Radiokardiographie, Echoschall	bei klinischem Verdacht auf anthracyclinbedingte Kardiomyopathie												
Bronchoskopie, -graphie	bei Verdacht auf bronchiale Komplikationen												

Diese Bedingungen treffen üblicherweise nicht zu für Patienten mit *kleinzelligem Karzinom,* da diese der intermittierenden kostenintensiven und zeitaufwendigen sowie unterschiedlich verträglichen zytostatischen und radiotherapeutischen Kombinationstherapie auch nach Beendigung der Primärbehandlung bedürfen. Die Lebenserwartung der kleinzelligen Karzinomträger ist, abhängig von der primären Ausdehnung, bisher in der Regel begrenzt auf 6–18 Monate. Nur wenige Langzeitüberleber (über 5 Jahre) können evtl. als geheilt eingestuft werden.

Die zytostatische Folgetherapie wird daher bisher in der vorbehandelnden Klinik ambulant oder auch kurzstationär durchgeführt. Mitgegeben werden sollten vom Hausarzt die Ergebnisse der 8–14tägigen Blutbildkontrollen, um dem weiterbehandelnden Klinikarzt das Abschätzen der Verträglichkeit zu erleichtern. Bei entsprechender Fachkunde und technischen Voraussetzungen sind Chemotherapie und Kontrollen auch durch den niedergelassenen Arzt möglich.

Wichtig ist für alle Beteiligten im Interesse des Patienten ein ständiger aktueller Informationsfluß über den jeweiligen *Aufklärungsgrad,* (s. Abb. 1) erfolgte Diagnostik und Therapie.

Tabelle 2. Nachsorgeprogramm „Kleinzelliges Bronchial-Karzinom" (nach Chemo- und Strahlentherapie). Nachsorge-Empfehlungen der Saarländischen Krebszentrale

	Monate nach Abschluß der Primärbehandlung														
	1	2	4	6	8	11	14	17	21	24	30	36	42	48→	alle 6 Monate
Basisprogramm															
Anamnese, körperliche Untersuchung	O	O	O	O	O	O	O	O	O	O	O	O	O		O O O O O
Rö-Thorax a.p. (+seitl.)	O	O	O	O	O	O	O	O	O	O	O	O	O		O O O O O
BSG, kleines Blutbild, SGPT, SGOT, LDH, AP, Kreatinin, Na, K, Ca, Urin	O	O	O	O	O	O	O	O	O	O	O	O	O		O O O O O
Zusatzprogramm															
Leber-Sonographie		O		O		O		O	O	O	O	O	O		O O O O O
Lungenfunktion				O		O		O		O					
Vorsorgeuntersuchungen auf Zweitkarzinom						O				O		O		O alle 12 Monate	
Fakultative Untersuchungen															
Skelett-Szintigraphie/ gezielte Röntgenaufnahme/ Knochenmarkbiopsie	bei Verdacht auf Skelettmetastasen														
Schädel-CT, Liquorzytologie	bei Verdacht auf ZNS-Befall														
EKG, u.U. Radiokardiographie, Echoschall	bei klinischem Verdacht auf anthracyclinbedingter Kardiomyopathie														
Bronchoskopie, -graphie	bei Verdacht auf bronchiale Komplikationen														

In der Onkologie gibt es bewährte Diagnostik- und Therapieprogramme. Weltweite Grundlagenforschung in Klinik, Instituten und Pharmaindustrie liefern jedoch ständig neue Informationen und Erkenntnisse, die evtl. eine Korrektur an bisher bewährtem Vorgehen erfordern.

Es sollte daher zwischen *onkologischer Schwerpunktklinik,* wie sie Universitätskliniken heute darstellen, und niedergelassenen Ärzten, die sich an der Tumornachsorge beteiligen wollen und sollen, ein ständiger gegenseitiger Informationsfluß über regelmäßige Fortbildungsveranstaltungen erfolgen.

B. Tumornachsorge im Krankenhaus

I. Erst- und Folgevorstellung nach stationärer Entlassung

Beim *erstmaligen Wiedererscheinen* des Patienten nach stationärer Entlassung sollten dem nachbehandelnden Arzt an *Unterlagen* vorliegen:

MEDIZINISCHE UNIVERSITÄTSKLINIK
UND POLIKLINIK
6650 HOMBURG (SAAR)
Abteilung für Pneumonologie
Direktor: Prof. Dr. F. Trendelenburg

Name .... Vorname .... geb. am ....

Art der durch den Arzt erfolgten Patientenaufklärung

1. Patient ist nicht über die Malignität seiner Krankheit informiert ☐
2. Dem Patienten wurde gesagt es handele sich um eine
   - chronische Lungenentzündung ☐
   - Geschwulst ☐
   - Lungentumor ☐
3. Patient ist informiert, daß bei seiner Krankheit mit der Möglichkeit einer bösartigen Entwicklung gerechnet werden muß ☐
4. Patient ist informiert, daß bei ihm eine bösartige Tumorerkrankung vorliegt ☐
5. Patient ist informiert, daß bei ihm
   - eine Operation möglich ist ☐
   - eine Operation ein erhöhtes Risiko bedeutet ☐
   - eine Operation nicht zweckmäßig ist ☐
6. Patient ist über folgende Behandlungsmöglichkeiten informiert
   - a) Thorakotomie ☐
     (Lappenresektion
     Pneumonektomie)
   - b) Bestrahlung ☐
   - c) zytostatische Therapie ☐
   - d) symptomatische Therapie einschließlich allgemeinroborierender Maßnahmen ☐
7. Patient akzeptiert ☐ / akzeptiert nicht ☐ die oben vorgesehene Behandlung
8. Patient lehnt jede weitere Diagnostik ☐ und/oder Therapie ☐ ab.
9. Folgende Angehörige sind über die Art und Prognose der Erkrankung informiert
   - a) Eltern ☐
   - b) Ehepartner/Lebensgefährte ☐
   - c) Kinder ☐
   - d) Sonstige ☐

Abb. 1. Vordruck zur Dokumentation des Aufklärungsgrades des Patienten (Abteilung für Pneumonologie der Universitätsklinik Homburg/Saar)

1. Abschlußbericht mit genauer histologischer Tumordiagnose unter Angabe des TNM-Stadiums, tumorrelevanter vorausgegangener Diagnostik, therapeutischen Überlegungen, endgültig durchgeführter Therapie, evtl. ergänzt durch Bronchoskopie- und thoraxchirurgischen Operationsbericht mit Histologie, Aufklärungsgrad des Patienten.
2. Prä- und postoperative Röntgen-Thoraxaufnahmen in 2 Ebenen, Lungenfunktionsprüfung mit Blutgasanalyse, EKG.

Abhängig von Tumorart und Ausbreitungsgrad sowie weiterer spezifisch onkologischer und pflegerischer Behandlungsbedürftigkeit kann die Nachsorge evtl. nur über einen erneuten (kurzen) *stationären* Aufenthalt erfolgen. Dies ist insbesondere bei Unverträglichkeit der zytostatischen Kombinationsbehandlung erforderlich, die in regelmäßigem Abstand (meist 3–4wöchig) nach individueller Verträglichkeit intravenös zu applizieren ist.

Als vorteilhaft erweisen sich gegenseitige Kenntnis von Patient, Arzt und Pflegepersonal, wenn die Weiterbehandlung jeweils auf der gleichen *Station* von Beginn an erfolgt. Hier sind Empfindlichkeit, Eigenart und Befürchtungen des Patienten bekannt und können entsprechend berücksichtigt werden. Denkbar ist jedoch auch eine Organisationsform, bei der die zytostatische Therapie *ambulant* durchgeführt wird. Dies ist aus Kostengründen im Rahmen der kassenrechtlichen Zulassung mit den jeweils zuständigen Kassenärztlichen Vereinigungen zu vereinbaren.

II. Ambulante Nachuntersuchung

Klinikbezogene Tumornachsorge im ambulanten Bereich wird vielerorts bereits seit Jahren aus Verantwortung gegenüber vorbehandelten Patienten bei fehlenden offiziellen Organen z.T. poliklinisch in Universitätskliniken praktiziert. Hierbei werden in eigenschöpferischer Weise klinikgebundene Organisationsformen gewählt, in denen mit dem vorhandenen Personalbestand von Ärzten, Pflegekräften und Sekretariaten gearbeitet werden muß.

Vorteilhaft ist es, wenn der zuständige Arzt die Patienten bereits aus stationärer Behandlungszeit kennt, da sich aus dem (eventuell veränderten) Aspekt des Patienten eine mögliche Tumorprogredienz oder Stabilisierung der Krankheit ablesen läßt.

III. Kurzstationäre Aufnahme

Klinikbezogene Nachsorge bei Tumorerkrankungen erfordert kompetente ärztliche Betreuung durch onkologisch erfahrene Klinikärzte, die das breite Spektrum der onkologischen Diagnostik, Therapie und Komplikationsmöglichkeiten überblicken. Als Kliniken eignen sich hierzu im Sinne *onkologischer Zentren* sogenannte Schwerpunktkrankenhäuser (MEURET et al. 1980) und *Universitätskliniken,* da hier die Primär- und weiterführende Diagnostik und Therapie erfolgt (DRINGS et al. 1982). Bekanntlich neigt ein Patient dazu, der Klinik im besonderen zu vertrauen, in der Diagnostik und bisherige Therapie durchgeführt wurden.

IV. Dokumentationsgerechte Frage- und Untersuchungsbögen

An möglichst standardisierten Daten über vorgedruckte *Frage- und Untersuchungsbögen* (ähnlich der abgebildeten Verlaufsdokumentation der SAKK, so-

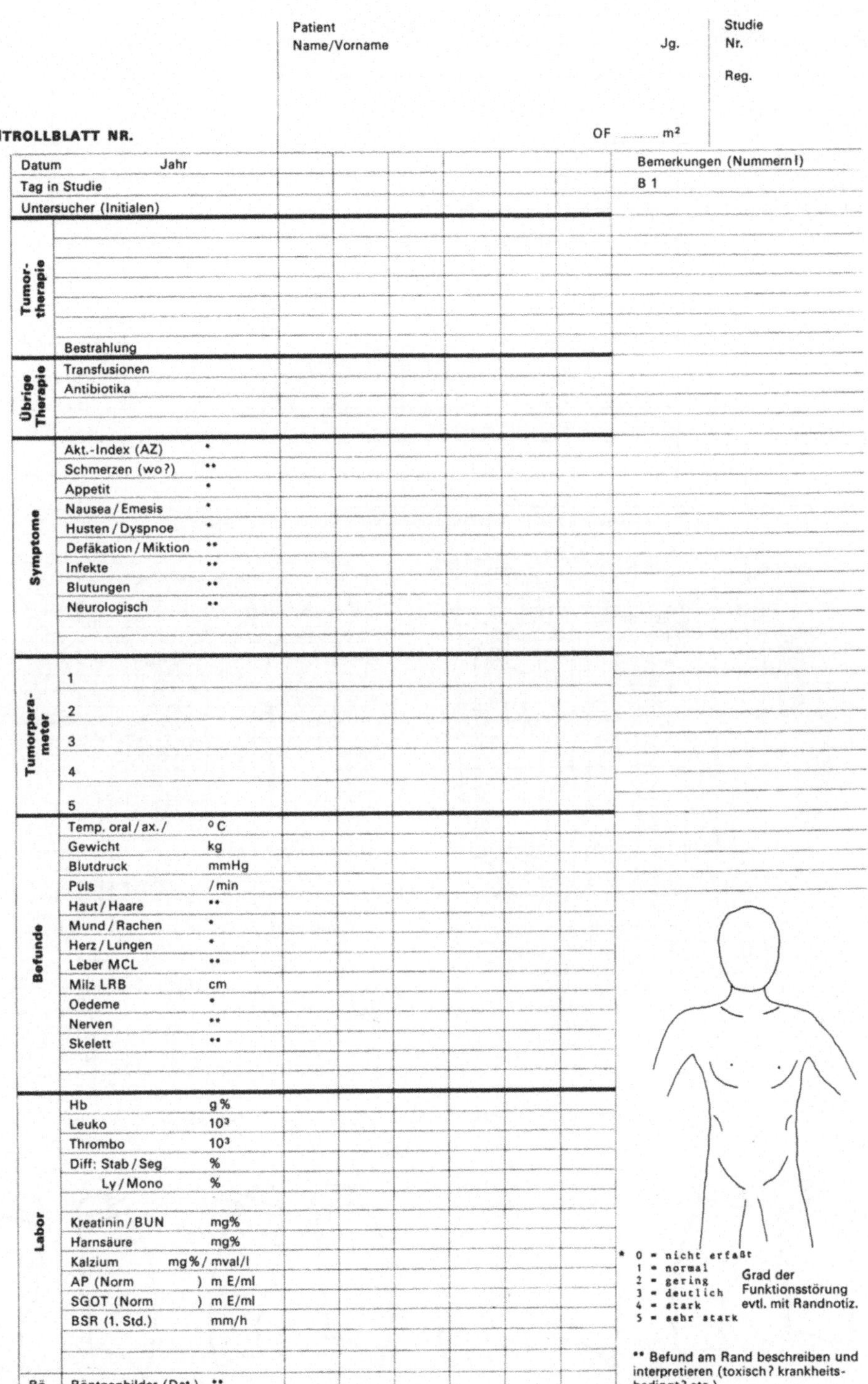

Patient
Name/Vorname Jg.

Studie
Nr.
Reg.

KONTROLLBLATT NR.

OF .... m²

Datum	Jahr							
Tag in Studie								
Untersucher (Initialen)								
Tumortherapie								
	Bestrahlung							
Übrige Therapie	Transfusionen							
	Antibiotika							
Symptome	Akt.-Index (AZ) *							
	Schmerzen (wo?) **							
	Appetit *							
	Nausea / Emesis *							
	Husten / Dyspnoe *							
	Defäkation / Miktion **							
	Infekte **							
	Blutungen **							
	Neurologisch **							
Tumorparameter	1							
	2							
	3							
	4							
	5							
Befunde	Temp. oral / ax. / °C							
	Gewicht kg							
	Blutdruck mmHg							
	Puls / min							
	Haut / Haare **							
	Mund / Rachen *							
	Herz / Lungen *							
	Leber MCL **							
	Milz LRB cm							
	Oedeme *							
	Nerven **							
	Skelett **							
Labor	Hb g%							
	Leuko 10^3							
	Thrombo 10^3							
	Diff: Stab / Seg %							
	Ly / Mono %							
	Kreatinin / BUN mg%							
	Harnsäure mg%							
	Kalzium mg% / mval/l							
	AP (Norm) m E/ml							
	SGOT (Norm) m E/ml							
	BSR (1. Std.) mm/h							
Rö	Röntgenbilder (Dat.) **							

Bemerkungen (Nummern!)
B 1

* 0 = nicht erfaßt
1 = normal
2 = gering
3 = deutlich
4 = stark
5 = sehr stark
Grad der Funktionsstörung evtl. mit Randnotiz.

** Befund am Rand beschreiben und interpretieren (toxisch? krankheitsbedingt? etc.)

Abb. 2

Abb. 2 u. 3. Verlaufsdokumentationsbögen der „Schweizerischen Arbeitsgruppe für klinische Krebsforschung“ (SAKK)

Name: ______________________ **Messblatt** Institution: ______________________

geb.: ________ Wohnort: ______________________ Studie-Nr. ________ ______________________

Unterschrift Chef:

Datum												
Tag in Studie												
1. Leber (ML/MCL)												
2. Milz (RB)												
3.												
4.												
5.												
6.												
7.												
Röntgenbilder:												
8.												
9.												
10.												

Alle Masse in 2 Durchmessern angeben. In Kolonne 1 Koordinaten angeben.

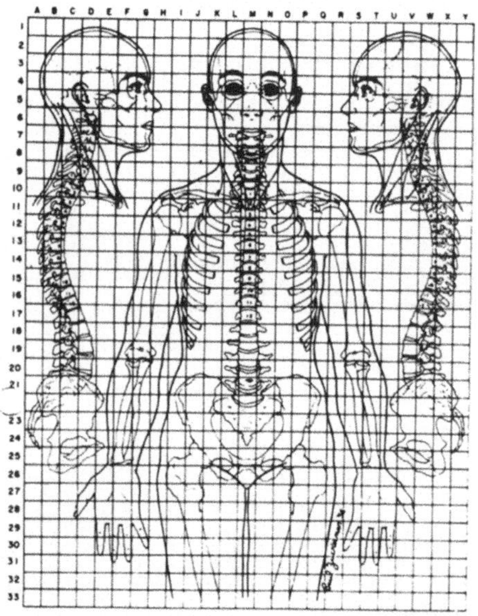

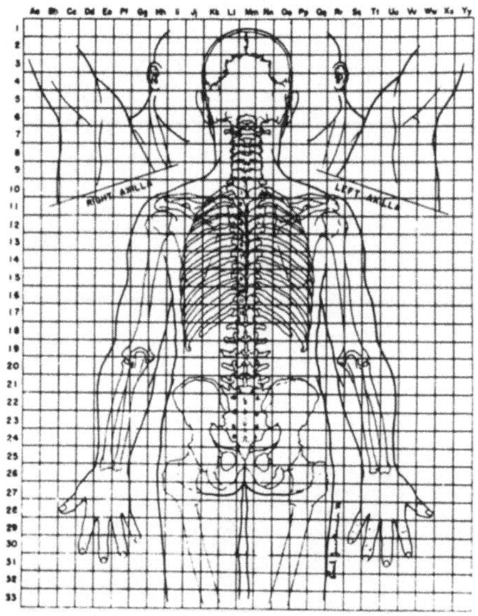

RIGHT AXILLA LEFT AXILLA

Rot: Lunge, Leber, Niere, ZNS **Grün:** Lymphknoten, Haut **Blau:** Skelett

Thoraxbilder:

1. 2. 3. 4.

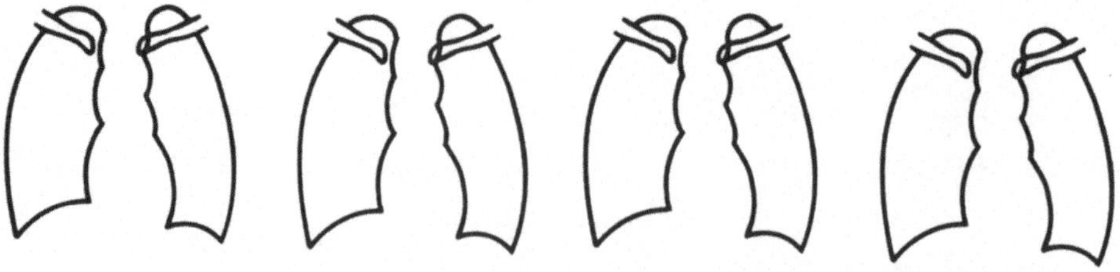

Datum: ________ Datum: ________ Datum: ________ Datum: ________

Abb. 3 (Legende s. S. 403)

Bundesarbeitsgemeinschaft für Rehabilitation

Ersterhebungsbogen

1. **Kennziffer** 1
2. **Erhebungsnummer** [1] 2
3. **Klinik-Nr.** 6
4. **Patienten-Nr.** 9
5. **Geburtsdatum** (Tag | Mon. | Jahr) 15
6. **Name (Geb.-Name)** 17
7. **Geschlecht** (1 = ♂, 2 = ♀) 18
8. **Herkunft** 19
9. **Fallkategorie** 20
10. **Aufnahmedatum** (Tag | Mon. | Jahr) 26
11. **Diagnose** (nach ICD) 31

11a. **1. Nebendiagnose** 36

11b. **2. Nebendiagnose** 41

12. **Follow-up** 42
    1 = normale Entlassung in ambulante Betreuung
    2 = Verlegung
    3 = gestorben

Anamnese

13. **Erste Beschwerden** (Dauer in Wochen)
    a) Leistungsminderung 44
    b) Schmerzen i. Brustkorb 46
    c) trockener Hustenreiz 48
    d) Appetitlosigkeit 50
    e) Gewichtsverlust 52
    f) Atemnot 54
    g) Blutbeimengung i. Sputum 56
    h) Fieber 58
    i) Oedeme 60
    j) andere Symptome: 61
    0 = keine; 1 = vorhanden

14. **Feinstein-Klassifizierung** (Stufen 1-5 verschlüsseln) 62

15. **Raucheranamnese**
    a) Raucher 0 = nein; 1 = Zigaretten; 2 = Zigarren; 3 = 1+2; 4 = Pfeife; 5 = 1+4; 6 = 2+4; 7 = 1+2+4; 9 = f.A. 63
    b) Menge pro Tag (3 Zigarren oder Pfeifen entsprechen 10 Zigaretten) 65
    c) Wieviele Jahre geraucht? 67
    d) Seit wievielen Jahren Nichtraucher? 69

16. **Berufliche Inhalationsnoxe** 0 = nein; 1 = ja
    a) Asbest 70
    b) Steinstaub 71
    c) organ. Lösungsmittel 72
    d) andere Noxen 73

17. **Chronische Bronchitis** 0 = nein; 1 = ja 74
    Seit wievielen Jahren? 76

18. **Tuberkuloseerkrankung** 0 = nein; 1 = ja 77

19. **Obstruktions-Pneumonitis** 0 = nein; 1 = ja 78

Abb. 4

Abb. 4–7. Dokumentationsgerechte Ersterhebungs-, Folge- und Abschlußbögen der Studie: „Klinisch manifestes Bronchialkarzinom“ der Bundesarbeitsgemeinschaft für Rehabilitation (BAR)

Untersuchungsbefunde

20. **Körpergröße** (in cm)	☐☐☐	81
21. **Körpergewicht** (in kg)	☐☐☐	84
22. **Leistungsfähigkeit** (Aktivitätsindex)	☐	85
23. **Diagnostik** 0 = nicht gemacht; 1 = ohne Befund; 2 = mit Befund		
a) Rö-Übersicht 2E	☐	86
b) Rö-Tomographie	☐	87
c) Bronchoskopie	☐	88
d) Lungenbiopsie	☐	89
e) Mediastinoskopie	☐	90
f) Pleurabiopsie	☐	91
g) Thorakotomie	☐	92
h) Leberszintigramm	☐	93
i) Knochenszintigramm	☐	94
j) Hirnszintigramm	☐	95
k) neurologisch auffällig? 0 = nein; 1 = ja; 9 = f.A.	☐	96
l) Lymphknotenbefall extrathorakal (nach Lokalisationsschlüssel)	☐☐☐☐☐	101
24. **Laborwerte**		
a) BSG (in mm n. W.)	☐☐☐ / ☐☐☐	107
b) Hb (in g %)	☐☐	109
c) Leuko (in Tausend)	☐☐	111
d) Kreatinin (in mg % x 10)	☐☐	113
e) GOT ((U/l)	☐☐☐☐	117
f) GPT (U/l)	☐☐☐☐	121
g) γ-GT (U/l)	☐☐☐☐	125
h) alkal. Phosphatase (U/l)	☐☐☐☐	129
i) Eisen (γ %)	☐☐☐	132
j) Kupfer (γ %)	☐☐☐	135
25. **Sitz und Ausdehnung**		
a) Lokalisation (nach Schlüssel)	☐☐☐☐☐	140
b) Seite: 1 = rechts; 2 = links; 3 = Mitte	☐	141
c) Primärtumor: 1 = zentral; 2 = peripher; 3 = unsicher	☐	142
d) Lymphknoten: 0 = keine; 1 = deutlich; 3 = unsicher	☐	143
e) Fernmetastasen: 0 = keine; 3 = Verdacht	☐	144
f) TC NC MC-Formel	T ☐☐ N ☐☐ M ☐☐	150
26. **Histologie** (nach ICD-O)	☐☐☐☐☐	155
27. **Immunreaktion** (Tuberkulin-Test 10 TE) in mm	☐☐	157
28. **Aufklärung des Patienten** 0 = nicht; 1 = teilweise; 2 = voll	☐	158

Meldung nach Heidelberg am ....

Gruppe: ....

Medikation: ....

....
Arzt

Abb. 5 (Legende s. S. 405)

Bundesarbeitsgemeinschaft für Rehabilitation

Folgebogen

1. **Kennziffer** 1
2. **Erhebungsnummer** 2 2
3. **Klinik-Nr.** 6
4. **Patienten-Nr.** 9
5. **Geburtsdatum** (Tag | Mon. | Jahr) 15
6. **Name (Geb.-Name)** 17
7. **Geschlecht** (1 = ♂, 2 = ♀) 18
8. **Herkunft** 19
9. **Fallkategorie** 20
10. **Untersuchungsdatum** (Tag | Mon. | Jahr) 26
11. **Diagnose** 31

11a. **1. Nebendiagnose** 36

11b. **2. Nebendiagnose** 41

12. **Follow-up** 42
    1 = normale Entlassung
    2 = Verlegung; 3 = gestorben

Sehr geehrte Frau Kollegin! Sehr geehrter Herr Kollege!
Wir möchten Ihnen hiermit über die Nachuntersuchung des o. g. Patienten berichten.

13. **Beschwerden** 0 = keine; 1 = gering; 2 = deutlich; 3 = stark; 4 = sehr stark; 9 = nicht erfaßt

a) Leistungsminderung	f) Blutbeimengung i. Sputum	a) 43	f) 48
b) Schmerzen	g) Fieber	b) 44	g) 49
c) Hustenreiz	h) Oedeme	c) 45	h) 50
d) Appetitlosigkeit	i) andere Symptome	d) 46	i) 51
e) Atemnot	j) subj. Befinden 1 = deutlich gebessert; 2 = gebessert; 3 = unverändert; 4 = langsam verschlechtert; 5 = rasch/stark verschlechtert	e) 47	j) 52

14. **Befunde** 1 = ohne Befall; 2 = mit Befall; 3 = mit Zunahme des Befalls; 4 = Rückgang; 9 = nicht erhoben

a) Rö.-Übersicht Thorax	e) Leberszintigramm	a) 53	e) 57
b) Rö.-Tomographie Hilus	f) Hirnszintigramm	b) 54	f) 58
c) Bronchoskopie	g) Pneumonitis	c) 55	g) 59
d) Lymphknoten	h) Knochenszintigramm	d) 56	h) 60

Immunreaktion (Tuberkulintest 10 TE) ⌀ in mm 62

Leistungsfähigkeit (Aktivitätsindex nach Schlüssel) 63

Körpergewicht (in kg): 66

Sonstige Befunde: 67

15. **Laborwerte**
    a) BSG (in mm n. W.) / 73
    b) Hb (in g %) 75
    c) Leuko (in Tausend) 77
    d) Kreatinin (in mg % x 10) 79
    e) GOT ((U/l) 83
    f) GPT (U/l) 87
    g) γ-GT (U/l) 91
    h) alkal. Phosphatase (U/l) 95
    i) Eisen (γ %) 98
    j) Kupfer (γ %) 101

16. **Medikamenteneinnahme** 1 = regelmäßig; 2 = nicht ganz regelmäßig; 3 = lückenhaft; 4 = abgeschlossen 102
17. **Karnofsky-Kategorie** (siehe Schlüssel): 105
18. **Weitere veranlaßte Therapie** 0 = keine; 1 = Strahlentherapie; 2 = Chemotherapie; 3 = andere Therapie 106
19. **Therapievorschläge** ....

....
Arzt

Abb. 6 (Legende s. S. 405)

Bundesarbeitsgemeinschaft für Rehabilitation

Abschlußbogen

1. **Kennziffer** [ ] 1
2. **Erhebungsnummer** [3] 2
3. **Klinik-Nr.** [ ][ ][ ][ ] 6
4. **Patienten-Nr.** [ ][ ][ ] 9
5. **Geburtsdatum** Tag | Mon. | Jahr [ ][ ][ ][ ][ ][ ] 15
6. **Name** [ ][ ] 17
7. **Geschlecht** (1 = ♂, 2 = ♀) [ ] 18
8. **Herkunft** [ ] 19
9. **Fallkategorie** [ ] 20
10. **Abschlußdatum** Tag | Mon. | Jahr [ ][ ][ ][ ][ ][ ] 26

11. **Diagnose** [ ][ ][ ][ ][ ] 31

11a. **1. Nebendiagnose** [ ][ ][ ][ ][ ] 36

11b. **2. Nebendiagnose** [ ][ ][ ][ ][ ] 41

12. **Abschluß** [ ] 42
    1 = Studie abgeschlossen
    2 = vermißt
    3 = verstorben

13. **Grund für den Abschluß der Studientherapie:** [ ] 43
    1 = andere spezifische Therapie
    2 = Abbruch der Medikamentenverordnung
    3 = Abbruch der Medikamenteneinnahme
    4 = Abbruch durch Hausarzt
    5 = Tod des Patienten
    8 = Sonstiges

14. **Todesdatum:** (entfällt = 99 99 99) Tag | Mon. | Jahr [ ][ ][ ][ ][ ][ ] 49

15. **Todesursache:** [ ] 50
    0 = entfällt; 1 = tumorbedingt; 2 = andere Ursache; 9 = unbekannt

16. **Sektion:** [ ] 51
    0 = nein; 1 = ja; 9 = f.A.

17. **Zeitraum der Studientherapie** (in Wochen): [ ][ ][ ] 54

18. **Überlebenszeit ab Studienbeginn** (in Wochen): [ ][ ][ ] 57

19. **Therapieerfolg insgesamt:** (Keine Besserung = 000)
    Befinden subjektiv gebessert, wie lange? (Angabe in Wochen): [ ][ ][ ] 60
    Tumorbefund objektiv gebessert, wie lange? (Angabe in Wochen): [ ][ ][ ] 63

20. **Therapieerfolg beurteilt durch:** .... [ ] 64
    Arzt

Abb. 7 (Legende s. S. 405)

wie dem von uns mit Dold erarbeiteten Ersterhebungs-, Folge- und Abschlußbögen in Therapiestudien der Bundesarbeitsgemeinschaft für Rehabilitation (s. Abb. 2–7), sind ärztlicherseits zu erheben.

C. Tumorrezidivdiagnostik und -therapie

Im Bedarfsfall ist bei *Tumorrezidivverdacht* eine Re-Bronchoskopie zu veranlassen. *Halbjährlich* und bei Hinweisen für mögliche Metastasen sind nichtinvasive diagnostische Verfahren zu wiederholen wie Szintigramme von Hirn, Knochen, abdominelle Sonographie und gezielte Computertomographie.

Differentialdiagnostisch gegenüber einem möglichen lokalen Tumorrezidiv sind bronchoskopisch neben Atelektasenbildung (Lumenverlegung durch Sekret oder Tumor?) unproduktiver ständiger Reizhusten und Hämoptoe abzuklären. Hierbei finden sich häufig ins Bronchiallumen hineinragendes, evtl. frei flottierendes Nahtmaterial und Fadengranulome, die zu extrahieren sind mit ergänzender histologischer Untersuchung. Ein lokales Tumorrezidiv nach (Bi)lobektomie läßt sich gelegentlich (bei sonstiger Metastasenfreiheit), falls lungenfunktionell vertretbar, nachresezieren. Andernfalls empfiehlt sich eine Hochvoltbestrahlung.

D. Metastasendiagnostik und -therapie

Neu auftretende Beschwerden mit organbezogener Symptomatik können Hinweise für sich entwickelnde *Metastasen* sein, die fachbezogener Abklärung bedürfen.

1. Hirnmetastasen können sich äußern in lokalisiertem oder diffusem Kopfschmerz, Seh-, Koordinations- und Gangstörungen mit belastungsunabhängigem Schwindel, passagerem oder dauerhaftem apoplektiformem Bild mit Paresen, Jackson-Anfällen, Atemstörungen bis zum möglichen Atemstillstand. Der Versuch einer Hochvoltbestrahlung bei strahlensensiblem Primärtumor kann gemacht werden. Meistens läßt sich nur das die Symptomatik verstärkende Hirnödem behandeln (Corticoide, Saliuretika).
2. Knochenschmerzen, lokalisiert oder ubiquitär, sind auch bei fehlender radiologischer oder szintigraphischer Nachweisbarkeit neben möglichen funktionell-muskulären Störungen infolge Fehlhaltung häufig metastasenbedingt. Eine zytostatische Therapie erhärtet bei Beschwerdelinderung die Vermutungsdiagnose. Orthopädisch versorgt werden können durch osteosynthetische Eingriffe (Endoprothese, Verplattung, Nagelung mit Versteifung von Gelenken) tragende, frakturgefährdete Skelettpartien, evtl. ergänzt durch lokale Bestrahlung.
3. Cholestase insbesondere mit tastbarem Leberbefund und Ascites weist auf intrahepatische und Leberhilusmetastasen mit Peritonealkarzinose hin. Ab-

dominelle Sonographie, Ascitesprobe- bzw. Entlastungspunktion mit zytologischer Auswertung beweisen evtl. diese Annahme. Abhängig von Allgemein-, Kräfte-, Bewußtseinszustand und Lebenserwartung sowie Lokalisation der Cholestaseursache kommen therapeutisch bevorzugt endoskopische Verfahren in Frage (retrograde duodenoskopische transpapilläre Gallengangsdrainage, perkutane intrahepatische Gallengangsdrainierung).

4. Lokalisierte Ödemneigung der Extremitäten kann durch tumoröse Lymphknoteninfiltration mit Lymphödem oder venöse Stase infolge Abflußbehinderung, aber auch durch subkutane Induration nach vorausgegangener Hochvoltbestrahlung verursacht sein.

E. Therapie in der Nachsorge

Nach Lungenresektion (Lobektomie, Bilobektomie, Pneumonektomie) sind die Restlungen auch nach Sistieren des Inhalationsrauchens aufgrund der Vorschädigung weiterhin störanfällig mit jetzt jedoch stärkergradiger Vitalgefährdung. Es empfiehlt sich daher als Medikation bei fortbestehender chronisch obstruktiver Bronchitis der kontinuierliche Einsatz von Bronchospasmo- und -sekretolytika. Bei Hinweisen auf einen Bronchialinfekt oder eine Retentions-Pneumonie ist eine frühzeitige breitbandantibiotische Behandlung vorzunehmen.

Vertebrale tumorbedingte Schmerzen mit segmentaler Ausstrahlung können gelegentlich durch oberflächliche Infiltration von Lokalanaesthetika oder unterschwellige Reizstrombehandlung über epikutan aufgelegte Elektroden gelindert werden. Bei medikamentös nicht beherrschbaren *Schmerzen* infolge Skelettmetastasen und Infiltration von Nervenbahnen (Plexus cervicalis und brachialis) kann durch neurochirurgische Eingriffe (Laminektomie, Chordotomie) eine Linderung erreicht werden, wobei die Komplikationsrate (Parese, Kreislaufschock) hervorzuheben ist.

F. Behandlungsmethoden außerhalb der Schulmedizin

Die Methoden der Diagnostik und Behandlung der „*Schulmedizin*" unterscheiden sich von denen der „*Nichtschulmedizin*" dadurch, daß sie bewiesen bzw. nachprüfbar sind. Das schließt nicht aus, daß auch Methoden der Nicht-Schulmedizin nützlich sein können. Wegen des (noch) nicht erbrachten Beweises ihres Nutzens kommen sie jedoch grundsätzlich nur nach Ausschöpfung der schulmedizinischen Verfahren in Betracht, so bei nicht durchführbarer bzw. erfolgloser operativer Therapie, Radiotherapie oder zytostatischer Therapie. Voraussetzung ist ferner, daß allfällige Nebenwirkungen in einem vernünftigen Verhältnis zu dem zu erwartenden Therapieerfolg stehen. Grundsätzlich ist jedoch zu fordern, daß die zahlreichen nichtschulmedizinischen Behandlungsmethoden möglichst einer objektiven Prüfung auf Wirkung und Nebenwirkungen unterzogen werden. Bis dahin können wir jedoch diese Therapieformen den oft verzweifelt nach Behandlungsmöglichkeiten suchenden Patienten nicht einfach vorenthalten, weil objektive Prüfungsergebnisse noch nicht bekannt sind bzw. angestrebt wurden.

G. Soziales Umfeld, Untersuchungsabstände

Patienten *ohne familiären Anhang und Betreuungsmöglichkeit* (Ehefrau, Lebenspartner, Kinder) bedürfen der besonderen ärztlichen Zuwendung und organisatorischen Hilfe. Kontakt sollte hergestellt werden zu Sozialämtern und Rotem Kreuz, die Hilfsbedürftigen in der Pflege ausgebildete Personen (Sozialstation) sowie Sozialhilfe vermitteln.

Zu denken ist auch an eine Nachsorgebehandlung in Rehabilitationskliniken. Schwerbehindertenausweise werden über die regionalen Versorgungsämter beantragt (s. Kapitel X., S. 208, Teilband IV/4A).

Patienten mit Malignomen insbesondere der Lungen werden in der Regel von der Krankenkasse nach einer gewissen Genesungszeit bedrängt, einen Antrag auf *Zeitberentung* zu stellen (üblicherweise auf 2 Jahre begrenzt), um von der weiteren Zahlungsverpflichtung (Krankentagegeld) entlastet zu werden. Der zeitliche Ablauf wird dann zeigen, ob eine Dauerinvalidisierung oder aber auch Wiederaufnahme der Arbeit zu befürworten ist. Gleiches gilt für Patienten in Vollremission mit kleinzelligem Bronchialkarzinom und im Gesunden Operierte, die ihre bisherige Arbeit wieder aufnehmen wollen, solange auf körperlich belastende Tätigkeit verzichtet wird. Das Empfinden, sozial wieder voll integrationsfähig zu sein, führt zur Relativierung und Akzeptanz des zunächst verdrängten Krankheitsgeschehens mit folgender Psychostabilisierung.

Mit zeitlichem Abstand zum kurativ durchgeführten operativen Eingriff oder zur Strahlentherapie können die *Untersuchungsabstände* im Rahmen der Nachsorge verlängert werden auf schließlich *jährliche* Kontrollen, da die Möglichkeit eines Rezidivs oder von auftretenden Metastasen bei Wohlbefinden ständig geringer wird.

Tabellarisch werden schließlich die im klinischen Alltag bewährten Nachsorgeuntersuchungen in zeitlicher Folge aufgeführt (Tabellen 1 u. 2).

Literatur

Drings P, Lüllig H, Manke HG, Vogt-Moykopf J (1982) Nachsorge bei Bronchialkarzinomen. Dtsch Aerzteblatt 10:1982

Illiger HJ, Hartlapp JH (1978) Aufgaben und Konzepte der Tumornachsorge aus der Sicht des Klinikers. In: Illiger HJ (Hrsg) Aufgaben und Konzepte der Tumornachsorge. Ed Lilly, Klinik und Forschung 5, Bad Homburg

Meuret G, Mende S, Bleicher F (1980) Internistische Onkologie im regionalen Krankenhaus. Dtsch Aerzteblatt 50:2971–2974

Regitz E (1979) Klinische Nachsorge des Bronchialkarzinoms. In: Trendelenburg F (Hrsg) Thoraxkrankheiten, 4. Kongreß Süddtsch. Gesellschaft für Pneumologie und Tuberculose, 24.–27. Mai 1979. Hippokrates 9:143–150

O. Rehabilitation

I. Rehabilitation der Patienten mit Bronchialkarzinom aus internistischer Sicht

P. DRINGS

Mit 1 Abbildung und 3 Tabellen

Die Rehabilitation eines Tumorpatienten schließt medizinische, soziale und berufliche Maßnahmen ein. Sie hat folgende Ziele (STAUDER 1982; SCHMIDT 1981):

1. Senkung der Beschwerdesymptomatik
2. Verringerung der Komplikationen und der Mortalität
3. Verbesserung der Krankheitsprognose und der Lebensqualität
4. Bei konsequenter häuslicher Versorgung Verringerung der Krankenhausaufenthalte
5. Senkung der Arbeitsunfähigkeitszeiten
6. Verbesserung der beruflichen und sozialen Integration
7. Verminderung der Abhängigkeit von Familie und Öffentlichkeit
8. Kompensation irreparabler Folgezustände durch noch vorhandene Funktionsmöglichkeiten des Organismus
9. Hilfe zum Lebenlernen mit der Dauerbehinderung oder einer chronischen Krankheit.
10. Verminderung der Folgen einer vorangegangenen Therapie

A. Einflüsse auf die Rehabilitation

I. Prognose

Infolge der schlechten Prognose des Bronchialkarzinoms und des hohen Durchschnittsalters der Patienten (Abb. 1) sind die Möglichkeiten der Rehabilitation für diese Patientengruppe im Vergleich zu Patienten mit anderen Tumoren besonders ungünstig. Nur bei 20–30% aller Patienten mit einem nicht-kleinzelligen Bronchialkarzinom ist eine potentiell kurative chirurgische Therapie möglich. Die primäre Radiotherapie führt nur bei wenigen Patienten – etwa 6% (BLEEHEN 1980), zur Heilung. Somit kommen für die Mehrzahl der Patienten nur palliative Therapiemaßnahmen in Frage. Dementsprechend ist die Überlebensdauer der Patienten nur sehr gering. Wenn keine therapeutischen Möglichkeiten mehr anwendbar sind, beträgt die zu erwartende Überlebensdauer der Patienten nur wenige Wochen bis Monate (HYDE 1965).

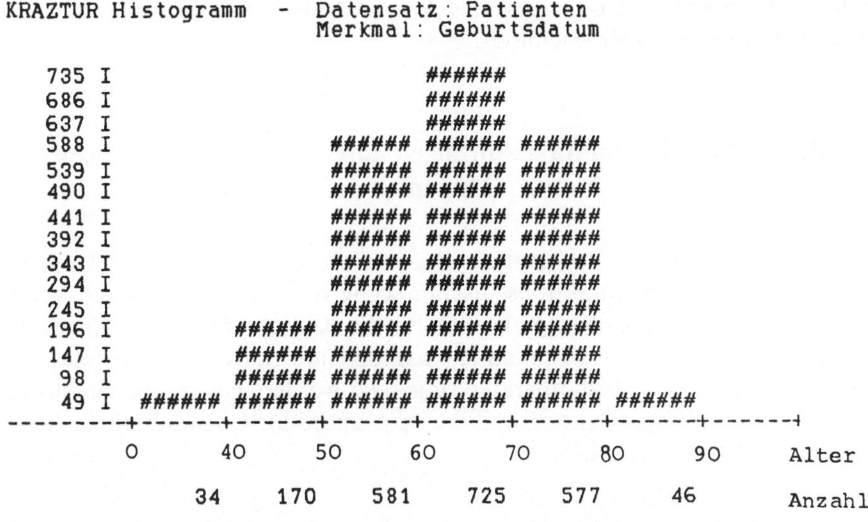

Abb. 1. Altersverteilung von 2133 Patienten mit Bronchialkarzinom, diagnostiziert in den Jahren 1979–1982 im Krankenhaus Rohrbach, Klinik für Thoraxerkrankungen der LVA-Baden, Heidelberg. Median: 61 Jahre: Minimum 24 Jahre 9 Monate; Maximum 86 Jahre 1 Monat

Nach erfolgreicher Chemotherapie leben Patienten mit nichtkleinzelligem Bronchialkarzinom im Durchschnitt 12–16 Monate (DRINGS et al. 1983; GRALLA et al. 1981; LONGEVAL u. KLASTERSKY 1982). Für diese Patienten bestünde prinzipiell die Möglichkeit zur Anwendung rehabilitativer Maßnahmen. Sie müssen jedoch in das Chemotherapieprogramm integriert werden.

Günstiger stellte sich im Verlauf der letzten Dekade die Situation beim kleinzelligen anaplastischen Bronchialkarzinom dar, denn die Überlebensdauern der Patienten konnten im Stadium limited disease auf durchschnittlich 12–18 Monate, also um den Faktor 4 erhöht werden. 20% der Patienten, welche eine komplette Remission erreichten, leben nach 2 Jahren noch rezidivfrei und sind als potentiell geheilt zu betrachten (LIVINGSTON 1981). Unter allen Patienten nach Chemotherapie und Radiotherapie eines Bronchialkarzinoms stellen sie für die Rehabilitation die ideale Zielgruppe dar.

II. Lebensalter

Das Durchschnittsalter der Patienten beträgt nach eigenen Untersuchungen 61 Jahre (Abb. 1). Bedingt durch dieses hohe Durchschnittsalter der Patienten ist mit einer Multimorbidität zu rechnen. Viele Patienten leiden zusätzlich an kardiovaskulären Erkrankungen sowie chronisch-obstruktiven und chronisch restriktiven Lungenerkrankungen. Bei vielen Patienten treten außerdem Stoffwechselerkrankungen wie Diabetes mellitus, Fettstoffwechselstörungen und Hyperurikämie mit ihren bekannten Komplikationen auf. Diese Multimorbidität schränkt ganz erheblich die medizinischen Rehabilitationsmaßnahmen ein. Eine berufliche Reintegration ist wegen des Alters der Patienten häufig nicht mehr erforderlich, möglich oder erwünscht.

III. Pulmonale Funktionsstörungen durch eine vorangegangene Therapie

Die primäre Therapie des Bronchialkarzinoms führt zu einer vorübergehenden oder permanenten Funktionseinschränkung der Lungen. Dies gilt sowohl für die chirurgische Behandlung als auch für die Radiotherapie. Die Chemotherapie kann, wenn die Lunge potentiell schädigende Substanzen, besonders in Kombination mit einer Radiotherapie eingesetzt werden, eine Funktionsstörung verursachen. Die Folgen einer Radiotherapie und/oder Chemotherapie sind in der Tabelle 1 zusammengefaßt.

Tabelle 1. Folgen nach Radiotherapie des Bronchialkarzinom, evtl. verstärkt durch die Kombination von Radiotherapie und Chemotherapie

1. Lungenfibrosen
2. Kardiomyopathien
3. Pericarderguß
4. Myelopathie
5. Ösophagitis, Pharingitis (Ösophagusstrikturen)

B. Medizinische Rehabilitation

Durch rehabilitative Maßnahmen können die Ventilation und die Bronchialdrainage wirkungsvoll verbessert werden. Diese Therapie sollte bereits vor der geplanten tumorspezifischen Behandlung beginnen (DeLisa 1981; Dietz 1969; Hinterbuchner 1978). Die Patienten müssen das Rauchen einstellen. Die häufig den Tumor begleitende chronische Bronchitis wird prätherapeutisch durch eine Inhalationsbehandlung und die Gabe von Bronchodilatatoren günstig beeinflußt. Eine eitrige Bronchitis wird mit Antibiotika behandelt. Eine besondere Rolle nimmt das Atemübungsprogramm ein, welches die Zwerchfellexkursionen verbessert, die Atemarbeit vermindert und den Gasaustausch erleichtert (Lertzmann u. Cherniack 1976; Petty 1975). Es ist sehr sinnvoll, den Patienten in diesen Atemübungen zu unterweisen, wenn noch kein postoperativer Schmerz besteht oder die Belastungen der Radiotherapie eingesetzt haben.

Die medizinischen Rehabilitationsmaßnahmen beim Patienten mit Bronchialkarzinom unterscheiden sich nicht von denen anderer chronisch Lungenkranker mit obstruktiver oder restriktiver Ventilationsstörung. Eine pulmonale Rehabilitation ist definiert als individuell ausgerichtetes multidisziplinäres Programm bestehend aus Diagnose, Therapie, emotionaler Zuwendung und Unterrichtung mit dem Versuch, die Physio-Psychopathologie der Lungenerkrankung zu stabilisieren oder zu verbessern und dem Patienten die bestmögliche funktionelle Kapazität zu erhalten bzw. wieder zurückzugeben (HODGKIN 1981). Pulmonale Rehabilitation bedeutet damit für den Patienten die Wiederherstellung einer guten respiratorischen Funktion. Die Rehabilitation verfolgt 2 Prinzipien:

1. Die Kontrolle und Verbesserung der Symptome und pathophysiologischen Komplikationen
2. Eine Unterweisung des Patienten, sich im täglichen Leben mit seiner begrenzten ventilatorischen Kapazität einzurichten.

I. Teile der pulmonalen Rehabilitation

1. Allgemeine Faktoren

Nicht nur für die primäre Therapie, sondern auch für die Rehabilitation des Tumorpatienten sind einige allgemeine Maßnahmen von entscheidender Bedeutung. Hierzu zählen: das Aufgeben des Rauchens, denn dadurch erreicht man eine Verbesserung des Appetits und des Allgemeinbefindens, eine Verminderung der Sputumproduktion und des Hustens, eine Verminderung der Dyspnoe und Verbesserung der Lungenfunktion (BUIST et al. 1976). Besondere Beachtung bedarf die Ernährung des Patienten. Bedingt durch seine Krankheit und die Therapie leidet er häufig unter einer Anorexie und Übelkeit. Eine gut ausgewogene protein- und vitaminreiche Diät verhindert einen Gewichtsverlust, verbessert den Allgemeinzustand und erhöht die Toleranz gegenüber therapeutischen Maßnahmen. Übergewichtige Patienten können durch eine Gewichtsreduktion die Atemarbeit vermindern.

Die begleitende obstruktive Lungenerkrankung wird medikamentös mit Sympathikomimetika, Glukokortikoiden, evtl. Antibiotika, die Herzinsuffizienz mit Diuretika und Digitalis therapiert.

2. Spezielle therapeutische Maßnahmen zur Verbesserung der Lungenfunktion

Eine Aerosol-Therapie, eine intermittierende Überdruckbeatmung und eine Sauerstoffbeatmung sind allgemein in der Behandlung von Patienten mit chronisch obstruktiven Lungenerkrankungen bewährt. Sie erleichtern dem Patienten mit Bronchialkarzinom seine Beschwerden, wenn sie mit einem obstruktiven Atemwegssyndrom verbunden sind.

Atemübungen ermöglichen es ihm, die Dyspnoe durch eine Verlangsamung der Atmung zu reduzieren, die alveoläre Ventilation und den Gasaustausch zu verbessern und die Atemmuskulatur zu schonen (Tabelle 2).

Wenn das Bronchialkarzinom von einer chronischen eitrigen Bronchitis, evtl. sogar von Bronchiektasen begleitet wird, ist eine konsequente Drainage der Atemwege für die Erhaltung der Atemfunktion von entscheidender Bedeutung.

Tabelle 2. Physiologischer Gewinn einer Übungsbehandlung bei Patienten mit chronisch obstruktivem Atemwegssyndrom, zusammengestellt von HODGKIN (1981)

1. Erhöhung der Sauerstoffaufnahme des Gewebes	6. Verminderung des Laktatspiegels im Blut bei vorgegebener Belastung.
2. Verbesserung des Verhältnisses von Ventilation und Perfusion in der Lunge	7. Verminderung der Herzfrequenz in Ruhe und bei Belastung
3. Erhöhung der maximalen Sauerstoffaufnahme	8. Erhöhung der mechanischen neuromuskulären Effizienz
4. Verminderung der Sauerstoffaufnahme bei vorgegebener Belastung	9. Verbesserung der Muskelkraft
5. Verminderung des Atemminutenvolumens bei vorgegebener Belastung	10. Verminderung des Herzminutenvolumens bei vorgegebener submaximaler Arbeit

Tabelle 3. Vorteile einer pulmonalen Rehabilitation, zusammengestellt von HODGKIN (1981)

1. Verbesserung der Symptome (Dyspnoe, Husten, Sputum)
2. Verminderung von Angst und Depressionen, Verbesserung des Allgemeinbefindens
3. Verkürzung des Krankenhausaufenthaltes
4. Verbesserung der körperlichen Belastbarkeit
5. Erhalten oder Wiedererlangen der Arbeitsfähigkeit
6. Verbesserung der Fähigkeit, den täglichen Aktivitäten nachzugehen.

Dies gilt auch für Patienten mit einem Alveolarzellkarzinom, welches in der Regel große Sputummengen produziert. Durch Thoraxperkussion und -vibration verbunden mit Inhalation von Bronchodilatatoren gelingt es, das Sputum zu lösen und die Beschwerden zu lindern.

Diese lokalen Maßnahmen sollten soweit wie möglich durch eine allgemeine Übungsbehandlung ergänzt werden. Bei schwerer Dyspnoe ist eine unterstützende Sauerstoffatmung (2–4 l pro min) indiziert.

Wegen der genannten ungünstigen Faktoren liegen bisher für das Bronchialkarzinom keine Ergebnisse vor, die einen signifikanten Einfluß dieser Maßnahmen auf die Überlebensdauer der Patienten belegen. Für die Patienten mit chronisch obstruktivem Atemwegssyndrom allein ist eine Verbesserung der Symptome, Steigerung der Aktivität der Patienten und Abnahme der Krankenhausbehandlungstage belegt (Tablelle 3) (HODGKIN 1981). Es ist zu erwarten, daß dieser Effekt auch bei Patienten mit Bronchialkarzinomen erreichbar ist, wenn die Maßnahmen konsequent angewandt werden.

II. Besondere Probleme der Rehabilitation im Stadium der Metastasierung

Das Bronchialkarzinom metastasiert bevorzugt in die regionalen Lymphknotenstationen, die Leber, das Skelett, das Hirn und den Retroperitonealraum. Manifestationen im Hirn und Skelett können der Rehabilitation spezielle Aufgaben stellen.

1. Hirnmetastasen

Eine Metastasierung in das Gehirn kann eine intellektuelle Beeinträchtigung des Patienten, Bewegungsstörungen und eine Verminderung der allgemeinen Aktivität bedingen. Unter Berücksichtigung der besonderen individuellen Prognose soll nach Möglichkeit sofort ein Rehabilitationsprogramm eingeleitet werden. Hierzu gehören aktive und passive Bewegungsübungen, evtl. Sprachübungen. Man versucht, bettlägerige Patienten soweit zu mobilisieren, daß sie selbständig sitzen und vielleicht auch kurze Strecken gehen können.

2. Skelettmetastasen

Metastasen in der Wirbelsäule können zur spinalen Kompression führen. Es drohen Paraparesen und Paraplegien. Diese bedürfen in Abhängigkeit von der individuellen Prognose zusätzlich zur medizinischen Therapie einer sofortigen Rehabilitation, die in erster Linie aus krankengymnastischen Maßnahmen besteht. Blasen- und Mastdarmstörungen sind zu beachten.

Pathologische Frakturen an den Extremtitäten können rasch und mit gutem palliativen Effekt chirurgisch versorgt werden. Es gelingt dadurch, unterstützt durch die ergänzende krankengymnastische Behandlung, den Patienten rasch wieder zu mobilisieren.

C. Berufliche Rehabilitation

Die Möglichkeiten einer beruflichen Rehabilitation beim Bronchialkarzinom sind nach Radiotherapie und Chemotherapie wegen der ungünstigen Prognose der Patienten noch schlechter als nach primärer chirurgischer Therapie. Eine Ausnahme bilden lediglich Patienten mit langanhaltender kompletter Remission nach Chemo/Radiotherapie eines kleinzelligen Bronchialkarzinoms. Sie sollten nach Möglichkeit wieder in ihren alten Beruf integriert oder entsprechend ihrer Begabung und Leistungsfähigkeit umgeschult werden.

D. Psycho-soziale Rehabilitation

Die psychische Betreuung eines Patienten und seiner Familie bereits während der Therapie und in der Phase der Nachsorge ist ein wesentlicher Bestandteil aller rehabilitativen Maßnahmen. Sie wird im Kapitel X (Teilband A) gesondert behandelt und deshalb an dieser Stelle nicht speziell diskutiert.

Literatur

Bleehen NM (1980) Management of inoperable squamous cell, adeno- and large cell carcinoma. In: Hansen HH, Rorth M (eds) Lung cancer 1980. Excerpta Medica, Amsterdam Oxford Princeton, pp 93–112

Buist AS, Sexton GJ, Nagy JM (1976) The effect of smoking cessation and modification on lung function. Am Rev Respir Dis 114:115–122
DeLisa JA, Miller RA, Melnick RR, Mikulic MA (1982) Rehabilitation of the cancer patient. In: DeVita VT Jr, Hellman S, Rosenberg FA (ed) Cancer principles and practice of oncology. Lippincott, Philadelphia Toronto, pp 1730–1763
Dietz JH Jr (1969) Rehabilitation of the cancer patient. Med Clin North Am 53:607–624
Drings P, Stiefel P, Kleckow M, Manke HG, Queißer W, Abel U, Schmitteckert H (1983) Ifosfamide combination chemotherapy in non-small cell lung cancer. In: Brock N, Brunner K (eds) Oxazaphosphorine-Safety and therapeutic potential. In: Spitzy KH, Karrer K (eds) Proceedings 13th International Congress of Chemotherapy, Vienna 28th August to 2nd September. 1983, pp 210/33–210/39
Gralla RJ, Casper ES, Kelsen DP, Braun DW Jr, Dukemann ME, Martini N, Young CW, Golbey RB (1981) Cisplatin and vindesine combination chemotherapy for advanced carcinoma of the lung: a randomized trial investigating two dosage schedules. Ann Intern Med 95:414–420
Hinterbuchner C (1978) Rehabilitation of physical disability in cancer. NY State J Med 78:1066–1069
Hodgkin JE (1981) Pulmonary rehabilitation. In: Simmonds DH (ed) Current pulmonology, vol II. Wiley, New York, pp 361–380
Hyde LJ, Yee R, Wilson M, Pattno ME (1965) Cell type and the natural history of lung cancer. JAMA 193:140–142
Lertzmann MM, Cherniack RM (1976) Rehabilitation of patients with chronic obstructive pulmonary disease. Am Rev Respir Dis 114:1145–1165
Livingston RB (1981) Small cell lung carcinoma – recent advances and current challenges. In: Carter SK, Sakurai Y, Umizawa H (eds) New drugs ind cancer chemotherapy. recent results in cancer research, vol 76. Springer, Berlin Heidelberg New York, pp 267–275
Longeval E, Klastersky J (1982) Combination chemotherapy with cisplatin and etoposide in bronchogenic squamous cell carcinoma and adenocarcinoma. A study by the EORTC lung cancer working party (Belgium). Cancer 50:2751–2576
Petty TL (1975) Pulmonary rehabilitation. Basis of respiratory disease. Am Thorac Soc 4/1:1–6
Schmidt OP (1981) Rehabilitation. Broncho-Pulmonale Erkrankungen, Ziele Wege Probleme. Witzstrock, Baden-Baden Köln New York
Stauder J (1982) Rehabilitation aus der Sicht der ärztlichen Praxis. In: Medizinisch-wissenschaftliche Abteilung der Grünenthal GmbH Stolberg (Hrsg) Prävention und Rehabilitation bei chronischen Atemwegserkrankungen. Vorträge der Frühjahrtagung der Rhein.-Westf.-Vereinigung für Lungen- und Bronchialheilkunde 6. März 1982 in Düsseldorf, S 25–29

II. Rehabilitation bei Patienten mit operiertem Bronchialkarzinom

N. Konietzko

Mit 1 Abbildung und 2 Tabellen

A. Problemstellung

Begreift man Rehabilitation nicht nur als Wiederherstellung der Erwerbsfähigkeit, sondern im weiteren Sinne als Wiedereingliederung des Patienten in ein tätiges Leben und in die Gesellschaft (Elmendorf et al. 1968), wird die Aufgabe beim kurativ oder nicht kurativ operierten Patienten mit Bronchialkarzinom quantitativ ganz beträchtlich, wenn man hochrechnet: Ausgehend von 25000–30000 Bronchialkarzinomkranken in den 80er Jahren pro Jahr in der

Bundesrepublik Deutschland käme man bei einer geschätzten Operabilität von 20% und einer postoperativen Mortalität von 10% auf eine Kandidatenliste von 4000–5000 Personen pro anno mit ansteigender Tendenz. Realiter ist die Zahl der Rehabilitanden nach Lungenresektion wegen Bronchialkarzinom jedoch weit geringer. Dies hat weniger zu tun mit den sozialgesetzlichen Voraussetzungen, als vielmehr den biologischen Fakten:

1. Dem Alter der Patienten: Altersgipfel beim Bronchialkarzinom und Beginn des Rentenalters liegen nahe beisammen.
2. Der hohen Rezidivquote des Bronchialkarzinoms trotz scheinbar Kurativresektion.
3. Der Einschränkung der körperlichen Leistungsfähigkeit infolge a priori und/oder durch die Operation reduzierter kardiopulmonaler Funktion.

Die folgenden Ausführungen fassen den Begriff Rehabilitation enger und beziehen sich auf die medizinischen Maßnahmen zur Wiederherstellung der Gesundheit und die berufliche Wiedereingliederung.

B. Sozialgesetzliche Voraussetzungen

Vor 100 Jahren, zu Beginn der deutschen Sozialversicherung, wurde die Bekämpfung der Volksseuche Tuberkulose kraft Gesetz zu einer vordringlichen Aufgabe der Rentenversicherung erklärt. Nach Erfüllung der gestellten Aufgaben, dem Sieg über die „Volkskrankheit Tuberkulose“ – wenn auch nicht der völligen Ausrottung der Erkrankung – wurden zunehmend Rehabilitationsmaßnahmen bei der „Volkskrankheit Krebs“ in den Aufgabenbereich der Rentenversicherungsträger übernommen. Von den Landesversicherungsanstalten (LVA: Arbeiterrentenversicherung) und der Bundesversicherungsanstalt (BfA: Angestelltenrentenversicherung) wurden spezielle Rehabilitationsmaßnahmen für Krebskranke eingeführt; zum anderen unterstützen diese Träger regionale und überregionale Einrichtungen zur Bekämpfung des Krebses. Folgende Leistungen werden gewährt:

1. Krebsnachsorgekuren

Ziel dieser Heilmaßnahmen ist die körperliche und geistige Kräftigung des Krebspatienten nach einer Operation und/oder Bestrahlung/Cytostase. Es handelt sich hierbei nicht um eine Anschlußheilmaßnahme, sondern um eine Krebsnachsorge, die im allgemeinen sechs Monate nach der Operation zur „Festigung des Erfolges“ durchgeführt wird. Deswegen werden in den „medizinischen Voraussetzungen“ ausdrücklich erfolgreich krebsbehandelte Patienten, d.h. kurativ resezierte, nicht bettlägerige Patienten als Zielgruppe angesehen.

Zum anspruchsberechtigten Kreis gehören grundsätzlich auch Selbstversicherte, freiwillig Versicherte mit mindestens 15 Beitragsjahren oder bei drohender Erwerbs- und Berufsunfähigkeit mindestens 5 Beitragsjahren, sowie nicht selbst versicherte Krebskranke, wenn der versicherte Ehegatte bzw. die versicherten Eltern bestimmte Wartezeiten erfüllt haben. Die Beantragung einer solchen

Festigungskur geschieht entweder durch das operative Zentrum, den behandelnden Arzt oder den vertrauensärztlichen Dienst. Für Versicherte im Lande NRW erfolgt die Durchführung von Nach- und Festigungskuren bei der Arbeitsgemeinschaft für Krebsbekämpfung in Bochum. Analoge Einrichtungen existieren mittlerweile auch in anderen Bundesländern. Falls die versicherungsrechtlichen Voraussetzungen zur Durchführung einer Nach- und Festigungskur zu Lasten des Rentenversicherungsträgers nicht vorliegen, können solche Rehabilitationsmaßnahmen nach § 184 a RVO auch über die Krankenkassen im Sinne einer weiterführenden klinischen Kur in Krebsnachsorgekliniken durchgeführt werden.

Das Ziel dieser Heilmaßnahmen ist die physische und psychische Roborierung der Krebskranken nach dem Krankenhausaufenthalt (ELLWANGER 1978).

2. Berufliche Rehabilitationsmaßnahmen

Falls mit einer Wiederherstellung der Erwerbsfähigkeit in einem vertretbaren Zeitraum zu rechnen ist, können auch berufsfördernde Maßnahmen eingeleitet werden. Prinzipiell denkbar sind:

1. Wiederaufnahme der letzten Tätigkeit vor der Operation im günstigsten Fall.
2. Umsetzung auf einen „leichteren" Arbeitsplatz im bisherigen Betrieb.
3. Vermittlung eines zumutbaren „leichteren" Arbeitsplatzes in einem neuen Betrieb.
4. Anlernen in einer anderen, „leichteren" Tätigkeit (Anlernzuschüsse an Betriebe zum Gehaltsausgleich!) und letztlich
5. berufliche Umschulung auf einen neuen Beruf.

Umschulung ist prinzipiell möglich innerbetrieblich oder außerbetrieblich (Berufsförderungswerk).

Die Ausbildung für einen neuen Beruf wird in der Regel bis zur Dauer von maximal 2 Jahren bewilligt. Ein Übergangsgeld wird gewährt vor und während der Berufsförderung. Berufsförderungsmaßnahmen können vom Versicherungsträger nur dann gewährt werden, wenn Berufsunfähigkeit bzw. Erwerbsunfähigkeit unmittelbar droht und diese durch eine berufsfördernde Maßnahme voraussichtlich vermieden oder aufgeschoben werden könnte.

Der beurteilende Arzt muß vor der Umschulung zwei Fragen beantworten:

1. Ist eine Berufsförderungsmaßnahme notwendig, d.h. kann der Krebskranke in seinem alten Beruf nicht mehr oder nur mit wesentlichen gesundheitlichen Gefährdungen und Überlastungen weiterarbeiten und
2. ist diese Berufsförderungsmaßnahme im bejahenden Fall auch erfolgversprechend, d.h. kann der Versicherte in seinem neuen Beruf wenigstens eine vertretbare Zeitspanne erwerbsfähig sein?

C. Medizinische Voraussetzungen

Entscheidend für die Einleitung von beruflichen Maßnahmen ist demnach vom ärztlichen Standpunkt aus die Beantwortung der Frage nach der

1. Tumorprognose: Ausschluß von
   - lokoregionalem Rezidiv (s. Kapitel I.E., S. 176, dieser Teilband)

- Fernmetastasen (s. Kapitel I.B., S. 38, dieser Teilband) und eventuell
- Zweittumor (s. Kapitel I.E., S. 176, dieser Teilband).

2. kardiopulmonalen Funktion, die abhängig ist von
   - dem präoperativen Status
   - dem Ausmaß des resektiven Eingriffes und
   - den postoperativen Komplikationen.

Daneben spielen eine zusätzliche Rolle die durch den operativen Eingriff und/oder die nachfolgende Radiotherapie gesetzten Schädigungen wie Narbenschmerz, Deformierung des Brustkorbs durch schrumpfenden Fibrothorax, Verbiegungen der Brust- und Lendenwirbelsäule, Anämie, Strahlenschäden der Haut und der Nachbarorgane sowie psychogene „Nachreaktionen". Hier kommt der Physiotherapie nebst optimaler Operationstechnik und postoperativer Nachsorge eine überragende Aufgabe zu: Perioperative Inhalationstherapie zur Behandlung der begleitenden Atemwegsobstruktion, Schulung (bereits präoperativ) in Husten- und Atemtechnik zur Vermeidung von Retentionsatelektasen und Ökonomiesierung der Atemmechanik, frühe postoperative Mobilisierung zur Embolieprophylaxe, gezielte Bewegungsübungen noch beim bettlägerigen Patienten und rechtzeitiges orthopädisches Turnen zur Vermeidung von Schrumpfungen der Brustwand und Verbiegungen der Wirbelsäule schaffen die bestmöglichen Voraussetzungen für eine erfolgreiche Rehabilitation (s. Tabelle 2).

D. Bisherige Erfahrungen

Der Grundsatz „Rehabilitation geht vor Rente" ist international in sehr unterschiedlichem Maße realisiert worden: Von 1333 wegen eines Bronchialkarzinoms Operierten haben nach Angaben russischer Autoren 44% innerhalb der ersten postoperativen Jahre ihre Arbeit wieder aufgenommen. Am besten gelang dies bei denjenigen, welche die Operation 5 Jahre oder länger überlebten. 52% dieser Untergruppe waren 1 Jahr nach der Operation wieder voll oder teilweise tätig, 30% am alten Arbeitsplatz (Kurpat u. Anstett 1977). Werdermann (1973) fand bei Nachuntersuchungen an der Ruhrlandklinik in Essen-Heidhausen bei 245 Patienten, welche an bösartigen Erkrankungen der Lunge operiert worden waren, daß nur 24 (9,3%) in ihren alten oder einen gleichwertigen anderen Beruf zurückkehrten. Von den Patienten mit Pneumonektomie waren immerhin noch 7,2% der Patienten wieder voll in ihrem alten Beruf tätig.

Tabelle 1. Voll- oder Teilerwerbsfähigkeit bei 246 Patienten, welche wegen eines Bronchialkarzinoms operiert wurden und den Eingriff überlebten. (Nach Werdermann 1973)

Altersgruppe	Pneumonektomie	Lobektomie (und sonstige Eingriffe)
<50 Jahre	17,5%	32%
51–60 Jahre	6,0%	12%
>60 Jahre	0 %	4%

Bei weiterer Aufschlüsselung der Variablen ergibt sich das folgende Bild:

1. Überlebensdauer
Die 5-Jahre-Überlebenszeit und damit in erster Linie die Rezidivfreiheit ist naturgemäß der entscheidende Faktor für die Rehabilitationsfähigkeit.

2. Schwere der Arbeit
Die ursprüngliche Tätigkeit kann höchstens noch von $^1/_3$ der Patienten wieder geleistet werden, was hauptsächlich mit der kardiopulmonalen Leistungsfähigkeit in Zusammenhang steht.

3. Geschlecht
Männer werden in größerem Umfange wieder in den Arbeitsprozeß eingegliedert als Frauen: In einer Studie von Anstett (1976) waren es von den Männern 57%, von den Frauen dagegen nur 23%, die nach der Operation wieder arbeiteten. Dabei ist allerdings zu berücksichtigen, daß Hausfrauenarbeit in diese Statistik nicht mit einging.

4. Alter
Das kalendarische Alter spielt für die Arbeitsfähigkeit nach Untersuchungen von Anstett (1976) per se keine Rolle, auch jenseits des Rentenalters waren noch 55% der Patienten wieder arbeitsfähig, wenn sie die ersten 5 Jahre nach der Operation überlebten.

5. Ausmaß der Resektion
Der Unterschied zwischen Pneumonektomie auf der einen und Lob- und Bilobektomie auf der anderen Seite ist für die Rehabilitationsfähigkeit der Tumorpatienten evident: Bei den Pneumonektomierten liegen die Zahlen für die Wiedereingliederung ins Berufsleben bei 9–30%, bei den Operierten mit weniger ausgedehnten Resektionen, also Lobektomie, Bilobektomie, Segment- und Keilresektion, zwischen 14 und 63%, letzteres unter optimalen Bedingungen und der Voraussetzung der kurativen Resektion mit 5-Jahres-Überleben (Anstett 1976; Bethge u. Eule 1971; Matthes 1969; Tischler u. Schlegel 1970; Werdermann 1973; Wilde u. Baseler 1969).

E. Praktisches Vorgehen

Der Rehabilitationsprozeß beginnt beim Patienten mit operiertem Bronchialkarzinom bereits *während der stationären Erkrankungsphase* und setzt sich *ambulant in der Phase der Rekonvaleszenz* fort. Im Rahmen der *Krebsnachsorgekur* wird der erzielte Effekt der physischen und psychischen Wiederherstellung des Krebspatienten nach der Operation gefestigt. Dieser Prozeß ist zwar zeitlich nicht zu begrenzen, im allgemeinen aber 6 Monate nach der Operation absehbar. Dies ist auch der Zeitpunkt, wo die kardiopulmonale Funktion wieder ein "Steady state" erreicht hat, aber auch bei der Mehrzahl der Patienten ein postoperatives Rezidiv zur Beobachtung kommt. In dieser Phase wird die Entscheidung über den letzten Schritt der Rehabilitationsmaßnahmen, die Wiedereinglie-

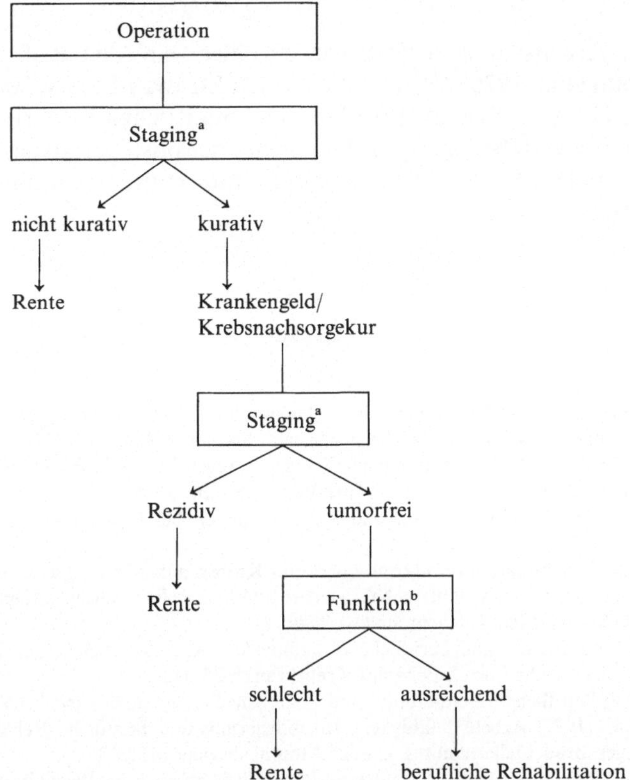

Abb. 1. Flußschema zur Planung von rehabilitativen Maßnahmen nach Operation eines Bronchialkarzinoms.

[a] Staging = Beurteilung des Tumorstadiums (klinisch, Röntgen Thorax, Laborparameter, eventuell Zusatzuntersuchungen)

[b] Funktion = Beurteilung der kardiopulmonalen Leistungsfähigkeit (Klinik, EKG, Spirometrie, eventuell Zusatzuntersuchungen)

Tabelle 2. Ärztliche Aufgaben im Rahmen der Rehabilitation nach Operation eines Bronchialkarzinoms in der unmittelbaren postoperativ stationären, in der nachfolgenden ambulanten Phase sowie während der Krebsnachsorgekur

1. *Medikamentös*
   - 1.1 Broncholytika zur Behandlung der begleitenden Atemwegsobstruktion
   - 1.2 Antibiotika bei Auftreten von eitrigem Auswurf
   - 1.3 Digitalisierung bei nachgewiesener Herzinsuffizienz und/oder Vorhofflimmern
2. *Physiotherapeutisch*
   - 2.1 Inhalationstherapie mit β_2-adrenergen Agonisten
   - 2.2 Atemgymnastik zur Ökonomiesierung von Atemmechanik und Hustendynamik
   - 2.3 Orthopädisches Turnen zur Korrektur bzw. Vermeidung von Wirbelsäulenveränderungen und Schrumpfung des Thorax
   - 2.4 Dosierte körperliche Belastung
3. *Psychologisch*
   - 3.1 Vernünftige Aufklärung über Diagnose und Prognose der Erkrankung sowie deren Folgen
   - 3.2 Beratung in Fragen der Lebensführung (Bewegung, Ernährung, Urlaub, Familienplanung, Fragen von Endgültigkeit und Tod)

derung in das Arbeits- und Berufsleben, zu fällen sein (ALI et al. 1980; LAROS 1972; MLCZOCH et al. 1975; MUHAR et al. 1972; LUDWIG-LUNG-CANCER-STUDY-GROUP 1981; TAUBE u. KONIETZKO 1980). Die praktischen Erfahrungen bestätigen die theoretischen Überlegungen: Die Dauer der postoperativen Arbeitsunfähigkeit liegt zwischen 4,9–8,4 Monate vom Zeitpunkt der Operation aus gerechnet (WERDERMANN 1973).

Literatur

Ali NK, Mountain CF, Ewer MS, Johnston D, Haynie TP (1980) Predicting loss of pulmonary function after pulmonary resection for bronchogenic carcinoma. Chest 77:337

Anstett K (1976) Berufliche Rehabilitation nach Operation wegen Lungenkrebs. In: Widow W (Hrsg) Symposium über den Lungenkrebs. Akademie-Verlag, Berlin, S 199

Bethge W, Eule H (1971) Rehabilitation und Arbeitsfähigkeit bei Bronchial-Ca-Kranken. Mschr Lungenkr Tuberk Bekämpf 14:4

Ellwanger E (1978) Rehabilitation erfolgreich operierter Krebskranker. Z Allg Med 54:749

Elmendorff H von, Jünemann A, Pathak NC, Herbst S (1968) Rehabilitation erfolgreich operierter Krebskranker. Munch Med Wochenschr 110:2789

Heyde B (1970) Medizinische und berufliche Rehabilitation Krebskranker in der Bundesrepublik Deutschland. Öster Zschr Forsch Bekämpf Krebskrankh 25:117

Kollmeier H (1979) Berufliche Rehabilitation in der Krebsnachsorge. Klinikarzt 8:669

Kurpat, Anstett K (1977) Arbeitsunfähigkeit, Invalidisierung und berufliche Rehabilitation nach Operation wegen Bronchialkarzinoms. Z Erkr Atmungsorgane 147:223

Laros CD (1972) Präoperativ Function Analysis – Possibilities and Limits. Pneumologie 147:380

Ludwig-Lung-Cancer-Study-Group (1981) Prognostic factors in operabel non-small-cell lung cancer. UICC-Konferenz on clinical oncology 1981, Washington D.C.

Matthes Th (1969) 20jährige Erfahrungen in der Behandlung des Bronchialkarzinoms aus chirurgischer Sicht. Arch Geschwulstforsch 34:227

Mlczoch J, Zutter W, Keller R, Herzog H (1975) Influence of lung resection on pulmonary circulation and lung function at rest and on exercise. Respiration 32:424

Muhar S, Kaik G, Kretschy A, Raber A, Scheiblechner H (1972) Funktionelle Spätergebnisse nach Lungenresektion. Pneumologie 147:145

Stapp H (1979) Nachsorgeeinrichtungen für Krebskranke. Klinikarzt 8:683

Taube K, Konietzko N (1980) Prediction of postoperative cardiopulmonary function in patients undergoing pneumonectomy. Thorac Cardiovasc Surg 28:348

Tischler H, Schlegel M (1970) Beziehungen zwischen Lungenfunktionsdaten und soziologischen Faktoren. Mschr Lungenkr Tuberk Bekämpf 13:362

Trüb CLP (1969) Rehabilitation Malignomkranker in NRW. Med Klin 64:1603

Wassner OJ (1962) Zur Frage der funktionellen Ergebnisse und zur Frage der Erwerbsfähigkeit nach Lungenresektion. Thoraxchirurgie 10:237

Werdermann K (1973) Berufliche Rehabilitation nach operativen Eingriffen bei nicht tuberkulösen Lungen- und Pleuraerkrankungen. Dissertationsarbeit, Universität Essen

Wilde J, Baseler F (1969) Rehabilitationsfähigkeit nach Lungenresektion wegen Bronchialkarzinom. Thoraxchirurgie 17:185

P. Begutachtung

N. KONIETZKO

Mit 3 Tabellen

A. Beurteilung des kausalen Zusammenhanges

Der zunehmende Gebrauch neuer und neu entwickelter Substanzen und Materialien in den hochtechnisierten Ländern erhöht die Notwendigkeit einer sorgfältigen Überwachung industrieller Prozesse und ihre Auswirkungen auf die Natur, speziell den Menschen.

Das Erkennen des Zusammenhangs von beruflicher Exposition und Gesundheitsschäden hat häufig Jahrzehnte benötigt. Aber nicht nur der langwierige Prozeß der medizinischen Erkenntnis, auch die langsame Umsetzung dieser Erkenntnisse in Präventivmaßnahmen, gesetzgeberische Aktionen und Entschädigungsmaßnahmen hat vor allem für die Betroffenen zu lange Zeit in Anspruch genommen. Andererseits hat die zunehmende Einsicht in die Komplexität der Zusammenhänge zwischen industrieller Entwicklung und Schädigung von Natur und Individuum eine neue Sensibilität hervorgerufen, die – so steht zu hoffen – Entwicklungen wie etwa beim Asbest in Zukunft unmöglich machen wird.

Fraglos ist der Nachweis des kausalen Zusammenhanges zwischen einem potentiellen Karzinogen und der Entstehung der Erkrankung, der sich im wesentlichen auf epidemiologische Daten und tierexperimentelle Untersuchungen stützt, beim Lungenkrebs durch ein Faktum ganz wesentlich erschwert: Das Zigarettenrauchen. Es spielt die dominierende Rolle bei der erheblichen Zunahme des Bronchialkarzinoms in den letzten Jahrzehnten. Deshalb muß jedes Kollektiv, das eine besondere berufliche oder nicht berufliche Exposition gegen Karzinogene hat, an einem vergleichbaren Raucherkollektiv gemessen werden („excess mortality“, FOX 1977).

I. Berufliche Exposition gegen Karzinogene

Es gibt sichere Hinweise dafür, daß eine überproportionale Sterblichkeit an Lungenkrebs, unabhängig vom Zigarettenrauchen, mit bestimmter beruflicher Exposition gegen eine Reihe von Substanzen vergesellschaftet ist; die wichtigsten sind in Tabelle 1 in einer Zusammenstellung der Kommission zur Prüfung gesundheitsschädlicher Arbeitsstoffe der Deutschen Forschungsgemeinschaft, zitiert nach REICHEL (1976), aufgelistet. Diese Tabelle umfaßt Schadstoffe, die beim Menschen erfahrungsgemäß bösartige Geschwülste verursachen

Tabelle 1. Schadstoffe im Zusammenhang mit Lungenkrebs

1. Schadstoffe, welche beim Menschen erfahrungsgemäß bösartige Geschwülste zu verursachen vermögen	
a) 4-Aminodiphenyl	f) Chromate
b) Arsenverbindungen	g) Di- und Monochlordimethyläther
c) Asbest	h) 2-Naphthylamin
d) Benzidin und seine Salze	i) Nickel (als atembarer Staub)
e) Benzol	
2. Bislang nur im Tierversuch als eindeutig kanzerogen erwiesene Schadstoffe	
a) Äthylenimin	i) Hydrazin
b) Diazomethan	j) Kobalt (als atembarer Staub)
c) 3,3′-Dichlorbenzidin	k) Nickelcarbonyl
d) 2,2′-Dichlordiäthyläther	l) 4,4′-Methylen-bis(2-chloranilin)
e) 1,1-Dimethylhydrazin	m) 1,3-Propansulton
f) N-Dimethylnitrosamin	n) β-Propiolacton
g) Dimethylsulfat	o) Propylenimin
h) Beryllium	p) Vinylchlorid

können, aber auch Stoffe, die bislang nur im Tierversuch, unter Bedingungen, die der Exposition des Menschen im Arbeitsprozeß vergleichbar sind, als kanzerogen anzunehmen sind. Selbstverständlich gibt es auch nicht beruflich bedingte Noxen, die zur Entwicklung eines Lungenkrebs führen können.

1. Anerkannte Berufskrankheiten

Die Neufassung und Erweiterung der Berufskrankheitenliste durch die Verordnungsänderung der 7. Berufskrankheitenverordnung (BeKV) vom 8.12.1976 nennt folgende Zusammenhänge:

a) Erkrankungen durch Chrom und seine Verbindungen (N 1103)

Die Erläuterungen, welche die seitherige Entwicklung der Rechtsprechung und des Schrifttums berücksichtigen, sagen in den amtlichen Merkblättern dazu: „Die Entstehung eines malignen Lungentumors (Chromatlungenkrebs) infolge chronischer Einwirkung von Chromaten (z.B. Zinkchromat) auf die Bronchialschleimhaut ist möglich. Meist ist eine langjährige Exposition vorausgegangen. Brustschmerzen, hartnäckige Katarrhe der Luftwege mit Husten und Auswurf können hierfür ein Hinweis sein. Auch Jahre nach Wegfall der Exposition kann sich noch ein Bronchialkarzinom entwikkeln. Histologisch handelt es sich dabei vorwiegend um ein Plattenepithelkarzinom." Chrom und seine Verbindungen kommen zur Anwendung in der Galvanotechnik (Verchromen) und in der Oberflächenveredelung (Eloxieren), also hauptsächlich in der chemischen Industrie, bei bestimmten Laboratoriumsarbeiten, in der Glasindustrie, im graphischen und fotografischen Gewerbe, zur Holzimprägnierung, in der Textilfärberei, als Zusatz zu Rostschutzmitteln, gelegentlich in Gerbereien sowie zur Herstellung anorganischer Farbstoffe (Zinkchromat, Bleichromatfarben).

b) Erkrankungen durch Arsen oder seine Verbindungen (M 1108)

Dazu heißt es in den Erläuterungen: „Fälle mit Karzinomen, insbesondere an Atmungsorganen, Leber und Haut wurden beschrieben." Gefahrenquellen, bei denen anorganische und organische

Arsenverbindungen, die sämtlich gesundheitsgefährdend sind, entstehen können, sind Verhüttung und Trosten von arsenhaltigen Mineralien, Herstellung von Arsenik, arsenhaltigen Farben und Anstrichmitteln (Schiffbodenanstrich), Verbindungen arsenhaltiger Ausgangsstoffe in der Pharmazie sowie in der chemischen, keramischen und Glasindustrie. Dies gilt auch für Gerbereien, Kürschnereien (Beizmittel), zoologische Handlungen und für die vereinzelt noch in der Bundesrepublik Deutschland vorkommende Herstellung und Verwendung arsenhaltiger Schädlingsbekämpfungsmittel.

c) Erkrankungen durch halogenierte Alkyl-, Aryl- oder Alkylarylsulfide (M 1311)

Dazu heißt es in den Erläuterungen: „2,2-Dichlor-Diaethylsulfid besitzt als alkylierende Substanz eine kanzerogene Wirkung, die für die Luftwege und den Magen als gesichert gelten kann." Als Gefahrenquelle wird heute noch Fundmunition aus vergrabenen oder versenkten Beständen des Kampfstoffes Schwefellost angesehen. Gefährdet sind in erster Linie Angehörige von Munitionsbergungs- und -beseitigungstrupps.

d) Erkrankungen durch ionisierende Strahlen (M 2402)

Dazu heißt es in den Erläuterungen: „Chronischer Schaden der Atemwege: Unter anderem kann es bei Förderung von Pechblende-Erz, das Radium und andere radioaktive Stoffe enthält, nach mehrjähriger Einwirkungszeit (meist 10 und mehr) zur sogenannten Schneeberger Lungenkrankheit – einem Lungenkrebs, der oft mit Silikose verbunden ist – kommen. Zerfallsprodukte des Radiums (Radon und andere), welche vorwiegend über die Atemwege aufgenommen werden, spielen dabei eine wichtige Rolle." Diese Zerfallsprodukte von Uranium und Thorium entstehen immer, wenn in Bergwerken oder Tunnels an Felsformationen gearbeitet werden muß, welche diese Elemente enthalten. Die durchschnittliche Expositionszeit wird auf 15 Jahre bemessen und ein synergistischer Effekt mit Zigarettenrauchen scheint gesichert. Die Tumoren sind häufig Kleinzeller.

e) Asbeststaublungenerkrankung (Asbestose) in Verbindung mit Lungenkrebs (M 4104)

Tierexperimentell scheint gesichert, daß für die Pathogenese die Fasercharakteristik des Asbeststaubes entscheidend ist, und zwar die *Länge* der Faser (im allgemeinen nicht unter 20 µm, im Mittel zwischen 10 und 80 µm). Die Dicke liegt bei 2,5 µm (Stanton 1973; Ney 1981). Man muß davon ausgehen, daß alle Asbestarten Lungenkrebs hervorrufen können, wenn auch die Amphibolasbeste die höchste karzinogene Eigenschaft erkennen lassen (Alison 1970). Im Gegensatz zum Mesotheliom tritt das Bronchialkarzinom im Zusammenhang mit Lungenasbestose meist erst nach hoher Asbestdosis, aber bereits kurzer Expositionszeit auf. Durch gleichzeitiges Zigarettenrauchen erhöht sich die Asbestlungenkrebsmorbidität signifikant (Hammond u. Selikoff 1973). Die Latenzzeit zwischen Exposition und Manifestwerden der Erkrankung liegt zwischen 15 und 35 Jahren. Gegenüber dem nicht berufsbedingten Bronchialkarzinom gibt es keine wesentlichen Unterschiede. Frauen scheinen bei gleicher Asbeststaubexposition häufiger an Lungenkrebs zu erkranken, und die Unterlappenlokalisation des Karzinom wird öfter beobachtet (Bohlig et al. 1960). Zu Vorkommen und Gefahrenquellen kann nur kursorisch soviel gesagt werden, daß es sich im wesentlichen um Magnesiumsilikate handelt, die Kalzium und Alkalien enthalten, daß ihr Vorkommen infolge weiter industrieller Nutzung praktisch ubiquitär ist, daß aber lungenpathogener Asbeststaub hauptsächlich bei textil- und papiermäßiger Verarbeitung von Asbest (Spinnen, Weben, Aufbereiten, Krempeln), Bearbeitung von Asbestzementprodukten wie Eternit, Aufspritzen von asbesthaltigen Isolierungsmitteln und Abbrucharbeiten von asbesthaltigem Mauerwerk und beim Abwracken im Schiffsbau entsteht. Im übrigen sei auf Kapitel III. und IV. im Teilband IV/4A verwiesen.

Zu *Pleuramesotheliom* siehe Kapitel VII. im Teilband IV/4A.

Für die Beurteilung der Zusammenhangsfrage zwischen Asbeststaubexposition und Lungenkrebsentstehung wird nach der Berufskrankheitenverordnung der Nachweis einer Lungenasbestose gefordert, also einer diffusen Lungenfibrose mit bevorzugter Lokalisation im Bereich der Unter- und Mittelgeschosse. Auch eine sogenannte „Minimalasbestose" (BOHLIG u. OTTO 1975), die pathologisch-anatomisch beim verstorbenen Patienten oder im Lungenresektat von operierten Patienten nachgewiesen wird, genügt zum Beweis des kausalen Zusammenhanges. Strittig ist derzeit noch wissenschaftlich der Zusammenhang zwischen Asbeststaubexposition ohne Nachweis einer Lungenfibrose und Entstehung eines Lungenkrebses (WOITOWITZ u. VALENTIN 1977). Die Internationale Arbeitskonferenz der ILO 1980, die Deutsche Demokratische Republik in ihrer Berufskrankenliste und Sozialgerichte in der Bundesrepublik Deutschland haben diesen Zusammenhang bereits bejaht.

2. Als Berufskrankheit nicht anerkannt

Nebst einigen seltenen inhalativen Noxen (Nickel, Teer, etc.) ist hier hauptsächlich zu nennen der Zusammenhang zwischen *Silikose und Bronchialkarzinom*.

Es ist von mehreren Arbeitsgruppen unabhängig voneinander festgestellt worden, daß das Lungenkarzinom bei Silikose nicht häufiger auftritt als in vergleichbaren silikosefreien Altersgruppen. Die meisten Statistiken zeigen sogar bei silikosekranken Bergleuten einen geringeren Prozentsatz an Bronchialkarzinom als bei der übrigen Bevölkerung (zusammenfassende Literatur bei REICHEL 1976; ROOKE et al. 1979). Eine Ausnahme bilden natürlich die Silikosen, bei denen gleichzeitig eine radioaktive Strahlenexposition gegeben war.

Pathologisch-anatomisch (DI BIASI 1949) konnte aber überzeugend an der Wand silikotischer Zerfallshöhlen oder von in solche Zerfallshöhlen einmündenden Bronchien die Entstehung von Karzinom nachgewiesen werden. Die Erfahrungen mit dem Narbenkrebs der Lunge weisen auf eine solche Entstehungsmöglichkeit hin, wenngleich der Analogieschluß zur Silikose nicht schlüssig ist. Man wird für den Einzelfall nach VALENTIN (VALENTIN u. OTTO 1976) in Anbetracht der Tatsache, daß die Statistik einen Zusammenhang zwischen Silikose und Bronchialkarzinom nicht nachweisen kann, eine besonders kritische Beweisführung verlangen. „Diese Beweisführung muß die besonders gelagerten Umstände des aktuellen Einzelfalles überzeugend demonstrieren. Dies wird nur in Einzelfällen unter Zuhilfenahme eines genau aufgenommenen pathologisch-anatomischen Befundes möglich sein." Die Gutachterfrage geht also an den Pathologen zurück, sei es im Resektat, sei es bei der Obduktion. Eine Präferenz für bestimmte Zelltypen gibt es beim Lungenkrebs in Verbindung mit Silikose nicht.

Das Bronchialkarzinom des Gaswerks- und Kokereiarbeiters scheint ursächlich verknüpft zu sein mit dem hohen Benzopyrengehalt der Schwelprodukte von

Steinkohle. Bei Arbeiten im hochexponierten Ofenbereich älterer Kokereianlagen liegt das Bronchialkarzinomrisiko um einen Faktor von 2,9 über dem eines nicht exponierten Vergleichkollektivs mit denselben Rauchgewohnheiten. Angaben über ein Karzinomrisiko von bis zu 22,2 für Koksofenarbeiter, wie sie in der angelsächsischen Literatur gemacht werden, lassen die Rauchgewohnheiten des Vergleichskollektivs außer acht und sind nur bedingt verwertbar. Wenn das Bronchialkarzinom der Gaswerks- und Kokereiarbeiter auch noch nicht in die offizielle Liste der Berufskrankheiten aufgenommen ist, so ist im Einzelfall bei zeitgerechter Exposition eine berufliche Verursachung dennoch als wahrscheinlich anzusehen (MANZ 1976).

II. Nicht berufsbedingtes Bronchialkarzinom

Hauptsächlich im Versorgungsrecht gilt es gelegentlich, den kausalen Zusammenhang zwischen exogener Noxe und Entstehung eines Bronchialkarzinom zu beurteilen. Nebst Exposition gegenüber bekannten Karzinogenen wie Asbest oder radioaktiven Substanzen bei Kriegsgefangenen stellt sich ab und zu die Frage nach dem *Narbenkarzinom* (KURPAT et al. 1970; THOMAS et al. 1978). Der Zusammenhang zwischen der auslösenden Noxe und dem Lungenkarzinom ist mit Wahrscheinlichkeit anzunehmen und damit nach dem BVG ausreichend gesichert, wenn bestimmte Beurteilungskriterien, die heute allgemein akzeptiert sind, erfüllt sind (s. Tabelle 2). Die am häufigsten zur Diskussion stehende Noxe ist das Trauma, hier vor allem die Lungenschußverletzung (Lungensteckschuß, Granatsplittersteckschuß, Lungendurchschuß). Das Trauma ist eindeutig nachzuweisen und muß entsprechend schwerwiegend gewesen sein, d.h. die Verletzung muß zu langwierigen Regenerationsvorgängen geführt haben.

Dies wird als der wichtigste pathogenetische Mechanismus angesehen (DONTENWILL u. BÜNGELER 1968). Einfache Traumata oder folgenlos narbig abgeheilte Entzündungsvorgänge reichen als adäquate Noxe nicht aus. Eine histologische und/oder zytologische Sicherung der Röntgendiagnose ist anzustreben, außerdem hat das Röntgenbild die Übereinstimmung der Lokalisation von Tumor und Trauma nachzuweisen, wenn dies nicht im Resektat oder bei der Autopsie geschieht. Die Latenzzeit liegt nicht unter 20 Jahre, im Durchschnitt bei 29 Jahren (DITTMANN u. PRIBILLA 1981). Überbrückungssymptome sind nicht obligat; auch kann der Nachweis, daß der Ort der Tumorentstehung vor der Gewalteinwirkung intakt gewesen ist, nicht immer geführt werden.

Tabelle 2. Kriterien zur Beurteilung des Kausalzusammenhanges zwischen Trauma und Tumor. (Nach DITTMANN u. PRIBILLA 1981)

1. Erwiesenes und ausreichend schweres Trauma
2. Zweifelsfrei verifizierter Tumor (möglichst histologisch/zytologisch)
3. Regionaler Zusammenhang von Trauma und Tumor
4. Ausreichend lange Latenzzeit
5. Brückensymptome

B. Beurteilung der funktionellen Beeinträchtigung

In der Regel bedeutet die Diagnose eines inoperablen oder gar metastasierenden Bronchialkarzinoms im Rentenversicherungswesen (RV) Erwerbsunfähigkeit. Im Bereich der Unfallversicherung (UV) und der Kriegsopferversorgung (KOV) ist in diesem Fall von einer MdE = 100% auszugehen. Bei Patienten mit kurativ reseziertem Bronchialkarzinom ist eine Begutachtung nicht vor Ablauf eines halben Jahres sinnvoll (s. auch Kapitel I.F.) (Navratil et al. 1972; Muhar et al. 1972).

Bei der Beurteilung des Schweregrades der funktionellen Einschränkung nach einem thoraxchirurgischen Eingriff geben die aus der Literatur zusammengestellten Daten über die postoperative Funktionseinbuße (s. Tabelle 3) immer nur Anhaltspunkte darüber, wie groß das Ausmaß des Defektes voraussichtlich ist.

Allerdings sind diese Angaben kritisch zu sehen: In einigen Publikationen ist der genaue Zeitpunkt der postoperativen Kontrolle nicht vermerkt, die postoperativ bestimmten Lungenvolumina sind zum Teil nicht auf den präoperativen Status, sondern auf Sollwerte bezogen, auch werden unterschiedliche Sollwerte zugrundegelegt und darüberhinaus sind die Kollektive bei den prä- und postoperativen Mittelwerten nicht selten unterschiedlich zusammengesetzt (Konietzko 1981).

Die Beurteilung des Zusammenhanges zwischen *Schädigung* und *Tod* beim nicht kurativ resezierten Bronchialkarzinom ist bei dem gesetzmäßigen Ablauf der Erkrankung eindeutig zu bejahen.

Umgekehrt ist sowohl in der Kriegsopferversorgung (KOV) als auch in der Unfallversicherung (UV) gelegentlich die Frage zu beantworten, ob der Tod insofern als Schädigungsfolge angesehen werden muß, als der Beschädigte ohne die Schädigung mutmaßlich wenigstens noch 1 Jahr länger gelebt hätte (von Keitz 1963).

Eine solche Konstellation bestünde etwa bei einem Patienten, der wegen einer schweren rechtsseitigen verkalkenden Pleuraschwarte, welche als Versorgungsleiden anerkannt ist, aus funktionellen Gründen bei einem linksseitigen Lungenkrebs, der natürlich nicht Schadensfolge ist, nicht operiert werden kann, obwohl er resektabel und prognostisch operabel wäre. Bei Kenntnis aller pro-

Tabelle 3. Literaturzusammenstellung der postoperativen Änderung kardiopulmonaler Funktionsparameter nach thoraxchirurgischen Eingriffen zwischen 6. und 12. postoperativem Monat

Meßgröße	Abkürzung	Thorakotomie	Lobektomie	Pneumonektomie
Vitalkapazität (↓)	VK	0–8%	10–20%	30–40%
Verhältnis Resektionsvolumen/Totalkapazität (↑)	RV/TLC	∅	10–20%	30–40%
Arterieller O_2-Partialdruck (Ruhe)	Pa_{O_2}	∅	∅	∅
Maximale O_2-Aufnahme (↓)	$\dot{V}_{O_2}max$	∅	20–30%	20–40%
Pulmonalarteriendruck (↑)	$\bar{P}ap$	∅	12–30%	10–20%

gnostisch wichtigen Faktoren [Zelltyp, Differenzierung des Tumors, Tumorstadium (s. Kapitel I.E., S. 176, dieser Teilband)] läßt sich diese Frage mit statistischer Wahrscheinlichkeit beantworten, häufig ist der Gutachter mit der Beantwortung solch konstruierter Fragen jedoch überfordert und muß sein „non liquet“ bekennen (MARX 1980).

Literatur

Alison AC (1970) Effects of silica and asbestos on cells in culture. In: Walton WH (ed) Inhaled particles III, vol I. Old Woking/Surrey: Gresham, p 437

Bohlig H, Otto H (1975) Asbest und Mesotheliom. Fakten, Fragen, Umweltprobleme. Thieme, Stuttgart

Bohlig H, Jacob G, Müller H (1960) Die Asbestose der Lungen, Genese, Klinik, Röntgenologie. Thieme, Stuttgart

Di Biasi W (1949) Zur pathologischen Anatomie der Silikose. Verh Dtsch Ges Pathol 33:371

Dittmann V, Pribilla O (1981) Karzinomentstehung 30 Jahre nach Thoraxsteckschußverletzung. Med Sach 77:44

Dontenwill W, Büngeler W (1968) Bösartige Geschwülste. In: Fischer AW, Herget R, Mollowitz G (Hrsg) Das ärztliche Gutachten im Versicherungswesen, Bd I. Barth, München, S 229

Fox AJ (1977) Occupational mortality 1970–1972: A review. Department of Employment Gazette, October, p 1081

Hammond EC, Selikoff IJ (1973) Relation of cigarette smoking to risk of death of asbestos – associated diseases among insolation workers in the United States. In: Bogovski P, Gillson JT, Timbrell V, Wagner JC (eds) Biolog effects of asbestos, vol 8. IARC Scient Publ, Lyon, p 312

Keitz W von (1963) Zum Begriff der Lebensverkürzung um ein Jahr. Med Sach 59:155

Konietzko N (1981) Lungenfunktionsprüfung, Relevanz für den Thoraxchirurgen. In: Hamelmann H, Troidl H (Hrsg) Behandlung des Bronchialkarzinoms, Resignation oder neue Ansätze? Thieme, Stuttgart New York, S 91

Kurpat D, Rothe G, Baudrexl A (1970) Beitrag zum Problem des Narbenkarzinoms der Lunge. Z Erkr Atmungsorgane 32

Manz A (1976) Krebs als Todesursache bei Beschäftigten der Gasindustrie. Forschungsbericht Nr. 151. Bundesanstalt für Arbeitsschutz und Unfallforschung, Dortmund

Marx HH (1980) Gutachtenfibel. Thieme, Stuttgart

Muhar F, Kaik G, Kretschy A, Raber A, Scheiblechner H (1972) Funktionelle Spätergebnisse nach Lungenresektion. Pneumonologie 147:145

Navrátil M, Koval Z, Lichtenberg J, Mostecky H (1972) Postoperative Funktionsentwicklung bei Patienten mit Bronchialkarzinom. Pneumonologie 147:136

Ney P (1981) Asbeste: Arten, Entstehung, Bedeutung, Problematik. Naturwissenschaft 68:597

Reichel G (1976) Die Silikose (Anthrako-Silikose). In: Ulmer WT, Reichel G (Hrsg) Pneumokoniose. Springer, Berlin Heidelberg New York, S 159

Rooke GB, Ward FE, Dempsey AN, Dowler JB, Whitaker CJ (1979) Carcinoma of the lung in Lancashire coulminers. Thorax 34:229

Stanton MF (1973) Some etiological considerations of fibre carcinogenesis. In: Bogovski P, Gillson JT, Timbrell V, Wagner JC (eds) Biolog effects of asbestos, vol 8. IARC Scient, Lyon, p 289

Thomas C, Moehrs D, Joachim H (1978) Krebs und Trauma. Med Klin 73:1229

Valentin H, Otto H (1976) Kriterien zur Anerkennung bösartiger Neubildungen als Berufskrankheiten. Die Berufsgenossenschaft 4:151

Woitowitz HJ, Valentin H (1977) Zur arbeits- und sozialmedizinischen Begutachtung von Asbestinhalationsfolgen. Prax Pneumol 31:153

Q. Primärprävention des Bronchialkarzinoms

F. Trendelenburg und F. Eich

Mit 1 Abbildung

Zur Nomenklatur: *Primärprävention* ist die Verhütung von Krankheiten, *Sekundärprävention* deren Früherkennung (s. Kapitel I.A., S. 2, dieser Teilband), *Tertiärprävention* ist Rezidivprophylaxe (Rehabilitation).

Angesichts der enormen und noch immer zunehmenden zahlenmäßigen Bedeutung des Bronchialkarzinoms ist zu bedauern, daß bislang sämtliche Therapiemöglichkeiten beim Bronchialkarzinom keine befriedigenden Langzeitergebnisse gezeigt haben. In Anbetracht dessen rückt eine mögliche Verhütung des Bronchialkarzinoms in den Vordergrund des Interesses. Primärprävention bedingt die Kenntnis der ursächlichen Karzinogene. Die Kapitel „Ätiologie“ und „Epidemiologie“ lassen das umfangreiche Wissen über die Verursachung des Bronchialkarzinoms (im Gegensatz zu vielen anderen Karzinomen) erkennen. Somit muß beim Bronchialkarzinom wegen seiner Häufigkeit und schlechten Therapierbarkeit einerseits, der umfassenden Kenntnis der Karzinogenese andererseits, primäre Prävention kategorischer Imperativ sein.

Nachdem primäre Prävention an den Ursachen ansetzen muß, werden im folgenden die einzelnen Möglichkeiten der Prävention nach Ursachen geordnet besprochen.

Die Graphik (Abb. 1) soll zunächst die Bedeutung der einzelnen Ursachen klarstellen, wie sie aus einer Reihe qualifizierter epidemiologischer Untersuchungen hervorgeht. (Näheres in der Legende.) Man erkennt daraus, welches überragende Gewicht dem Inhalationsrauchen zukommt, wogegen die vielgeschmähte Luftverschmutzung („urbaner Faktor“) zwar nicht zu übersehen, statistisch aber nur von geringer Bedeutung ist.

A. Inhalationsrauchen

1. Basisunterrichtung der Öffentlichkeit

Unterrichtung der Öffentlichkeit allgemein. Die Möglichkeiten der Massenmedien müssen stärker ausgeschöpft werden, obwohl erwiesenermaßen Informationen über persönliche Kontakte im Einzelfall wirksamer sind. Hier stellen sich für Ärzte, medizinische Hilfsberufe und Sozialberufe große Aufgaben. Die

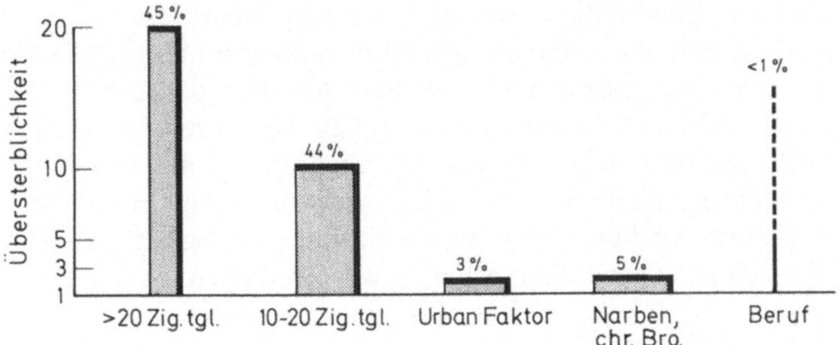

Exponierte Anteile einer männl. Bevölkerungsgruppe: ⊢⊣ = je 20%

Abb. 1. Exogene Risikogruppen für Bronchialkarzinom. Anteile am exogenen Gesamtrisiko. Versuch einer quantitativen Darstellung unseres epidemiologischen Wissens über exogene Risikogruppen für Bronchialkarzinom bei erwachsener männlicher Bevölkerung eines Industrielandes. Die erwähnten Noxen kommen häufig kombiniert vor, doch wird hier ihr Anteil an der Gesamtgefährdung nur gesondert betrachtet. Die Ordinate gibt die Übersterblichkeit („Risikofaktor") gegenüber einer nicht-exponierten Population (= 1) an. Auf der Abszisse bedeuten je 5 cm Breite = 100% einer gegenüber dem betreffenden Risiko exponierten Population (also 1 cm = 20%). Die Flächensumme der so entstehenden Rechtecke sei die exogene Gesamtgefährdung (= 100%), der prozentuale Anteil daran ist für jede Risikogruppe im betreffenden Feld angeführt. Die Abbildung soll unter anderem anschaulich machen, wie hoch der Anteil des Inhalationsrauchens an der Gesamtgefährdung ist und wie zwar nur relativ wenige Personen einer spezifischen Berufsnoxe ausgesetzt, dann aber mit einem relativ hohen, wenn auch unterschiedlichen Risiko belastet sind

Unterrichtung muß der kulturellen und sozialen Struktur des angesprochenen Kollektivs sorgfältig angepaßt sein. Ihr Ziel ist eine vernünftige und angemessene Sorge um die Gesundheit. Diese Sorge aber wird überall da ausgelöst, wo eine klare Sicht geschaffen und ein Ausweg gezeigt ist. Zweckmäßig im Hinblick auf die Prophylaxe ist jene Sorge, die nicht häufiger an Krebs denken läßt, als notwendig und nützlich ist.

Kürzer ausgedrückt: Sachbezogene, Risiken und Heilungschancen individuell angepaßt vermittelnde Information mit dem gleichzeitigen Ausdruck der Bereitschaft zur Mithilfe.

2. Informationen über die Risiken des Rauchens

Darlegung der *Risiken* des Inhalationsrauchens, Vermittlung eines konstanten Informationsflusses.

3. Zigarettenwerbung

Reduktion der *Zigarettenwerbung*, besonders gegenüber Jugendlichen. Hierher gehört auch ein genereller Verzicht der Medien auf Bilder und Situationen, die das Rauchen sozialadäquat erscheinen lassen. Gegen eine drastische Erhöhung der Zigarettenpreise könnte argumentiert werden, daß dadurch sozial Schwächere unberechtigt benachteiligt werden, daß Arbeitsplätze verloren gehen und daß auch der Staat Selbstlosigkeit durch verminderte Steuereinnahmen zeigen müsse. Dem muß die soziale Ungerechtigkeit gegenübergestellt werden, daß der Nichtraucher den volkswirtschaftlichen Schaden, der durch das Rauchen aufgrund gesundheitsschädigender Wirkungen hervorgerufen wird, mittragen muß; deshalb müßte eine Erhöhung der Zigarettenpreise den Kranken- und Rentenversicherern zugute kommen. Das Argument hinsichtlich der Verluste von Arbeitsplätzen wird unhaltbar angesichts der Überlegung, daß Arbeitsplätze nicht auf Kosten der Gesundheit erhalten werden dürfen.

4. Raucherentwöhnung

Entwöhnung vom Inhalationsrauchen. Ein gewisses Bewußtsein über Schädlichkeit des Inhalationsrauchens ist heute relativ verbreitet, doch reicht aus verschiedenen Gründen diese Einsicht nicht aus, die komplexen Bindungen an das Rauchen zu lösen. Filterzigaretten, „Nikotinarmut im Rauch" u.ä. mindern die Gefahren nur wenig, schaffen aber das trügerische Gefühl eines „Genusses ohne Reue". Wichtiger, wirksamer, wenn auch mühevoller, scheint uns die Bereitung gangbarer Wege in Richtung Entwöhnung der vielen Raucher, die dazu grundsätzlich bereit sind. Eine Fülle von Möglichkeiten bietet sich an; Empfehlungen s. in UICC, WHO (1980). Vorübergehende Entfernung aus dem gewohnten Lebens- und Arbeitsmilieu ist oft nötig. In Stockholm, London und New York wurden bereits Erfahrungen mit klinisch geleiteten Entwöhnungsambulanzen gesammelt.

5. Früherkennung

Informationen über *Frühsymptome,* die zum Arzt führen sollten, insbesondere blutiger Auswurf, Reizhusten, Thoraxschmerzen und verschleppte oder rezidivierende Lungenentzündungen. Erläuterungen von Risikogruppen, Hinweis auf die Notwendigkeit und Nützlichkeit von Vorsorgeuntersuchungen. Unterrichtungen dieser Art müssen immer mit dem Hinweis auf Heilungsmöglichkeiten verbunden sein.

6. Information medizinischer und sozialer Berufe

Unterrichtung der *Ärzte,* Studenten, medizinischen Hilfsberufe und Sozialberufe. Der geeignete Weg geht über Fortbildungsveranstaltungen, Fachzeitschriften, aber auch über die oben erwähnten Laieninformationen, da der selbstrauchende Arzt hinsichtlich der Einsicht dem rauchenden Laien gleichzustellen ist.

Angehörige medizinischer und sozialer Berufe, die rauchen, sind meist davon überzeugt, daß sie zu jenen 80% Rauchern gehören, die ihr Bronchialkarzinom nicht erleben. Sie vermögen daher auch nicht auf Patienten und Laien erfolgreich einzuwirken. Der Patient dagegen unterliegt oft dem Trugschluß, daß das Rauchen doch wohl nicht so riskant sein könne, wenn der Arzt selbst auch raucht.

Er übersieht aber, daß hier der Arzt nicht nach seinem besseren Wissen, sondern aus irrationalen Motiven das Rauchen beibehält. Bei der Unterrichtung der Ärzte ist immer wieder auf die ergiebigsten ersten Merkmale des Bronchialkarzinoms in der ärztlichen Praxis und auf den großen Einfluß, den der Arzt nach soziologischen Studien auch heute noch auf seinen Patienten hat, hinzuweisen.

Die medizinischen Berufe müssen in regelmäßigen Abständen auf die Wertigkeit der ersten Merkmale, die Definition von Risikogruppen und die Notwendigkeit von Vorsorgeuntersuchungen, rascher Diagnostik und nahtlos anschließender Behandlung hingewiesen werden!

7. UICC-Richtlinien zur Raucherentwöhnung

a) Allgemeine Zielsetzungen

- Herabsetzung der Rauchfrequenz in allen Altersgruppen. Es muß versucht werden, dies mit allen praktikablen Mitteln zu erreichen, wie Warnaufschriften auf den Zigarettenpackungen, Steuermanipulationen, Reduktion von Rauchmöglichkeiten, Betonung der Rechte der Nichtraucher sowie politische, publizistische und erzieherische Programme.
- Ermunterung der Nichtraucher, solche zu bleiben, mit besonderer Zielgruppe der Jugend.
- Unterbindung aller Arten der Tabakreklame.
- Raucher sollten unter Hinweis auf das hohe Gesundheitsrisiko ermuntert werden, den Tabakverbrauch soweit wie möglich zu reduzieren.
- Verbindung mit anderen Gesundheitsorganisationen und Autoritäten herstellen, um ein Maximum an Effektivität und Vermeidung konträrer Aktivitäten zu erreichen.
- Zusätzlich muß die Reduktion industrieller und Umweltverschmutzungen anvisiert werden.

8. Zielsetzungen von Entwöhnungsprogrammen

- Änderungen des Verhaltens der Raucher und Beibehaltung des Verhaltens der Nichtraucher.
- Der kulturelle und der soziale Hintergrund als Statussymbol von Erfolg und Vergeistigung muß in Richtung auf ein realistisches Bild verändert werden, in dem Zigaretten sowohl unnötig als auch schädlich erscheinen.
- Veränderungen des ökonomischen und des legislativen Klimas in der Richtung, daß Zigaretten weniger leicht erhältlich sind.
  Das bedingt, daß Zigarettenwerbung unterdrückt und Gesundheitserziehungsprogramme unterstützt werden.
- Wechsel der Zigarettenmarken auf weniger schädliche Produkte.
- Meinungsbildung derart, daß Nichtrauchen die Norm ist, bei gleichzeitiger Stärkung der Rechte der Nichtraucher auf saubere Luft.

9. Komponenten von Entwöhnungsprogrammen

- Ökonomische und soziale Analysen der lokalen Rauchprobleme.
- Öffentliche Informationsprogramme.
- Öffentliche Gesundheitserziehungsprogramme, die sich an Erwachsene, spezielle Zielgruppen, Jugendliche und Kinder wenden.
- Ein Gesetzgebungsprogramm.
- Zugang zu Schulen und Medien.
- Unterstützung anderer Organisationen bei der Durchführung der entwickelten Programme.
- Einzelne Maßnahmen reichen nicht aus. Auch Prohibition scheint weder durchführbar noch wünschenswert. Erforderlich sind komplexe Raucherkontrollprogramme.

a) Wissenschaftliche Begründungen

- Bronchialkarzinom
- Koronare Herzkrankheit
- Chronische Bronchitis
- Schwangerschaft.

b) Kritische Bemerkungen

- Nur statistische Zusammenhänge
- Analoge Tiermodelle gibt es nicht.
- Raucherschäden sind vorwiegend genetisch disponiert.
- Einen Trachealkrebs der Raucher gibt es nicht.
- Wenn Lungenkrebs durch Rauchen verursacht wird, sollten Raucher früher daran sterben als Nichtraucher.
- Es gibt weniger eine echte Zunahme der Bronchialkrebse als lediglich eine bessere Entdeckung.
- Die Inzidenz an Bronchialkrebs ist in Großbritannien doppelt so hoch wie in den USA, wo der Zigarettenverbrauch geringer ist.
- Ärzte sind hinsichtlich der Verursachung unterschiedlicher Meinung.
- Wenn das Rauchen aufgegeben wird, erfolgt Gewichtszunahme, verstärkter Alkoholkonsum und Drogenkonsum.
- 80% der Totenscheine sind wissenschaftlich wertlos.

10. Allgemeines Vorgehen zur Raucherentwöhnung

- Bestimmte Gruppen müssen einer Basispolitik zustimmen und jede Differenz vor Beginn des Programms beseitigen.
- Zielsetzungen müssen festgelegt und Prioritäten gesetzt werden.
- Spezifische Aufgaben müssen den Gruppen gestellt werden, die sich am meisten dafür eignen.

11. Grundzüge eines öffentlichen Informationsprogrammes

Zielsetzung:
- Steigerung der öffentlichen Aufmerksamkeit auf die gesundheitlichen Konsequenzen des Rauchens.
- Überzeugung der Erwachsenen, das Rauchen aus Vernunftgründen aufzugeben.
- Überzeugung der Jugend von der Schädlichkeit des Rauchens und es deshalb nicht zu beginnen.
- Überzeugung, daß Rauchen nicht ein normales oder auch nur ein Verhalten der Mehrheit sein kann.
- Festlegung der Rechte des Nichtrauchers.
- Information der Öffentlichkeit über die relativen Schädlichkeiten des Rauchens von Pfeifen, Zigarren, „leichteren" Zigaretten und ähnlichen Rauchgewohnheiten.
- Information der Regierung, der Politiker und der Öffentlichkeit über die Grundlinien der Raucherentwöhnung.
- Verbreitung dieser Ziele in der Öffentlichkeit, um die öffentliche Meinungsbildung zu fördern und dadurch den Druck auf die Politiker zu erhöhen.
- Analyse und Kritik der gegenläufigen Aktivitäten der Tabakindustrie.
- Entgegnung ungenauer Informationen und Beantwortung mit genauen Tatsachen.
- Veröffentlichung von Erfolgen, Hindernissen und Problemen bei Raucherentwöhnungsprogrammen.
- Verbreitung von Möglichkeiten des Zuganges zu gesundheitsbildenden Materialien und Raucherentwöhnungstaktiken.
- Diskussion, Unterstützung und Verstärkung anderer Programme von Interesse.

12. Elemente einer Öffentlichkeitsarbeit (Medien)

- Wissenschaftliche und medizinische Gesichtspunkte gegen das Rauchen.
- Wechselnde Trends im Rauchverhalten.
- Rauchverhalten exemplarischer Gruppen.

13. Supportive und therapeutische Programme

Zwei Drittel der Raucher in den Industrieländern haben den Wunsch, das Rauchen aufzugeben. Oft hilft der einfache, aber feste und wiederholte Rat des niedergelassenen Arztes, das Rauchen aufzugeben.

14. Spezielle Programme für Erwachsene

- Vorhandene Motivationen, das Rauchen aufzugeben, verstärken und neue Motivationen wecken.

- Definition von Zielgruppen nach Rauchgewohnheiten und demographischen und kulturellen Gegebenheiten je nach Situation.
- Ermittlung des Image des Rauchers, wie ihn die Erwachsenen sehen, durch soziologische Grundlagenforschung.
- Erwachsenenprogramme sollten aus zwei Komponenten bestehen: Bestimmung des Informationsstandes hinsichtlich des Rauchens bei denjenigen, die noch nicht in der Schule informiert wurden und Aufsuchen von Wegen, das unzutreffende Bild des Rauchers zurechtzurücken.
- Die Programme müssen sorgfältig abgestimmt sein auf die lokalen kulturellen Gegebenheiten.
- Viel hängt von den Fähigkeiten der Informanten ab, zu den verschiedenen Gruppen Zutritt zu finden.
- Organisierte Gruppen.
- Nichtorganisierte Erwachsene: diese sind weniger sozial ausgerichtet und oft unzufrieden.

Zielgruppen:

- Eltern mit familiärer Verantwortlichkeit.
- Schwangere Frauen.
- Erwachsene im Hochrisiko-Alter der 3. und 4. Lebensdekade.
- Erwachsene mit rauchbedingten Störungen: Husten, Bronchitis, Dyspnoe.
- Erwachsene mit Zeichen allgemeiner Alterung.
- Erwachsene, die von dem Verlust an persönlicher Unabhängigkeit betroffen sind, die die Sucht zu rauchen mit sich bringt.
- Arbeitsorganisationen.
- Alte Menschen.
- Asbestarbeiter und ähnliche Risikoberufe.

15. Spezifische Programminhalte

- Rauchgewohnheiten und demographische Faktoren messen und diskutieren.
- Saubere Bestimmung von Zielgruppen.
- Zielsetzung, ob das Programm motivierend oder supportiv, kurzfristig oder langfristig sein soll und welche Erwartungen erfüllt werden müssen.
- Kulturelle Charakteristiken der Zielgruppen sollten durch Marktforschungstechniken ermittelt werden.
- Die Programme sollten jeweils vorgetestet werden.
- Das System der Programmvermittlung soll bestimmt und, wenn nötig, Helfergruppen bestellt werden.
- Die Programmvermittlung soll auf geeignetem Niveau stattfinden.
- Die Wertbestimmung der Programme muß wiederholt erfolgen, auch um Änderungen zu ermöglichen oder neue Entwicklungen berücksichtigen zu können.
- Motivierende Programme stützen sich im allgemeinen auf einen Hintergrund öffentlicher Information.
- Stützende und Raucherentwöhnungsprogramme erfordern durchdachte und gut organisierte Methoden.

16. Systeme der Programmvermittlung

- Ärzte
- Krankenhäuser
- Arbeitsorganisationen
- Raucherentwöhnungs-Organisationen.

17. Gesetzgebung

Sie ist die vitale Voraussetzung jedes Raucherentwöhnungsprogramms. Sie hat 4 Phasen der Effektivität:

- Publizität bereits bei der Beabsichtigung legislativer Maßnahmen.
- Publizität während der legislativen Diskussion.
- Die direkte Wirkung der Gesetzgebung (und begleitender Publizität) bei der Durchführung.
- Der Langzeiteffekt der Gesetzgebung als Teil eines Raucherentwöhnungsprogramms.

Hauptkategorien von Kontrollmaßnahmen:

- Veränderung der Praktiken bei Herstellern, Werbung und Verkauf von Tabakwaren.
- Änderung der Praktiken der Raucher.

18. Warnungen auf Zigarettenpackungen

Vorteile: Sie öffnen die Türen für weitere gesetzgeberische Maßnahmen, erschließen die Schulen für Gesundheitserziehungsmaßnahmen, veranlassen die Regierungen zu einer offiziellen Stellungnahme, daß Rauchen gefährlich ist. Fehlende Warnungen können den Eindruck erwecken, daß die Regierung keine Meinung hat.

Nachteile: Die Warnungen könnten zu der Meinung führen, daß die Hersteller dadurch gegen weitere gerichtliche Schritte geschützt sind.

Voraussetzungen: Genauigkeit, Verständlichkeit, Information.

19. Werbung

Die Tabakindustrie ist international gut organisiert und hat eine starke, dauerhafte und effektive Lobby. Diese wird schrittweise dadurch abgebaut, daß die Regierungen die nationalen Kosten des Rauchens darlegen.

Effektive Gesundheitserziehungsprogramme sind wenig erfolgreich, solange die Zigarettenindustrie die Möglichkeit zu starker Werbung behält.

Die Erfolge der strengen norwegischen gesetzlichen Maßnahmen haben zu meßbaren Erfolgen geführt:

- Ständiges Absinken der Zahl der männlichen Raucher.
- Der früher starke Anstieg der Zahl der weiblichen Raucher konnte gebremst werden.
- Der Rückgang des Rauchens wurde nicht so sehr durch die Gesetzgebung an sich erreicht, als durch die Publizität und die Debatten, welche die Gesetzgebung begleiteten.

Defensivargumente der Tabakindustrie:

- Die Schädlichkeit ist noch nicht sicher bewiesen.
- Zigarettenreklame richtet sich nur an die Raucher.
- Eine Unterbindung der Zigarettenreklame wäre der erste Schritt weiterer ähnlicher Maßnahmen auch in andere Richtungen.
- Zigarettenwerbung sollte beibehalten werden, da andernfalls auch Produkte mit niedrigem Teergehalt nicht verbreitet werden könnten.
- Werbeverbote haben bisher in verschiedenen Ländern nicht wesentlich zur Reduktion des Tabakkonsums beigetragen.

20. Kontrolle der schädlichen Bestandteile der Zigarette

Besteuerung. Drei Zielsetzungen sind möglich:

- Allmähliche Steigerung der Steuer mit dem Ziel der Verbrauchsbeschränkung.
- Ein differenziertes System der Besteuerung mit Begünstigung von Zigaretten mit geringem Teergehalt.
- Eine Besteuerungsstruktur, die die Finanzierung von Raucherentwöhnungsprogrammen erlaubt.

1974–1978 wurde in Norwegen durch fünf Steuererhöhungen ein 9%iger Rückgang des Zigarettenkonsums erreicht, obwohl die Steuererhöhungen die Inflationsrate nicht erreichten.

Nachteile: Schichten mit niedrigem Einkommen werden besonders benachteiligt.

21. Tabaksubventionen

Von Tabaksteuern werden zwar auch Antiraucherprogramme finanziert, gleichzeitig jedoch auch Forschung oder Produktion von Zigaretten.

Änderungen des Rauchverhaltens haben sich niemals rasch vollzogen. Ein konzises Entwöhnungsprogramm, eingeschlossen totales Werbungsverbot, läßt eine substantielle Änderung der Rauchgewohnheiten erwarten. Der Zeitraum kann jedoch nicht vorausgesagt werden. Insbesondere verspricht die Änderung der Rauchgewohnheiten in den Hochrisikogruppen (Raucher von 20–30 Jahren Dauer) einen Einfluß auf die Mortalität und Morbidität in relativ kurzer Zeit und ist als hoch kosteneffektive Aktivität zu betrachten.

22. Spezielle Raucherentwöhnungsprogramme

Die *Bad Nauheimer Entwöhnungstherapie* (Hammer)

Diese „Gruppengesprächstherapie“ baut auf dem 5-Tage-Plan von McFarland et al. (1964) auf. Grundelemente dieser Therapie sind Information, Analysen von Zigarettenreklamen, Motivationen, Raucherpersönlichkeit ebenso wie autogenes Training, Jogaübungen, Techniken zur Überwindung des Rauchverlangens u.a.m.

Die *Selbstkontrolltherapie* (Brengelmann u. Sedlmayer 1976)

ist verhaltenstherapeutisch begründet. Der Patient wird nicht eigentlich therapiert, sondern er wendet wirksame Verfahrensweisen selbst an und ist daher für seine Verhaltensänderung selbst verantwortlich. Wichtigstes Prinzip der Selbstkontrolltherapie ist das der verstärkten Motivation durch unmittelbare Selbstbelohnung bei selbstbewirkter und -beobachteter Veränderung.

Die *Gruppengesprächstherapie* (Stocksmeier 1974)

baut auf dem psychotherapeutischen Konzept von Rogers (1973) auf, enthält jedoch auch verhaltenstherapeutische Elemente. Der gesprächstherapeutische Ansatz zielt darauf ab, die individuellen Ursachen des Rauchens aufzuarbeiten und dem bisherigen Verhalten eine persönliche Alternativkonzeption gegenüberzustellen.

Schuntermann (1983) kommt in einer vergleichenden Untersuchung dieser 3 Raucherentwöhnungsmodelle zu folgendem Ergebnis:

Der Modellversuch zeigt, daß Raucherentwöhnungstherapien im Rahmen des medizinischen Rehabilitationsprozesses in nennenswerter Weise dazu beitragen, daß sich Raucher das Rauchen abgewöhnen. Je nach Krankheitsbild erwiesen sich die Nauheimer Methode und die Selbstkontrolltherapie als wirksam. Da die Nauheimer Methode die kostengünstigste unter den untersuchten Therapien ist, ist sie zugleich auch die wirtschaftlichste.

Die Raucherentwöhnungstherapien mußten sich in dem Modellversuch gegen die diagnosespezifischen Maßnahmen zur Gesundheitserziehung durchsetzen. In der Verringerung des Risikofaktors „Rauchen“ wurde damit der richtige Weg eingeschlagen, seine Möglichkeiten sind aber noch nicht erschöpft. Möglicherweise liegt eine Steigerung des Entwöhnungserfolges in einer Verknüpfung von Gesundheitserziehung, den wesentlichen Elementen der Selbstkontrolltherapie und der Nauheimer Methode sowie vor allem einer angemessenen Nachsorge.

Schließlich zeigt der Modellversuch, daß jede Einflußnahme auf das Rauchen nur als Anstoß zur Entwöhnung zu verstehen ist; denn es kann kaum damit gerechnet werden, daß eine Versuchsperson, die am Ende einer Behandlung noch raucht, als Folge eben dieser Behandlung zu einem späteren Zeitpunkt einsichtig wird und das Rauchen aufgibt. Jede Raucherentwöhnungsbehandlung hat daher darauf abzustellen, spätestens am Ende der Behandlung erreicht zu haben, daß der Patient nicht mehr raucht.

Die *Schweizerische Vereinigung* gegen Tuberkulose und Lungenkrankheiten in Bern vertreibt ein Selbsthilfeprogramm, das von einer Arbeitsgruppe aus dem Amerikanischen übersetzt und bearbeitet wurde.

Auch das Österreichische Bundesministerium für Gesundheit und Umweltschutz gibt eine Raucherfibel und eine Anweisung zur Selbsthilfe heraus.

Die systematischen Nichtraucheraktionen des *Gesundheitsamtes Lübeck* (Böge 1982) bestehen unter anderem in schriftlichen Ansprachen bestimmter Gruppen, wie Politiker, Ärzte, Gastwirte, Leiter in Jugend- und Sportgruppen. Von den Behörden wird ein Schutz des Nichtrauchers am Arbeitsplatz gefordert. In Fußgängerzonen werden Informationsstände eingerichtet und eine umfangreiche Vortragstätigkeit zum Thema Rauchen entwickelt. Es wird der Versuch einer Gegenwerbung gemacht und insbesondere Gesundheitsbildung in den Schulen auch unter Zuhilfenahme experimenteller Demonstrationen aufgebaut.

In der *DDR* werden zunehmend Raucherberatungsstellen eingerichtet. Grundlage ist eine spezifische Verhaltenstherapie, wobei sich Gruppenbehandlung erfolgreicher als Einzelbehandlung erwies. Die Mitwirkung der Presse ist unerläßlich. Das Zwei-Therapeuten-Team ist erfolgreicher. Nach guter Vorbereitung schlagartig aufhören zu rauchen ist optimal.

Der Ärztliche Arbeitskreis *Rauchen und Gesundheit* fordert vor allem Rauchverbote am Arbeitsplatz, in Verkehrsmitteln, in Gaststätten, in Schulen, im Krankenhaus, gesellschaftliche Aufwertung des Nichtrauchers, Staffelung der Krankenversicherungsbeiträge, Reduktion der Zigarettenreklame und Finanzierung von Aufklärungskampagnen. Außerdem werden die Gründung von Gruppen aktiver Nichtraucher empfohlen und detaillierte Vorschläge für dieses Vorhaben gegeben.

F. Schmidt (1973) gibt einen weiteren Überblick über die Methoden der Raucherentwöhnung mit weiterführender Literatur und Detailhinweisen.

Schließlich stellen auch Werner et al. (1969) in einem internationalen Überblick verschiedene Entwöhnungsmethoden mit weiterführender Literatur vor.

Die *Bundeszentrale für gesundheitliche Aufklärung* gibt folgende Erfolgsanalysen der Entwöhnung an:

76% durch kurzfristigen Entschluß zur Beendigung des Rauchens
4% durch Akupunktur
3,5% durch schrittweise Entwöhnung
3% durch Tabletten
1,5% durch autogenes Training o.ä.
1,3% durch Wetten
4% durch diverse Methoden

Die *Bundesvereinigung für Gesundheitserziehung* gibt ein Raucherentwöhnungsschema für 10 Wochen heraus (Mantek 1980).

Zu empfehlen ist schließlich auch das Vorgehen von Halhuber (1977) zur Raucherentwöhnung.

23. Verhütung des Rauchens bei Jugendlichen

Hier zeigt sich eine tiefreichende Ambivalenzhaltung zum Rauchen, zusammengesetzt aus der Unzufriedenheit über den Zwang zum Rauchen mit seinen Folgen und aus dem magischen Bedürfnis, die Welt jener Erwachsenen nachzuahmen, die von ihnen als steter Anlaß zu Frustrationen betrachtet werden. Bindung an das Gewohnheitsrauchen und statistisches Risiko des Bronchialkarzinoms wären sicher geringer, wenn es gelänge, die Jugend wenigstens während der ersten 2 Lebensjahrzehnte vor dem Rauchen zu bewahren. Dem wirkt aber mit allen Mitteln moderner Psychologie ein Stab wissenschaftlich ausgebildeter „Verkaufspädagogen“ mit der Suggestion „naturreinen Rauchens“ entgegen.

a) Erziehungsprogramme

Schulkinder
- Negative bzw. positive Orientierung an Leitfiguren.
- Minimierung der Kontakte mit Rauchern.
- Forcierung legislativer Maßnahmen gegen das Rauchen.
- Alle Informationen gegen das Rauchen müssen realistisch und genau sein.

b) Grundlinien von Präventivprogrammen

(Öffentlichkeit, Familie und Schulen)

- Erwachsene sollten Kinder von der Schädlichkeit des Rauchens überzeugen.
- Ältere Kinder sollten jüngere Kinder von der Schädlichkeit des Rauchens überzeugen.
- Erwachsene sollen als Nichtrauchermodelle dienen.
- Ältere Kinder sollen als Nichtrauchermodelle dienen.
- Entwicklung spezifischer Antiraucherprogramme für die Altersgruppe 8–9 Lebensjahre.
- Ausbildung von Gruppenleitern (Lehrer, Pfadfinder, usw.).
- Organisierung von Gruppen zur Kontrolle und Unterstützung von Antirauchermaßnahmen.
- Entwurf neuer legislativer Maßnahmen und deren Durchsetzung.
- Veranlassung der Regierungen, Materialien gegen das Rauchen zu entwickeln und zu verteilen.
- Versicherungsunternehmen veranlassen, niedrigere Prämien für Nichtraucher zu gewähren.
- Abbau des Rauchverhaltens als Status für Erwachsenensymbolik.

c) Folgerung

Antiraucher-Programme für Kinder bestehen aus 2 Teilen
- ein globales Programm, das alle Teile der Gesellschaft umfaßt mit dem Ziel, daß die Kinder physisch, sozial und psychologisch in einer rauchfreien Atmosphäre leben;
- spezielle Schulprogramme für Risikogruppen mit spezifischen Problemstellungen.

Zunächst Feststellung derzeitiger Rauchpraktiken und Gewohnheiten.

Die Leiter von Entwöhnungsprogrammen müssen über Kenntnis der Schüler und der Gesellschaft, in der sie leben, verfügen. Hierfür sind Ausbildungskurse nötig.

Methoden zum Vorgehen von Gruppenleitern sind prinzipiell belehrenden Inhalts (Vortrag oder unter Mitarbeit der Gruppe), können sich jedoch auch nach dem jeweiligen Verfahren richten.

Hochrisiko-Gruppen müssen bestimmt werden und erfordern besondere Aufmerksamkeit.

Kein Programm sollte ohne die Absicht zu weiterem Ausbau begonnen werden, es sei denn, es handelt sich um ein in sich geschlossenes Programm.

Wichtig ist die Bewertung jedes Programmes sowohl im Hinblick auf bisherige Erfahrungen als auch hinsichtlich der Planung der künftigen Programme.

Vorteile von Schulprogrammen:

- Kinder sind in den Schulen gut erreichbar in einer Umgebung, wo Lernen ein wesentlicher Teil ihres täglichen Lebens ist. Sie sind in einem gut organisierten System, das die Entwicklung kompakter Programme erlaubt. Der Beginn des Rauchens fällt meist in die Schulzeit.

Bei allen Aktionen an Schulen zur Verhütung oder Entwöhnung vom Rauchen ist Voraussetzung, daß Lehrerschaft und Eltern miteinbezogen werden. Das Zugeständnis von Raucherzimmern macht uns bei der Jugend unglaubhaft in unserer Überzeugung, daß das Rauchen in vielfacher Hinsicht schädlich ist.

16–18jährige Schüler rauchen nach einem WHO-Überblick:

	Mädchen (%)	Jungen (%)		Mädchen (%)	Jungen (%)
Italien	55	51	Dänemark	42	34
Griechenland	54	46	Bundesrepublik Deutschland	40	40
Schweiz	46	36			
Belgien	45	44	Niederlande	30	27
Frankreich	43	43	USA	19	16

In einer Entschließung der „Konferenz der für das Gesundheitswesen zuständigen Minister und Senatoren der Länder der BRD“ am 11.5.1979 heißt es zum Nichtraucherschutz von Kindern und Jugendlichen, daß der Schule aufgrund ihrer Bildungs- und Erziehungsfunktion eine wichtige gesundheitserzieherische Maßnahme zufällt. Die überwiegende Zahl der Raucher beginnt mit dem Rauchen bereits im jugendlichen Alter, wobei die Nachahmung im Gruppenmilieu der Schule den frühen Beginn begünstigt. In Anbetracht der hohen gesundheitlichen Risiken, die langzeitiges Rauchen mit sich bringt, muß als gesundheitserzieherisches Ziel gelten, so viele Jugendliche wie möglich vom frühen Beginn des Rauchens abzuhalten. Eine Raucherlaubnis in Schulen widerspricht grundsätzlich dieser Zielsetzung und führt durch Anreiz zur Nachahmung nicht zuletzt aus falsch verstandenem Anerkennungsbedürfnis des Jugendlichen zu einer allgemeinen Ausbreitung des Rauchens.

F. Schmidt schlägt folgende Maßnahmen vor: Die Prävention des Rauchens bei Schülern muß intensiviert werden; dabei fällt den Biologielehrern besondere Verantwortung zu. Das Fach Gesundheitserziehung muß als obligates Pflichtfach aufgenommen werden. Der Leitbildfunktion der Lehrer kommt besondere

Bedeutung zu. Überzeugung ist besser als Verbot. Die Schulpausen sollen aktiv sportlich gestaltet werden, um „Rauchen aus Langeweile" zu verhindern. Das Raucherzimmer soll in einen Clubraum mit Aufklärungsmaterial umfunktioniert werden (Material bei der Bundeszentrale für gesundheitliche Aufklärung, Ostmerheimer Str. 205, Köln/Merheim und beim Ärztlichen Arbeitskreis Rauchen und Gesundheit, Maybachstraße 14, 6800 Mannheim, sowie bei der Deutschen Hauptstelle gegen die Suchtgefahren, Postfach 109, 4700 Hamm, den Landeszentralen für gesundheitliche Volksbelehrung in den einzelnen Bundesländern und den Krankenkassen). An jeder Schule sollte ein Schulclub gegründet werden mit dem Ziel, für sinnvolle Freizeitgestaltung zu sorgen. Die Information über Gesundheitsschäden des Rauchens und anderer Drogen ist an allen Schulen wesentlich zu intensivieren. Die Kultusministerien der Länder sollten Empfehlungen herausgeben und Informationsmaterialien gegen das Rauchen zur Verfügung stellen. In jeder Schule sollte in 2jährigen Abständen eine Repräsentativbefragung durchgeführt werden, um einen Überblick über die Situation des Tabak- und Drogenkonsums zu erhalten. Besonders wichtig ist die Lehrerfortbildung auf dem Sektor Gesundheitserziehung. Weitere Literatur siehe im Literaturverzeichnis.

Lernprogramme und weitere diesbezügliche Unterlagen sind erhältlich bei der Fa. Hoffmann La Roche, Basel, Abteilung ROCOM, bei der Kath. Landesarbeitsstelle Rheinland-Pfalz, Am Wasserturm 11, 6780 Pirmasens (Beiträge zum Jugendschutz) sowie die Sammelmappe „Gesundheitsaufklärung und Schule" der Bundeszentrale für gesundheitliche Aufklärung in Köln.

Die Bundeszentrale für gesundheitliche Aufklärung gibt eine Anweisung für Nichtraucherwerbung bei Kindern heraus (Timaeus u. Lück 1973).

24. Zigaretten mit geringem Teergehalt

Diese sind zwar nicht sicher (sichere Zigaretten gibt es nicht), bringen aber etwas geringere Risiken. Für manchen Raucher kann der Übergang zu Zigaretten mit geringerem Teergehalt ein Schritt auf dem Wege zur Abstinenz sein. Derartige Programme sind auch psychologisch leichter zu propagieren, auch bei gesetzgeberischen Maßnahmen.

Man muß Nikotin- und Teergehalt streng unterscheiden. Der Teergehalt ist vorwiegend relevant für die Karzinogenität in Atemwegen, Digestionstrakt und Blase. Hier könnten teerarme Zigaretten an sich das Risiko vermindern, doch orientiert sich Tiefe und Frequenz des Inhalationsrauchens meist am Nikotinblutspiegel, so daß bei auch niedrigem Nikotingehalt die Zahl der gerauchten Zigaretten gesteigert wird. Theoretisch wäre daher aus Sicht der Kanzerogenese ein höherer Nikotingehalt bei gleichzeitig niedrigem Teergehalt wünschenswert. Die vom Gewohnheitsraucher angestrebte Nikotin-Blut-Konzentration liegt meist bei 10–50 ng/ml (Klosterkötter). Wie schon vorhin erwähnt, bleibt damit aber das Problem der Nikotintoxizität auf Gefäße und Koronarien ungelöst. Hierzu kommt auch noch die Toxizität von Kohlenmonoxid. Kohlenmonoxid wird bei Filterzigaretten oder sog. leichten Zigaretten nicht vermindert produziert und bei nikotinarmen leichten Zigaretten durch Erhöhung des Zigarettenkonsums oder der Inhalationstiefe u.U. sogar vermehrt abgegeben. Hinzu kommen zwei weitere Gefahren: Kindern oder Jugendlichen wird der Einstieg in das Gewohnheitsrauchen über leichtere Zigaretten mit zunächst geringeren Nebenwirkungen erleichtert. Außerdem verwendet die Zigarettenindustrie hierbei mehr Zusatzstoffe unbekannter Zusammensetzung, die möglicherweise ebenfalls kanzerogen oder in anderer Weise schädlich sind.

Neuere Untersuchungen von Wald et al. (1984) ergaben, daß bei nikotinarmen Zigaretten Inhalationstiefe und Anzahl gerauchter Zigaretten soweit gesteigert werden, daß der gewohnte Nikotinspiegel im Blut und mit ihm der Kohlenmonoxidspiegel wieder erreicht werden. Ein Gewinn durch Rauchen solcher Zigaretten kann nur dann entstehen, wenn diese überproportional teerarm sind.

Programme für Zigaretten mit geringem Teergehalt:

- Übergang zu Tabak mit niedrigem Teergehalt mag das Risiko vermindern, beseitigt es aber nicht.
- Tabak mit niedrigem Teergehalt sollte nicht als sicher oder sicherer bezeichnet werden.
- Ziel muß immer sein, das Rauchen ganz aufzugeben.
- Informationen auf Packungen sollten genau und mit Warnungen versehen sein.
- Bei Übergang auf teerarme Zigaretten sollte darauf hingewiesen werden, daß damit nicht tiefer inhaliert und häufiger geraucht werden darf.
- Niedrig-Teer-Programme sollten nur als Teile, nicht jedoch als Alternativen von Entwöhnungsprogrammen propagiert werden.

25. Medikamentöse Raucherentwöhnung

Schmidt (1974) prüfte eine Reihe von Medikamenten auf ihren Unterstützungseffekt bei der Raucherentwöhnung und fand, daß Kaliumsalz und eine Reihe weiterer Medikamente einen eindeutigen Effekt zeigten, während andere nur Placebo-Wirkung aufwiesen. Die orale Applikation von Nikotindragees erscheint ihm als zweckmäßigster Weg zur Substitution des mit dem Tabakrauch aufgenommenen Nikotins für die Entwöhnungszeit. Erste Erfahrungen (Kunze et al. 1983) mit einem Medikament zur Raucherentwöhnung ließen bei 300 Raucherklienten nicht nur eine relativ gute Entwöhnungswirkung eines nikotinhaltigen Kaugummi erkennen, sondern auch bei Langzeitkontrollen einen Prozentsatz von 45% Abstinenten nach einem Jahr. Gravierende Nebenwirkungen durch Nikotin wurden nicht gefunden. Dennoch sehen wir in dieser Art von Entwöhnungstherapie schwerwiegende Probleme:

- Den allgemeinen Vertrieb einer relativ toxischen Substanz wie Nikotin, wenn auch unter Rezeptpflicht,
- eine adäquate individuelle Dosierung,
- die Verschiebung des Suchtproblems vom Tabakrauchen auf eine orale Applikation von Nikotin,
- das Problem nunmehr der Entwöhnung von der neuen Nikotinabhängigkeit und

- schließlich die Problemverlagerung von der Kanzerogenität des Tabaks für Atemwege und Digestionstrakt nunmehr auf die vaskulären Schäden inkl. Koronarien, an denen Nikotin sicher, wenn auch nicht allein beteiligt ist.

26. Passivrauchen (Zwangsrauchen)

Nach Art. 2, Abs. 1 des Grundgesetzes hat jeder das Recht auf die freie Entfaltung seiner Persönlichkeit, soweit er nicht die Rechte anderer verletzt. Aus dieser Sprachformel des Grundgesetzes ergibt sich schon von vornherein eine unauflösliche Verkoppelung des Freiheitsbegriffes mit dem Pflichtgebot im Sinne einer wechselseitigen Bedingung. Das eine ist ohne das andere nicht möglich, wer die eigene Freiheit will, muß auch die Freiheit des anderen wollen und sie respektieren. Dem allgemeinen Grundrecht der allgemeinen Persönlichkeitsentfaltung ist mithin die Beschränkung durch die Freiheitsrechte der anderen immanent.

SUHR (1980) formuliert die Situation folgendermaßen: „Der Richter im privatrechtlichen Streit zwischen Raucher und Passivraucher findet eine Gesetzeslücke vor. Er darf gleichwohl nicht schweigen, sondern hat zu prüfen, ob der Raucher einen Anspruch auf Duldung gegen den Passivraucher hat; denn der Nichtrauchende macht sein Recht auf körperliche Privatheit geltend, aufgrund dessen er wie der Eigentümer einer Sache zunächst einmal andere von jeder Einwirkung auf seinen Körper ausschließen kann. Der Raucher muß positivgrundrechtlich darlegen, inwiefern sein Rauchen im Hinblick auf die Folgen beim Passivraucher für die Entfaltung der Persönlichkeit den Umständen nach unvermeidbar ist. Eine absolute Belästigungsfreigrenze ähnlich der im Paragraph 906 BGB scheidet aus. Die Steigerung des reinen Privatgenusses beim einen rechtfertigt nicht die Auferlegung von Unwohlsein beim anderen. Diese Kollisionslage zwischen den betroffenen Personen hat auch der öffentlich rechtliche Dienstherr zu beachten, wenn er das Verhalten seiner Bediensteten durch Vorschrift regelt“.

Grundsätzlich ist zwischen Hauptstromrauch (HSR) und Nebenstromrauch (NSR) zu unterscheiden. Der HSR einer Zigarette enthält 20 mg Partikelmasse, von welcher der Raucher mit 10 Zügen in 10 Minuten 70%, also 14 mg retiniert. Die Partikelmasse in 1 m^3 Luft beträgt im Mittel 1,0 mg, von der in 1 Std 420 μ bzw. in 8 Std 3360 μ = 0,24 Zigarettenäquivalent aufgenommen werden. Bei einer Partikelkonzentration von 4,0 mg/m^3 wird vom Passivraucher in 8 Std ein Zigarettenäquivalent aufgenommen. Die Beeinträchtigung bei Kindern, Asthmatikern usw. durch Passivrauchen gehört hier nicht zum Thema, sondern lediglich das Problem der Kanzerogenität. Nach SCHMELTZ und HOFFMANN (1975) ist der Benzpyrengehalt im Nebenstrom etwa 3,4mal höher als im Hauptstrom, ähnliche Verhältnisse dürften auch für die anderen mehr als 40 kanzerogenen Komponenten im Tabakrauch gelten.

Die Ergebnisse vergleichender epidemiologischer Untersuchungen divergieren und lassen immer noch nicht eindeutige Schlüsse über das Krebsrisiko des Nichtrauchers durch Passivrauchen zu.

Die Übersicht von RYLANDER (1984) zeigt die Ergebnisse bisheriger Untersuchungen. Die vorliegenden Ergebnisse sind jedoch nur bedingt schlüssig, da oft die Intensität des Rauchens des Ehegatten nicht eindeutig erfaßt wurde, auch nicht Dauer und Intensität der Exposition des nichtrauchenden Partners. Bei der Beurteilung des Problems ist auch noch darauf hinzuweisen, daß der Nichtraucher sowohl quantitativ als auch qualitativ (NSR) anders exponiert ist als der Raucher, nicht zuletzt auch dadurch, daß der Nichtraucher im Gegensatz zum Raucher in der Regel das Nasenfilter zwischenschaltet. Insgesamt betrachtet darf angenommen werden, daß eine langjährige mittelstarke Exposition bei Verheirateten dem nichtrauchenden Partner eine eineinhalbfache bis zweifache Erhöhung des Krebsrisikos bringt, ähnlich der allgemeinen Umweltverschmutzung. Zu ähnlichen Ergebnissen kommt auch Vandenbroucke.

Da durch längere mittelstarke Exposition des Nichtrauchers eine gewisse Erhöhung des Karzinomrisikos für die Atmungsorgane nicht auszuschließen ist und weitere Schädigungen durch Passivrauchen bei Kindern und bei obstruktiven Atemwegskrankheiten gesichert sind, scheinen auch hier präventive Maßnahmen unerläßlich. Mit F. SCHMIDT (1973) ist zunächst einmal zu fordern, daß das Rauchen am Arbeitsplatz generell untersagt werden sollte, da sich hier der Nichtraucher in einer Zwangssituation befindet. Hinzu kommt die Möglichkeit additiver Kanzerogenität bei gleichzeitiger Exposition durch andere Noxen (Berufsnoxen, allgemeine Umweltverschmutzung u.ä.).

Als weiterer Schritt sind die Maßnahmen gegen das „Semi-Zwangsrauchen" erforderlich. Hierzu zählen vor allem Gemeinschaftsräume in Schulen, anderen Bildungsstätten, öffentlichen Sozialeinrichtungen, öffentlichen Verkehrsmitteln, Gaststätten, Hotels, Krankenhäusern, Flugzeugen, Bussen u.v.a.m.

27. Andere Tabakwaren

Lungen- und Bronchialkrankheiten hängen von der Inhalation ab. Auch moderne Minizigarren werden häufig und dann mit vermehrtem Teergehalt inhaliert. Selbstgedrehte Zigaretten sind abhängig von Tabak und Art des Rollens unterschiedlich zu beurteilen. Andere lokalanwendbare Tabakprodukte bedürfen noch der Klärung.

Im übrigen ist zu dem Übergang vom inhalierenden Zigarettenrauchen auf Pfeife, Stumpen oder Zigarre folgendes zu bemerken: im Gegensatz zum sauer reagierenden Zigarettenrauch tritt das Nikotin aus dem alkalischen Rauch von Pfeife und Zigarre direkt durch die Mundschleimhaut ins Blut über. Raucher, die täglich mehr als 4–5 Stumpen oder mehr als 5–6 Pfeifen rauchen, haben ähnliche Risiken wie gewohnheitsmäßige Zigarettenraucher, einmal erhöht für Mundhöhle, Rachen und Kehlkopf, teilweise aber auch für die Lungen wegen häufigen Inhalierens.

Abschließend ist zur Prävention des Rauchens darauf hinzuweisen, daß solche Bemühungen schon lange propagiert werden, so vor allem durch zahlreiche Schriften von Lickint seit den 30er Jahren. Kurzfristig mögen sich die Erfolge bescheiden ausnehmen. Langfristig sind sie jedoch beachtlich, wenn man die letzten 5 Jahrzehnte überblickt und gleichzeitig bedenkt, daß schon wenige Prozent Abstinenz bei der großen Zahl der Raucher in absoluten Zahlen erhebliches Gewicht haben.

B. Kanzerogene Medikamente

Alkylierende Zytostatika sind experimentell kanzerogen. Andererseits sind sie in der Onkotherapie unentbehrlich. Bei jüngeren Patienten sollte die Indikationsstellung sorgfältig bedacht werden, während ältere Patienten ein möglicherweise medikamentös induziertes Karzinom nicht mehr erleben werden.

Experimentell wurden gelegentlich Hinweise auf Carcinogenität von Isonikotinsäure-Hydrazid gefunden. Nach nunmehr über 20jähriger Anwendung des Isoniazid bei weltweit großen Gruppen von Tuberkulösen konnte der experimentelle Verdacht nicht bestätigt werden, wenn er auch endgültig erst in weiteren 10–20 Jahren widerlegt werden kann.

Vitamin A, Karotinoide, Vitamin C: HINDS et al. (1984) fanden eine umgekehrt proportionale Beziehung zwischen Gesamt-Vitamin-A-Einnahme und Bronchial-Karzinomrisiko bei Männern, nicht jedoch bei Frauen. KOHL et al. (1983) beschreiben eine Hemmung des Metabolismus chemischer Karzinogene durch Retinoide. Andererseits sahen WILLETT et al. (1984) kein vermindertes Krebsrisiko durch Einnahme antioxidierender Vitamine. Eine Kooperativstudie, die von uns mit zwei auswärtigen Kliniken durchgeführt wurde, zeigte bei resezierten Plattenepithelkarzinomen unter langdauernder Vitamin-A-Gabe keine signifikante Differenz zu einer Placebo-Gruppe. Grundsätzlich ist festzuhalten, daß pharmakologische Dosen von Retinoiden auch toxisch sein können und damit die für eine Prophylaxe erforderliche unlimitierte Anwendung nicht möglich ist.

C. Narben und chronische Bronchitis

Das Merkmal chronische Bronchitis stellt in epidemiologischen Untersuchungen ein erhöhtes Risiko für Bronchialkarzinom, ebenso wie Narben dar. Sektionsstatistiken geben 6,5 bis 40% Narbenkarzinome an, Resektionsstatistiken 5,5 bis 19%. Inwieweit im Einzelfall narbig-fibrotische Prozesse zur Genese des Karzinoms geführt haben oder umgekehrt fibrotische Prozesse reaktiv auf ein primäres Bronchialkarzinom entstanden sind, muß offen bleiben. Die angegebenen Zahlen sind daher nur mit Vorsicht zu beurteilen. Nachdem in einem großen Kollektiv der DDR von STEINBRÜCK (1968) im Röntgenkataster 23% „symptomlose Befundträger“ gefunden wurden, also röntgenologische Hinweise auf narbige Prozesse, wäre hier präventiv ein Röntgenkataster bei Risikogruppen wie solche mit durchgemachten Lungenkrankheiten sinnvoll.

Chronische Bronchitis: Hier besteht eine gesicherte Korrelation zum Bronchialkarzinom, die sich aber aus zwei Ursachen herleiten läßt. Einmal sind die

Noxen (Inhalationsrauchen, Berufe u.a.) identisch sowohl für Bronchialkarzinom als auch für chronische Bronchitis; andererseits sind bekanntlich chronisch entzündliche Prozesse auch an anderen Organen nicht selten karzinogen. Hier wäre, wie bei anderen Organen, für die Beseitigung der chronischen Bronchitis als Präventivmaßnahme zu sorgen.

D. Urbaner Faktor („allgemeine Luftverschmutzung")

Wie aus unserer epidemiologischen Übersicht (siehe Anfang) hervorgeht, stellt die allgemeine Luftverschmutzung in der Kanzerogenese ein gegenüber den anderen inhalativen Noxen nur begrenztes Risiko dar. Nach Übereinstimmung aller Epidemiologen erhöht sich die übrige Sterblichkeit gegenüber Nichtexponierten (Landbewohner) nur um den Faktor 1,5 bis max. 2. Dennoch sind auch hier präventive Maßnahmen sinnvoll und nötig. Wie bekannt, entwickelt sich hier auch bei staatlichen Stellen ein verstärktes Umweltbewußtsein, das jedoch aus Sicht der Pathogenese des Bronchialkarzinoms die Prioritäten oft nicht richtig setzt. Zum Beispiel ist der aufwendige Kampf gegen den Bleigehalt der Autoabgase hierfür ohne Bedeutung, während die viel relevanteren Produkte unvollständiger Verbrennung einschließlich Benzpyren und Nitrosegasen fast unbeachtet bleiben. Das gleiche gilt für den Industrieausstoß, der häufig nur am Schwefeldioxid bewertet wird. Auch die „persönliche" Umwelt wird hierbei oft vernachlässigt, so neben dem Zigarettenrauchen auch Sprays für die verschiedensten Anwendungszwecke, Freizeitbeschäftigung usw. Zu beachten ist allerdings, daß etwa beim Inhalationsrauch die Industrieluftverschmutzung als Co-Karzinogen das Übersterblichkeitsrisiko durch Luftverschmutzung auf über 2 erhöht. Hinzu kommt das Übersterblichkeitsrisiko je nach Frequenz des Inhalationsrauchens.

E. Prävention berufsbedingter Noxen

Als *gesichert* kanzerogen gelten folgende Berufsnoxen: Arsen, Asbest, Chrom, Teere, Ruß und andere Produkte der unvollständigen Kohlenverbrennung und Destillation, ferner Chlormethyl-Methyläther, Isopropylöl, Lost, radioaktive Substanzen, Mineralöle und ihre Derivate, Abgase. Zu allen diesen Substanzen leiten sich präventive Maßnahmen am Arbeitsplatz und dessen Umgebung (z.B. Reinigung der Kleider von Asbestarbeitern) konsequent ab.

Potentiell kanzerogen sind Nitrosamine, Nitro- und Aminoverbindungen, Benzidin, Urethan, chlorierte Kohlenwasserstoffe, Formaldehyd, Kohlenstoffpolymere (Kunststoffindustrie) Polymerisationsprodukte, erhitzte Fette u.a.m. Ehe die Kanzerogenität dieser Stoffe nicht widerlegt ist, sind auch hier Präventivmaßnahmen am Arbeitsplatz zu ergreifen.

Bei weiteren Berufen sind berufsspezifische Noxen nur *cokarzinogen* in Verbindung mit den Grundnoxen Inhalationsrauchen und Luftverschmutzung. Hierzu zählen vor allem Gaststättenberufe, Verkehrsberufe, bestimmte Industriezweige (Bergbau) u.a.m.

Alkohol: Die Rolle des Alkohols als Karzinogen im Bereich der Verdauungsorgane ist bekannt, für das Bronchialkarzinom jedoch noch offen. Bei Alkoholikern handelt es sich oft auch um Gewohnheitsraucher, so daß diese Noxe eine mögliche karzinogene Wirkung des Alkohols völlig überdeckt. Eine Übersicht zu diesem Problem gibt Breeden.

F. Immunprophylaxe

In einem Symposium (STEWART 1980) kam man zu dem Schluß, daß eine Immunprophylaxe bei Personen mit hohem Lungenkrebsrisiko potentiell nützlich sein könnte. Verwendet werden hierfür sollten tumorassoziierte Antigene, die von allogenen Karzinomen gewonnen werden. Derartige polyvalente Antigene sollten intradermal in 2 Injektionen gegeben werden. Tumorantigene mit Freund's Complete Adjuvant sind wegen ulcerativer Wirkungen nicht zu empfehlen.

G. Genetische Faktoren

Sie werden teils abgelehnt, teilweise etwa in Form einer gemeinsamen genetischen Voraussetzung (bronchiale Hyperreaktivität) für chronische Bronchitis und Bronchialkarzinom gegenüber exogenen Einwirkungen angenommen. Es fanden sich Zusammenhänge zwischen der Aktivität des membrangebundenen Enzyms (Aryl-Kohlenwasserstoff-Hydroxylase), welche die Katalyse höherer Polyzyklen zu Kanzerogenen bewirkt, und dem Auftreten von Bronchialkarzinomen. Die Annahme eines „männlichen Risikofaktors“ konnte nicht bestätigt werden, da unter Berücksichtigung unterschiedlicher Rauchgewohnheiten das Risiko bei Frauen etwa gleich hoch anzusetzen ist.

Neuere Untersuchungen (MAACK et al. 1982) zeigen gesetzmäßige Unterschiede in der Aktivität der Metabolisierung chemischer Kanzerogene zwischen Normalpersonen und Patienten mit Bronchialkarzinom, die einer unterschiedlichen genetisch determinierten Disposition für das Bronchialkarzinom entsprechen. Für eine Abschätzung des individuellen Risikos sind die methodischen Streubreiten noch zu groß. Unter der Annahme, daß ein familiär auftretendes Bronchialkarzinom, sowie ein Bronchialkarzinom bei Nichtrauchern und bei Tumorpatienten unter 45 Jahren ein höheres genetisches Risiko bei diesen Personen widerspiegelt, sollten die in unausgelesenen Kollektiven beobachteten Unterschiede noch deutlicher zu Tage treten. In einer weiteren Studie von FORD et al. (1981) ergab sich, daß bei Patienten mit Lungenkrebs insgesamt eine HLA-

Antigen-Häufigkeit nicht gefunden werden konnte, dennoch war das HLA-BW 22 positiv bei hohem Lungenkrebsrisiko. HLA-B5 wurde bei kleinzelligen, HLA-B 15 anaplastischen Karzinomen gehäuft gefunden und HLA-B 12 bei Adenokarzinomen vermindert. Im Gegensatz zu anderen Untersuchungen verbesserte die Assoziation HLA-AW 19 oder HLA-B 5 mit Bronchialkarzinom die Prognose nicht. Dagegen verbesserte der Befund von HLA-BW 22 die postoperative Prognose deutlich. Instruktive Übersichten über den derzeitigen Stand unserer Kenntnisse zum Problem Genetik und Karzinom geben Harnden, Trell et al.

Ein Ziel dieser Arbeit war es, Schwerpunkte auf dem Gebiet der Primärprävention des Bronchialkarzinoms festzulegen:

Systeme zur Beurteilung des Wirkungsgrades einzelner Komponenten bei den Bronchialkarzinom-Kontrollprogrammen wie auch zur Beurteilung der bei der Durchführung verschiedener Programme angewandten Techniken.

Untersuchungen von Methoden modifizierten Verhaltens, die darauf abzielen, davor abzuschrecken, überhaupt mit dem Rauchen zu beginnen und auch dazu zu ermutigen, mit dem Rauchen aufzuhören.

Weitere Untersuchungen über mögliche Karzinogenität des Passiv- oder Seitstromrauchens.

Entwicklung von Verfahren, toxische Komponenten von Zigaretten zu reduzieren.

Untersuchungen zu weiteren Risikofaktoren des Bronchialkarzinoms und zu Komponenten, die möglicherweise mit dem Zigarettenrauchen als Karzinogen interferieren, eingeschlossen Erblichkeit, Ernährung sowie Berufs- und Umweltschadstoffe.

Festlegung der derzeitigen und künftigen Wirkung des Zigarettenrauchens auf die Gesundheit und Voraussicht der zu erwartenden Effektivität der verschiedenen Antiraucherprogramme.

Bezüglich eines jeden der genannten Punkte müssen die ländereigenen Besonderheiten beachtet werden. Einige allgemein übliche Prinzipien wenden sich an alle. Jedoch auch das effektivste Programm zur Bekämpfung des Bronchialkarzinoms wird von kulturellen Unterschiedlichkeiten ebenso abhängen wie vom Stand des politischen, ökonomischen und Gesundheitsfürsorgesystems.

Internationale Organisationen befinden sich in der hervorragenden Lage, verschiedene Anstrengungen, die zur Bewältigung des Bronchialkarzinoms geleistet werden, zu koordinieren. Sie sollten als zentraler Punkt bei der Beurteilung von Untersuchungen dienen und bei der Planung von Programmen in den Mitgliederstaaten behilflich sein.

Literatur

Böge KP (1982) Nichtraucheraktionen des Gesundheitsamtes der Hansestadt Lübeck. Oeff Ges Wes 44 (1982):149–151

Breeden J (1984) Alcohol, alcoholism and cancer. Med Clin North Am 68 (1):163

Brengelmann JC, Sedlmayr E (1976) Experimente zur Behandlung des Rauchens (Bd 35 der Schriftenreihe des Bundesministeriums für Jugend, Familie und Gesundheit), Stuttgart Berlin Köln Mainz

Bundeszentrale für gesundheitliche Aufklärung Köln (1980) Gesundheitserziehung und Schule. Klett, Stuttgart

Flamm H, Kunze M, Kunze MJ: Raucherfibel: Österreichisches Bundesministerium für Gesundheit und Umweltschutz, Wien

Ford GHJ, Newman CE, Mackintosh P (1981) Frequency and prognosis in lung cancer. Br J Cancer 43:610

Halhuber C (1977) Vom Raucher zum Nichtraucher (rororo 7073). Reinbek, Hamburg

Hammer O (1974) 5 Jahre Bad Nauheimer Entwöhnungstherapie und Nichtrauchertraining. Munch Med Wochenschr 116:585

Harnden D, Morten J, Pfefferstone T (1984) Dominances susceptibility to cancer in man. Adv Cancer Res 41 (1984):185–255

Hinds MW, Kolonel JH, Hankin J Lee (1984) Dietary vitamine A, carotine, vitamine C and risk of lung cancer in Hawaii. Am Epidem 119:227

Klosterkötter W, Gono E (1975) Zum Thema Passivrauchen am Arbeitsplatz. Arbeitsmed Praev Med 10:233

Kohl F, Rüdiger H, Wichert K v (1983) Experimentelle Grundlagen zum Einsatz von Retinoiden bei Prophylaxe und Therapie des Bronchialkarzinoms. Verh Dtsch Ges Inn Med 89:1079

Kunze M, Schoberberger R, Bardos J, Breudtner O, Braun K, Burgstaller H, Eimer A, Hajek H, Holzer R, Klima A, Leitner L, Mayer M, Psick E, Puganigg K, Rhomberg H, Sampson H, Schettelig P, Schindel K, Scholz H, Seifert G, Simmel G, Soulek E, Tönis H, Tutsch G, Nutuc Ch (1983) Erste Erfahrungen mit einem Medikament zur Raucherentwöhnung. Oest Aerzte Ztg 38/2:81

Maack P, Kohl FV, Heisig V, Harder W, Rüdiger HW (1982) Zusammenhänge zwischen genetischer Disposition und Umweltkanzerogenen in der Genese des Bronchialkarzinoms: Ein experimentelles Modell. Verstdg Dtsch Ges Inn Med 88:434

Mantek M Eine Chance für Raucher – Nichtraucher in 10 Wochen. In: Bundesvereinigung für Gesundheitserziehung (Hrsg) Rauchen oder Gesundheit – Deine Wahl. Bonn 1980

McFarland JW, Gimpel HW, Donald WAJ, Falkenberg EF (1964) The five-day program to help individuals stop smoking. A preliminary report. Can Med Assoc J 23:885–890

Paun E, Paun D (1984) Erfahrungen unserer Raucherberatungsstelle. Dtsch Gesundh Wes 39:145

Rogers CR (1983) Die klientbezogene Gesprächstherapie. München

Rylander R (1984) Environmental tobacco smoke and lung cancer. Eur J Respir Dis [Suppl 133] 65:127

Schmeltz J, Hoffmann D, Wynder EL (1975) Influence of tobacco smoke on indoor atmospheres. Prev Med 4/1:66–82

Schmidt F (1973) Methoden der Raucherentwöhnung. Zeitschr für Therapie 11:401

Schmidt F (1974) Medikamentöse Unterstützung der Raucherentwöhnung. Munch Med 116:557

Schmidt F (1976) Rauchen und Gesundheitsschäden. Fortschr Med 94/1:201

Schuntermann MF (1983) Wirksamkeit von Raucherentwöhnungstherapien: Ergebnisse des Modellversuchs „Raucherentwöhnungsbehandlung". In: Verband Deutscher Rentenversicherungsträger (ed) VDR Mitgliederversammlung (26. Oktober 1983), Frankfurt am Main

Schuntermann MF, Kaufmann FW (1984) The dependence of the success of smoking cessation treatment. Methods on medical, psychological, and sociological factors. In: Eimeren W v, Engelbrecht R, Flagle ChD (eds) 3rd Int Conf on System Science in Health Care. Springer, Berlin Heidelberg

Schweizerische Vereinigung gegen Tuberkulose und Lungenkrankheiten, Verlag Löpfe Benz, Pestalozzi Str 5, CH-9400 Rauschach

Steinbrück P (1968) Mschr Lungenkr Tuberk Bek 11:287

Stewart T (1980) Preventing lung cancer: Summary of workshop discussion. CMA Journal 122:1025

Stockmeier U (1974) Gesundheitsbildung – aber wie. Haug, Heidelberg

Suhr D (1980) Die Freiheit vom staatlichen Eingriff als Freiheit zum privaten Eingriff? Juristenzeitung 35:153

Trell E, Trell L, Janzon L, Laurell P, Korsgaard R (1983) Verbesserung der Motivation zur Raucherentwöhnung bei Individuen mit genetischen Risikofaktoren für Lungenkrebsentwicklung. Prax Klin Pneumol 37:687–690

Trendelenburg F, Lüdeke H, Mall W (1977) Neoplasmen der Bronchien und der Lunge. In Hornbostel H, Kaufmann W, Siegenthaler W (Hrsg) Herz, Gefäße und Atmungsorgane, Endokrines System, Bd I. Thieme, Stuttgart, S 3.146

UICC (1967) Monograph Series. In: Phillips AJ (ed) Cancer detection, vol 4. Springer, Berlin Heidelberg New York

Vandenbroucke PHD, Verheesen JHH, Bruin A De, Mauritz BJ, Heide C van der, Wessel , Heide RM van der (1984) Active and passive smoking in married couples results of 25 years follow up. Br Med J 288:1801–1802

Wald N, Borham J, Bailey A (1984) Relative intakes of tar, nicotine and carbon monoxide from cigarettes of different yields. Thorax 39:361–364

Weiss S, Tager I, Schenker M, Speizer E (1983) Health effects of involuntary smoking. An Rev Respir Dis 128:933

Werner T, Woeber K, Simm H (1969) Raucherentwöhnung. Med Klin 64:1343

WHO (1969) WLD hlth Org, techn Rep Ser Nr 422

WHO (1979) Technical report series, No 636. Controlling the smoking epidemic: report of a WHO Expert Committee

WHO (1982) Reappraisal of the present situation in prevention and control of lung cancer. Bull WHO 60:6:809–819

Willett WC, Polk BF, Underwood BA, Stampfer MG, Pressel S, Rosner B, Taylor JO, Schneider K, Hames CG (1984) Relation of serum vitamins A and E and carotenoid to the risk of cancer. N Engl J Med 310:430

Verfügbare Materialien zur Raucherentwöhnung

American Cancer Society, 777 Third Avenue, New York, NY 10017. USA. ("World Smoking and Health" – quarterly)

ASH (Action on Smoking and Health), 27–35 Mortimer Street, London W1N 7RJ, UK. (Information Bulletin – fortnightly)

Bundesverband der Ortskrankenkasse, Karl-Finkelnburg-Str 50, 5300 Bonn 2

Bundesverband der Betriebskrankenkassen, Kronprinzenstr 6, 4300 Essen

Bundesverband der Innungskrankenkassen, Postfach 510567, 5000 Köln 51

Bundesvereinigung für Gesundheitserziehung eV, Simrockallee 12, 5300 Bonn 2

Bundeszentrale für gesundheitliche Aufklärung, Postfach 930103, 5000 Köln 91

Bundeszentrale für gesundheitliche Aufklärung (Hrsg): „Eine Chance für Raucher – Nichtraucher in 10 Wochen – Ein Trainingsprogramm Köln, oJ

DAK-Gesundheitsdienst, Postfach 101444, 2000 Hamburg 1

Hauptverwaltung der Barmer Ersatzkasse, Untere Lichtenplatzer Str 100, 5600 Wuppertal 2

Schriftenreihe Beiträge zum Jugendschutz, Heft 5 (Präv). Kath Landesarbeitsstelle Rheinland-Pfalz, Pirmasens 1980

US Office on Smoking and Health, Department of Health, Education and Welfare, Rockville, Maryland, USA. (Smoking and Health Bulletin – monthly; and computer-based literature searches)

Zur Raucher-Prävention bei Jugendlichen

Bieringer G, Mülbert F, Schmutz E, Schmidt F (1976) Drogen-, Tabak- und Alkoholkonsum Mannheimer Oberschüler. Med Welt 27:1643–1647

Drucksache 7/2070 der Bundesregierung: Auswirkungen des Zigarettenrauchens. Bonn oJ

Harreis G, Schultze Ch, Schmidt F (1978) Das Rauchen von Schülern verlagert sich auf immer jüngere Jahrgänge. – Das öffentliche Gesundheitswesen. Pressemitteilung des Bundesministeriums für Jugend, Familie und Gesundheit, Nr 38/39 – Bonn

Rauchen oder Gesundheit – Deine Wahl, Broschüre der Bundesvereinigung für Gesundheitserziehung, 1980:27–34. Programm, Köln oJ

Schmidt F (1979) Prävention des Rauchens bei Schülern. – Suchtgefahren 25:229–234

Schmidt F (1981) Prävention des Rauchens als integrierender Bestandteil der Gesundheitserziehung in Schulen, Math Nat Wis Unter 83–86

Timaeus E, Lück HE (1973) Konzeptionelle Grundlage für eine Nichtraucherkampagne bei Kindern, im Auftrage der Bundeszentrale für gesundheitliche Aufklärung, Köln-Essen

UICC (1980) Guidelines for smoking control, 2nd ed by Gray N, Daube M. International Union Against Cancer, Genf

WHO (1982) Cigarettes smoking in young age groups Geographik prevalence, Genf, Med Welt

Basisarbeiten zur Raucherentwöhnung

A Report of the Royal College of Physiccians (1977) Smoking or Health. Pitman Medical, London
Proceedings of the 4th World Conference on Smoking and Health, Stockholm, 1979 (in press – obtainable from NIS, Stockholm)
Report of the US Surgeon-General (1979) The health consequences of smoking. US Department of Health, Education and Welfare, Public Health Service, Center for Disease Control, Atlanta, Georgia
Report of a WHO Expert Committee (1979) Controlling the smoking epidemic. World Health Organisation, Technical Report Series 636, Geneva
UICC Technical Report Series, vol 3 (1969) Influencing smoking behaviour. Ed Wakefield J. Geneva, UICC
UICC Technical Report Series, vol 25, No 3 (1976) Lung cancer, Ed Wynder EL, Hecht 5. Geneva, UICC

II. Seltenere Lungentumoren*

S. LIEBIG und K.-M. MÜLLER

Mit 20 Tabellen

A. Bronchiolo-Alveolarzellkarzinom

Histologie. Zylindrische und kubische Zellen (STOREY et al. 1953), die normalen Bronchialzellen ähneln und die Alveolen tapetenartig auskleiden (ECK et al. 1969). Zusammenhängende Zellfragmente können in den Alveolen liegend gefunden werden. Daneben finden sich Psammome und häufig Schleimzellen. Die Tumorzellkerne sind klein und relativ gleichförmig, die Nukleolen oft groß. Abrupte Übergänge atypischer Tumorzellen in reguläre Alveolarepithelien können gesehen werden (CARTER u. EGGLESTON 1980). Die Lungenarchitektur ist selten unterbrochen (STOREY et al. 1953), der Tumor hat kein eigenes Stroma (ECK et al. 1969).

Das Bronchiolo-Alveolarzellkarzinom (BAC) gehört zu den Adenokarzinomen.

Gelegentlich ergeben sich Schwierigkeiten bei der Differentialdiagnose von atypischen proliferierenden Alveolarepithelien und Bronchiolenepithelien bei Lungenfibrosen zu bereits manifesten Alveolarzellkarzinomen.

Obgleich seit der Erstbeschreibung durch MALASSEZ (1876) mehr als 100 Jahre vergangen sind, gibt es noch immer keine einheitliche Meinung über diesen Tumor. Zwar wird nur noch selten in „Adenomatose“ und BAC unterteilt, über den Ursprung – Alveolarepithel oder terminaler Bronchus – ist man sich aber noch im Unklaren. Zahlreiche elektronenmikroskopische Untersuchungen hatten bisher ein leichtes Überwiegen der Meinungen für den Ursprung in den Zellen des terminalen Bronchiolus (broncholare Basal- oder Muzinzelle, Clara-Zelle, SIDHU u. FORRESTER 1977) ergeben (Zusammenstellung bei BEDROSSIAN et al. 1975). Eine etwas geringere Anzahl (ADAMSON et al. 1969; NASH et al. 1972; WOYKE et al. 1972; COALSON et al. 1970; GREENBERG et al. 1975) sehen im Pneumozyten Typ II den Ursprung des Tumors. Bei Anerkennung der Güte aller Untersuchungen kommt man zu der Meinung, daß die Ursprungszelle im Bereich zwischen äußerstem Ende des Bronchiolus und Alveole zu suchen ist („Bronchiolo-Alveolar“-Zellkarzinom, LIEBOW 1960).

* Die große Zahl der seltenen broncho-pulmonalen Tumoren kann in diesem Rahmen nicht vollständig behandelt werden. Ausgewählte wichtige Tumoren werden in Kurzdarstellungen beschrieben, wobei das Augenmerk auf für die Klinik wichtige Zusammenstellungen gelegt wurde. Auf pathologisch-anatomische Beschreibungen (MÜLLER 1983) und Aufzählungen (CIOMS 1980) kann verwiesen werden.

Das entspricht auch den elektronenoptischen Untersuchungen von PFANNKUCH und PREUSSLER (1981), die fanden, daß die Zellen des terminalen Bronchiolus und des Typ II Pneumozyten aus der gleichen Ursprungszelle entstehen.

Diese Ansicht kommt dem klinischen Bild des Tumors mehr entgegen als die Ablehnung der klinischen Entität in Gänze (BENNETT u. SASSER 1969) oder teilweise (CARTER u. EGGLESTON 1980).

Die Untersuchungen, die die Abkunft von den Typ II Pneumozyten, den „Reservezellen" des Alveolus (KAPANCI et al. 1969) „nachweisen" (TORIKATA u. ISHIWATA 1977), finden tierexperimentelle Unterstützung durch die Tatsache, daß bei tierischen „Adenomatosen" die hyperplastischen Zellen offenbar von Typ II-Pneumozyten herrühren (BROOKS 1968; FLAKS u. FLAKS 1970; TORIKATA et al. 1965). Die Adenomatose wurde 1903 von STERNBERG bei Meerschweinchen zum ersten Mal beschrieben und bekam später Bedeutung, als man sie gehäuft bei Schafen fand („Jaagziekte", COWDRY 1925; Montanafieber). Wegen epidemiemäßigen Auftretens nahm man eine Virusgenese an (COWDRY 1925; BROOKS 1968). Das Vorkommen einer „Adenomatose" beim Menschen wird inzwischen abgelehnt (ECK et al. 1969), aber noch verwendet, und zwar für die besonders bösartige, offenbar primär multiple diffuse, beide Lungen gleichmäßig beeinträchtigende Form (LIEBOW 1960; CARTER u. EGGLESTON 1980). Dieser verharmlosende Name sollte unbedingt vermieden werden (STOREY et al. 1953; ECK et al. 1969). Die Jaagziekte wird als Karzinom, dem BAC ähnlich (CARTER u. EGGLESTON 1980) angesehen. Wahrscheinlich ist die Jaagziekte das Alveolarzellkarzinom des Schafes.

Eine prinzipielle Unterscheidung einer benignen und malignen Variante (SPENCER 1977) aufgrund der zwei differenten histologischen Typen (hellzellige Form mit basalständigem Kern und polymorphzellige, zum Teil pseudopapilläre Form, PREUSSLER 1981), wobei die weniger metastasierende, gut differenzierte Variante als benigne angesehen wird (SPENCER 1977), ist nicht zweckmäßig. Diese zwei Formen sind als graduelle Pole eines Tumors anzusehen, ähnlich dem „typischen" und „atypischen" Karzinoidtumor (s. dort). Das Tumorgrading (UICC 1979) dürfte hier einen fruchtbaren Ansatzpunkt finden.

Ein nicht gelöstes Problem ist die Multiplizität der Entstehung und – damit verbunden – die aerogene, „kanalikuläre", intrabronchiale Metastasierung. Für diese Art der Metastasierung gibt es keinen Beweis. Die Multiplizität, die wohl eine gelegentliche Eigenschaft dieses Tumors ist, kann dann nur auf zwei Arten erklärt werden:

1. Hämatogene Metastasierung mit extremer Bevorzugung der Lunge.

Immerhin ist die Lunge bei über 15% von Metastasen sämtlicher Primärorte in der Lage, der intrapulmonalen Ausbreitung ein Muster zu geben, das vom BAC nicht zu unterscheiden ist (ROSENBLATT et al. 1967), siehe auch unten.

2. Eine mehr oder weniger große Tendenz zur Ausbildung einer Alveolarzell-„karzinose", z.B. wie bei einer Papillomatose. Die extreme Form wäre dann die noch ungenügend beschriebene, „adenomatöse" (LIEBOW 1960) Form. Sie macht gelegentlich den Eindruck einer gleichmäßigen Vermehrung eines einzeitigen Ereignisses in allen Regionen der Lunge und nicht des Ausbreitens von einem Punkte.

Die oben erwähnte Fähigkeit extrapulmonaler Primärtumoren sich in der Lunge so abzusiedeln, daß sie klinisch, makroskopisch und histologisch nicht vom primären BAC zu unterscheiden sind (ROSENBLATT et al. 1967), macht die Diagnostik äußerst schwierig. Dieses Problem ist auch autoptisch oft nicht sicher zu lösen (ECK et al. 1969): Metastase und Primärtumor sind austauschbar. Nur die autoptisch nachgewiesene Begrenzung auf die Lunge oder das Langzeitüberleben nach Resektion sind beweisend für ein primäres BAC!

Tabelle 1. Bronchioloalveolarzellkarzinom. Häufigkeit

Autoren	BrCa	Maligne pulmonale Tumoren	%	BAC
BELL u. KNUDTSON (1961)	261		8,0	21
WELLINGTON u. LYNN (1962)	200[a]		2,0	4
BARRETT et al. (1963)	1154		2,7	31
CLAGETT et al. (1964)	1434		1,8	26
JONES et al. (1967)	358		5,0	18
WATSON u. FARPOUR (1968)	4068		6,5	265
BENNETT u. SASSER (1969)	1233[a]		2♂, 6♀	30
McNAMARA et al. (1969)	2494		2,3	57
DELARUE et al. (1972)	262		3,4	9
LUDINGTON et al. (1972)	430		9,0	41
INBERG et al. (1972)	1250[a]		0,8	10
HARAZIM et al. (1973)	1002		1,7	17
EDER u. FINSTERER (1972)				
obduziert	363[a]		1,1	4
operiert	257[a]		0,7	18
HACKL (1973)	801		6,5	52
JAMES et al. (1976)	1553		3,1	48
VINCENT et al. (1977)	1682[a]		2,8	47
BRONZ et al. (1979)		2083	0,7	(15)
ESKENASY (1979)	4310[a]		2,9	125
	23112			823 = 3,6%

[a] errechnet

Ätiologie. Die Ätiologie ist weitgehend unklar. Vorschädigungen der Lunge sind offenbar fördernd. Die Rolle des Rauchens ist unsicher und wohl eher gering. Die Wahrscheinlichkeit, daß sich über chronische Entzündungsvorgänge der Tumor entwickelt, ist nicht hoch, obgleich einige Hinweise dafür gefunden wurden (OBERNDORFER 1930; BEAVER u. SHAPIRO 1956; DONALDSON et al. 1977). Vielleicht haben Patienten mit Lungenfibrose häufiger als zu erwarten ein BAC (SPAIN 1957; JONES 1970; LUTWYCHE 1976; BEAUMONT et al. 1981). Eine echte „Verbindung" dieser beiden Krankheiten läßt sich aber nicht konstruieren, weil sonst öfter in den Sammelberichten über BAC davon geschrieben sein müßte. Sicher ist nur, daß in einem erheblichen Prozentsatz narbige Veränderungen (s. unten) mit dem Tumor in Korrelation stehen – vielleicht, weil aufgrund von Lymphstau sich dort Kanzerogene ansammeln (RAEBURN u. SPENCER 1957). Eine gewisse Disposition gerade zu dieser Art von Krebs scheint erblich zu sein, wie das Vorkommen in Familien (BEAUMONT et al. 1981) oder bei Zwillingen (JOISHY et al. 1977) zeigt.

Häufigkeit. Die Häufigkeitsangaben schwanken stark (s. Tabelle 1). Dies liegt daran, daß verschiedene Angaben mehr oder weniger chirurgisch ausgerichtetes Krankengut beinhalten, was wohl aufgrund der beim BAC höheren Resektionsquote zu Verschiebungen nach oben führt. Eine Inzidenz von etwa $2^1/_2$% unter allen gefundenen broncho-pulmonalen Karzinomen dürfte real sein. Nach VINCENT et al. (1977) ist dieser Prozentsatz seit etwa 10 Jahren gleich, HACKL

(1973) fand in den letzten Jahren eine leichte Zunahme. Eindeutige Hinweise dafür, daß das BAC etwa wie das Adenokarzinom (VINCENT et al. 1977) zunimmt, gibt es nicht.

Das *Durchschnittsalter* liegt bei etwa 55 Jahren (17 Veröffentlichungen mit über 1 000 Fällen). Die Streuung ist weit, der jüngste Fall ist 15 Jahre alt (SCULLY et al. 1976), der älteste 89 (STOREY et al. 1953). Bei ESKENASY (1979) waren $6^1/_2$% der Patienten jünger als 40 Jahre. Wenn man jedoch ausgewähltes Krankengut von Bronchialkrebsen bei unter 40jährigen betrachtet (HOOD et al. 1965; KYRIAKOS u. WEBBER 1974), dann ist die Häufung nicht auffällig (etwa 3–4% BAC bei Bronchialkarzinomträgern im Alter von 40 Jahren und jünger).

Insgesamt liegt aber das BAC im etwas jüngeren Lebensbereich als das Bronchialkarzinom allgemein.

In der *Geschlechtsverteilung* dominieren die Männer mit 62,3% nur leicht (Auswertung von 998 in der Literatur angegebenen Fällen). Dies weicht deutlich von den anderen histologischen Typen des Bronchialkarzinoms ab.

Lokalisation und Größe. Entsprechend seiner Entstehung ist das BAC ein extrabronchial wachsender Tumor, überwiegend peripher gelegen. Er wächst meist in der Nähe von „narbigen" Veränderungen (50–80% – BEAVER u. SHAPIRO 1956; HEWLETT et al. 1964; BENNETT u. SASSER 1969 – nach einigen Autoren – MCNAMARA et al. 1969; DELARUE et al. 1972 – nur in 15–20% der Fälle).

Der Tumor kann in mehreren Varianten auftreten: Als isolierte, knotige („Rundherd"-) Form, als multiple knotige, knotig-pneumonische, als pneumonische und als feinherdig-disseminierte Form.

Etwa die Hälfte der Tumoren zeigt sich isoliert, überwiegend knotig auftretend (errechnet aus 635 Fallbeschreibungen: STOREY et al. 1953; FITZPATRICK et al. 1961; BENNETT u. SASSER 1969; DELARUE et al. 1972; MARCQ u. GALY 1973; JAMES et al. 1976; TAO et al. 1978; MCNAMARA et al. 1969; BRONZ et al. 1979; DONALDSON et al. 1978; MILLER et al. 1978; DUNN et al. 1978). 20–30% entsprechen der diffusen Form (WATSON u. FARPOUR 1968; DELARUE et al. 1972; MILLER et al. 1978; JAMES et al. 1976; LIEBOW 1960; STOREY et al. 1953; BRONZ et al. 1979), wobei nicht immer klar hervorgeht, was die Autoren unter dieser Angabe verstehen. Im Autopsiegut von DECKER (1955) waren 75% von 119 Fällen über beide Lungen verteilt, bei STOREY et al. (1953) und ECK (1957) waren 50% in beiden Lungen. Im „klinischen" Gut sind einseitige Fälle viel häufiger (MCNAMARA et al. 1969 = 84%; DUNN et al. 1978 = 87%). Die Einzelherde sind nur selten größer als 4 cm (BELGRAD et al. 1962; LIEBOW 1960; GULOTTA et al. 1977; BRONZ et al. 1979).

STOREY et al. (1953) und ECK (1957) sahen eine gleichmäßige Verteilung des Tumors über sämtliche Lappen, wahrscheinlich aber sind die Oberlappen etwas betont befallen (LIEBOW 1960; WATSON u. FARPOUR 1968).

Röntgenologie. Das Röntgenbild ist sehr vielgestaltig (SCHULZ 1973). Die meisten Fälle kommen als periphere Rundherde in klinische Beobachtung, nur etwa 10% der Tumoren sind zentral (DELARUE et al. 1972). Durch externe Komprimierung der Bronchien können zentrale Fälle Atelektasen und Obstruktionspneumonien hervorrufen (DELARUE et al. 1972). Das Charakteristikum der Einzelherde ist, anders als bei den übrigen bronchopulmonalen Karzinomen, die unscharfe Begrenzung („pneumonisch"). Diese pneumonieähnlichen Veränderungen können einen ganzen Lappen füllen. Wesentlich seltener, dafür aber umso beeindruckender sind über beide Lungen gleichmäßig verteilte Veränderungen, die wie eine ausgeprägte, in Fibrose übergehende Sarkoidose aussehen können.

In etwa 10% der Fälle ist mit *Begleiterguß* zu rechnen. (STOREY et al. 1953; HEWLETT et al. 1964; McNAMARA et al. 1969; JAMES et al. 1976), WATSON und FARPOUR (1968) sahen ihn unter ihren 265 Fällen in fast 30%. *Kavitationen* kommen in etwa 5% vor (McNAMARA et al. 1969; DELARUE et al. 1972; MARCQ u. GALY 1973; DONALDSON et al. 1978; CROMARTIE et al. 1980).

Neben Mikro*verkalkungen,* die röntgenologisch nicht zu sehen sind (LIEBOW 1960), kommen äußerst selten, Makroverkalkungen (ZIEGLER 1955) vor.

Diagnostik. Die Sputum*zytologie* führt in einem hohen Maße zur Diagnose. Verschiedene Autoren geben über 80% an (STEINMANN u. GREUL 1980), insbesondere bei multizentrischen Tumoren (TAO et al. 1978). Die Zahlenangaben des überwiegenden Anteils der Autoren sind aber niedriger, um 25–50% (BELL u. KNUDTSON 1961; BELGRAD et al. 1962; WATSON u. FARPOUR 1968; DELARUE et al. 1972; HARAZIM et al. 1973; SCULLY et al. 1976; BRONZ et al. 1979). Die Ausbeute ist zweifellos abhängig von der Technik der Sputumgewinnung und von den zugrundegelegten zytologischen Kriterien (STEINMANN u. GREUL 1980).

Die *Bronchoskopie* führt nur selten zum Ziel (BELGRAD et al. 1962; BELL u. KNUDTSON 1961; FITZPATRICK et al. 1961; MORAWETZ 1967; BENNETT u. SASSER 1969; JAMES et al. 1976; BRONZ et al. 1979). Die gezielte Bronchialabsaugung aber ist zytologisch gut zu verwerten (HARAZIM et al. 1973).

Symptomatik. Die Symptome eines Karzinoms sind eine Funktion seiner Ausbreitung, weil sie viel häufiger Ausdruck tumorbedingter Destruktionen (Verdrängung, Infiltration oder Zerstörung des Primär- oder Nachbarorgans) als direkt vom Tumor ausgehender Alterationen (z.B. Hämoptysen) sind. Die Rundherdformen rufen, von äußerst selten gefundener Obstruktionssymptomatik abgesehen, keine von anderen Bronchialkarzinomen abweichende Symptomatik hervor.

Um die Spezifität der Symptome der einzelnen histologischen Kategorien des Bronchialkarzinoms erkennen zu können, sollten die klinischen Zeichen in Abhängigkeit vom Tumorstadium (TNM) dargestellt werden, was aber bisher kaum erfolgte. Besonders für das Bronchiolo-Alveolarzellkarzinom wäre dies aufgrund seiner unterschiedlichen Wachstumsarten wesentlich.

So muß man sich damit zufrieden geben, die Symptomatik des „durchschnittlichen", in der Regel bereits fortgeschrittenen Tumors zu beschreiben. Er ist bei Diagnosestellung in 27% symptomfrei (ermittelt aus 21 Literaturangaben mit 851 Fällen).

Für das kleine Alveolarzellkarzinom ($T_1N_0M_0$) wird man in einem hohen Prozentsatz Symptomfreiheit erwarten können, analog zum Plattenepithelkarzinom (LIEBIG et al. 1981). Bei nicht resezierbaren Tumoren fanden McNAMARA et al. (1969) überhaupt keine symptomfreien Fälle (gegen 50% der N_0-Patienten). Von den 12 Fällen von MUNNELL et al. (1966) – 11 unilaterale – hatten nur zwei Patienten Symptome. Und bei JAMES et al. (1976) waren 35% der Patienten symptomfrei. Die sehr fortgeschrittenen Fälle von STOREY et al. (1953) hatten nur in 7% keine Symptomatik. Von 46 Patienten mit multilokulären Tumoren (BELGRAD et al. 1962; DELARUE et al. 1972; MILLER et al. 1978) waren nur zwei ohne Symptome.

In der „klassischen“ Zusammenstellung von STOREY et al. (1953) finden sich in einem hohen Prozentsatz Dyspnoe und Sputum, was graduell deutlich von den anderen bronchopulmonalen Karzinomen abweicht. Die Autoren betonen, daß die Patienten gelegentlich durch reinen Lungenparenchymverlust zum Tode kommen, sodaß die eigentliche „Tumorkrankheit“ (Konsumption, Metastaseneinflüsse) nicht zum Tragen kommt. Diese Fälle („Adenomatose“) sind es, die dem Tumor das Stigma des Besonderen geben

Kasuistik. 38jähriger Mann, erkrankte 3 Wochen vor Aufnahme an schnell zunehmender Dyspnoe. 5 Wochen später Tod an respiratorischer Insuffizienz, wobei erst kurz vor dem Tode mittels offener Biopsie ein BAC festgestellt wurde, zuvor wurde an eine rasch zunehmende Fibrose oder eine Viruspneumonie gedacht. Zahlreiche zytologische Untersuchungen des Sputums und bronchoskopisch gewonnenen Sekrets waren tumornegativ.

Die isolierten, überwiegend rundherdigen Formen (etwa 50%, s.o.) unterscheiden sich nicht von anderen Bronchialkarzinomen, abgesehen von fehlender Obstruktionssymptomatik, da der Tumor selten endobronchial wächst. Die Ausbildung von *Dyspnoe* ist abhängig von der Ausbreitung des Tumors. Die prozentualen Angaben schwanken demnach auch erheblich: Knapp 50% bei STOREY et al. (1953) und etwa 20% bei JAMES et al. (1976). McNAMARA et al. (1969) fanden bei 9/16 der inoperablen aber nur bei 3/41 der resektablen Patienten Dyspnoe.

Einzelfälle mit extrem großen *Sputum*mengen haben dem Tumor den Nimbus der Bronchorrhoe gegeben (Bronchorrhoe: Sputummengen von mehr als 100 ml pro Tag, LOPEZ-VIDRIERO et al. 1979). Es muß betont werden, daß große Sputummengen selten und eher die Ausnahme sind. Aus Literaturangaben mit insgesamt 297 Fällen ließ sich eine durchschnittliche Bronchorrhoefrequenz von 7,7% errechnen, und selbst diese Zahl ist wohl noch zu hoch, denn in die Statistik sind nur Angaben als 0 eingegangen, wenn auf fehlende Bronchorrhoe hingewiesen wurde.

Einzelbeobachtungen mit extrem großen Sputummengen werden beschrieben: 3–4 Liter pro Tag, die zum Dehydrationsschock führen können (HOMMA et al. 1975) und die tägliche Urinproduktion übertreffen (STOREY et al. 1953). Auf Elektrolytverschiebungen ist dann zu achten (DWEK et al. 1977). „Hypersekretion“ fanden MARCQ und GALY (1973) bei sieben ihrer 29 Fälle, aber nur ein Patient hatte eine echte Bronchorrhoe. BELL und KNUDTSON (1961) fanden unter ihren 21 Patienten viermal „exzessive Sputummengen“. HARAZIM et al. (1973) beschreiben „reichlich“ Sputum in vier von 17 Fällen. DECKER (1955) fand bei seinen Fällen, die offenbar bereits einen langen Verlauf hinter sich hatten, sehr oft Sputum, nur selten in geringerer Menge.

Manche Autoren erwähnen bei der Symptombeschreibung ihrer Bronchiolo-Alveolarzellkarzinomgruppe das Sputum überhaupt nicht, weil es offenbar so wenig auffiel (WATSON u. FARPOUR 1968; McNAMARA et al. 1969; JAMES et al. 1976; MUNNELL et al. 1966) oder weisen auf das Fehlen größerer Sputummengen hin (FITZPATRICK et al. 1961; HEWLETT et al. 1964).

Leider werden die Sputumangaben nur selten mit der Tumorausbreitung korreliert, es kann aber angenommen werden, daß besonders die disseminierten Fälle mit großen Sputummengen einhergehen (BELGRAD et al. 1962; MILLER et al. 1978).

MARCQ und GALY (1973) weisen darauf hin, daß bei den frühen Serien (STOREY et al. 1953; DECKER 1955) überwiegend fortgeschrittene Fälle unter den stark sputumsezernierenden waren. E ist aber auffällig, daß gerade bei MARCQ und GALY (1973) einige der stark expectorierenden Fäl begrenzte, solitäre Tumoren hatten.

Wenn man das Krankheitsbild der Bronchorrhoe (LOPEZ-VIDRIERO et al. 1979) beschreiben will, so gehört das Alveolarzellkarzinom als verursachende Krankheit zweifellos dazu. Der Mechanismus der Bronchorrhoe ist nicht geklärt. Der LDH-Gehalt des Bronchialsekrets ist erhöht (DWEK et al. 1977). Eine medikamentöse Therapie ist nicht bekannt.

Hämoptysen werden zwischen 7,5% (WATSON u. FARPOUR 1968) bis etwa 15% (HEWLETT et al. 1964; MCNAMARA et al. 1969) angegeben. Aus 12 Literaturangaben ($n = 655$ Fälle) ließ sich eine durchschnittliche Frequenz von 8,1% errechnen.

Thoraxschmerzen wurden in 22,2% angegeben (9 Autoren, $n = 567$).

Die Einzelangaben schwanken zwischen 20 und 30% der Fälle (STOREY et al. 1953; WATSON u. FARPOUR 1968; MCNAMARA et al. 1969), wobei die Gruppe der Inoperablen deutlich häufiger Schmerzen angibt (MCNAMARA et al. 1969).

Pneumonie und *Bronchitis* können in 20–30% der Fälle (MCNAMARA et al. 1969; MARCQ u. GALY 1973) vorkommen, nach STOREY et al. (1953) hingegen wesentlich seltener. Sie fanden nur in 9% Fieber als Ausdruck terminaler Pneumonien, was aufgrund der Wachstumscharakteristik des Tumors auch wahrscheinlicher ist.

Therapie. Resektion unter den gleichen Gesichtspunkten wie beim nichtkleinzelligen Bronchialkarzinom. Die Beeinflussung durch Strahlentherapie kann nur vermutet werden, größere Statistiken fehlen. Sie dürfte etwa mit den Ergebnissen des gut differenzierten Plattenepithelkarzinoms gleichzusetzen sein. Das Gleiche gilt für die Chemotherapie.

Prognose. Zur Beurteilung der chirurgischen Therapie fehlen die Tumorformulierungen. Gewisse Hinweise über die Ausdehnung und damit über die prinzipielle Resektabilität des Tumors geben die Resektionsquoten. Diese Quoten sind aber nur verwertbar, wenn ein unausgelesenes Patientenkollektiv beurteilt wird. Resektionsquoten von chirurgischen Kliniken, in die ohnehin nur Patienten mit vermutlich operablen Tumoren eingewiesen werden, würden das Ergebnis zu günstig erscheinen lassen. Da nicht immer zu erkennen ist, ob bei den jeweiligen Angaben vorher ausgewählt wurde, sind die Zahlen vorsichtig anzusehen, sie werden wohl etwas zu hoch sein. Aus Veröffentlichungen von BELL und KNUDTSON (1961); FITZPATRICK et al. (1961); HEWLETT et al. (1964); WATSON und FARPOUR (1968); MCNAMARA et al. (1969); BENNETT und SASSER (1969); DELARUE et al. (1972); MARCQ und GALY (1973); HARAZIM et al. (1973); JAMES et al. (1976); GABLER (1976); DUNN et al. (1978); MILLER et al. (1978); CARTER und EGGLESTON (1980); HOFFMANN und RANSDELL (1980) – mit insgesamt 741 Fällen – läßt sich eine Resektionsquote von 54% errechnen. Dies dürfte der Realität entsprechen.

Die diffuse Form ist nicht operabel.

MILLER et al. (1978) konnten von 18 diffusen BAC nur eines resezieren, von 43 solitären hingegen 38. Bei DELARUE et al. (1972) waren von 59 peripheren Tumorträgern nur zehn nicht operabel. Das unausgewählte Krankengut von WATSON und FARPOUR (1968, $n = 265$) hatte eine Resektionsquote von 31%, unsere eigenen, nicht ausgewählten Fälle (GABLER 1976, $n = 29$) waren zu mehr als 50% resektabel.

Auch bei vorsichtiger Interpretation kann man sicher sagen, daß das Alveolarzellkarzinom eine bessere Resektionsquote hat als die sonstigen, nichtkleinzelligen Bronchialkarzinome. Und das bedeutet wiederum von vornherein, daß es besser behandelbar ist.

Die Fünfjahresüberlebensraten sind – wie beim Bronchialkarzinom allgemein – sehr unterschiedlich. Aus 13 Veröffentlichungen (Belgrad et al. 1962; Hewlett et al. 1964; Jones et al. 1967; McNamara et al. 1969; Bennett u. Sasser 1969; Eck et al. 1969; Delarue et al. 1972; James et al. 1976; Paulson u. Reisch 1976; Vincent et al. 1977; Munnell et al. 1966; Freise et al. 1978; Carter u. Eggleston 1980; Cromartie et al. 1980; Williams et al. 1981) mit 287 Fällen ließ sich eine durchschnittliche Fünfjahresüberlebensrate aller Stadien von 39,3% errechnen. Hierbei schwankten die angegebenen Raten zwischen 12,5% (Cromartie et al. 1980) und 75% (Munnell et al. 1966). Im Vergleich mit gleichzeitig angegebenen Raten anderer, nichtkleinzelliger Bronchialkarzinome, schnitten die Bronchiolo-Alveolarzellkarzinome meist besser ab (Paulson u. Reisch 1976; Cromartie et al. 1980). Einige Autoren (Vincent et al. 1977; Paulson u. Reisch 1976; Munnell et al. 1966) geben Zehnjahresüberlebensraten zwischen 18% und 50% an. Ausgewählte Patienten mit Alveolarzellkarzinom des Stadiums I ($n=67$) hatten eine Fünfjahresüberlebensrate von 81% (Williams et al. 1981). Dies läßt eine deutlich bessere Prognose nach Resektion erkennen als bei den anderen Bronchialkarzinomen. Bezieht man in diese Betrachtung noch die höheren Resektionsquoten ein, so hat das BAC ganz zweifellos eine bessere Prognose als die übrigen bronchopulmonalen Karzinome.

Das gilt aber nicht für alle Formen. Eine ebenso seltene wie beeindruckende Wachstumsform ist die primär diffus kleinknotige Variante, die schnell wächst, in kurzer Zeit zum Tode durch respiratorische Insuffizienz führt (s. Kasuistik, S. 462) und therapeutisch nicht beeinflußbar ist.

Die relativ guten Operationsergebnisse zeigen, daß offenbar der größte Teil der Bronchiolo-Alveolarzellkarzinome ganz am Anfang nicht multipel, sondern isoliert entsteht.

Metastasierung. Wegen der Fähigkeit einer großen Anzahl extrapulmonaler Tumoren, in der Lunge ein BAC zu imitieren, ist es auch nach Autopsie schwierig festzulegen, ob ein primär broncho-pulmonales Karzinom vorgelegen hat, oder ob es sich um Metastasen eines Extrapulmonaltumors handelt (Eck 1957). Die generelle Metastasierungshäufigkeit wird recht einheitlich mit 50–60% angegeben (Storey et al. 1953, 110/205 = 54%; Decker 1955, 53/117 = 45%; Watson u. Farpour 1968, 48/82 = 52%; Eck 1957, 132/218 = 61%). Wie bei den meisten pulmonalen Tumoren überwiegt die lymphatische Metastasierung. Sie liegt bei 60–70% (Storey et al. 1953; Decker 1955; Eck et al. 1969; Eskenasy 1979) aller Fälle mit Metastasen.

Wichtig ist die Rate der lymphknotenpositiven Fälle zum Zeitpunkt der Operation. Aus den Angaben von Fitzpatrick et al. (1961); Bennett und Sasser (1969); McNamara et al. (1969); Delarue et al. (1972); Marcq und Galy (1973); Donaldson et al. (1978); Dunn et al. (1978); Carter und Eggleston (1980) mit 264 Fällen läßt sich eine Rate von 32% intrathorakaler Lymphknotenmetastasen errechnen. Das liegt merklich unter der Rate sämtlicher bronchopulmonaler Karzinome (45%, Liebig u. Gabler 1981).

29% der Patienten mit Metastasen hatten in Storey's Serie nur Fernmetastasen, wobei die Leber an erster Stelle (17% aller 150 M_1-Fälle) stand. An gleicher Rangstelle, aber mit abweichenden Prozentzahlen, liegt die Leber auch sonst als Metastasierungsorgan (STOREY et al. 1953 = 26%; DECKER 1955 = 21%; LIEBOW 1960 = 37%; ESKENASY 1979 = 21%). Mit 12% (DECKER 1955; ESKENASY 1979) bis 13% (STOREY et al. 1953) sind die Knochen befallen, die Nebennieren mit 11,5% (STOREY et al. 1953) bis 34% (DECKER 1955). In ca. 10% werden Hirnmetastasen gefunden (STOREY et al. 1953; DECKER 1955).

Im Vergleich mit den Bronchialkarzinomen anderer Histologien metastasiert das BAC offensichtlich seltener (ECK 1957). Hier kann man die Erklärung für das bessere Abschneiden dieses Tumors bei den Operationsergebnissen gegenüber den anderer Bronchialkarzinomen finden, vielleicht ist dies auch die Ursache für die bessere Resektionsquote.

B. Karzinoidtumoren

I. Allgemeines

Das Karzinoid – ebenso wie das Oat-cell-Karzinom – entstammt einer seltenen Zelle des Bronchialepithels, die besonders dadurch charakterisiert ist, daß sie neurosekretorische Granula enthält (BENSCH 1976). Die Funktion dieser Zelle ist völlig unklar (BENSCH 1976). Ihre auffälligste Fähigkeit ist das Speichern von biogenen Aminen (BENSCH 1976), die als Aminvorläufer („Precursor") aufgenommen und durch eine in den Zellen enthaltene Aminosäurendecarboxylase zu biogenen Aminen decarboxyliert werden können (CARTER u. EGGLESTON 1980). Es wird angenommen, daß diese Zelle Teil eines diffusen, endokrinen Systems ist („helle Zellen-System", FEYRTER 1952). Seit 1967 (GMELICH et al.) gilt sie als das pulmonale Gegenstück der Kultschitzky-Zelle des Darmes (BENSCH 1972). Diese Zellen werden allgemein „APUD" (amine precursor uptake and decarboxylation system) – Zellen genannt (PEARSE 1968, 1977), ihr embryologischer Ursprung ist die Neuralleiste (PEARSE 1969), womit die Karzinoid-Tumoren zur Gruppe der Neurolophomas (PEARSE u. POLAK 1974) gehören.

Histologie. Karzinoide bestehen meist aus soliden Zellkomplexen mit alveolären, plexiformen, trabekulären und diffus-solide wachsenden Formationen (FEYRTER 1959). Die gleichförmigen Zellen enthalten reichlich klares und leicht eosinophiles Zytoplasma und regelmäßig zentral plazierte Kerne, meist mit gleichmäßiger Verteilung von Chromatin. Dazwischen zeigen sich andere Zellen mit einem schmaleren, hyperchromatischen Kern und dunklerem, eosinophilen Zytoplasma (CARTER u. EGGLESTON 1980).

Ultrastrukturell zeigt sich ohne Ausnahme eine große Menge charakteristischer, neurosekretorischer Granula in vielen Zellen (CARTER u. EGGLESTON 1980).

Tabelle 2. Karzinoide. Relative Häufigkeit

Autoren	Karzinoide	Lungen-tumoren	Bronchial-karzinome
GOODNER et al. (1961)	27		3300
ZELLOS (1962)	33	3000	
MARKEL et al. (1964)	53		3000
VALDONI (1966)	27	1516	
VOGT-MOYKOPF (1967)	25		1900
DONAHUE et al. (1968)	31	2953	
VIERECK (1970)	27		2500
BURCHARDT u. AXELSSON (1972)	23	2243	2217
HARAZIM et al. (1972)	22		1638
TURNBULL et al. (1972)	44	5500	
BRETHNER (1976)	61		4964
MARKS u. MARKS (1977)	24	4533	
GRESCHUCHNA (1978)	71		3600
DE LIMA (1980)	42	1700	
	510	21445 = 2,4%	23119 = 2,2%

Die enge Beziehung zu den Oat-cell-Karzinomen (FISHER et al. 1978) kann – wenn auch selten – zu differentialdiagnostischen Schwierigkeiten in der sicheren Abgrenzung der beiden Tumoren führen.

Häufigkeit. In einer Zusammenstellung von über 2800 Fällen des amerikanischen National Cancer Institutes (GODWIN 1975) stand die Lunge mit 328 Fällen an vierter Stelle nach Appendix, Rektum und Ileum. In den USA kommen 0,22 (Männer) bzw. 0,24 (Frauen) Karzinoide der Lunge pro 100000 Einwohner vor (GODWIN 1975). Wie Tabelle 2 zeigt, ist auf 100 Bronchialkarzinome mit 2,2 Karzinoiden zu rechnen. In der obsoleten Adenomgruppe machten sie 90% der Tumoren aus.

Alters- und Geschlechtsverteilung. Das frühe 5. Jahrzehnt überwiegt in der Altersverteilung deutlich (Tabelle 3). Die Frauen sind geringfügig jünger als die Männer. Die Altersstreuung ist sehr weit, in Relation zum Bronchialkarzinom kommen jugendliche und kindliche Fälle viel häufiger vor (BEAN u. HALDENBY 1976; ANDRASSY et al. 1977). Mit 51% überwiegt das männliche Geschlecht ganz leicht (Tabelle 3).

Größe, Aussehen und Lokalisation. Die Oberfläche des zentralen Tumors ist glatt bis gebuckelt, polypoid und wird von einer intakten Bronchialmucosa bedeckt (CARTER u. EGGLESTON 1980).

Meist liegt ihre Größe zwischen 2 und 4 cm (CARTER u. EGGLESTON 1980). OKIKE et al. (1976) fanden bei 263 Karzinoiden eine Durchschnittsgröße von 2,2 cm, MARKEL et al. (1964) von 3,5 cm, COONEY et al. (1979) 3 cm. Die Streubreite liegt zwischen 0,5 und 10 cm. HENSEL u. RIEDEL (1978) fanden einen $13 \times 9 \times 8$ cm großen Tumor.

Betrachtet man das respiratorische System vom Kehlkopf bis zur visceralen Pleura, so liegt der Hauptteil der Karzinoide in der Mitte der Strecke, in den Haupt-, Lappen- und Segmentbronchien.

Tabelle 3. Karzinoid. Alters- und Geschlechtsverteilung

Autoren	♂	Jahre		♀	Jahre		Insgesamt		
Goodner et al. (1961)	16	51	(30–68)	11	44	(22–63)	27	48	
Weiss u. Ingram (1961)	3	38,7	(32–52)	11	43,8	(12–70)	14	42,7	(12–70)
Wilkins et al. (1963)	34	44		35	38		69		(13–92)
Markel et al. (1964)	27	38,6	(18–66)	26	39,6	(13–64)	53	38,9	(13–66)
Abbey Smith (1969)	9	45,8	(21–63)	7	42,1	(18–62)	16	44,2	(18–63)
Arrigoni et al. (1972)	15			8			23	51	
Eck et al. (1969)	12	38,8		12	51,5		24	45	(15–69)
Burchardt u. Axelsson (1972)	12	48,9	(26–68)	11	44,2	(13–73)	23	46,7	(13–73)
Turnbull et al. (1972)	22			22			44	49	(22–73)
Jensik et al. (1974)	16			17					(13–80)
Koikkalainen et al. (1974)	16			20			36	40,8	(12–65)
Salyer et al. (1975)	15	48	(18–70)	13	46	(23–67)	28	47	(18–70)
Okike et al. (1976)	108			95			203	47,9	(15–73)
Roenspies et al. (1976)	15	53,1	(39–71)	20	44,9	(17–67)	35	48,4	(17–71)
Cooney et al. (1979)	10	48,0	(19–71)	12	50,7	(29–65)	22	49,5	(19–70)
Kennedy (1979)	5		(31–60)	5		(21–67)	10		
Levasseur et al. (1979)	65[a]			65[a]			129	41	(12–73)
De Lima (1980)	21			21			42		
	421			411			831[b]		

[a] Etwas ungenaue Angabe (um einen Fall),
[b] dadurch unstimmige Endquersumme

Vorkommen im Kehlkopf gilt als Rarität (Goldman et al. 1969; Horikawa u. Matsubara 1972; Ferlito 1976; Tami et al. 1981; je ein Fall). 1978 konnten Briselli et al. 14 Trachealkarzinoide aus der Literatur zusammenstellen. Eigenständige Karzinoide der Pleura existieren nicht, gelegentlich aber wird sie mitbefallen (Okike et al. 1976).

Multiple Karzinoide sind sehr selten.

Krawisz u. Ludwig stellten 1980 elf Fälle aus der englischsprachigen Literatur zusammen, Okike et al. (1976) fanden 10 unter 203, Roenspies et al. (1976) 2 unter 35, Meffert u. Lindskog (1970) eines unter 32 Karzinoidfällen.

Inwieweit es sich dabei um pulmonale Metastasen (s. Metastasierung) handelt muß offen bleiben.

Etwa ein Drittel der *zentralen Karzinoide* kommt rein endobronchial vor (50/168, Okike et al. 1976, 57/129; Levasseur et al. 1979). Die anderen zeigen sich mehr oder weniger betont im Bronchus („Eisbergtyp", 66/129 bei Levasseur et al. 1979, 21/168 bei Okike et al. 1976), was unabhängig davon unter „Invasivität" verstanden werden soll (Burcharth u. Axelsson 1972; Koikkalainen et al. 1974; Roenspies et al. 1976) ist nicht ganz klar. Von den endobronchialen Tumoren sind 20–30% gestielt (Okike et al. 1976; Schmid de Grüneck et al. 1977). Das direkte Einwachsen in Nachbarorgane (T_3) ist selten (Markel et al. 1964).

Röntgenologie. Ein typisches Röntgenbild des Karzinoids gibt es nicht, insbesondere ist kein Unterschied zum Bronchialkarzinom zu finden (Giustra u. Stassa 1969). Die Besonderheit besteht lediglich in der aufgrund häufigen endobronchialen Wachstums gesteigerten Frequenz von Obstruktionszeichen (Atelektasen – nicht selten ganzer Lungenflügel –, Pneumonien): Fast die Hälfte der Fälle wird durch sekundäre Röntgenzeichen auffällig (OKIKE et al. 1976; SCHMID DE GRÜNECK et al. 1977). Nur etwa ein Viertel der Fälle zeigt sich als Rundherd (OKIKE et al. 1976; SCHMID DE GRÜNECK et al. 1977). Etwa 10% haben ein unauffälliges Röntgenbild (ALTMAN et al. 1973; KOIKKALAINEN et al. 1974; OKIKE et al. 1976) bei kleinen, endobronchialen Tumoren. Oft kann das Lungenvolumen der befallenen Seite verkleinert sein (20%, OKIKE et al. 1976). Gelegentlich findet sich eine einseitig helle Lunge bei annähernd völligem Fehlen der Perfusion (MCGUINNIS u. LULL 1976; HEPPER et al. 1977; HSU u. BARRETT 1979; SPITZER et al. 1979). Verkalkungen, die aber röntgenologisch nicht immer sichtbar sein müssen, sollen in 10% (PEABODY 1976) bis 30% (BERNATZ 1976) vorkommen. Verknöcherungen, ebenfalls röntgenologisch nicht immer sichtbar, in etwa 10% der Fälle (PRICE-THOMAS 1958; ECK et al. 1969; PERSONNE et al. 1972; CAPELLA et al. 1978), was COONEY et al. (1979) auf die Calcitonin-Sekretion der Karzinoide (ROSEN u. WEINTRAUB 1974) zurückführen.

Diagnostik. Aufgrund des häufigen intrabronchialen Vorkommens steht die *Bronchoskopie* an erster Stelle. Die Diagnose kann dabei in 30% (ROENSPIES et al. 1976; TODD et al. 1980) bis 80% der Fälle (KOIKKALAINEN et al. 1974; OKIKE et al. 1976) gestellt werden. Zu beachten ist, daß wegen des sehr stark vaskularisierten Stromas (SPENCER 1977) nach Probeexcisionen mit zum Teil gefährlichen, ja tödlichen (WILKINS et al. 1963) Blutungen zu rechnen ist. Da erfahrene bronchoskopische Untersucher aufgrund des makroskopischen Aspekts in einem hohen Maße die Verdachtsdiagnose Karzinoid stellen können, sollte dann der Nadelbiopsie der Vorzug vor der Zangen-PE gegeben werden.

Die *zytologische Diagnose* des Karzinoids ist schwierig, aber prinzipiell stellbar (SIEGISMUND et al. 1981). Die besondere Schwierigkeit liegt in der Abgrenzung zum Oatzellkarzinom (SIEGISMUND et al. 1981), was insbesondere bei intraoperativen Schnelluntersuchungen (GABLER u. LIEBIG 1978) von Wesentlichkeit ist. Die exfoliative Zytologie (Sputum, Bronchialsekret) ist aufgrund des meist intakten epitumorösen Bronchialepithels nicht sehr hilfreich (KOIKKALAINEN et al. 1974; OKIKE et al. 1976). Bessere Ergebnisse lassen sich mittels Nadelbiopsie erzielen (LOZOWSKI et al. 1979).

Serumuntersuchungen sind bei hormoninaktiven Tumoren ohne diagnostischen Wert.

Symptomatik. Als Symptom bei Diagnosestellung gab jeder zweite Fall Husten an (Tabelle 4). Überraschend hoch liegt die *Hämoptysen*frequenz mit fast 40%, was darauf hinweist, daß der Tumor doch häufiger die bronchiale Mukosa durchbricht als dies allgemein angenommen wird.

Tabelle 4. Karzinoid. Symptomrangstellenermittlung anhand von 653 Fallbeschreibungen

Husten	51,1%	Pneumonie	37,1%
Fieber	39,2%	Thoraxschmerz	13,5%
Hämoptysen	39,1%	keine Symptome	19,5%

Hämoptysen kommen beim Karzinoid deutlich häufiger als beim Plattenepithelkarzinom vor (LIEBIG et al. 1981). Eine Analyse von 192 Hämoptysefällen (GEROULANOS et al. 1979) zeigte als Ursache u.a. fünfmal ein Karzinoid und 92mal ein Bronchialkarzinom. Thoraxschmerzen sind wohl eher als Folge der vom Tumor verursachten entzündlichen Erscheinungen als durch Direkteinwirkung anzusehen.

Die *Dauer* der Symptome gibt einen guten Hinweis dafür, daß die Tumoren sehr langsam wachsen. Die Durchschnittsanamnesedauer liegt zwischen $2^1/_2$ und 5 Jahren (MARKEL et al. 1964; KOIKKALAINEN et al. 1974; ROENSPIES et al. 1976; GOLDSTRAW et al. 1976) mit einer Streubreite von 2 Wochen bis 25 Jahren.

Therapie. Das Karzinoid ist ein zwar langsam wachsender, aber maligner Tumor. Die Therapie kann somit nur die Resektion im gesunden Gewebe sein. Da die Geschwulst lokal meist wenig ausgebreitet wächst, kommen in erster Linie parenchymsparende Operationen (GRESCHUCHNA 1978; OKIKE et al. 1978) in Betracht. Hierbei muß sehr sorgfältig auf die in 15% tumorbefallenen Lymphknoten geachtet werden. Die bronchoskopische Abtragung kann nicht als adäquate Therapie angesehen werden, da trotz gelegentlicher Langzeiterfolge (TURNBULL et al. 1972a, TOLIS et al. 1972; LAWSON et al. 1976) immer wieder Rezidive – auch nach langer Zeit (8 Jahre) – beobachtet worden sind (ECK et al. 1969; ABBEY SMITH 1969; MEFFERT u. LINDSKOG 1970; ISAWA et al. 1973; KOIKKALAINEN et al. 1974; OKIKE et al. 1978).

REHN et al. (1962) sahen trotz bronchoskopischer Abtragung bei den danach erfolgten Thorakotomien nur einmal kein Tumorgewebe mehr, 13mal fanden sich Reste.

Prognose. Der Tumor hat nach operativer Behandlung im Vergleich mit anderen Malignomen zweifellos eine gute Prognose. Sie wird gelegentlich – bei typischen Karzinoiden ohne Metastasen – sogar als exzellent bezeichnet (LEVASSEUR et al. 1979; CARTER 1979; TODD et al. 1980). Die Beurteilung der Operationserfolge ist aber schwer, da oft nicht ausreichend lange Beobachtungszeiten vorliegen und noch häufiger, die Operationsdaten nicht angegeben werden. Die Fünfjahresüberlebensraten der N_0M_0-Fälle dürften entsprechend Tabelle 6 deutlich über 90% liegen, die 10-Jahresraten sind kaum niedriger. Dennoch kann man sich der Meinung von GOLDSTRAW et al. (1976) nicht anschließen, daß ein Karzinoid als geheilt gilt, wenn es 5 Jahre überlebt hat, mit Spätmetastasierungen oder Rezidiven muß immer gerechnet werden (GOODNER et al. 1961; ABBEY SMITH 1969; SALYER et al. 1975; ROENSPIES et al. 1976; OKIKE et al. 1976). KIRSCHNER (1976) u. ALTSCHULER et al. (1978) fanden 32 Jahre nach Pneumektomie Lymphknotenmetastasen im Mediastinum, ein eigener Fall zeigte 30 Jahre nach Pneumektomie Tumorwachstum in der Restlunge.

Absiedelungen in den regionären Lymphknoten schränken zwar die Prognose zum Teil recht deutlich ein (GOODNER et al. 1961), dennoch sind im allgemeinen auch dabei die Spätergebnisse akzeptabel (WILKINS et al. 1963; TOLIS et al. 1972; GODWIN 1975; LAWSON et al. 1976; CARTER 1979; TODD et al. 1980), mit Fünfjahresraten von mindetens 30% (LAWSON et al. 1976) bis 70% (GODWIN 1975) kann sicher gerechnet werden. Über den natürlichen Verlauf läßt sich nur wenig sagen. Das Wachstum ist langsam, entsprechend der in der Regel geringen malignen Potenz, es kann aber auch recht schnell sein (WILSON 1978).

Meffert u. Lindskog (1970) beobachteten einen inoperablen Fall, der fünf Jahre nach Diagnosestellung an ausgedehntem, intrathorakalem Tumorwachstum ohne Fernmetastasierung verstarb.

Derartige Verläufe, zusammen mit den oft jahrelang rückverfolgbaren Tumoranamnesen, lassen die Fünfjahresüberlebensraten nach Operationen nicht als erstaunliches Faktum erscheinen. Wesentlicher sind die Überlebensraten nach zehn Jahren, die klar darauf hinweisen, daß die Operation einen deutlichen Einfluß auf den Verlauf der Krankheit hat.

Obgleich die allgemeine Meinung gilt, daß Bestrahlung oder Chemotherapie keine erheblichen Effekte haben (Bernatz 1976; Wilkins et al. 1963), gibt es doch einige Hinweise, daß mittels Bestrahlung Langzeitüberleben erzielt werden kann.

Turnbull et al. (1972) bestrahlten sechs Patienten mit atypischen Karzinoiden, zwei kombiniert mit Chemotherapie, von denen vier Patienten vier Jahre lebten, und zwei davon sogar länger als zehn; die Fünfjahresüberlebensquote betrug 4/6! Sechs fortgeschrittene Fälle hingegen starben in weniger als einem halben Jahr. Auch Goodner et al. (1961) sahen von sieben bestrahlten Patienten vier noch nach vier Jahren am Leben, ein Patient mit einem kleinen Tumor sogar noch nach 14 Jahren.

Zur klaren Beschreibung der malignen Potenz des Tumors müßte gefordert werden, daß jedes diagnostizierte Karzinoid nach TNM stadiiert, und jedes operierte außerdem einem Grading unterzogen wird. Zumindest sollte immer Stellung genommen werden, ob und in welchem Prozentsatz atypische Karzinoide vorliegen.

Hormonelle Aktivität. Aufgrund des in der Einleitung beschriebenen Ursprungs der Karzinoidzelle gehört der Tumor zu den ektopischen, hormonproduzierenden Geschwülsten (Levine u. Metz 1974). Wie oft er meßbare Hormone produziert, läßt sich nicht sagen, da die meisten Fälle in dieser Hinsicht nicht untersucht worden sind. Es scheint nicht selten zu sein, daß eine Hormonproduktion ohne klinische Zeichen vorkommt (Warner et al. 1961).

Zahlenangaben lassen sich somit nur über das Vorkommen hormonbedingter klinischer Erscheinungen – ganz überwiegend das Karzinoidsyndrom – und nicht über die Hormonaktivität machen. Wie Tabelle 5 zeigt, sind sie sehr selten und liegen sicher unter 2%. Sanders (1973) errechnete für sämtliche Karzinoide eine Hormonaktivitätshäufigkeit von 1,6%. Das bronchogene Karzinoidsyndrom ist also durchaus nicht seltener als das anderer Karzinoide. Lediglich die intestinalen Karzinoide scheinen etwas hormonaktiver zu sein (7/209, Fontana et al. 1963).

Entsprechend der Embryologie können die Karzinoide in zwei Gruppen unterteilt werden, einmal mit Ursprung im Vorderdarm (Karzinoide des Bronchus, des Magens, des Pankreas) und zum anderen in die des Mittel- und Enddarmes. Die Ersteren rühren von Zellen der Neuralleiste her, die über das Entoderm des Gastrointestinaltraktes als Wanderzellen (Migratory-cells) in den Bronchialbaum gelangen (Levine u. Metz 1974). Diese Apudzelltumoren (Pearse 1968) werden als hormonproduzierende Tumoren der Gruppe 1 einer heterogeneren, ebenfalls hormonproduzierenden Gruppe gegenübergestellt, die u.a. die nichtkleinzelligen Lungenkarzinome enthält (Levine u. Metz 1974). Jeder dieser Tumoren bildet bestimmte Hormone, er kann aber prinzipiell sämtliche möglichen Hormone seiner Gruppe produzieren, das sind: Insulin, Calcitonin, ACTH, melanozytenstimulierendes Hormon, Vasopressin, Gastrin, Glukagon, Sekretin, biogene Amine und ihre Vorläufer (Levine u. Metz 1974).

Für die Vorderdarmkarzinoide ist die Sekretion von Serotonin, ACTH und melanozytenstimulierendem Hormon bewiesen. Die Produktion von Insulin und Calcitonin ist nicht sicher, aber wahrscheinlich (Levine u. Metz 1974).

Tabelle 5. Karzinoid. Relative Häufigkeit der klinisch bemerkten Hormonaktivität

Autoren	Karzinoide n	Davon hormonaktiv n_1
GOODNER et al. (1961)	27	0
WEISS u. INGRAM (1961)	14	1
REHN et al. (1962)	16	0
ZELLOS (1962)	33	1
WILKINS et al. (1963)	69	0
MARKEL et al. (1964)	53	0
VALDONI (1966)	27	0
VOGT-MOYKOPF (1967)	25	1
DONAHUE et al. (1968)	31	2
ABBEY SMITH (1969)	22	0
GIUSTRA u. STASSA (1969)	77	1
MARTIN (1970)	7	1
MEFFERT u. LINDSKOG (1970)	32	1
LOGAN et al. (1970)	14	0
O'GRADY et al. (1970)	29	1
HARAZIM et al. (1972)	22	0
TURNBULL et al. (1972)	44	0
BURCHARDT u. AXELSSON (1973)	23	0
RICCI et al. (1973)	45	2
KOIKKALAINEN et al. (1974)	36	0
JENSIK et al. (1974)	33	0
SALYER et al. (1975)	28	0
COOPER u. BELCHER (1976)	14	0
GOLDSTRAW et al. (1976)	70	2 (3)[a]
ROENSPIES et al. (1976)	35	0
OKIKE et al. (1976)	203	3
BRETHNER (1976)	61	0
CAPELLA et al. (1979)	11	0
CARTER (1979)	52	0
DE LIMA (1980)	50	0
TODD et al. (1980)	67	2
Sämtliche	1210	18 (19)[a] (ca. 1,5%)

[a] 1 Cushing-Syndrom

Karzinoidsyndrom. Es ähnelt dem des intestinalen Karzinoids (KÄHLER 1967), die Erscheinungen sind nur intensiver, ausgeprägter: Die Krisen sind langandauernd und schwer, mit beeindruckenden Rötungen und Schwellungen von Gesicht und Nacken, verbunden mit Hyperthermie, eventuell Hypotension und Oligurie (RICCI et al. 1973).

Beim inkompletten Syndrom fehlen Hautrötungen („Flush") fast nie, wesentlich seltener sind Dyspnoe und periphere Ödeme (FONTANA et al. 1963).

Inwieweit kardiale Veränderungen vorkommen – offenbar selten (FONTANA et al. 1963) –, bleibt offen, sie werden gelegentlich beschrieben (ANLYAN et al. 1960; GEROK u. MÜLLER 1960; WEISS u. INGRAM 1961; MCCONAGHIE 1962). Es soll dabei die Mitralklappe häufiger alteriert sein als die Klappen der rechten Seite (RICCI et al. 1973). Bei den meisten Autoren wird nicht auf Herzveränderungen eingegangen (RICCI et al. 1973), selbst bei ausführlicher Darstellung von

Sektionsbefunden (WILLIAMS u. AZZOPARDI 1960). So kann man annehmen, daß wohl auch keine Alterationen gefunden wurden.

Der typische und fast immer pathologische Laborbefund ist der erhöhte 5-Hydroxiindolessigsäurespiegel im 24-Std-Urin (FONTANA et al. 1963; RICCI et al. 1973).

Das Serumserotonin ist schwieriger zu determinieren, unterliegt hohen Schwankungen, ist somit weniger zuverlässig (RICCI et al. 1973) und wird deshalb selten angegeben. Auch im Tumor selbst ist Serotonin in merklichen Mengen meßbar (FONTANA et al. 1963), was aber nur theoretisches Interesse hat.

Lebermetastasierung ist ganz überwiegend vorhanden (16/21, FONTANA et al. 1963, 58/64; RICCI et al. 1973). Nur sehr selten kommt das Karzinoidsyndrom ohne Metastasierung vor (BERNHEIMER et al. 1960; WARNER et al. 1961; RICCI et al. 1973: 5/66). Nachweislich serotoninproduzierende Karzinoide müssen nicht das Karzinoidsyndrom hervorrufen (WARNER et al. 1961; KIRSCHNER 1963; WISNIEWSKI u. FAYEMI 1972; ALTSCHULER et al. 1978; CARTER 1979).

Eine Erklärung für das Auftreten oder das Nichtauftreten des Karzinoidsyndroms gibt es nicht. Es kann diskutiert werden, daß die Tumormasse (Summe von T, N und M) und damit die Menge des gebildeten Serotonins oder des 5-Hydroxytryptophans entscheidend ist, da das Syndrom zweifellos bei erfolgter Metastasierung häufiger ist (WARNER et al. 1961; RICCI et al. 1973; LANGHANS et al. 1979). Es ist aber ganz sicher, daß es auch bei nicht erfolgter Metastasierung auftreten kann, ohne daß die Tumormasse übermäßig ist, wie sein Rückgang bzw. die Normalisierung erhöhter Serotoninwerte nach der Operation des Primärtumors beweist (WARNER et al. 1961; GOLDSTRAW et al. 1976). Auch müssen riesige Primärtumoren (HENSEL u. RIEDEL 1978) nicht mit einem Karzinoidsyndrom einhergehen.

RICCI et al. (1973) fanden in ihrer Zusammenstellung, daß der größte Teil der operierten Patienten das Syndrom erst nach der Operation entwickelt (28/32). Die Durchschnittsdauer war dabei drei Jahre und neun Monate, zum Teil bis zu 10 Jahre (MAIER 1963; ABBEY SMITH 1969), sogar 32 Jahre post operationem (KIRSCHNER 1976).

Es ist deshalb empfehlenswert, bei Patienten nach Karzinoidoperationen, Kontrollen des Urins auf 5-Hydroxyindolessigsäure durchzuführen, um frühzeitig eine Metastasierung zu erkennen.

Die Geschlechtsverteilung und das Durchschnittsalter der Patienten mit Karzinoidsyndrom weichen nicht wesentlich von dem aller Karzinoide ab (RICCI et al. 1973). Bei Kindern ist das Syndrom bisher noch nicht beobachtet worden (RADHAKRISHNAN u. REYES 1979).

Therapie. Resektion des Tumors oder zumindest Verkleinerung der Tumormasse. Zytostatische Therapie führt zu keiner Verbesserung (LANGHANS et al. 1979). Auch bei erfolgter Metastasierung muß versucht werden, die Metastasenmasse zu verkleinern. Bei Lebermetastasen, insbesondere bei isolierten, müssen auch ausgedehnte Leberresektionen in Kauf genommen werden (WILSON et al. 1963; CHANDLER u. FOSTER 1965; SCHMID 1973).

Prognose. Sie wird meist als infaust angesehen (KÄHLER 1967; SCHMID 1973), wobei wohl mehr der nicht zu beseitigende Tumor als die biogenen Amine den Verlauf determinieren.

Cushing-Syndrom. Seltener als das Karzinoidsyndrom kommt das durch ektopische ACTH-Produktion bedingte Cushing-Syndrom vor. Es existieren fast nur Einzelveröffentlichungen, prozentuale Häufigkeitsangaben lassen sich daher nicht machen. ISAWA et al. stellten 1973 18 Fälle zusammen. Meist wird das Karzinoid als Ursache nicht erkannt, 8/18 der von ISAWA et al. gesammelten Beobachtungen wurden zuerst an Nebenniere oder Hypophyse operiert.

Klinisch findet sich in der Regel das Vollbild eines Cushing-Syndroms mit Hypokaliämie und erhöhten Plasmakortisolspiegeln sowie einer diabetischen Stoffwechsellage (ISAWA et al. 1973; IMURA et al. 1975). Das Syndrom kann bei bronchogenen Tumoren so schnell und heftig ablaufen, daß die typischen klinischen Cushing-Zeichen fehlen, und die Patienten lediglich durch eine ausgeprägte, hypokaliämische Alkalose auffallen (FRIEDMAN et al. 1966; O'RIORDAN et al. 1966; MASON et al. 1972).

In einer Zusammenstellung von 30 ektopischen ACTH-produzierenden Tumoren (IMURA et al. 1975) fanden sich (neben 10 Oat-cell-Karzinomen des Bronchus und 7 nichtkleinzelligen Bronchialkarzinomen) zwei bronchiale Karzinoide. Nach MASON et al. (1972) sind 80% aller ektopischen ACTH-produzierenden Tumoren bronchialen Ursprungs, zumindest aber stellen sie die weitaus größte Zahl (FRIEDMAN et al. 1966; AZZOPARDI u. WILLIAMS 1968).

Nach SKRABANEK u. POWELL (1978) sollen die nicht hypophysären ACTH-produzierenden Tumoren der Karzinoid-Oat-cell-Tumoren umso mehr Cushing verursachen je ausgeprägter ihre „Oat-cell-Natur" ist, das bedeutet, daß die ACTH-Produktion dem Oat-cell-Karzinom, und die Serotoninproduktion dem Karzinoid adäquat ist.

Die Serum-ACTH-Spiegel sind meist erhöht (VINGERHOEDS et al. 1971; RATCLIFFE et al. 1973). Sie können aber auch normal sein (STEEL et al. 1967), es lassen sich dann erhöhte Plasmacortisolspiegel und vermehrte Ausscheidung von 17-Ketosteroiden im Urin nachweisen (FRIEDMAN et al. 1966; STEEL et al. 1967; VINGERHOEDS et al. 1971).

Die Nebennieren sind bei zur Autopsie gekommenen Fällen vergrößert (ESCOWITZ u. REINGOLD 1961; RIGGS u. SPRAGUE 1961; FRIEDMAN et al. 1966; RODGERS-SULLIVAN et al. 1978).

Anders als beim Karzinoidsyndrom ist die ACTH-Produktion nicht mit der Metastasierung gekoppelt. Nur 4 der 18 Tumoren in der Zusammenstellung von ISAWA et al. (1973) zeigten Metastasen.

Die chirurgische Entfernung des Karzinoids beseitigt das Krankheitsbild (COHEN et al. 1960; O'RIORDAN et al. 1966; STEEL et al. 1967; JONES et al. 1969; VINGERHOEDS et al. 1971).

Die Prognose ist ganz allgemein bei durch ektopische Hormonproduktion bedingtem Cushing schlecht (RIGGS et al. 1961), dies stimmt mit der Ansicht von SKRABANEK u. POWELL (1978) überein, die die ACTH-Produktion als Hinweis auf den Oat-cell-Tumor sehen. Bei bewiesenem und operierten Karzinoid gibt es aber keinen Grund, eine ungünstige Prognose anzunehmen.

Akromegalie. Bisher sind 5 Patienten mit Akromegalie beschrieben worden, bei denen die operative Entfernung eines pulmonalen Karzinoids zum Rückgang der Wachstumsabnormitäten geführt hat (DABEK 1974; SÖNKSEN et al. 1976; UZ ZAFAR 1979). Auch sonst gibt es Hinweise für karzinoidverursachte Akrome-

Tabelle 6. Karzinoid. Häufigkeit hämatogener Metastasen bei Diagnosestellung

Autoren	Karzinoide	Hämatogene Metastasen
Goodner et al. (1961)	21	11[a]
Weiss u. Ingram (1961)	14	1
Zellos (1962)	33	2
Donahue et al. (1968)	31	2
Abbey Smith (1969)	22	0
Logan et al. (1970)	14	1[b]
Meffert u. Lindskog (1970)	32	2
Burchardt u. Axelsson (1973)	23	1
Koikkalainen et al. (1974)	34	0
Roenspies et al. (1976)	35	0
Godwin (1975)	190	10
Brethner (1976)	61	0
Goldstraw et al. (1976)	70	4
Lawson et al. (1976)	67	0
Okike et al. (1976)	203[c]	0
Carter (1979)	21	1
Cooney et al. (1979)	22	3
Todd et al. (1980)	76	2[a]
	975	40 (=4,1%)

[a] Etwas unsichere Angabe
[b] Evtl. multiples Karzinoid
[c] Nur typische Karzinoide

galie, wenn auch die Rückbildung nach Operation nicht belegt wurde (Southren 1960; Weiss u. Ingram 1961).

Metastasierung. Die *hämatogene* Metastasierungsfrequenz bei Diagnosestellung ist nur ganz unsicher anzugeben. Die Tabelle 6 stellt nur einen Anhalt dar, und die ermittelte Prozentzahl (4,1%) sollte als grober Hinweis angesehen werden. Oft wird nicht auf die Metastasierungshäufigkeit eingegangen, es werden nur die – metastasenfreien – Operationsfälle angeführt. Die atypischen Karzinoide metastasieren zweifellos häufiger, der Arbeit von Arrigoni et al. (1972) ist aber nicht zu entnehmen, welcher Anteil der 70%igen Metastasierung hämatogen ist.

Bezüglich der intrathorakalen *lymphogenen* Ausbreitung zum Zeitpunkt der Operation sind sichere Angaben zu machen: Knapp 15% (s. Tabelle 7) der operierten Fälle zeigen Lymphknotenmetastasen, wobei fast nie zwischen bronchopulmonalen (N_1) und tracheobronchialen (N_2) Lymphknotenmetastasen unterschieden wird. Genau wie bei den autoptisch gefundenen Lymphknotenabsiedelungen liegt diese Rate deutlich unter der der Bronchialkarzinome (Liebig u. Gabler 1981).

Das *autoptisch* gefundene, generelle Metastasierungsmuster ist nur unklar anzugeben. Tabelle 8 zeigt die durchschnittliche Verteilung anhand von 25 Literaturfällen. Die Leber steht ganz an der Spitze, dies dürfte eine sichere Aussage

Tabelle 7. Karzinoid. Häufigkeit lymphogener Metastasen zum Operationszeitpunkt

Autoren	*n*	(N_1	N_2)	N_+
GOODNER et al. (1961)	21			8
WEISS u. INGRAM (1961)	14			2
ZELLOS (1962)	33	10		10
WILKINS et al. (1963)	57			3
MARKEL et al. (1964)	51			9
VALDONI (1966)	27	7		7
DONAHUE et al. (1968)	31			7
ABBEY SMITH (1969)	22			4
LOGAN et al. (1970)	14			1
MEFFERT u. LINDSKOG (1970)	32			4
TOLIS et al. (1972)	18			4
BURCHARDT u. AXELSSON (1972)	23			6
KOIKKALAINEN et al. (1974)	34			1
GODWIN (1975)	190			29
BRETHNER (1976)	61			7
GOLDSTRAW et al. (1976)	70			10[b]
LAWSON et al. (1976)	67			5
OKIKE et al. (1976)	203			11
ROENSPIES et al. (1976)	35	2	1	3
MARKS u. MARKS (1977)	17			3
CARTER (1979)	21			3
TODD et al. (1980)	76			9[a]
IRLICH et al. (1981)	13			4
	1130			150 = 13,3%

[a] Etwas unsichere Angaben
[b] Aus Prozentzahlen errechnet

Tabelle 8. Karzinoid. Metastasierungsverteilung anhand von 25 ausführlichen Autopsieberichten

Leber	18 (72%)	Milz	6	Haut	2
Intrathorakale Lymphknoten	14 (56%)	Knochen	5	Mesenterium	2
Nebennieren	10 (40%)	Gehirn	4	Darm	1
Lungen	10 (40%)	Schilddrüse	4	Prostata	1
Pankreas	9	Myokard	2	Nebenschilddrüse	1
Nieren	7	Ovar	2	Harnblase	1
		Hypophyse	2		

sein. An zweiter Stelle liegen die Lymphknotenmetastasen (beim Bronchialkarzinom, LUOMANEN u. WATSON 1968, sind sie wesentlich häufiger befallen). Sehr oft finden sich Absiedelungen in den Lungen (40%). Die Milz scheint etwas häufiger, die Nebennieren und das Hirn deutlich seltener befallen zu sein als beim Bronchialkarzinom.

Als Einzelmetastasierungsorgane sind die Leber (GOODNER et al. 1961; BURCHARTH u. AXELSSON 1972) und die mediastinalen Lymphknoten (ALTSCHULER et al. 1978, siehe auch unter Prognose) zu nennen.

Eigenartige Metastasierungsmuster lassen sich finden: Nur N_1-Lymphknoten und Milz (SWEENEY u. COONEY 1978), und nur bei Frauen vorkommende Augenmetastasen (KULVIN u. SAWCHAK 1960; ROSENBLUTH et al. 1960; SOUTHREN 1960; FONT et al. 1966; FU et al. 1974).

Knochenmetastasen scheinen recht selten zu sein, nur GIUSTRA u. STASSA (1969) geben eine hohe Rate an. Sie können osteolytisch sein, sind aber überwiegend osteoblastisch (THOMAS u. MORGAN 1958; ROENSPIES et al. 1976; ASHRAF 1977).

Bemerkenswert sind Berichte über jahrelanges Überleben trotz ausgedehnter Metastasierung (TOLIS et al. 1972). Andererseits wurden bei Autopsien sehr große, zum Teil lokal invasiv gewachsene Tumoren gesehen, die trotz vieljähriger Anamnese keinerlei Metastasen hatten (GOODNER et al. 1961; HENSEL u. RIEDEL 1978).

II. Sonderformen

1. Periphere Karzinoide

Tumoren, die in Subsegmentbronchien oder distal davon wachsen (SALYER et al. 1975; BONIKOS et al. 1976). Sie sind selten (Tabelle 9).

Die Ursprungszelle der peripheren Karzinoide ist die gleiche wie die der zentralen (BONIKOS et al. 1976), wohl im Bereich des Epithels der Bronchiolen gelegen (CARTER u. EGGLESTON 1980). Die Mitoserate soll bei peripheren Karzinoiden höher sein. Sie enthalten vergleichbare neurosekretorische Granula, sind aber in der Mucinfärbung negativ (CARTER u. EGGLESTON 1980). Die Histologie ist variabler als bei den zentralen Karzinoiden, so kommen besonders häufig spindelzellige Varianten vor (GILLESPIE et al. 1979; CARTER u. EGGLESTON 1980). Sie sind oft schwer von pulmonalen Paragangliomen (Chemodektomen) zu unterscheiden (CARTER u. EGGLESTON 1980).

Da die Symptome der Karzinoide meist Folge ihrer bronchialen Obstruktionen sind ist es augenfällig, daß die peripheren Varianten meist symptomlos sind (BONIKOS et al. 1976). Obstruktionssym-

Tabelle 9. Karzinoid. Zentrales und peripheres Wachstum

Autoren	Gesamtzahl	Davon peripher
MARKEL et al. (1964)	51	6
MEFFERT u. LINDSKOG (1970)	32	3
KOIKKALAINEN et al. (1974)	36	2
SALYER et al. (1975)	28	6
OKIKE et al. (1976)	203	35
ROENSPIES et al. (1976)	35	2
SCHMID DE GRÜNECK et al. (1977)	19	3
COONEY et al. (1979)	22	4
IRLICH et al. (1981)	13	2
	439	63 = 14,35%

ptome kommen nicht vor, gelegentlich sieht man Hämoptysen (MAIER u. FISCHER 1947). Nach BONIKOS et al. (1976) sind sie bronchoskopisch nicht sichtbar, man könnte aber unter Auslegung der Definition (s.o.) erwarten, daß mittels Fibroskopie im zentralen Subsegmentbereich sitzende Tumoren sichtbar sind.

Röntgenologisch entsprechen sie pulmonalen Rundherden. Gelegentlich können Verkalkungen vorkommen (THOMAS u. MORGAN 1958; HEIMBURGER et al. 1966; LILLINGTON 1974; BONIKOS et al. 1976), die aber nicht immer röntgenologisch sichtbar sind.

Die Prognose ist nicht exakt anzugeben. Sie ist nach OKIKE et al. (1976) etwas schlechter als die der zentralen Karzinoide. Das könnte man dadurch erklären, daß bei den besonders häufig peripher vorkommenden Spindelzelltypen (GILLESPIE et al. 1979) die atypischen Karzinoide häufiger sind als im übrigen Gut (ARRIGONI et al. 1972; SALYER et al. 1975; GILLESPIE et al. 1979).

2. Atypische Karzinoide

1972 beschrieben ARRIGONI et al. anhand von 23 Fällen das atypische Karzinoid der Lunge, das sich gegenüber dem „typischen" Karzinoid histologisch durch einen vermehrten Pleomorphismus, eine hohe Mitoserate, prominente Nukleoli und Nekrosen sowie klinisch durch schnelleres Wachstum, eine sehr hohe (70%) Metastasierungsfrequenz und damit deutlich schlechtere Prognose abgrenzen ließ. Hinweise für ein solches unterschiedliches Verhalten der Karzinoide fanden bereits 1961 GOODNER et al., die ihre Karzinoide nach 4 Gradingstufen unterteilten. Das von der UICC (1979) geforderte Grading der Tumoren hat bei den Karzinoiden eine ganz wesentliche Bedeutung in der Prognosebeurteilung.

Wie Tabelle 10 zeigt, liegt die Häufigkeit der atypischen Karzinoide ohne größere Einzelabweichung bei 10%.

Von den 23 Patienten Arrigonis waren 7 postoperativ am Tumor verstorben, mit einer Durchschnittsüberlebenszeit von 27 Monaten. Die 4 Fälle von DE LIMA et al. (1979) hingegen überlebten alle: drei 5 Jahre, zwei davon sogar 10 Jahre. Zweifellos aber ist das atypische Karzinoid prognostisch schlechter als das typische (LAWSON et al. 1976; LEVASSEUR et al. 1979; CARTER u. EGGLESTON 1980).

Tabelle 10. Relative Häufigkeit atypischer Karzinoide

Autoren	Karzinoide	Atypische Karzinoide
SALYER et al. (1975)	28	1
BRETHNER (1976)	61	5[a]
LAWSON et al. (1976)	67	5
OKIKE et al. (1976)	232[b]	29
LEVASSEUR et al. (1979)	129	11
DE LIMA et al. (1980)	42	4
	559	55 = 9,8%

[a] Vom Autor nicht ausdrücklich als atypisch bezeichnet
[b] Enthält die von ARRIGONI et al. (1972) veröffentlichten Fälle

3. Tumorlettyp des bronchialen Karzinoids

Die Ersterwähnung wird Pagel (1926) zugeschrieben. Der Name Tumorlet stammt von Whitwell (1955).

Das Tumorlet ist eine kleine, neoplastische Proliferation, dessen Zellen den größeren Karzinoiden ähneln, sich aber von ihnen durch eine charakteristische, infiltrative Erscheinung unterscheiden: Kleine Zellnester im Lungenparenchym und den Alveolarräumen, umgeben von fibrösem Gewebe (Carter u. Eggleston 1980). Gelegentlich wird diese Variante auch als eigene Entität diskutiert, die dem Karzinoid lediglich verwandt ist (Bonikos et al. 1976), im älteren Schrifttum auch als atypische Hyperplasie des Bronchiolenepithels (King 1954), als kleiner peripherer Lungentumor (Prior u. Jones 1952) oder als peripheres Adenom (Kay 1958) angesehen.

Die meisten Autoren halten den Tumor aber für eine Variante des Karzinoids (Liebow 1952; Prior u. Jones 1952; Prior 1953; Kay 1958; Churg u. Warnock 1976; Thurlbeck 1978). Sein Ursprung ist – genau wie beim Karzinoid – die Kulschitzkizelle (Ranchod 1977; Rogers-Sullivan et al. 1978; Zanetta et al. 1979).

Das Tumorlet wird häufig als zufälliger Befund bei mikroskopischer Untersuchung von Lungengewebe gefunden (Churg u. Warnock 1976; Silvestri et al. 1979; Zanetta et al. 1979; Carter u. Eggleston 1980). Zirka ein Drittel der 20 Fälle von Churg u. Warnock (1976) kamen in erheblich vernarbten Lungen vor. Cunningham et al. (1958) untersuchten 102 chirurgische Resektate von bronchiektatischen Lungen und fanden in 20 Fällen ein Tumorlet. Im normalen Sektionsgut kam es in 0,2% der Fälle vor (Churg u. Warnock 1976). Es war in auffälliger Weise mit Karzinomen gekoppelt: 20% gegen 1–2% bei zentralen Karzinoiden (Churg u. Warnock 1976).

Die Tumoren können recht groß werden. Prior u. Bonk (1979) fanden einen 1,8 × 1,2 cm messenden Tumor, meist sind sie aber nicht größer als 3 oder 4 mm (Carter u. Eggleston 1980).

Wie die großen Karzinoide enthalten die Tumorlets neurosekretorische Granula (Bonikos et al. 1976; Carter u. Eggleston 1980); Churg u. Warnock (1976) konnten sie in 14 von 15 Fällen nachweisen. Sie können neben großen Karzinoiden gefunden werden (Scully et al. 1978), und sie sollen besonders den Spindelzellkarzinoiden ähneln (Ranchod 1977).

Lymphknotenmetastasen werden, wenn auch selten, gefunden (Spain u. Parsonnet 1951; Cureton u. Hill 1955; Kay 1958; Hausman u. Weimann 1967). Ektopische Hormonbildung (ACTH) wurde in einem Falle nachgewiesen (Rodgers-Sullivan et al. 1978).

Aufgrund der überwiegend zufälligen Entdeckung ist das klinische Bild diskret: In der Regel asymptomatische Befunde, einzeln oder multipel. Selten kommen sie in so großer Zahl vor, daß sie ein miliares Röntgenbild (Skinner u. Ewen 1976) und eine restriktive Lungenfunktionseinschränkung (Miller et al. 1978) verursachen können.

Das Durchschnittsalter ist mit 68 (34–91) Jahren ($n = 20$, Churg u. Warnock 1976) höher als das der Karzinoide.

Jüngster beschriebener Fall: 4 Jahre (Silvestri et al. 1979). Bei den 20 Fällen von CHURG u. WARNOCK (1976) waren 13 Frauen. 9/20 waren multipel. Auch die 20 Fälle von CUNNINGHAM et al. (1958) waren so verteilt.

Spindelzellige Karzinoide werden offenbar häufig von Tumorlets begleitet, RANCHOD u. LEVINE (1980) fanden 4 bei 35 spindelzelligen Karzinoiden.

Hämatogene Metastasierung beschreiben RODGERS-SULLIVAN et al. (1978), wobei der hormonaktive Tumor neben den Mediastinallymphknoten beide Lungen, das Mesenterium, die Leber, die Milz und die Niere befallen hatte.

Die offenbar unentdeckt in einer recht großen Zahl von Fällen vorkommenden Tumoren können also – wenn auch selten – einen ganz klar malignen Verlauf zeigen.

C. Sarkome

Sarkome sind in allen Organen seltene Geschwülste, sie machen nicht viel mehr als 3% aller bösartigen Neubildungen sämtlicher Körperregionen aus (WILDNER 1961) und überschreiten in so mesenchymbetonten Organen wie Ösophagus und Magen nicht die 1%-Grenze gegenüber den Karzinomen (BERNDT 1974; PEARSON u. LE ROUX 1974). Der Sarkombegriff hat sich in den letzten Jahren gewandelt. Die sogenannten Retikulo- und Lymphosarkome, die früher die Häufigkeitsskala der sarkomatösen Geschwülste der Lunge anführten (MARTINI et al. 1971; GEBAUER 1980b), werden nicht mehr als Sarkome sondern als maligne Lymphome geführt. Die verbleibenden sarkomatösen Geschwülste der Lunge lassen sich am besten in drei Gruppen einteilen: Die myogenen Sarkome, die spindelzelligen Sarkome (Fibro- und Spindelzellsarkom) und schließlich die – unbedeutende – Gruppe der „verschiedenen" (Chondro-, Osteo-, Lipo-, Myxo-Sarkome). Da viele ältere Arbeiten keine oder nur wenige histologische Differenzierungen benutzten, sind die auswertbaren Fallzahlen gering. Selbst zur Inzidenzbeurteilung sind sie nicht immer heranzuziehen, da sie fast immer die malignen Lymphome („Lymphosarkom", „Retikulosarkom") mit einbezogen. Wie bei den meisten malignen Tumoren sind der natürliche Verlauf und die Prognose schwer zu determinieren. Die Tumorformulierung (TNM) fehlt immer und oft fehlen langzeitige Beobachtungen. Die Stadiierung nach TNM sollte – entgegen der UICC-Empfehlung – auch für jedes nicht karzinomatöse Malignom gefordert werden. Sichere Malignitätsvergleiche der einzelnen histologischen Typen können erst durchgeführt werden, wenn genügend Tumoren unter diesen Kriterien beobachtet und veröffentlicht worden sind.

Die Häufigkeit der Sarkome in der Lunge ist Tabelle 11 zu entnehmen. Wegen der früher üblichen Einbeziehung der malignen Lymphome wird man die angegebenen Zahlen eher noch niedriger ansetzen können. GEBAUER (1980b), der die oben angeführten Lymphome mit zu den Sarkomen zählt, errechnete bei einer Auswertung von 24 Literaturangaben eine durchschnittliche Inzidenz von 1,4% (0,2–4,3%) gegenüber dem Bronchialkarzinom. CLAGETT et al. sahen 1964 eine Sarkomhäufigkeit von 1,3% gegenüber allen Lungentumoren, die in der Mayo-Klinik chirurgisch behandelt wurden. Obgleich BALL (1931) zwi-

Tabelle 11. Bronchopulmonale Sarkome. Häufigkeit

Autoren	Anzahl durchgeführter Autopsien	Dabei gefundene bronchopulmonale Sarkome
MALLORY (1936)	8000	1
ELLIS (1939)	7282	1
NOEHREN u. MCKEE (1954)	7272	1
HOCHBERG u. CRASTNOPOL (1956)	2489	0
KÜHN (1967)	24638	6
	Anzahl diagnostizierter Bronchialkarzinome	
DREWES u. WILLMANN (1953)	500	2
OTT u. FREY (1961)	1296	12
BACSA et al. (1965)	459	12
KÜHN (1967)	1495	6
MARTINI et al. (1971)	5714	22
BECKER u. DONHÖFFNER (1974)	686	7
CAMERON (1975)	6000	9
BRETHNER (1976)	4964	57
HAENSELT et al. (1976)	361[a]	1

[a] Rundherde

schen 1900 und 1930 nur 30 Fälle von Sarkomen der Lunge in der Literatur fand, kann sicher gesagt werden, daß die Sarkome der Lunge den Inzidenzanstieg, der bei den Bronchialkarzinomen in den letzten 30 Jahren beobachtet wurde, keinesfalls mitgemacht haben.

I. Fibro- und Spindelzellsarkome

Histologie. Spindelige, atypische Zellen mit in der Menge schwankender, aber meist reichlicher Entwicklung kollagener Faserstrukturen. Eine sichere Unterscheidung von Fibro- und Spindelzellsarkomen ist nicht immer durchzuführen. Schwierige Trennung zwischen zellreichem Fibrom und Fibrosarkom. Der Differenzierungsgrad, besonders der typischen Fibrosarkome, ist sehr unterschiedlich.

Inzidenz. 30–50% der pulmonalen Sarkome sind Fibro- und Spindelzellsarkome (Tabelle 12). Die Inzidenzen werden etwas unterschiedlich angegeben, das liegt wohl in der histologisch schwierigen differentialdiagnostischen Unterteilung der einzelnen Sarkomtypen. Sicher scheint es aber zu sein, daß diese beiden Tumoren die häufigste histologische Ausprägung des Sarkoms in der Lunge darstellen. Die etwas geringeren Inzidenzangaben in den früheren Literaturzusammenstellungen haben ihre Ursache in teilweiser Mitzählung von malignen Lymphomen.

Tabelle 12. Häufigkeit der Fibro- und Spindelzellsarkome

Autoren	Bronchus-karzinome	Sarkome der Lunge	Fibro- und Spindelzellsarkome
OTT u. FREY (1961)	o. A.	12	5
CLAGETT et al. (1964)	1434[a]	o. A.	3
BACSA et al. (1965)	459	12	3
KÜHN (1967)	o. A.	9	5
MARTINI et al. (1971)	5714	22	8
HERING et al. (1962)	o. A.	10	5
SCHAMAUN u. KUNZ (1973)	o. A.	9	8
BECKER u. DONHÖFFNER (1974)	700	7	2
CAMERON (1975)	6000	9	6
ESKENASY (1979)	o. A.	50	33
GEBAUER (1980)	o. A.	31	21
Insgesamt		171	99 (96/171 = 56%)
Zusammenstellungen aus der Literatur:			
NOEHREN u. MCKEE (1954)		35	21
HOCHBERG u. CRASTNOPOL (1956)		46	27
DYSON u. TRENTALANCE (1964)		67	24
KÜHN (1967)		169	76
GEBAUER (1980)		198	78
Insgesamt		515	226 (= 44%)

[a] Nur operierte Patienten

Alters- und Geschlechtsverteilung. Das Alter ist niedriger als beim Bronchialkarzinom, es liegt im Durchschnitt um das 40. Lebensjahr (IVERSON 1954; KÜHN 1967).

Auffällig ist der relativ hohe Anteil der unter Dreißigjährigen: Sieben von siebzehn bei HOCHBERG und CRASTNOPOL (1956). Der Gipfel liegt zwischen dem 31. und dem 50. Lebensjahr (KÜHN 1967). Die jüngsten Fälle wurden von IVERSON (1954) mit $2^1/_2$ Monaten und von CLAGETT et al. (1964) mit $5^1/_2$ Jahren angegeben, der älteste mit 70 Jahren (KÜHN 1967).

In der Geschlechtsverteilung überwiegt leicht das männliche Geschlecht (42:30 = m:f in einer eigenen Zusammenstellung).

Lokalisation und Größe. Rein *endobronchiale* Formen sind selten (1/43 bei KÜHN 1967, 3/13 bei GUCCION u. ROSEN 1972). GUCCION und ROSEN stellten 12 weitere Fälle aus der Literatur zusammen, wobei fast nur Lappen und Hauptbronchien befallen waren. Es waren weiche, polypöse, 1–2,5 cm große Tumoren. Makroskopisch zeigen sich auf der Oberfläche Ulcerationen und Hämorrhagien (GUCCION u. ROSEN 1972). Diese Autoren fanden ein Überwiegen der rechten Seite, was HOCHBERG und CRASTNOPOL (1956) nicht bestätigen konnten. Die *intraparenchymatösen* Tumoren sind rund bis oval, gut umschrieben, und von einer Pseudokapsel umgeben (SCHRÖDER 1961; OTT u. FREY 1961; ROTHE 1965; KÜHN 1967; GUCCION u. ROSEN 1972). Die Kapsel ist gelegentlich so deutlich ausgebildet, daß die Tumoren wie benigne wirken (OTT u. FREY 1961) und sich leicht aus dem Lungengewebe enukleieren lassen (CAMERON 1975). Es dürfte sich hierbei um besonders gut differenzierte Formen mit mehr verdrängendem als infiltrativem Wachstum handeln. Eine Seiten- oder Lappenbetonung ist nicht auffällig.

Aus 40 *Größen*angaben ließ sich eine Durchschnittsgröße von 5 cm ermitteln. Zwölfmal war dabei der Tumor nicht größer als 2,5 cm. Besonders die endobronchialen Formen sind klein, um 2 cm (Iverson 1954; Guccion u. Rosen 1972). Ansonsten werden Größen zwischen 1 cm und Befall eines gesamten Lungenflügels (Ball 1931; Scheidegger 1932) angegeben. Zur Wachstumsgeschwindigkeit finden sich nur wenige Hinweise; Durchmesserverdopplung in 10 Monaten fand Pritchard (1921).

Besonders große Fibrosarkome metastasieren selten. Guccion und Rosen (1972) stellten neun Fälle aus der Literatur (Stevens 1912; Edwards 1927; Ball 1931; Mallory 1936; Hering et al. 1962; Strimel et al. 1962) zusammen, nur zweimal fanden sich Metastasen.

Sechs Fälle von tracheogenem Fibrosarkom sind bis 1973 beschrieben worden (s. Roncorni et al. 1973).

Röntgenologie. Besonderheiten lassen sich gegenüber anderen Rundherden nicht finden.

Diagnostik. Im Falle von Inoperabilität Rundherddiagnostik wie bei inoperablem Bronchuskarzinom.

Symptomatik. Eine typische Symptomatik für Fibro- oder Spindelzellsarkome existiert nicht (Becker u. Donhöffner 1974). Die Symptomtrias Husten, Hämoptysen und Thoraxschmerz ist vorherrschend (Matteis u. Angeletti 1964; Guccion u. Rosen 1972). Asymptomatische Fälle scheinen auffällig selten zu sein, Hochberg und Crastnopol (1956) fanden nur 2/27, 18/27 hingegen hatten Thoraxschmerzen, 16/27 Husten, 7/27 Hämoptysen. Die übrigen Symptome (Fieber, Gewichtsverlust, Dyspnoe) sind ausbreitungs- bzw. lagebedingt.

Therapie. Resektion. Die Richtlinien unterscheiden sich nicht von denen beim Bronchialkarzinom. Bei Inoperabilität Radio- oder Zytostasetherapie mit Prognoseerwartungen wie beim nichtkleinzelligen Bronchuskarzinom.

Prognose. Die Prognosebeurteilung ist außerordentlich schwierig, da die Tumorausbreitung nur sehr vage infolge von mangelnder Tumorformulierung angegeben wird. Nach Guccion und Rosen (1972) ist die intraparenchymatöse, kleine Tumorform sehr maligne. Es werden dabei sehr häufig Metastasen gefunden (Johns u. Sharpe 1935; Ellis 1939; Black 1950; Brindley 1959) und nur selten soll man gute Langzeitresultate erzielen können (Ochsner u. Ochsner 1958). Ob das in dieser Form wirklich sicher ist, bleibt wegen geringer Fallzahlen anzuzweifeln. Eine echte Prognoseabschätzung aufgrund operativer Therapie ist unsicher, weil meistens nicht lange genug beobachtet wurde, und die Fallzahl sehr klein ist. Auffällig hoch sind die *Resektionsraten,* die zwischen 90 und 100% angegeben werden (Rothe 1965; Becker u. Donhöffner 1974; Cameron 1975). Dies ist ganz erheblich besser als beim Bronchialkarzinom. Nur zum Teil kann das über das deutlich jüngere Lebensalter erklärt werden. Nach Dyson und Trentalance (1964) haben die endobronchialen Formen eine recht gute Prognose (9/18 überlebten, ohne Angabe, wie lange). Auch bei Guccion und

Rosen (1972) hatten die endobronchialen Formen eine wesentlich bessere Prognose, ähnlich sah dies auch Iverson (1954). Gebauer (1980) fand bei 41 Fällen von Fibrosarkomen eine Fünfjahresüberlebensrate von 21,8%, und bei 30 Fällen von Spindelzellsarkom 9,1%. In einer eigenen Literaturzusammenstellung von 64 operierten Fibro- und Spindelzellsarkomen wurden acht Fälle länger als 5 Jahre lebend gefunden, 24 lebten noch und hatten nicht die Fünfjahreszeit erreicht, so daß man also eine Mindestfünfjahresüberlebensquote von 20% schätzen kann. Eine Aussage, ob dies nun besser oder schlechter als beim Bronchialkarzinom sei, ist daraus nicht abzuleiten, da keinerlei Hinweise auf die Ausbreitung vorliegen. Sicher ist, daß bei derartig hohen Resektionsquoten im Vergleich zum insgesamt diagnostizierten Gut an Bronchialkarzinomen die Prognose des Sarkoms besser ist. Ob dies aber für definierte Gruppen zutrifft, läßt sich nicht sagen.

Metastasierung. Die hämatogene Metastasierung ist nur unpräzise erfaßbar. Größere Zahlen autoptisch untersuchter Fälle fehlen, so daß eine Organbefallsrangfolge nicht zu erstellen ist. Organüberschreitendes Wachstum scheint recht häufig zu sein (20% in einer Zusammenstellung von Kühn 1967). Die Häufigkeit von Lymphknotenmetastasen zum Zeitpunkt der Operation wird unterschiedlich beurteilt: Nach Kühn (1967) hatten 26% von 39 Fällen Metastasen. In einer eigenen Zusammenstellung (Carswell u. Kraeft 1950; Storey 1952; Iverson 1954; Lorbek 1954; Noehren u. Mc Kee 1954; Donoghue et al. 1956; Hochberg u. Crastnopol 1956; Gubler 1957; Ott u. Frey 1961; Schröder 1961; Hering et al. 1962; Clagett et al. 1964; De Matteis u. Angeletti 1964; Kühn 1967; Becker u. Donhöffner 1972; Guccion u. Rosen 1972; Cameron 1975; Löhlein et al. 1976) ($n=35$) waren nur in 14% Metastasen zu finden.

Dennoch ist sicher, daß zum Zeitpunkt der Diagnosestellung beide Metastasierungsarten deutlich seltener sind als beim Bronchialkarzinom.

II. Leiomyosarkom

Tumoren, deren Matrix die glatte Muskulatur darstellt, die in Bronchien und Gefäßen der Lunge vorhanden ist (Neumann 1938; Shaw et al. 1961; Mészáros u. Simárszky 1960; Eskenasy 1967, 1979; Ramanathan 1974). Am wahrscheinlichsten gehen die Leiomyosarkome von den Muskelanteilen der Bronchien (Rosen et al. 1964; Gerle u. Logan 1964; Ramanathan 1974) aus. Glennie et al. (1959) sind der Meinung, daß fast nur die großen Bronchien als Ursprung der Leiomyosarkome in Frage kommen (in den Kasuistiken fällt die häufige Beteiligung der großen Bronchien auf, s.u.). Übergänge von Leiomyomen zu Leiomyosarkomen scheinen vorzukommen (Castleman u. Kibbee 1963), die Meinung Montgomery's (1965), daß Leiomyosarkome sich generell aus Leiomyomen entwickeln, ist aber nicht haltbar.

Inzidenz. Carlson und Hanelin (1978) und Jayet et al. (1978) stellten jeweils 76 Fälle aus der Literatur zusammen. Carlson und Hanelin betonen dabei ausdrücklich, Leiomyosarkome der Arteria pulmonalis nicht mitgezählt zu haben.

HUECK und MATZANDER (1957) sahen unter 3000 Lungenresektionen ein Leiomyosarkom.

Auf 22 Lungensarkome, die zwischen 1926 und 1968 im Memorial Hospital von New York gesehen wurden, kamen sieben Leiomyosarkome (MARTINI et al. 1971).

Unter den Sarkomen rangieren sie direkt nach den Fibro- und Spindelzellsarkomen (KÜHN 1967) und machen etwa 40% aller Sarkome in den einzelnen Literaturzusammenstellungen aus (HOCHBERG u. CRASTNOPOL 1956; DYSON u. TRENTALANCE 1964; KÜHN 1967).

Größe und Lokalisation. Aus 30 Größenangaben (20 aus der Zusammenstellung von RAMANATHAN 1974 und 10 weitere von HAVARD u. HANBURY 1960; GERLE u. LOGAN 1964; ROSEN et al. 1964; PRITCHETT et al. 1975; FLEETHAM et al. 1977; CARLSON u. HANELIN 1978; JAYET et al. 1978; SAWADA et al. 1977) ließ sich eine Durchschnittsgröße von 6,5 cm (1,0–19 cm) errechnen. Elfmal war der Tumor kleiner oder gleich 3 cm groß. RANDALL u. BLADES (1946) beschreiben einen 20 cm großen Tumor.

Die Tumoren sollen häufig Kapseln bzw. Pseudokapseln bilden, die nach MASON und AZEEM (1965) zu differentialdiagnostischen Abgrenzungen gegenüber entdifferenzierten Karzinomen, die dies nicht tun, nützlich sind. Diese Kapseln (KÜHN 1967) sind gelegentlich derartig ausgeprägt, daß Enukleationen (CAMERON 1975) möglich sind.

Der Tumor neigt zu Einbrüchen in die Nachbarorgane (T_3) (5/31 in der Zusammenstellung von KÜHN 1967). Trachealer Sitz ist extrem selten, bis 1977 wurden nur 2 Fälle beschrieben: HOLINGER et al. (1950), FLEETHAM et al. (1977). Im Gegensatz zu den endobronchialen Formen ließen sich vermehrt Mitosen (7 pro 10 HPF) nachweisen (FLEETHAM et al. 1977).

Wachstum in Haupt- und Lappenbronchien kommt in etwa 25% vor (MÉSZÁROS u. SIMÁRSZKY 1960; DOWELL 1974; RAMANATHAN 1974; JAYET et al. 1978).

Diese Tumoren sind klein, bis zu 2,5 cm und bevorzugen die rechte Seite (GUCCION u. ROSEN 1972). Rein endobronchiales Wachstum, ohne Überschreiten der Bronchuswand, fand RAMANATHAN (1974) in 2/32 seiner Zusammenstellung.

Wenn die Tumoren die Bronchuswand überschreiten, so wachsen sie überwiegend lungenparenchymverdrängend, nicht infiltrierend (JOHNSON et al. 1952; GUCCION u. ROSEN 1972).

Alters- und Geschlechtsverteilung. Das Durchschnittsalter liegt bei 44,3 Jahren (SHAW et al. 1961), zwischen 1 und 91 Jahren (CARLSON u. HANELIN 1978; JAYET et al. 1978) und ist somit niedriger als beim Bronchialkarzinom. In der Geschlechtsverteilung überwiegen mit etwa 1:3 die Männer (CARLSON u. HANELIN 1978; JAYET et al. 1978). In früheren Arbeiten (mit geringeren Zahlen!) war der Prozentsatz der Frauen deutlich höher: 1:1 bis 1:2 (HOCHBERG u. CRASTNOPOL 1956; SHAW et al. 1961; DOWELL 1974).

Kindliche Fälle beschreiben WATSON und ANLYAN (1954); HOLINGER et al. (1950); MÉSZÁROS und SIMÁRSZKY (1960); GUCCION und ROSEN (1972).

Röntgenologie. Rundherde (GUCCION u. ROSEN 1972; DOWELL 1974; RAMANATHAN 1974), vom Bronchialkarzinom nicht zu unterscheiden (FLEETHAM et al. 1977; SAWADA et al. 1977). Gelegentlich werden pneumonische Infiltrate gesehen (DOWELL 1974), wohl als Ausdruck retrostenotischer Pneumonien. RAMANATHAN (1974) fand in 3/28 Fälle Atelektasen. Kavitäten werden beschrieben (SHAW et al. 1961; GUCCION u. ROSEN 1972; DOWELL 1974), offenbar nicht allzu selten (10%?).

Diagnostik. In 50% der Fälle kann durch die Bronchoskopie die Diagnose gestellt werden (HOCHBERG u. CRASTNOPOL 1956; RAMANATHAN 1974).

Trotz des häufigen, endobronchialen Vorkommens ist die Diagnose kaum durch exfoliative Sputumzytologie zu stellen (ROSEN et al. 1964; MASON u. AZEEM 1965; DOWELL 1974; RAMANATHAN 1974; SAWADA et al. 1978). Unmöglich ist es nicht (FLEMING u. JOVE 1975), aber Sarkomzellen lösen sich allgemein seltener ab als Karzinomzellen (SAWADA et al. 1977). Katheterbiopsien unter bronchoskopischer Sicht können zytologische Erfolge zeitigen (SAWADA et al. 1977). Transthorakale Nadelbiopsie kann ebenfalls zur Diagnose führen (MORIKAWA et al. 1974; SAWADA et al. 1977).

Symptome. Die Symptome sind vom Bronchialkarzinom nicht abzugrenzen (ROSEN et al. 1964; RAMANATHAN 1974; FLEETHAM et al. 1977; JAYET et al. 1978; SAWADA et al. 1977). Husten, Thoraxschmerz und Hämoptysen (GUCCION u. ROSEN 1972; CARLSON u. HANELIN 1978) sind die häufigsten Zeichen, gefolgt von Dyspnoe und Gewichtsverlust (RAMANATHAN 1974).

Symptomlose Fälle (PRITCHETT et al. 1975; CAMERON 1975) sind – gegenüber den Bronchialkarzinomen (LIEBIG et al. 1981) – auffällig selten: Von 45 Patienten DOWELLS (1974) war nur einer symptomfrei.

Trommelschlegelfinger werden nur selten erwähnt (RAMANATHAN 1974); Serumveränderungen kommen nicht vor.

Therapie. Resektion. Bereits 1952 berichteten JOHNSON et al. über eine erfolgreiche Pneumektomie bei einem Leiomyosarkom.

Zytostatische Therapie und Bestrahlungstherapie dürften wie beim nichtkleinzelligen Bronchialkarzinom zu beurteilen sein. Nach DOWELL (1974) sind sie ohne Effekt. WILE et al. (1981) sahen bei extrapulmonalen Leiomyosarkomen ein gutes Ansprechen auf DTIC und Adriamycin.

Prognose. Zahlenangaben für die chirurgische Therapie (5-Jahresraten) sind bei den zumeist kurz nach Resektion erfolgten Einzelveröffentlichungen kaum zu ermitteln. Von DOWELL's (1974) zusammengestellten 45 Patienten lebten 47% bei Entlassung aus dem Krankenhaus, sechs lebten 4–21 Jahre (OCHSNER u. OCHSNER 1958) nach Operation. Bei den anderen lagen nur kurze Beobachtungszeiten vor. RAMANATHAN (1974) fand 8/32, die länger als 3 Jahre lebten. KÜHN (1967) fand von 31 Literaturfällen acht inoperable und sechs, die länger als 5 Jahre lebten. JAYET et al. (1978) stellten 48 operierte Fälle zusammen, von denen bei Berichterstattung noch 27 lebten (ohne Angabe, wie lange). Zentrale und endobronchiale Leiomyosarkome sollen eine bessere Prognose als die intraparenchymatösen haben (DYSON u. TRENTALANCE 1964; GUCCION u. ROSEN 1972). Günstig sollen auch die kindlichen, intraparenchymatösen Formen verlaufen: Von vier operierten Fällen (KILLINGSWORTH 1951; MERRITT u. PARKER 1957; DYSON u. TRENTALANCE 1964; GUCCION u. ROSEN 1972) überlebten drei Patienten 3, 5 und 31 Jahre. Ein Fall starb kurz nach Geburt, ohne daß Metastasen gefunden wurden (GUCCION u. ROSEN 1972).

GALE und DE LA RUE (1967) exzidierten durch Bronchotomie ein gestieltes Leiomyosarkom unter der Schnellschnittdiagnose eines „Adenoms" aus dem linken Hauptbronchus; die Patientin lebte 5 Jahre nach Operation symptomfrei. Bronchoskopische Probeexcisionen aus dem Operationsgebiet zeigten keinen Hinweis auf lokales Rezidiv.

Die Resektionsrate ist hoch, sie liegt bei etwa 50% (unter Zugrundelegung der Zahlen von DYSON u. TRENTALANCE 1964 und JAYET et al. 1978).

Aus all diesen Hinweisen läßt sich folgern, daß die Prognose des Leiomyosarkoms besser als die des Bronchialkarzinoms ist (AGNOS u. STARKEY 1958; RAMANATHAN 1974; JAYET et al. 1978), sie ist wahrscheinlich auch besser als die der übrigen bronchopulmonalen Sarkome (GEBAUER 1977).

Metastasierung. Bei Leiomyosarkomen sollen Lymphknotenmetastasen ganz besonders selten sein (ROSEN et al. 1964) bzw. überhaupt nicht vorkommen (YACOUBIAN et al. 1958). Das wird auch von Leiomyosarkomen anderer Organe beschrieben (DECK u. SILBERMAN 1979). Faßt man die Zahlen von MASON und AZEEM (1965), KÜHN (1967), SCHANHER (1975) und CARLSON und HANELIN (1978) zusammen (9/42), so ist aber mit 20% Lymphknotenmetastasen zu rechnen.

Offenbar sind beeindruckende Einzelfälle an dieser irrigen Meinung schuld: Der Fall von HAVARD und HANBURY (1960) und ein Fall von GLENNY et al. (1959) lassen bei ausgedehntem Wachstum keine Lymphknotenbeteiligung erkennen. Die Fälle von AGNOS und STARKEY (1958) hatten trotz ausgedehnter hämatogener Metastasierung autoptisch freie Lymphknoten. Ebenso der Fall von SHAW et al. (1961), wo ein 13 cm großer Tumor bei der postoperativ erfolgten Sektion keine Lymphknotenmetastasen hatte.

Die hämatogene Metastasierung bei Diagnosestellung scheint, wie die Resektionsraten (s.u. Prognose) zeigen, sicher nicht höher als beim Bronchialkarzinom zu sein. Sie ist wohl noch niedriger als beim Spindelzellsarkom. Postoperativ verstorbene Fälle ohne Fernmetastasierung sind beobachtet worden (WATSON u. ANLYAN 1954; YACOUBIAN et al. 1958). Gelegentlich findet man große, in die umgebenden Organe einbrechende Tumoren, die frei von Fernmetastasierung sind (HAVARD u. HANBURY 1960; JAYET et al. 1978). Häufiger als beim Bronchialkarzinom scheint die Pleura visceralis beim Leiomyosarkom befallen zu sein (YACOUBIAN et al. 1958; RAMANATHAN 1974; JAYET et al. 1978). Es existieren nur wenige Autopsieberichte (YACOUBIAN et al. 1958; RAMANATHAN 1974; JAYET et al. 1978; CARLSON u. HANELIN 1978), daraus läßt sich vorsichtig schließen, daß die Leber mit etwa 40%, dicht gefolgt von den Knochen, der Pleura visceralis, den Nebennieren und den Lymphknoten am häufigsten befallen sind.

Ganz allgemein ist die Malignität dieses Tumors schwer zu beurteilen. Die „Unberechenbarkeit der Sarkome" (ROTHE 1965) wird wahrscheinlich eher durch die unterschiedliche Ausbreitung der Tumoren bedingt sein. Das Leiomyosarkom überschreitet überraschend oft die Organgrenzen (KÜHN 1967) was, wie bei allen Tumoren, zu einer deutlichen Verschlechterung der Prognose führt.

III. Rhabdomyosarkom

Es kommt viel seltener als das Leiomyosarkom vor und ist auch in sonstigen Organen ein sehr seltener Tumor (CAMERON 1975; SCRIVNER u. MEYER 1980).

Obgleich er bei Kindern und jugendlichen Erwachsenen offenbar zunehmende Bedeutung bekommt (ENZINGER u. SHIRAKI 1969), konnten SCRIVNER und MEYER (1980) nur 23 Erwachsenenfälle in der Literatur der letzten 10 Jahre finden.

Die Rhabdomyosarkome sind hochgradig maligne Tumoren (ENZINGER u. SHIRAKI 1969; GROULS u. HELPAP 1976). Sie werden unterteilt in pleomorphe, alveoläre, embryonale und – als Untergruppe des letzteren – botryoide Formen (HORN u. ENTERLINE 1958).

Da auch die alveoläre Form ganz überwiegend bei Kindern und jungen Erwachsenen vorkommt (ENZINGER u. SHIRAKI 1969), gibt es neuerdings Bestrebungen, nur noch zwei Gruppen, das – gut differenzierte – pleomorphe und die – undifferenzierten – embryonalen zu unterscheiden (MIERAU u. FAVANA 1980).

Bei den pulmonalen Ausprägungen kommt fast nur die pleomorphe – also Erwachsenen – Form vor (GROULS u. HELPAP 1976). Botryoide Rhabdomyosarkome werden in der Lunge zweimal beschrieben, bei einem 18 Monate (UEDA et al. 1977) und einem 6 Jahre alten (FALLON et al. 1971) Kinde. Tumoren der quergestreiften Muskulatur kommen in zahlreichen Organen vor, die diese Muskeln normalerweie nicht enthalten (UEDA et al. 1977).

Über die Entstehung der Rhabdomyosarkome in den Lungen gibt es mehrere Meinungen: Vorkommen von pluripotenten Zellen im bronchopulmonalen Bereich (CONQUEST et al. 1965; FALLON et al. 1971; UEDA et al. 1977); maligne Entartung von Teratomen (SPENCER 1977); die Verlagerung von quergestreifter Muskulatur der Umgebung in die sich entwickelnde Lunge (IVERSON 1954; REMBERGER u. HUEBNER 1974; UEDA et al. 1977).

Für entartete Anlageanomalien spricht der Fall von UEDA et al. (1977), wo eine kongenital zystische adenomatoide Mißbildung ein botryoides Rhabdomyosarkom enthielt. ATERMANN und PATEL (1970) beschreiben eine extralobäre Sequestration mit gut differenzierter quergestreifter Muskulatur, was ebenfalls dafür spricht. IVERSON (1954) vermittelt die persönliche Mitteilung von POTTER, die quergestreifte Muskulatur in der Lunge eines Neugeborenen fand.

Häufigkeit. Bis 1976 konnten 17 Fälle aus der Literatur zusammengestellt werden (GROULS u. HELPAP 1976). 16 davon waren pleomorphe Tumoren. Überraschend hoch ist die Inzidenzangabe bei MARTINI et al. (1971), die unter 22 eigenen Sarkomen fünf Rhabdomyosarkome beschrieben. KÜHN fand 1967 in der Literatur unter 182 pulmonalen Sarkomen acht Rhabdomyosarkome.

Alters- und Geschlechtsverteilung. Das Durchschnittsalter liegt etwa bei 55 Jahren (53,8 Jahre, KÜHN 1967; 54,4 Jahre, FALLON et al. 1971), zwischen $1^1/_2$ (UEDA et al. 1977) bis 68 (CONQUEST et al. 1965) Jahren. Die meisten Patienten sind zwischen 50 und 65 Jahre alt.

In der Geschlechtsverteilung überwiegen die männlichen Fälle (6 Männer zu 2 Frauen, KÜHN 1967, 12 Männer zu 5 Frauen, GROULS u. HELPAP 1976).

Größe und Lokalisation. Obgleich Tumoren von erheblicher Größe beschrieben werden (12 cm Durchmesser, CAMERON 1975, 14 cm, HEE LEE et al. 1981), ist wohl in der Regel mit eher kleinen Tumoren zu rechnen (1 cm, UEDA et al. 1971, 3 cm; GROULS u. HELPAP 1976).

Endobronchialer Sitz ist offenbar recht häufig: 4/11 in der Fallzusammenstellung von FALLON et al. (1971). Die Tumoren können – ähnlich wie die Leiomyosarkome – eine Pseudokapsel entwickeln (CAMERON 1975).

Diagnostik. Rundherddiagnostik. Da der Tumor nicht selten endobronchial wächst, wird die Bronchoskopie oft zur histologischen Diagnose führen.

Röntgenologie. Nicht spezifisch.

Symptome. Nicht spezifische, bronchopulmonale Malignomsymptomatik.

Therapie und Prognose. Die Therapie der Wahl ist die Resektion (HORN u. ENTERLINE 1958; CONQUEST et al. 1965; FALLON et al. 1971; KILMAN et al. 1973; GROULS u. HELPAP 1976), aufgrund der allgemein schlechten Prognose – offenbar durch frühe Metastasierung (MARTINI et al. 1971) – kombiniert mit Radio- und Chemotherapie (ENZINGER u. SHIRAKI 1969; FALLON et al. 1971). Auch nach der Operation kleiner Tumoren sollte adjuvante Chemotherapie verabfolgt werden (UEDA et al. 1977). Bei Inoperabilität Radio- und Chemotherapie (FALLON et al. 1971).

Über die Prognoseunterschiede der histologischen Untergruppen kann – wegen geringer Fallzahlen – wenig Präzises gesagt werden (HORN u. ENTERLINE 1958; ENZINGER u. SHIRAKI 1969), wahrscheinlich bestehen keine wesentlichen Differenzen (KILMAN et al. 1973).

Nach GROULS und HELPAP (1976) ist bei der pleomorphen, gut differenzierten Form die Strahlentherapie wenig erfolgreich, im Gegensatz zu den seltenen, embryonalen, schlecht differenzierten Formen. Insgesamt muß die Prognose – ob in der Lunge oder anderswo – als schlecht angesehen werden (HORN u. ENTERLINE 1958; ENZINGER u. SHIRAKI 1969; CAMERON 1975). FALLON et al. (1971) errechneten ($n=11$ Literaturfälle) eine postoperative Überlebenszeit von 47,2 Monaten gegen 0,5 Monate nicht chirurgisch behandelter Fälle (wobei man bedenken muß, daß die nichtchirurgischen auch die a priori schlechteren Fälle waren). Am längsten beobachteter Fall: 152 Monate Überleben nach Pneumektomie (CONQUEST et al. 1965). Vier der fünf Fälle von MARTINI et al. (1971) hatten systemische Manifestationen bei der Krankenhausaufnahme. Alles deutet darauf hin, daß die Prognose der Rhabdomyosarkome der Lunge deutlich schlechter ist als die der Leiomyosarkome.

Metastasierung. Die Tumoren können früh (MARTINI et al. 1971) und sehr ausgedehnt metastasieren (HEE LEE et al. 1981), aber auch bei extensivem Lokalwachstum fast frei (GROULS u. HELPAP 1976) oder frei von Fernmetastasen sein (CAMERON 1975).

In acht ausreichend beschriebenen Autopsien (CONQUEST et al. 1965; GROULS u. HELPAP 1976; HEE LEE et al. 1981) waren sechsmal die intrathorakalen Lymphknoten, je dreimal Leber und Lunge, und je zweimal Nebenniere, Niere, Hirn, Herz, Knochen und Pleura visceralis befallen.

Die lymphatische Metastasierung überwiegt offenbar.

D. Hamartome

Der Begriff geht auf ALBRECHT (1904) zurück, der diese Tumoren („geschwulstartige Fehlbildungen") – als abnorme Mischung von Gewebsbestandteilen des Organs, in dem sie entstanden sind, beschrieb, wechselnd nach Menge, Anordnung, Grad der Ausbildung oder Ausreifung. Eine genaue Definition der „Mischung" fehlt. Ganz ungemischte Tumoren sind Raritäten, und es wird wohl in Analogie zu den Malignomen häufig stillschweigend vorausgesetzt, daß die Mischtumoren aus Bestandteilen unterschiedlicher Keimblätter zusammengesetzt sein sollten. Das ist aber keine Bedingung! Es kommt offenbar mehr auf die Mischung der einzelnen mesenchymalen Gewebe an (also Beimengungen von Fett und Fasergewebe, CARTER u. EGGLESTON 1980). Die epithelialen Beimischungen werden nicht einheitlich beurteilt. Sowohl beim chondromatösen als auch beim leiomyomatösen Hamartom werden sie einesteils als zwangsläufig den Hamartomen zugehörig (HODGES 1958; INCZE u. LUI 1977) als auch für zufällige, passive Einschlüsse gehalten (PICCALUGA u. CAPELLI 1967; CARTER u. EGGLESTON 1980).

Die Annahme der Passivität der epithelialen Komponente mutet willkürlich an. Besonders beim chondromatösen Hamartom, das immer mit epithelialen Anteilen beschrieben wird, wirkt dies befremdlich. Wenn nach der Definition alle Mischungen möglich sind, ist es unlogisch, eine Komponente als zufällig im Tumor befindlich – also primär nicht dazugehörig – anzusehen. Wenn die Mischung, wie das beim Hamartom der Fall ist, nicht definiert ist, ist jede Komponente zufällig oder keine.

Elektronenoptische Untersuchungen von STONE und CHURG (1977) und MÜLLER und MÜLLER (1981) zeigen, daß es sich nicht um zufällige Einschlüsse handelt: Die epithelialen Anteile der Hamartome unterscheiden sich qualitativ entscheidend von der gewöhnlichen Bronchialschleimhaut (MÜLLER u. MÜLLER 1981).

Das nicht hamartöse Gegenstück zum chondromatösen Hamartom, das Chondrom, entsteht direkt am Knorpel des Bronchus (SPENCER 1977). Der Tumor läßt sich meist zum nichttumorösen Knorpel verfolgen (CARTER u. EGGLESTON 1980), und der Tumorknorpel ist, im Gegensatz zum nichtchondromatösen Hamartom immer reif. Das bedeutet zumindest: Unreifer Knorpel weist immer auf ein Hamartom hin, obwohl auch dieses reifen Knorpel enthalten kann. Mischungen können im Chondrom durchaus vorkommen (SPENCER 1977), die „Zellularität" darf nur nicht so sein, wie beim Hamartom (CARTER u. EGGLESTON 1980). Dies beinhaltet eigentlich in erster Linie den Ausschluß von epithelialen Komponenten, denn sonst würde ein gemischtes Chondrom zweifellos per definitionem ein Hamartom sein. Es ist sicher Ermessensfrage, wieviel fibröses Gewebe man einem Chondrom zugestehen will, bis man es als Hamartom klassifiziert. Das Problem vergrößert sich bei den Leiomyomen: Dort wird man eigentlich nur die Mischung aus beiden Keimblättern zum Hamartom zählen können. Folgt man den deskriptiven – nicht den definitorischen – Ausführungen SPENCERS (1977), dann muß ein Hamartom eine epitheliale Komponente enthalten.

Inwieweit beim Hamartom Anlageanomalien Bedingung sind, bleibt offen. Nach ALBRECHT ist dies nicht unbedingt der Fall. Da sich die chondromatösen Hamartome oft im Lungenmantel subpleural entwickeln, also in einer Gegend, in der Knorpel normalerweise nicht mehr vorkommt, ist offensichtlich, daß es sich hierbei wohl doch um einen „local error in development“ (SPENCER 1977) handelt, was anzunehmen beim leiomyomatösen Hamartom nicht notwendig ist wegen der Allgegenwart der glatten Muskulatur in der Lunge. BATESON (1965, 1973) glaubt aber auch beim chondromatösen Hamartom an einen erworbenen Tumor, was die elektronenoptischen Befunde von STONE und CHURG (1977) und MÜLLER und MÜLLER (1981) widerlegen: Die Gewebe im chondromatösen Hamartom unterscheiden sich so grundlegend von den reifen Bronchialanteilen, daß eine Entwicklungsanomalie bei diesem Tumor als sicher anzusehen ist.

I. Chondromatöses Hamartom

Inzidenz. Entsprechend den autoptisch ermittelten Zahlen dürfte man im Schnitt mit drei Promille chondromatöser Hamartome in der allgemeinen Bevölkerung zu rechnen haben (s. Tabelle 13). Die Inzidenzangaben bei den Operationsaufstellungen sind unterschiedlich. Hier kommen wohl neben Definitionsschwierigkeiten die schwer vergleichbaren Operationseinzugsgebiete zum Tragen. Besonders hinsichtlich des Verhältnisses zu benignen Tumoren variieren die Angaben erheblich, was zweifellos daran liegt, daß der Begriff „benigner Tumor“ in den letzten Jahren eine sehr starke Veränderung durchgemacht hat. Wahrscheinlich kommt das von ARRIGONI et al. (1970) angegebene Verhältnis der derzeitigen Realität am nächsten, so daß man – mit MILLER (1969) und ECK et al. (1969) – und im Hinblick auf die Sektionsstatistiken, das chondromatöse Hamartom als den häufigsten, benignen Tumor der Lunge bezeichnen kann.

Lokalisation. Die Tumoren liegen meist peripher im Lungenparenchym (OLDHAM et al. 1967; KOUTRAS et al. 1971; PETERAN u. HEARD 1979). BATESON (1965) fand in 80,5% von 457 zusammengestellten Fällen peripheres Vorkommen. Eine genaue Definition, was bei intraparenchymatös gelegenen Tumoren als peripher anzusehen ist, fehlt, ist sicher subjektiv und wohl im wesentlichen vom Operationseindruck her festgelegt. Eine Lappenbevorzugung liegt nicht vor (OLDHAM et al. 1967; KOUTRAS et al. 1971; PETHERAN u. HEARD 1979). Beide Lungen werden gleichmäßig befallen.

FUDGE et al. (1980) fanden eine Überbetonung der rechten Seite (20:9 wie rechts:links). Dagegen weisen KAISER et al. (1981), DENCK et al. (1973), HACKEL (1971), OLDHAM et al. (1967) auf eine gewisse Linksbetonung hin. In einer eigenen Auswertung von 458 angegebenen Lokalisationen lag das Verhältnis links zu rechts wie 215:243. Eine Seitenbetonung liegt also nicht vor.

Im Gegensatz zum leiomyomatösen Hamartom wächst das chondromatöse Hamartom fast immer als singulärer Tumor. Ausnahmen kommen aber vor: RUBIN und BERKMAN (1952), KIRSCHNER und KNY (1957); HASCHE und HAENSELT (1960); KOUTRAS et al. (1971); SHAH et al. (1973) MULLER et al. (1974); TISELL et al. (1978).

Tabelle 13. Chondromatöse Hamartome. Häufigkeit

Autoren	Chondromatöse Hamartome	Bronchus-karzinome	(%)
DAVIES et al. (1955)	9[a]	99[b]	(9,1)
STEELE (1963)	65[a]	280[b]	(23,2)
CLAGETT et al. (1964)	66[a]	1434[b]	(4,6)
LE ROUX (1964)	27	3000	(0,9)
HAUPT et al. (1967)	32	500[b]	(6,4)
ECK et al. (1969)	42	600[b]	(7,0)
HACKL (1974)	29[a]	1802	(16,1)
GEBAUER (1980a)	104	3151	(3,4)
GRESCHUCHNA (1978)	88	1075[b]	(8,2)
		„Benigne" Tumoren	
DAVIES et al. (1955)	100	135	(74)
REITTER (1959)	6[a]	31	(19,4)
CLAGETT et al. (1964)	66	86	(76,7)
VOGT-MOYKOPF (1967)	13	53	(24,5)
LICHTENAUER et al. (1969)	23[a]	85	(27)
ARRIGONI et al. (1970)	100[a]	130	(76,9)
HAENSELT et al. (1976)	35	57	(61,4)
GRESCHUCHNA (1978)	88	218	(40,3)
ROENSPIES et al. (1978)	23	113	(21)
		Rundherde	
STEELE (1963)	65[a]	887	(7,3)
CLAGETT et al. (1964)	66	1822[c]	(0,36)
PELEG u. PAUZNER (1965)	10[a]	264	(3,8)
HAENSELT et al. (1976)	35	361	(9,4)
MINASIAN (1977)	33	3450	(0,96)
FUDGE et al. (1980)	o. A.	o. A.[c]	(0,1)
		Sektionen	
MCDONALD et al. (1945)	20	7972	(0,25)
RUBIN u. BERKMAN (1952)	28	8800	(0,32)
ROITZSCH u. KRAUSE (1973)	45		(0,38)
THALMANN u. PREUSSLER (1981)	3	1000	(0,33)

[a] „Hamartome" [b] Operierte [c] Resezierte pulmonale Neoplasmen

Größe und makroskopisches Aussehen. Von mikroskopisch kleinen, bei der Autopsie zufällig entdeckten (RUBIN u. BERKMAN 1952), bis zu 30 cm großen (PETHERAN u. HEARD 1979) Tumoren, die sogar den gesamten Hemithorax füllen können (LEMON u. GOOD 1950), wird jedes Format beschrieben. Am häufigsten liegt die Größe zwischen 1 und 2 cm (RUBIN u. BERKMAN 1952; PERRY 1959; OLDHAM et al. 1967; ROITZSCH u. KRAUSE 1973; SHAH et al. 1973). BLAIR und MCELVEIN (1963) geben die Hauptgröße zwischen 1,5 und 3 cm liegend an. JENSEN und SCHIODT (1958) beschreiben 22 Fälle, bei denen die Durchschnittsgröße 28,5 mm betrug.

Das Aussehen der Tumoren ist außerordentlich charakteristisch: Die „Maulbeerform" erlaubt auch dem wenig Erfahrenen nach der Exzision eine sichere „Anhiebsdiagnose". Der Palpationsein-

Tabelle 14. Chondromatöses Hamartom. Häufigkeit endobronchialen Vorkommens

Autoren	Endobronchial	
Lemon u. Good (1950)	0	50
Rubin u. Berkman (1952)	4	31
Kirschner u. Kny (1957)	1	8
Jensen u. Schiodt (1958)	1	22
Perry (1959)	2[a]	10
Hasche u. Haenselt (1960)	3	11
Gudbjerg (1961)	4	10
Blair u. McElvein (1963)	2	25
Clagett et al. (1964)	2	66
Le Roux (1964)	2	27
Bateson (1965)	4	36
Peleg u. Pauzner (1965)	1	9
Oldham et al. (1967)	1	30
Eck et al. (1969)	1	42
Hackl (1971)	4	16
Koutras et al. (1971)	0	19
Poirier u. Ordstrand (1971)	1	17
Roitzsch u. Krause (1973)	1	45
Shah et al. (1973)	1	78
Weinberger et al. (1973)	1	29
Fudge et al. (1980)	3	29
Gebauer (1980)	4	104
Insgesamt	43	714

[a] Davon 1 trachealer Tumor

druck – auch bei dem noch im Parenchym liegenden Tumor – ist derb, und die unregelmäßige Oberfläche ist deutlich zu fühlen. Bei minderem Knorpelgehalt kann der Tumor sich aber auch überraschend weich anfühlen, sehr ähnlich einem Karzinoid.

Alters- und Geschlechtsverteilung. Bateson (1965, 1973) fand in einer Literaturzusammenstellung von 400 Fällen, daß der Altersgipfel sowohl bei der endobronchialen als auch bei der intraparenchymatösen Form zwischen dem 50. und 65. Lebensjahr liegt.

Das männliche Geschlecht überwiegt mit 63,2% (errechnet aus 872 Literaturfällen). Der weibliche Anteil ist damit sicher höher als beim Bronchialkarzinom (Kaiser et al. 1981).

Röntgenologie. Entsprechend der makroskopischen Ausprägung als in der Regel derber Tumor, meist mit maulbeerförmiger Oberflächenfältelung, zeigt er sich im Röntgenbild – in seiner intraparenchymatösen Ausprägung – als kreisrunder, scharf abgesetzter Herd (Bikfalvi et al. 1954; Jackson et al. 1956; Hasche u. Haenselt 1960; Blair u. McElvein 1963; Koutras et al. 1971; Poirier u. van Ordstrand 1971; Roenspies et al. 1978), gelegentlich auch sphärisch oder oval (Jensen u. Schiodt 1958; Koutras et al. 1971). Die maulbeerförmige Lobulierung kann manchmal auch im Röntgenbild sichtbar werden (Koutras et al. 1971; Pirozynski u. Schwarz 1973; Shah et al. 1973; Roenspies

Tabelle 15. Häufigkeit von Verkalkungen in chondromatösen Hamartomen

Autoren	Beobachtete chondromatöse Hamartome	Davon verkalkt
Lemon u. Good (1950)	17	11
O'Keefe u. Good (1957)	32	11
Gudbjerg (1961)	10	1
Blair u. McElvein (1963)	27	1
Le Roux (1964)	27	18
Oldham et al. (1967)	30	4
Poirier u. Ortstrand (1971)	17	1
Shah et al. (1973)	78	7
Higgins et al. (1975)	65	3
Fudge et al. (1980)	29	5
Karasik et al. (1980)	52	3
	384	65 (16,9%)

et al. 1978). Mitunter sind die Herde in ihrer Dichte nur wenig vom umgebenden Lungengewebe abgesetzt (Cavin et al. 1958). Auf Verkalkungen wird sehr oft hingewiesen. Wesentlich seltener als Verkalkungen finden sich Verknöcherungen (Haupt et al. 1967; Pirozynski u. Schwarz 1973), sogar mit Markbildungen (Hasche u. Haenselt 1960). Auch zystische Ausprägungen werden gefunden (Jackson et al. 1956; Adams 1957; Gudbjerg 1961; Peleg u. Pauzner 1965).

Bei der endobronchialen Form zeigen sich die üblichen Obstruktionszeichen: Atelektase, Pneumonie, Abszeß (Horányi u. Molnár 1961; Blair u. McElvein 1963; Hasche 1965; Koutras et al. 1971; Minasian 1977; Kaiser et al. 1981). Das Vorliegen einer Atelektase ist gelegentlich auch bei der intraparenchymatösen Form aufgrund bronchialer Kompression möglich (Koutras et al. 1971; Kaiser et al. 1981).

Diagnostik. Rundherddiagnostik wie beim Bronchialkarzinom beschrieben. Bei inoperablen Patienten kann die Feinnadelpunktion (Dahlgreen 1966; Haenselt 1972; Haenselt et al. 1976; Ramzy 1976) versucht werden. Die Exfoliativzytologie (Naib u. Attar 1962) ist nicht erfolgreich (Haenselt et al. 1976). Die zytologische Diagnostik von benignen Tumoren gilt als sehr schwierig, dennoch kann die zytologische Untersuchung perthorakaler Punktate gelegentlich zur Diagnose führen (Haenselt et al. 1976).

Bei endobronchialem Vorkommen können histologiefähige Proben bei der Bronchoskopie entnommen werden (Bikfalvi et al. 1954; Fudge et al. 1980), was aber nicht immer zur Diagnose führt (Fudge et al. 1980) (Tabellen 14 u. 15).

Einflüsse auf Serumparameter hat der Tumor nicht. Die einzige Möglichkeit zur exakten Diagnostik ist die Thorakotomie (Koutras et al. 1971), die bei den peripheren Tumoren in der Art der offenen Lungenbiopsie durchgeführt werden kann.

Symptomatik. Intraparenchymatöse Form: Sie ist fast immer asymptomatisch.

Von 310 anamnestischen Angaben (KIRSCHNER 1962/63; BLAIR u. MCELVEIN 1963; PELEG u. PAUZNER 1965; HAUPT et al. 1967; OLDHAM et al. 1967; KOUTRAS et al. 1971; SHAH et al. 1973; WEINBERGER et al. 1973; FUDGE et al. 1980; KARASIK et al. 1980) waren 73% symptomlos (dabei ist zu beachten, daß einige Autoren nicht die endobronchialen und die leiomyomatösen Fälle gesondert angeben, sodaß insbesondere hinsichtlich der endobronchialen Fälle der Prozentsatz der asymptomatischen eher zu niedrig angegeben wird).

Wenn Symptome auftreten, scheinen Husten, Thoraxschmerz, wohl auch Fieber und Pleuritiden führend zu sein. Hier tritt die Vermengung der endo- und extrabronchialen Form besonders störend hervor, so daß exakte Angaben nicht erstellbar sind.

Endobronchiale Form: 1971 stellten ZEIDLER und VOGT-MOYKOPF 67 endobronchiale, chondromatöse Hamartome (und auch Chondrome) zusammen und fanden bei 35 Patienten Husten, bei 19 Hämoptysen, bei 15 Auswurf, bei 12 rezidivierende Atemnotanfälle. 14 Fälle waren asymptomatisch.

Das „Asthma“ erklären ZEIDLER und VOGT-MOYKOPF (1971) durch passagere Überblähungen bei Ventilstenosen.

Aufgrund sekundärer Pneumonien kommt nicht selten Fieber hinzu (DONOGHUE et al. 1956; KAUFMAN 1969; MINASIAN 1977). Beschwerdefreie Intervalle von mehreren Jahren sind keine Seltenheit (ZEIDLER u. VOGT-MOYKOPF 1971).

Therapie. Rein chirurgisch (MILLER 1969; ECK et al. 1969; BLAIR u. MCELVEIN 1963), wobei die Diagnostik bei der intraparenchymatösen Form eigentlich die Therapie darstellen könnte. Bei endobronchialen Tumoren kann die endoskopische Abtragung erwogen werden (HASCHE u. HAENSELT 1960; LE ROUX 1964; MILLER 1969). Bei HASCHE und HAENSELT (1960) kam es danach zu einem Rezidiv, so daß die Bronchotomie vorgezogen werden sollte. Bei der (häufigen) subpleuralen Lokalisation ist die Enukleation des Tumors nach vorangegangener Schlitzung des darüberliegenden Lungenparenchyms das Verfahren der Wahl (ADAMS 1957; KAISER et al. 1981).

Aufgrund der hohen Zahl von in der Nachbeobachtung in Keilresektions- bzw. Enukleationsgebieten gefundenen Bronchuskarzinomen (s. unter Prognose) empfehlen KARASIK et al. (1980) mindestens eine Segmentresektion. Dies muß aber noch durch weitere Untersuchungen gefestigt werden.

Prognose. Sogenannte Rezidive: Von den wenigen Autoren, die Langzeitbeobachtungen nach Operation mitteilen (BLAIR u. MCELVEIN 1963; FUDGE et al. 1980; KARASIK et al. 1980) konnten Rezidive nicht gesehen werden, man muß sie als extreme Ausnahmen ansehen: HASCHE und HAENSELT (1960) fanden 20 Monate nach bronchoskopischer Tumorabtragung an der Stelle des Stiels ein Rezidiv. Auch DAVIES et al. (1955) berichten über ein Rezidiv.

Maligne Transformation: Nur wenige Fälle werden mitgeteilt, wobei entsprechend der Hamartomatrix die drei möglichen Entartungstypen beschrieben werden: Karzinomatös (ZEITLHOFER 1954; HAYWARD u. CARABASI 1967; POULSEN et al. 1979), sarkomatös (CAVIN et al. 1958; FASSKE 1965; GEBAUER u. HÖHNE 1977) und karzino-sarkomatös (OBIDITSCH-MEYER u. ZEITLHOFER 1962).

Inwieweit der Fall von OLDHAM et al. (1967) als entartetes Hamartom oder als primäres Bronchuskarzinom bei chondromatösem Hamartom – etwa im Sinne von KARASIK et al. (1980) s.u. –

zu werten ist, bleibt offen. Unsicher ist auch der Fall von JENSEN und SCHIODT (1958), bei dem es sich nach OLDHAM et al. (1967) auch um ein maligne entartetes, teratoides Gebilde handeln konnte oder – nach POULSON et al. (1979) eher noch wahrscheinlicher – ein pulmonales Blastom.

HAYWARD und CARABASI (1967) halten sämtliche, bis dahin veröffentlichte, maligne transformierte chondromatöse Hamartome für nicht bewiesen bzw. unwahrscheinlich.

Unabhängig davon aber kann man offenbar das chondromatöse Hamartom als Malignomindikator ansehen. KARASIK et al. (1980) beobachteten ihre chondromatösen Hamartomfälle bis zum zehnten Jahr nach der Operation und sahen sechsmal ein Malignom, darunter viermal ein Bronchuskarzinom an der Stelle des früher durch Keilresektion respektive Enukleation entfernten chondromatösen Hamartoms. Bei FUDGE et al. (1980, 29 Fälle) entwickelten vier Patienten mit einem chondromatösen Hamartom ein primäres Bronchuskarzinom, ROITZSCH und KRAUSE (1973) sahen fünf Bronchuskarzinome unter 45 chondromatösen Hamartomträgern. SHAH et al. (1973) beobachteten 80 Hamartome (darunter zwei leiomyomatöse), von denen neun gleichzeitig ein Malignom hatten (zwei primäre Bronchuskarzinome und sieben Metastasen extrapulmonaler Primärtumoren). BLAIR und MCELVEIN (1963) sahen (5 Jahre nach Resektion) ein Bronchuskarzinom auf 25 chondromatöse Hamartome. Bei OLDHAM et al. (1967) wird das gefundene Karzinom (auf 30 chondromatöse Hamartome) auch als entartetes, chondromatöses Hamartom diskutiert. Besonders beachtenswert ist die sehr starke Häufung von 19 Malignomen aller Art – darunter ein primäres Bronchuskarzinom –, die RUBIN und BERKMAN (1952) bei 28 chondromatösen Hamartomträgern – autoptisch gesichert – fanden.

Daneben scheint das gleichzeitige Vorkommen von chondromatösen Hamartomen, extraadenalem Paragangliom und Leiomyoblastom des Magens (CARNEY et al. 1977; KNAKE u. GROSS 1979) eine klinische Einheit zu sein. Die „inkomplette Form“ (KNAKE u. GROSS 1979) ohne Paragangliom, beschrieben von VIO et al. (1969), DE CASTRO et al. (1972), MULLER et al. (1974) und TISSELL et al. (1978) unterstreichen diesen Zusammenhang.

Wachstum. JENSEN und SCHIODT (1958) zeigten an 22 Beispielen, daß das Wachstum langsam und gleichmäßig ist. Die röntgenologischen Beobachtungszeiten betrugen bis zu 18 Jahre. Keines der chondromatösen Hamartome hatte einen plötzlichen Wachstumsschub, obgleich die maximale Vergrößerung bis zur Verfünffachung des Ausgangsvolumens ging. Nach GLUCK und MOSER (1968) beträgt das Wachstum weniger als 1 mm pro Jahr. Nach KOUTRAS et al. (1971) 1 cm und mehr im Jahr.

SAGEL und ABLOW (1968) sahen Verdreifachung in 16 Monaten, wobei aber nicht angegeben wird, ob es sich um ein chondromatöses oder ein leiomyomatöses Hamartom handelt.

Es ist zweifellos berechtigt, das chondromatöse Hamartom für einen langsam und stetig wachsenden Tumor zu halten.

II. Leiomyom, Leiomyofibrom und leiomyomatöses Hamartom

Definition. Tumoren, deren Hauptbestandteil glatte Muskulatur ist mit oder ohne Beteiligung anderer, insbesondere epithelialer Gewebsanteile.

Da überall in der Lunge und den Bronchien glatte Muskelzellen vorkommen, ohne daß ihr physiologischer Sinn erklärbar ist (WILLIAMS 1981), ist das Entstehen von Tumoren, die sich von

Tabelle 16. Aufteilung von 72 leiomyomatösen Geschwülsten nach Geschlecht, Histologie und Verteilung in Lunge und Bronchialsystem

		Intraparenchymatös		Endobronchial
		singulär	multipel	
Rein mesenchymale Leiomyome	♂=15	4	1	10
	♀=25	10	8	7
Leiomyome mit epithelialen Anteilen	♂= 5	5	0	0
	♀=27	3	23	1
Insgesamt	72	22	32	18

glatten Muskelzellen herleiten, zu erwarten. Versprengte Keime („Entwicklungsirrtümer") müssen also – im Gegensatz zum chondromatösen Hamartom – a priori nicht angenommen werden.

Als Leiomyom wird die Tumorvariante ohne auffällige Beimischung anderer Gewebsanteile bezeichnet. Wenn ein besonders starker Anteil fibrösen Materials nachgewiesen werden kann, wird gelegentlich die Benennung Leiomyofibrom bevorzugt, ohne daß das den Tumor qualitativ bewertet. Bei auffälligem Nachweis von epithelialen Strukturen – fast ausschließlich in Form von epithelialen („glandulären") Auskleidungen mikroskopisch kleiner Hohlräume – wird überwiegend von leiomyomatösen Hamartomen gesprochen. Dabei wird in der Regel nicht betont, daß es aus dem Grunde der Mischung von Geweben zweier Keimblätter geschieht. Es entsteht außerdem der Eindruck, daß die Bezeichnung Hamartom auch aufgrund von multiplem Vorkommen – unabhängig vom histologischen Bild – bevorzugt wird. Wie oben angeführt, fehlen bisher klare Richtlinien.

Da nach Albrecht (1904) als „Mischung" nicht nur das gleichzeitige Vorkommen von Gewebsbestandteilen unterschiedlicher Keimblätter angesehen wird, wäre ein Leiomyofibrom durchaus als Hamartom anzusehen, was in letzter Konsequenz den gesamten Begriff ad absurdum führen würde.

Erschwerend kommt hinzu, daß ohne Zweifel Uterusleiomyome in die Lunge metastasieren können (Abbell u. Littler 1975; Horstman et al. 1977). Eine Unterscheidung zwischen Metastasen aus Uterusmyomen und orginären pulmonalen Leiomyomen ist nicht möglich, weder klinisch noch histologisch (Horstman et al. 1977). Auch die epithelialen, zum Teil glandulären Strukturen (Horstman et al. 1977), die man häufig in pulmonalen Leiomyomen findet, und von denen Piccaluga und Capelli (1967) annehmen, daß es sich um sequestrierte alveoläre oder bronchial-epitheliale Einschlüsse handelt, sind nicht lungentypisch, man findet sie auch bei Myomen des Uterus (Harper u. Scully 1961; Norris u. Parmley 1975). Somit ist es durch die histologische Untersuchung nicht möglich zu entscheiden, um welche der drei möglichen Varianten es sich handelt.

Die myomatösen Geschwülste können im Lungenparenchym multipel und singulär, aber auch endobronchial vorkommen. Wie Tabelle 16 zeigt, sind die endobronchialen Formen immer singulär, fast nie gemischt (also fast immer rein mesenchymal), die multiplen nie endobronchial und überwiegend gemischt, während bei den solitären intraparenchymatösen Tumoren alle Varianten vorkommen können, die rein mesenchymalen aber wohl etwas überwiegen.

Tabelle 17. Leiomyomatöse Geschwülste. Häufigkeit

Autoren	Hamartome	Leiomyomatöse Tumoren
LE ROUX (1964)	28	1
PELEG u. PAUZNER (1965)	10	1
LICHTENAUER et al. (1969)	23	3
ARRIGONI et al. (1970)	100	2
SHAH et al. (1973)	80	2
MINASIAN (1977)	33	1
GRESCHUCHNA (1978)	103	6[a]
ROENSPIES et al. (1978)	23	2
KARASIK et al. (1980)	52	3[b]
KAISER et al. (1980)	31	3

[a] Zusätzlich 9 nichtchondromatöse Hamartome und 4 Angioleiomyome

[b] Nichtchondromatöse Hamartome

Der Tabelle wurden 72 Einzelkasuistiken mit hinlänglicher histologischer Beschreibung zugrundegelegt. Als gemischt wurden die Tumoren angesehen, bei denen spaltförmige Hohlräume mit epithelialem Gewebe im Myom gefunden wurden.

Die endobronchialen Tumoren sind, weil endobronchiale Metastasen sehr selten vorkommen (s. Abschn. E. Metastasen in diesem Beitrag), mit hoher Sicherheit als eigenständige Tumoren der Lunge anzusehen, und da sie kaum gemischt sind, entsprechen sie der Albrecht'schen Hamartomdefinition am wenigsten.

Häufigkeit. Die leiomyomatösen Hamartome sind viel seltener als die chondromatösen. Wie Tabelle 17 zeigt, liegt der Anteil der leiomyomatösen Tumoren gegenüber sämtlichen Hamartomen bei deutlich unter 5%. Als Leiomyome bezeichnete Tumoren fanden ORLOWSKI et al. (1978) 51mal in der Literatur.

Größe und Lokalisation. Die Verteilung in Lunge und Bronchien geht aus Tabelle 16 hervor. In seltenen Fällen kommt auch endotracheales Wachstum vor (GREER u. WINN 1957; SANDERS u. CARNES 1961; FOROUGHI 1962). Auch von der Pleura visceralis ausgehendes Wachstum wird beschrieben (LAJOS u. MECKSTROTH 1967; INBERG et al. 1969). Sowohl die rein mesenchymale als auch die gemischte Form können kleinstknotige („diffuse") sowie multiple, grobknotige Ausprägung zeigen. Bei den multiplen, grobknotigen Formen sind am häufigsten 3–4 Knoten in der Größe von 1,5–3 cm im Durchmesser zu finden. Bei den isolierten, rein mesenchymalen Tumoren konnte aus 14 Größenangaben eine Durchschnittsgröße von 6,5 cm (1,0–22) errechnet werden, wobei neunmal eine Größe von $\leqq 5$ cm angegeben wurde. Fünf isolierte, gemischte Tumoren lagen zwischen 3,5 und 10 cm, im Durchschnitt 6 cm groß. Elf endobronchiale Tumoren hatten eine Durchschnittsgröße von 2,7 cm (1,0–10 cm).

Alters- und Geschlechtsverteilung. Für die rein mesenchymalen Tumoren errechneten ORLOWSKI et al. (1978) ein Durchschnittsalter von 35 Jahren ($n = 51$) zwischen 6 und 67 Jahren, wobei ein Drittel jünger als 35 Jahre war.

Tabelle 18. Leiomyomatöse Tumoren. Gleichzeitiges Vorkommen von Uterusmyomen – Verteilung auf die einzelnen Untergruppen ($n=43$)

		Intraparenchymatöse Tumoren		Endobronchial-tumoren
		singulär	multipel	
Rein mesenchymale Leiomyome	Uterusmyome			
	nachgewiesen	4	7	1
	nicht nachgewiesen	3	0	7
Leiomyome mit epithelialen Anteilen	nachgewiesen	2	16	0
	nicht nachgewiesen	0	3	0

Bei den gemischten Tumoren ließ sich ein Durchschnittsalter ($n=29$) von 40,7 Jahren (zwischen 0,5 und 64 Jahren) errechnen.

Bei den rein mesenchymalen Tumoren überwiegen die Frauen mit 62,5%, bei den gemischtförmigen sogar mit 90% (Tabelle 16). Es besteht also ein deutlicher Geschlechtsverteilungsunterschied zwischen diesen beiden Tumorvarianten.

Gleichzeitiges Vorkommen von Uterusmyomen: Auffällig hoch ist das anamnestisch bekannte oder gleichzeitige Vorkommen von Uterusmyomen. Tabelle 18 zeigt die Aufteilung von 43 Fällen mit ausreichenden Angaben auf die einzelnen Formen. Die multiplen Tumoren beider histologischer Ausprägung sind in einem hohen Maße mit Uterusmyomen korreliert, die endobronchialen Leiomyome hingegen kaum.

Schließen läßt sich hieraus wohl nur, daß entweder bei den Frauen mit multiplen Myomen generell eine Tendenz zu derartigen Tumoren – Hamartome? – vorliegt oder daß dies die typische Ausprägung der Metastasen der Uterusmyome ist.

Röntgenologie. Rundherde, die recht scharf abgesetzt sein können. Bei miliaren Ausprägungen („diffuse Form") können sich miliartuberkuloseähnliche Röntgenbilder ergeben, die sich von dieser und ähnlichen Granulomatosen nicht unterscheiden lassen. Selten kommen Verkalkungen (WILLIAMS u. DANIEL 1950; CRASTNOPOL u. FRANKLIN 1957; RAMCHAND u. BASKERVILLE 1969; SWEET 1969; ORLOWSKI et al. 1978) und Aushöhlung („zystische Tumoren") vor (VAN WAY et al. 1968; RAMCHAND u. BASKERVILLE 1969). Multiple, scharf abgesetzte Herde bei jungen Frauen mit Uterusmyomanamnese sollten an die Diagnose denken lassen.

Symptome. Aus 60 Angaben wurde Tabelle 19 zusammengestellt. Alle Symptome sind letztlich sekundäre Tumorsymptome wie sie auch sonst gefunden werden. Nur selten kommen Hämoptysen vor und nur bei endobronchialen Fällen (PELEG u. PAUZNER 1965; TAYLOR u. MILLER 1969; LAUSTELA 1964). Sehr selten werden Trommelschlegelfinger beschrieben (SHERMAN u. MALONE 1950; LYNN u. MCFADYEN 1958). SHAHIAN u. MCENANY (1979) fanden als Initialsymptom eines endobronchialen Leiomyoms einen Pneumothorax.

Respiratorische Insuffizienz aufgrund zunehmender Tumormasse kommt – wenn auch selten – vor.

Tabelle 19. Leiomyomatöse Tumoren. Symptomverteilung ($n=60$)

	n	Ohne Symptome	(%)	Hauptsymptome
Singulär	21	14	(66,6)	Pneumonie
Multipel	27	13	(48,1)	Husten, Thoraxschmerz, Belastungsdyspnoe
Endobronchial	12	2	(16,7)	Pneumonie, Husten, Auswurf, Dyspnoe
Insgesamt	60	29	(48,3)	

Therapie. Für endobronchiale Tumoren gilt das Gleiche wie beim chondromatösen Hamartom. Bronchoskopische Abtragung kann versucht werden (DEL POZO u. MATTEI 1969; SHAHIAN u. MCENANY 1979).

Bis auf wenige Ausnahmen sind bei den angeführten, intraparenchymatösen Fällen Resektionen durchgeführt worden, da sie als unklare Rundherde galten. Bei multiplen Leiomyomen mit gesicherter Diagnose kann abgewartet werden, ob sich wesentliches Wachstum zeigt.

Prognose. Die Tumoren wachsen langsam. Zum Teil bleiben sie über Jahre (SWEET 1969; HASSANI et al. 1979), sogar Jahrzehnte (LEFEBVRE et al. 1971; KALIFA et al. 1976) stationär.

Auch mehrfache Operationen wegen Neuauftretens können schließlich zu jahrelanger Tumorfreiheit führen (HULL et al. 1979). Im Gegensatz zum chondromatösen Hamartom muß aber mit Neubildungen von leiomyomatösen Tumoren gerechnet werden!

HORSTMANN et al. (1977) beschreiben Rückgang multipler Leiomyome unter einer Schwangerschaft (auch die gleichzeitig vorhandenen Uterusmyome bildeten sich zurück). In einer Literaturdurchsicht fanden die Autoren, daß die Krankheit offenbar hormonabhängig ist, da Frauen in der Postmenopause kaum Tumorwachstum zeigten. Sie empfehlen bei drohender respiratorischer Insuffizienz Entfernung von Uterus und bilaterale Salpingoophorektomie.

E. Tumormetastasen in der Lunge

I. Allgemeines

Aufgrund der anatomischen Besonderheiten sind in der Lunge sämtliche denkbaren Arten der Metastasierung möglich: Hämatogen, lymphogen und kanalikulär (intrabronchial), außerdem als vierte Art die zahlenmäßig sicherlich unerhebliche, aber theoretisch nicht uninteressante Metastasierung über die Bronchialgefäße. Aufgrund der zirkulatorischen Stellung ist die Lunge – neben der Leber – das am häufigsten von Metastasen befallene Organ (GILBERT u. KAGAN 1976; WEISS u. GILBERT 1978). Daneben spielt das Lungenvolumen

(SCHULZ 1973) eine gewisse, wenn auch keine entscheidende Rolle (GALUZZI u. PAYNE 1955). Viele Fragen sind – trotz intensiver experimenteller Arbeiten – noch offen (MALMGREN (1967; KELLNER 1971; WEISS 1978; COLOMBANO u. ROES 1980; SCHMÄHL 1981). Die Berührung der Lungengefäße – „Filter“ – mit lebensfähigen Tumorzellen ist viel häufiger, als es den gefundenen Metastasen entspricht (FIDLER 1976; WEISS 1978; SCHMÄHL 1981; GRUNDMANN 1979; KELLNER 1971). Warum nur bestimmte Zellen als Metastasen anwachsen, ist weitgehend unklar (WEISS 1978; GARTH 1979; SCHMÄHL 1981). Offenbar spielen immunologische Faktoren eine Rolle (KIM 1970; WEXLER et al. 1975; SUGARBAKER u. KETCHAM 1977; LUNDY et al. 1978).

Metastasierungswege. Das Blut und die Lymphe sind die Hauptquellen der Lungenmetastasen.

Die intrabronchiale (kanalikuläre) Ausbreitung (VORZIMMER u. PERLA 1932; VON ZALKA 1934; CAIN 1958) muß man sehr skeptisch betrachten. Obgleich sowohl denkbar als auch theoretisch einigermaßen belegt (FURTH 1946; APPEL u. BRONK 1949; TABASAKI 1966) wird neuerdings sogar die intrakanalikuläre Ausbreitung der Larynxpapillome in Frage gestellt (SPENCER et al. 1980). Auch die immer wieder diskutierte, intrakanalikuläre Ausbreitung des Bronchiolo-Alveolarzellkarzinoms ist schließlich nie bewiesen worden und wohl auch nicht beweisbar. Die lymphogene Metastasierung kann von zwei Seiten aus gesehen werden: Von der Freisetzung der Tumorzellen aus dem Primärtumor und von ihrer Implantation in die Lunge. Nur die auf dem Lymphwege implantierte Tumorzelle kann als lymphogene Metastase angesehen werden.

Nach der Freisetzung in das Lymphsystem (KIM 1970; SUGARBAKER u. KETCHAM 1977; SCHMÄHL 1981), was durch Embolisation oder Permeation vor sich gehen kann (DAVIES 1977), kommt es oft wieder zur Einschwemmung in die Blutbahn (KELLNER 1971; DAVIES 1977; DEL REGATO 1977), z.B. im Angulus venosus („Zysternentyp“, WALTHER 1948). Der direkte Weg in das lymphatische System der Lunge ist nur selten möglich (siehe Lymphangiosis carcinomatosa), aber zumindest für retroperitoneal gelegene Primärtumoren als bewiesen anzusehen (ENGEL 1926; MEYER 1958; ONUIGBO 1958). Dieser direkte Weg kann über den Ductus thoracicus und seine immer vorhandenen Kurzschlüsse zu den anderen mediastinalen Lymphorganen (ZEIDMAN u. BUSS 1952; ENGESET 1959; LUDWIG 1962), insbesondere unter pathologischen Lymphflußbedingungen (JÜNEMANN et al. 1973) oder über die paratrachealen Lymphbahnen (ROUVIÉRE 1932; KUBIK 1969) oder über die supraklavikulären Lymphknoten (LUDWIG 1962) vor sich gehen. Ganz besonders leicht, wenn es aufgrund von tumorösen Lymphknotenveränderungen zu Lymphbahnumkehrungen kommt.

Nur hierbei können als lymphogen anzusehende Rundherdmetastasen entstehen. Dies ist zweifellos die Ausnahme, so daß es sicherlich berechtigt ist, alle metastatischen Rundherde (Cannonball-lung, KIM 1978) als hämatogene Metastase anzusehen. Die typische lymphogene Metastasierungsart der Lunge ist die Lymphangiosis carcinomatosa.

Die Lungenmetastasenfrequenzen einzelner Primärtumoren (GILBERT u. KAGAN 1976) sind sehr unterschiedlich (Tabelle 20), und das Metastasierungsmuster ist in gewissen Grenzen festgelegt (TARIN 1976; FIDLER 1976; DAVIES 1977; WUKETICH 1978; SCHMÄHL 1981).

Dies wird auf dreierlei Art zu erklären versucht: 1. Die Seed and Soil-Theorie von PAGET (1889). Hier spielen überwiegend biochemische Faktoren eine Rolle. 2. Die Filtertheorie von WALTHER (1948), überwiegend „mechanisch“, 3. Die Kaskadentheorie (BROSS et al. 1975; BROSS u. BLUMENSOHN 1976; VIADANA et al. 1978b), die ebenfalls als überwiegend mechanisch einzustufen ist.

Tabelle 20. Inzidenz von Metastasen in den wichtigsten Organen (% aller Karzinomfälle). (Aus WEISS u. GILBERT 1978)

Primärlokalisationen	Knochen	Lunge	Leber	Gehirn	Lunge allein
Hepatom	8	20	x		
Ösophagus	4–7	20–35	20–32	<1	17
Magen	5–10	20–30	35–50	1–4	7
Pankreas	5–10	25–40	50–87	1–4	3
Melanom	30–40	60–80	70	40	
Brust	50–85	60	45–60	15–20	21
Schilddrüse	39	65	60	<1	
Hodgkin-Syndrom	50–70	50–70	60	20	
Non-Hodgkin-Syndrom	25	30–40	51	1	
Lunge	30–50	20–40	30–50	15–30	
Plattenepithelzellkarzinom (Kopf und Nacken)	5–12	13–40	6–14	5	
Kolon/Rektum	5–10	20–43	71	<1	9
Ovarien	2–6	10	10–15	<1	0
Uterus	5–12	30–42	15–30	<5	9
Zervix	8–20	20–30	15–30	2–3	14
Vulva	NA	20	NA	NA	
Chorionkarzinom	2	70–100	50	41	
Nieren	30–50	50–75	35–40	7–8	27
Blase	12–25	25–30	30–50	<1	9
Prostata	50–70	13–20	13	<2	18
Testes	20	70–80	50–80	<10	27
Penis	50	10	<10	<1	
Wilms-Tumor	170	60	40	0	
Ewing-Sarkom	59	77	27		
Neuroblastom	80	25	70	25–50	
Rhabdomyosarkom	70	55	44	20	
Osteosarkom	25	75	5	<5	

Die Ablösung und Ausschwemmung von Tumorzellen aus manifesten Metastasen (WILLIS 1973; KETCHAM et al. 1973), die dann wieder zu neuen Metastasen angehen können, insbesondere aus Metastasen von Lunge und Leber (Kaskadentheorie), ist von erheblicher Bedeutung, wobei (aufgrund von eigenen Beobachtungen) es nicht verwunderlich ist, daß die sekundäre, lymphogene Ausbreitung der Lungenmetastasen zwar selten, aber in den gleichen Bahnen wie die primärer Bronchialkarzinome erfolgt.

II. Hämatogene Metastasen

Häufigkeit. Bereits WALTHER (1948) wies darauf hin, daß die Menge der gefundenen Lungenmetastasen bei obduzierten Malignomen von der Zahl der Schnitte und der Intensität der Suche abhängt. Das heißt bei intensiver und prospektiver Exploration wird man höhere Zahlen erhalten als bei routinemäßiger Untersuchung. Deshalb und wegen der sehr unterschiedlichen Lungenmetastasenfrequenzen einzelner Primärtumoren schwanken Pauschalangaben sehr.

Zwischen 26 und 40% (WALTHER 1948; ABRAMS et al. 1950; WILLIS 1973; TRINIDAD et al. 1963; TURNBULL et al. 1972b; STARKEY 1978) lassen sich im Autopsiegut von Malignomen aller Art Lungenmetastasen nachweisen.

Mehr Aufschluß geben die Literaturauswertungen von GILBERT u. KAGAN (1976) über die autoptische Metastasierungshäufigkeit von Malignomen unterschiedlicher Organe. Sie fanden sehr differierende Angaben (Tabelle 20).

Sichere Inzidenzangaben sind nicht zu erheben. Dennoch zeigt sich, daß einige Malignome mehr: Chorionkarzinom (BARINOW 1979), Hodenkarzinom, Wilmstumor, Melanom (DAS GUPTA u. BRASFIELD 1964; WEBB u. GAMSU 1977), Ewing-Osteosarkom, andere weniger: Ovarialkarzinom, Peniskarzinom, Hepatome, Neuroblastom, Basalzellkarzinom der Haut (SAKULA 1977) in die Lunge metastasieren. Karzinosarkome und Sarkome siedeln relativ häufiger als Karzinome in die Lunge ab. Bei den ansonsten gut beschriebenen Prostatakarzinomen gehen die Angaben überraschend weit auseinander (zwischen 13% und 50%, GILBERT u. KAGAN 1976).

Isoliertes Vorkommen. Trotz erheblichen technischen Einsatzes bei der Metastasensuche sollte nicht vergessen werden, daß die klinisch sichtbare, also die gefundene Metastase, gegenüber der klinisch nicht sichtbaren, also der nicht gefundenen Metastase, die Ausnahme darstellt. Die M_0-Angabe im TNM-System ist überwiegend virtuell (MATTHEWS et al. 1973; LIEBIG u. GABLER 1981). Die Determinierung „isolierte Metastase“ ist also im wesentlichen ein klinischer Hilfsbegriff für das therapeutische Machbare, stellt aber die zweifellos begründete theoretische Prämisse für die zum Teil recht eingreifende Metastasenchirurgie dar. Es bleibt im Grunde genommen nichts anderes übrig, als bei Nichtanschlagen der „gängigen“ Untersuchungsmethoden die einzig gefundene Metastase als isoliert anzusehen. Die Prozentangaben der Tabelle 20 sind als – autoptisch ermittelte – Wahrscheinlichkeitshinweise für die einzelnen Tumoren anzusehen und haben sich, wie die Ergebnisse der Metastasenchirurgie beweisen (s.u.) bewährt.

Röntgenologie. Nach LEE (1956) sind 60% aller autoptisch gefundenen Lungenmetastasen röntgenologisch sichtbar.

MINOR (1950) fand hingegen nur 314mal röntgenologisch sichtbare Metastasen unter 5720 extrapulmonalen Malignomen, was bei der autoptischen Metastasenfrequenz der Lunge als sehr wenig anzusehen ist.

Der typische Befund ist der isolierte oder multiple Rundherd, vielleicht etwas schärfer umschrieben als beim primären Bronchialkarzinom (SCHULZE 1973), aber ganz sicher nicht von ihm röntgenologisch abgrenzbar! Sehr mannigfache Ausprägungen können gesehen werden: Von „miliarer“, das gesamte Lungenparenchym umfassender Metastasierung bei Schilddrüsenkarzinom (NEMÊC et al. 1979) bis zu riesigen, gelegentlich den ganzen Hemithorax ausfüllenden Einzeltumoren oder vollkommener Imitation – röntgenologisch und histologisch – eines Bronchiolo-Alveolarzellkarzinoms durch extrathorakale Karzinome. Gelegentlich sieht man amorphe, schlecht definierte („pneumonische“) Verschattungen, z.B. bei hepatozellulärem Karzinom (HONEYBOURNE 1980).

Zerfallende („kavernöse“) Metastasen sind selten, obgleich sie oft beschrieben werden.

Klare Prozentangaben sind kaum zu finden. MINOR (1950) fand vier zerfallene unter 314 Metastasen. DECK u. SHERMAN stellten 1959 79 Fälle aus der Literatur zusammen. DODD u. BOYLE (1961) fanden 4% Exkavationen unter 398 pulmonalen Metastasen (gegenüber 9% unter 176 primären Lungentumoren), vorwiegend (69%) Plattenepithelkarzinome. COUSSEMENT u. GOODING (1973) errechneten aus einer Zusammenstellung von 64 zerfallenen Metastasen 33% Adenokarzinome und 45% Plattenepithelkarzinome. Auch bei kindlichen Metastasen werden Exkavationen gefunden (COUSSEMENT u. GOODING 1973). Bei multiplen Lungenmetastasen sollen sie sehr selten sein (FARRELL 1935). Sie gelten als typisch für Larynxpapillomabsiedelungen (GLAZER u. WEBB 1979). Besonders nach zytostatischer Therapie muß man auf zerfallende Metastasen achten (THALINGER et al. 1980), es besteht dann Pneumothoraxgefahr (s.u. Symptomatologie).

Ossifikationen sind Raritäten in pulmonalen Metastasen: Es liegen nur wenige Einzelberichte vor (PLENGE 1955; VAN PATTER u. WHITTICK 1955; ENGEL u. DOCKERTY 1962; WILLIS 1973; RHONE u. HOROWITZ 1976) bei Primärtumoren von Magen, Dickdarm und Knochen (Osteosarkom).

Röntgendiagnostik. Eine endgültige Aussage ist durch das Röntgenbild nicht zu erbringen. Bei bekanntem Primärtumor ist die Annahme einer Metastase zwar wahrscheinlich, aber niemals sicher. Nur bei nichtoperativer Metastasentherapie ist dann eine morphologische Klärung (s.u.) erforderlich. Die Computertomographie (CREAGAN et al. 1979) ist der Tomographie und diese dem Übersichtsbild überlegen. Der Wert der beiden ersteren liegt im Nachweis der Multiplizität der Metastasen.

Das Computertomogramm ist von großem Wert, aber Knoten, die kleiner als 5 mm sind, werden nicht erfaßt (CREAGAN et al. 1979). Übereinstimmung von Thoraxröntgenbild und Operationssitus fanden FELDMAN u. KYRIAKOS (1972) bei mehr als 80% von 43 Fällen.

Eine Zuordnung typischer Röntgenbilder zu einzelnen Primärtumoren ist nicht möglich (HEUCK u. ROLOFF 1979). Auch definierte, histologische Entitäten (z.B. Melanom, SUTTON et al. 1974; WEBB u. GAMSU 1977) können ganz variable Röntgenausprägungen zeigen (miliar, pneumonisch, einzelne und multiple Rundherde). Prinzipiell geht die Differentialdiagnose vom isolierten und multiplen Rundherd bis zur Atelektase, zur Pneumonie und zur miliaren Granulomatose (SCHULZE 1973).

Klinische Symptomatik. Sie weicht im wesentlichen nicht von der allgemeinen Malignomsymptomatik ab.

Im Gegensatz zu der Meinung von CUDCOWICZ (1968) kann man bei pulmonalen Metastasen durchaus *Hämoptysen* beobachten (KING u. CASTLEMAN 1943 in 3,7%). SUTTON et al. (1974) sahen sie bei Melanommetastasen (GERLE u. FELSON 1963; WILLIS 1973). FELDMAN u. KYRIAKOS (1972) fanden Hämoptysen an dritter Stelle der Symptome bei 40 Sarkommetastasen. Nach WILLIS (1973) sind Hämoptysen typisch für Chorionepitheliommetastasen.

CUDCOWICZ (1968) erklärt das angebliche Fehlen von Hämoptysen bei Metastasen durch den Mangel an systemischer Vaskularisation in sekundären Tumoren, ganz im Gegensatz zu primären Lungenmalignomen, bei denen die Bronchialzirkulation sehr deutlich in den Tumoren zu finden ist (WOOD u. MILLER 1938).

Die *hypertrophe pulmonale Osteopathie* kommt selten bei Metastasen vor (DINER 1962; CAVANAUGH u. HOLMAN 1965; WILLIS 1973). AUFSES und AUFSES (1960) fanden in der Literatur 28, YACOUB et al. (1967) 41 Patienten mit diesen Veränderungen. Es sind meistens Sarkome (AUFSES u. AUFSES 1960; YACOUB et al. 1967; FIROOZNIA et al. 1975; ECHEVARRIA et al. 1978; HOWARD et al. 1978, LOKICH et al. 1981). Die Diagnose der hypertrophen pulmonalen Osteopathie ist am besten mit Technetium 99-Szintigraphie zu stellen (DONELLY u. JOHNSON 1975; DALY et al. 1980; LOKICH et al. 1981).

Pneumothoraces als Folge von Lungenmetastasen sind selten. Nur knapp 1% aller Spontanpneumothoraces sind malignombedingt (DINES et al. 1973, errechnet aus $n=1143$ Spontanpneumothoraces). Der durch Chemotherapie bedingte Tumorzerfall spielt dabei sicher eine Rolle (SINGH et al. 1977; ROSEN et al. 1978; SCHULMAN et al. 1979; LOTE et al. 1981), wenn auch nicht die überwiegende, denn die Berichte reichen weit in die vorchemotherapeutische Ära (D'ANGIO u. IANNACONE 1961, mit Zusammenstellung früherer Fälle; SPITTLE et al. 1968; LAUCIUS et al. 1972; KHAN u. SCHUFF 1973; SINGH et al. 1973; AKAI u. OITE 1975; KITAMURA u. TAMURA 1979). Er ist bei Sarkommetastasen häufiger als bei Karzinommetastasen, wie man den Zahlen von DINES et al. (1973) entnehmen kann.

Metastasen von Wilmstumoren (D'ANGIO u. IANNACCONE 1961) und Hämangioendotheliomen (HORI et al. 1971; FUKUI u. ISHIZAKI 1974; SARUTA et al. 1977; KITAMURA u. TAMURA 1979) scheinen besonders zu Pneumothoraces zu disponieren.

Die tumorbedingten Pneumothoraces sind nicht metastasenspezifisch, sondern kommen auch bei primärem Lungenkrebs vor (KHAN u. SCUFF 1973).

Bilaterale Pneumothoraces sieht man fast nur bei Metastasen osteogener Sarkome (D'ANGIO u. IANNACCONE 1961; NEUHEUSER 1971).

Bei 7 autoptisch untersuchten Fällen waren ursächlich immer bröckliche oder nekrotische, periphere Metastasen zu finden (D'ANGIO u. IANNACCONE 1961). Bläschen, wie beim „idiopathischen" Pneumothorax, werden ebenfalls beschrieben (LODMELL u. CAPPS 1949).

Therapie. Die Entwicklung eines Malignoms, sowohl des primären (GARLAND et al. 1963; SCHWARZ et al. 1969) als auch des sekundären, ist kein schneller Vorgang, sondern zum Teil ein über viele Jahre (COLLINS 1962) sich hinstreckendes Ereignis. Die zum Teil viele Jahrzehnte (NAEF 1957; BAUER 1963) nach Beseitigung des Primärtumors (dormant metastases, ALEXANDER 1978) sich entwickelnden Spätmetastasen zeigen, daß mit erheblichen latenten Phasen zu rechnen ist. Dies sollte bei der Auswahl der Therapie bedacht werden.

Da die Zahl der chirurgisch angehbaren Metastasen begrenzt sein muß – in welcher Höhe, scheint durchaus offen zu sein, so operierte ARAY (1978) 46 Sarkommetastasen aus der Lunge einer Frau, die $2^1/_2$ Jahre nach der Thorakotomie verstarb – kommen prinzipiell nur hämatogene Metastasen in Frage.

Aus Tabelle 1 geht hervor, in welchem Prozentsatz auf die Lunge begrenzte Metastasen gefunden werden. Niere, Hoden und Mamma stehen an der Spitze. Metastasen von Pankreaskarzinomen, aber auch von Melanomen (PATEL et al. 1978 fanden bei 154 Sektionen von Melanomkranken nur dreimal isolierten Lungenbefall) sind fast nie isoliert. Die Tumorverdoppelungszeit (COLLINS et al.

1956; BAND u. KOCANDRLE 1975) gibt wesentliche Hinweise auf das anzuwendende Therapieverfahren (BREUK 1966; PLESNIČAR et al. 1978; TWARDZIK u. SKLAROFF 1976).

Zytostatische Therapie. Prinzipiell sei auf die entsprechenden Kapitel der Primärtumoren verwiesen. Wesentlich ist zweifellos, daß die Metastasen anders als die Primärtumoren reagieren. SLACK und BROSS (1975) konnten an 1432 Patienten nachweisen, daß für das Ansprechen der Metastasen mehr ihr Sitz als ihre Abkunft (Primärtumor) entscheidend sind.

Benutzt wurden die Daten des Eastern Clinical Evaluation Program (MOORE et al. 1968), wobei unterschiedliche Therapieregime aus den Jahren 1961 bis 1965 ausgewertet wurden, was die Aussage wohl etwas einschränkt.

Bestrahlungstherapie. Für die Bestrahlung isolierter Lungenmetastasen gilt das Gleiche, wie für pulmonale Primärgeschwülste. Die Zweijahresüberlebensrate von 137 bestrahlten Lungenmetastasen betrug bei PHILLIPS (1976) 12%. Von 267 Patienten, die kombiniert mit Bestrahlung und Chemotherapeutika behandelt wurden, überlebten 42% hingegen zwei Jahre. KAGAN et al. (1978) sind der Meinung, daß das alleinige Vorkommen von pulmonalen Metastasen so selten ist, daß sie prinzipiell eine kombinierte Bestrahlungs- und Chemotherapie vorziehen.

HILARIS et al. (1975) konnten bei 52 erwachsenen Patienten mit pulmonalen Metastasen aller Arten nach Thorakotomie und interstitieller Implantation radioaktiver Substanzen eine Dreijahresüberlebensrate von 30% erreichen.

Prophylaktische Lungenganzbestrahlung. Bei lungenmetastasierungsintensiven Primärtumoren (NEWTON u. SPITTLE 1969), besonders Sarkomen (MARGOLIS u. PHILLIPS 1969), z.B. Ewingsarkom (NEWTON 1973; ABBATUCCI 1972; MINTZ et al. 1976; NEWTON u. BARRETT 1978; BREUR et al. 1978), scheint eine prophylaktische Lungenganzbestrahlung sinnvoll zu sein, wie die randomisierte E.O.R.T.C.-Studie (BREUR et al. 1978) und NEWTON und BARRETT (1978) zeigten. Deutliche Hinweise gaben MINTZ et al. (1976) bereits mit einem Intrapatient-Vergleich.

Theoretisches Konzept und gewisse praktische Erfolge bei geringer Lungenfunktionsschädigung (E.O.R.T.C.-Studie) sprechen – trotz gegenteiliger Stimmen – für eine prophylaktische Lungenganzbestrahlung als Adjuvanz bei lungenmetastasierungsintensiven Primärtumoren.

Metastasenchirurgie. Obgleich schon 1970 große Fallzahlen überblickt werden konnten (SAEGESSER et al. 1970, $n=1135$), kann man aufgrund der starken Selektion bei allen Berichten über resezierte Metastasen den Wert der Metastasenchirurgie im Sinne einer „geprüften Therapie“ nicht als bewiesen ansehen (WEISS 1978; CREAGAN et al. 1979). Damals lagen die Fünfjahresüberlebensraten zwischen knapp 10 und 35%, je nach Tumorart. SHIOZAWA (1979) verzeichnete sogar eine 40%ige Fünfjahresüberlebensrate bei 257 operierten Fällen. Daneben zeigen die Zahlen, daß wesentliche Voraussetzungen für den Erfolg die Radikalität der Operation, die Singularität der Metastase (SHIOZAWA 1979; TURNEY u. HAIGHT 1971), und die Einseitigkeit des Befundes sind. Komplette Beseitigung des Primärtumors ist die prinzipielle Voraussetzung.

Multiplizität der Metastasen ist aber, sofern sie alle resektabel sind (Weiss 1978), keine Kontraindikation zur Operation.

Eine adjuvante Chemotherapie hat sich bisher nur bei Sarkomen, nicht aber bei Karzinomen bewährt (Beattle et al. 1975; Mountain et al. 1978). Bei sämtlichen Metastasen wird „aggressive", chirurgische Therapie empfohlen, wenn die Tumorverdoppelungszeit größer als 40 Tage ist (Morton et al. 1973). Giritsky et al. (1978) empfehlen „aggressive, chirurgische Therapie" in Kombination mit Chemotherapie beim osteogenen Sarkom der Kinder, wofür auch die Ergebnisse von Beattie et al. (1975) und Rosen et al. (1978) sprechen. Auch ohne Chemotherapie konnte Beattle (1973) bei 22 Patienten mit osteogenem Sarkom, bei denen in 61 Thorakotomien 150 Metastasen entfernt wurden, sechs Patienten über fünf Jahre lebend verfolgen.

Ob Karzinom- oder Sarkommetastasen eine bessere Prognose haben, ist letztlich offen (Rees u. Cleland 1972), wahrscheinlich unterscheiden sich die Prognosen nicht (McCormack u. Martine 1979); Merlier et al. (1974) fanden jedoch bei Sarkomen eine deutlich schlechtere Überlebensrate, nicht ganz so deutlich zeigt sich dies bei Mountain (1976).

Wenig unterschiedlich wird der Wert der *Tumorverdopplungszeit* angesehen. Die meisten Autoren (Joseph et al. 1971; Morton et al. 1973; Takita et al. 1977; Holmes et al. 1977; Huang et al. 1978) fanden, daß besonders lange Tumorverdopplungszeiten (die Grenze wird meist bei 40 Tagen angegeben) die Prognose verbessern.

Hämatogene Metastasen mit sekundärer Einbeziehung des Lymphsystems, also mit Befall der mediastinalen oder bronchopulmonalen Lymphknoten (Takita et al. 1977: 5/98 N_2, Wilkins et al. 1978: 22/142 $N_{1/2}$) verschlechtern die Prognose (Wilkins et al. 1978; Shiozawa 1979).

Das sog. *freie Intervall* (zwischen Beseitigung des Primärtumors und Auftreten der zu behandelnden Metastase) wird sehr unterschiedlich beurteilt.

Dieser Punkt hat allenfalls theoretisches Interesse, da man bei nachgewiesener Metastase genauso wie beim singulären, primären Rundherd nicht warten kann (Feldman u. Kyriakos 1972; Zeidler u. Vogt-Moykopf 1976; Huang et al. 1978), da die Metastasen sekundär absiedeln (s. Kaskadentheorie).

Die Fünfjahresraten unterschiedlicher Autoren sind recht übereinstimmend. Bei radikaler Operationsmöglichkeit und tumorfreien Lymphknoten dürfte eine 30%ige Überlebenserwartung nach fünf Jahren real sein.

Bezüglich der Einzelorgane sind widersprüchliche Angaben zu finden, meist sind die unterteilten Zahlen zu klein. Nach Gall et al. (1979) ist es entscheidend, ob die Lunge erstes oder zweites Filter darstellt. Ansonsten ist das Melanom mit Sicherheit von schlechter Prognose, oft auch das Mammakarzinom.

Spontanregreß. Es besteht kein Zweifel, daß Spontanregreß sowohl von malignen Primärtumoren (Everson u. Cole 1966) als auch von Metastasen vorkommt (Everson u. Cole 1966; Bulkley et al. 1975; Cole 1976; Ludwig et al. 1977; Smith u. Herr 1980). Das ist aber als äußerst seltenes Ereignis anzusehen und in keinem Fall voraussehbar (Smith u. Herr 1980). Offenbar kommt spontane Rückentwicklung bei sämtlichen Tumoren vor, wie Everson und Cole (1966) an 176 gut dokumentierten Fällen der Literatur zeigen konnten.

Daneben liegen zahlreiche Einzelbeschreibungen anderer Autoren vor (GONICK u. JACKIW 1964; ANDREWS u. OBST 1965; MARKEWITZ et al. 1967; BIRKHEAD u. SCOTT 1973; BLOOM 1973; BRAREN et al. 1974; MOHR u. WHITESEL 1979; NIKNIA et al. 1981).

Die meisten Fälle sind vom Hypernephrom bekannt. LUDWIG et al. (1977) stellten 60 Fälle aus der Literatur zusammen. Vorausgegangen war dabei immer die Tumorentfernung durch Nephrektomie. Die Rückbildung der Metastasen erfolgte Wochen bis $1^1/_2$ Jahre nach dieser Operation. Ursächlich werden immunologische Vorgänge (STEPHENSON et al. 1971; BULKLEY et al. 1975; NIKNIA et al. 1981), z.B. durch Wundheilungsstörungen induzierte (LUDWIG et al. 1977), diskutiert. Eine schlüssige Erklärung fehlt bis jetzt (SMITH u. HERR 1980).

III. Lymphangiosis carcinomatosa

Definition. Tumoriger Befall der Lymphangien der Lunge, der nicht auf direkte lymphangiotische Tumorausbreitung zurückgeführt werden kann.

Direktes Ausbreiten eines Primärtumors, z.B. eines primären Bronchialkarzinoms in den Lymphspalten von Lunge oder Bronchus, ist zweifellos keine Lymphangiosis carcinomatosa metastatica. Es muß zwischen dem primären Tumor und der lymphangiotischen Ausbreitung ein sicher tumorfreier Gewebsanteil liegen, so daß direktes Wachstum ausgeschlossen werden kann. Nachweis von Tumor in den Lymphangien der Nachbarschaft eines primären Bronchialkarzinoms ist also nicht mit Lymphangiosis im eigentlichen Sinne gleichzusetzen.

Allgemeines. Die Lymphangiosis carcinomatosa war früher sehr selten. Als erster soll sie ANDRAL 1829 (zitiert bei: SCHWARZ et al. 1969) beschrieben haben. 1936 stellte WU 70 Literaturfälle zusammen und 1951 fanden HAUSER und STEER lediglich sechs Fälle in zehn Jahren im kalifornischen Fitzsimons Hospital. Die Lymphangiosis carcinomatosa ist die eigentliche Ausprägung der lymphogenen Metastasierung (WILLIS 1973) in der Lunge. Sie ist patho-physiologisch noch nicht schlüssig erklärbar (GREEN et al. 1977; KIM 1978). Man weiß, daß sich die Lymphspalten – besonders bei Patienten mit fortgeschrittenem Krebs, aber auch im Tierversuch (KIM 1978) – der Lunge massiv mit Tumor füllen. Die Lymphknoten des Mediastinums sind in der Regel tumorig durchsetzt (KIM 1978; YANG u. LIN 1972; PENDERGRASS et al. 1972; GREEN et al. 1977). Gleichzeitig findet man bei diesen Patienten große Mengen von Tumorzellen im Blut. Fast immer liegen auch bereits multiple Organmetastasen vor.

Warum sich aber dann die Tumorzellen so stark in den Lymphangien ansammeln und so relativ wenig in den Blutgefäßen wird bisher nur spekulativ beantwortet (KIM 1978): 1. Weil die Tumorzellen eine spezielle Affinität für die Lymphgefäße haben, 2. weil sich die Lymphgefäße von zurückflutenden Tumorzellen aus massiv tumordurchsetzten mediastinalen Lymphknoten füllen, 3. weil die Tumorzellen von außen durch anormale Fisteln in die Lymphangien hineingebracht werden, 4. weil die Tumorzellen kontinuierlich aus den Blutgefäßen entfernt werden infolge abnormaler hämodynamischer Veränderungen oder durch Chemotaxis im Interstitium.

Die Lymphspalten können sich pro – (WALTHER 1948; BEATTIE 1955; WILLIS 1973) oder retrograd (WALTHER 1948) von den mediastinalen Lymphknoten aus (WU 1936; YANG u. LIN 1972; KIM 1978) mit Tumorzellen füllen. Wichtig ist dabei die Lymphstromumkehr aufgrund der tumorigen Durchsetzung des mediastinalen Lymphsystems.

Seltener gibt es Fälle, wo man massenhaft Tumorzellthromben in den kleinen Arterien findet (Pendergrass et al. 1972) und nur geringfügige Tumorzellmengen in den Lymphangien (Scully et al. 1980). Dies sollte von der Lymphangiosis unterschieden werden (s. Tumorembolie). Zweifellos ist der ganz isolierte Befall der Lymphangien eher die Ausnahme.

Bei Green et al. (1977) hatten nur 4 von 24 Patienten eine „reine" Lymphangiose. Es muß einfach angenommen werden, daß nach Erreichen einer bestimmten Konstellation die Lymphangien anders als die Blutgefäße der Lunge mit einer generellen (im Gegensatz zur punktuellen der Blutgefäße) Metastasierungsbereitschaft reagieren. Wann und warum dieser Zustand erreicht wird, ist völlig unklar.

Betont werden soll, daß anders als bei der Mikroembolisierung durch Tumorzellen in den kleinen arteriellen Gefäßen, was als überwiegend passives, kreislaufbedingtes Geschehen angesehen werden muß, die Lymphangiosis hauptsächlich ein wachstumsaktiver, infiltrativer Vorgang ist.

Häufigkeit, Primärtumoren. Wohl wegen Fehlens einer klaren Definition werden sehr unterschiedliche Angaben gemacht: 6–25% für alle Malignome (Walther 1948; Minor 1950; Harold 1952; Yang u. Lin 1972). Ganz ähnlich sind die Zahlen für das Mammakarzinom allein: 10–24% (Goldsmith et al. 1967; Green et al. 1977).

Magen- und Bronchuskarzinom als überwiegende Lymphangioseverursacher fand auch Wu (1936) unter 49 analysierten Fällen. Die besondere Affinität der Magenkarzinome zur lymphangiotischen Ausbreitung scheint sicher zu sein (Jarcho 1936; Kanagami et al. 1966).

Alters- und Geschlechtsverteilung. In der Zusammenstellung von Yang und Lin (1972) waren die Altersgruppen um vierzig, nach Wu (1936) sogar unter vierzig am stärksten vertreten. Dies hängt jedoch von der Verteilung der jeweiligen Primärtumoren ab. Untersuchungen über das Altersmuster der Lymphangiosis bei einem definierten Primärtumor gibt es nur für die Mamma, hierbei fanden Green et al. (1977) bei 24 Fällen ein Durchschnittsalter von 56 Jahren; Goldsmith et al. (1967) fanden bei ihren 87 Lymphangiosefällen der Mamma keine Altersabweichung von den übrigen Mammakarzinomen.

Zur Geschlechtsverteilung gibt es für Einzeltumoren keine Angaben. Im gemischten Kollektiv von Yang und Lin (1972) betrug das Verhältnis Männer zu Frauen 113 zu 68, was aber durch das Überwiegen von Bronchus- und Magenkarzinomen zu erklären ist.

Röntgenologie. Typisch sind feine, linienförmige, von den Hili nach peripher sich ausbreitende, unregelmäßige, fibroseähnliche Verdichtungen (Mueller u. Sniffen 1945; Chandler u. Telling 1952; Trapnell 1964; Fraser u. Paré 1970). Sie können neben der Fibrose noch an eine kardiale Stauung denken lassen. Nur selten kommt Lymphangiosis bei normalem Thoraxröntgenbild vor (Janower u. Blennerhassett 1971).

Aufgrund der Obturation der Lymphangien durch Tumorzellen ist gleichzeitig auch fast immer eine Stauung im Lungenparenchym vorhanden (Spencer 1977), so daß das Röntgenbild bei ausgeprägter Lymphangiosis eine Kombination von Tumorbefund und interstitiellem Ödem (Chandler u. Telling 1952) darstellt. Rückbildung bei dehydrierender Therapie ist also möglich und kann nicht unbedingt als „Beweis" gegen das Vorliegen einer Lymphangiosis angesehen werden.

Diagnostik. Die intra vitam Diagnose ohne Biopsie ist nur durch die Kombination „bewiesener fortgeschrittener maligner Tumor, Röntgenbild mit Verlauf und reduzierter Allgemeinzustand" (Yang u. Lin 1972) zu stellen. Das Röntgenbild ist nur bedingt zu verwerten, da fibrosierende Lungenkrankheiten und kardiale Stauungen ähnliche Bilder zeigen können.

Bioptische Untersuchungen beweisen das Krankheitsbild, können aber nur bei sicherer therapeutischer Konsequenz (z.B. Verlaufsbeobachtung bei zytostatischer Therapie und ähnliches, TORRINGTON u. HOOPER 1979) vertreten werden. Neben der offenen Lungenbiopsie und der transthorakalen Nadelbiopsie (GILBERG u. RAKOWSKI 1973) ist die transbronchiale bronchoskopische Biopsie als Methode der Wahl hervorzuheben (JOYNER u. SCHEINHORN 1975; ARANDA et al. 1978; MAULITZ u. SAHN 1979; TORRINGTON u. HOOPER 1979).

Klinisches Bild. Dyspnoe mit und ohne Husten (CHANDLER u. TELLING 1952; EMIRGIL et al. 1964; ALKALAY et al. 1972; GREEN et al. 1977) bei feuchten und trockenen Rasselgeräuschen (KANAGAMI et al. 1966; YANG u. LIN 1972) sind die häufigsten Befunde. Die Dyspnoe kann dem röntgenologisch erkennbaren Befund vorausgehen (KANAGAMI et al. 1966). Zwei Drittel der Patienten von YANG und LIN (1972) zeigten nichtspezifische ST-Veränderungen im EKG. Die klinische Ausprägung eines Cor pulmonale kann gefunden werden (MORGAN 1949). Funktionell sieht man Restriktion (EMIRGIL et al. 1964; ALKALAY et al. 1972; GREEN et al. 1977), zuweilen mit Obstruktion kombiniert (YANG u. LIN 1972). Herabgesetzte Diffusionskapazität wird ebenfalls beschrieben (BATES et al. 1971). Hypoxie mit extrem niedrigen (26 mm Hg, ALKALAY et al. 1972) O_2-Spannungen werden gesehen (PENDERGRASS et al. 1972; GREEN et al. 1977).

Therapie. Meist nicht mehr möglich. Bei auf Zytostatika ansprechenden Tumoren werden Rückbildungen beschrieben: GREEN et al. (1977) sahen bei 5 von 15 Lymphangiosen (bei Mammakarzinomen) Rückbildung im Röntgenbild mit deutlicher Besserung der Dyspnoe bei unterschiedlicher zytostatischer Therapie. Bei den Respondern war das durchschnittliche Überleben (7 Monate) deutlich länger als bei Nonrespondern und Nichtbehandelten (1 Monat). Ganzlungenbestrahlung mit niedrigen Dosen wird ebenfalls empfohlen (GREEN et al. 1977).

Die *Prognose* ist erwartungsgemäß schlecht: Die 35 Patienten von KANAGAMI et al. (1966) starben alle innerhalb von 4 Monaten nach Diagnosestellung. Zwei von 20 Patienten von GOLDSMITH et al. (1967) lebten noch 2 Jahre nach röntgenologischer Diagnostellung.

Im allgemeinen muß damit gerechnet werden, daß $^1/_2$ Jahr nach Diagnosestellung kein Patient mehr am Leben ist.

IV. Endobronchiale Metastasen

Definition. Als endobronchiale Metastasen sollen nur makroskopisch sichtbare Absiedelungen in den Haupt- oder Lappenbronchien (BRAMAN u. WHITCOMB 1975) bezeichnet werden, die sich dort entwickelt haben (BAUMGARTNER u. MARK 1980).

Häufigkeit. Sie sind – wohl weil die Bronchien nicht im „Filterbereich" des Lungenparenchyms liegen – selten. Bei Zugrundelegung einer klaren Definition kann man annehmen, daß es sich hierbei um Metastasierung über die Bronchialarterien handelt. In der Häufigkeit liegt die endobronchiale Metastasierung noch unter der der Muskeln (PICKREN 1976).

Wenn man dann die Berechnung – anders als bei BRAMAN und WHITCOMB (1975) – nicht von der Zahl der gefundenen soliden Tumoren sondern von der Gesamtzahl der gefundenen pulmonalen Metastasen abhängig macht, so läßt sich 3,1% als allgemeine Inzidenzangabe für endobronchiale Metastasierung finden. Endobronchiale Metastasen kommen somit also sicher in einem kleineren Prozentsatz als 5% vor. Mit einiger Zurückhaltung dürfte diese Zahl mit der Metastasierung, die über die Bronchialarterien verläuft, gleichzusetzen sein.

Primärtumor. In einer Zusammenstellung zum Primärsitz des metastasierenden Tumors kommen BAUMGARTNER und MARK (1980) zu der Aussage, daß Niere (MAYTUM u. VINSON 1936; TINNEY u. MCDONALD 1945; case no 33012 1947; CAPLAN 1959; GERLE u. FELSON 1963; case no 13 1972) und Mamma (CITRONI u. DIGUGLIELMO 1956; FITZGERALD 1977; BAUMGARTNER u. MARK 1980) an erster Stelle stehen. In ihrer relativen Inzidenz scheinen die Sarkome weit oben zu liegen (KING u. CASTLEMAN 1943; FITZGERALD 1977).

Trachealabsiedlung ist deutlich seltener (YEH et al. 1965; GARCES et al. 1974) als bronchialer Befall. BAUMGARTNER u. MARK fanden nur 7 veröffentlichte Fälle (DIVERTIE u. SCHMIDT 1954; YEH et al. 1965; GARCES et al. 1974; ZERNER 1975; WEBER u. GRILLO 1978; MACMAHON et al. 1978). WEBB und GAMSU (1977) beschreiben eine endotracheale Melanommetastase.

Der Primärsitz dieser Tumoren war ähnlich dem der endobronchialen (BAUMGARTNER u. MARK 1980).

Histologie. Die Adenokarzinome überwiegen (FLYNN u. KIM 1978). Es kommen aber sämtliche histologischen Muster vor, relativ oft Sarkome (ZENKER 1890; KING u. CASTLEMAN 1943; FITZGERALD 1977).

Röntgenologie. Sehr variabel, nicht abweichend von anderen endobronchialen Tumoren: Von normalem Thoraxröntgenbild bis zur Atelektase (KING et al. 1979, BAUMGARTNER u. MARK 1980).

Diagnostik. Nach der oben angeführten Definition wird die Bronchoskopie fast immer positive Ergebnisse bringen (BAUMGARTNER u. MARK 1980.)

Symptomatik. Wie bei primärem, endobronchialem Malignom (BAUMGARTNER u. MARK 1980). Je nach Okklusion des Bronchus Obstruktionssymptomatik (FITZGERALD 1977).

Hämoptysen sollen in fast jedem zweiten Fall vorkommen (FITZGERALD 1977).

Therapie. Nach den allgemeinen Regeln der Metastasentherapie. In erster Linie Resektion, evtl. auch aus symptomatischen Gründen.

Bei begrenzten, inoperablen Metastasen kann Radiotherapie – bei geeigneten Fällen lokal-endobronchial – Erfolg versprechen (BAUMGARTNER u. MARK 1980). Ansonsten Chemotherapie, je nach Ansprechen des Primärtumors.

Literatur

Abbatucci JS (1972) L'irradiation pulmonaire de principe. Bases théoretiques et expériance acquise. In: Trifand A, Meary R (eds) Osonostique et Traitement des Saromes Ostégeniques. Masson, Paris, pp 28–35

Abbey Smith R (1969) Bronchial carcinoid tumours. Thorax 24:43–50

Abell MR, Littler FR (1975) Benign metastasizing uterine leiomyoma. Cancer 36:2206–2213

Abrams HJ, Spiro R, Goldstein N (1950) Metastases in carcinoma. Analysis of 1000 autopsied cases. Cancer 3:74–85

Adams MJT (1957) "Pulmonary hamartoma" (The cartilaginous type). Thorax 12:268–275

Adamson JS, Senior RM, Merhill T (1969) Alveolar cell carcinoma. Am Rev Respir Dis 100:550–557

Agnos JW, Starkey GWB (1958) Primary leiomyosarcoma and leiomyoma of the lung. N Engl J Med 258:12–17

Akai S, Oite H (1975) Angiosarcoma. Jap J Clin Derm 29:795–801

Albrecht E (1904) Über Hamartome. Verh Dtsch Ges Pathol 7:153–157

Alexander P (1978) Dormant metastases which manifest on immunosuppression and the role of macrophages in tumours. In: Weiss L (ed) Fundamental aspects of metastasis. North-Holland American Elsevier, Amsterdam Oxford New York, pp 227–239

Alkalay I, Fairfax CW, Bullard JC (1972) Lymphangitic carcinomatosis of the lungs with normal appearing chest X-ray films. Chest 62:229–230

Allan CV, Stevens KR (1973) Preoperative irradiation for osteogenic sarcoma. Cancer 31:1364–1366

Altman RL, Miller WE, Carr DT, Payne WS, Woolner LB (1973) Radiographic appearance of bronchial carcinoid. Thorax 28:433–434

Altschuler M, Warner RRP, Kirschner PA (1978) Resection of mediastinal metastasis of malignant bronchial carcinoid 32 years after pneumonectomy. NY State J Med 78:2205–2210

Andral G (1829) Précis d'anatomie pathologique. Chez Gabon 2:444

Andrassy RJ, Feldtman RW, Stanford W (1977) Bronchial carcinoid tumors in children and adolescents. J Pediatr Surg 12:513–517

Andrews JT, Obst D (1965) Spontaneous disappearance of pulmonary metastases in carcinoma of the kidney. Med J Aust 7:241–242

Anlyan WG, Hargrove MD, Ruffin JM, Wallace DK, Weaver WT, Kirshner N (1960) Metastasizing bronchial adenoma. JAMA 174:415–417

Appel M, Bronk TT (1949) Tumorcells in bronchial secretions. Am J Clin Pathol 19:320

Aranda C, Sidhu G, Sasso LA, Adams FV (1978) Transbronchial lung biopsy in the diagnosis of lymphangitic carcinomatosis. Cancer 42:1995–1998

Aray T (Tokio) (1978) Pers Mitt

Arrigoni MG, Woolner LB, Bernatz PE, Miller WE, Fontana RS (1970) Benign tumors of the lung. A ten year surgical experience. J Thorac Cardiovasc Surg 60:589–599

Arrigoni MG, Woolner LB, Bernatz PE (1972) Atypical carcinoid tumors of the lung. J Thorac Cardiovasc Surg 64:413–421

Ashraf MH (1977) Bronchial carcinoid with osteoblastic metastases. Thorax 32:509–511

Aterman K, Patel S (1970) Striated muscle in the lung. Am J Anat 128:341–358

Aufses AH, Aufses BH (1960) Hyperthrophic osteopathy in association with pulmonary metastases from extrathoracic malignancies. Dis Chest 38:399–402

Azzopardi JG, Williams ED (1968) Pathology of 'nonendocrine' tumors associated with cushings syndrome. Cancer 22:274–286

Bacsa A, Kiss J, Szües L (1965) Das primäre Sarkom der Lunge. Ztschr Tuberk 124:342–350

Ball HA (1931) Primary pulmonary sarcoma: review with report of an additional case. Am J Cancer 15:2319–2326

Band PR, Kocandrle (1975) Growth rate of pulmonary metastases in human sarcomas. Cancer 36:471–474

Barinow WW (1979) Klinische Charakteristik von Chorionepitheliommetastasen des Uterus in der Lunge. Sov Med 4:71–73

Barrett RJ, Day JC, O'Rourke PV, Chapman PT, Sadeghi H, Perry RW, Tuttle WM (1963) Primary carcinoma of the lung: Experience with 1312 patients. J Thorac Cardiovasc Surg 46:292–297

Bates DV, Macklem PT, Christie RV (1971) Respiratory function in disease. In: Saunders, Philadelphia, p 403

Bateson EM (1965) Relationship between intrapulmonary and endobronchial cartilage-containing tumours (so-called hamartomata). Thorax 20:447–461

Bateson EM (1973) So-called hamartoma of the lung-A true neoplasm of fibrous connective tissue of the bronchi. Cancer 31:1458–1467

Bauer KH (Hrsg) (1963) Das Krebsproblem. Springer, Berlin Göttingen Heidelberg, S. 16–23

Baumgartner WA, Mark JBD (1980) Metastatic malignancies from distant sites to the tracheobronchial tree. J Thorac Cardiovasc Surg 79:499–503

Bean DM, Haldenby DA (1976) Endobronchial adenomata in children. J Otolaryngol 5:519–522

Beattie EJ (1973) Diskussionsbemerkung. Ann Surg 178:365

Beattie EJ, Martini N, Rosen G (1975) The management of pulmonary metastases in children with osteogenic sarcoma with surgical resection combined with chemotherapy. Cancer 35:618–621

Beattie JW (1955) Lymphangitis carcinomatosa. Br J Tuberc Dis Chest 50:120 – 129

Beaumont F, Jansen HM, Elema JD, ten Kate LP, Sluiter HJ (1981) Simultaneous occurrence of pulmonary interstitial fibrosis and alveolar cell carcinoma in one family. Thorax 36:252–258

Beaver DL, Shapiro JL (1956) A consideration of chronic pulmonary parenchymal inflammation and alveolar cell carcinoma with regard to a possible etiologic relationship. Am J Med 21:879–887

Becker H, Donhöffner A (1974) Lungensarkome. Thoraxchir 22:10–16

Bedrossian CWM, Weilbaecher DG, Bentinck DC, Greenberg D (1975) Ultrastructure of human bronchiolo alveolar cell carcinoma. Cancer 36:1399–1413

Belgrad R, Good CA, Woolner LB (1962) Alveolar-cell carcinoma (terminal bronchiolar carcinoma). Radiology 79:789–798

Bell JW, Knudtson KP (1961) Observations on the natural history of bronchiolo-alveolar carcinoma. Am Rev Respir Dis 83:660–667

Benfield GFA (1979) Primary lymphosarcoma of lung associated with hypertrophic pulmonary osteoarthropathy. Thorax 34:279–280

Bennett DE, Sasser WF (1969) Bronchiolar carcinoma: A valid clinicopathologic entity? Cancer 24:876–887

Bensch KG (1972) What is the function of the bronchial counterpart of the intestinal argentaffine (Kulchitsky) cell? Ann Thorac Surg 14:568

Bensch KG (1976) Pulmonary carcinoid tumors in tissue and organ culture. Cancer 38:2006–2016

Bernatz (1976) Diskussionsbemerkung. Ann Thorac Surg 22:277

Berndt H (1974) Bösartige Geschwülste. In: Schwiegk H (Hrsg) Magen. Springer, Berlin Heidelberg New York (Handbuch der inneren Medizin, Bd III, Teil 2, S 871–1036

Bernheimer H, Ehringer H, Heistracher P, Kraupp O, Lachnit V, Obiditsch-Mayer I. Wenzl M (1960) Biologisch aktives, nicht metastasierendes Bronchuscarcinoid mit Linksschmerzsyndrom. Wien Klin Wochenschr 72:867

Beukel JTI van den, Wagenaar SJ SC, Vanderschueren R (1979) Short reports. Liposarcoma of the trachea. Thorax 34:817–818

Bikfalvi A, Molnár J, Horányi I (1954) Pathologie und Klinik der Hamarto-Chondrome der Lunge. Thorax 2:123–142

Birkhead BM, Scott RM (1973) Spontaneous regression of metastic testicular cancer. Cancer 31:125 – 129

Black H (1950) Fibrosarcoma of bronchus. J Thorac Surg 19:123–134

Blair TC, McElvein RB (1963) Hamartoma of the lung. Dis Chest 44:296–302

Bleisch VR, Kraus FT (1980) Polypoid sarcoma of the pulmonary trunk: Analysis of the literature and report of a case with leptomeric organelles and ultrastructural features of rhabdomyosarcoma. Cancer 46:314–324

Bloom HJG (1973) Hormone-induced and spontaneous regression of metastatic renal cancer. Cancer 32:1066–1071

Boland TW, Winga ER, Kalfayan (1977) Chondrosarcoma. J Thorac Cardiovasc Surg 74:268–272

Bonikos DS, Bensch KG, Jamplis RW (1976) Peripheral pulmonary carcinoid tumors. Cancer 37:1977–1998

Braman SS, Whitcomb ME (1975) Endobronchial metastasis. Arch Intern Med 135:543 – 547

Braren V, Taylor JN, Pace W (1974) Regression of metastatic renal carcinoma following nephrectomy. Urology III:777–778

Brethner L (1976) Zur Diagnostik, Klinik und Therapie der Bronchusadenome. Bericht über 77 eigene Fälle. Z Erkr Atmungsorgane 146:299–310

Breuk K (1966) Growth rate and radiosensitivity of human tumours – I. Growth rate of human tumours. Eur J Cancer 2:157 – 171

Breur K, Cohen P, Schweisguth O, Hart MM (1978) Bestrahlung der Lungen als eine adjuvante Therapie des Osteosarkoms der Beine. Eur J Cancer 14:461–471

Brindley GV (1959) Primary malignant tumors of the lung other than bronchogenic carcinoma. Ann Surg 149:936–948

Briselli M, Mark GJ, Grillo HC (1978) Tracheal carcinoids. Cancer 42:2870–2879

Bronz G, Dubach HU, Geroulanos S, Jadoul D, Urfer K, Wüst W, Senning A (1979) Das Bronchioloalveolarzellkarzinom. Helv Clin Acta 46:141–152

Brooks RE (1968) Pulmonary adenoma of strain a mice. An electron microscopic study. J Natl Cancer Inst 41:719–742

Bross IDJ, Blumenson LE (1976) Metastatic sites that produce generalized cancer: identification and kinetics of generalizing sites. In: Weiss L (ed) Fundamental aspects of metastasis. North-Holland Publishing, Amsterdam Oxford, pp 359–375

Bross IDJ, Viadana E, Pickren J (1975) Do generalized metastases occur directly from the primary? J Chronic Dis 28:149–159

Bulkley GB, Cohen MH, Banks PM, Char DH (1975) Long-term spontaneous regression of malignant melanoma with visceral metastases. Cancer 36:385–494

Burcharth F, Axelsson C (1972) Bronchial adenomas. Thorax 27:442–449

Burcharth F, Axelsson C (1973) Lung carcinoids. Scand J Thorac Cardiovasc Surg 7:72–77

Cain H (1958) Hämatogene Geschwulstzellenausbreitung in der Lunge unter besonderer Berücksichtigung sogenannter regelwidriger Fälle. Z Krebsforsch 62:323–336

Cameron EWJ (1975) Primary sarcoma of the lung. Thorax 30:516–520

Capella C, Hage E, Solcia E, Usellini L (1978) Ultrastructural similarity of endocrine-like cells of the human lung and some related cells of the gut. Cell Tissue Res 186:25–37

Capella C, Gabrielli M, Polak JM, Buffa R, Solcia E, Bordi C (1979) Ultrastructural and histological study of 11 bronchial carcinoids. Virchows Arch [A] 381:313–329

Caplan H (1959) Solitary endobronchial metastasis from carcinoma of the kidney. Br J Surg 46:624–625

Carlson DH, Hanelin J (1978) Leiomyosarcoma of the thorax. J Can Assoc Radiol 29:221–224

Carney JA, Sheps SG, Go VL, Gordon H (1977) The triad of gastric leiomyosarcoma, functioning extraadrenal paraganglioma and pulmonary chondroma. N Engl J Med 296:1517–1518

Carswell J, Kraeft NH (1950) Fibrosarcoma of the bronchus. J Thorac Surg 19:117–122

Carter D, Eggleston JC (1980) Tumors of the lower respiratory tract. Armed Forces Institute of Pathology, Washington, pp 162–188

Carter PK (1979) Carcinoid tumors at MMC – 1955–1978. J Maine Med Assoc 70:402–405

Case No 33912 (1947) N Engl J Med 236:38–40

Case No 13-1972 (1972) N Engl J Med 286:713–719

Castleman B, Kibbee BU (1963) Case records, case 17. N Engl J Med 268:550–557

Casto FJ de, Olsen WR, Littler ER (1972) Gastric leiomyoblastoma in an adolescent. Am J Surg 123:614–616

Cavanaugh JJA, Holman GH (1965) Hyperthrophic osteopathy in childhood. J Pediatr 66:27–40

Caves PK, Jacues J (1971) Primary intrapulmonary neurogenic sarcoma with hypertrophic pulmonary osteoarthropathy and asbestosis. Thorax 26:212–218

Cavin E, Masters JH, Moody J (1958) Hamartoma of the lung. J Thorac Cardiovasc Surg 35:816–820

Chandler GN, Telling M (1952) Lymphangitis carcinomatosa. Br J Med 20:639–641

Chandler JJ, Foster JH (1965) Malignant carcinoid syndrome treated by resection of hepatic metastases. Am J Surg 109:221–222

Churg A, Warnock ML (1976) Pulmonary tumorlet. Cancer 37:1469–1477

Citroni GA, DiGuglielmo L (1956) Neoplasie metastatiche del grossi bronchi con sintomatologia di tumore primitivo; osservazioni broncoscopiche e broncografiche. Minerva Med 2:924–930

Clagett OT, Allen TH, Payne WS, Woolner LB (1964) The surgical treatment of pulmonary neoplasms: A 10-year experience. J Thorac Cardiovasc Surg 48:391–400

Coalson JJ, Mohr JA, Pirtle JK, Dee AL, Rhoades ER (1970) Electron microscopy of neoplasms in the lung with special emphasis on the alveolar cell carcinoma. Am Rev Respir Dis 101:181–197

Cohen RB, Toll GD, Castleman B (1960) Bronchial adenomas in cushing's syndrome: Their relation to thymomas and oat cell carcinomas associated with hyperadrenocorticism. Cancer 13:812–817
Cole WH (1976) Opening adress: Spontaneous regression of cancer and the importance of finding its cause. NCI Monograph 44:5–9
Collins VP (1962) Time of occurrence of pulmonary metastasis from carcinoma of colon and rectum. Cancer 15:387–395
Collins VP, Loffler RK, Tivey H (1956) Observations on growth rates of human tumors. Am J Roentgenol 78:988–1000
Colombano SP, Reese PA (1980) The cascade theory of metastatic spread: Are there generalizing sites? Cancer 46:2312–2314
Conquest HF, Thornton JL, Massie JR, Coxe JW (1965) Primary pulmonary rhabdomyosarcoma. Ann Surg 161:688–692
Cooney T, Sweeney EC, Luke D (1979) Pulmonary carcinoid tumours: a comparative regional study. J Clin Pathol 32:1100–1109
Cooper DKC, Belcher JR (1976) Conservative surgery for bronchial adenomata. Thorax 31:44–48
Council for International Organizations of Medical Sciences (CIOMS) Krankheiten der Atmungsorgane. Heidelberg 1980
Coussement AM, Gooding CA (1973) Cavitating pulmonary metastatic disease in children. Am J Roentgenol 117:833–839
Cowdry EV (1925) Studies on the etiology of Jaagziekte I. II. Origin of the epithelial proliferation and the subsequent changes. J Exp Med 42:323–346
Crastnopol P, Franklin WD (1957) Fibroleiomyoma of the lung. Ann Surg 145:128–132
Creagan ET, Fleming TR, Edmonson JH, Pairolero PC (1979) Pulmonary resection for metastatic nonosteogenic sarcoma. Cancer 44:1908–1912
Cromartie RS, Parker EF, James MD, May E, Metcalf JS, Bartles DM (1980) Carcinoma of the lung: A clinical review. Ann Thorac Surg 30:30–35
Cudkowicz L (1968) The human bronchial circulation in health and disease. Williams and Wilkins, Baltimore, pp 251–269
Cunningham GJ, Nassau E, Walter JB (1958) The frequency of tumour-like formations in bronchiectatic lungs. Thorax 13:64–68
Cureton RJR, Hill IM (1955) Malignant change in bronchiectasis. Thorax 10:131
Dabek JT (1974) Bronchial carcinoid tumour with acromegaly in two patients. J Clin Endocrinol Metab 38:329–333
Dahlgreen S (1966) Neadle biopsy of intrapulmonary hamartoma. Scand J Respir Dis 47:187–194
Daly PA, Chang P, Goodman L, Wiernick PH (1980) Hyperthrophic pulmonary osteoarthropathy and metastases from a malignant fibrous hitiocytoma. Cancer 45:595–598
D'Angio GJ, Iannacone G (1961) Spontaneous pneumothorax as a complication of pulmonary metastases in malignant tumors of chidhood. Am J Roentgenol 86:1092–1102
Davies EW, Katz S, Peabody JW (1955) Surgical implications of solitary tumors of the lung. Am J Surg 74:429–436
Davies JNP (1977) Spread and behavior of cancer and staging. In: Horton J, Hill G (eds) Clinical oncology. Saunders, Philadelphia London Toronto, pp 34–48
Deck FW, Sherman RS (1959) Excavation of metastatic nodules in the lung. Radiology 72:30–34
Deck KB, Silberman H (1979) Leiomyosarcomas of the small intestine. Cancer 44:323–325
Decker HR (1955) Alveolar-cell carcinoma of the lung (Pulmonary adenomatosis). J Thorac Surg 30:230–247
Delarue NC, Anderson W, Sanders D, Starr J (1972) Bronchiolo-alveolar carcinoma. Cancer 29:90–97
Denck H, Schuster F, Szalay S (1973) Die chirurgische Behandlung gutartiger Lungentumoren, Bericht über 108 operierte Fälle. Wien Med Wochenschr 123:770–774
Depierre R, Pointillart J, Verley (Mme) (1957) Pneumothorax spontané secondaire à un carcinome pulmonaire métastatique. J Franc Méd Et Chir Thorac 11:173–175
Diner WC (1962) Hyperthrophic osteoarthropathy: relief of symptoms by vagotomy in a patient with pulmonary metastases from a lymphoepithelioma of the nasopharynx. JAMA 181:555–557
Dines DE, Cortese DA, Brennan MD, Hahn RG, Payne WS (1973) Malignant pulmonary neoplasms predisposing to spontaneous pneumothorax. Mayo Clin Proc 48:541–544
Diveley W, Daniel RA (1951) Primary solitary neurogenic tumors of the lung. J Thorac Surg 21:191–201

Divertie MB, Schmidt HW (1954) Tracheal obstruction from metastatic carcinoma of the colon. Report of case. Mayo Clin Proc 29:403–405
Dodd GD, Boyle JJ (1961) Excavating pulmonary metastases. Am J Roentgenol 85:277–293
Donahue JK, Weichert RF, Ochsner JL (1968) Bronchial adenoma. Ann Surg 167:873–885
Donaldson JC, Stoop DR, Kaminsky DB (1977) Bronchiolar carcinoma in a 20-year-old man. Chest 71:111–113
Donaldson JC, Kaminsky DB, Elliott RC (1978) Bronchiolar carcinoma. Cancer 41:250–258
Donelly B, Johnson PM (1975) Detection of hyperthrophic pulmonary osteoarthropathy by skeletal imaging with 99m Tc-labeled diphosphate. Radiology 114:389–391
Donoghue FE, Andersen HA, McDonald JR (1956) Unusual bronchial tumors. Ann Otol Rhinol 65:820–828
Dowell AR (1974) Primary pulmonary leiomyosarcoma. Ann Thorac Surg 17:384–394
Drewes J, Gremmel H (1959) Neurogene Tumoren der Lungen. Thoraxchir 7:40–51
Drewes J, Willmann KH (1953) Das primäre Lungensarkom. Langenb Arch Klin Chir 274:95–106
Dunn D, Hertel B, Horwood W, Nicoloff DM (1978) Bronchioloalveolar cell carcinoma of the lung: A clinicopathological study. Ann Thorac Surg 26:241–249
Dwek JH, Charytan C, Stachura I, Kaganowicz A (1977) Salt-Wasting bronchorrhea and its mechanisms. Arch Intern Med 137:791–794
Dyson BC, Trentalance AE (1964) Resection of primary pulmonary sarcoma. J Thorac Cardiovas Surg 47:577–589
Echevarria RA, Arean VM, Galindo L (1978) Hepatic tumors of long duration with eventual metastases. Two cases of leiomyosarcomatosis possibly arising from hamartomas of liver. Am J Clin Pathol 69:624–631
Eck H (1957) Das sogenannte Alveolarzellkarzinom („Lungenadenomatose"). Thieme, Leipzig
Eck H, Haupt R, Rothe G (1969) Die gut- und bösartigen Lungengeschwülste. In: Uehlinger E (Hrsg) Handbuch der speziellen pathologischen Anatomie und Histologie, Bd 3/4. Springer, Berlin Heidelberg New York
Eder M, Finsterer H (1973) Das Bronchialcarcinom. Chirurg 44:341–347
Edwards AT (1927) Intrathoracic new growths: an account of seven operable cases. Br J Surg 14:607–628
Ellis RC (1939) Primary sarcoma of the lung with brain metastasis. J Kans Med Soc 40:243–245
Emirgil C, Zsoldos S, Heinemann HO (1964) Effect of metastatic carcinoma to the lung on pulmonary function in man. Am J Med 36:382–394
Engel S (1926) Die Topographie der bronchialen Lymphknoten und ihre präparatorische Darstellung. Beitr Klin Tuberk 64:468–481
Engel S, Dockerty MB (1962) Calcification and ossification in rectal malignant processes. JAMA 179:347–350
Engeset A (1959) The route of peripheral lymph to the blood stream. Aux-ray study of the barrier theory. J Anat 93:96–100
Enzinger FM, Shiraki M (1969) Alveolar Rhabdomyosarcoma. Cancer 24:18–31
Escovitz WE, Reingold IM (1961) Functioning malignant bronchial carcinoid with cushing's syndrome and recurrent sinus arrest. Ann Intern Med 54:1248–1259
Eskenasy A (1967) Primäre Lungensarkome. Histopathologisches Studium an 58 Fällen. Zentralbl Allg Pathol 110:1–11
Eskenasy A (1979) Primary lung sarcomas. Morphol Embryol (Bucur) 25:27–38
Eskenasy A (1979) Bronchiolo-alveolar cell carcinomas. Morphol Embryol (Bucur) 25:139–151
Everson TG, Cole WH (1966) The spontaneous regression of cancer. Saunders, Philadelphia
Fallon G, Schiller M, Kilman JW (1971) Primary rhabdomyosarcoma of the bronchus. Ann Thorac Surg 12:650–655
Farrell JR (1935) Pulmonary metastasis: A pathologic, clinical, roentgenologic study based on 78 cases seen at necropsy. Radiology 24:444–451
Fasske E (1965) Über ein Hamartochondrosarkom der Lunge. Zentralbl Allg Pathol 107:514–519
Fasske E, Löhr J (1981) Pathologie und Klinik operierter bronchopulmonaler Sarkome. Prax Pneumol 35:403–412
Feldman PS, Kyriakos M (1972) Pulmonary resection for metastatic sarcoma. J Thorac Cardiovasc Surg 64:784–799
Ferlito A (1976) Histological classification for larynx and hypopharynx cancer and their clinical implications. Acta Otolaryngol [Suppl] 342:9–88

Feyrter F (1952) Zum Begriff des Helle-Zellen-Systems. Frankf Z Pathol 63:259–266
Feyrter F (1959) Über das Bronchuscarcinoid. Virchows Arch Pathol Anat 332:25–43
Fidler IJ (1976) Patterns of tumor cell arrest and development. In: Weiss L (ed) Fundamental aspects of metastasis. North-Holland Publishing Company, Amsterdam Oxford, pp 275–289
Firooznia H, Seliger G, Genieser NB, Barasch E (1975) Hyperthrophic pulmonary osteoarthropthy in pulmonary metastases. Radiology 115:269–274
Fisher ER, Palekar A, Paulson JD (1978) Comparative histopathologic, histochemical, electron microscopic and tissue culture studies of bronchial carcinoids and oat cell carcinomas of lung. Am J Clin Pathol 69:165–172
Fitzgerald RH (1977) Endobronchial metastases. South Med J 70:440–443
Fitzpatrick HF, Miller RE, Edgar MS, Begg CF (1961) Bronchiolar carcinoma of the lung. J Thorac Cardiovasc Surg 42:310–326
Flaks B, Flaks A (1970) Fine structure of nuclear inclusions in murine pulmonary tumor cells. Cancer Res 30:1437–1443
Fleetham JA, Lynn RB, Munt PW (1977) Tracheal leiomyosarcoma: A unique cause of stridor. Am Rev Respir Dis 116:1109–1112
Fleming WH, Jove DF (1975) Primary leiomyosarcoma of the lung with positive sputum cytology. Acta Cytol (Baltimore) 19:14–20
Flynn KJ, Kim HS (1978) Endobronchial metastasis of uterine leiomyosarcoma. JAMA 240:2080
Font RL, Kaufer G, Winstanley RA (1966) Metastasis of bronchial carcinoid to the eye. Am J Ophthalmol 62:723–727
Fontana RS, Tyce GM, Flock EV, Dockerty MB (1963) Serotonin and the carcinoid syndrome in patients with bronchial tumors. Ann Otol Rhinol Laryngol 72:1024–1034
Foroughi E (1962) Leiomyoma of the trachea. Dis Chest 42:230–232
Fraser RG, Paré JA (1970) Diagnosis of diseases of the chest. Saunders, Philadelphia
Freise G, Gabler A, Liebig S (1978) Bronchial carcinoma and long-term survival. Thorax 33:228–234
Friedman M, Marshall-Jones P, Ross EJ (1966) Cushing's Syndrome: Adrenocortical hyperactivity secondary to neoplasms arising outside the pituitary-adrenal system. QJ Med 35:193–214
Fu YS, McWilliams NB, Stratford TP, Kay S (1974) Bronchial carcinoid with choroidal metastasis in an adolescent. Cancer 33:707–715
Fudge TL, Ochsner JL, Mills NL (1980) Clinical spectrum of pulmonary hamartomas. Ann Thorac Surg 30:36–39
Fukui Y, Ishizaki H (1974) Malignant hemangioendothelioma. Rinsho Derm Tokyo 16:447–451
Furth J (1946) Experiments on spread of neoplastic cells through respiratory passages. Am J Pathol 22:1101–1107
Gabler A (1976) Zur Diagnostik und Prognose des Bronchialkarzinoms. Berliner Ärzteblatt 13:158–166
Gabler A, Liebig S (1978) Importance du cytodiagnostic peropératoire en chirurgie thoracique compte-rendu de 10 années d'expériences de cytologie „rapide". Bronchopneumol 28:62–64
Gale GL, Delarue NC (1967) Leiomyosarcoma of the bronchus. Dis Chest 52:257–260
Gall P, Mühe E, Angermann B (1979) Chirurgische Behandlung von Lungenmetastasen. Dtsch Med Wochenschr 104:835–837
Galluzzi S, Payne PM (1955) Bronchial carcinoma: A statistical study of 741 necropsies with special reference to the distribution of blood-borne metastases. Br J Cancer 9:511–527
Garces M, Tsai E, Marsan RE (1974) Endotracheal metastasis. Chest 65:350–351
Garland LH, Coulson W, Wollin E (1963) The rate of growth an apparent duration of untreated primary bronchial carcinoma. Cancer 16:694–702
Garth L (1979) Cancer metastases. Sci Am 240:66–76
Gebauer CHR (1977) Malignitätsskala der histomorphologischen Geschwulstformen primärer Lungensarkome. Arch Geschwulstforsch 47/3:241–250
Gebauer C (1980a) Hamartochondrom der Lungen und Bronchien. Prax Pneumol 34:641–650
Gebauer C (1980b) Sarkome der Lungen und des Endothorax. Prax Pneumol 34:123–143
Gebauer C, Höhne J (1977) Der seltene Fall eines Hamartochondrosarkoms. Z Erkr Atmungsorgane 147:171–174
Gerle R, Felson B (1963) Metastatic endobronchial hypernephroma. Dis Chest 44:225–233
Gerle RD, Logan WD (1964) Leiomyosarcoma of the lung. Dis Chest 46:89–90
Gerok W, Müller AA (1960) Bronchialcarcinoid mit Serotoninbildung. Med Klin 55:1346–1351

Geroulanos S, Bronz G, Jadoul D, Urfer K, Senning (1979) Hämoptoe. Helv Chir Acta 46:115–121
Gilberg K, Rakowski H (1973) Lymphangitic spread of cancer of the cervix. N Engl J Med 289:921
Gilbert HA, Kagan AR (1976) Metastases: Incidence, detection and evaluation without histological confirmation. In: Weiss L (ed) Fundamental aspects of metastasis. North-Holland Publishing Company, Amsterdam Oxford, pp 385–405
Gillespie JJ, Luger AM, Callaway LA (1979) Peripheral spindled carcinoid tumor: A review of its ultrastructure, differential diagnosis, and biologic behavior. Hum Pathol 10:601–606
Giritsky AS, Etcubanas E, Mark JBD (1978) Pulmonary resection in children with metastatic osteogenic sarcoma. J Thorac Cardiovasc Surg 75:354–362
Giustra PE, Stassa G (1969) The multiple presentations of bronchial adenomas. Radiology 93:1013–1019
Glazer G, Webb WR (1979) Laryngeal papillomatosis with pulmonary spread in a 69-year-old man. Am J Roentgenol 132:820–822
Glennie JS, Harvey P, Jewsbury P (1959) Two cases of leiomyosarcoma of the lung. Thorax 14:327–332
Gluck MC, Moser KM (1968) Hamartoma of the lung presenting as a mediastinal mass. Am Rev Respir Dis 98:281–286
Gmelich JT, Bensch KG, Liebow AA (1967) Cells of Kultschitzky type in bronchioles and their relation to the origin of peripheral carcinoid tumor. Lab Invest 17:88–98
Godwin JD (1975) Carcinoid tumors. Cancer 36:560–569
Goldman NC, Hood CI, Singleton GT (1969) Carcinoid of the larynx. Arch Otolaryngol 90:64–67
Goldsmith HS, Bailey HD, Callahan EL, Beattie EJ (1967) Pulmonary lymphangitic metastases from brast carcinoma. Arch Surg 94:483–488
Goldstraw P, Lamb D, McCormack RJM, Walbaum PR (1976) The malignancy of bronchial adenoma. J Thorac Cardiovasc Surg 72:309–314
Gonick P, Jackiw NM (1964) Regression of pulmonary metastases from renal adenocarcinoma. J Urol (Paris) 92:270–274
Goodner JT, Berg JW, Watson WL (1961) The nonbenign nature of bronchial carcinoids and cylindromas. Cancer 14:539–546
Green N, Kern W, Levis R, Schleiter W, Bonorris J, Berne CJ (1977) Lymphangitic carcinomatosis of the lung: Pathologic, diagnostic and therapeutic considerations. Int J Radiat Oncol Biol Phys 2:149–153
Greenberg SD, Smith MN, Spjut HJ (1975) Bronchiolo-alveolar carcinoma – Cell of origin. Am J Clin Pathol 63:153–167
Greer AE, Winn GL (1957) Leiomyoma of trachea. J Thorac Surg 33:237–241
Greschuchna D (1978) Gutartige Tumoren der Lunge und der Pleura. Thoraxchir 26:367–372
Grouls V, Helpap B (1976) Das Rhabdomyosarkom der Lungen. Thoraxchir 24:94–97
Grundmann E (1979) Neue Erkenntnisse über die Entstehung von Metastasen. V. Praktikerkongreß, Düsseldorf
Gubler G (1957) Primäres polypöses Spindelzellsarkom der Bronchialschleimhaut bei einem 9jährigen Mädchen. Thor Chir 5:320–331
Guccion JG, Rosen SH (1972) Bronchopulmonary leiomyosarcoma and fibrosarcoma. Cancer 30:836–847
Gudbjerg CE (1961) Pulmonary hamartoma. Am J Roentgenol 86:842–849
Gulotta U, Fuchs HD, Mallinckrodt VG (1977) Zur Differentialdiagnose des Bronchiolo-Alveolarzell-Karzinoms im Frühstadium. Fortschr Rontgenstr 126:102–108
Gupta TK das, Brasfield RD (1964) Metastatic melanoma. A clinicopathological study. Cancer 17:1323–1339
Hackl H (1971) Beobachtungen an 16 Hamartomen der Lunge. Prax Pneumol 25:397–411
Hackl H (1973) Beobachtungen über eine Typenverschiebung des Lungenkrebses im letzten Jahrzehnt. Med Welt 24:568–572
Hackl H (1974) Über Morphologie, Häufigkeiten und Prognosen der gutartigen Lungentumoren. Prax Pneumol 28:1–23
Haenselt V (1972) Zur morphologischen Diagnostik des transthorakalen Herdpunktats. Zbl Allg Path Pathol Anat 115:119–130
Haenselt V, Dürschmied H, Weidig W (1976) Diagnose und Differentialdiagnose des solitären Lungenrundherdes. Adv Tuberc Res 19:127–168

Harazim H, Kaik G, Kaik B (1972) Beitrag zur Klinik und Diagnostik der Bronchusadenome, Bericht über 23 Fälle. Pneumonologie 148:45–59
Harazim H, Kaik G, Kaik B (1973) Beitrag zur Klinik, Diagnostik und Therapie des Alveolarzellcarcinoms. Pneumol 148:281–296
Harold JT (1952) Lymphangitic carcinomatosa of the lungs. QJ Med 83:353–364
Harper RS, Scully RE (1961) Intravenous leiomyomatosis of the uterus. J Obstet Gynecol 18:519–529
Hasche E (1965) Zur Klinik der Hamarto-Chondrome der Lunge. Thor Chir 3:507–512
Hasche E, Haenselt V (1960) Die Hamartome der Lunge. Zschr Tuberk 116:1–22
Hassani SN, Nuba R, Bard RL (1979) Fibroleiomyomatous hamartoma of the lung. Respiration 37:238–240
Haupt R, Glöckner C, Künstler M (1967) Über Hamartome der Lunge. Thor Chir 15:125–132
Hauser TE, Steer A (1951) Lymphangitic carcinomatosis of the lungs: Six case reports and a review of the literature. Ann Intern Med 34:881–898
Hausman DH, Weimann RB (1967) Pulmonary tumorlet with hilar lymph node metastasis. Cancer 20:1515–1519
Havard CWH, Hanbury WJ (1960) Leiomyosarcoma of the lung. Lancet 2:902–904
Hawkins JA, Hansen JE, Howbert J (1963) A clinical study of bronchiolar carcinoma. Am Rev Respir Dis 88:1–5
Hayward RH, Carabasi RJ (1967) Malignant hamartoma of the lung: Fact or fiction? J Thorac Cardiovasc Surg 53:457–466
Hee Lee S, Rengachary SS, Paramesh J (1981) Primary pulmonary rhabdomyosarcoma: A case report and review of the literature. Hum Pathol 12:92–96
Heimburger IL, Kilman JW, Battersby JS (1966) Peripheral bronchial adenomas. J Thorac Cardiovasc Surg 52:542–549
Hensel J, Riedel H (1978) Ein Bronchialadenom mit außergewöhnlichem Wachstumsverhalten – kasuistischer Beitrag. Z Erkr Atmungsorgane 150:190–194
Hepper NG, Payne WS, Sheps SG, Hyatt RE (1977) Unilateral hypoperfusion of the lung and carcinoid syndrome due to bronchial carcinoid tumor. Am Rev Respir Dis 115:351–357
Hering N, Templeton JY, Haupt GJ, Theodos PA (1962) Primary sarcoma of the lung. Dis Chest 42:315–321
Heuck F, Roloff FW (1979) Die kleinfleckigen Formen primärer und sekundärer Lungengeschwülste. Radiologie 19:475–482
Hewlett TH, Gomez AC, Aronstam EM, Steer A (1964) Bronchiolar carcinoma of the lung. J Thorac Cardiovasc Surg 48:614–624
Higgins GA, Shields TW, Keehn RJ (1975) The solitary pulmonary nodule. Ton year follow-up of veterans administrationarmed forces cooperative study. Arch Surg 110:570–575
Hilaris BS, Martini N, Batata MA, Beattie EJ (1975) Metastatic intrapulmonary lesions. In: Hilaris BS (ed) Handbook of interstitial brachytherapy. Publishing Sciences Group, Acton Mass, pp 199–212
Hochberg LA, Crastnopol P (1956) Primary sarcoma of the bronchus and lung. Arch Surg 73:74–98
Hodges FV (1958) Hamartoma of the lung. Dis Chest 33:43–51
Hoffmann TH, Ransdell HT (1980) Comparison of lobectomy and wedge resection for carcinoma of the lung. J Thorac Cardiovasc Surg 79:211–217
Holinger PH, Slaughter DP, Novak FJ (1950) Unusual tumors obstructing the lower respiratory tract of infants and children. Trans Am Acad Opthalmol Otolaryngol 54:223–234
Holinger PH, Johnston KC, Gossweiler N, Hirsch EC (1960) Primary fibrosarcoma of the bronchus. Dis Chest 37:137–143
Holmes EC, Ramming KP, Eilber FR, Morton DL (1977) The surgical management of pulmonary metastases. Semin Oncol 4:65–69
Homma H, Kira S, Takahashi Y, Imai H (1975) A case of alveolar cell carcinoma accompanied by fluid and electrolyte depletion through production of voluminous amounts of lung liquid. Am Rev Respir Dis 111:857–862
Honeybourne D (1980) Lung metastases from a primary hepatocellular carcinoma. Thorax 35:316–317
Hood RH, Campbell DC, Dooley BN. Dooling JA (1965) Bronchogenic carcinoma in young people. Dis Chest 48:469–470
Horányi J, Molnár J (1961) Extrapulmonales Bronchiom. Beitr Klin Tuberk 123:312–316

Hori Y, Ishibashi Y, Niimura M, Ikeda S (1971) Malignant hemangioendothelioma. Jap J Clin Derm 25:331–339
Horikawa T, Matsubara F (1972) A carcinoid tumor of the epiglottis. Otolaryngology Jpn 40:437–440
Horn RC, Enterline HT (1958) Rhabdomyosarcoma: A clinicopathological study and classification of 39 cases. Cancer 11:181–199
Horstmann JP, Pietra GG, Harman JA, Cole NG, Grinspan S (1977) Spontaneous regression of pulmonary leiomyomas during pregnancy. Cancer 39:314–321
Howard CP, Telander RL, Hoffman AD, Burgert EO (1978) Hyperthrophic osteoarthropathy in association with pulmonary metastasis from osteogenic sarcoma. Mayo Clin Proc 53:538–541
Hsu JT, Barrett CR (1979) Unilateral hyperlucent lung. Patent ductus arterosus coexisting with bronchial carcinoid. Chest 76:325–327
Huang MN, Edgerton F, Takita H, Douglas HO, Karakousis C (1978) Lung resection for metastatic sarcoma. Am J Surg 135:804–806
Hueck O, Matzander U (1957) Bericht über ein primäres Leiomyosarkom der Lunge. Thor Chir 5:494–498
Hull MT, Gonzalez-Crussi F, Grosfeld JL (1979) Multiple pulmonary fibroleiomyomatous hamartomata in childhood. J Pediatr Surg 14:428–431
Imura H, Matsukura S, Yamamoto H, Hirata Y, Nakai Y, Endo J, Tanaka A, Nakamura M (1975) Studies on ectopic ACTH-producing tumors. Cancer 35:1430–1437
Incze JS, Lui PS (1977) Morphology of the epithelial component of human lung hamartomas. Hum Pathol 8:411–419
Inberg MV, Sutinen S, Tala E (1969) Leiomyoma of the lung and intercostal space. Scand J Thorac Cardiovasc Surg 3:52–58
Inberg MV, Klossner J, Linna MI, Tala E, Viikari SJ, Vänttinen E (1972) Facilities for surgery and survival prospects in lung carcinoma. Scand J Thorac Cardiovasc Surg 6:297–303
Irlich G, Minami K, Schulte HD (1981) Intrathorakale Karzinoide. Prax Pneumol 35:944–947
Isawa T, Okubo K, Konno K, Oshibe M, Kidokoro S, Ouchi A (1973) Cushing's syndrome caused by recurrent malignant bronchial carcinoid. Am Rev Respir Dis 108:1200–1204
Iverson L (1954) Bronchopulmonary sarcoma. J Thorac Surg 27:130–148
Jackson RC, McDonald Jr, Clagett OT (1956) Massive cystic pulmonary hamartoma. J Thorac Surg 31:504–510
James EC, Schuchmann GF, Hall RV, Patterson JR, Gillespie JT, Gomez AC (1976) Preferred surgical treatment for alveolar cell carcinoma. Ann Thorac Surg 22:157–162
Janower ML, Blennerhassett JB (1971) Lymphangitic spread of metastatic cancer to the lung. Radiology 101:267–273
Jarcho S (1936) Diffusely infiltrative carcinoma. Arch Pathol 22:674–696
Jayet A, Schmidt CF, Givel JC, Saegesser F (1978) Léiomyomes et leiomyosarcomes pulmonaires. Ann Chir Thorac Cardio Vasc 17:491–501
Jensen KG, Schiødt T (1958) Growth conditions of hamartoma of the lung. Thorax 13:233–237
Jensik RJ, Faber LP, Brown CM, Kittle F (1974) Bronchoplastic and conservative resectional procedures for bronchial adenoma. J Thorac Cardiovasc Surg 68:556–565
Jernstrom P, Gowdy RA (1975) Leiomyosarcoma of the long saphenous vein. Am J Clin Pathol 63:25–31
Johns EP, Sharpe WC (1935) Primary pulmonary sarcoma. Am J Cancer 23:45–51
Joishy SK, Cooper RA, Rowley PT (1977) Alveolar cell carcinoma in dentical twins. Ann Intern Med 87:447–450
Jones AW (1970) Alveolar cell carcinoma occurring in idiopathic interstitial pulmonary fibrosis. Br J Dis Chest 64:78–84
Jones JC, Kern WH, Chapman ND, Meyer BW, Lindesmith GG (1967) Long-term survival after surgical resection for bronchogenic carcinoma. J Thorac Cardiovasc Surg 54:383–393
Jones JE, Shane SR, Gilbert E, Flink EB (1969) Cushing's syndrome induced by the ectopic production of ACTH by a bronchial carcinoid. J Clin Endocrinol Metab 29:1–5
Joseph WL, Morton DL, Adkins PC (1971) Prognostic significance of tumor doubling timte in evaluating operability in pulmonary metastatic disease. J Thorac Cardiovasc Surg 61:23–32
Joyner LR, Scheinhorn DJ (1975) Transbronchial forcepslung biopsy through the fiberoptic bronchoscope: Diagnosis of diffuse pulmonary disease. Chest 67:532–535
Jünemann A, Stauch S, Steinmeyer C, Becker HJ, Purschke R (1973a) Änderungen des Lymphflusses

durch endoösophageale Blockade des Ductus thoracicus mit einer Ballonsonde. Lymphographische Untersuchungen an Hunden. Fortschr Rontgenstr 119:399–410

Jünemann A, Stauch G, Kurten-Rothes, Purschke R (1973b) Lymphografische Darstellung mediastinaler Lymphknoten beim Menschen durch endoösophageale Blockade des Ductus thoracicus. Fortschr Rontgenstr 119:410–417

Kähler HJ (1957) Das Karzinoid. In: Hegglin R, Leuthardt F, Schoen R, Schwiegk H, Studer A, Zollinger HU (Hrsg) Experimentelle Medizin, Pathologie und Klinik, Bd 19. Springer, Berlin Heidelberg New York, S 1–281

Kagan AR, Rao AR, Nussbaum H, Gilbert HA, Chan PYM (1929) Radiation therapy of pulmonary metastasis. In: Weiss L, Gilbert AH (eds) Pulmonary metastasis. Nijhoff, The Hague Boston London, pp 309–326

Kaiser D, Lesch R, Vlachou V (1981) Hamartome der Lunge. Prax Pneumol 35:955–959

Kalifa LG, Schimmel DH, Gamsu G (1976) Multiple chronic benign pulmonary nodules. Radiology 121:275–279

Kanagami H, Katsura T, Niitani H, Suzuki A, Sano R (1966) Pulmonary metastasis of stomach cancer. Jap J Chest Dis 25:485–491

Kane RD, Hawkins HK, Miller JA, Noce PS (1975) Microscopic pulmonary tumor emboli associated with dyspnea. Cancer 36:1473–1482

Kapanci Y, Weibel ER, Kaplan HP, Robinson FR (1969) Pathogenesis and reversibility of the pulmonary lesions of oxygen toxicity in monkeys. II. Ultrastructural and morphometric studies. Lab Invest 20:101–118

Karasik A, Modan M, Jacob CO, Lieberman Y (1980) Increased risk of lung cancer in patients with chondromatous hamartoma. J Thorac Cardiovasc Surg 80:217–220

Kaufman J (1969) Endobronchial chondroma. Am Rev Respir Dis 100:711–716

Kay S (1958) Histologic and histogenetic observations on the peripheral adenoma of the lung. Arch Pathol 65:395–402

Kellner B (1971) Die Ausbreitung des Krebses. Urban & Schwarzenberg, München Berlin Wien

Kennedy A (1979) The diagnosis of pulmonary carcinoid tumours. Br J Dis Chest 73:71–80

Ketcham AS, Wexler H, Chretien PB (1973) The metastatic potential of experimental pulmonary metastases. J Surg Res 15:45–52

Khan F, Scuff N (1973) Pneumothorax: A rare presenting manifestation of lung cancer. Am Rev Respir Dis 108:1397–1400

Kilman JW, Clatworthy HW, Newton WA, Grosfield JL (1973) Reasonable surgery for rhabdomyosarcoma. Ann Surg 178:346–351

Kim U (1978) Pathogenesis of lung metastases. In: Weiss L, Gilbert HA (eds) Pulmonary metastasis. Nijhoff, The Hague Boston London, pp 76–90

King DS, Castleman B (1943) Bronchial involvement in metastatic pulmonary malignancy. J Thorac Surg 12:305–315

King LS (1954) Atypical proliferation of bronchiolar epithelium. Arch Pathol 58:59

King TE, Neff TA, Ziporin P (1979) Endobronchial metastasis from the uterine cervix. Presentation as primary lung abscess. JAMA 242:1651–1652

Kirschner H (1962/63) Hamartoblastom der Lunge. Thoraxchirurgie 10:107–112

Kirschner H, Kny W (1957) Beitrag zur Kenntnis der Pathologie und Klinik der Hamartochondrome der Lunge. Thor Chir 5:111–118

Kirschner PA (1963) Diskussionsbemerkung. J Thorac Cardiovasc Surg 46:291

Kirschner PA (1976) Diskussionsbemerkung. In: Okike N, Bernatz PE, Woolner LB (eds) Carcinoid tumors of the lung. Ann Thorac Surg 22:270–276

Kitamura K, Tamura N (1979) Malignant Angioendothelioma of the skin – A report of three cases showing lung metastasis and pneumothorax. Keio J Med 27:123–134

Klein F, Zeidler D, Henrichs KJ (1979) Primäres Spindelzellsarkom der Pulmonalarterie. Onkol 2:209–211

Knake JE, Gross MD (1979) Extraadrenal paraganglioma; Pulmonary chondroma and gastric leiomyoblastoma: Triad in young females. Am J Roentgenol 132:448–451

Koikkalainen K, Keskitalo E, Luosto R, Taskinen E (1974) Carcinoid tumours and cylindromas of the tracheobronchial tree. Ann Chir Gynaec Fenn 63:332–341

Koutras P, Urschel HC, Paulson DL (1971) Hamartoma of the lung. J Thorac Cardiovasc Surg 61:768–776

Krawisz BR, Ludwig J (1980) Multiple bronchial carcinoid tumors. Am J Surg Pathol 4:309–311
Kubik S (1969) Klinische Anatomie, Bd III, Thorax, Thieme, Stuttgart
Kudász J, Besznyák I, Simon K (1976) Mediastinales Chondrosarkom. Thoraxchir 24:139–142
Kühn H (1967) Über die primären Lungensarkome. Zentralbl Allg Pathol 110:222–233
Kulvin WM, Sawchak WG (1960) Tumor of orbit, metastatic from malignant bronchial adenoma. Am J Ophthalmol 49:833–838
Kyriakos M, Webber B (1974) Cancer of the lung in young men. J Thorac Cardiovasc Surg 67:634–648
Lajos TZ, Meckstroth CV (1967) Pedunculated leiomyoma of the lung. Chest 52:114–116
Langhans P, Clemens M, Schlake W, von Bassewitz DB (1979) Karzinoid und Karzinoidsyndrom. Med Klin 74:1721–1728
Laucius JF, Brodovsky HF, Howe CD (1972) Spontaneous pneumothorax and pneumomediastinum as complications of sarcoma. J Thorac Cardiovasc Surg 64:467–470
Laustela E (1964) Myomatosis of the lung. Acta Chir Scand 127:311–313
Lawson RM, Ramanathan L, Hurley G, Hinson KW, Lennox SC (1976) Bronchial adenoma: review of an 18-year experience at the Brompton Hospital. Thorax 31:245–253
Lee IN (1956) Pulmonary metastases. Dis Chest 30:85–95
Lefebvre R, Nawar T, Fortin R, Genest J (1971) Leiomyoma of the uterus with bilateral pulmonary metastases. Can Med Assoc J 105:501–503
Lemon WF, Good CA (1950) Hamartoma of lung; improbability of preoperative diagnosis. Radiology 55:692–699
Levasseur P, Rey A, Prudent J, Rojas-Miranda A, Merlier M, Le Brigand H (1979) Le traitement des tumeurs carcinoides des bronches. Ann Chir 33:530–532
Levine RJ, Metz SA (1974) A classification of ectopic hormone-producing tumors. Ann NY Acad Sci 230:533–546
Lichtenauer F, Specht G, Schmitt C (1969) Ist die Operation gutartiger Lungentumoren gerechtfertigt? Thoraxchir 17:213–221
Liebig S, Gabler A (1981) Problematik und Wert der Stadieneinteilung für die Behandlung intrathorakaler Tumoren. Prax Pneumol 35:843–850
Liebig S, Gabler A, Reichardt J, Warlies F (1981) Auswirkung der präoperativen „Tumorverschleppungszeit“ auf das Langzeitüberleben beim Bronchialkarzinom. Prax Pneumol 34:922–925
Liebow AA (1952) Tumors of the lower respiratory tract. In: Atlas of tumor pathology, Sect V, Fasc 17. Armed Forces Institute of Tumor Pathology, Washington
Liebow AA (1960) Bronchiolo-alveolar carcinoma. Adv Intern Med 10:329–358
Lillington GA (1974) The solitary pulmonary nodule – 1974. Am Rev Respir Dis 110:699–707
Lima R de (1980) Bronchial adenoma. Chest 77:81–84
Lodmell EA, Capps SC (1949) Spontaneous pneumothorax associated with metastatic sarcoma, report of three cases. Radiology 52:88–93
Löhlein DW, Dragojevic D, Oelert H (1976) Beobachtungen bei zwei Fibrosarkomen der Lunge. Thor Chir 24:147–153
Logan WD, Sehdeva J, Hatcherj CR, Abbot OA (1970) Tracheobronchial adenomas. Am Surg 36:359–364
Lokich J, D'Orsi C, Smith E, Gero M (1981) Tumor growth and regression rates relative to tumor size. Cancer 47:1415–1420
Lopez-Vidriero MT, Das I, Reid L (1979) Bronchorrhoeaseparation of mucus and serum components in sol and gel phases. Thorax 34:512–517
Lorbek W (1954) Zur Frage der Fibrosarcome der Lunge. Thoraxchir 2:142–146
Lote K, Dahl O, Vigander T (1981) Pneumothorax during combination chemotherapy. Cancer 47:1743–1745
Lozowski W, Hajdu SI, Melamed MR (1979) Cytomorphology of carcinoid tumors. Acta Cytol 23:360–365
Ludington LG, Verska JJ, Howard T, Kypridakis G, Brewer LA (1972) Bronchiolar carcinoma (Alveolar cell), another great imitator; A review of 41 cases. Chest 61:622–628
Ludwig G, Jentzsch R, Nuri M (1977) Spontanregression von Lungenmetastasen beim Hypernephrom. Med Klin 72:2118–2121
Ludwig J (1962) Über Kurzschlußwege der Lymphbahnen und ihre Beziehungen zur lymphogenen Krebsmetastasierung. Path Microbiol 25:329–334

Lundy J, Lovett EJ, Hamilton S, Conran P (1978) Halothane, surgery, immunosuppression and artificial pulmonary metastases. Cancer 41:827–830

Luomanen RKJ, Watson WL (1968) Autopsy findings. In: Watson WL (ed) Lung cancer. Mosby, St. Louis, pp 504–510

Lutwyche VU (1976) Another presentation of fibrosing alveolitis and alveolar cell carcinoma. Chest 70:292–293

Lynn RB, MacFadyen DJ (1958) Solitary primary leiomyoma of the lung. Can J Surg 2:93–96

MacMahon H, O'Connell DJ, Cimochowski GE (1978) Endotracheal metastasis. Am J Radiol 131:713–714

Maier HC (1963) Diskussionsbemerkung. J Thorac Cardiovasc Surg 46:290

Maier HC, Fischer WW (1947) Adenomas arising from small bronchi not visible bronchoscopically. J Thorac Surg 16:392–398

Malassez L (1876) Examen histologique d'un cas de cancer encéphaloide du poumon (epithelioma). Arch Phys Norm Pathol 3:353–372

Mallory TB (1936) Case records. Case 22441. N Engl J Med 215:837–839

Malmgren RA (1967) Studies of circulating cancer cells in cancer patients. In: Denoix P (ed) Mechanisms of invasion in cancer, UICC-Monograph Series No 6. Springer, Berlin Heidelberg New York, 108–117

Marcq M, Galy P (1973) Bronchioloalveolar carcinoma. Am Rev Respir Dis 107:621–629

Margolis LW, Phillips TL (1969) Whole lung irradiation for metastatic tumor. Radiology 93:1173–1179

Markel SF, Abell MR, Haight C, French AJ (1964) Neoplasms of bronchus commonly designated as adenomas. Cancer 17:590–608

Markewitz M, Taylor DA, Veenema RJ (1967) Spontaneous regression of pulmonary metastases following palliative nephrectomy. Cancer 20:1147–1154

Marks C, Marks M (1977) Bronchial adenoma. Chest 71:376–379

Martin RG (1970) Management of carcinoid tumors. Cancer 26:547–551

Martini N, Hajdu SI, Beattie EJ (1971) Primary sarcoma of the lung. J Thorac Cardiovasc Surg 61:33–38

Mason AMS, Ratcliffe JG, Buckle RM, Mason AS (1972) ACTH secretion by bronchial carcinoid tumours. Clin Endocrinol 1:3–25

Mason MK, Azeem PS (1965) Primary leiomyosarcomata of the lung. Thorax 20:13–17

Matteis A de, Angeletti CA (1964) Primary fibrosarcoma of the lung. Path Microbiol 27:129–134

Matthews MJ, Kanhouwa S, Pickren J, Robinette D (1973) Frequency of residual and metastatic tumor in patients undergoing curative surgical resection for lung. Cancer Chemother Rep 4:63–67

Maulitz RM, Sahn SA (1979) Pulmonary lymphangitic carcinomatosis from the cervix. Arch Intern Med 139:708–709

Maytum CK, Vinson PP (1936) Pulmonary metastasis from hypernephroma with ulceration into bronchus simulating primary bronchial carcinoma. Arch Otolaryngol 23:101–104

McConaghie RJ (1962) The malignant carcinoid syndrome associated with a metastasizing bronchial adenoma. J Thorac Cardiovasc Surg 43:303–313

McCormack PM, Martini M (1979) The changing role of surgery for pulmonary metastases. Ann Thorac Surg 28:139–145

McDonald JR, Harrington SW, Clagett OT (1945) Hamartoma (often called chondroma) of the lung. J Thorac Cardiovasc Surg 14:128–143

McGuinnis EJ, Lull RJ (1976) Bronchial adenoma causing unilateral absence of pulmonary perfusion. Radiology 120:367–368

McNamara JJ, Kingsley WB, Paulson DL, Arndt JH, Salinas-Izaquirre SF, Urschel HC (1969) Alveolar cell (bronchiolar) carcinoma of the lung. J Thorac Cardiovasc Surg 57:648–656

Meffert WG, Lindskog G (1970) Bronchial adenoma. J Thorac Cardiovasc Surg 59:588–602

Meister HP, Wünsch PH, Konrad EA, Kirchner T (1980) Tumoren und tumorförmige Veränderungen des Weichgewebes. Pathologe 2:19–30

Merlier M, Le Brigand H, Wapler C, Rojas Miranda A, Levasseur P, Kulski M, Terrazas G (1974) A propos du traitement chirurgical de 106 métastases pulmonaires. Chirurgie 100:854–864

Mészáros G, Simárszky J (1960) Primäres Leiomyosarkom der Lunge. Zschr Tuberk 115:83–89

Meyer KK (1958) Direct lymphatic connections from the cower lotes of the lung to the abdomen. J Thorac Cardiovasc Surg 35:726–733

Mierau GW, Favara BE (1980) Rhabdomyosarcoma in children. Cancer 46:2035–2040
Miller MA, Mark GJ, Kanarek D (1978) Multiple peripheral pulmonary carcinoids and tumorlets of carcinoid type, with restrictive and obstructive lung disease. Am J Med 65:373–378
Miller RW (1969) Fifty forms of childhood cancer: United States mortality experience 1960–1966. J Pediatr 75:685–692
Miller WT, Husted J, Freiman D, Atkinson B, Pietra GG (1978) Bronchioloalveolar carcinoma: Two clinical entities with one pathologic diagnosis. Am J Roentgenol 130:905–912
Minasian H (1977) Uncommon pulmonary hamartomas. Thorax 32:360–364
Minor GR (1950) A clinical and radiologic study of metastatic pulmonary neoplasms. J Thorac Cardiovasc Surg 20:34–42
Mintz U, Keinan Z, Wainrach B (1976) Prophylactic irradiation of the lung in ewing's sarcoma. Chest 70:393–395
Mohr SJ, Whitesel AJ (1979) Spontaneous regression of renal cell carcinoma metastases after preoperative embolization of primary tumor and subsequent nephrectomy. Urology XIV:5–8
Moore GE, Bross JDJ, Ausman R, Nadler S, Jones R, Slack NH, Ricum AA (1968) Effects of 5-fluorouracil (NSC-19893) in 389 patients with cancer: Eastern clinical drug evaluation program. Cancer Chemother Rep 52:641–653
Morawetz F (1967) Alveolarzellkarzinom. In: Engel ST, Heilmeyer L, Hein J, Uehlinger E (Hrsg) Ergebnisse der gesamten Lungen- und Tuberkuloseforschung, Bd 15. Thieme, Stuttgart, S 99–132
Morgan AD (1949) The pathology of subacute cor pulmonale in diffuse carcinomatosis of the lungs. J Path Bact 61:75–84
Moriwaka M, Hayashi T, Kureya Y, Ichiba M (1974) Primary pulmonary leiomyosarcoma. Jpn J Thorac Surg 27:201–205
Morton DL, Joseph WL, Ketcham AS (1973) Surgical resection and adjunctive immunotherapy for selected patients with multiple pulmonary metastases. Ann Surg 178:360–366
Mountain CF (1976) The basis for surgical resection of pulmonary metastases. Int J Radiat Oncol Biol Phys 1:749–753
Mountain CF, Khalil KG, Hermes KE, Frazier OH (1978) The contribution of surgery to the management of carcinomatous pulmonary metastases. Cancer 41:833–840
Müller KM (1983) Lungentumoren. In: Doerr W, Seifert G (Hrsg) Pathologie der Lunge, Bd 16/I/II. Springer, Berlin Heidelberg New York
Müller KM, Müller G (1981) Epithelvarianten in Lungenhamartomen. Verh Dtsch Ges Pathol 65:423
Muller M, Ryncki PV, Saegesser F, Gardiol D (1974) Hamartomes pulmonaires multiples bilatéraux. Schweiz Med Wochenschr 104:511–514
Mueller P, Sniffen RC (1945) Roentgenologic appearance and pathology of intrapulmonary lymphatic spread of metastatic cancer. Am J Roentgenol 53:109–123
Munnell ER, Lawson RC, Keller DF (1966) Solitary bronchiolar (alveolar cell) carcinoma of the lung. J Thorac Cardiovasc Surg 52:261–270
Naef AP (1957) Le traitement chirurgical des métastases pulmonaires islées. Oncologia 10:76–79
Naib ZM, Attar S (1962) Exfoliative cytologic and clinical study of a case of endobronchial hamartoma of the lung. Dis Chest 41:468–470
Nash G, Langlinais PC, Greenwald KA (1972) Alveolar cell carcinoma: Does it exist? Cancer 29:322–326
Nemêc J, Zamrazil V, Pohunková D, Röhling S, Holík F, Zeman V (1979) Röntgenologische Charakteristik von Lungenmetastasen des Schilddrüsenkarzinoms mit Bezug auf sein biologisches Verhalten. Fortschr Roentgenstr 131:261–264
Neuheuser E (1971) Osteogenic sarcoma with pneomothorax. Postgrad Med 50:73–74
Neumann R (1938) Leiomyosarkome der Lunge. Frankf Z Pathol 52:576–589
Newton KA (1973) Prophylactic irradiation of the lung in bone sarcoma. In: Price CHG, Ross FGM (eds) Bone. Certain aspects of neoplasia. Butterworths, London
Newton KA, Barrett A (1978) Prophylactic lung irradiation in the treatment of osteogenic sarcoma. Clin Radiol 29:493–496
Newton KA, Spittle MF (1969) An analysis of 40 cases treated by total thoracic irradiation. Clin Radiol 20:19–22
Niknia SM, McAnaw MP, Cowan GAB (1981) Regression of pulmonary metastases from squamous cell carcinoma of the soft palate. Cancer 47:2920–2922
Noehren TH (1955) Sarcoma of the lung. Am J Surg 89:547–549

Noehren TH, McKee FW (1954) Sarcoma of the lung. Dis Chest 25:663–678
Nofsinger CD, Vinson PP (1942) Intrabronchial metastases of hypernephroma simulating primary bronchial carcinoma. JAMA 42:944–945
Norris HJ, Parmley T (1975) Mesenchymal tumors of the uterus. V. intravenous leiomyomatosis. Cancer 36:2164–2178
Oberndorfer S (1930) Zellmutationen und multiple Geschwulstentstehungen in den Lungen. Virchows Arch Path Anat 275:728–737
Obiditsch-Mayer I, Zeitlhofer J (1962) Über das maligne Hamartom der Lunge. Krebsarzt 17:102–109
Ochsner A, Ochsner S (1958) Pneumonectomy for leiomyosarcoma. J Thorac Surg 35:768–770
O'Grady WP, McDivitt, Holman CW, Moore SW (1970) Bronchial adenomas. Arch Surg 101:558–561
O'Keefe ME, Good CA (1957) Calcification in solitary nodules to the lung. Am J Roentgenol 77:1023–1033
Okike N, Bernatz PE, Woolner LB (1976) Carcinoid tumors of the lung. Ann Thorac Surg 22:270–277
Okike N, Bernatz PE, Payne WS, Woolner LB, Leonard PF (1978) Bronchoplastic procedures in the treatment of carcinoid tumors of the tracheobronchial tree. J Thorac Cardiovasc Surg 76:281–290
Oldham HN, Young WG, Sealy WC (1967) Hamartoma of the lung. J Thorac Cardiovasc Surg 53:735–742
Onuigbo WJB (1958) The spread of lung cancer to the kidneys. Cancer 11:737–739
O'Riordan JLH, Blanshard GP, Moxham A, Nabarro JDN (1966) Corticotrophin-secreting carcinomas. Q J Med 35:137–147
Orlowski TM, Stasiak K, Kolodziej J (1978) Leiomyoma of the lung. J Thorac Cardiovasc Surg 76:257–261
Ott G, Frey R (1961) Klinik, Behandlung und Statistik der Sarkome. Lungensarkome. Ergebn Chir Orthop 43:544–545
Pagel W (1926) Über den Zusammenhang von ungewöhnlichen Wucherungen atypischen und ortsfremden Epithels der Bronchien mit Bronchiektasen. Untersuchungen über adenoartige Verästelungen der Bronchien des Meerschweinchens. Virchows Arch Path Anat 262:583
Paget SF (1889) The distribution of secondary growths in cancer of the breast. Lancet I:571–573
Patel JK, Didolkar MS, Pickren JW, Moore RH (1978) Metastatic pattern of malignant melanoma. Am J Surg 135:807–810
Patter TH van, Whittick JW (1955) Heterotopic ossification in intestinal neoplasms. Am J Clin Pathol 31:73–84
Paulson DL, Reisch JS (1976) Long-term survival after resection for bronchogenic carcinoma. Ann Surg 184:324–332
Peabody (1976) Diskussionsbemerkung. In: Okike N, Bernatz PE, Woolner LB (eds) Carcinoid tumors of the lung. Ann Thorac Surg 22:270–277
Pearse AGE (1968) Common cytochemical and ultrastructural characteristics of cells producing polypeptide hormones (the APUD series) and their relevance to thyroid and ultimobronchial C cells and calcitonin. Proc R Soc Lond [Biol] 170:71–80
Pearse AGE (1969) The cytochemistry and ultrastructure of polypeptide hormone-producing cells of the APUD series and the embryologic, physiologic and pathologic implications of the concept. J Histochem Cytochem 17:303–313
Pearse AGE (1977) The diffuse endocrine (paracrine) system: Feyrter's concept and its modern history. In: Dhom G (Hrsg) Verhandlungen der Deutschen Gesellschaft für Pathologie 61. Tagung. Fischer, Stuttgart New York, S 2–6
Pearse AGE, Polak JM (1974) Endocrine tumours of neural crest origin: Neurolophomas, Apudomas and the APUD concept. Med Biol 52:3–18
Pearson JG, LeRoux BT (1974) Malignant tumors of the esophagus. In: Schwiegk H (Hrsg) Verdauungsorgane. Springer, Berlin Heidelberg New York (Handbuch der inneren Medizin, Bd III Teil 1, S 482)
Peleg H, Pauzner Y (1965) Benign tumors of the lung. Dis Chest 47:179–186
Pendergrass HP, Neel HS, Clement PB, Potsaid MS (1972) Lung perfusion pattern associated with widespread occlusion of the pulmonary vessels and lymphatics. Radiology 105:615–616
Perry DC (1959) Tracheo-bronchial and pulmonary chondroadenoma (hamartoma). Br Med J 1:1572–1574

Personne C, Toty L, Constantinescu-Wappler C, Hertzog P, Audebaud G, Guilloux M, Juteau C (1972) Tumeur carcinoïde bronchique ossifiée. Rev Tuberc Pneumol 36:989–995

Petheran IS, Heard BE (1979) Unique massive pulmonary hamartoma. Chest 75:95–96

Pfannkuch F, Preussler H (1981) Zur Problematik der Klassifikation der Lungentumoren. Teil II: Elektronenmikroskopie. In: Blümcke S (Hrsg) Morphologie und Pathomorphologie der Lunge. Informationen aus Lehre und Forschung der Freien Universität Berlin 1:213–216

Phillips T (1976) The radiotherapeutic management of pulmonary metastases. Int J Radiat Oncol Biol Phys 1:743–746

Piccaluga A, Capelli A (1967) Fibroleiomyomatosi metastatizzante dell'utero. Arch Ital Anat Istol Pat 41:99–164

Pickren JW (1976) Use and limitation of autopsy data. In: Weiss L (ed) Fundamental aspects of metastasis. North-Holland American Elsevier, Amsterdam Oxford New York, pp 377–384

Pirozynski WJ, Schwarz H (1973) Das endobronchiale Lungenhamartom. Schweiz Med Wochenschr 103:1393–1396

Plenge K (1955) Über Knochenbildung in Karzinomen. Zentralbl Allg Pathol 93:160–167

Plesničar S, Klanjšček G, Modic S (1978) Actual volume doubling time values for pulmonary metastases from soft tissue sarcomas. Cancer Letters 4:311–316

Poirier TJ, Ordstrand HS van (1971) Pulmonary chondromatous hamartomas. Chest 59:50–55

Poulsen JT, Jacobsen M, Francis D (1979) Probable malignant transformation of a pulmonary hamartoma. Thorax 34:557–558

Pozo E del, Mattei IR (1969) Multiple pulmonary leiomyomatous hamartomas. Am Rev Respir Dis 100:388–390

Preußler H (1981) Aktuelle histologische Klassifikation intrathorakaler Tumoren und deren Problematik. Prax Pneumol 35:839–842

Price Thomas C, Morgan AD (1958) Ossifying bronchial adenoma. Thorax 13:286–293

Prior JT (1953) Minute peripheral pulmonary tumors; observations on their histogenesis. Am J Pathol 29:703–712

Prior JT, Bonk JP (1979) Pulmonary tumorlet with coin lesion symptom. NY State J Med 78:2086–2088

Prior JT, Jones DB (1952) Minute peripheral pulmonary tumors: A study of eight cases. J Thorac Surg 23:224–236

Pritchard JS (1921) An unusual case of pulmonary neoplasm. Am J Roentgenol 8:555–559

Pritchett PS, Fu YS, Kay S (1975) Unusual ultrastructural features of a leiomyosarcoma of the lung. Am J Clin Pathol 63:901–908

Radhakrishnan J, Reyes HM (1979) Bronchial carcinoid tumor. J Pediatr Surg 14:610–611

Raeburn C, Spencer H (1957) Lung scar cancers. Br J Dis Chest 51:237–245

Ramanathan T (1974) Primary leiomyosarcoma of the lung. Thorax 29:482–489

Ramchand S, Baskerville L (1969) Multiple hamartomas of the lung. Am Rev Respir Dis 99:932–935

Ramzy I (1976) Pulmonary hamartomas: Cytologic appearances of fine needle aspiration biopsy. Acta Cytol 20:15–19

Ranchod M (1977) The histogenesis and development of pulmonary tumorlets. Cancer 39:1135–1145

Ranchod M, Levine GD (1980) Spindle-cell carcinoid tumors of the lung. Am J Surg Pathol 4:315–331

Randall WWS, Blades B (1946) Primary bronchogenic leiomyosarcoma. Arch Pathol 42:543–548

Ratcliffe JG, Scott AP, Bennett HPJ, Lowry PJ, McMartin C, Strong JA, Walbaum PR (1973) Production of a corticotrophin-like intermediate lobe peptide and of corticotrophin by a bronchial carcinoid tumour. Clin Endocrin 2:51–55

Rees GM (1973) Primary lymphosarcoma of the lung. Thorax 28:429–432

Rees GM, Cleland WP (1972) Surgical treatment of pulmonary metastases. Thorax 27:654–656

Regato JA del (1977) Pathways of metastatic spread of malignant tumors. Semin Oncol 4:33–38

Rehn J, Gruenagel HH, Schmidt M (1962) Zur Klinik des Bronchialkarzinoids. Med Welt 1:1140–1144

Reitter H (1959) Die gutartigen Geschwülste der Lungen und der Bronchien. Langenbecks Arch Klin Chir 289:581–586

Remberger K, Hübner G (1974) Rhabdomyomatous dysplasia of the lung. Virchows Arch [A] 363:363–369

Rhone DP, Horowitz RN (1976) Heterotopic ossification in the pulmonary metastases of gastric adenocarcinoma. Cancer 38:1773–1780
Ricci C, Patrassi N, Massa R, Mineo C, Benedetti-Valentini F (1973) Carcinoid syndrome in bronchial adenoma. Am J Surg 126:671–677
Riggs BL, Sprague RG (1961) Association of cushing's syndrome and neoplastic disease. Arch Intern Med 108:841–849
Rodgers-Sullivan R, Weiland LH, Palumbo PJ, Hepper NGG (1978) Pulmonary tumorlets associated with cushing's syndrome. Am Rev Respir Dis 117:799–806
Roenspies U, Pfenninger E, Otto R, Senning Å (1976) Bronchialkarzinoide. Thoraxchir 24:154–163
Roenspies U, Morin D, Gloor E, Hochstetter AR von, Saegesser F, Senning A (1978) Bronchopulmonale Hamartome, Chondrome, Fibrome und Myxome. Schweiz Med Wochenschr 108:332–339
Roitzsch E, Krause D (1973) Die Hamartochondrome der Lunge. Z Erkr Atmungsorgane 138:285–292
Rolleston HD, Trevor RS (1903) A case of primary sarcoma of the lung simulating empyema. Br Med J 361:363
Roncorni AJ, Puy RJM, Goldman E, Fonseca R, Olmedo G (1973) Fibrosarcoma of the trachea with severe tracheal obstruction. Thorax 28:777–781
Rosen A, Christensen AH, Jamplis RW (1964) Primary leiomyosarcoma of the lung. Dis Chest 45:425–427
Rosen G, Huvos AG, Mosende C, Beattie EJ, Exelby PR, Capparos B, Marcove RC (1978) Chemotherapy and thoracotomy for metastatic osteogenic sarcoma. Cancer 41:841–849
Rosen SW, Weintraub BD (1974) Ectopic production of the isolated alpha subunit of the glycoprotein hormones. N Engl J Med 290:1441–1447
Rosenberg D, Medlar E, Douglass R (1955) Concurrent primary leiomyosarcoma and carcinoma of the bronchus. J Thorac Surg 30:44–48
Rosenblatt MB, Lisa JR, Collier F (1967) Primary and metastatic bronchiolo-alveolar carcinoma. Dis Chest 52:147–152
Rosenbluth J, Laval J, Weil JV (1960) Metastasis of bronchial adenoma to eye. Arch Ophthalmol 63:45–50
Rothe G (1965) Resektionen beim primären Lungensarkom. Zentralbl Chir 90:883–890
Rouviére H (1932) Anatomie des lymphatique de l'homme. Masson, Paris
Roux BT Le (1964) Pulmonary hamartomata. Thorax 19:236–243
Rubin M, Berkman J (1952) Chondromatous hamartoma of the lung. J Thorac Surg 23:393–408
Rudner EJ, Lentz C, Brown J (1965) Bronchial carcinoid tumor with skin metastases. Arch Dermatol 92:73–75
Saegesser F, Besson A, Kafie F (1970) Pulmonary coin lesions and metastases. In: Saegesser F, Pettavel J (eds) Surgical oncology. Huber, Bern Stuttgart Wien, pp 539–610
Sagel SS, Ablow RC (1968) Hamartoma: On occasion a rapidly growing tumor of the lung. Radiology 91:971–972
Sakula A (1977) Pulmonary metastases from basal-cell carcinoma of skin. Thorax 32:637–642
Salyer DC, Salyer WR, Eggleston JC (1975) Bronchial carcinoid tumors. Cancer 36:1522–1537
Salyer WR, Salyer DC, Eggleston JC (1976) Carcinoid tumors of the thymus. Cancer 37:958–973
Sanders JS, Carnes VM (1961) Leiomyoma of the trachea. Report of a case with a note on the diagnosis of partial tracheal obstruction. N Engl J Med 264:277–279
Sanders RJ (1973) Carcinoids of the gastrointestinal tract. Thomas, Springfield
Saruta T, Kimura H, H Ohsumi S, Ito S, Kamishiro M (1977) Malignant hemangioendothelioma. Rinsho Derm 19:717–722
Sawada K, Fukuma S, Seki Y, Tanaka F, Ishida I, Ikeda H, Tanaka N (1977) Cytologic features of primary leiomyosarcoma of the lung. Acta Cytol 21:770–773
Schamaun M, Kunz J (1973) Klinik, Therapie und Prognose der primären Sarkome der Lunge. Thoraxchir 21:424–427
Schanher PW (1975) Primary pulmonary leiomyosarcoma. Ann Surg 181:20–21
Scheidegger S (1932) Eine seltene Lungengeschwulst. Ztschr Krebsforsch 35:172–177
Schmähl D (1981) Maligne Tumoren. Entstehung, Wachstum, Chemotherapie. Arzneimittel-Forschung 21. Beiheft. Editio Cantor, Aulendorf, S 364–393
Schmid BW (1973) Das Karzinoid. Med Welt 24:609–612

Schmid de Grüneck JM, Naef AP, Baumann RP (1977) Adénomes bronchiques. Schweiz Med Wochenschr 107:259–266
Schröder KJ (1961) Zur Diagnose und Klinik intrathorakaler Sarkome. Zschr Tuberk 117:307–318
Schulman P, Cheng E, Cvitkovic E, Golbey R (1979) Spontaneous pneumothorax as a result of intensive cytotoxic chemotherapy. Chest 75:194–196
Schulze W (1973) Geschwülste der Bronchien, Lungen und Pleura. In: Strnad F (Hrsg) Handbuch der medizinischen Radiologie, Bd IX/4c. Springer, Berlin Heidelberg New York
Schwarz MI, Waddell LC, Dombeck DH, Weill H, Ziskind MM (1969) Prolonged survival in lymphangitic carcinomatosis. Ann Intern Med 71:779–783
Scrivner D, Meyer JS (1980) Multifocal recurrent adult rhabdomyoma. Cancer 46:790–795
Scully RE, McNeely BU (1974) Case record. N Engl J Med 291:669–673
Scully RE, Galdabini JJ, McNeely BU (1976) Case record. N Engl J Med 294:210–217
Scully RE, Galdabini JJ, McNeely BU (1978) Case 50. N Engl J Med 299:1402–1408
Scully RE, Galdabini JJ, McNeely BU (1980) Case records of the Boston Massachusetts General Hospital. Case 43. N Engl J Med 303:1049–1056
Shah JP, Choudhry KU, Huvos AG, Martini N, Beatti EJ (1973) Hamartomas of the lung. Surg Gynecol Obstet 136:406–408
Shahian DM, McEnany MT (1979) Complete endobronchial excision of leiomyoma of the bronchus. J Thorac Cardiovasc Surg 77:87–91
Shaw RS, Paulson DL, Kee JL, Lovett VF (1961) Primary pulmonary leiomyosarcomas. J Thorac Cardiovasc Surg 41:430–436
Sherman RS, Malone BH (1950) A roentgen study of muscle tumors primary in the lung. Radiology 54:507–515
Shiozawa M (1979) Surgical treatment of metastatic lung tumors (in japanese). Cancer Clin 25:939–948
Sidhu GS, Forrester EM (1977) Glycogen-rich clara cell-type bronchiolo-alveolar carcinoma. Cancer 40:2209–2215
Siegismund G, Ekinci E, Atay Z (1981) Zytologische Diagnostik des Bronchuskarzinoids. Prax Pneumol 35:763–765
Silvestri F, Giarelli L, Mlac M, Gori D, Tamaro P (1979) Giant-cell pneumonia and lung tumorlets in a leukemic four-year-old child. Tumori 65:459–465
Singh A, Sethi RS, Singh G (1973) Pneumothorax: An unusual complication of teratoma chest. Chest 63:1034–1036
Singh H, Singh N, Kaur R (1977) Bilateral spontaneous pneumothorax with pulmonary metastases from synovial cell sarcoma. Br J Dis Chest 71:211–212
Skinner C, Ewen SWB (1976) Carcinoid lung: Diffuse pulmonary infiltration by a multifocal bronchial carcinoid. Thorax 31:212–219
Skrabanek P, Powell D (1978) Unifying concept of nonpituitary ACTH-secreting tumors. Cancer 42:1263–1269
Slack NH, Bross IDJ (1975) The influence of site of metastasis on tumor growth and response to chemotherapy. Br J Cancer 32:78–86
Smith JA, Herr HW (1980) Spontaneous regression of pulmonary metastases from transitional cell carcinoma. Cancer 46:1499–1502
Sönksen PH, Ayres AB, Braimbridge M, Corrin B, Davies DR, Jeremiah GM, Oaten SW, Lowy C, West TET (1976) Acromegaly caused by pulmonary carcinoid tumours. Clin Endocrinol 5:503–513
Soga J, Tazawa K (1971) Pathologic analysis of carcinoids. Cancer 28:990–998
Soga J, Tazawa K, Sano M, Kohro T, Morooka H, Karaki Y, Takahashi S (1975) Analysis of carcinoid granules in relation to a recent concept of carcinoids as endocrine neoplasms of the primitive gut system. Acta Pathol Jpn 25 6:707–716
Sostman HD, Matthay RA (1980) Thoracic metastases from cervical carcinoma: Current status. Invest Radiol 15:113–119
Southren AL (1960) Functioning metastatic bronchial carcinoid with elevated levels of serum and cerebrospinal fluid serotonin and pituitary adenoma. J Clin Endocrinol 20:298–305
Spain DM (1957) The association of terminal bronchiolar carcinoma with chronic interstitial inflammation and fibrosis of the lungs. Am Rev Tuberc Pulm Dis 76:559–567

Spain DM, Parsonnet V (1951) Multiple origin of minute bronchiolargenic carcinomas. Cancer 4:277–285
Spencer H (1969) Pathology of the lung. Pergamon, Oxford London
Spencer H (1977) Pathology of the lung, 3rd, vol 2. Pergamon, Oxford London
Spencer H, Dail DH, Arneaud J (1980) Non-invasiv bronchial epithelial papillary tumors. Cancer 45:1486–1497
Spiro RH, McPeak CJ (1966) On the so-called metastasizing leiomyoma. Cancer 19:544–548
Spittle MF, Heal J, Harmer C, White WF (1968) The association of spontaneous pneumothorax with pulmonary metastases in bone tumours of children. Clin Radiol 19:400–403
Spitzer SA, Segal I, Lubin E, Nili M, Levy M (1979) Unilateral increased transradiancy of the lung caused by bronchial carcinoid tumour. Thorax 34:739–744
Starkey GWB (1978) Diskussionsbemerkung. Am J Surg 135:482–483
Steel K, Baerg RD, Adams DO (1967) Cushing's syndrome in association with a carcinoid tumor of the lung. J Clin Endocrinol 27:1285–1289
Steele JD (1963) The solitary pulmonary nodule. Report of a cooperative study of resected asymptomatic solitary pulmonary nodules. J Thorac Cardiovasc Surg 46:21–39
Steinmann G, Greul W (1980) Factors in the cytological diagnosis of alveolar cell carcinoma. J Cancer Res Clin Oncol 98:203–211
Stephenson HE, Delmez JA, Renden DI, Kimpton RS, Todd PC, Charron TL, Lindberg DAB (1971) Host immunity and spontaneous regression of cancer evaluated by computerized data reduction study. Surg Gynecol Obstet 133:649–655
Sternberg C (1903) Adenomähnliche Bildungen in der Meerschweinchenlunge. Verh Dtsch Ges Pathol 6:134–136
Stevens AA (1912) Malignant disease of the lung with special reference to sarcoma. Am J Med Sci 144:193–202
Stone FJ, Churg AM (1977) The ultrastructure of pulmonary hamartoma. Cancer 39:1064–1070
Storey CF (1952) Fibrosarcoma of the bronchus. J Thorac Surg 24:16–33
Storey CF, Knudtson KP, Lawrence BJ (1953) Bronchiolar (Alveolar cell) carcinoma of the lung. J Thorac Surg 26:331–406
Stout AP (1948) Fibrosarcoma. Cancer 1:30–63
Strimel WH, Hansell JR, Bindie R (1962) Primary pulmonary fibrosarcoma. J Germantown Hosp 3:63–72
Sugarbaker EV, Ketcham AS (1977) Mechanisms and prevention of cancer dissemination: An overview. Semin Oncol 4:19–32
Sutton FD, Vestal RE, Creagh CE (1974) Varied presentations of metastatic pulmonary melanoma. Chest 65:415–419
Sweeney EC, Cooney T (1978) Mucin-producing atypical bronchial carcinoid. J Clin Pathol 31:1218–1225
Sweet RS (1969) Pulmonary leiomyoma. Am J Roentgenol 107:823–826
Sweigert CF, McLaughlin EF, Heath EM (1947) Carcinoma of the pancreas with pulmonary lymphatic carcinomatosis simulating bronchial asthma. Ann Intern Med 27:301–308
Tabasaki T (1966) Experimental studies on lung tumor by implantation of tumor cells through the air passage. Gann 57:337–352
Takita H, Merrin C, Didolkar MS, Douglass HO, Edgerton F (1977) The surgical management of multiple lung metastases. Ann Thorac Surg 24:359–364
Tamai S, Iri H, Maruyama T, Kasahara M, Akatsuka S, Sakurai S, Murakami Y (1981) Laryngeal carcinoid tumor. Cancer 48:2256–2259
Tao LC, Delarue NC, Sanders D, Weisbrod G (1978) Bronchiolo-alveolar carcinoma. Cancer 42:2759–2767
Tarin D (1976) Cellular interactions in neoplasia. In: Weiss L (ed) Fundamental aspects of metastasis. North-Holland Publishing Company, Amsterdam Oxford, pp 151–187
Taylor TL, Miller DR (1969) Leiomyoma of the bronchus. J Thorac Cardiovasc Surg 57:284–288
Thalinger AR, Rosenthal SN, Borg S, Arseneau JC (1980) Cavitation of pulmonary metastases as a response to chemotherapy. Cancer 46:1329–1332
Thalmann U, Preußler H (1981) Pers Mitt Berlin
Thomas CP, Morgan AD (1958) Ossifying bronchial adenoma. Thorax 13:286–293
Thornton TF, Bigelow RR (1944) Pneumothorax due to metastatic sarcoma. Arch Pathol 37:334–336

Thurlbeck WM (1978) Miscellany. Monogr Pathol 19:287–315
Tinney WS, McDonald JR (1945) Pulmonary metastasis of carcinoma diagnosed by bronchoscopy. Minn Med 28:554–558
Tisell LE, Angervall L, Dahl I, Merck C, Zachrisson BF (1978) Recurrent and metastasizing gastric leiomyoblastoma (epithelioid leiomyosarcoma) associated with multiple pulmonary chondro-hamartomas. Cancer 41:259–265
Todd TR, Cooper JD, Weissberg D, Delarue NC, Pearson FG (1980) Bronchial carcinoid tumors. J Thorac Cardiovasc Surg 79:532–536
Tolis GA, Fry WA, Head L, Shields TW (1972) Bronchial adenomas. Surg Gynecol Obstet 134:605–610
Torikata C, Ishiwata K (1977) Intranuclear tubular structures observed in the cells of an alveolar cell carcinoma of the lung. Cancer 40:1194–1201
Torikata C, Takeuchi H, Yamaguchi H, Kageyama K (1975) Histopathological studies on experimentally induced pulmonary adenomatosis in guinea-pig lungs. Acta Pathol Jpn 25 (5):555–563
Torrington KG, Hooper RG (1979) Diagnosis of lymphangitic carcinomatosis by transbronchial lung biopsy. South Med J 71:1487–1488
Trapnell DH (1963) The peripheral lymphatics of the lung. Br J Radiol 36:660–672
Trapnell DH (1964) Radiological appearances of lymphatic carcinomatosa of the lung. Thorax 19:251–260
Trinidad S, Lisa JR, Rosenblatt BM (1963) Bronchogenic carcinoma simulated by metastatic tumors. Cancer 16:1521–1529
Turnbull AD, Huvos AG, Goodner JT, Beattie EJ (1972a) The malignant potential of bronchial adenoma. Ann Thorac Surg 14:453–464
Turnbull AD, Pool JC, Artur K, Golbey RB (1972B) The role of radiotherapy and chemotherapy in the surgical management of pulmonary metastases. Am J Roentgenol 114:99–105
Turney SZ, Haight C (1971) Pulmonary resection for metastatic neoplasm. J Thorac Cardiovasc Surg 61:784–794
Twardzik FG, Sklaroff DM (1976) Growth analysis of pulmonary metastases. Am J Roentgenol 126:493–499
Ueda K, Gruppo R, Unger F, Martin L, Bove K (1977) Rhabdomyosarcoma of lung arising in congenital cystic adenomatoid malformation. Cancer 40:383–388
UICC (1979) TNM Klassifikation der malignen Tumoren, 3. überarb und erw Aufl. Springer, Berlin Heidelberg New York
Valdoni P (1966) Carcinoid of the bronchus. Thoraxchirurgie 14:323–329
Viadana E (1975) The metastatic spread of the head and neck tumors in man (an autopsy study of 371 cases). Z Krebsforsch 83:293–304
Viadana E, Bross JDJ, Pickren JW (1973) An autopsy study of some vontes of dissemination of cancer of the breast. Br J Cancer 27:336–340
Viadana E, Bross JDJ, Pickren JW (1976a) The metastatic spread of kidney and prostate cancers in man. Neoplasm 23:323–332
Viadana E, Bross JDJ, Pickren JW (1976b) The spread of blood borne metastases in malignant lymphomas of man. Oncology 33:123–131
Viadana E, Bross JDJ, Pickren JW (1978a) The metastatic spread of cancers of the digestive system in man. Oncology 35:114–126
Viadana E, Bross IDJ, Pickren JW (1978b) Cacade spread of bloodborne metastases in solid and nonsolid cancers of humans. In: Weiss L, Gilbert AH (eds) Pulmonary metastasis. Nijhoff Medical Division, The Hague Boston London, pp 142–167
Viereck HJ (1970) Rezidive und Metastasen beim Bronchial-Adenom. Chirurg 41:309–313
Vincent RG, Pickren JW, Lane WW, Bross I, Takita H, Houten L, Gutierrez AC, Rzepka T (1977) The changing histopathology of lung cancer. Cancer 39:1647–1655
Vingerhoeds ACM, der Kindersen PJ, Thijssen JHH, Schwarz F (1971) Detection of an ACTH-secreting bronchial carcinoid tumour eighteen months after adrenalectomy for cushing's syndrome. Acta Endocrinol 67:625–633
Vio A, Abate L, Leogrande G (1969) Considerazioni su un singolare caso di tumore gastrico a nodi multipli (leiomioma bizzarro di stout) associato ad amartocondroma polmonare in una giovinetta di 12 anni. Ann Ital Chir 45:750–768
Vogt-Moykopf I (1967) Gutartige Tumoren der Lungen. Thoraxchirurgie 15:510–519

Vorzimmer J, Perla D (1932) An instance of adamantinoma of the jaw with metastases to the right lung. Am J Pathol 8:445–453
Walther HE (1948) Krebsmetastasen. Schwabe, Basel
Warner RRP, Kirschner PA, Warner GM (1961) Serotonin production by bronchial adenomas without the carcinoid syndrome. JAMA 178:1175–1179
Watson WL, Anlyan AJ (1954) Primary leiomyosarcoma of the lung. Cancer 7:250–258
Watson WL, Farpour A (1968) Terminal bronchial or alveolar cell cancer: a study of 265 cases. In: Watson WL (ed) Lung cancer. Mosby, Saint Louis, pp 387–393
Way CW van, McCracken RL, Carlisle BB (1968) Leiomyoma of the lower respiratory tract. Ann Thorac Surg 6:273–276
Webb WR, Gamsu G (1977) Thoracic metastases in malignant melanoma: A radiographic survey of 65 patients. Chest 71:176–181
Weber AL, Grillo HC (1978) Tracheal tumors. Radiol Clin North Am 16:227–246
Weinberger M, Kakos GS, Kilman JW (1973) The adult form of pulmonary hamartoma. Ann Thorac Surg 15:67–72
Weiss L (1978) Factors leading to arrest of cancer cells in the lungs. In: Weiss L, Gilbert HA (eds) Pulmonary metastasis. The Hague, Boston London, pp 5–25
Weiss L, Gilbert HA (1978) Patterns of pulmonary metastasis. Introduction. In: Weiss L, Gilbert HA (eds) Pulmonary metastasis. The Hague, Boston London, pp 100–103
Weiss L, Ingram M (1961) Adenomatoid bronchial tumors. Cancer 14:161–178
Wellington JL, Lynn RB (1962) Bronchiolar (Alveolar cell) carcinoma of the lung. Can Med Assoc J 87:755–762
Wexler H, Chretien PB, Ketcham AS, Sindelar WF (1975) Induction of pulmonary metastases in both immune and nonimmune mice. Cancer 36:2042–2047
Whitwell F (1955) Tumourlets of the lung. J Pathol 70:529–541
Wildner GP (1961) Das Sarkomproblem. Zbl Allg Path Pathol Anat 102:262–271
Wile AG, Evans HL, Romsdahl MM (1981) Leiomyosarcoma of soft tissue. Cancer 48:1022–1032
Wilkins EW, Darling RC, Soutter L, Sniffen RC (1963) A continuing clinical survey of adenomas of the trachea and bronchus in a general hospital. J Thorac Cardiovasc Surg 46:279–291
Wilkins EW, Head JM, Burke JF (1978) Pulmonary resection for metastatic neoplasms in the lung – Experience at the Massachusetts General Hospital. Am J Surg 135:480–483
Williams DE, Pairolero PC, Davis CS, Bernatz PE, Payne WS, Taylor WF, Uhlenhopp MA, Fontana RS (1981) Survival of patients surgically treated for stage I lung cancer. J Thorac Cardiovasc Surg 82:70–76
Williams ED, Azzopardi JG (1960) Tumours of the lung and the carcinoid syndrome. Thorax 15:30–36
Williams MH (1981) Why do the airways contain smooth muscle? Lung 159:291–293
Williams RB, Daniel RA (1950) Leiomyoma of the lung. J Thorac Surg 19:806–810
Willis RA (1960) Pathology of tumors, 3rd edn Butterworth, Washington
Willis RA (1973) The spread of tumours in the human body, 3rd edn. Butterworth, London
Wilson H, Storer EH, Star FJ (1963) Carcinoid tumors. Am J Surg 105:35–39
Wilson RA (1978) An unusual second primary tumor. Report of a case of atypical carcinoid of the lung. Acta Cytol 22:362–365
Wisniewski M, Fayemi AO (1972) Bronchial carcinoid: A malignant tumor. Chest 62:760–762
Wood DA, Miller M (1938) The role of the dual circulation in various pathologic conditions. J Thorac Surg 7:649–670
Woyke S, Domagala W, Olszewski W (1972) Alveolarcell carcinoma of the 1 ng: An ultrastructural study of the cancer cells detected in the pleural fluid. Acta Cytol (Baltimore) 16:63–69
Wu TT (1936) Generalized lymphatic carcinosis of the lungs. J Pathol Bact 43:61–76
Wuketich S (1978) Primäre pulmonale Manifestation extrapulmonaler Malignome. Wien Med Wochenschr 128:591–596
Wynn-Williams N (1957) Ten year's study of spontaneous pneumothorax in community. Thorax 12:253–257
Yacoub MH, Simon G, Ohnsorge J (1967) Hyperthrophic pulmonary osteoarthropathy in association with pulmonary metastases from extrathoracic tumors. Thorax 22:226–231
Yacoubian H, Connolly JE, Wylie RH (1958) Leiomyosarcoma of the lung. Ann Surg 147:116–127
Yang SP, Lin CC (1972) Lymphangitic carcinomatosis of the lungs. Chest 62:179–187

Yeh TJ, Batayias G, Peters H, Ellison RG (1965) Metastatic carcinoma to the trachea: Report of a case of palliation by resection and marlex graft. J Thorac Cardiovasc Surg 49:886–892

Zafar uz, MS, Mellinger RC, Fine G, Szabo M, Frohman LA (1979) Acromegaly associated with a bronchial carcinoid tumor: Evidence for ectopic production of growth hormone-releasing activity. J Clin Endocrinol Metab 48:66–71

Zalka E von (1934) Über Aspirations-(Implantations)-Metastasen in den Bronchien und der Lunge im Falle von Kehlkopfkrebs. Arch Ohren Nasen Kehlkopfheilk 138:164–169

Zanetta G, Zanoni M, Colombo F (1979) Argentaffin pulmonary tumorlets. Tumori 65:761–766

Zeidler D, Vogt-Moykopf I (1971) Das intrabronchiale Hamartochondrom. Symptomatologie und Therapie. Eine Übersicht über 67 Fälle in der Literatur. Pneumologie 146:178–184

Zeidler D, Vogt-Moykopf I (1976) Palliative Chirurgie beim Bronchialkarzinom und Metastasenchirurgie. Thoraxchirurgie 24:341–344

Zeidman I, Buss JM (1952) Transpulmonary passage of tumor cell emboli. Cancer Res 12:731–733

Zeitlhofer J (1954) Zur Kenntis der „Chondrome“ (Hamartome) der Lunge. Beitr Pathol Anat 114:271–284

Zellos S (1962) Bronchial adenoma. Thorax 17:61–68

Zenker K (1890) Zur Lehre von der Metastasenbildung der Sarcome. Virchows Arch Path Anat 120:68–94

Zerner J (1975) Metastatic carcinoma (endometrial adenocanthoma) to the trachea. Report of a successful resection and primary anastomosis. J Thorac Cardiovasc Surg 70:227–246

Ziegler G (1955) Verkalkendes Alveolarzellkarzinom der Lunge. Fortschr Roentgenol Strahlenheilkd 82:780–784

III. Histiozytose X der Lunge

D. HUHN

Mit 1 Abbildung und 2 Tabellen

1. Definition und Nomenklatur der Histiozytose X

Unter der Bezeichnung Histiozytose X werden drei klinisch unterschiedliche Krankheiten zusammengefaßt: die Letterer-Siwe-Erkrankung, die Schüller-Christian-Erkrankung, das eosinophile Granulom. Die *Schüller-Christian-Erkrankung* wurde zunächst 1915 als „Syndrom" von SCHÜLLER (1915), 5 Jahre später erneut von CHRISTIAN (1919) beschrieben, gekennzeichnet durch Polyurie, Exophthalmus und Knochendefekte des Schädels. Das Konzept einer oft tödlichen Erkrankung des Kindesalters, charakterisiert durch Fieber, Knochenläsionen, Hepatosplenomegalie und Lymphadenopathie sowie zunehmende periphere Zytopenie geht auf ABT und DENENHOLZ (1936) zurück, die ersten Fälle wurden schon ein Jahrzehnt zuvor von LETTERER (1924) und SIWE (1933) mitgeteilt. Am jüngsten ist das Konzept eines „*eosinophilen Granuloms des Knochens*", das LICHTENSTEIN 1940 einführte (LICHTENSTEIN u. JAFFE 1940), aber noch nicht mit den beiden zuvor genannten Erkrankungen in Beziehung brachte. Erst 1953 gelangte LICHTENSTEIN (1953) zu der Auffassung, daß die drei genannten Krankheitsentitäten verschiedene Verlaufsformen oder Stadien einer histologisch und pathophysiologisch einheitlichen Erkrankung seien und schlugen hierfür die Bezeichnung *Histiozytose X* vor. Die Übergänge zwischen diesen 3 Entitäten sind fließend. Dennoch wurde die gemeinsame Betrachtung der 3 Erkrankungen als Histiozytose X häufig als unberechtigt abgelehnt (LIEBERMANN et al. 1969). Von anderen Autoren wurde zwar die gemeinsame Basis von eosinophilem Granulom und Hand-Schüller-Christian-Erkrankung akzeptiert, die Letterer-Siwe-Erkrankung jedoch als eigenständige maligne Entität gesondert betrachtet (MERMANN u. DARGEON 1955). Im folgenden soll einheitlich die Bezeichnung „Histiozytose X" verwendet werden.

a) Definition der Histiozytose X der Lunge

Von besonderem Interesse ist die Histiozytose X der Lunge. Zwei klinische Formen sind zu unterscheiden: a) Die Lunge kann im Rahmen einer generalisierten Histiozytose X mitbetroffen sein (sekundäre pulmonale Histiozytose X). b) Die Lunge kann isoliert befallen sein; weitere Manifestationen der Erkrankung sind nicht nachzuweisen (primäre pulmonale Histiozytose X). Der histologische oder klinische Befund an der Lunge ist in beiden Fällen identisch.

2. Pathophysiologie, Ursache

Ätiologie und Ursache der Histiozytose X bleiben umstritten. Einerseits kann die Erkrankung einen malignen Verlauf nehmen, sich auf verschiedene Organsysteme ausdehnen und zum Tode des Patienten führen. Hieraus resultieren mehr oder weniger erfolgreiche Behandlungsstrategien analog zum Vorgehen bei Tumorerkrankungen – mit Einsatz von Strahlentherapie und von Zytostatika. Andererseits beobachten wir Stillstand oder spontane Rückbildungen der Krankheitsmanifestationen. Besonders bei der pulmonalen Histiozytose X wird deshalb diskutiert, daß es sich um eine besondere Reaktionsform der Lunge auf eine unbekannte Noxe handeln könne. Untersuchungen der immunologischen Parameter ergaben normale (HIWADA et al. 1975) oder niedrige (VILLAR et al. 1976) Werte für Serum-Immunglobulin G. IgE war bei zwei Patienten erniedrigt (HIWADA et al. 1975), bei drei weiteren erhöht (HUHN et al. 1981). Bei Kindern mit disseminierter Histiozytose X wurde eine Monozytose beschrieben (FELDGES et al. 1980), bei Erwachsenen aber nicht bestätigt (HUHN et al. 1981). Eine Störung der Immunregulation mit Abnahme von Suppressor-T Lymphozyten und Zunahme zytotoxischer Zellen wurde nachgewiesen (OSBAND et al. 1981).

3. Histologie, Zytologie

Die Diagnose der pulmonalen Histiozytose X kann bei sekundären Formen aus klinischen Befunden und Röntgenbild gestellt werden. Bei primärer pulmonaler Histiozytose X ist gewöhnlich eine offene Lungenbiopsie erforderlich. Bei diesem Eingriff werden kleine subpleurale Knötchen von weniger als 1 cm Größe sichtbar, die bei fortgeschrittenen Fällen mit größeren Zysten kombiniert sein können und die gut zu tasten sind. Mikroskopisch sind diese fokalen Läsionen unscharf abgegrenzt und vorwiegend interstitiell lokalisiert; sie umgeben kleine Luftwege und zentroazinäre Arterien; sie infiltrieren die Bronchioli und destruieren deren Epithel. Im aktiven Initialstadium enthalten die Infiltrate Makrophagen, Lymphozyten, Plasmazellen und Eosinophile. Besonders charakteristisch ist das Vorkommen großer histiozytärer Zellen mit gebuchteten Kernen und deutlichen Nukleolen. Bei elektronenmikroskopischer Untersuchung sind diese Zellen durch Tennisschläger-förmige Zytoplasmaeinschüsse gekennzeichnet, die sog. Langerhans- oder Birbeck-Granula.

Diagnostische Wertigkeit der Langerhans-Zelle. Langerhans-Granula werden regelmäßig in besonderen histiozytären Zellen der gesunden Epidermis gefunden. Die Bedeutung dieser sogenannten Langerhans-Zellen wird in der Antigenverarbeitung im afferenten Schenkel der Immunreaktion gesehen. Langerhans-Zellen finden sich regelmäßig in den Infiltraten der Histiozytose X in allen Organsystemen. Ihre praktische Bedeutung in der Diagnose dieser Erkrankung ist unbestritten: In einer Serie von 128 Lungenbiopsien wurden Langerhans-Zellen bei 18 von 20 Fällen von Histiozytose X, jedoch nur bei 5 von 23 Patienten mit anderen Formen einer interstitiellen Pneumonitis und bei einem von zwei Patienten mit bronchioalveolärem Karzinom nachgewiesen (BASSET et al. 1976). Da Langerhans-Zellen auch durch die Alveolarwände in das Lumen vordringen, kann ihr Nachweis in der Spülflüssigkeit bei bronchioalveolärer Lavage für die Diagnose herangezogen werden, um den Eingriff einer offenen Lungenbiopsie in besonderen Fällen vermeiden zu können (BASSET et al. 1977).

4. Vorkrankheit, auslösende Noxen, subjektive Beschwerden

Vorkrankheiten, die für die Entwicklung einer pulmonalen Histiozytose X prädisponieren, sind nicht bekannt. Als auslösende Noxe muß die Inhalation schädlicher Stoffe diskutiert werden, welche bei besonders veranlagten Personen oder unter besonderen zusätzlichen Voraussetzungen zur atypischen Reaktion der Lunge in Form einer Histiozytose X führen (VILLAR et al. 1976). 8 Patienten mit pulmonaler Histozytose X, die wir in den letzten Jahren an unserer Klinik beobachteten, waren alle starke Raucher. 3 der Patienten hatten intensiven Kontakt mit Benzolderivaten, 2 mit Dämpfen von Reinigungsmitteln (HUHN et al. 1981).

Die Erkrankung beginnt schleichend oder plötzlich mit Husten ohne Auswurf und mit Belastungsdyspnoe, häufig auch mit Fieber. Gelegentlich lenkt ein Spontanpneumothorax die Aufmerksamkeit auf diese Lungenerkrankung. Bei gleichzeitigem Skelettbefall klagen die Patienten oft über Knochenschmerzen oder schmerzhafte Weichteilschwellung im Bereich der Skelettläsionen. Seltener finden sich Hautexantheme oder die Symptome eines Diabetes insipidus.

5. Häufigkeit

Die pulmonale Histiozytose X tritt im Kindes- und im gesamten Erwachsenenalter auf; Kindesalter und jüngeres Erwachsenenalter sind aber bevorzugt. Die Geschlechtsverteilung ist ausgeglichen. Die Erkrankung ist selten: In einer Lungenheilanstalt wurden in einem Zeitraum von 6 Jahren 274 Fälle von Sarkoidose, aber nur 15 Patienten mit Histiozytose X der Lunge diagnostiziert (RADENBACH et al. 1977). Und von 36 erwachsenen Patienten mit Histozytose X, die in einem Zeitraum von 10 Jahren an der Mayo-Klinik betreut wurden, wiesen nur 7 einen Lungenbefall auf (ENRIQUEZ et al. 1967).

Tabelle 1. Häufigkeit des Ausbreitungstyps und der klinischen Befunde bei 117 Patienten mit Histiozytose X, die in einem Zeitraum von 55 Jahren an der Mayo-Klinik diagnostiziert wurden (ENRIQUEZ et al. 1967)

Symptome und Befunde	81 Kinder (0–14 J.)	36 Erwachsene (15 J. und älter)
Befall nur ossär	20	19
Befall nur extraossär	3	2
Befall ossär und extraossär	58	15
Anämie	31	5
Thrombozytopenie	10	1
Leukopenie	10	1
Lymphadenopathie	30	5
Hepatomegalie	17	1
Splenomegalie	11	1
Diabetes insip.	21	7
Exophthalmus	15	0
Otitis	20	1
Hautveränderungen	23	4
Stomatitis	14	5
Zahnausfall	11	0
Lungenbefall	*12*	*7*

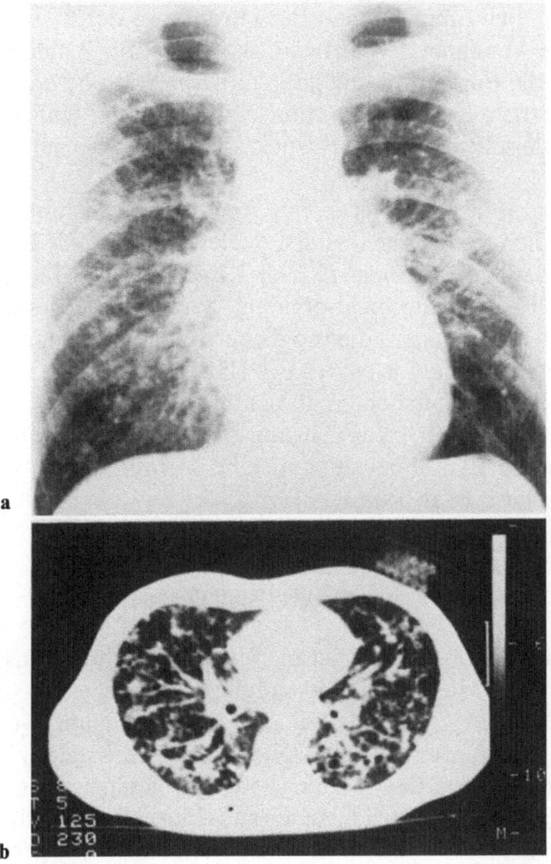

Abb. 1 a, b. Thorax-Übersichtsaufnahme bei pulmonaler Histiozytose X. **b** Computertomogramm des Thorax beim gleichen Patienten und zum gleichen Zeitpunkt wie **a**. (Klinik f. Radiologie d. Univ. München, Prof. Dr. J. LISSNER)

6. Klinische Befunde

Bei sekundärer pulmonaler Histiozytose X lassen sich Veränderungen weiterer Organsysteme nachweisen. Die Häufigkeit des Befalls verschiedener Organe und klinischer Befund in einem fortlaufend registrierten Patientengut ist in Tabelle 1 dargestellt.

Der Verdacht auf Lungenbefall bei Histiozytose X ergibt sich aus dem Röntgenbefund und eingeschränkter Lungenfunktion. Das *Röntgenbild* der Lunge ist gekennzeichnet durch eine diffuse bilaterale und gleichmäßig über die Lunge verteilte netzige und feinknotige Zeichnungsvermehrung (Abb. 1 a), wobei von Patient zu Patient wechselnd mehr die retikuläre oder die noduläre Komponente überwiegen kann. In fortgeschrittenen Stadien können bullöse Veränderungen hinzukommen bis hin zum Bild einer Wabenlunge. Die genannten Veränderungen lassen sich durch ein Computertomogramm der Lunge besonders eindrucksvoll demonstrieren (Abb. 1 b). Das Stadium der Lungenerkrankung und der

Verlauf sind durch *Lungenfunktionstests* zu beurteilen (Basset et al. 1978; Enriquez et al. 1967). Bei zunehmender Einschränkung der Lungenfunktion läßt sich zunächst eine Abnahme der Diffusionskapazität für Kohlenmonoxyd nachweisen. Es folgen die Einschränkung der Vitalkapazität und der totalen Lungenkapazität. Eine fortgeschrittene Funktionseinschränkung schließlich äußert sich im Abfall des arteriellen Sauerstoffdruckes bei körperlicher Belastung unter die Ruhewerte.

Elektrokardiographisch zeigt sich eine Rechtsherzbelastung nur in weit fortgeschrittenen Stadien des Lungenbefalls. Skelettszintigraphie erwies sich als zuverlässige Methode zum Nachweis aktiver Knochenherde. Laborwerte sind für die Diagnose der Erkrankung nicht ergiebig. Serologische Tests zum Nachweis von verschiedensten Antigenen, die möglicherweise eine Pneumonitis hervorrufen könnten, blieben ausnahmslos negativ (Huhn et al. 1981). In jüngster Zeit wurden bei 12 von 17 untersuchten Patienten Störungen des T-Lymphozyten Systems gesehen, nämlich eine Vermehrung zirkulierender spontan gegen Fibroblasten zytotoxischer Lymphozyten und eine Verminderung von Suppressor-Lymphozyten (Osband et al. 1981).

7. Verlauf, Prognose

Der Verlauf der Histiozytose X ist im Einzelfall nicht vorauszusagen. Spontane Remissionen und Heilungen sind möglich. Die Prognose der Erkrankung ist bei ausschließlichem Knochenbefall gut, bei Beteiligung weiterer Organsysteme zweifelhaft. So wurde in einem Kollektiv von 42 Kindern bei 12 Patienten mit ausschließlichem Skelettbefall kein Todesfall gesehen; bei weiteren 30 Patienten mit Skelett- und zusätzlichem Organ- oder Weichteilbefall betrug die Mortalitätsrate nahezu 50% (Lucaya 1971). Zu gleichem Ergebnis kommt Lieberman et al. (1969) nach einer Auswertung von 82 Patienten aller Altersgruppen: Alle 8 Patienten, bei denen die Krankheit tödlich verlief, zeigten neben dem Skelettbefall eine Ausbreitung der Erkrankung in weitere Organsysteme. Um Prognosekriterien und Therapieindikation zu vereinheitlichen, schlug Lahey (1962) ein Punktesystem vor: Für befallene Organsysteme wird jeweils ein Punkt angerechnet; mit zunehmender Punktzahl verschlechtert sich die Prognose.

Die Prognose der Histiozytose X wird durch *Lungenbefall* deutlich verschlechtert. Die allmähliche Einschränkung der Lungenfunktion kann zu quälender Ateminsuffizienz führen. Eine ernste Komplikation ist der Spontanpneumothorax. Die Mortalität bei Lungenbefall muß mit 30–50% veranschlagt werden (Enriquez et al. 1967; Lucaya 1971; Nezelof et al. 1979).

8. Therapie

Die Ergebnisse unterschiedlicher Behandlungsversuche bei Histiozytose X sind wegen des sehr variablen spontanen Krankheitsverlauf schwer zu interpretieren. Bei lokalisiertem Befall eines oder weniger Knochen empfiehlt sich die chirurgische Behandlung oder niedrig dosierte Bestrahlung. Bei ausgedehntem

Tabelle 2. Therapie bei Histiozytose X der Lunge

n Fälle	Alter	Therapie	Behandlungsergebnis				Autoren
			Besserung	Keine Änderung	Progression	verstorben	
4	Erwachsene	P	2	2	–	–	WILLIAMS (1961)
5	Erwachsene	P	4	–	–	1	HOFFMAN et al. (1962)
6	Kinder	VBL	3	–	1	2	LUCAYA (1971)
5	Kinder	P	1	–	1	3	SMITH et al. (1974)
6	Erwachsene	P + Alkylantien	1	–	–	2	
		P + VBL	–	–	–	2	
		Alkylantien	–	–	1	–	
12	Erwachsene	P	12	–	–	–	RADENBACH (1977)
6 61	Kinder Erwachsene	P, Alkylantien, VBL	9	27	14	17	BASSET et al. (1976)
30	Kinder	P (+VBL+ andere Zytostatika)		lebend: 11		19	NEZELOF et al. (1979)
6	Erwachsene	keine	1	–	–	–	HUHN et al. (1981)
		P, Alkylantien, MTX oder VBL	3	2	–	–	
141	Gesamt:		36	31 lebend: 95	17	46	

Abkürzungen: P = Prednison, Prednisolon; MTX = Amethopterin (Methotrexat); VBL = Vinblastin (Velbe)

Befall und Beschwerden lassen sich durch Kortikoide allein oder durch Zytostatika als Monotherapie und in verschiedenen Kombinationen bei den meisten Patienten Besserungen erreichen, die bei genügender Dauer der Therapie in andauernde komplette Remissionen übergehen können. Überraschend günstige, aber bisher nicht bestätigte Ergebnisse wurden nach Gabe eines Thymusextraktes mitgeteilt (OSBAND et al. 1981).

Ähnlich sind die Behandlungsversuche und -ergebnisse bei primärer und sekundärer pulmonaler Histiozytose X. Von insgesamt 141 Patienten mit primärer und sekundärer pulmonaler Histiozytose X verstarben 46 an der Erkrankung (Tabelle 2). Remissionen wurden beobachtet ohne irgendeine Therapie, nach Gabe von Prednisolon allein, nach Monotherapie mit Alkylantien, mit Vinca Alkaloiden oder mit Antimetaboliten. Bis besser fundierte Therapievorschläge aus kontrollierten Therapiestudien abzuleiten sein werden, muß eine vorsichtige stufenweise Steigerung der Behandlungsmaßnahmen empfohlen werden: Wird die pulmonale Histiozytose X als Zufallsbefund entdeckt und fehlen Symptome, sollte der Patient einige Wochen beobachtet werden. Tritt keine spontane Besserung ein, kommen Symptome hinzu oder ist die Lungenfunktion beeinträchtigt, sollte ein mehrmonatiger Therapieversuch mit Prednisolon begonnen werden; Dosis und Dauer der Behandlung sollten sich nach dem bei Sarkoidose bewährten Muster richten (TURIAF et al. 1976). Tritt unter Kortikoidbehandlung keine Besserung ein, so scheint bei Berücksichtigung der schlechten Prognose dieser Lungenerkrankung ein Therapieversuch mit zusätzlicher Gabe von Zytostatika gerechtfertigt zu sein. Nach Angaben aus der Literatur sind Vinca-Alkaloide, Alkylantien und Antimetabolite etwa gleichwertig; Zytostatikakombinationen sollten in multizentrischen Therapiestudien erprobt werden. Besondere Beachtung sollte der Verlaufsbeobachtung des einzelnen Patienten gewidmet werden: Neben den Röntgenuntersuchungen des Thorax kommt hier insbesondere der wiederholten Kontrolle der Lungenfunktion größte Bedeutung zu.

Literatur

Abt AF, Denenholz EJ (1936) Letterer-Siwe's disease. Splenohepatomegaly associated with widespread hyperplasia of nonlipoid-storing macrophages; discussion of the socalled reticuloendothelioses. Am J Dis Child 51:499

Basset F, Soler P, Wyllie L, Mazin F, Turiaf J (1976) Langerhans' cells and lung interstitium. Ann N Y Acad Sci 278:599–611

Basset F, Soler P, Jaurand MC, Bignon J (1977) Ultrastructural examination of broncho-alveolar lavage for diagnosis of pulmonary histiocytosis X: Preliminary report on 4 cases. Thorax 32:303–306

Basset F, Corrin B, Spencer H, Lacronique J, Roth C, Soler P, Battesti JP, Georges R, Chrétien J (1978) Pulmonary histiocytosis X. Am Rev Respir Dis 118:811–820

Christian HA (1919) Defects in membraneous bones, exophthalmus and diabetes insipidus. An unusual syndrome of dyspituitarism; a clinical study. Contrib Med Biol Res 1:390

Enriquez P, Dahlin DC, Hayles AB, Henderson ED (1967) Histiocytosis X: A clinical study. Mayo Clin Proc 42:88

Feldges AJ, Imbach P, Plüss HJ, Sartorius J, Wagner HP, Wyss M (1980) Therapie der disseminierten Histiozytosis X im Kindesalter. Schweiz Med Wochenschr 110:912–915

Friedmann PS (1981) The immunobiology of Langerhans cells. Immunol Today 2:124–128

Hiwada K, Konishiike J, Sera Y, Yagura T, Asayama S, Yamamura Y (1975) Primary pulmonary histiocytosis X immunological analysis in two cases. Pneumonologie 152:259–266

Hoffman L, Cohn JE, Gaensler EA (1962) Respiratory abnormalities in eosinophilic granuloma of the lung. N Engl J Med 267:577–589

Huhn D, König G, Weig J, Schneller W (1981) Pulmonary histiocytosis X in adult patients. Klin Wochenschr 59:377–384

Lahey ME (1962) Prognosis in reticuloendotheliosis in children. J Pediatr 60:664–671

Letterer E (1924) Aleukämische Retikulose (Ein Beitrag zu den proliferativen Erkrankungen des Retikuloendothelialapparates). Frankf Z Pathol 30:377

Lichtenstein L (1953) Histiocytosis X. Integration of eosinophilic granuloma of bone, "Letterer-Siwe disease", and "Schüller-Christian disease" as related manifestations of a single nosologic entity. Arch Pathol 56:84

Lichtenstein L, Jaffe HL (1940) Eosinophilic granuloma of bone. Am J Pathol 16:595

Lieberman PH, Jones CR, Dargeon HWK, Begg CF (1969) A reappraisal of eosinophilic granuloma of bone, Hand-Schüller-Christian syndrome and Letterer-Siwe syndrome. Medicine 48:375

Lucaya A (1971) Histiocytosis. Am J Dis Child 121:289–295

Mermann AC, Dargeon HW (1955) The management of certain non-lipid reticuloendotheliosis. Cancer 8:112

Murphy GF, Bhan AK, Sato S, Mihm MC jr, Harrist TJ (1981) A new immunologic marker for human Langerhans cells. N Engl J Med 304:791–792

Nezelof C, Frileux-Herbst F, Cronier-Sachot J (1979) Disseminated histiocytosis X. Analysis of prognostic factors based on a retrospective study of 50 cases. Cancer 44:1824–1838

Osband ME, Lipton JM, Lavin P, Levey R, Vawter G, Greenberger JS, McCaffrey RP, Parkman R (1981) Histiocytosis X. Demonstration of abnormal immunity, T-cell histamine H2-receptor deficiency, and successful treatment with thymic extract. N Engl J Med 304:146–153

Radenbach KL, Brandt H-J, Freise G, Liebig S, Preussler H (1977) Diagnostische und therapeutische Besonderheiten bei zwölf Fällen von pulmonaler Histiocytosis X. Z Erkr Atmungsorgane 147:26–40

Schüller A (1915) Über eigenartige Schädeldefekte im Jugendalter. Fortschr Roentgenstr 23:12

Siwe SA (1933) Die Reticuloendotheliose – ein neues Krankheitsbild unter den Hepatosplenomegalien. Z Kinderheilkd 55:212

Smith M, McCormack LJ, Ordstrand HS van, Mercer RD (1974) Primary pulmonary histiocytosis X. Chest 65:176–180

Turiaf J, Johns CJ, Teirstein AS, Tsuji S, Wurm K (1976) The problem of the treatment of sarcoidosis: Report of the subcommittee on therapy. Ann N Y Acad Sci 278:743

Villar TG, Avila R, Marques RA (1976) Eosinophilic granuloma of the lung and the extrinsic pulmonary granulomatoses. Ann N Y Acad Sci 278:612–617

Williams AW, Dunnington WG, Berte SJ (1961) Pulmonary eosinophilic granuloma: A clinical and pathologic discussion. Ann Intern Med 54:30–45

IV. Neoplasmen der Pleura

R. LODDENKEMPER

Mit 10 Abbildungen und 13 Tabellen

A. Vorbemerkungen

Im Bereich der Pleura wird ebenso wie bei den Tumoren der Bronchien und der Lunge zwischen primären und sekundären Neoplasmen unterschieden. Allerdings steht hier die sekundäre Ätiologie infolge direkten Übergreifens von den Nachbarorganen – besonders der Lunge – oder infolge lymphogener bzw. hämatogener Metastasierung an erster Stelle.

Die Frage, ob es primäre Pleuratumoren überhaupt gibt, war lange Zeit umstritten. Heute ist ihre Existenz jedoch bewiesen, ebenso wie eine weitgehende Übereinstimmung in der histologischen Klassifizierung hergestellt ist (s. Abschn. B).

Bei der letzten Auflage des Handbuchs (MÜLLY 1956) waren die lokalisierten Pleuratumoren zwar selten, übertrafen jedoch noch die diffusen Pleuramesotheliome. Diese haben in der Zwischenzeit aber deutlich zugenommen, und auch das allgemeine Interesse an ihnen ist parallel mit dem Anstieg des Vorkommens, das in enger Beziehung zur starken Verbreitung des fibrogenen und tumorogenen Minerals Asbest steht, erheblich gewachsen (BECKLAKE 1982; CRAIGHEAD u. MOSSMAN 1982).

Da die malignen Pleuratumoren in der Regel zu einem Erguß führen, gibt die Tabelle 1 zugleich einen Überblick über die Häufigkeitsverteilung der primä-

Tabelle 1. Ätiologie maligner, thorakoskopisch-bioptisch gesicherter Pleuraergüsse. (Modif. nach BRANDT u. LODDENKEMPER 1981) ($n = 423$, Lungenklinik Heckeshorn 1950–1979)

	n	%
Bronchialkarzinome	92	22
Metastasen anderer Tumoren	136	32
Diffuse Pleuramesotheliome	195	46
Gesamt	423	100

ren und sekundären Pleuratumoren. So machen an unserer Klinik die Pleuramesotheliome fast schon die Hälfte aus (46%), gefolgt von den metastatisch bedingten Ergüssen (32%) und denen bei Bronchialkarzinomen (22%). In 14% aller

I. Bei Vorliegen eines Pleuraergusses

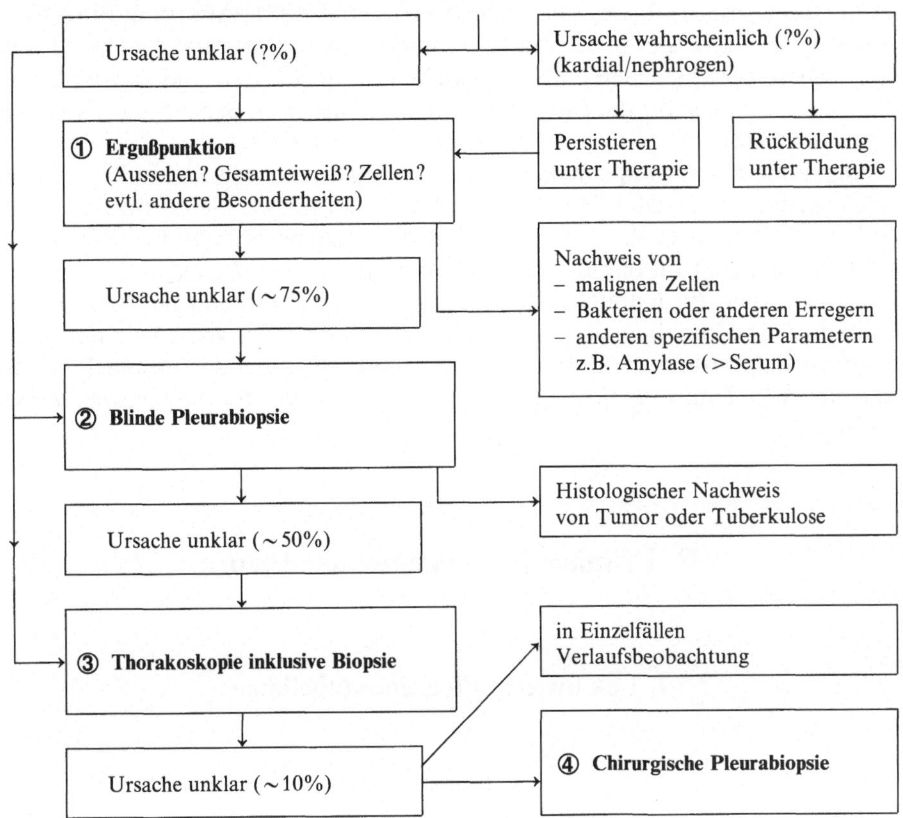

II. Bei Verdacht auf Pleuratumor ohne Erguß: ②→③→④

III. Bei nicht möglicher Pneumothoraxanlage: ②——→④

Abb. 1. Flußdiagramm für das differentialdiagnostische Vorgehen bei Verdacht auf Neoplasmen der Pleura. (Modif. nach LODDENKEMPER et al. 1982)

thorakoskopisch untersuchten Ergüsse bei Tumorpatienten fand sich lediglich ein Begleiterguß ohne nachweisbares Tumorwachstum in der Pleura (BRANDT u. LODDENKEMPER 1981). Die Relationen der verschiedenen Tumortypen können aber andernorts differieren (s. Abschn. C.I.), weil es sich hier um das selektionierte Krankengut einer pneumologischen Fachklinik handelt, in die wahrscheinlich weniger disseminiert-metastasierte Tumoren und weniger maligne Lymphome überwiesen werden. Zudem wird das diffuse Pleuramesotheliom in Berlin besonders gehäuft festgestellt (OTTO 1980, s. auch Abb. 5).

Für die Ausbildung eines malignen Pleuraergusses kommen mehrere Entstehungsmechanismen in Frage, die alle das Gleichgewicht zwischen Ergußbildung und Rückresorption stören. Die Hauptursache dürfte beim Tumor die erhöhte Kapillarpermeabilität infolge verschiedenster Faktoren sein, eine nicht unwesentliche Rolle können aber auch Resorptionsstörungen besonders durch Behinderung des Lymphabflusses spielen (Andrews et al. 1981; Austin u. Flye 1979; Black 1972; Friedman u. Slater 1978; Jenkinson u. Banschbach 1982; Light 1983). Diese verschiedenen pathogenetischen Möglichkeiten sind sowohl für die Diagnostik als auch für die einzuschlagende Therapie von Bedeutung (Friedman u. Slater 1978).

Der Anteil der malignen Pleuraergüsse liegt heute etwa zwischen 33 und 48% aller Pleuraexsudate (Hirsch et al. 1979; Lamy et al. 1980; Loddenkemper 1981, 1983; Storey et al. 1976). Das differentialdiagnostische Vorgehen (Abb. 1) beruht vorwiegend auf bioptischen Verfahren (Loddenkemper et al. 1982). Diese sind ausführlich im Kapitel „Thorakoskopie und Pleurabiopsie“ (XI. B. IV., Teilband A) beschrieben. Auf die Wertigkeit dieser invasiven sowie der nichtinvasiven diagnostischen Methoden wird im einzelnen bei der Besprechung der verschiedenen Tumortypen eingegangen, das gleiche gilt für die therapeutischen Maßnahmen.

B. Primäre Neoplasmen der Pleura

I. Lokalisierte Pleuramesotheliome

1. Einleitung

Bei den lokalisierten Pleuramesotheliomen handelt es sich um solitäre Pleuratumoren, die sich aus dem Mesothel oder aber auch aus der submesothelialen Hauptschicht der Pleura entwickeln. Klemperer und Rabin unterschieden 1931 als erste zwischen der lokalisierten und der diffusen Form der Pleuramesotheliome. Stout und Murray (1942) konnten in der Gewebekultur aus einem gutartigen Mesotheliom die Mesothelzelle als Ursprung des Tumors nachweisen. Andere Untersuchungen sehen jedoch auch oder ausschließlich das submesotheliale Gewebe als Ausgangspunkt an, weshalb in der Literatur auch neutralere Bezeichnungen wie „solitäre (submesotheliale) Fibrome der Pleura“ (Scharifker u. Kaneko 1979), „lokalisierte fibröse Tumoren der Pleura“ (Hernandez u. Fernandez 1974), „lokalisierte primäre Tumoren der Pleura“ (Dalton et al. 1979) oder „solitäre fibröse Tumoren der Pleura“ (Briselli et al. 1981) u.a. benutzt werden (Literatur-Übersicht bei Müller 1982 sowie Schulze 1973).

2. Epidemiologie, Alters- und Geschlechtsverteilung

Die lokalisierten Pleuramesotheliome sind selten, zum Beispiel fanden sich im Krankengut der Mayo Clinic nur 2,8 Fälle auf 100000 Patienten (Okike et al. 1978). Das Verhältnis zwischen lokalisierten und diffusen Pleuramesothe-

Tabelle 2. Alters- und Geschlechtsverteilung beim lokalisierten Pleuramesotheliom. (Modif. nach BRISELLI et al. 1981)

	n	Altersspanne in Jahren (Durchschnitt)	Geschlecht (%) männl./weibl.
1942–1972	190	12–82 (50)	44/56
1973–1980	170	5–87 (53)	48/52
Gesamt	360	5–87 (51)	46/54

liomen betrug in der älteren Literatur 1:4 (LEGHA u. MUGGIA 1977a). Heute dürfte der relative Anteil der lokalisierten Tumoren eher noch niedriger sein als Folge der Zunahme der diffusen, asbestinduzierten Pleuramesotheliome (SPENCER 1977).

Genauere Zahlenangaben hierzu liegen jedoch nicht vor. – Ein Zusammenhang mit einer vorangegangenen Asbestexposition ist beim lokalisierten Pleuramesotheliom bislang nicht festgestellt worden (BRISELLI et al. 1981).

Das lokalisierte Pleuramesotheliom kann nahezu in jedem Alter auftreten. In einer Sammelstatistik über 360 Fälle (BRISELLI et al. 1981) erstreckt sich die Spannweite von 5–87 Jahren mit einem Durchschnittsalter von 51 Jahren (Tabelle 2). Die Mehrzahl der Fälle befindet sich im 4. und 5. Lebensjahrzehnt; ein Vorkommen wird bereits bei Kindern im 2. Lebensjahr berichtet (s. JAGDSCHIAN 1962). Frauen sind etwas häufiger als Männer betroffen (Tabelle 2).

3. Lokalisation, Morphologie

Die lokalisierten Pleuramesotheliome können ihren Ausgang sowohl von der visceralen als der parietalen Pleura nehmen, wobei der viscerale Ursprung deutlich überwiegt (Tabelle 3). Die Bevorzugung einer Thoraxseite ist nicht sicher feststellbar (Tabelle 3). Die untere Thoraxhälfte scheint häufiger betroffen zu sein (HUTCHINSON u. FRIEDENBERG 1963). Eine extreme Rarität sind multiple bilaterale Herde (SCATTINI u. ORSO 1973). Die Tumorgröße variiert im Durchmesser von 1 cm (OKIKE et al. 1978) bis zu 36 cm (SHABANAH u. SAYEGH 1971). Das Gewicht letzterer „Pleurariesentumoren" kann mehrere Kilogramm – maximal wurden 10 Kilogramm angegeben – betragen (JAGDSCHIAN 1962).

Tabelle 3. Pleura- und Seitenbefall beim lokalisierten Pleuramesotheliom. (Modif. nach BRISELLI et al. 1981)

	n	Pleuraursprung (%) visceral/parietal	*n*	Seitenlokalisation (%) rechts/links
1942–1972	79	65/35	121	50/50
1973–1980	113	80/20	146	53/47
Gesamt	192	73/27	267	52/48

Tabelle 4. Klinische Dignität (%) beim lokalisierten Pleuramesotheliom. (Modif. nach BRISELLI et al. 1981)

	n	Benigne	Maligne
1942–1972	167	88	12
1973–1980	160	89	11
Gesamt	327	88	12

Die Oberfläche der Tumoren ist meist glatt, kann aber auch höckrig sein. Die feste Kapsel ist oft gut durchblutet. Der Ansatz der Tumoren an der Pleuraoberfläche ist meist gestielt, seltener breitbasig. Diese Wachstumsformen werden als exophytisch bezeichnet. Ein endophytisches Wachstum, ausgehend von der Pleura visceralis mit intrapulmonaler Lage ist dagegen sehr selten (REISNER u. HUZLY 1967b, weitere Literatur s. MÜLLER 1982).

Histologisch handelt es sich meistens um die fibröse Form, jedoch sind auch die epithelialen und die biphasischen (fibrös-epithelialen) Formen möglich (MÜLLER 1982). Elektronenmikroskopisch wurden sowohl Fibroblasten allein (HERNANDEZ u. FERNANDES 1974) als auch epitheliale Zellen zusammen mit Fibroblasten (OSAMURA 1977) nachgewiesen.

Unterschiede müssen hinsichtlich der Dignität gemacht werden, wobei die benignen Varianten mit 80% (Tabelle 4) überwiegen. Die malignen lokalisierten Pleuramesotheliome zeichnen sich besonders durch ein infiltratives, destruierendes und meist breitbasiges Wachstum mit nur unvollständiger Kapsel aus (s. MÜLLER 1982).

4. Symptomatik

Das lokalisierte Pleuramesotheliom ist häufig symptomlos (36%), wobei in den letzten Jahren der Anteil der asymptomatischen Fälle mit 46% gegenüber früher mit 28% deutlich, wohl als Folge röntgenologischer Zufallsentdeckungen zugenommen hat (Tabelle 5), BRISELLI et al. (1981). Symptome werden meist durch die Tumorgröße mit lokalem Druckschmerz oder anderen Druckerscheinungen wie oberer oder unterer Einflußstauung mit Kollateralkreislauf, Zyanose, Ödemen und eventuell Aszites (DALTON et al. 1979), Dysphagie (JAGDSCHIAN 1962) und Atelektase oder Pneumonie (SHABANAH u. SAYEGH 1971) hervorgerufen.

Husten, Thoraxschmerz und Dyspnoe werden in 46, 44 bzw. 37% der Fälle angegeben (Tabelle 5). Fieber wird in rund einem Viertel beschrieben. Weniger häufige Symptome sind Hämoptysen, Nachtschweiß, Frösteln, Mattigkeit, Gewichtsverlust, dumpfes Druckgefühl im Thorax und EKG-Veränderungen (BRISELLI et al. 1981). In wenigen Fällen wird auch ein Pleuraerguß gefunden, der ganz selten auch hämorrhagisch sein kann (BLOUNT 1956; CLAGETT et al. 1952; SCHARIFKER u. KANEKO 1979; URSCHEL u. PAULSON 1965).

Tabelle 5. Symptomatik beim lokalisierten Pleuramesotheliom. (Modif. nach BRISELLI et al. 1981)

	n	Davon symptomatisch (%)	Vorherrschende Symptome (%)					
			Husten	Schmerz	Atemnot	HPO	Fieber	Andere
1942–1972	190	72	39	40	26	47	24	37
1973–1980	170	54	54	51	49	22	25	25
Gesamt	360	64	46	44	37	35	24	32

HPO = Hypertrophe pulmonale Osteoarthropathie

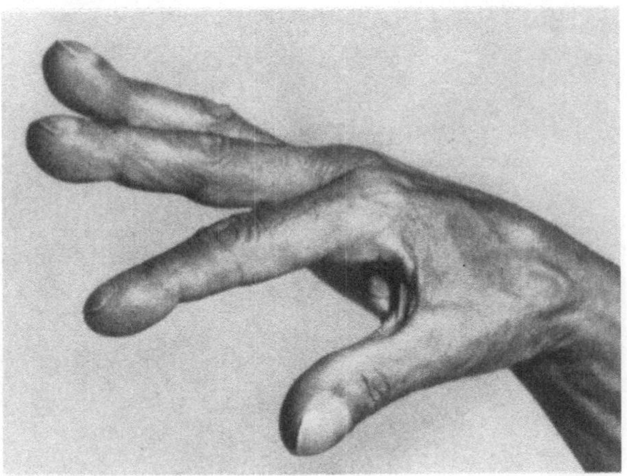

Abb. 2. Trommelschlegelfinger bei einem Riesenpleuramesotheliom (s. Abb. 4). (Aus MÜLLY 1956)

Eine Osteoarthropathia hypertrophicans mit Gelenk- und Knochenschmerzen, eventuell auch mit Trommelschlegelfingern (Abb. 2) und/oder -zehen, wurde früher sehr häufig (47%), in den letzten Jahren dagegen seltener (22%) beobachtet (Tabelle 5). Bei großen Tumoren mit einem Durchmesser über 7 cm scheinen diese Beschwerden häufiger vorzukommen (CLAGETT et al. 1952; OKIKE et al. 1978). Als weiteres paraneoplastisches Syndrom, das ebenfalls größenabhängig zu sein scheint (DALTON et al. 1979), kann bei rund 4% der Fälle eine Hypoglykämie auftreten (BRISELLI et al. 1981). In seltenen Fällen kann diese Komplikation zum Tode führen (BRISELLI et al. 1981; KASPAR et al. 1981). – Bei einem Fall eines malignen lokalisierten Pleuramesothelioms wurde eine Galaktorrhoe beobachtet, die jedoch in keinen sicheren Zusammenhang mit dem Tumor gebracht werden konnte (SCULLY et al. 1980).

5. Nicht-invasive Diagnostik

In der Diagnostik des lokalisierten Pleuramesothelioms ist die röntgenologische Untersuchung leitend (JAGDSCHIAN 1962). Bei den symptomlosen Fällen

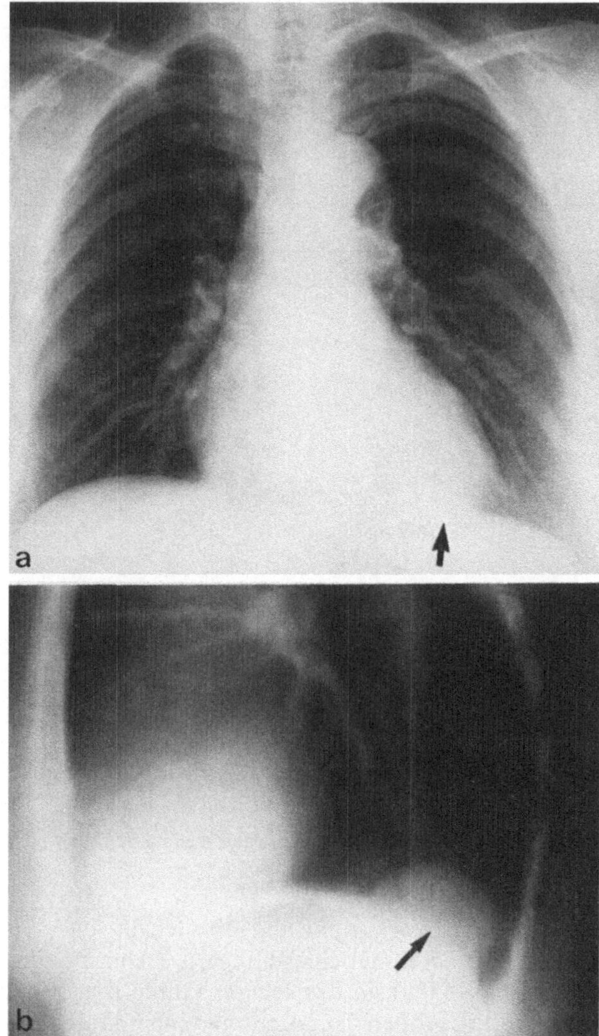

Abb. 3a, b. Lokalisiertes Pleuramesotheliom, das gestielt von der Pleura visceralis des linken posterobasalen Unterlappensegmentes ausgeht (größter Durchmesser 6 cm). **a** Thoraxübersicht: Rundherd über der linken Zwerchfellhälfte in Projektion auf den Herzschatten (↑). **b** Seitliche Tomographie: Darstellung des dorsal dem Zwerchfell aufsitzenden Rundherdes (↑). 65jährige Frau, Entfernung des Tumors mit Teilresektion der Unterlappenbasis, histologisch fibröse Form ohne Anhalt für Malignität

führt sie allein zur Entdeckung (BRISELLI et al. 1981). Bei den kleineren Tumoren (Abb. 3) findet sich eine solitäre, umschriebene, homogene Verschattung entweder an der Peripherie der Lunge bzw. in unmittelbarer Beziehung zu einem Lappenspalt (viscerale Pleura) oder in Beziehung zu Brustwand, Zwerchfell oder Mediastinum (parietale Pleura) (BLOUNT 1956; HUTCHINSON u. FRIEDENBERG 1963; OKIKE et al. 1978). Bei den gestielten Mesotheliomen kann häufig ein Lagewechsel abhängig von der Körperposition beobachtet werden (BERNE u.

HEITZMAN 1962; BLOUNT 1956). Auch eine Formveränderung durch Rotation des Tumors ist möglich (BLOUNT 1956). Unter Durchleuchtung läßt sich anhand der Beweglichkeit zwischen einem Tumoransatz an der Lunge oder an der Brustwand unterscheiden (BLOUNT 1956).

Die Lungen und die übrige Pleura sind meist normal. Gelegentlich führen große Tumoren jedoch zur Kompressionsatelektase oder Pneumonie (HUTCHINSON u. FRIEDENBERG, 1963). Die großen Tumoren können so riesig sein, daß sie eine ganze Thoraxhälfte ausfüllen (OKIKE et al. 1978). Ein Pleuraerguß liegt nur selten vor, bei der malignen Form ist er etwas häufiger und kann sogar den Pleuratumor verdecken (OKIKE et al. 1978). Hier kann zur Differenzierung die Computer-Tomographie wertvoll sein (SCULLY et al. 1980) Rippenerosionen durch invasives Wachstum können bei der malignen Variante nachweisbar werden (OKIKE et al. 1978).

Durch Anlage eines Pneumothorax ist eine sicherere Unterscheidung zwischen Ausgang von der kostalen oder visceralen Pleura möglich (BERNE u. HEITZMAN 1962; BLOUNT 1956; JAGDSCHIAN 1962), jedoch hilft dies morphologisch und differentialdiagnostisch kaum weiter. Gegebenenfalls kann die Anlage eines Pneumoperitoneums zwischen infra- und supradiaphragmaler Lokalisation differenzieren (MÜLLY 1956), diese Untersuchung hat aber heute wegen der Computertomographie und der Sonographie (SCULLY et al. 1980) an Bedeutung verloren.

Die Ultraschalluntersuchung kann ähnlich der Computertomographie (PUGATCH et al. 1978; STARK 1981; LOCHNER et al. 1982) bei der Differenzierung zwischen einer reinen Tumorverschattung oder einem zusätzlichen Pleuraerguß nützlich sein (DOUST et al. 1975; LIPSCOMB u. FLOWER 1980; WIMMER 1980).

6. Invasive Diagnostik

Zur weiteren Diagnostik und Differentialdiagnostik bietet sich besonders die Thorakoskopie an (JACOBAEUS u. KEY 1921; BRANDT et al. 1983). Nach Pneumothoraxanlage läßt sich hierbei nicht nur eine Aussage zur Lokalisation an Lunge oder Brustwand treffen sondern es ist neben der makroskopischen Beurteilung des Tumors und seines Ansatzes auch eine Zangenbiopsie zur Differenzierung von anderen, eventuell inoperablen Tumoren möglich (Abb. 8a, b, S. 372, Teilband IV/4A).

Die perthorakale Nadelbiopsie zur zytologischen Untersuchung läßt wegen der Pleomorphie der Tumoren keine definitive Diagnose erwarten (JAGDSCHIAN 1962; RATZER et al. 1967), ist aber eventuell differentialdiagnostisch wertvoll. Technisch kann die Punktion recht schwierig sein, wenn nämlich ein gestieltes Mesotheliom der Nadel bei Berührung ausweicht (HAYWARD 1974).

Die zytologische Untersuchung eines eventuell vorhandenen Pleuraergusses bringt keine weitere Klärung. Es kann sich sowohl um ein Transsudat als auch um ein Exsudat handeln.

Die explorative Thorakotomie dürfte die diagnostische Methode der Wahl bei allen Patienten sein, die kein größeres Operationsrisiko besitzen, da sie gleichzeitig zur Entfernung des Tumors genutzt werden kann (JAGDSCHIAN 1962; OKIKE et al. 1978).

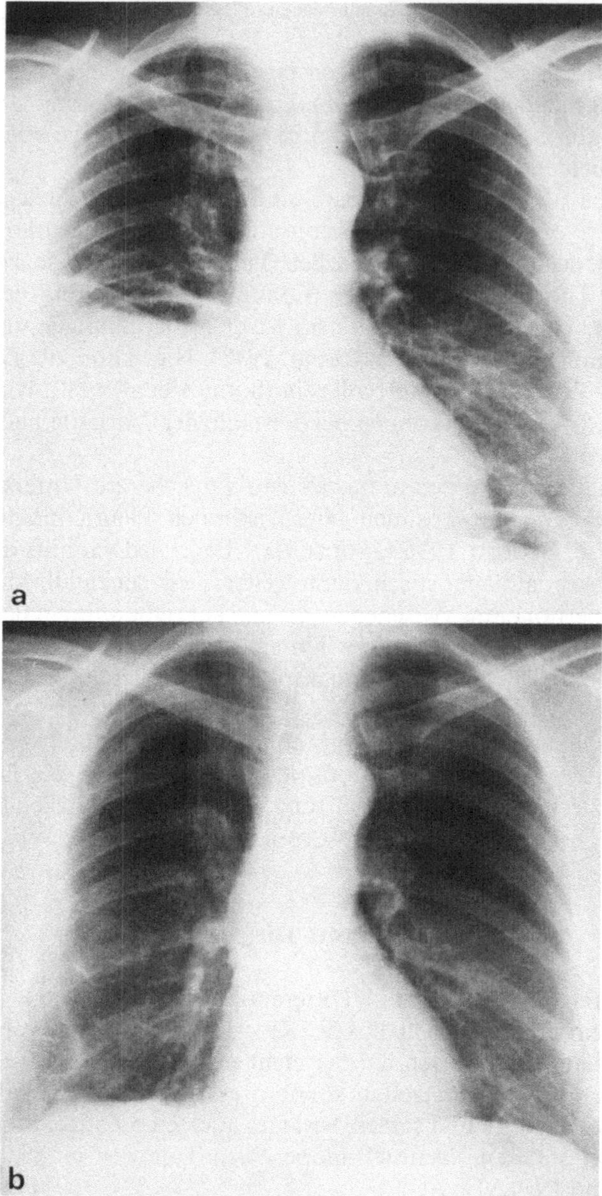

Abb. 4a–c. Rezidivierendes lokalisiertes Riesenpleuramesotheliom. **a** (30.3.76): Komplette Verschattung des rechten Untergeschosses bei einer 55jährigen Frau, seit 4 Jahren als Zwerchfellhochstand gedeutet. Im Laufe des letzten halben Jahres Entwicklung von ausgeprägten Uhrglasnägeln sowie Trommelschlegelfingern und -zehen. Operative Entfernung eines kindskopfgroßen Tumors (21 × 13 × 12 cm), ausgehend von der Zwerchfellpleura. Histologisch Fibrom ohne Malignitätskriterien. **b** (23.11.76): Zustand nach Entfernung des Pleuratumors, geringe postoperative Pleuraresiduen rechts. Zu diesem Zeitpunkt deutliche Rückbildung der Uhrglasnägel und Trommelschlegelfinger. **c** (5.7.79): Rezidiv des Tumors an mehreren Stellen im rechten Untergeschoß dorsal und ventral begleitet von erneut ausgeprägten Trommelschlegelfingern und Uhrglasnägeln. Am 31.7.79 erweiterte Pleuropneumonektomie wegen eines multilokulären, histologisch fibromatösen Pleuramesothelioms. Postoperativ zunächst guter Verlauf. Am 4.2.80 röntgenologisch multiple Metastasen in der linken Lunge. Exitus letalis am 22.9.81 (also mehr als 9 Jahre nach röntgenologischer Erstfeststellung)

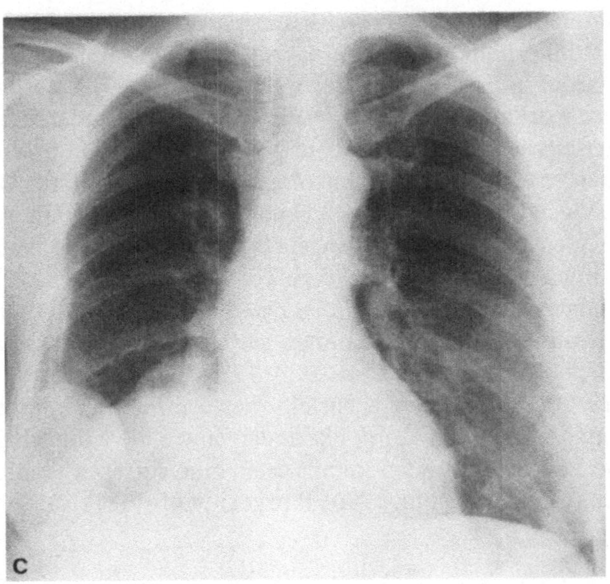

7. Differentialdiagnose

Bei den kleineren lokalisierten Pleuramesotheliomen kommen sämtliche differentialdiagnostischen Möglichkeiten bei isolierten Rundherden der Lunge (s. Kapitel II., S. 457) des Mediastinums (s. Kapitel V., S. 582), der Brustwand (s. Kapitel VII., S. 657) und des Zwerchfells (s. Kapitel VI., S. 652) in Betracht.

Ähnliche röntgenologische Veränderungen sind aber auch bei Fibrinkugeln (BERNE u. HEITZMAN 1962), abgekapselten Ergüssen und Hämatomen (BLOUNT 1956) sowie isolierten Pleurahyalinosen (BRANDT et al. 1983) möglich.

Bei den großen lokalisierten Pleuramesotheliomen müssen differentialdiagnostisch am ehesten entzündliche „Pseudotumoren" (REISNER u. HUZLY 1967b) sowie ein Zwerchfellhochstand (MÜLLY 1956), der auch durch einen intraabdominellen Tumor bedingt sein kann, ausgeschlossen werden. Zudem kommen weitere gutartige Pleuratumoren wie Angiome, Neurinome usw. in Frage (s. MÜLLER 1982).

8. Prognose

Die Prognose der gutartigen lokalisierten Mesotheliome ist nach operativer Entfernung gut. Eine regelmäßige Nachkontrolle ist aber zu empfehlen, da Rezidive noch 17 Jahren später beobachtet wurden (OKIKE et al. 1978). Gestielte Tumoren neigen weniger zum Rezidiv. Gelegentlich zeigen die Rezidive ein agressiveres Verhalten als die Primärtumoren im Sinne der malignen Entartung (BRISELLI et al. 1981) (Abb. 4).

Die Symptome der Osteoarthropathia hypertrophicans bilden sich nach Exstirpation meist innerhalb kurzer Zeit zurück. Bei Auftreten eines Rezidivs können sie dann wieder in Erscheinung treten (JAGDSCHIAN 1962; OKIKE et al. 1978).

Das primäre Vorhandensein eines Pleuraergusses beinhaltet keine schlechtere Prognose, ebenso wie Rückschlüsse vom histologischen Bild problematisch sein können (DALTON et al. 1979). Der histologische Nachweis einer hohen Mitoserate und einer Vielzahl von Zellatypien bedeutet nicht unbedingt eine schlechtere Prognose, das gleiche gilt für Blutungen oder Nekrosen im Tumor (BRISELLI et al. 1981). Umgekehrt schließen mäßige Zellatypien und wenige Nekrosen Rezidive und malignes Verhalten nicht aus. Die malignen Varianten neigen stärker zum lokalen Rezidiv. Außerdem können sie Fernmetastasen setzen. Die Prognose ist deutlich schlechter (DALTON et al. 1979; OKIKE et al. 1981).

Wenn keine Operation erfolgt, besteht die Gefahr der malignen Entartung, der Entwicklung von lokalen Komplikationen sowie die Möglichkeit der Hypoglykämie. Eine Entwicklung vom lokalisierten zum diffusen Pleuramesotheliom ist nicht gesichert (SCULLY et al. 1980; BRISELLI et al. 1981).

9. Therapie

Die Therapie der Wahl ist die chirurgische Entfernung des Tumors. Sie ist bei den meisten Patienten mit solitärem Mesotheliom kurativ. In einem kleinen Prozentsatz (11% nach einer Sammelstatistik von JAGDSCHIAN 1962) stellen sich jedoch lokale Rezidive ein, so daß primär, besonders bei den breitbasigen Formen die großzügige Mitnahme des umgebenden Gewebes, sei es Lunge oder Brustwand, empfohlen wird.

Bei den malignen Varianten können Lungenresektionen bis zur Pneumonektomie und die postoperative Strahlentherapie notwendig werden (OKIKE et al. 1978). Das gleichzeitige Vorhandensein eines Pleuraergusses stellt keine Kontraindikation für die Operation dar (CLAGETT et al. 1952).

II. Diffuse Pleuramesotheliome

1. Einleitung

Bei den diffusen Pleuramesotheliomen handelt es sich um primär maligne Tumoren der Pleura, die sich aus der pluripotenten Mesothelzelle entwickeln. Nicht geklärt ist, ob sie multizentrisch entstehen oder sich per continuitatem ausbreiten. Wahrscheinlich trifft beides zu (KNOLLE u. MATZEL 1972; REISNER u. HUZLY 1967a). Die Diagnose eines diffusen Pleuramesothelioms ist wegen des variationsreichen histologischen Bildes häufig schwierig zu stellen (BOHLIG u. OTTO 1975).

WAGNER beschrieb 1870 diesen Tumortyp als erster. KLEMPERER und RABIN (1931) grenzten ihn von den lokalisierten Pleuramesotheliomen ab. SANO et al.

(1950) konnten seine Herkunft aus der Mesothelzelle in der Gewebekultur nachweisen.

Seit der Entdeckung des epidemiologischen Zusammenhanges zwischen Asbestexposition und Entstehung von Mesotheliomen (WAGNER et al. 1960) ist dieser Tatbestand vielfach bestätigt worden (Übersichten bei BOHLIG u. OTTO 1975; BOHLIG 1976; WOITOWITZ u. RÖDILSPERGER 1980; AURAND u. KIERSKI 1981).

Andere in der Literatur gebräuchliche Bezeichnungen sind „diffuses malignes Pleuramesotheliom“ (OELS et al. 1971; WHITWELL u. RAWCLIFFE 1971) oder „malignes Mesotheliom“, oft unter Einschluß des Peritonealmesothelioms (ANTMAN et al. 1980; LEGHA u. MUGGIA 1977b; MCDONALD u. MCDONALD 1980).

2. Epidemiologie, Alters- und Geschlechtsverteilung

Die Zahlenangaben zur Häufigkeit der diffusen Pleuramesotheliome sind regional sehr unterschiedlich. Sicher ist jedoch, daß die Inzidenz ansteigt (BIGNON et al. 1979; MCDONALD u. MCDONALD 1980), wohl als Folge der langen Latenzzeit nach beruflicher Asbestexposition, deren Beginn bis zu 63 Jahre (WHITWELL u. RAWCLIFFE 1971) zurückliegen kann.

OTTO (1980) ermittelte durch Umfragen bei den Pathologen der Bundesrepublik Deutschland 394 Pleuramesotheliome unter rund 190000 Autopsien in den Jahren 1976 bis 1978. Dies entspricht einer Häufigkeit von ca. 2‰ im Sektionsgut. Hinzu kamen noch 51 Peritonealmesotheliome. Auffällig ist dabei das betonte Vorkommen in Hamburg und Berlin (s. Abb. 5). Für Nordamerika wurde die jährliche Inzidenz der malignen Mesotheliome 1972 auf 2,8 pro Million bei Männern und auf 0,7 pro Million bei Frauen im Alter über 15 Jahren geschätzt, wobei eine berufliche Asbestexposition bei Männern in etwa der Hälfte, bei Frauen nur in 5% ermittelt werden konnte (MCDONALD u. MCDONALD 1980).

Der Nachweis einer beruflichen Exposition gegenüber Asbest in rund der Hälfte der diffusen Pleuramesotheliome ist international relativ konstant (BIGNON et al. 1979; HAIN et al. 1974), jedoch werden in Sammelstatistiken Schwankungsbreiten zwischen 18 und 98% (BECKLAKE 1976) bzw. 0 und 100% (BOHLIG u. OTTO 1975 sowie BOHLIG 1976) angegeben. Die Latenzzeit liegt im Mittel zwischen 20 bis 40 Jahren (HAIN et al. 1974; Selikoff et al. 1980; STURM 1974; WHITWELL u. RAWCLIFFE 1971). Sie kann besonders bei massiver Exposition aber auch nur wenige Monate betragen (STURM 1974), umgekehrt bei nur geringer Dosis für die Allgemeinbevölkerung länger (AURAND u. KIERSKI 1981).

Seit 1977 wird das durch Asbest verursachte Mesotheliom als Berufskrankheit unter Ziffer 4105 der Berufskrankheiten-Verordnung entschädigt. Auch nicht-asbestartige natürliche und eventuell auch künstliche Fasern (SCHREIBER 1980) müssen ätiologisch für die Entstehung von Pleuramesotheliomen in Betracht gezogen werden (ELMES 1980). Gesichert erscheint dies aber nur für Zeolith, ein vulkanisches Mineral, nachdem erstmals von BARIS et al. (1978) über gehäuftes Vorkommen von Pleuramesotheliomen in einem kleinen anatolischen Dorf berichtet worden ist.

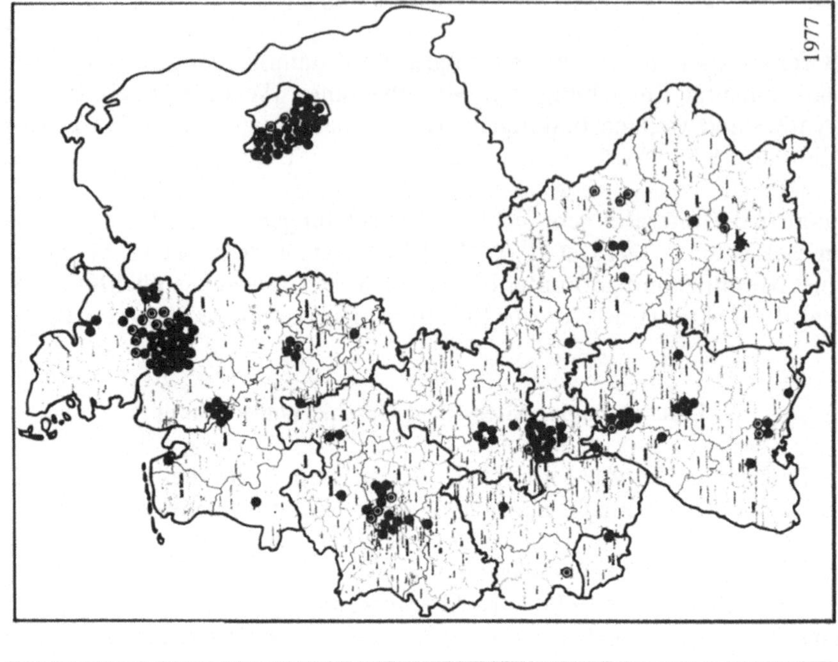

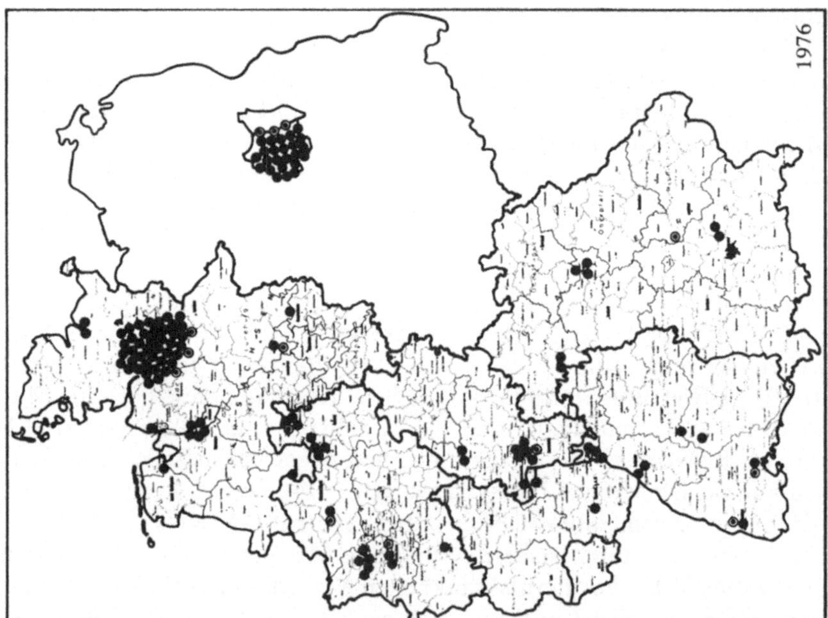

Abb. 5. Regionale Mesotheliomhäufigkeit in der BRD und West-Berlin. (Aus OTTO 1980)

Eine familiäre Disposition wird diskutiert (RISBERG et al. 1980). Dagegen ist ein gehäufteres Auftreten bei Zigarettenrauchern, wie es für den Asbest-Lungenkrebs (s. BOHLIG 1976 sowie WOITOWITZ u. RÖDILSPERGER 1980) gefunden wurde, unwahrscheinlich (McDONALD u. McDONALD 1980).

Tabelle 6. Alters- und Geschlechtsverteilung beim diffusen Pleuramesotheliom

Autoren	*n*	Altersspanne in Jahren (Durchschnitt)	Geschlecht (%) männl./weibl.
HAIN et al. (1974)	150	37–84 (65)	71/29
STURM (1974)	207	28–88 (66)	77/23
ELMES u. SIMPSON (1976)	327[a]	29–88 (59,4)	82/18
BIGNON et al. (1979)	284	27–88 (61,3)	80/20
MCDONALD u. MCDONALD (1980)	557[b]	[c]	71/29
Gesamt	1525	27–88 (>60)	76/24

[a] Davon 11% Peritonealmesotheliome
[b] Davon 27% Peritonealmesotheliome
[c] 11% <45 J.; 50% 45–64 J.; 39% ≧65 J. (nur Männer)

Im Gegensatz zum Lungenkrebs, der 30–35 Jahre nach Asbestexposition seinen Häufigkeitsgipfel erreicht und zur Asbestlungenfibrose (Asbestose) die nach 40–45 Jahren ihren Gipfel erreicht, und deren Inzidenz danach sinkt, zeigt das Mesotheliom nach Erreichen des Gipfels keinen solchen Abfall (SELIKOFF et al. 1980).

Entsprechend der langen Latenzzeit nach Exposition ist das Alter der Patienten mit diffusem Pleuramesotheliom recht hoch. Angegeben ist oft das Sterbealter, das bei einer Verlaufszeit der Krankheit im Mittel von 18 Monaten dem Erkrankungsalter sehr nahe kommt (MCDONALD u. MCDONALD 1980). Im Durchschnitt sind die Patienten über 60 Jahre alt mit einer Schwankungsbreite zwischen 27 und 88 Jahren (Tabelle 6). ANTMAN et al. (1980) erwähnen ein diffuses Pleuramesotheliom aber auch bei einem zehnjährigen Kind. Das männliche Geschlecht ist wesentlich häufiger betroffen. Die Angaben liegen zwischen 71 und 82% (Tabelle 6).

Der Anteil der Pleuramesotheliome beträgt nach einer Sammelstatistik über 559 Fälle (LEGHA u. MUGGIA 1977a) 82% der malignen Mesotheliome. Die Peritonealmesotheliome, die bei starker Asbestexposition häufiger vorkommen sollen (ELMES u. SIMPSON 1976), sind wesentlich seltener. BIGNON et al. (1979) geben für die diffusen Pleuramesotheliome 96% und OTTO (1980) 89% an der Gesamtheit der malignen Mesotheliome an. Möglicherweise liegt hier aber auch eine Geschlechtsdifferenz vor. MCDONALD und MCDONALD (1980) registrierten Pleuramesotheliome bei Frauen in 61% und bei Männern in 78%. Die Zahl der primären Perikardmesotheliome ist dagegen verschwindend gering, ein Zusammenhang mit einer Asbestexposition ist bislang nicht bekannt (SYTMAN u. MACALPIN 1971; BOHLIG u. OTTO 1975).

3. Lokalisation, Ausbreitung, Morphologie

Das diffuse Pleuramesotheliom zeigt eine Bevorzugung der rechten Thoraxseite mit fast 60% (Tabelle 7). Jedoch soll nach BOHLIG und OTTO (1975), PREGER (1978) sowie ELMES und SIMPSON (1976) in größeren Serien kein echter Seitenunterschied feststellbar sein. Selten wird ein bilaterales Auftreten beobachtet (in

Tabelle 7. Seitenlokalisation (%) beim diffusen Pleuramesotheliom

Autoren	*n*	Rechts	Links	Bilateral
STURM (1974)	196	56	39	5
BUTCHART et al. (1976)	29	59	41	
ENGELMANN (1974)	60	60	38	2
BIGNON et al. (1979)	204	61	39	
ANTMANN et al. (1980)	34	59	41	
KAPPES et al. (1981)	50	56	44	
Gesamt	573	58,5	39,5	2

Tabelle 8. Stadieneinteilung beim diffusen Pleuramesotheliom

	REISNER u. HUZLY (1967a) ($n=31$)	BUTCHART et al. (1976) ($n=46$)	Modifikation nach ANTMAN (1980) ($n=34$)	BOUTIN et al. (1979) ($n=35$)
Stadium I	(= Frühstadium) Pleura costalis et diaphragmatica, evt. gering Pleura visceralis	Tumor begrenzt auf ipsilaterale Pleura, Lunge und Perikard	Tumor begrenzt auf ipsilaterale Pleura und Lunge	Parietale Pleura (costalis et diaphragm.)
Stadium II	(=fortgeschrittenes Stadium) Übergreifen auf Perikard und Mediastinum, Lungeninfiltration	Tumoreinbruch in Brustwand oder Mediastinum, kontralaterale Pleura, LK-Beteiligung	Tumorbeteiligung von Brustwand, Mediastinum. Kontralateral Lunge oder Perikard	zusätzlich viscerale Pleura und ipsilaterale Lunge
Stadium III	(=Spätstadium) ges. Thoraxhöhle (Med. LK, BW), ein- oder beidseitige Lungenmetastasen, hämatogene Metastasen	Tumordurchbruch durch das Zwerchfell mit direktem Befall des Peritoneums	Tumorbeteiligung von Thorax und Abdomen oder extrathorak. LK	Beteiligung von Perikard, Mediastinum, kontralateral, hämatogene Metastasen
Stadium IV		Hämatogene Fernmetastasen	Hämatogene Fernmetastasen	–

2 von 37 Fällen von OELS et al. (1971) sowie in 10 von 185 Fällen von STURM (1974), wobei sowohl ein voneinander unabhängiger multilokulärer Entstehungsmechanismus als auch eine Metastasierung von der einen auf die andere Seite möglich ist. Die Hauptlokalisation findet sich in den frühen Stadien meist im basalen Thoraxdrittel (BOUTIN et al. 1979; RATZER et al. 1967). Befallen ist in der Regel anfänglich nur die parietale Pleura, insbesondere der Brustwand. Im weiteren Verlauf breitet sich der Tumor auf Zwerchfell, Perikard und Pleura visceralis sowie Lunge aus. Er wächst eventuell in den Bauchraum ein, setzt regionale Lymphknotenmetastasen sowie auch hämatogene Fernmetastasen (in

Tabelle 9. Pleuraergußhäufigkeit (%) beim diffusen Pleuramesotheliom

Autoren	*n*	Erguß (%)
MATZEL u. DANN (1975)	100	83
ENGELMANN u. THAMM (1975)	59	98
ELMES u. SIMPSON (1976)	267	83
LEGHA u. MUGGIA (1977a)	193	78
ANTMAN et al. (1980)	34	71
Gesamt	653	82

Tabelle 10. Verteilung der histologischen Typen (%) beim diffusen Pleuramesotheliom

Autoren	*n*	Epithelial	Gemischt	Fibrosarkomatös
BUTCHART et al. (1976)	46	39	52	9
ELMES u. SIMPSON (1976)[a]	184	34	42	24
LEGHA u. MUGGIA (1977)	382	54,5	24	21,5
ABELANET et al. (1979)	32	50	44	6
ANTMAN et al. (1980)	30	53	27	20
LÖHR et al. (1981)	37	54	35	11
Gesamt	711	48	32	20

[a] 140 weitere Fälle, unbestimmt oder nicht klassifiziert.

rund 50%, ANTMAN 1980). Entsprechend der anatomischen Ausbreitung werden auch von verschiedenen Autoren Stadieneinteilungen vorgeschlagen (Tabelle 8), die Aussagen zu Therapie und Prognose ermöglichen sollen. CHAHINIAN (1983) gibt sogar eine Einteilung nach dem TNM-System an (s. Abschn. B. II. 8 u. 9).

Das diffuse Pleuramesotheliom zeigt in der Mehrzahl der Fälle ein knötchenförmiges Wachstum von trauben- oder blumenkohlartigem Aussehen. In anderen Fällen liegt ein mehr schwartiges oder ein gemischtes knotig-knolliges und schwartiges Wachstum vor (BOUTIN et al. 1979; BRANDT et al. 1983).

Ein Pleuraerguß findet sich im Mittel in 82% aller Fälle mit Angaben, die zwischen 71–98% schwanken (Tabelle 9). Möglicherweise ist die anfängliche Häufigkeit des Ergusses vom histologischen Typ abhängig. Beim epithelialen Typ fanden RATZER et al. (1967) in 15 von 16 Fällen, dagegen beim fibrosarkomatösen Typ nur in 8 von 15 Fällen einen initialen Pleuraerguß. Fast alle Fälle entwickelten jedoch zu irgendeinem Zeitpunkt im weiteren Verlauf einen Erguß.

Histologisch werden – wie bei den lokalisierten Pleuramesotheliomen – ein epithelialer (tubulo-papillärer, karzinomatöser) ein fibröser (mesenchymaler, fibrosarkomatöser) und ein gemischter (biphasischer, bimorphischer, karzino-sarkomatöser) Typ gefunden. Der epitheliale Typ macht nach einer Sammelstatistik (Tabelle 10) etwa die Hälfte (48%) aus, in 32% handelte es sich um den biphasischen und in 20% um den fibrösen Typ. Nach MÜLLER (1982) bilden die biphasischen Pleuramesotheliome die größte Gruppe (s. hier auch weitere Einzelheiten). Besonders schwierig kann die histologische Differenzierung zwischen rein epithelialen (tubulo-papillären) diffusen Pleuramesotheliomen und Pleurametastasen anderer Primärtumoren – speziell von Adenokarzinomen – sein. Gelegentlich können hierbei elektronenmikroskopische Untersuchungen weiterhelfen, eventuell auch der Nachweis von Asbestfasern im Lungengewebe (MÜLLER 1982; OTTO 1980).

Weitere Untersuchungen, die für eine Differenzierung wertvoll sein sollen, werden angegeben, so das Fehlen von karzinoembryonalem Antigen im Mesentheliomgewebe im Gegensatz zum Lungenkrebs (WANG et al. 1979), so der Nachweis von Hyaluronsäure im Mesotheliomgewebe (WAXLER et al. 1979). Oft ist aber erst der autoptische Beweis eines fehlenden anderweitigen Primärtumors für die endgültige Diagnose notwendig (BOHLIG u. OTTO 1975).

4. Symptomatik

Die führenden klinischen Symptome sind Thoraxschmerzen in 58% und Luftnot in 50% der Patienten (Tabelle 11). Eines dieser beiden Symptome ist in 95% der Fälle nachweisbar (ANTMAN 1980). Der Schmerz stellt sich meist allmählich ein, er ist in der Regel nicht pleuritisch, sondern bohrend und häufig in den Oberbauch oder die Schultergegend projiziert, was gelegentlich zu Fehldiagnosen kardialer, orthopädischer oder abdomineller Art führen kann (ELMES u. SIMPSON 1976). Im Gegensatz zu den meisten entzündlichen Pleuritiden läßt der Schmerz beim Auftreten des Ergusses nicht nach (RATZER et al. 1967).

Ein Pleuraerguß liegt bei rund $^4/_5$ der Fälle vor (Tabelle 9). Dieser ist meist durch eine perkutorische Dämpfung feststellbar (ANTMAN 1980). Zusammen mit dem Schmerz ist er das wichtigste Leitsymptom. Beide können lange vor der Atemnot bestehen, die aber oft erst den Patienten zum Arzt führt (BOHLIG u. OTTO 1975).

Weitere häufige Beschwerden sind Husten mit oder ohne Auswurf (29%). Gewichtsverlust (20%) und Fieber (13–18%). Seltenere Symptome sind Hämoptysen (bei Einbruch in die Lunge), Heiserkeit und Horner-Syndrom durch Nervenläsionen, obere Einflußstauung und Spontanpneumothorax. Wesentlich seltener als bei den lokalisierten Pleuramesotheliomen wird eine Osteoarthropa-

Tabelle 11. Symptomatik (%) beim diffusen Pleuramesotheliom

Autoren	*n*	Thorax-schmerz	Atemnot	Husten/Auswurf
HAIN et al. (1974)	150	59	67	41
ELMES u. SIMPSON (1976)	267	56	36	keine Angaben
LEGHA u. MUGGIA (1977a)	193	69	68	32
ANTMAN et al. (1980)	34	56	35	6
LÖHR et al. (1981)	125	49	38	16
Gesamt	769	59	50	29

thia hypertrophicans mit oder ohne Trommelschlegelfinger oder eine intermittierende Hyoglykämie beobachtet (ANTMAN 1980; LEGHA u. MUGGIA 1977a).

Zwischen dem Beginn der Symptome und der Diagnosestellung vergehen meist 4–6 Monate (ELMES u. SIMPSON 1976). Je kürzer dieser Zeitraum ist, desto schlechter erscheint die Prognose (s. Abschn. B.II.8.).

5. Nicht-invasive Diagnostik

Meist dürfte der endgültige Nachweis einer pleuralen Erkrankung erst durch die Röntgenuntersuchung erbracht werden, die wegen der Symptomatik veranlaßt wurde (ANTMAN 1980). Nur selten handelt es sich um eine Zufallsentdekkung (MATZEL u. DANN 1975). Häufigste röntgenologische Manifestation ist der Pleuraerguß (Abb. 6) (s. auch Abschn. B.II.3). Weitere röntgenologische Veränderungen sind in der Reihenfolge ihrer Häufigkeit diffuse Verdickungen der parietalen oder visceralen Pleura – besonders basal –, knollenartige Verdikkungen der Brustwandpleura (Abb. 7) und solitäre massive Verschattungen (ANTMAN 1980; HELLER et al. 1970; PREGER 1978 sowie RATZER et al. 1967).

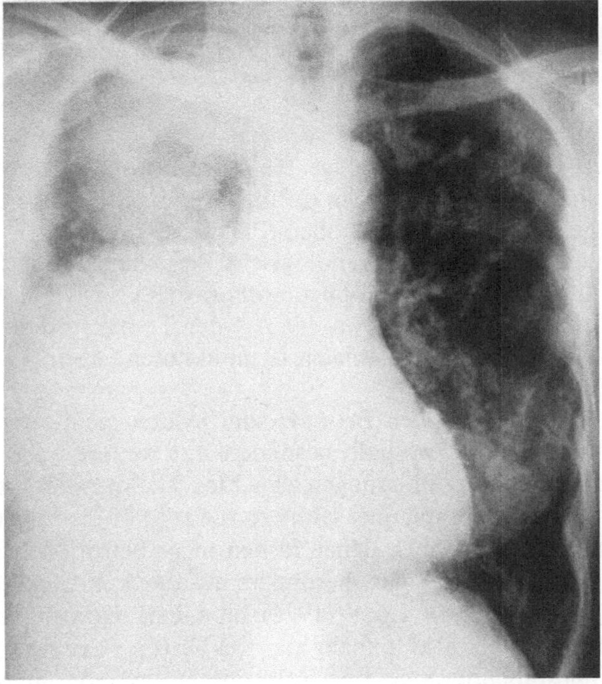

Abb. 6. Rechtsseitiges diffuses Pleuramesotheliom mit Erguß (im Obergeschoß teilweise abgekapselt) bei einer 72jährigen Frau mit einer beruflichen Asbestexposition über 7 Jahre vor mehr als 40 Jahren. Auffällig sind die verkalkten hyalinen Pleuraplaques im Rippenverlauf, besonders gut sichtbar links (s. auch Abb. 9). Die palliative Pleurektomie, vorgenommen nach thorakoskopischer Diagnosesicherung, führte zum Sistieren der Ergußbildung. Gutes Allgemeinbefinden 1 Jahr postoperativ

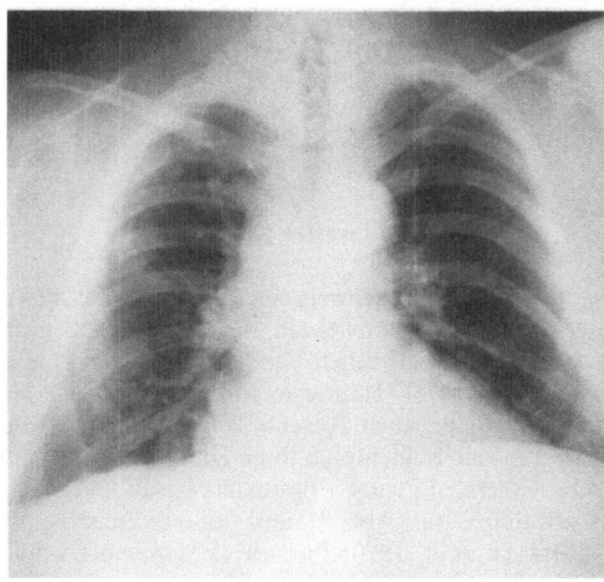

Abb. 7. Rechtsseitiges diffuses Pleuramesotheliom ohne Erguß mit knolligen Verschattungen an der lateralen Brustwand bei einem 44jährigen Mann ohne berufliche Asbestexposition. Aufgetriebener rechter Hilus mit Lymphknotenmetastasen (s. Abb. 8b), Übergreifen auch auf das Perikard. Szintigraphisch Nachweis von Knochenmetastasen. Rascher Progreß trotz zytostatischer Therapie. Exitus letalis 4 Monate nach Diagnosestellung. Sektion ohne Anhalt für einen anderen Primärtumor

Mehr lokalisiert erscheinende knollige Pleuraverdickungen sprechen eher für den fibrosarkomatösen Typ, wogegen diffuse Pleuraverdickungen eher in Richtung eines epithelialen Typs weisen sollen (PREGER 1978).

Weitere, seltenere initiale röntgenologische Befunde sind ein Perikarderguß (ANTMAN et al. 1980) und ein Hydropneumothorax (RATZER et al. 1967). Spätere Röntgenmanifestationen hängen von der Art der Tumorausdehnung mit Rippendestruktion, Befall der mediastinalen Lymphknoten (Abb. 7) sowie der kontralateralen Seite ab.

Alle diese röntgenologischen Befunde sind jedoch nicht spezifisch für das diffuse Pleuramesotheliom, weshalb besonders auf weitere mögliche asbestbedingte röntgenologische Veränderungen zu achten ist. An erster Stelle zu nennen sind hier die hyalinen Pleuraplaques (BOHLIG u. OTTO 1975; MATTSON u. RINGQVIST 1970; PREGER 1978), nach denen in den nicht betroffenen Bereichen der Brustwand und des Diaphragmas, besonders auf der kontralateralen Seite gesucht werden muß (Abb. 6). EDGE (1976) fand eine Koinzidenz bei 20 von 28 Mesotheliompatienten, also in mehr als zwei Drittel. Weiterhin können beim diffusen Pleuramesotheliom auch lungenfibrotische Veränderungen (Asbestose) auf die Ätiologie hinweisen (nach PREGER, 1978 in rund 20%, nach OTTO in 3% bei beruflicher Exposition). Jedoch ist letztere Kombination eher selten im Gegensatz zum gleichzeitigen Auftreten von Asbestose und Bronchialkarzinom, was möglicherweise daran liegt, daß die Asbestose-Patienten nicht lange

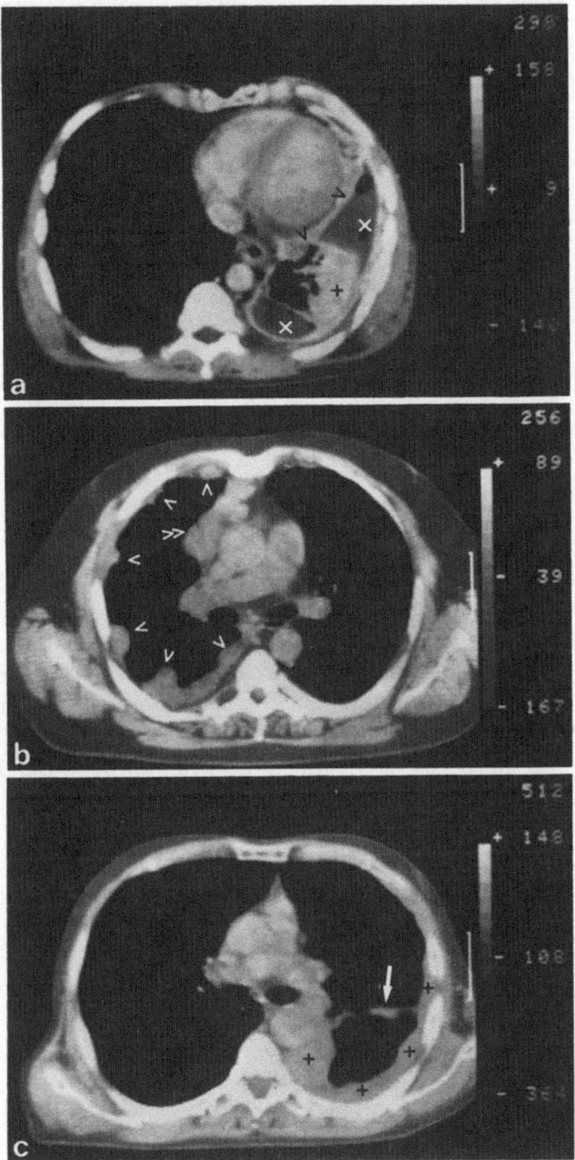

Abb. 8 a–c. Computertomographische Befunde beim diffusen Pleuramesotheliom. **a** Linksseitiges, thorakoskopisch blumenkohlartig wachsendes Pleuramesotheliom, der Brustwand breit aufsitzend (+) mit Erguß (×) und Beteiligung des Perikards (>). **b** Rechtsseitiges, knotiges Pleuramesotheliom (wie Abb. 7). Neben den Herden an der Brustwand (>) deutliche Beteiligung der mediastinalen Lymphknoten (≫). **c** Linksseitiges, vorwiegend dorsal und thorakoskopisch schwartig wachsendes Pleuramesotheliom (+) (nach Entleerung des Ergusses) mit Infiltration des großen Lappenspalts (↗).

(Die computertomographischen Bilder wurden freundlicherweise von Herrn Dr. B. Lochner, Strahlenklinik und Poliklinik (Dir.: Prof. Dr. R. Felix) Klinikum Charlottenburg der FU Berlin zur Verfügung gestellt)

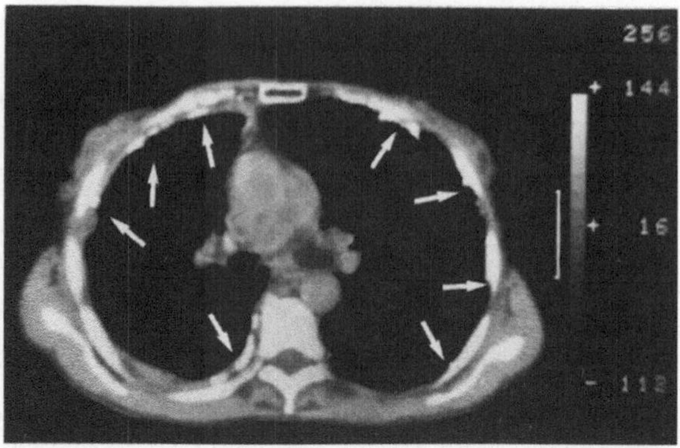

Abb. 9. Computertomographischer Nachweis von beidseitigen verkalkten hyalinen Pleuraplaques (↗). Fall von Abb. 6, jedoch nach thorakoskopischer Untersuchung mit kompletter Ergußentleerung

genug leben, um ihr Mesotheliom zu entwickeln. Häufiger ist dagegen die Asbestose mit einem Peritonealmesotheliom vergesellschaftet (PREGER 1980).

Der Computertomographie kann in Zukunft eine wichtige Rolle bei der Diagnostik des diffusen Pleuramesothelioms zukommen, vor allem bei der Beurteilung der Tumorausdehnung (Abb. 8). Insbesondere lassen sich hiermit die Fragen nach Infiltration der Brustwand, Beteiligung von Lunge, mediastinalen Lymphknoten und Perikard sowie nach kontralateralem Befall beantworten (ALEXANDER et al. 1981; LOCHNER et al. 1983; PREGER 1978; RABINOWITZ et al. 1982). Auch bei der Differenzierung einer massiven Tumorverschattung und einer ergußbedingten Verschattung kann die Methode sehr wertvoll sein. Wie weit das Computertomogramm bei der Abgrenzung von sekundären malignen Pleuraergüssen helfen kann, ist offen. Verkalkte hyaline Pleuraplaques, die mit konventionellen Röntgenmethoden manchmal nicht erfaßt werden, können zusätzlich durch die Computertomographie (Abb. 9) festgestellt werden (KREEL 1976; LOCHNER et al. 1983).

Die Ultraschalluntersuchung kann ebenfalls einer Differenzierung von Pleuraerguß und Tumorgewebe dienen (LIPSCOMB u. FLOWER 1980). Auch hyaline Pleuraplaques, die dicker als 2–3 mm sind, lassen sich so auffinden, auch wenn sie auf der Übersichtsröntgenaufnahme nicht sichtbar sind (VIIKERI et al. 1968).

6. Invasive Diagnostik

Zu berücksichtigen ist zwar bei jeder Vornahme eines invasiven diagnostischen Schritts, daß das Pleuramesotheliom die Tendenz besitzt, entlang von Nadelpunktions- und Schlaucheinlagestellen sowie von Thorakotomienarben zu wachsen, jedoch darf dies nicht dazu führen, daß deshalb die Diagnose verschleppt oder die Entnahme von Flüssigkeit zur symptomatischen Therapie unterbunden wird (ANTMAN 1980).

a) Ergußpunktion

Ein Pleuraerguß liegt in rund $^4/_5$ aller diffusen Pleuramesotheliome vor (s. Abschn. B.II.3). In der Mehrzahl der Fälle besitzt er ein seröses Aussehen (bernsteinfarben), jedoch wird eine serosanguinolente oder rein hämorrhagische Farbe bei etwa 30–50% der Fälle beobachtet (MATZEL u. DANN 1975; LEGHA u. MUGGIA 1977a). Nach EPLER et al. (1980) findet sich ein hämorrhagischer Erguß sogar nur in 15%. Stets handelt es sich um ein Exsudat (Gesamteiweiß > 30 g/L). Die Glukosekonzentration kann deutlich erniedrigt sein (TARYLE et al. 1976), wie bei anderen malignen Ergüssen aber auch (LODDENKEMPER et al. 1978). Zur Differenzierung von Ergüssen anderer maligner Ätiologie wird beim diffusen Pleuramesotheliom auch die Bestimmung des Hyaluronsäuregehaltes im Erguß empfohlen, der in mehr als der Hälfte der Fälle erhöht sein kann (MATZEL u. SCHUBERT 1979). Der erhöhte Gehalt ist jedoch nicht spezifisch für das Pleuramesotheliom, da hohe Werte auch bei tuberkulösen und anderen Ergüssen gefunden werden. Zudem variiert der Anteil positiver Befunde bis unter 20%, möglicherweise wegen Benutzung unterschiedlicher Methoden (MARTENSSON 1981).

Über eine weitere Methode zur Unterscheidung von anderen malignen Ergüssen mittels eines aufwendigen indirekten Immunofluoreszenztestes liegen bisher noch keine größeren Erfahrungen vor (SINGH et al. 1979). Untersuchungen mit weiteren Tumormarkern speziell für das diffuse Pleuramesotheliom existieren noch nicht. Eventuell besteht eine Differenzierungsmöglichkeit durch das karzinoembryonale Antigen (CEA), das besonders bei den adenokarzinomatösen Ergüssen erhöht gefunden wird (MCKENNA et al. 1980). Beim Pleuramesotheliom wurde in einem Fall eine hohe Konzentration an menschlichem Choriongonadotropin festgestellt (COUCH 1981).

Die zytologische Untersuchung auf Tumorzellen bringt beim diffusen Pleuramesotheliom ähnlich wie bei den anderen malignen Ergüssen in 40–50% positive Ergebnisse (BOUTIN et al. 1981b; LAMY et al. 1980; LODDENKEMPER et al. 1983; LÖHR et al. 1981; MARTENSSON 1981; MATZEL u. DANN 1975; MIGUERES et al. 1981). Über den diagnostischen Wert der Exfoliativzytologie existieren beträchtliche Meinungsunterschiede, insbesondere auch wegen der Schwierigkeit benigne von malignen Mesothelzellen zu unterscheiden. So wird gefordert, die Zytologie lediglich als Anhalt für eine vorläufige Diagnose zu gebrauchen und diese in allen Fällen durch weitere bioptische Verfahren anschließend zu bestätigen (LEGHA u. MUGGIA 1977a). Das gleiche gilt für die elektronenmikroskopische Untersuchung (LEGRAND u. PARIENTE 1976).

Durch Chromosomenanalyse kann die diagnostische Ausbeute der zytologischen Untersuchung erhöht werden (DEWALD et al. 1975; FALOR et al. 1982). Nach KORSGAARD (1979) findet sich beim Pleuramesotheliom eine relativ konstante Verteilung der Chromosomen in den einzelnen Tumorzellen, beim Adenokarzinom dagegen ist die Chromosomenzahl von Zelle zu Zelle sehr unterschiedlich, was zur Differenzierung dieser beiden Tumoren beitragen kann.

Erste Erfahrungen mit Tumorzellkulturen aus dem Erguß brachten eine hohe Trefferquote, die Ergebnisse liegen aber frühestens nach 12 Tagen vor (IRISSON et al. 1982).

b) Pleurastanzenbiopsie

Die diagnostische Ausbeute der blinden Biopsie der Brustwandpleura mit Hilfe verschiedener Nadeln bzw. Stanzen beträgt ähnlich wie bei den anderen malignen Ergüssen 40–50% (Loddenkemper 1981, 1983). Andere Autoren berichten aber über deutlich geringere Trefferquoten (Antman et al. 1980; Boutin et al. 1981b). Für eine definitive Diagnose eines Pleuramesothelioms über die Aussage eines Malignoms hinaus sind die Bioptate oft zu klein.

Sehr gut geeignet ist die Methode bei lokalisierten oder diffusen Pleuraverdickungen, bei denen nicht gleichzeitig ein Erguß vorliegt und besonders bei solchen, bei denen wegen Verwachsung der Pleurablätter eine Thorakoskopie nicht in Frage kommt (Brandt et al. 1983).

c) Thorakoskopie

Der Wert dieser Methode wird zunehmend beim diffusen Pleuramesotheliom nachgewiesen (Artvinli et al. 1981; Boutin et al. 1981c; Brandt et al. 1983; Canto 1981; Loddenkemper 1981; Martensson 1981; Palojoki 1981), obwohl besonders in den anglo-amerikanischen Ländern noch Zurückhaltung besteht (Legha u. Muggia 1977a). Unter anderem dürfte dies noch auf eine Veröffentlichung von Sleggs et al. (1961) zurückgehen, die teilweise enttäuschende Erfahrungen bei wohl besonders fortgeschrittenen Fällen gemacht hatten, bei denen zum ersten Mal ein Zusammenhang zwischen Asbestexposition und diffusem Pleuramesotheliom gefunden worden ist.

Die diagnostische Ausbeute liegt bei 97 bzw. 98% positiver histologischer Ergebnisse (Boutin et al. 1979; Loddenkemper 1981). Vorteilhaft ist, daß mehrere Biopsien von makroskopisch verdächtigen Stellen des gesamten Pleuraraumes inklusive der Lunge entnommen werden können. Makroskopisch ist aufgrund der typischen trauben- oder schwartenähnlichen Veränderungen häufig bereits die Verdachtsdiagnose eines Pleuramesothelioms möglich. Wichtig ist aber besonders, daß mit der Thorakoskopie eine recht zuverlässige Stadieneinteilung mit wichtigen therapeutischen und prognostischen Aussagen ermöglicht wird (Boutin et al. 1979; Boutin et al. 1981c).

Das gleichzeitig häufig feststellbare Auftreten von Tumorwachstum und hyalinen Pleuraschwielen stützt die häufig schwierige Diagnose eines diffusen Pleuramesothelioms (Brandt et al. 1983), ebenso wie der gleichzeitige Nachweis von Asbestfasern im Lungengewebe (Boutin et al. 1981a), da allen ätiologisch gemeinsam eine Asbestexposition zugrunde liegen kann.

Besonders eignet sich die Thorakoskopie auch zur Diagnostik des benignen asbestbedingten Pleuraergusses (Brandt et al. 1983), welcher per definitionem eine Ausschlußdiagnose darstellt (s. Abschn. B.II.7.). – Die anschließend notwendige intrapleurale Schlaucheinlage kann zur pleuraverödenden Therapie durch Einbringung sklerosierender Substanzen unter einer Dauersaugdrainage genutzt werden (Brenner et al. 1981; s. Abschn. B.II.9.d.).

Voraussetzung für die Thorakoskopie ist jedoch, daß ein Pleuraerguß vorliegt oder ein Pneumothorax angelegt werden kann (Brandt et al. 1983). – Bei der Modifikation nach Maassen (1972), die in Allgemeinnarkose mit seitengetrennter Beatmung unter Benutzung des Mediastinoskops vorgenommen wird, sind diese Voraussetzungen nicht notwendig, jedoch entspricht der Eingriff in seinem Ausmaß eher einer offenen chirurgischen Biopsie.

d) Explorative Thorakotomie

Die explorative Thorakotomie wird von den meisten Autoren – naturgemäß besonders von chirurgischer Seite – als entscheidendes diagnostisches Verfahren angesehen, da sie die Entnahme großer und multipler Bioptate und somit am ehesten eine korrekte Diagnose erlaubt. Als besonders vorteilhaft wird angesehen, daß der Eingriff zur therapeutischen Maßnahme erweitert werden kann (ANTMAN et al. 1980; BUTCHART et al. 1976; ELMES u. SIMPSON 1976; JAGDSCHIAN 1962; LEGHA u. MUGGIA 1977b; OELS et al. 1980; RATZER et al. 1967). Angesichts der bis auf Einzelfälle schlechten Prognose (s. Abschn. C.II.9.) sollte aber ein solches Vorgehen, das kaum bessere diagnostische Ergebnisse als die Thorakoskopie verspricht (RYAN et al. 1981), nicht als primäre diagnostische Methode eingesetzt werden (LODDENKEMPER et al. 1982). Vielmehr sollte vorher die Frage der Operabilität so weit wie möglich geklärt werden mit Ausschluß von kontralateralen und hämatogenen Metastasen, Einbruch ins Perikard oder den Bauchraum. Weiterhin sollte weitgehend ein extrathorakaler Primärtumor ausgeschlossen werden, ebenso wie die funktionellen Voraussetzungen für eine Resektionstherapie geprüft sein sollten (BRANDT u. LODDENKEMPER 1981). Zudem muß noch die höhere Komplikationsrate und Letalität der Thorakotomie berücksichtigt werden (BOUTIN et al. 1981b).

7. Differentialdiagnose

In erster Linie muß bei allen Pleuraergüssen unklarer Ätiologie an ein diffuses Pleuramesotheliom gedacht werden. Nach klinischen, röntgenologischen, bioptischen und selbst nach autoptischen Kriterien kann eine Abgrenzung gegenüber sekundären Pleuraneoplasmen, insbesondere gegenüber dem metastasierten Adenokarzinom – wie schon ausführlich geschildert –, schwierig sein. – Wichtig ist in allen Fällen anamnestisch nach einer möglichen Asbestexposition, die nicht nur beruflich vorkommt (BOHLIG u. OTTO 1975; PREGER 1978), sowie nach weiteren asbestbedingten Manifestationen wie hyalinen Pleuraplaques und Lungenfibrose zu fahnden. Ganz besondere differentialdiagnostische Schwierigkeiten kann aber hierbei ein Asbestlungenkrebs mit Einbruch in den Pleuraraum machen. Zu denken ist auch an das Zusammentreffen einer asbestbedingten Pleuraerkrankung und einer sogenannten Rundatelektase (DERNEVIK et al. 1982; MINTZER u. CUGELL 1982).

Eine wichtige differentialdiagnostische Möglichkeit ist der benigne Asbesterguß (EISENSTADT 1965; GAENSLER u. KAPLAN 1971; HILLERDAL 1981; NYIREDY 1975), dessen Existenz von manchen Autoren mit großer Skepsis betrachtet wird (PREGER 1978). Für dieses Krankheitsbild ist ein häufig bilaterales, in 50% rezidivierendes Auftreten mit spontaner Rückbildung typisch. Bei dem Erguß handelt es sich um ein Exsudat, welches in einem Drittel der Fälle sanguinolent sein kann. Eine minimale Asbestexposition und ein Auftreten innerhalb der ersten 10 Jahre nach der Exposition ist die Regel. Für die Diagnose muß eine maligne oder andere Ätiologie ausgeschlossen werden. Eine Beobachtungszeit von 3 Jahren wird auch nach bioptischen Verfahren für notwendig gehalten (Epler et al. 1980, 1982). – Ein therapeutisches Vorgehen mit Dekortikation ist nur bei progressiver Pleurafibrose, die nur selten beobachtet wird (Hillerdal 1981), notwendig (Gaensler u. Kaplan 1971).

Ein Pleuraerguß infolge dekompensiertem Cor pulmonale bei Asbestlungenfibrose sollte in der Regel klinisch und durch Feststellung eines Transsudates abzugrenzen sein (Preger 1978).

Eine extreme Rarität stellt ein primäres plattenepitheliales Karzinom der Pleura im Zusammenhang mit einem chronischen Empyem mit pleurokutaner Fistel oder mit einem langdauernden Pneumothorax ohne Fistel dar (Rüttner u. Heinzl 1977).

Seltene Fälle, die Ähnlichkeiten mit einem diffusen Pleuramesotheliom haben können, sind pseudomesotheliomatöse Lungenkarzinome (Braganza et al. 1978; Harwood et al. 1976). Weitere differentialdiagnostische Möglichkeiten sind bereits beim lokalisierten Pleuramesotheliom aufgeführt (s. Absch. B.I.7.).

8. Prognose

Die mittlere Überlebenszeit nach Symptomenbeginn wird beim diffusen Pleuramesotheliom im Mittel bei 12,5 Monaten angegeben (Sammelstatistik nach Legha u. Muggia 1977a). Sehr rasche letale Verläufe mit normalem Röntgenbild 4 Monate zuvor (Lulenski et al. 1971) werden ebenso wie über Jahre nur langsam progrediente Fälle (Jordanoglou et al. 1971) beschrieben. Letztere gehören aber sicher zu den Ausnahmen, bei denen auch die Frage nach der Richtigkeit der Diagnose zu stellen ist (Bohlig u. Otto 1975).

Die Prognose ist sicher abhängig vom Stadium (s. Abschn. B.II.3.) bei Diagnosestellung (Boutin et al. 1979): Im Stadium I ($n=12$) betrug die mittlere Überlebenszeit 636 ± 111 Tage, im Stadium II ($n=11$) nur noch 139 ± 25 Tage und fast identisch im Stadium III ($n=12$) 110 ± 10 Tage.

Butchart et al. (1976) fanden eine bessere Prognose nur beim epithelialen Zelltyp im Tumor Stadium I, weshalb sie die Pleuropneumonektomie nur hier empfehlen. Auch Elmes und Simpson (1976) stellten bei epithelialen Formen eine etwas längere Überlebenszeit mit 18 Monaten gegenüber gemischten (11 Monaten) und sarkomatösen Typen (8 Monate) fest.

Einen deutlichen Einfluß des Tumorstadiums auf die Überlebenszeit registrierten bereits Reisner und Huzly (1967). Auch sie sehen eine Pleuropneumonektomie nur im Stadium I als indiziert an. Für die fortgeschrittenen Stadien II und III kommt nach ihrer Ansicht höchstens die parietale Pleurektomie zur Beseitigung der Exsudation in Betracht (Schuster u. Huzly 1974). – Auch Kappes et al. (1981) beobachteten Überlebenszeiten von über 4 Jahren nur bei 5 von 12 Patienten, bei denen das Perikard noch nicht beteiligt und eine erweiterte Pleuropneumonektomie mit Zwerchfellresektion durchgeführt worden war.

ANTMAN et al. (1980) sahen beim malignen Mesotheliom (34 mal pleural, 6 mal peritoneal), daß die Prognose nicht nur stadienabhängig und bei Frauen günstiger ist, sondern, daß die Überlebenschancen mit 22 Monaten ($n=14$) deutlich besser bei langer Symptomendauer über $^1/_2$ Jahr war als bei kurzer Anamnese unter 6 Monaten (Überlebenszeit 8,5 Monate bei $n=25$).

Bei der Sektion werden hämatogene Fernmetastasen zwischen 33% (ELMES u. SIMPSON 1976) und 70% der Fälle (KNAPPMANN 1972) gefunden, jedoch liegt die Todesursache im allgemeinen bei Komplikationen, die vom lokalen Wachstum herrühren (ANTMAN et al. 1980).

9. Therapie

Die Behandlung der diffusen Pleuramesotheliome ist problematisch und noch in vielen Punkten offen. Kontrollierte Therapiestudien liegen bislang nicht vor, sie dürften bei der relativ geringen Fallzahl von einzelnen Autoren auch nur schwierig zu erreichen sein. Die bisherigen Behandlungsmaßnahmen schließen neben dem chirurgischen Vorgehen die Strahlentherapie, die intrapleurale Applikation von Radioisotopen, Zytostatika und sklerosierenden Substanzen, die systemische zytostatische Therapie und verschiedene Kombinationen dieser Behandlungsarten ein (Übersichten bei AISNER u. WIERNIK 1978; ANTMAN 1980; ANTMAN et al. 1980; CHAHINIAN 1983; CHAHINIAN u. HOLLAND 1978; LEFF et al. 1978; LEGHA u. MUGGIA 1977a, b).

a) Chirurgische Therapie

Die meisten Autoren sehen die Indikation zur kurativen erweiterten Pleuropneumonektomie (inklusive Resektion von Zwerchfell und Anteilen des Perikard) nur in den frühen Stadien (s. Abschn. B.II.8.), bei fortgeschrittenen Fällen kann die palliative partielle Pleurektomie zur symptomatischen Einschränkung der Ergußproduktion wertvoll sein (KAPPES et al. 1981; DELARIA et al. 1978; LÖHR et al. 1981; SCHUSTER u. HUZLY 1974; WÖRN 1974). Das größte Krankengut überblickt WÖRN (1974), der 62 Patienten der erweiterten Pleuropneumonektomie und 186 Patienten der Pleurektomie unterzog. In beiden Gruppen erreichten 9–10% der Fälle die 5-Jahres-Grenze, wobei aber einmal nicht spezifiziert wird, wie weit die Chemotherapie und die Strahlentherapie im einzelnen beteiligt waren, und zum anderen nicht zwischen lokalisierten und diffusen malignen Pleuramesotheliomen unterschieden wird. Aus diesen nahezu identischen Ergebnissen, die die in der Literatur besten Überlebensraten beim diffusen Pleuramesotheliom aufweisen, schließen LEGHA und MUGGIA (1977a), daß die parietale Pleurektomie als der kleinere Eingriff die Methode der Wahl darstellt. ANTMAN et al. (1981) plädieren dafür, bei sonst gesunden Patienten und bei einer Beschränkung des Wachstums auf einen Hemithorax so viel Tumorgewebe wie möglich chirurgisch zu entfernen, die nicht resezierten baren Tumorgebiete postoperativ zu bestrahlen und anschließend eine Chemotherapie unter Einschluß von Adriamycin durchzuführen.

b) Radiotherapie

Der Wert der Strahlentherapie wird vorwiegend bei der symptomatischen Behandlung der Schmerzen sowie des Pleuraergusses gesehen (Legha u. Muggia 1977b). Trotz eines gewissen palliativen Nutzens wird diese Therapie jedoch als weitgehend ineffektiv beim diffusen Pleuramesotheliom angesehen (Borow et al. 1973; Oels et al. 1971; Ratzer et al. 1967). Bei Patienten in wenig fortgeschrittenen Krankheitsstadien konnten jedoch mit hohen Strahlendosen Tumorregressionen beobachtet werden (Eschwège u. Schlienger 1973). Letztere wandten auch die Thorakoskopie zur Beurteilung der Ausdehnung sowie zur Bestrahlungsplanung an (Schlienger et al. 1969). Für diesen Zweck dürfte sich auch die Computertomographie (Lochner et al. 1983) eignen. – Boutin et al. (1979) wenden die Bestrahlung auch zur Vermeidung von Tumorimplantationen im Thorakoskopiekanal an.

c) Chemotherapie

Eine umfassende Übersicht über die Chemotherapeutika, die bei der Behandlung von malignen Mesotheliomen einzeln oder kombiniert versucht wurden, findet sich bei Aisner und Wiernik (1978). Als effektivstes Medikament hat sich dabei bisher das Adriamycin allein oder in Kombination gezeigt (Chahinian et al. 1978; Kucuksu et al. 1976; Legha u. Muggia 1977b; Yap et al. 1978). Partielle Remissionen wurden bei bis zu 40% beobachtet (Antman et al. 1980). Auch die alkylierenden Substanzen, Fluoro-Uracil, Procarbazin und andere scheinen teilweise wirksam zu sein (Aisner u. Wiernik 1978; Legha u. Muggia 1977b).

d) Lokale symptomatische Therapie

Zur Verminderung der Ergußproduktion werden lokal Zytostatika, radioaktive Isotopen und sklerosierende Substanzen wie Tetracyclin-HCl benutzt (Übersicht bei Leff et al. 1978). Der Effekt entspricht weitgehend dem bei metastatischen malignen Ergüssen (s. Abschn. C.V.). Als wichtige Voraussetzung ist die komplette Entleerung des Ergusses zu fordern, die erst ein Aneinanderliegen der beiden Pleurablätter und deren Verklebung ermöglicht.

Insgesamt sind die Behandlungsergebnisse unbefriedigend. Hoffnung muß auf die Erkennung von Frühfällen, bei denen noch eine kurative operative Behandlung möglich ist und auf eine Ergänzung des chirurgischen Eingriffs durch eine Kombination von zytostatischer und Strahlentherapie gesetzt werden (Antman et al. 1980). – Bei der bekannten Beziehung zur Asbestexposition muß als wichtigster „therapeutischer“ Schritt beim malignen diffusen Mesotheliom die Prophylaxe gelten (Aurand u. Kierski 1981; Umweltbundesamt 1980).

C. Sekundäre Neoplasmen der Pleura

I. Einleitung

Die sekundären Pleuraneoplasmen stellen die Hauptursache maligner Pleuratumoren – und damit auch maligner Ergüsse – dar, obwohl die diffusen Pleuramesotheliome zumindest regional deutlich zugenommen haben (s. Abschn. 4).

Prinzipiell kommen alle malignen Tumoren als Ursache metastatischen Tumorbefalls der Pleura mit Ausnahme primärer Hirntumoren in Betracht (FRIEDMAN u. SLATER 1978; WALTHER 1948). In der Tabelle 12 sind die Metastasierungswege mit einigen Beispielen verschiedener Tumortypen zusammengefaßt. Die Abb. 10 veranschaulicht die Möglichkeiten des direkten Übergreifens auf die Pleura.

Tabelle 12. Pathogenese der sekundären Pleuratumoren

1. Direktes Übergreifen auf die Pleura (invasiv) (Ausgehend von Lunge, Mediastinum, Brustwand, Diaphragma, Bauchraum, Mamma u.a.)
2. Lymphogene Metastasierung (Mamma, maligne Lymphome, Lunge, andere lymphogen in den Thorax metastasierte Tumoren)
3. Hämatogene Metastasierung (Praktisch alle malignen Tumoren inklusive Bronchial- und Mammakarzinom)

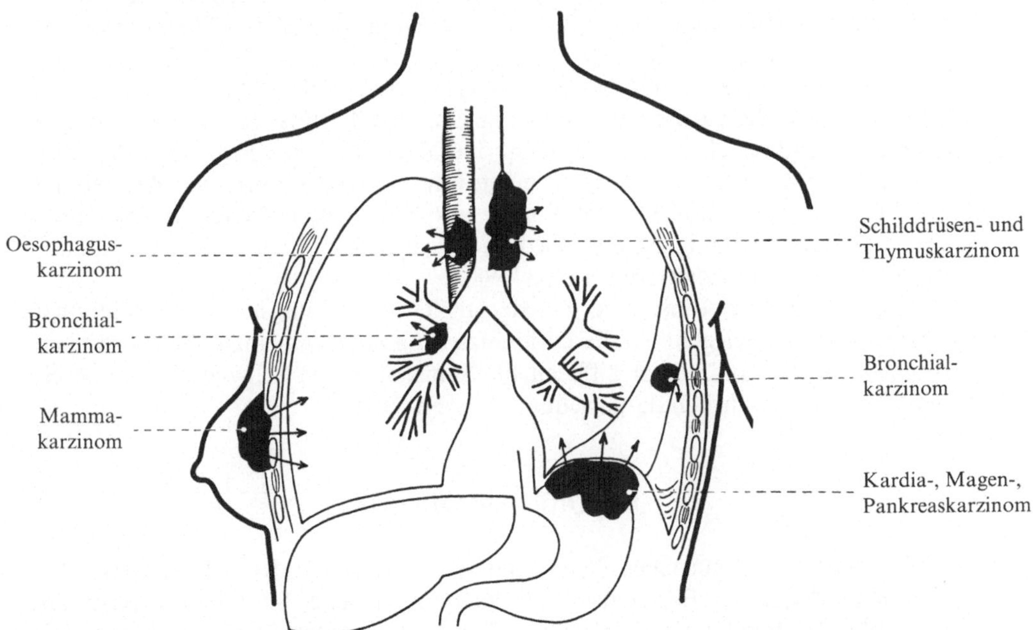

Abb. 10. Invasionsmöglichkeiten der Pleurahöhle und der Lungen in Anlehnung an WALTHER. (Aus MÜLLY 1956)

Führende Symptome sind ähnlich wie beim diffusen Pleuramesotheliom Atemnot (57%), Husten (43%), Gewichtsabnahme (32%) und Thoraxschmerzen (26%); ein Pleuraerguß liegt bei der karzinomatösen Pleurametastasierung in 88% der Fälle vor (CHERNOW u. SAHN 1977).

In den Angaben der meisten Autoren (ANDERSON et al. 1974; LEUALLEN u. CARR 1955; TINNEY u. OLSEN 1946) finden sich am häufigsten pleurale Metastasierungen ausgehend von den Lungen (24–42) und von den Brustdrüsen (23–26%) sowie bedingt durch maligne lymphatische Krankheiten (12–24%). Auf diese 3 Tumortypen wird deshalb gesondert eingegangen (s. Abschn. C.VI.).

II. Diagnostik

Die Diagnostik der sekundären Pleuratumoren unterscheidet sich nicht wesentlich von der bei diffusen Pleuramesotheliomen (s. Abschn. B.II.6. Kapitel XI.B.IV., Teilband A).

Wichtig sind der anamnestische Hinweis auf frühere Tumorkrankheiten oder die Suche nach einem eventuell noch unbekannten Primärtumor und nach weiteren Metastasen bzw. Tumorlokalisationen. Diese Suche kann oft erleichtert werden durch die zytologische oder histologische Typisierung von Pleurabioptaten (MIGUERES et al. 1981; MURPHY u. NG 1972). Je nach Primärtumor variieren die Trefferquoten der zytologischen Untersuchung des Ergusses und der blinden Pleurabiopsie zwischen 20 und 80%, wobei die Ovarial- und Mammakarzinome die höchsten, die Bronchialkarzinome die niedrigsten positiven Ergebnisse zeigen (MIGUERES et al. 1981). Auch hier gibt die Thorakoskopie mit gezielter Biopsie aus makroskopisch veränderten Bezirken – auch im Bereich der Pleura visceralis – die besten Resultate (BOUTIN et al. 1981b; CANTO et al. 1977; CANTO et al. 1983; LODDENKEMPER 1981; LODDENKEMPER et al. 1983). Die Thorakoskopie erbringt neben der raschen und sicheren Diagnostik günstige Voraussetzungen für die Pleurodesebehandlung der nicht operablen malignen Ergüsse (s. Abschn. C.V.). Es wird hierbei die komplette Entfernung des Ergusses, die Beurteilung der Reexpansionsfähigkeit der Lunge und die anschließende intrapleurale Dauersaugdrainage mit leichter Wiederholbarkeit der Medikamenteninstillationen ermöglicht (LODDENKEMPER et al. 1982).

Daß selbst unter Einsatz verschiedenster Untersuchungstechniken und auch autoptisch noch gelegentlich die Differenzierung zwischen einem metastatischen Adenokarzinom und einem diffusen Pleuramesotheliom Schwierigkeiten bereiten kann, ist ausführlich dargestellt (s. Abschn. B.II.).

III. Differentialdiagnose

Bei Vorhandensein eines Pleuraergusses ist neben anderen Ursachen beim Tumor besonders ein Begleiterguß infolge lymphatischer Stauung (mediastinale Lymphknotenbeteiligung, mediastinale Fibrose nach intensiver Bestrahlung), venöser Obstruktion (Superior-Vena-Cava-Syndrom, Perikardkonstriktion) oder retrostenotischer Pneumonie auszuschließen (FRIEDMAN u. SLATER 1978; LIGHT 1983).

Meyer (1966) glaubt, daß auch die meisten metastatisch bedingten malignen Ergüsse vorwiegend durch den mediastinalen Lymphknotenbefall zu erklären sind. Dagegen sprechen aber die thorakoskopisch-bioptischen Befunde mit Tumorbefall vorwiegend der Pleura der basalen Brustwandanteile und des Zwerchfells (Boutin et al. 1981c; Brandt et al. 1983; Canto 1981; Canto et al. 1983).

Beim bilateralen Pleuraerguß ist neben der Herzinsuffizienz besonders an die metastatische Ätiologie zu denken (Rabin u. Blackman 1957). – Ein blutiger Pleuraerguß ist zwar verdächtig auf ein malignes Tumorwachstum, doch sind ein Trauma, ein Lungeninfarkt oder auch andere verschiedene Ursachen möglich (Berliner 1941; Kuntz 1968; Loddenkemper et al. 1982). – Eine Rarität stellt der Erguß bei gutartigen Ovarialtumoren (Meigs-Syndrom) (Meigs 1954) und bei Fibromyomen des Uterus (Handler et al. 1982; Solomon et al. 1971) dar. Ebenfalls sehr selten ist die Endometriose der Pleura (Ripstein et al. 1959; Yeh 1966). Ansonsten gelten die differentialdiagnostischen Überlegungen, die bei den primären Pleuratumoren angegeben sind (s. Abschn. B.I.7. u. B.II.7.). Der endgültige Wert der Bestimmung von Tumormarkern zur Unterscheidung von benignen und malignen Ergüssen (Vladutiu et al. 1981) muß noch abgewartet werden.

IV. Prognose

Die Prognose der sekundären malignen Pleuraergüsse hängt weitgehend von der der Primärtumoren und insbesondere von deren Therapiemöglichkeiten ab (s. Abschn. C.VI.). Bei positiver Ergußzytologie scheint die Überlebenszeit kürzer zu sein, wohl weil ein fortgeschrittenes Stadium vorliegt (Chernow u. Sahn 1977; Järvi et al. 1972).

V. Therapie

Sofern nicht eine systemische oder eventuell andere ebenfalls kurative Behandlung existiert (s. auch Abschn. C.VI.), bleibt für die meisten Fälle lediglich eine symptomatische Therapie übrig, die sich in der Regel gegen den Atemnot verursachenden Pleuraerguß richtet. Hier kommen praktisch alle therapeutischen Maßnahmen in Frage, die auch bei den diffusen Pleuramesotheliomen angewandt werden (s. Abschn. B.II.9.). Die Indikation zum operativen Vorgehen (Pleurektomie) wird hier aber meist nur dann gestellt, wenn andere Methoden zur Eindämmung der Ergußproduktion versagen (Austin u. Flye 1979). Die Strahlentherapie hat sich besonders bei den malignen Lymphomen bewährt (s. Abschn. C.VI.2.).

Zur Behandlung maligner Pleuraergüsse bei sekundären Pleuraneoplasmen werden in erster Linie lokale Maßnahmen zur Pleuraverödung angewandt. Eine wesentliche Voraussetzung für den palliativen Erfolg, der durch die Verklebung beider Pleurablätter erreicht wird, ist die möglichst komplette Entleerung des Ergusses aus dem Pleuraraum (Anderson et al. 1974; Good u. Sahn 1978; Harley 1979; Wallach 1975). Hierfür eignet sich eine Dauersaugdrainage wesentlich besser als mehrmalige Pleurapunktionen (Anderson et al. 1974; Izbicki et al. 1975; Lambert et al. 1967). Die Drainage allein führt oft – in 55%

Tabelle 13. Substanzen zur intrapleuralen Applikation beim malignen Pleuraerguß. Modif. nach AUSTIN u. FLYE (1979), dort weitere Einzelheiten (Erfolgskriterien, Unterschiede nach Tumorherkunft).

Substanzen	Literaturstellen	Fallzahlen	Erfolge (%)	
			Mittelwert	Spannbreite
Radioisotope	25	980	55	25–100
Talkum	8	105	92	76–100
Nitrogen mustard	10	338	52	28–87
Thiotepa	3	39	46	30–63
5-Fluorouracil	1	35	66	–
Bleomycin	1	19	90	–
Quinacrine	9	128	80	57–100
Tetracyclin	3	31	87	83–100

Andere Substanzen, die in letzter Zeit mit Erfolg eingesetzt wurden: Natriumbikarbonat (ENGEL 1981), Gewebekleber (BÖLCSKEI et al. 1981)

nach AUSTIN und FLYE (1979) – schon zur gewünschten Verödung, die Ergebnisse lassen sich jedoch durch intrapleurale Instillation geeigneter Substanzen (Tabelle 13) deutlich verbessern.

Wegen der guten Verträglichkeit ohne wesentliche lokale oder systemische Nebenwirkungen, der deshalb möglichen kurzfristigen Wiederholbarkeit und vor allem der ausgezeichneten Wirksamkeit wird heute von den meisten Autoren die Instillation von Tetracyclin-HCl (500 mg gelöst in 50 ml Aqua dest.) bevorzugt (AUSTIN u. FLYE 1979; FRIEDMAN u. SLATER 1978; GOOD u. SAHN 1978; LEES u. HOY 1979; RUBINSON u. BOLOCKI 1972; WALLACH 1975). Für die den Pleuraspalt verödende Wirkung muß hierbei der niedrige pH-Wert um 2,2 verantwortlich gemacht werden (SAHN u. POTTS 1978; SAHN et al. 1979). Die starke Azidose bewirkt eine lokale exsudative Pleuritis, bei der sich eine anschließende Verklebung und Verdickung beider Pleurablätter nachweisen läßt. Die Ergebnisse mit einer Erfolgsrate um 90% lassen sich durch tägliche Instillationen über die liegende Dauersaugdrainage bis zum endgültigen Sistieren der Ergußproduktion – im Mittel nach 7 Tagen (BRENNER et al. 1981) – wahrscheinlich noch verbessern.

VI. Spezieller Teil

1. Bronchialkarzinom

Eine Pleurabeteiligung beim Bronchialkarzinom in Form eines Ergusses wird in 8% (EMERSON et al. 1959) bis 15% (COHEN u. HOSSAIN 1966) beobachtet. In einer großen Serie über 4000 Fälle fanden sich autoptisch Pleurametastasen bei 7% der Bronchialkarzinome, der wahre Anteil dürfte aber eher noch höher liegen, da nicht alle Patienten seziert worden sind (LEROUX 1968). Relativ gesehen scheint das kleinzellige Bronchialkarzinom besonders häufig einen Erguß hervorzurufen (111mal = 27%) von insgesamt 406 Bronchialkarzinomen mit Erguß, absolut gesehen führt jedoch das Plattenepithelkarzinom (VOGT-MOYKOPF u. LÜLLIG 1976).

Als Ursache des Pleuraergusses kommt entweder ein direktes Einwachsen des Tumors in die Pleura visceralis – lokalisiert oder als Lymphangiosis – und dann übergreifend auf die Pleura parietalis in Frage oder als Begleiterguß bei retrostenotischer Pneumonie oder Atelektase, bei venöser Stauung durch Tumorkompression oder bei lymphatischer Stauung durch Mediastinallymphknotenbeteiligung (BRANDT u. MAI 1971; CANTO 1981; LE ROUX 1968; u.a.).

Der Verdacht auf ein primäres Bronchialkarzinom wird in der Regel entweder über das Röntgenbild mit Hinweis auf eine pulmonale Verschattung oder über die Anamnese, z.B. mit Hämoptysen, geäußert. Die Diagnostik erfolgt durch Sputumzytologie, Bronchoskopie u.a. Gegebenenfalls führt aber auch erst die Ergußdiagnostik weiter. Der direkte zytologische Nachweis von Tumorzellen im Erguß spielt eher eine untergeordnete Rolle (LAMY et al. 1980; MIGUERES et al. 1981), eine Ausnahme stellt das kleinzellige Karzinom dar (SPRIGGS u. BODDINGTON 1976; SALHADIN et al. 1976). Auch die blinde Pleurabiopsie hat keine so hohe diagnostische Ausbeute (MIGUERES et al. 1981), daher ist die Thorakoskopie hier zum Nachweis der Ergußursache von besonders hoher Bedeutung (BRANDT et al. 1983; LODDENKEMPER et al. 1983; LE ROUX 1968; VOGT-MOYKOPF et al. 1974; WEISSBERG et al. 1981).

Der Erguß kann in einem sehr hohen Prozentsatz (76%) hämorrhagisch sein (VOGT-MOYKOPF u. LÜLLIG 1976), vorwiegend handelt es sich um Exsudate, jedoch kommen auch Transsudate vor (DECKER et al. 1978). Auch Empyeme werden beim Bronchialkarzinom nicht zu selten beobachtet (LE ROUX 1968).

Differentialdiagnostisch müssen alle nichtmalignen Ursachen des Ergusses ausgeschlossen werden, auch ein gleichzeitiges Vorkommen mit einer tuberkulösen Pleuritis ist möglich (VOGT-MOYKOPF et al. 1974).

Nach dem TNM-System liegt beim Pleuraerguß ein T3-Stadium vor, wobei nicht nach der Ursache des malignen Ergusses differenziert wird, was unbefriedigend ist (BRANDT u. LODDENKEMPER 1981). Das Vorhandensein eines Pleuraergusses spricht nämlich nicht absolut gegen eine Operabilität (DECKER et al. 1978; LE ROUX 1968; VOGT-MOYKOPF et al. 1974). Letztere empfehlen neben der Thorakoskopie im Zweifelsfall die Klein-Thorakotomie zur Klärung der Operabilität und erweitern diese gegebenenfalls zur großen Thorakotomie mit radikaler Resektion. – MOUNTAIN (1976) sah bei Fällen mit transsudativem Erguß Unterschiede je nachdem, ob sich darin maligne Zellen oder nicht nachweisen ließen. Die Überlebenskurven der Patienten ohne Nachweis maligner Zellen im Erguß war besser als bei positiver Zytologie. In letzterem Fall entsprach die Prognose der bei Bronchialkarzinomen mit Pleuraexsudaten. Beim zytologisch negativen Pleuraerguß stellt jedoch ein Exsudat oder blutiger Erguß keine primäre Kontraindikation gegen eine Operation dar (DECKER et al. 1978), obwohl frühere Autoren wegen der schlechten Prognose dann praktisch immer die Inoperabilität als gegeben ansahen (BRINKMAN 1959; TANDON 1966). Die Autoren der Mayo-Klinik fordern daher, daß keinem Patienten mit Bronchialkarzinom mit guter kardiopulmonaler Reserve die kurative Resektion verweigert werden darf, ohne daß die anatomische Inoperabilität nachgewiesen ist. Dieser Nachweis muß, wenn der zytologische Ergußbefund negativ ist, dokumentiert sein durch die Pleurabiopsie oder durch Thorakoskopie, Mediastinoskopie, begrenzte Thorakotomie oder explorative Thorakotomie (DECKER et al. 1978). Allerdings sind die Chancen beim serösen Erguß, besonders beim Plattenepithelkarzinom, für eine Operabilität besser (VOGT-MOYKOPF et al. 1974).

LE ROUX (1968) operierte 57 Patienten mit Bronchialkarzinom und Erguß, die er zuvor thorakoskopisch untersucht hatte. 7 dieser Patienten stellten sich als inoperabel wegen Einwachsens in das Mediastinum heraus. Die übrigen unterschieden sich in ihrer Lebenserwartung nicht von den vergleichbaren Fällen ohne Erguß. Die Prognose der Patienten mit nachweisbaren Pleurametastasen war dagegen äußerst schlecht, 80% verstarben innerhalb eines halben Jahres.

Die Behandlung der nichtoperablen Fälle ist vorwiegend symptomatisch. Bei Erguß infolge Pleurakarzinose erscheint ein Versuch mit lokaler Pleurodese (s. Abschn. C.V.) indiziert, bei mediastinalem Befall mit lymphatischer Stauung – eventuell kombiniert – eine Bestrahlung. Zumindest beim kleinzelligen Karzinom sollte zusätzlich die systemische zytostatische Therapie eingesetzt werden, sofern hierfür die Voraussetzungen vorliegen (s. Kap. B.I.9.). Bei fehlender sonstiger Metastasierung scheint hierbei ein Pleuraerguß – unabhängig davon, ob zytologisch positiv oder negativ – die Prognose im Vergleich zu Fällen mit „limited disease“ nicht zu verschlechtern (LIVINGSTON et al. 1982).

2. Mammakarzinom

Rund 7% aller Patientinnen mit Mammakarzinom entwickeln zu irgendeinem Zeitpunkt nach Diagnosestellung einen malignen Pleuraerguß (WEICHSELBAUM et al. 1977), bei 43% war er das erste Zeichen der Metastasierung (FENTIMAN et al. 1981). Die Dauer vom Zeitpunkt der ersten Diagnose bis zur Feststellung des Ergusses liegt im Mittel bei 41,5 Monaten (0–246 Monate) (FENTIMAN et al. 1981). Primär höhere Tumorstadien (FENTIMAN et al. 1981) sowie Brustwandrezidive (WEICHSELBAUM et al. 1977) sind öfter mit Pleuraergüssen verbunden, dagegen scheint keine besondere Prädilektion nach dem histologischen Tumortyp oder dem Grad der Differenzierung zu bestehen (FENTIMAN et al. 1981).

Neben dem seltenen direkten Einwachsen durch die Brustwand kommen sowohl der lymphatische als auch der hämatogene Metastasierungsmodus in Frage. FENTIMAN et al. (1981) sahen bei 99 Patientinnen mit einseitigem Mammakarzinom in 50% den Erguß auf der selben Seite, in 40% kontralateral und in 10% bilateral, was eher für die hämatogene Metastasierung spricht. WEICHSELBAUM et al. (1977) dagegen stellten von 25 Pleuraergüssen 21 auf der ipsilateralen Seite fest. Dieser statistisch signifikante Unterschied gegenüber der kontralateralen Lokalisation spricht ihrer Ansicht nach ebenso wie das signifikant häufigere Vorkommen bei Fällen mit Brustwandrezidiven dafür, daß die Ausbreitung vorwiegend über das lymphatische System erfolgt. Zu ähnlichen Schlußfolgerungen kommen MATTHIESSEN und POCHHAMMER (1977, 1978) aufgrund einer Analyse von 100 intrathorakal metastasierten Mammakarzinomen.

Das diagnostische Vorgehen entspricht dem bei anderen malignen Ergüssen.

Die zytologische Trefferquote aus dem Erguß ist jedoch meist höher als bei anderen Tumoren (DINES et al. 1975; LODDENKEMPER et al. 1983; MIGUERES et al. 1981). Als Besonderheit ist zu erwähnen, daß thorakoskopisch oder operativ Material aus der Pleura für die Hormonrezeptorenbestimmung gewonnen werden kann (ASHBAUGH 1980).

Differentialdiagnostisch ist speziell von Bedeutung, daß der Erguß auch Folge einer postoperativen Bestrahlung sein kann (BACHMAN u. MACKEN 1959). Hierfür sprechen das Auftreten des Ergusses innerhalb von 6 Monaten nach Beendigung der Bestrahlung, ein gleichzeitiges Auftreten einer Strahlenpneumonie, das Fehlen sonstiger Metastasen, der insbesondere bioptische Ausschluß der Pleurabeteiligung und die gewöhnlich spontane Rückbildung des Ergusses (WEICHSELBAUM et al. 1977).

Die mittlere Überlebenszeit nach Auftreten des metastatischen Pleuraergusses betrug bei 105 Patientinnen 13 Monate mit einer Spannbreite zwischen 0 und 72 Monaten, wobei aber nicht nach Therapiemodalitäten differenziert wurde (FENTIMAN et al. 1981).

Die Behandlung des metastatischen Ergusses beim Mammakarzinom unterscheidet sich von der bei vielen anderen insofern, als hier die systemische zytostatische und/oder hormonelle Therapie allein oder zusätzlich zur lokalen intrapleuralen Behandlung eingesetzt werden soll (FENTIMAN et al. 1981; LEES u. HOY 1979).

3. Maligne Lymphome, Leukämie, Plasmozytom

In der Übersicht von VIETA und CRAVER (1941) fanden sich beim Hodgkin-Lymphom ($n=335$) in 15,8% ein Pleuraerguß und in 7,4% eine Pleuraverdikkung, die entsprechenden Prozentsätze bei den Non-Hodgkin-Lymphomen ($n=397$) betrugen 15 bzw. 10,8%, bei den Leukämien ($n=52$) war die Pleurabeteiligung mit 1,9 und 3,8% deutlich niedriger. Dagegen wurde ein Pleuraerguß bei 4500 Patienten der Mayo-Klinik nur in 6,7% aller Lymphome beobachtet (WEICK et al. 1973). In anderen Studien wiederum schwankt die Inzidenz beim Hodgkin zwischen 5% (MARTIN 1967) sowie 28% (FISHER et al. 1962) bzw. 33% (WONG et al. 1963). – Beim zentroblastisch/zentrozytischen Lymphom war nach einer Literaturzusammenstellung ($n=517$) eine Pleurabeteiligung in 23%, praktisch immer in Form eines Ergusses, nachweisbar (SIEMONEIT et al. 1981).

Nach WONG et al. (1963) sind beim Hodgkin besonders die späteren Stadien betroffen, was möglicherweise auch für die anderen malignen Lymphome gilt. Führendes Symptom ist die Atemnot bei 63% (WEICK et al. 1973).

Ätiologisch wird als Hauptursache des Ergusses, welcher einseitig oder beidseitig auftreten kann, eine Behinderung des Lymphabflusses durch vergrößerte mediastinale Lymphknoten angesehen (WEICK et al. 1973), jedoch wird nicht selten auch eine direkte Tumorinfiltration der Pleura parietalis oder visceralis festgestellt (BRAMBILLA et al. 1981; BRANDT et al. 1983; VIETA u. CRAVER 1941; SIEMONEIT et al. 1981; WHITCOMB et al. 1972).

Bei dem Erguß kann es sich um ein Exsudat oder um ein Transsudat handeln. Gelegentlich ist er sanguinolent. Nicht selten wird ein chylöser Erguß mit milchigem Aussehen und hohem Gehalt an Triglyzeriden (STAATS et al. 1980) gefunden (BRUNEAU u. RUBIN 1965; WONG et al. 1963).

Die zytologische Nachweismöglichkeit wird zwischen 31% (DEWALD et al. 1976) und 55% (MELAMED 1963) angegeben. Letzterer fand verdächtige Zellen in weiteren 14%; die schlechtesten Resultate hatte er beim Hodgkin. – Dagegen hat die Chromosomenanalyse eine besonders hohe Trefferquote mit 85% (DEWALD et al. 1976), noch höher liegt die Thorakoskopie (LODDENKEMPER et al. 1983).

Differentialdiagnostisch müssen bei den oft resistenzgeminderten Patienten besonders infektiöse Pleuritiden, aber auch eine Hypalbuminämie ausgeschlossen werden (WONG et al. 1963). Ein Erguß kann auch Folge einer Bestrahlung des Mediastinums sein (WHITCOMB u. SCHWARZ 1971).

Die mittlere Überlebenszeit nach der ersten Pleurapunktion ist mit 6 Monaten kurz, jedoch gibt es erhebliche Schwankungen, wobei das Vorhandensein maligner Zellen im Erguß mit einer schlechten Prognose verbunden ist (WEICK et al. 1973). Auch für den Erguß beim malignen Lymphom gilt, daß neben der lokalen Behandlung die systemische Therapie anzuwenden ist. Zusätzlich und in vielen Fällen entscheidend kann die mediastinale Bestrahlung eingesetzt werden (BRUNEAU u. RUBIN 1965; WEICK et al. 1973).

Eine seltene Ursache des malignen Pleuraergusses ist ein Plasmozytom, bei dem auch im Erguß die Elektrophorese und Immun-Elektrophorese typisch verändert sein können. Ausgangspunkt sind häufig die Rippen, die Prognose ist trotz systemischer Zytostatikatherapie meist schlecht (BADRINAS et al. 1974; HUGHES u. VOTAW 1979; KINTZER et al. 1978; SAFA u. VAN OSTRAND 1973; WADDELL u. WADDELL jr. 1981).

Literatur

Abelanet R, Jagueux M, Fondimare A, Roujeau J (1979) Les mésotheliomes pleuraux. Morphologie, histocytochimie, difficultés diagnostiques et problèmes nosologiques. Rev Fr Mal Respir 7:243–264

Aisner J, Wiernik PH (1978) Malignant mesothelioma. Current status and future prospects. Chest 74:438–444

Alexander E, Clark RA, Colley DP, Mitchell SE (1981) CT of malignant pleural mesothelioma. Am J Roentgenol 137:287–291

Anderson CB, Philpott GW, Ferguson TB (1974) The treatment of malignant pleural effusions. Cancer 33:916–922

Andrews BS, Arora NS, Shadforth MF, Goldberg SK, Davis JS IV (1981) The role of immune complexes in the pathogenesis of pleural effusions. Am Rev Respir Dis 124:115–120

Antman KH (1980) Malignant mesothelioma. (Current Concepts). N Engl J Med 303:200–202

Antman KH, Blum RH, Greenberger JS, Flowerdew G, Skarin AT, Canellos CP (1980) Multimodality therapy for malignant mesothelioma based on a study of natural history. Am J Med 68:356–362

Artvinli M, Sahin AA, Altinörs M, Baris YI (1981) Thoracoscopy in the diagnosis of environmental natural mineral fiber-induced pleural diseases. Poumon Coeur 37:245–247

Ashbaugh DG (1980) Discussion to: Baumgartner WA, Mark JBD The use of thoracoscopy in the diagnosis of pleural disease. Arch Surg 115:420–421. Arch Surg 115:421

Aurand K, Kierski W-S (eds) (1981) Gesundheitliche Risiken von Asbest. Eine Stellungnahme des Bundesgesundheitsamtes (bga-Berichte 4/1981). Reimer, Berlin

Austin EH, Flye MW (1979) The treatment of recurrent malignant pleural effusion (collective review). Ann Thorac Surg 28:190–203

Bachmann AL, Macken K (1959) Pleural effusions following supervoltage radiation for breast carcinoma. Radiology 72:699–709

Badrinas F, Rodriguez-Roisin R, Rives A, Picado C (1974) Multiple myeloma with pleural involvement. Am Rev Respir Dis 110:82–87

Baris YI, Sahin AA, Ozesmi M, Kerse I, Ozen E, Kolacan B, Altinörs M, Göktepeli A (1978) An outbreak of pleural mesothelioma and chronic fibrosing pleurisy in the village of Karain/Ürgüp in Anatolia. Thorax 33:181–192

Becklake MR (1976) Asbestos-related diseases of the lung and other organs: their epidemiology and implications for clinical practice. Am Rev Respir Dis 114:187–227

Becklake MR (1982) Exposure to asbestos and human disease (editorial). N Engl J Med 306:1480–1482

Berliner K (1941) Hemorrhagic pleural effusion; an analysis of 120 cases. Ann Intern Med 14:2266–2284

Berne AS, Heitzman ER (1962) The roentgenologic signs of pedunculated pleural tumors. Am J Roentgenol 87:892–895

Bignon J, Sebastien P, Di Menza L, Nebut M, Payan H (1979) Registre français des mésotheliomes 1965–1978. Rev Fr Mal Respir 7:223–242

Black LF (1972) The pleural space and pleural fluid. Mayo Clin Proc 47:493–506

Blount HC Jr (1956) Localized mesothelioma of the pleura. A review with six new cases. Radiology 67:822–834

Bohlig H (1976) Pneumokoniosen nach Inhalation vorwiegend silikathaltiger Stäube. In: Schwiegk H (Hrsg) Handbuch der inneren Medizin, B IV/1: Pneumokoniosen. Springer, Berlin Heidelberg New York

Bohlig H, Otto H (1975) Asbest und Mesotheliom. Fakten, Fragen, Umweltprobleme. Thieme, Stuttgart

Bölcskei P, Haydn G, Magnussen H (1981) Die Behandlung maligner Pleuraergüsse mit dem Gewebekleber Histoacryl. Prax Pneumol 35:941–943

Borow M, Conston A, Livornese L, Schalet N (1973) Mesothelioma following exposure to asbestos: a review of 72 cases. Chest 64:641–646

Boutin C, Farisse P, Viallat JR, Cargnino P, Choux R (1979) La thoracoscopie dans le mésothéliome pleural. Intérêt diagnostique prognostique et thérapeutique. Rev Fr Mal Respir 7:680–686

Boutin C, Sébastien P, Janson X, Viallat JR (1981a) Métrologie des fibres minérales dans des biopsies thoracoscopiques pulmonaires et pleurales. Résultats préliminaires. Poumon Coeur 37:253–257

Boutin C, Viallat JR, Cargnino P, Farisse P (1981b) Thoracoscopy in malignant pleural effusions. Am Rev Respir Dis 124:588–592

Boutin C, Vialla JR, Cargnino P, Farisse P, Choux R (1981c) La thoracoscopie en 1980, Revue générale. Poumon Coeur 37:11–19

Braganza JM, Butler B, Fox H, Hunter PM, Quresih MSH, Samarji W, Vallon AG (1978) Ectopic production of salivary type amylase by a pseudomesotheliomatous carcinoma of the lung. Cancer 41:1522–1525

Brambilla C, Brambilla E, Carpentier F, Coulomb M, Stoebner P, Paramelle B (1981) Pleural immunocytoma with Waldenström's macroglobulinemia. Respiration 41:139–144

Brandt H-J, Loddenkemper R (1981) Voraussetzungen für die operative, radiologische und zytostatische Behandlung intrathorakaler Tumoren. Prax Pneumol 35:851–864

Brandt H-J, Mai J (1971) Differentialdiagnose des Pleuraergusses durch Thorakoskopie. Pneumonologie 145:192–203

Brandt H-J, Loddenkemper R, Mai J (1983) Atlas der diagnostischen Thorakoskopie. Thieme, Stuttgart

Brenner M, Loddenkemper R, Brandt H-J (1981) Saugdrainage und Verödungstherapie bei thorakoskopisch gesicherten malignen Pleuraergüssen – Vergleich zwischen Thiotepa und Tetracyclin. Kongr Ber Wiss Tag Norddtsch Ges Lungen- und Bronchialheilk 17:169–172

Brinkmann GL (1959) The significance of pleural effusions complicating otherwise operable bronchogenic carcinoma. Dis Chest 36:152–154

Briselli M, Mark EJ, Dickerson GR (1981) Solitary fibrous tumors of the pleura: eight new cases and review of 360 cases in the literature. Cancer 47:2678–2689

Bruneau R, Rubin P (1965) The management of pleural effusions and chylothorax in lymphoma. Radiology 85:1085–1092
Butchart EG, Ashcroft T, Barnsley WC, Holden MP (1976) Pleuropneumonectomy in the management of diffuse malignant mesothelioma of the pleura. Experience with 29 patients. Thorax 31:15–24
Canto A (1981) Thoracoscopie: résultats dans les cancers de la plèvre. Poumon Coeur 37:235–239
Canto A, Blasco E, Casillas M, Zarzà AG, Padilla J, Pastor J, Tarazona V, Paris F (1977) Thoracoscopy in the diagnosis of pleural effusion. Thorax 32:550–554
Canto A, Rivas I, Saumench I, Morrera R, Moya I (1983) Points to consider when choosing a biopsy method in cases of pleurisy of unknown origin. Chest 84:176–179
Chahinian AP (1983) Therapeutic modalities in malignant pleural mesothelioma. In: Chrétien J, Hirsch A (eds) Diseases of the pleura. Masson USA, New York Paris Barcelona Milan Mexico City Rio de Janeiro
Chahinian AP, Holland JF (1978) Treatment of diffuse malignant mesothelioma: a review. Mount Sinai J Med 45:54–67
Chahinian AP, Suzuki Y, Mandel EM, Holland JF (1978) Diffuse malignant mesothelioma. Response to Doxorubicin and 5-Azacytidine. Cancer 42:1687–1691
Chernow B, Sahn SA (1977) Carcinomatous involvement of the pleura. An analysis of 96 patients. Am J Med 63:695–702
Clagett OT, McDonald JR, Schmidt HW (1952) Localized fibrous mesothelioma of the pleura. J Thorac Surg 24:213–230
Cohen S, Hossain S (1966) Primary carcinoma of the lung. A review of 417 histologically proved cases. Dis Chest 49:67–74
Couch WD (1981) Combined effusion fluid tumor marker assay, carcinoembryonic antigen (CEA) and human chorionic gonadotropin (hCG), in the detection of malignant tumors. Cancer 48:2475–2479
Craighead JE, Mossman BT (1982) The pathogenesis of asbestos-associated diseases. N Engl J Med 306:1446–1455
Dalton WT, Zolliken AS, McCaughey WTE, Jacques J, Kannerstein M (1979) Localized primary tumors of the pleura. An analysis of 40 cases. Cancer 44:1465–1475
Decker DA, Dines DE, Payne WS, Bernatz PE, Pairolero PC (1978) The significance of cytologically negative pleural effusion in bronchogenic carcinoma. Chest 74:640–642
Delaria GA, Jensik R, Faber P, Kittler CF (1978) Surgical management of malignant mesothelioma. Ann Thorac Surg 26:375–382
Dernevik L, Gatzinsky P, Hultman E, Selin K, Williams-Olsson G, Zettergren L (1982) Shrinking pleuritis with atelectasis. Thorax 37:252–258
Dewald G, Dines DE, Weiland LH, Gordon H (1976) Usefulness of chromosome examination in the diagnosis of malignant pleural effusions. N Engl J Med 295:1494–1500
Dines DE, Pierre RV, Franzen SJ (1975) The value of cells in the pleural fluid in the differential diagnosis. Mayo Clin Proc 50:571–572
Doust BD, Baum JK, Maklad NF, Doust VL (1975) Ultrasonic evaluation of pleural opacities. Radiology 114:135–140
Edge JR (1976) Asbestos related disease in Barrow-in-Furness. Environ Res 11:244–247
Eisenstadt HB (1965) Benign asbestos pleurisy. JAMA 192:419–421
Elmes PC (1980) Mesotheliomas, minerals and man-made mineral fibres (editorial). Thorax 35:561–563
Elmes PC, Simpson MJC (1976) The clinical aspects of mesothelioma. Q J Med 45:427–449
Emerson GL, Emerson MS, Sherwood CE (1959) The natural history of carcinoma of the lung. J Thorac Cardiovasc Surg 37:291–304
Engel J (1981) Tetracyclin- und Na-OH-Pleurodese in der Palliativbehandlung maligner Pleuraergüsse. Prax Pneumol 35:1124–1128
Engelmann C (1974) Die Klinik der primären Pleuratumoren. Dtsch Ges Wes 29:1932–1935
Engelmann C, Thamm W (1975) Klinischer Beitrag zum diffusen Pleuramesotheliom. Zentralbl Chir 100:266–276
Epler GR, Gerald MXF, Gaensler EA, Carrington CB (1980) Asbestos-related disease from household exposure. Respiration 39:229–240

Epler GR, McLoud TC, Gaensler EA (1982) Prevalence and incidence of benign asbestos pleural effusion, in a working population. JAMA 247:617–622

Eschwège F, Schlienger M (1973) La radiothérapie des mésothéliomes pleuraux malins. A propos de 14 cas irradies à doses élevées. J Radiol Electrol 54:255–259

Falor WH, Ward RM, Brezler MR (1982) Diagnosis of pleural effusions by chromosome analysis. Chest 81:193–197

Fentiman IS, Millis R, Sexton S, Hayward JL (1981) Pleural effusions in breast cancer: a review of 105 cases. Cancer 47:2087–2092

Fisher AMH, Kendall B, Leuwen BD van (1962) Hodgkin's disease: a radiological survey. Clin Radiol 13:115–127

Friedman MA, Slater E (1978) Malignant pleural effusions. Cancer Treat Rev 5:49–66

Gaensler EA, Kaplan AI (1971) Asbestos pleural effusion. Ann Intern Med 74:178–191

Good JT, Sahn SA (1978) Intrapleural therapy with tetracycline in malignant pleural effusions (communication to the editor). Chest 74:602

Hain E, Dalquen P, Bohlig H, Dabbert A, Hinz I (1974) Katamnestische Untersuchungen zur Genese des Mesothelioms Bericht über 150 Fälle aus dem Hamburger Raum. Int Arch Arbeitsmed 33:15–37

Handler CE, Fray RE, Snashall PD (1982) Atypical Meigs' syndrome. Thorax 37:396–397

Harley HRS (1979) Malignant pleural effusions and their treatment by intercostal talc pleurodesis. Br J Dis Chest 73:173–177

Harwood TR, Gracey DR, Yokoo H (1976) Pseudomesotheliomatous carcinoma of the lung. A variant of peripheral lung cancer. Am J Clin Pathol 65:159–167

Hayward RH (1974) Migrating lung tumor. Chest 66:77–78

Heller RM, Janower ML, Weber AL (1970) The radiological manifestations of malignant pleural mesothelioma. Am J Roentgenol 108:53–59

Hernandez FJ, Fernandez BB (1974) Localized fibrous tumors of pleura: a light and electron microscopic study. Cancer 34:1667–1674

Hillerdal G (1981) Non-malignant asbestos pleural disease. Thorax 36:669–675

Hirsch A, Ruffie P, Nebut M, Bignon J, Chrétien J (1979) Pleural effusion: laboratory tests in 300 cases. Thorax 34:106–112

Hughes JC, Votaw ML (1979) Pleural effusion in multiple myeloma. Cancer 44:1150–1154

Hutchinson WB, Friedenberg MJ (1963) Intrathoracic mesothelioma. Radiology 80:937–945

Irisson M, Velardocchio IM, Viallat IR, Boutin C (1982) Diagnostic de malignité des pleurésies par formation de colonies tumorales en Agar. Résultats préliminaires. Rev Fr Mal Respir 10: 444

Izbicki R, Weyhing BT, Baker L, Caoili EM, Vaitkevicins VK (1975) Pleural effusion in cancer patients. A prospective randomized study of pleural drainage with addition of radioactive phosphorus to the pleural space vs pleural drainage alone. Cancer 36:1511–1518

Jacobaeus HC, Key E (1921) Some experiences of intrathoracic tumors, their diagnosis and their operative treatment. Acta Chir Scand 53:573–623

Järvi OH, Kunnas RJ, Laitio MT, Tyrkkö JES (1972) The accuracy and significance of cytologic cancer diagnosis of pleural effusions. Acta Cytol 18:152–158

Jagdschian V (1962) Tumoren der Pleura. Pathologie, Klinik und Therapie an Hand von 26 eigenen Beobachtungen. Erg Chir 44:201–246

Jenkinson SG, Banschbach MW (1982) Radioimmunoassay determinations of prostaglandin E in pleural effusions of varying causes. Am Rev Respir Dis 126:21–24

Jordanoglou J, Lymberatos K, Arapakis G (1971) An unusual case of mesothelioma of the pleura. Am Rev Respir Dis 103:418–422

Kappes R, Schulte R, Greschuchna D, Maassen W (1981) Ergebnisse der kurativen und palliativen operativen Behandlung primärer und sekundärer maligner Pleuratumoren. Prax Pneumol 35:935–937

Kaspar L, Kritz H, Denck H, Wuketich S, Irsigler K (1981) Diagnostik bei Hypoglykämie mit Hilfe des künstlichen endokrinen Pankreas. Insulinom und extrapankreatischer Tumor. Intensivmed 18:236–241

Kintzer JS Jr, Rosenow EC III, Kyle RA (1978) Thoracic and pulmonary abnormalities in multiple myeloma. Review of 958 cases. Arch Intern Med 138:727–730

Klemperer P, Rabin CB (1931) Primary neoplasma of the pleura. A report of five cases. Arch Pathol 11:385–412
Knappmann J (1972) Beobachtungen an 251 obduzierten Mesotheliom-Fällen in Hamburg (1958–1968). Pneumonologie 148:60–65
Knolle H, Matzel W (1972) Ein Beitrag zur Morphologie und klinischen Diagnostik der Pleuramesotheliome. Z Erkr Atmungsorgane 36:29–37
Korsgaard D (1979) Chromosome analysis of malignant human effusions in vivo. Scand J Respir Dis [Suppl] 105:1–100
Kreel L (1976) Computer tomography in the evaluation of pulmonary asbestosis. Acta Radiol [Diagn) (Stockh) 17:405–412
Kucuksu N, Thomas W, Ezdinli EZ (1976) Chemotherapy of malignant diffuse mesothelioma. Cancer 37:1265–1274
Kuntz E (1968) Die Pleuraergüsse. Differentialdiagnose, Klinik und Therapie. Urban & Schwarzenberg, München Berlin Wien
Lambert CH, Shah HH, Urschel HC Jr, Paulson DL (1967) The treatment of malignant pleural effusions by closed troca tube drainage. Ann Thorax Surg 3:1–5
Lamy P, Canet B, Martinet Y, Lamaze R (1980) Evaluation des moyens diagnostiques dans les épanchements pleuraux. Poumon Coeur 36:83–94
Lees AW, Hoy W (1979) Management of pleural effusions in breast cancer. Chest 75:51–53
Leff A, Hopewell PC, Costello J (1978) Pleural effusion fom malignancy. Ann Intern Med 88:532–537
Legha SS, Muggia FM (1977a) Pleural mesothelioma: clinical features and therapeutic implications. Ann Intern Med 87:613–621
Legha SS, Muggia FM (1977b) Therapeutic approaches in malignant mesothelioma. Cancer Treat Rev 4:13–23
Legrand M, Pariente R (1976) Electron microscopy in the cytological examination of metastatic pleural effusions. Thorax 31:443–449
Leuallen EC, Carr DT (1955) Pleural effusion. A statistical study of 436 patients. N Engl J Med 252:79–83
Light, RW (1983) Pleural diseases. Lea & Febiger, Philadelphia, USA
Lipscomb DJ, Flower CDR (1980) Ultrasound in the diagnosis and management of pleural disease. Br J Dis Chest 74:353–361
Livingston RB, McCracken JD, Trauth CJ, Chen T (1982) Isolated pleural effusion in small cell lung carcinoma: favorable prognosis. Chest 81:208–211
Lochner B, Loddenkemper R, Claussen C, Wegener OH (1983) Thorakoskopische und computertomographische Befunde beim Pleuramesotheliom. Fortschr Roentgenstr 138:570–576
Loddenkemper R (1981) Thoracoscopy: results in non cancerous and idiopathic pleural effusions. Poumon-Coeur 37:261–264
Loddenkemper R (1983) Diagnostik des Pleuraergusses. Int Welt 6:293–301
Loddenkemper R, Mai J, Scheffler N, Brandt HJ (1978) Wertigkeit bioptischer Verfahren beim Pleuraerguß: Individueller Vergleich zwischen Exsudatuntersuchung, Stanzenbiopsie und Thorakoskopie. Prax Pneumol 32:334–343
Loddenkemper R, Engel J, Fabel H, Konietzko N, Magnussen H (1982) Diagnostisches Vorgehen beim Pleuraerguß. Prax Klin Pneumol 36:447–448
Loddenkemper R, Grosser H, Gabler A, Mai J, Preussler H, Brandt H-J (1983) Prospective evaluation of biopsy methods in the diagnosis of malignant pleural effusions. Intrapatient comparison between pleural fluid cytology, blind needle biopsy and thoracoscopy. Am Rev Respir Dis [Suppl] 127:4–114
Löhr J, Klippe HJ, Kroeger C (1981) Chirurgische Behandlung des Pleuramesothelioms – gegenwärtige kurative und palliative Möglichkeiten. Prax Pneumol 35:394–399
Lulenski GC, Pifarré R, Neville WE (1971) Rapid growth of a pleural mesothelioma. Chest 59:230–232
Maaßen W (1972) Direkte Thorakoskopie ohne vorherige oder mögliche Pneumothoraxanlage. Endoskopie 4:95–98
Martensson G (1981) Thoracoscopy in the diagnosis of malignant mesothelioma. Poumon Coeur 37:249–251
Martin JJ (1967) The Nisbet Symposium: Hodgkin's disease. Radiological aspects of the disease. Australas Radiol 11:206–218

Matthiessen W, Pochhammer KF (1977) Manifestationsformen des intrathorakal metastasierten Mammakarzinoms. Med Klin 72:406–409

Matthiessen W, Pochhammer KF (1978) Tumorbedingte Bronchusstenose – Manifestationsform der lymphogenen Ausbreitung des Mammakarzinoms. Prox Pneumol 32:349–355

Mattson S-B, Ringqvist T (1970) Pleural plaques and exposure to asbestos. Scand J Respir Dis [Suppl] 75:1–41

Matzel W, Dann J (1975) Ätiologie und klinische Diagnostik diffuser Pleuramesotheliome. Z Erkr Atmungsorgane 143:97–109

Matzel W, Schubert G (1979) Bestimmung des Hyaluronsäure-Gehaltes von Pleuraergüssen als Parameter klinischer Diagnostik diffuser Mesotheliome. Arch Geschwulstforsch 49:146–154

McDonald AD, McDonald JC (1980) Malignant mesothelioma in North America. Cancer 46:1650–1656

McKenna JM, Chandrasekhar AJ, Henkin RE (1980) Diagnostic value of carcinoembryonic antigen in exudative pleural effusions. Chest 78:587–590

Meigs JV (1954) Fibroma of the ovary with ascites and hydrothorax. Meigs-Syndrome. Am J Obstet Gynecol 67:962–985

Melamed MR (1963) The cytological presentation of malignant lymphomas and related diseases in effusions. Cancer 16:413–431

Meyer PC (1966) Metastatic carcinoma of the pleura. Thorax 21:437–443

Migueres J, Jover A, Bouissou H, Rumeau JL, Armisen A, Escamilla R (1981) Place de la ponction-biopsie à l' aiguille et du cyto-diagnostic dans le diagnostic des pleurésies malignes. Pouman Coeur 37:29–34

Mintzer RA, Cugell DW (1982) The association of asbestos-induced pleural disease and rounded atelectasis. Chest 81:457–460

Mountain CR (1976) The relationship of prognosis to morphology and the anatomic extent of disease: studies of a new clinical staging system. In: Israel L, Chahinian AP (eds) Lung cancer: Natural history, prognosis and therapy. Academic Press, New York

Müller KM (1983) Pleura. In: Doerr W, Seifert G (Hrsg) Pathologie der Lunge. Springer, Berlin Heidelberg New York Tokyo (Spezielle pathologische Anatomie, Bd 16/II, S 1295–1398)

Mülly K (Hrsg) (1956) Geschwülste der Lunge, Pleura und Brustwand. In: Handbuch der inneren Medizin, Bd. IV/4, 4. Aufl. Springer, Berlin Göttingen Heidelberg, S. 201

Murphy WM, Ng ABP (1972) Determination of primary site by examination of cancer cell in body fluids. Am J Clin Pathol 58:479–488

Nyiredy G (1975) Benigne Asbestpleuritis. Prax Pneumol 29:166–169

Oels HC, Harrison EG, Carr DT, Bernatz PE (1971) Diffuse malignant mesothelioma of the pleura: a review of 37 cases. Chest 60:564–570

Okike N, Bernatz PE, Woolner LB (1978) Localized mesothelioma of the pleura. Benign and malignant variants. J Thorac Cardiovasc Surg 75:363–372

Osamura RY (1977) Ultrastructure of localized fibrous mesothelioma of the pleura. Cancer 39:139–142

Otto H (1980) Das berufsbedingte Mesotheliom in der BRD. Pathologe 2:8–18

Palojoki A (1981) Thoracoscopy in the diagnosis of pleural diseases. Poumon Coeur 37:63–65

Preger L (1978) Asbestos-related disease. Grune & Stratton, New York San Francisco London

Pugatch RD, Faling LJ, Robbins AH, Snider GL (1978) Differentiation of pleural and pulmonary lesions using computed tomography. J Comput Assist Tomogr 2:601–606

Rabin CB, Blackman SB (1957) Bilateral pleural effusion. Its significance in association with a heart of normal size. J Mount Sinai Hosp 24:45–53

Rabinowitz JG, Efremidis SC, Cohen B, Dan S, Efremidis A, Chahinian AP, Teirstein AS (1982) A comparative study of mesothelioma and asbestosis using computed tomography and conventional chest radiography. Radiology 144:453–460

Ratzer ER, Pool JL, Melamed MR (1967) Pleural mesotheliomas. Am J Roentgenol 99:863–880

Reisner K, Huzly A (1967a) Pleurogene Tumoren und Pseudotumoren der Pleura. Die Mesotheliome und ihre Einordnung. I. Teil. Fortschr Roentgenstr 106:775–789

Reisner K, Huzly A (1967b) Pleurogene Tumoren und Pseudotumoren der Pleura. Die Mesotheliome und ihre Einordnung. II. Teil. Fortschr Röntgenstr 107:68–80

Ripstein CB, Rohmann M, Wallach JB (1959) Endometriosis involving the pleura. J Thorac Surg 37:464–471

Risberg B, Nickels J, Wagermark J (1980) Familial clustering of malignant mesothelioma. Cancer 45:2422–2427
Roux BT le (1968) Bronchial carcinoma. E & S Livingstone, Edinburgh London
Rubinson RM, Bolooki H (1972) Intrapleural Tetracycline for control of malignant pleural effusion: a preliminary report. South Med J 65:847–849
Rüttner JR, Heinzl S (1977) Squamous-cell carcinoma of the pleura. Thorax 32:497–500
Ryan CJ, Rodgers RF, Unni KK, Hepper NGG (1981) The outcome of patients with pleural effusion of indeterminate cause at thoracotomy. Mayo Clin Proc 56:145–149
Safa AM, Van Ordstrand HS (1973) Pleural effusion due to multiple myeloma. Chest 64:246–248
Sahn SA, Potts DE (1978) The effect of tetracycline on rabbit pleura. Am Rev Respir Dis 117:493–499
Sahn SA, Good JT, Potts DE (1979) The pH of sclerosing agents. A determinant of pleural symphysis. Chest 76:198–200
Salhadin A, Nasiell M, Nasiell K, Silfverswäro C, Hjerpe A, Wadas A-M, Enga I (1976) The unqiue cytologic picture of oat cell carcinoma in effusions. Acta Cytol 20:298–302
Sano ME, Weiss E, Gault ES (1950) Pleural mesothelioma: Further history of its histogenesis. J Thorac Surg 19:783–788
Scattini CM, Orsi A (1973) Multiple bilateral fibromas of the pleura. Thorax 28:782–787
Scharifker D, Kaneko M (1979) Localized fibrous "mesothelioma" of pleura (submesothelial fibroma). A clinicopathologic study of 18 cases. Cancer 43:627–635
Schlienger M, Eschwège F, Balché R, Depierre R (1969) Mésothéliomes pleuraux malins. Etude de 39 cas dont 25 autopsies. Bull Cancer 56:265–308
Schreiber H (1980) Stoffbeschreibung. Asbest und nicht-asbestartige Fasern. In: Umweltbundesamt (ed) Lufqualitätskriterien. Umweltbelastung durch Asbest und andere faserige Feinstäube. Berichte 7/80. Schmidt, Berlin, S 12–50
Schulze W (Hrsg) (1973) Geschwülste der Bronchien, Lungen und Pleura. In: Handbuch der medizinischen Radiologie, Bd. 9/4c. Springer, Berlin Heidelberg New York
Schuster G, Huzly A (1974) Operative Behandlung von primären und sekundären diffusen Pleuratumoren. Thoraxchirurgie 22:394–397
Scully RE, Galdabini JJ, Mc Neely BU (1980) Thoracoabdominal mass and galactorrhea in a young woman (case records of the Massachusetts General Hospital). N Engl J Med 303:1283–1291
Selikoff IJ, Hammond EC, Seidman H (1980) Latency of asbestos disease among insulation workers in the United States and Canada. Cancer 46:2736–2740
Shabanah FH, Sayegh SF (1971) Solitary (localized) pleural mesothelioma. Chest 60:558–563
Siemoneit KD, Wentz D, Hamann W (1981) Beteiligung der Pleura am Krankheitsverlauf der zentroblastisch/zentrozytischen Lymphome. Prax Pneumol 35:996–1002
Singh G, Whiteside TL, Dekker A (1979) Immunodiagnosis of mesothelioma. Use of antimesothelial cell serum in an indirect immunofluorescence assay. Cancer 43:2288–2296
Sleggs CA, Marchand P, Wagner JC (1961) Diffuse pleural mesothelioma of South Africa. SA Med J 35:28–34
Solomon S, Farber SJ, Caruso LJ (1971) Fibromyomata of the uterus with hemothorax – Meigs' syndrome? Arch Intern Med 127:307–309
Spencer H (1977) Pathology of the lung 3rd ed Pergamon, New York
Spriggs AI, Boddington MM (1976) Oat-cell bronchial carcinoma. Identification of cells in pleural fluid. Acta Cytol 20:525–529
Staats BA, Ellefson RD, Budahn LL, Dines DE, Prakash UBS, Offord K (1980) The lipoprotein profile of chylous and nonchylous pleural effusions. Mayo Clin Proc 55:700–704
Stark P (1981) Das fibröse Pleuramesotheliom (Pleurafibrom). Ein Beitrag zur Differentialdiagnose von Pleuratumoren. Fortschr Roentgenstr 134:614–619
Storey DD, Dines DE, Coles DT (1976) Pleural effusion. A diagnostic dilemma. JAMA 236:2183–2186
Stout AP, Murray MR (1942) Localized pleural mesothelioma. Investigation of its characteristics and histogenesis by the method of tissue culture. Arch Pathol 34:951–964
Sturm W (1974) Pleuramesotheliome und Asbestexposition. Z Erkr Atmungsorgane 141:24–30
Sytman AL, MacAlpin RN (1971) Primary pericardial mesothelioma: report of two cases and review of the literature. Am Heart J 81:760–769
Tandon RK (1966) The significance of pleural effusions associated with bronchial carcinoma. Br J Dis Chest 60:49–53

Taryle DA, Lakshminarayan S, Sahn SA (1976) Pleural mesotheliomas – an analysis of 18 cases and review of the literature. Medicine 55:153–162

Tinney WS, Olsen AM (1946) The significance of fluid in the pleural space: a study of 274 cases. J Thorac Surg 14:248–252

Umweltbundesamt (ed) (1980) Luftqualitätskriterien. Umweltbelastung durch Asbest und andere faserige Feinstäube. Berichte 7/80. Schmidt, Berlin

Urschel HC, Paulson DL (1965) Mesotheliomas of the pleura. Ann Thorac Surg 1:559–574

Vieta JO, Craver LF (1941) Intrathoracic manifestations of the lymphomatioid diseases. Radiology 37:138–159

Viikeri M, Jaäskeläinen J, Tähti E (1968) Ultrasonic examination of pleural thickenings and calcifications in occupational asbestosis. Dis Chest 54:17–20

Vladutiu AO, Brason FW, Adler RH (1981) Differential diagnosis of pleural effusions. Clinical usefulness of cell marker quantitation. Chest 79:297–301

Vogt-Moykopf I, Lüllig H (1976) Résultats de biopsies dans les épanchements pleuraux suspects de malignité. Broncho-Pneumol 26:515–520

Vogt-Moykopf I, Krumhaar D, Lüllig H, Moshtaghi M (1974) Zur Diagnostik und prognostischen Bedeutung des Pleuraergusses bei Malignitätsverdacht. Thoraxchirurgie 22:398–401

Waddell CC, Wadell LC Jr (1981) Response of myelomatous pleural effusion to chemotherapy (communication to the editor). Chest 80:765–766

Wagner E (1870) Das tuberkelähnliche Lymphadenom. Arch Heilk 11:509–525

Wagner JC, Sleggs CA, Marchand P (1960) Diffuse pleural mesothelioma and asbestos exposure in the North Western Cape Province. Br J Ind Med 17:260–271

Wallach HW (1975) Intrapleural tetracycline for malignant pleural effusions. Chest 68:510–512

Walther HE (1948) Krebsmetastasen. Schwabe, Basel

Wang NS, Huang SN, Gold P (1979) Absence of carcinoembryonic antigen-like material in mesothelioma. An immunohistochemical differentiation from other lung cancers. Cancer 44:937–943

Waxler B, Eisenstein R, Battifora H (1979) Electrophoresis of tissue glycosaminoglycans as an aid in the diagnosis of mesotheliomas. Cancer 44:221–227

Weichselbaum R, Marck A, Hellman S (1977) Pathogenesis of pleural effusion in carcinoma of the breast. Int J Radiat Oncol Biol Phys 2:963–965

Weick JK, Kiely JM, Harrison EG, Carr DT, Scanlon PW (1973) Pleural effusion in lymphoma. Cancer 31:848–853

Weissberg D, Kaufman M, Schwecher I (1981) Pleuroscopy in clinical evaluation and staging of lung cancer. Poumon Coeur 37:241–243

Whitcomb ME, Schwarz MI (1971) Pleural effusion complicating intensive mediastinal radiation therapy. Am Rev Respir Dis 103:100–107

Whitcomb ME, Schwarz MI, Keller AR, Flannery EP, Blom J (1972) Hodgkin's disease of the lung. Am Rev Respir Dis 106:79–85

Whitwell F, Rawcliffe RM (1971) Diffuse malignant pleural mesothelioma and asbestos exposure. Thorax 26:6–22

Wimmer B (1980) Sonographische Diagnostik von Tumoren der Thoraxwand. Fortschr Roentgenstr 132:633–638

Wörn H (1974) Möglichkeiten und Ergebnisse der chirurgischen Behandlung des malignen Pleuramesothelioms. Thoraxchirurgie 22:391–393

Woitowitz H-J, Rödelsperger K (1980) Tumorepidemiologie (S. 203–266) in: Umweltbundesamt (ed): Luftqualitätskriterien. Umweltbelastung durch Asbest und andere faserige Feinstäube. Bericht 7/80. Schmidt, Berlin

Wong FM, Grace WJ, Rottino A (1963) Pleural effusions, ascites, pericardial effusions and edema in Hodgkin's disease. Am J Med Sci 246:678–682

Yap B-S, Benjamin RS, Burgess A, Bodey GP (1978) The value of adriamycin in the treatment of diffuse malignant pleural mesothelioma. Cancer 42:1692–1696

Yeh TJ (1966) Endometriosis within the thorax: Metaplasia, implantation or metastasis? J Thorac Cardiovasc Surg 53:201–205

V. Neoplasmen des Mediastinums

D. KRUMHAAR

Mit 15 Abbildungen und 16 Tabellen

A. Allgemeiner Teil

I. Anatomie des Mediastinums

Definitionsgemäß ist das Mediastinum der zwischen beiden mediastinalen Pleurablättern gelegene mittlere Teil der Brusthöhle. Das Mittelfell bildet also den Raum, der die beiden Pleurahöhlen voneinander trennt („Quod per medium stat"). IRMER und HOHMANN (1969) bezeichnen das Mediastinum als „einen von den Wänden anderer Organe und dem Brustkorb begrenzten Raum". Die Römer verstanden unter Mediastinus einen Sklaven, der sich in den mittleren Gemächern des Hauses, auch in der Mitte der öffentlichen Bäder, aufhielt und niedere Dienste verrichten mußte (TRIEPEL u. STIEVE 1936). Die Betrachtung des Thoraxquerschnitts im anatomischen Präparat und im Computer-Tomogramm (GAMBARELLI et al. 1977) zeigt in Höhe des 8. Brustwirbelkörpers die Begrenzung des Mediastinums ventral durch Sternum und Rippenknorpel, dorsal durch Wirbelsäule und Rippenköpfchen und lateral durch die Pleura mediastinalis. Kranial geht das Mediastinum ohne Grenze in die Halsweichteile über, die kaudale Grenze bildet das Zwerchfell.

Am gebräuchlichsten und international eingeführtesten ist die Unterteilung des Mittelfells in ein vorderes und hinteres Mediastinum (Mediastinum anterius et posterius), wobei eine Frontallinie, die von der dorsalen Begrenzung der Trachea bis zur Herzhinterwand reicht, beide Räume voneinander abgrenzt (Abb. 1, 2).

Die weitere Unterteilung in einen mittleren Mediastinalraum hat keine wesentliche praktische Bedeutung (BAUER u. STOFFREGEN 1958). Das hintere Mediastinum wird von manchen Autoren noch subdividiert in einen „prävertebralen" und „paravertebralen" Raum.

Im Mediastinum wird weiterhin aus praktischen Erwägungen ein oberer und unterer Abschnitt unterschieden, wobei der Schnittpunkt einer gedachten Linie zwischen dem 4. Brustwirbelkörper (Sternalansatz der 2. Rippe) und der trachealen Bifurkation die Grenze bildet (Abb. 3). Es steht außer Frage, daß die Zuordnung der verwirrenden Vielfalt von Mediastinaltumoren nach rein räumlichen Gesichtspunkten in vordere und hintere Mediastinalgeschwülste erheblich zur diagnostischen Vereinfachung beigetragen hat.

Im Mittelfell, welches lockeres Fettgewebe enthält, sind wichtige Organe gelegen. Im vorderen Mediastinum befinden sich das vom Perikard umhüllte Herz mit den großen Gefäßen, der dem Herzbeutel oben aufliegende Thymus, die Trachea mit den Hauptbronchien. Im hinteren Mediastinum sind die thorakale Aorta, der Ösophagus, ein Teil des N. vagus und die vorderen mediastinalen Lymphknoten, die Vv. azygos et hemiazygos, der Duktus thoracicus mit den hinteren mediastinalen Lymphknoten und der Truncus sympathicus lokalisiert. Ausführliche anatomisch-topographische Darstellungen finden sich u.a. bei TÖNDURY (1967) und KUBIK (1975).

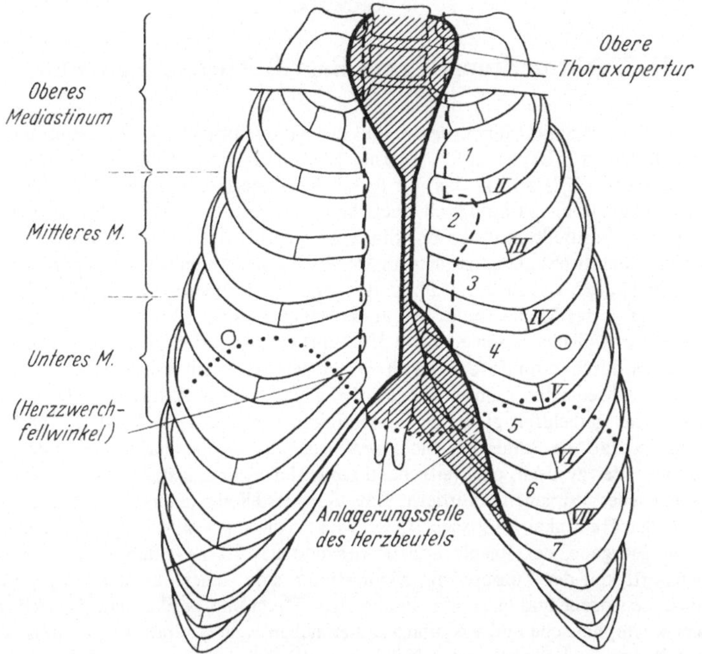

Abb. 1. Frontale Ansicht der Räume des Mediastinums (FELIX 1928). ——— vordere rechte und linke Grenzlinie; - - - - hintere rechte und linke Grenzlinie; ...... Zwerchfellkuppe

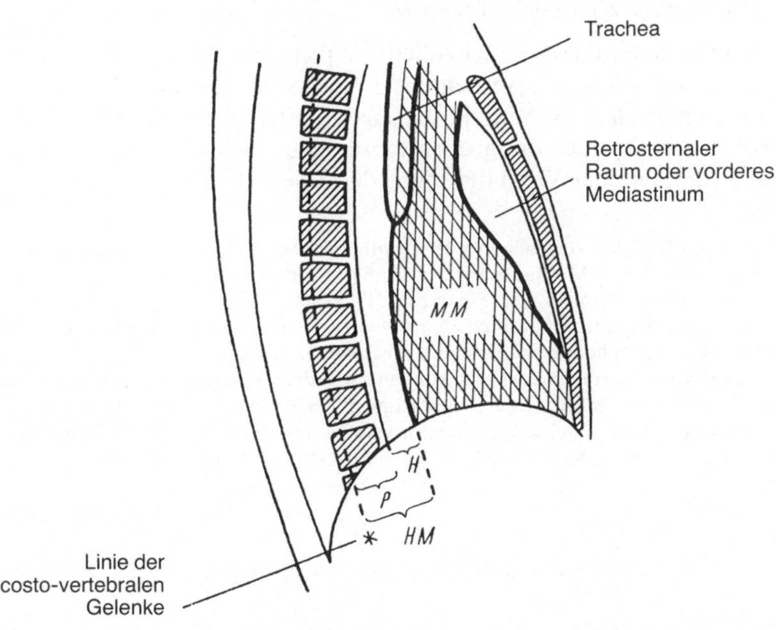

Abb. 2. Sagittale Ansicht der Räume des Mediastinums (ZUPPINGER 1952). Vorderes Mediastinum (retrosternaler Raum) und *MM* mittleres Mediastinum heute meist als vorderes Mediastinum zusammengefaßt (s. Text), *HM* hinteres Mediastinum. *H* Holzknechtscher (retrokardialer) Raum, *P* paravertebrale Region

II. Vorbemerkungen zum Begriff Mediastinaltumor

Es wurde wiederholt darauf hingewiesen, daß der Sammelbegriff „Mediastinaltumor" eigentlich ein „Widerspruch in sich" (BAUER u. STOFFREGEN 1958) und „fragwürdig" (IRMER et al. 1969) bzw. „nicht exakt" (FASSKE 1977) sei, da das mit lockerem Bindegewebe ausgefüllte Mediastinum kein Organ ist und somit streng pathologisch auch keine „eigenen" Tumoren haben kann. WASSNER (1970) betonte, „Mediastinaltumor ist ein klinischer Begriff, den die Pathologie so nicht kennt" und formulierte diplomatisch: „Geschwülste im Mediastinum". Andererseits hat der Begriff Mediastinaltumor zu recht klinisch seinen festen Platz, da – wie unter anderem das Beispiel des Spannungspneumothorax zeigt –, das Mediastinum als „funktionelle Einheit" (MÜLLY 1956) gilt und aus dem Wachstum von Geschwülsten verschiedenster Herkunft eine spezifische Symptomatologie resultiert, die im wesentlichen durch Raumforderung charakterisiert ist. Auch TSCHIRKOV und SATTER (1975) halten den Begriff „Mediastinaltumor" wegen der gleichwertigen Wirkung auf die benachbarten Organe durchaus für gerechtfertigt. Seine Berechtigung verdankt der Begriff „Mediastinaltumor" auch der Tatsache, daß aus klinischer Sicht praktisch alle mediastinalen Neubildungen, ob echt oder falsch, solide oder zystisch, ein weitgehend einheitliches diagnostisches und – soweit operabel – auch therapeutisches Vorgehen erfordern. Eine Sonderstellung nehmen die Mediastinaltumoren ein, hinsichtlich der Häufigkeit zystischer Geschwülste, die aus embryonaler Fehlentwicklung der oberen Verdauungsorgane, des Respirationstraktes und des Herz-Gefäßapparates entstehen. Zahl und Verschiedenartigkeit der Tumoren im Mediastinum sind schier unendlich; sie umfassen Lymphome, thyroide, neurogene und teratoide Geschwülste, Thymome, perikardiale, bronchogene, neurogene, enterogene, lymphatische und vaskuläre Zysten neben einer Vielzahl von teilweise extrem seltenen Tumoren. BAUER und STOFFREGEN (1958) formulierten: „Nirgends im menschlichen Körper gibt es auf gleich kleinem Raum eine gleich große Fülle von Tumoren." Angesichts der Mannigfaltigkeit der Erscheinungsformen mediastinaler Geschwülste, spricht FROBOESE (1969) von „einer Art musealen Terrains" und betont, daß nur die dysgenetische Geschwulst-(Keim-)grundlage hierfür eine befriedigende Erklärung zu geben vermag; liegen doch Organe aus 3 Keimblättern auf engstem Raum mit der Folge der Entstehung echter Geschwülste des Ekto-, Ento- und Mesoderms neben Mischgeschwülsten und zystischen Fehlbildungen.

In dem vorliegenden Kapitel sollen die primären Tumoren und Zysten des Mediastinums abgehandelt werden unter Auslassung der mediastinalen Manifestation lymphatischer Systemerkrankungen, entzündlicher und metastatischer Lymphome, Aneurysmen der großen thorakalen Gefäße, Tumoren des Ösophagus und pathologischer Veränderungen des Zwerchfells (Hernien, Defekte, Geschwülste).

Dabei ist zweifellos die Vergrößerung der intrathorakalen Lymphknoten unter den raumfordernden Prozessen des oberen Mediastinums der häufigste Befund und somit differentialdiagnostisch bedeutsam. So fanden PIROGOV und POLOTZKY (1979) unter ihren malignen Mediastinaltumoren in 30,2% die Lymphogranulomatose und LICHTENSTEIN et al. (1980) beschrieben unter 184 Fällen von Non-Hodgkin-Lymphomen 17 „primäre mediastinale Lymphome" im Erwachsenenalter, die als Mediastinal-Tumoren imponierten und von unterschiedlichem histologischem Aufbau waren. Bezüglich der Lymphknotenbeteiligung des Mediastinums bei Morbus Hodgkin und den Non-Hodgkin-Lymphomen wird auf die einschlägige Literatur verwiesen (FASSKE 1977; JACKSON u. PARKER 1944; LENNERT 1981; LENNERT u. MOHRI 1974; LUKES u. BUTLER et al. 1966).

III. Alters- und Geschlechtsverteilung, Häufigkeit

Exakte statistische Angaben zur Häufigkeit und Altersverteilung mediastinaler Neoplasmen sind außerordentlich spärlich. Fest steht, daß diese Tumoren in jeder Altersgruppe vorkommen (WYCHULIS et al. 1971; OLDHAM 1971), wobei eindeutig das Erwachsenenalter dominiert.

Nach HASSE (1968) und WASSNER (1970) finden sich Altersgipfel im 1. und im 7. Lebensjahrzehnt. Kinderchirurgen betonen eine Häufung von Mediastinaltumoren gerade in den ersten Lebensjahren (HECKER et al. 1967; RAVITCH u. SABISTON 1969; YAMAMOTO 1980). Auf alle Altersklassen verteilt sind kindliche Mediastinaltumoren aber relativ selten. So fanden sich im Krankengut der Mayo-Klinik unter 1064 Patienten (40-Jahre-Übersicht) nur 8% Kinder (WYCHULIS et al. 1971).

Das weibliche und männliche Geschlecht ist etwa gleich häufig betroffen (KENT u. MAGOVERN 1966). Demgegenüber stellten IRMER et al. (1969) bei 431 Mediastinaltumoren ein Überwiegen der Frauen im Verhältnis 2:1 fest. Das Durchschnittsalter betrug bei ihren Patienten 30 Jahre (2 Monate bis 71 Jahre).

Mediastinaltumoren machen im Krankengut großer Allgemein-Krankenhäuser sicher nur einen verschwindend kleinen Prozentsatz aus. Im nichtselektierten chirurgischen Krankengut wird eine Häufigkeit von maximal 1% angegeben (ZEIDLER 1980), eine Zahl, die eher für thoraxchirurgische Abteilungen und Zentren zutreffen dürfte. Bezogen auf alle Geschwülste schätzt WASSNER (1970) den Anteil der mediastinalen Neoplasmen auf 1–2%. Tatsache ist, daß die Zahl der Publikationen in den letzten Jahrzehnten lawinenartig zugenommen hat: Nach MÜLLY (1956) umfaßte das Weltschrifttum bis zu Beginn des 2. Weltkrieges nur ungefähr 300 Fälle von Mediastinaltumoren, 1952 dagegen existierten bereits 1700 Publikationen (HERBIG et al. 1952). Inzwischen ist die Zahl der Einzelveröffentlichungen nahezu unüberschaubar geworden.

IV. Klassifikation

Eine international verbindliche Klassifikation der Mediastinaltumoren nach Richtlinien der WHO oder UICC existiert bisher nicht.

Im deutschen Sprachraum hat unter klinischen Gesichtspunkten die Einteilung von BAUER und STOFFREGEN (1958), die auch in den Empfehlungen der Deutschen Gesellschaft für Chirurgie (ZEIDLER 1980) enthalten ist, relativ weite Verbreitung gefunden. Es ist jedoch realistisch festzustellen, daß es bei der großen Fülle der verschiedensten Tumoren im Mediastinum, – im Handbuch der Thoraxchirurgie (1958) sind 94 verschiedene Tumoren und Zysten des Mediastinums einschließlich Synonyma alphabetisch aufgelistet, – „nie ein allseits befriedigendes Einteilungsprinzip geben wird" (BAUER u. STOFFREGEN 1958) –. Der Pathologe FROBOESE (1969) stellte mit Blick auf das z.T. widersprüchliche und wenig präzise Schrifttum über Mediastinaltumoren resignierend fest: „Die einschränkende Abgrenzung dessen, was ein Mediastinaltumor ist oder sein sollte, wie wir sie benötigen, findet sich nirgends."

In der Einzeldarstellung der Tumoren im speziellen Teil wird im wesentlichen die Einteilung von BAUER und STOFFREGEN (1958) und FROBOESE (1969) berücksichtigt.

Bezüglich anderer Einteilungsvorschläge, die hier nicht wiedergegeben werden können, siehe: BLADES (1941), BRADFORD et al. (1947), FASSKE (1977), HERBIG et al. (1952), HEUER und DEWITT (1940), KRAUS et al. (1970), LAIPPLE (1945), LEVASSEUR et al. (1976), SCHLUMBERGER (1951).

V. Häufigkeitsverteilung

Die Häufigkeitsverteilung der primären Zysten und Tumoren im Mediastinum wird im Schrifttum unterschiedlich angegeben. FROBOESE (1969) schätzt das Verhältnis solider und zystischer „reiner Mediastinalgewächse" wie folgt: Zysten und zystische Teratome zusammen 52%, solide Tumoren inkl. Struma

Tabelle 1. Häufigkeitsschätzung „reiner Mediastinalgewächse" (Thymustumoren nicht berücksichtigt). (Nach FROBOESE 1969)

	etwa %		etwa %
Nervöse Tumoren	33 (höchstens 35)	Lymphangiome	3 (3,5?)
Zystische Teratome	21	Lipome	2
Vorderdarmzysten	19	Nerven- und Ganglionzysten	1 (2?)
Mesothelzysten	10	Fibrome	1
Struma thyreoidea		Hämangiome	0,5 (1?)
(cervico-)mediastinalis	5	Hämangiosarkome	0,5 (1?)
Fibrosarkome	3		

thyreoidea mediastinalis 48% (s. Tabelle 1). Größeren Sammelstatistiken zufolge liegen die neurogenen Geschwülste an der Spitze. Am zweithäufigsten sind die teratoiden Tumoren.

Neurogene Tumoren dominierten in der 624 Fälle umfassenden Sammelstatistik von KENT und MAGOVERN (1966) mit 26,6% gefolgt von teratodermoiden Tumoren (13,7%) und bronchogenen Zysten (12,9%). Interessant in der zitierten Statistik ist die Tatsache, daß 18,9% als „verschiedenartige" Mediastinaltumoren deklariert wurden, ein Zeichen dafür, daß zahlreiche Geschwülste selten oder nicht eindeutig klassifizierbar waren. Weitere Häufigkeitsangaben: IRMER et al. (1969) 20% neurogene Tumoren, 17,8% teratoide Zysten und 13,9% Thymome unter 431 Fällen. MÜLLY (1956) in Anlehnung an LINDSKOG und LIEBOW (1953): 30,3% neurogene Tumoren, 23,2% Teratome, 19,7% Zysten unter 527 Mediastinaltumoren. SABISTON (1970) dagegen fand unter 330 Patienten seines Krankenguts in 32% Zysten (darunter jedoch 12% „unspezifische" Zysten), in 16% Thymome und in 13% neurogene Tumoren. OLDHAM (1971) in einer Sammelstatistik von 1000 Patienten der USA: 24% neurogene Tumoren, 21% Zysten, 17% teratodermoide Tumoren und 12% Thymustumoren.

WASSNER kommt das Verdienst zu, in einer Monographie 1970 alle im Schrifttum bis dahin mitgeteilten Fälle aus einem Zeitraum von 25 Jahren gesammelt und tabellarisch aufgelistet zu haben. Unter den von ihm gesammelten 15231 Fällen fanden sich 40,93% „zystische Geschwülste", davon u.a. 24,1% Teratomzysten nebst 3,66% Dermoidzysten, 13,79% neurogene Geschwülste, 13,7% Thyreoidea-Geschwülste, 12,96% Thymusgeschwülste, 3,66% Bronchialzysten und 3,57% Magen-Darm-Zysten.

Es ist allerdings einschränkend anzumerken, daß in dieser Statistik auch aus differentialdiagnostischen Erwägungen publizierte „Geschwulst-Imitationen" enthalten sind: So finden sich in der tabellarischen Auflistung $^{3}/_{4}$ echte und $^{1}/_{4}$ „Pseudo"-Geschwülste (z.B. Hämatome, Pleuraergüsse, Zwerchfellhernien, Aneurysmen). Weiterhin betont WASSNER, daß die tabellarische „Spitzenstellung" der Teratome mit 24% aufgrund der besonderen kinetischen und pathologischen Probleme sicherlich „literarisch" bedingt ist und die wahre Häufigkeit dieser Tumoren zwischen 8 und 15% liegen dürfte. Während der letzten 15 Jahre wurden in der eigenen Klinik (Lungenklinik Havelhöhe, Berlin-West) 62 Patienten mit einem primären Mediastinaltumor operiert. Die Tumoren verteilten sich wie folgt: Thymome 25, Neurinome und Neurofibrome 10 (davon 1 Fall maligne), intrathorakale Strumen 5, Mediastinalzysten 5 (3 dysontogenetisch, 1 Dermoidzyste, 1 Bronchoidzyste), Sarkome 4, Teratome 3 (davon 1 maligne) und 10 Einzeltumoren (lymphozytäres Lymphoblastom, malignes Sympathiko-Blastom, Angio-Osteo-Fibro-Lymphom, Sympathiko-Goniom, myxomatöses Lipom, undifferenziertes großzelliges Karzinom, teratoides Seminom, costo-vertebrales Chondrom, Karzinoid, Hämangio-Perizytom).

VI. Benignität, Malignität

Der bereits zitierten Sammelstatistik von MÜLLY (1956) in Anlehnung an LINDSKOG und LIEBOW (1953) ist zu entnehmen, daß gutartige Geschwülste und Zysten des Mediastinums 13mal häufiger sind als bösartige (neurogene Tumoren: 90,6% benigne, 9,4% maligne; Teratome: 85,2% benigne, 14,8% maligne). Unter 157 Geschwülsten stellte WASSNER (1970) dagegen primäre Malignität in $^1/_3$ der Fälle fest.

NANDI et al. (1980) berichteten über 74 primäre Mediastinaltumoren, von denen 48 benigne und 26 maligne waren. Von 1064 Mediastinaltumoren der Mayo-Klinik (WYCHULIS et al. 1971) waren über 75% benigne und ließen sich operativ leicht entfernen. Im Kindesalter sind offenbar maligne Tumoren des Mediastinums häufiger als bei Erwachsenen. So fanden BOWER und KIESEWETTER (1977) bei 93 kindlichen Mediastinaltumoren Malignität in über 50%, wobei sie die Heilungsziffer dieser Tumoren durch Operation, Nachbestrahlung und Chemotherapie mit $^2/_3$ angaben.

Es ist ein von allen Autoren bestätigtes Faktum, daß einzelne Gruppen von Mediastinaltumoren (insbesondere zystische und solide Teratome, neurogene Tumoren und Thymome) in einem hohen Prozentsatz, der mit etwa 30% angegeben wird (ZEIDLER 1980) maligne entarten.

WADA (1982) fand in einer zusammenfassenden Statistik unter 598 malignen Mediastinaltumoren in 52% bösartige Thymusgeschwülste und in 16,2% lymphoretikuläre Sarkome.

VII. Einteilung nach Lokalisation

Es steht außer Frage, daß die Zuordnung der verwirrenden Vielfalt von Geschwülsten und Zysten des Mediastinums nach rein räumlichen Gesichtspunkten in vordere und hintere Mediastinaltumoren erheblich zur praktisch-diagnostischen Vereinfachung beigetragen hat.

So schlug BLADES (1941) eine „chirurgische Klassifikation" nach überwiegend örtlichen Gegebenheiten und nach Tumor-Häufigkeit vor (Tabelle 2). Auch BAUER und STOFFREGEN (1958) bekannten sich zur „zunächst lokalistischen Einteilung" in Tumoren des vorderen und hinteren, des oberen und unteren Mediastinums. HERLITZKA und GALE (1958) erarbeiteten nach der Lokalisation ein seitdem viel zitiertes Prädilektions-Schema der Mediastinaltumoren (Abb. 3). Danach befinden sich im vorderen Mediastinum vorzugsweise mediastinale Thymus- und Schilddrüsentumoren, Teratome bzw. zystische Teratome und Dermoidzysten sowie Perikardzysten. Im mittleren Mediastinum domi-

Tabelle 2. Einteilung der Mediastinaltumoren nach Lokalisation und Häufigkeit. (Nach BLADES 1941)

Vordere Mediastinaltumoren	*Seltene Tumoren*
Lymphome	Fibrome und Sarkome
Dermoid-Tumoren und Teratome	Primäre Karzinome
Mediastinale Schilddrüsentumoren	Knochen- und Knorpeltumoren
Mediastinale Zysten	Zysten des GI-Traktes
	Lipome
Hintere Mediastinaltumoren	Xanthome
Neurogene Tumoren	

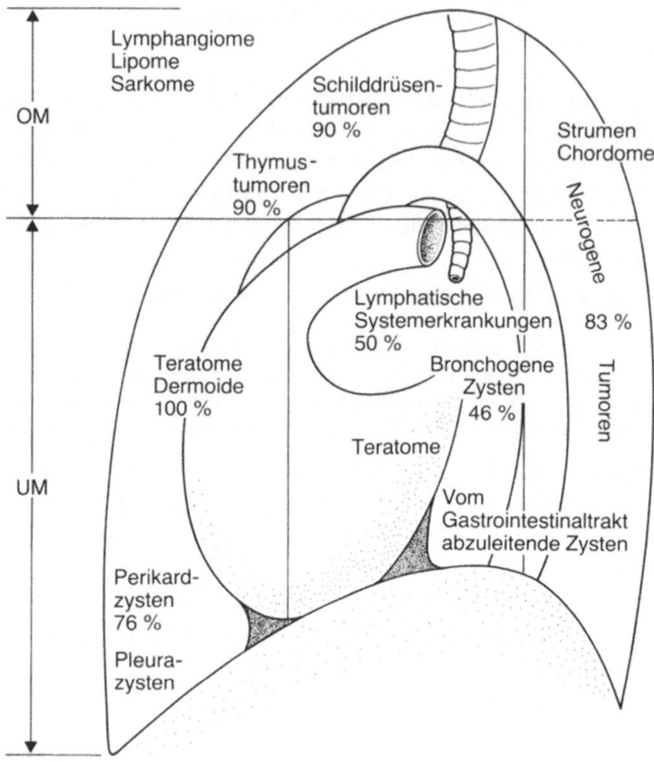

Abb. 3. Lokalisation und Häufigkeit der Mediastinaltumoren (HERLITZKA u. GALE 1958) *OM* oberes Mediastinum; *UM* unteres Mediastinum

nieren bronchogene Zysten (abgesehen von den „Lymphomen") und im hinteren Mittelfeld neurogene Tumoren und Vorderdarmzysten. Bezüglich der Differentialdiagnostik der Mediastinaltumoren: s. unter Abschn. X.

VIII. Symptomatologie und Klinik

Die Mehrzahl der mediastinalen Zysten und Geschwülste geht ohne jegliche Symptome einher und wird in der Regel zufällig anläßlich einer Schirmbild- oder Röntgenreihenuntersuchung entdeckt (FONTANELLE et al. 1971).

So waren von 143 Patienten TSCHIRKOVS und SATTERS (1975) klinische Symptome nur in 43 Fällen vorhanden (25% der benignen, 41% der malignen Tumoren). NANDI et al. (1980) fanden unter 74 Patienten 30, die thorakale Symptome aufwiesen (führend: Husten sowie 9 mit trachealer und 2 mit Gefäßkompression, während 30 asymptomatisch waren). Insbesondere benigne Tumoren des Mediastinums verlaufen über Jahre stumm, bis sie, je nach Lage im Mediastinum, durch Raumverdrängung und Kompression lebenswichtiger Nachbarorgane Symptome verursachen. Bisweilen können solche Tumoren groteske Größen bei völliger Symptomlosigkeit erreichen. So berichteten BAUER und STOFFREGEN (1958) über einen 29jährigen Infanteristen, bei dem eine Routineröntgenuntersuchung ein übermannsfaustgroßes Teratom im linken vorderen Mediastinum aufdeckte. Der Soldat

Tabelle 3. „Mediastinales Syndrom" bei Mediastinaltumoren. (In Anlehnung an LINDER 1975)

Gefäße

Venen:
obere Einflußstauung (V. cava superior-Syndrom),
venöser Kollateralkreislauf

Arterien:
Pulsdifferenz der A. radialis,
Stenose der A. carotis (Stenosegeräusch)

Lymphgefäße: Lymphstauung, Chylothorax

Kleiner Kreislauf: Hämoptysen, Cyanose

Luftwege

Trachea: Husten, Stridor, Dyspnoe, Emphysem, Cyanose

Bronchien: Atelektasen, poststenotische Pneumonie und/oder Bronchiektasen

Speiseröhre

Dysphagie

Herz

Lageveränderungen, Stenokardie, Arrhythmie

---

hatte den ganzen Krieg symptomlos mitgemacht. Erfolgreiche operative Entfernung des Tumors in 3 Sitzungen in Lokalanästhesie(!).

Bei schnell wachsenden Malignomen des Mediastinums kommt es bereits frühzeitig zu subjektiven Beschwerden und klinischen Manifestationen.

Im Krankengut von SABISTON (1970) bestand nur bei 6% der bösartigen Mediastinalgeschwülste keine Symptomatik. Allgemeinsymptome im späten Stadium des Geschwulstwachstums sind nach WASSNER (1970): Schwäche und Gewichtsverlust (63%), chronisch-rezidivierender Husten (60%), Kurzatmigkeit und Atemnot (59%), Brustschmerzen (37%), Fieberzustände (33%), vermehrter Auswurf (31%) und Hämoptoe (15%). Nach HERBIG et al. (1952) werden Symptome von seiten des Nerven- und Gefäßsystems am häufigsten beobachtet gefolgt von Trachea-, Ösophagus- und Herzsymptomen. Dagegen nennt WASSNER (1970) tracheale und bronchiale Kompressionssymptome mit 39% an erster Stelle, gefolgt von Herzirritationen in 18,2%.

In Tabelle 3 sind die wesentlichen Symptome, die sich aus der „Raumverdrängung" ergeben und als „mediastinales Syndrom" zusammengefaßt werden, aufgelistet. Darüber hinaus besitzen bestimmte mediastinale Gewächse eine „tumorspezifische" Symptomatik.

1. Nervale Symptome

Eine Synopsis der tumorbedingten nervalen Symptome enthält Tabelle 4.

Die Nervenbeteiligung ist häufig als „Signum mali ominis" anzusehen, insbesondere, wenn es durch malignes infiltratives Tumorwachstum oder Tumorkompression zur Rekurrens-Phrenicus- oder Querschnittslähmung kommt. Es besteht dann praktisch immer Inoperabilität und die Notwendigkeit einer alternativen Therapie (Radiatio, Zytostatika). Oft verkannt werden Bradykardie und Gastrointestinalbeschwerden mit Singultus, Erbrechen und Durchfällen infolge tumorbedingter Alteration

Tabelle 4. Funktionsstörungen des Nervensystems durch Mediastinaltumoren. (In Anlehnung an STÜCKER 1972)

Nervensystem	Symptome
N. recurrens	Heiserkeit
N. vagus	Herzrhythmusstörungen, Bradykardie; gastrointestinale Symptome: Erbrechen, Diarrhoen
N. sympathicus	Hornerscher Symptomenkomplex: Miosis, Ptosis, Enophthalmus sowie Speichelfluß und Rötung einer Gesichtshälfte
N. phrenicus	Einseitige Zwerchfell-Lähmung mit paradoxer Zwerchfellbeweglichkeit, Schulterschmerz, anhaltender Singultus
Nn. intercostales	Interkostalneuralgien
Spinalkanal	Paresen (Sanduhrgeschwülste)

der nn. vagi (MÜLLY 1956). Singultus und Zwerchfellparese infolge Beteiligung des Nervus phrenicus können mit Schulterschmerzen einhergehen. Radikuläre Schmerzen deuten auf Geschwulstlokalisation im prävertebralen Raum hin. Eine Querschnittssymptomatik durch Vorwachsen eines Tumors in den Spinalkanal muß nicht immer prognostisch infaust sein, da gutartige und operable neurogene Tumoren die Ursache sein können.

2. Gefäßkompression

Zur Kompression bzw. zum Verschluß der Vena cava superior mit dem typischen klinischen Syndrom der oberen Einflußstauung (HUNTER 1757) kommt es bei malignen Mediastinaltumoren nach LINDSKOG und LIEBOW (1953) in etwa 40% der Fälle. Praktisch immer besteht dann eine inoperable Situation.

Differentialdiagnostisch ist bei der oberen Einflußstauung in erster Linie an Aneurysmen der thorakalen Aorta zu denken. Als Rarität beschrieben ABUBA et al. (1977) eine bilaterale Stenose der Pulmonalarterie infolge Tumorkompression (Retothel-Sarkom des Mediastinums). Auf die komplexen Kreislauf-Rückwirkungen großer Mediastinaltumoren, inbesondere auf Lungenvenen- bzw. kleinen Kreislauf wies NISSEN bereits 1928 anhand tierexperimenteller Untersuchungen hin. Die Aorta und die großen thorakalen Arterienäste sind aufgrund ihres höheren Druckes weit weniger von Tumorkompressionen betroffen als die Venen. Es kommt deshalb nur ausnahmsweise, z.B. bei Malignomen, zu klinischen Erscheinungen, wie Abschwächung des Radialispulses und auskultatorisch vorhandenen Stenosegeräuschen. Bei ausgeprägter Stenosierung der Pulmonalarterien resultieren infolge mangelhafter Lungendurchblutung Zyanose und Dyspnoe (MÜLLY 1956). Eine Kompression der Lymphgefäße, insbesondere des Duktus thoracicus mit Lymphstauung und Chylothorax ist ein seltenes Ereignis, da intrathorakal ausreichende Lymphkollateralen vorhanden sind (STÜCKER 1972).

3. Kompression der Luftwege (Trachea, Bronchien)

Vor allem gut- und bösartige Tumoren im vorderen Mediastinum, wie Thymome und mediastinale Strumen verdrängen und komprimieren frühzeitig die Trachea und großen Bronchien. Ausgeprägte Dyspnoe und Zyanose bei in- und exspiratorischem Stridor, starkem Reizhusten und Heiserkeit stehen im Vordergrund des klinischen Bildes.

Die zunehmende Stenosierung eines Hauptbronchus führt zur Lungenüberblähung, zu poststenotischen Pneumonien, Bronchiektasen und Lungenabszessen und schließlich bei Totalverschluß zur Atelektase des korrespondierenden Lungenflügels. Die komplizierten pathophysiologischen Mechanismen im Zusammenhang mit den auftretenden Gasaustauschstörungen bis zur Entstehung eines Cor pulmonale wurden von ROSSIER et al. (1955) untersucht.

Auf die Bedeutung der trachealen Kompression durch Mediastinaltumoren im Kindesalter wiesen KIRKS et al. (1983) hin.

4. Kompression des Ösophagus

Dank ihrer Elastizität und Nachgiebigkeit wird die Speiseröhre erst im Spätstadium des Tumorwachstums komprimiert mit den resultierenden Leitsymptomen Dysphagie und Regurgitation. Die Stenosierung bzw. Verlagerung des Ösophagus muß beträchtlich sein, ehe die genannte Symptomatik manifest wird. Komplette Ösophagusverschlüsse wurden bei unmittelbar unterhalb der Carina gelegenen Tumoren beschrieben (GARAMELLA et al. 1955).

5. Kompression des Herzens

Neben Herzverlagerung und direkter Druckwirkung des Tumors auf das Herz mit resultierender Reizbildungs- und Reizleitungsstörung (Extrasystolen, Tachykardien), Stenokardien und Veränderungen im EKG, die einem Herzinfarkt ähneln (TURUNEN u. KYLLÖNEN 1954), ist bei malignen Mediastinaltumoren des vorderen und mittleren Mediastinums infiltratives Tumorwachstum in das Perikard und gelegentlich auch das Myokard beobachtet worden. In einem Falle wurde über Spontanruptur des Herzens bei mediastinalem Lymphosarkom berichtet (KEAT u. TWYMAN 1955).

6. Spezifische Symptome einiger Mediastinaltumoren

Klassische Beispiele für tumorspezifische Symptomatik sind: Myasthenia gravis pseudoparalytica beim Thymom (bis zu 15% der Thymome), Hyperparathyreoidismus beim mediastinalen Nebenschilddrüsenadenom, Hyperthyreose beim toxischen Schilddrüsenadenom im Mittelfell, hypertensive Krisen beim mediastinalen Phäochromozytom (sympathisches Paragangliom), Feminisierung beim Chorionepitheliom im Mediastinum und ein Flush-Syndrom bei mediastinal gelegenen Karzinoiden. Eine solche spezifische, meist auf Tumor-Dystopie zurückgehende Symptomatik bildet jedoch bei der Rarität derartiger Tumoren die Ausnahme. An die Möglichkeit der intrathorakalen bzw. mediastinalen Tumorlokalisation ist jedoch zu denken, wenn die Untersuchungen „in loco typico" ergebnislos verlaufen (DÜX 1977).

IX. Diagnostische Verfahren

Einleitend ein Zitat von FROMMHOLD und GERHARDT (1975), das die Problematik charakterisiert: „Häufig ist man bei der Beurteilung eines pathologischen Mediastinalprozesses auf Vermutungsdiagnosen angewiesen, auf eine mehr oder minder durch Erfahrungswerte gesicherte Wahrscheinlichkeit."

Die Auswahl der jeweils zu wählenden diagnostischen Maßnahmen steht in Zusammenhang mit der Tumorlokalisation im Mediastinum (vorderes, mittleres, hinteres Mediastinum) sowie der Tumorform und der sich daraus ergebenden Wahrscheinlichkeit, um welchen Tumor es sich handeln könnte (s. Lokalisa-

Tabelle 5. Röntgendiagnostik des Mediastinums. (In Anlehnung an KRAUS et al. 1970)

A. *Konventionelle Durchleuchtung und Röntgen-Übersichtsaufnahmen* (Nativuntersuchung)

B. *Spezialuntersuchungen des Thorax ohne Kontrastmittel*
   I. Röntgen-Schichtaufnahmen
   II. Kymographie

C. *Spezialuntersuchungen des Thorax mit Kontrastmitteln*
   I. Negative Kontrastmittel (diagnostischer Pneumothorax, Pneumomediastinum)
   II. Positive Kontrastmittel
      1. Ösophagographie
      2. Bronchographie
      3. Angiographie (Arterio-, Veno-, Lymphographie)
      4. Myelographie
      5. Szintigraphie

D. *Computertomographie* (mit und ohne Kontrastmittel)

tionsschema Abb. 3). Dabei sind Irrtümer angesichts des großen Spektrums verschiedenartigster Mediastinaltumoren einschließlich der Raritäten, die als Einzelpublikationen zur Unüberschaubarkeit des Schrifttums beitragen, sozusagen vorprogrammiert. Mit Sicherheit ist es bei langsam wachsenden Mediastinaltumoren nach wie vor die „zufällige" Röntgenaufnahme oder die „Routine"-Schirmbildaufnahme, die auf die erste Spur einer mediastinalen tumorverdächtigen Verschattung führt und den eindrucksvollen modernen diagnostischen Apparat in Bewegung setzt.

Bezüglich der Wertigkeit der Untersuchungsverfahren betonen KRAUS und KLEMENIC (1975), daß die konventionellen Röntgenmethoden einschließlich der Schichtverfahren und der Ösophagographie die wichtigsten Untersuchungen bei mediastinalen Prozessen sind, während Spezialverfahren eindeutig zurücktreten. Dazu stellten auch TSCHIRKOV und SATTER (1975) richtig fest: „Was uns aktuell erscheint, ist das diagnostische Vorgehen, wobei immer wieder der apparative und zeitliche Aufwand zur Differenzierung sogenannter Mediastinaltumoren überrascht." *Klinische Untersuchungen* wie Inspektion, Palpation, Perkussion und Auskultation sind in der Regel zur Diagnostik mediastinaler Tumoren ungeeignet. Nur ausnahmsweise führen Tumoren des vorderen Mediastinums zu einer äußerlich sichtbaren Vorwölbung des Thorax mit Änderung der Atemmechanik (BAUER u. STOFFREGEN 1958) oder zu den nicht zu übersehenden Zeichen der oberen Einflußstauung.

Trotz stellenweiser Überbetonung hochspezialisierter Untersuchungsmethoden und -techniken, die ohnehin nur in wenigen Zentren realisierbar sind, hat die einfache konventionelle Röntgendiagnostik nach wie vor ihren festen Platz im diagnostischen Repertoire des Mediastinums behalten. Die wesentlichen, d.h. häufiger geübten diagnostischen Methoden sollen nachfolgend Erwähnung finden unter besonderer Hervorhebung der Computer-Tomographie, die in der schwierigen Differentialdiagnostik zystischer und solider Tumoren des Mediastinums einen echten Fortschritt darstellt.

Eine detailliertere Darstellung der röntgendiagnostischen Methodik mediastinaler Geschwülste findet sich in den einschlägigen Handbüchern der Radiologie: DÜX (1977), FROMMHOLD und GERHARDT (1975), KRAUS et al. (1970), LACKNER (1981), OLIVA (1973).

Die wichtigsten *diagnostischen Untersuchungsverfahren* des Mediastinums sind in Tabelle 5 dargestellt (Röntgendiagnostik in Anlehnung an KRAUS et al. 1970).

Entsprechend der tabellarischen Auflistung wird auf die diagnostischen Verfahren kurz im einzelnen eingegangen unter bewußter Weglassung extrem selten geübter oder obsoleter Methoden. Eine detaillierte Darstellung der meisten diagnostischen Verfahren findet sich im diagnostischen Kapitel dieses Handbuchs.

1. Konventionelle Durchleuchtung und Röntgenübersichtsaufnahmen (Nativuntersuchung)

Es sei nochmals betont, daß es mit Hilfe der Durchleuchtung und Röntgen-Thoraxübersichtsaufnahme in 2 Ebenen vorbehaltlich einwandfreier Technik meist bereits gelingt, die mediastinale Geschwulst zu vermuten und ihre Form und Lokalisation recht genau abzugrenzen. Diese „einfachen" Routineuntersuchungen stehen somit im Vordergrund der Diagnostik (STÜCKER u. WINTZER 1981). Sie bestimmen auch die Wahl der weiteren Verfahren.

Die rotierende *Durchleuchtung* ist nach wie vor unverzichtbarer Bestandteil der Initialdiagnostik. Sie erlaubt manche „prima vista"-Diagnosen von hohem Wahrscheinlichkeitswert; erwähnt seien pulsierende thorakale Gefäßaneurysmen, Herzwandaneurysmen und Zwerchfellhernien. Durch sie wird weiterhin die Wahl der günstigsten Ebene für die anschließenden Röntgen-Thoraxaufnahmen ermöglicht. Die heute allgemein übliche *Röntgen-Hartstrahltechnik* eröffnet von der Lokalisation her eine spekulative Artdiagnostik (s. Lokalisationsschema Abb. 3). Röntgenologisch sind auch von der Kontur her differentialdiagnostische Überlegungen anzustellen. Vor einer Überbewertung der „kompakten" bzw. „glatten" und „runden" Kontur mit sofortigem Rückschluß auf einen benignen Tumor sei allerdings gewarnt, da häufig benigne und maligne Geschwülste des Mittelfells gleichermaßen eine „scharfe" Begrenzung aufweisen (KRAUS et al. 1970). Infiltrativ wachsende Tumoren mit polyzyklischer Begrenzung und unregelmäßigen Wandkonturen sprechen hingegen mit hoher Wahrscheinlichkeit für Bösartigkeit. In der operativen Erfahrung erlebt man jedoch überraschende Ausnahmen auch von dieser „Regel". Es ist deshalb ERBE und BÜCHELER (1977) zuzustimmen, wenn sie die Einschätzung der Dignität auf der Basis der Röntgenmorphologie als unzuverlässig ansehen. WASSNER (1970) beschreibt im Röntgenbild eine Skala von Verformungen der mediastinalen Silhouette, die von der monolokulären Vorbuckelung über multizentrische, z.T. bizarre Schattenbilder bis zur Totalverschattung einer Lungenseite reicht.

2. Spezialuntersuchungen des Thorax ohne Kontrastmittel

a) Röntgenschichtaufnahmen

Entsprechend der zuvor erfolgten nativen Durchleuchtungs- und Röntgenübersichtsuntersuchung wird der Strahlengang der Tomogramme gewählt. Tomogramme im sagittalen und frontalen Strahlengang lassen eine genauere Bestimmung mediastinaler Prozesse nach Lage zur Umgebung (Trachea, Bifurkation), Ausdehnung und Form zu und gestatten eine differentialdiagnostisch oft recht genaue Aussage.

Von besonderem Wert und nahezu „pathognomonisch" ist die seitliche Schichtuntersuchung des Mediastinums bei ventral gelegenen Tumoren, namentlich den Thymomen, die sich eigentümlich homogen und wetzsteinförmig länglich-rundlich konfiguriert, scharf von der Umgebung abgesetzt, direkt retrosternal meist in das obere Mediastinum projizieren. Auch bei dorsal gelegenen Tumoren werden seitliche Schichtaufnahmen empfohlen, um die Foramina intervertebralia im Falle von Sanduhrgeschwülsten abgrenzen zu können (KRAUS et al. 1970).

Tomogramme sind zwar grundsätzlich geeignet, scharf begrenzte Geschwülste von infiltrativ in Nachbarorgane einwachsenden Malignomen abzugrenzen, dabei sind jedoch, wie die Operationserfahrung zeigt, Überraschungen geradezu die Regel. Verschiedenartige Strukturdichten, insbesondere knöcherne und kalkige Veränderungen innerhalb teratoider Mediastinaltumoren kommen tomographisch entsprechend deutlich zur Darstellung (GEBAUER 1975).

b) Kymographie

Die Kymographie eignet sich gut zum Studium der Bewegungsvorgänge des Zwerchfells und des Mediastinums (HAUBRICH 1955). Mittels Herz-, Gefäß- und Zwerchfellkymographie lassen sich ergänzend zur Durchleuchtungsuntersuchung zwar ganz eindeutige Befunde wie pulsierende Aneurysmen und Zwerchfellhernien diagnostizieren, problematisch sind jedoch die zahlreichen Grenzfälle, z. B. thrombosierte und verkalkte Aneurysmen mit fehlenden Pulsationen und flüssigkeitsgefüllte Zysten, die „mitgeteilte" Pulsationen aufweisen, so daß die diagnostische Aussagekraft der Kymographie insgesamt als begrenzt angesehen werden muß.

3. Spezialuntersuchungen des Thorax mit Kontrastmitteln

a) „Negative" Kontrastmitteluntersuchungen des Thorax

α) Diagnostischer Pneumothorax, Pneumomediastinum. Der von LENK (1929) eingeführte diagnostische Pneumothorax und auch die von CONDORELLI und CAPUTI (1935) propagierte Lufteinbringung unmittelbar in das Mediastinum zur Erzeugung eines Pneumomediastinums konnten sich als Methoden zur Darstellung pathologischer mediastinaler Prozesse nicht allgemein durchsetzen, obwohl das Pneumomediastinum auch heute noch Befürworter hat (OLIVA u. DE ALBERTIS 1963; LISSNER 1975). Sicherlich stehen heute aussagekräftigere und für den Patienten weniger belastende Verfahren zur Verfügung, u. a. Computertomographie und mediastinale Phlebographie. Nach FRIEDMANN et al. (1981) erbringt die Untersuchung mittels Pneumomediastinum keine über die Aussagen des Computertomogramms hinausgehenden Informationen.

Bezüglich detaillierter Angaben zum Pneumomediastinum: s. KRAUS et al. (1970).

b) Positive Kontrastmitteluntersuchungen

α) Ösophagographie. Die einfache Kontrastdarstellung des Ösophagus wird in allen Verdachtsfällen auf einen Mediastinaltumor empfohlen (BAUER u. STOFFREGEN 1958). Nach ERBE und BÜCHELER (1977) erfordern alle Verschattungen im hinteren unteren Mediastinum eine Ösophagusdarstellung, da es sich um Hernien oder große Ösophagusdivertikel handeln kann. Neben dem Ausschluß pathologischer Veränderungen des Ösophagus selbst gibt die Ösophagographie wichtige Informationen über eine Impression, Verlagerung oder Infiltration im Rahmen des mediastinalen Tumorgeschehens.

β) Bronchographie. Es herrscht im Schrifttum überwiegend die Meinung, daß auf die Bronchographie bei der mediastinalen Tumordiagnostik verzichtet werden kann, da eine genauere Differenzierung von Mittelfellgeschwülsten nur in Ausnahmefällen möglich ist (WASSNER 1970).

γ) Angiographie. Bezüglich der speziellen angiographischen Diagnostik wie selektive thorakale Arteriographie und Angiokardiographie sowie Myelographie und nuklearmedizinische Diagnostik (HUNDESHAGEN u. BOCKSLAFF 1975) des Mediastinums wird auf die bereits zitierten radiologischen Handbücher verwiesen.

Besondere Bedeutung im Rahmen der angiographischen Untersuchungsmethoden des Mediastinums kommt der *mediastinalen Phlebographie* zu (s. Kapitel XI. A. IV. Angiographien, S. 288, Teilband IV/4A).

4. Computertomographie

(s. Kapitel XI. A. II., S. 260, Teilband IV/4A).

a) Weitere Spezialdiagnostik des Mediastinums (Tabelle 6)

α) Ösophagoskopie. Sie ist zur Diagnostik mediastinaler Geschwülste nur bei spezieller Indikation erforderlich. Eine Indikation ergibt sich aufgrund einer besonderen Tumorlokalisation, bei Verdacht auf Malignität mit Infiltration des Ösophagus oder bei ösophagographisch nicht eindeutig geklärten Befunden. Kraft-Kinz und Friehs (1980) empfehlen die kombinierte präoperative Tracheo-Bronchoskopie und Ösophagoskopie (Vollnarkose) in einer Sitzung.

β) Tracheo-Bronchoskopie, transtracheale bzw. transbronchiale Nadelbiopise. Übereinstimmend mit Wassner (1970) ist im Hinblick auf die häufige Beteiligung des Tracheo-Bronchialbaumes (Impression, Verdrängung, Irritation, Infiltration) bei jedem mediastinalen Tumorprozeß eine Tracheo-Bronchoskopie zu fordern.

Über ermutigende Erfolge mit transbronchialer bzw. transtrachealer Nadelbiopsie bei der Diagnose mediastinaler Geschwülste und Lymphadenopathien berichteten Freitas und Costa (1978) sowie Adler et al. (1983).

γ) Mediastinoskopie. Diese von Carlens (1959) eingeführte chirurgisch-diagnostische Methode ist grundsätzlich indiziert bei „mediastinalen und/oder hilären Veränderungen“ (Maassen 1980).

Detaillierte Angaben zur Technik und den Ergebnissen der Mediastinoskopie mit internationaler Literaturübersicht: s. auch Kapitel Maassen in diesem Handbuch. Die Liste der Indikationen bei 952 Mediastinoskopien, die Maassen aus der Ruhrland-Klinik (Essen) zusammenstellte, umfaßte auch 89 Mediastinaltumoren (9,3% der Mediastinoskopien) mit 54 (61%) positiven und 35 (39%) negativen Biopsieergebnissen. Bezogen auf die Lokalisation der Mediastinaltumoren gilt für die Mediastinoskopie: „Die Grenzen der Einsehbarkeit sind zugleich die Grenzen der Anwendbarkeit“ (Wassner 1970). Neben topographischen Kontraindikationen ist die Mediastinoskopie als invasive diagnostische Methode auch bei scharf abgegrenzten, vermutlich gut operablen Mediastinaltumoren nicht indiziert. So berichteten Tschirkov und Satter (1975) bei der Analyse ihrer 108(!) Mediastinoskopien bei 143 Patienten mit primären Mediastinaltumoren über eine enttäuschende diagnostische Ausbeute. Sie bemerkten selbstkritisch: „Ob die phonetische Verwandtschaft des Begriffs Mediastinaltumor mit Mediastinoskopie Grund für die Häufigkeit dieser diagnostischen Maßnahme war, wird sich wohl nicht klären lassen, scheint uns aber wahrscheinlich.“

Bei inoperablen malignen Mediastinaltumoren ist die Mediastinoskopie ein geeignetes Verfahren, um zu einer exakten histologischen Diagnose zu kommen (Kraft-Kinz u. Friehs 1980; Mack et al. 1977). Für die Mehrzahl der Media-

Tabelle 6. Weitere Spezialdiagnostik des Mediastinums

A. Ösophagoskopie
B. Tracheo-Bronchoskopie, transtracheale/transbronchiale Nadelbiopsie
C. Mediastinoskopie
D. Thorakoskopie
E. Direkte Nadelbiopsie (Tumorpunktion, evtl. CT-gesteuert)
F. Sonographie
G. Laborchemische Spezialuntersuchungen

stinaltumoren ist jedoch STÜCKER und WINTZER (1981) zuzustimmen, die die Mediastinoskopie zur Abklärung für nicht unbedingt erforderlich halten.

δ) Thorakoskopie. Nach BRANDT (1964) und BRANDT et al. (1983) können Mediastinaltumoren für die diagnostische Thorakoskopie eine gute Indikation bedeuten, wenngleich die Frequenz dieser Untersuchung bei mediastinalen Prozessen im Krankengut der Autoren von 1971 (16 von 185 Thorakoskopien) bis 1981 (10/191) absank, da das primär operative Vorgehen häufiger bevorzugt wurde.

Die Autoren geben als spezielle Thorakoskopie-Indikationen an: Mediastinale Lipome, Bronchuszysten, Pleuraperikardzysten und intrathorakale Strumen. Im eigenen Krankengut bewährte sich die Thorakoskopie besonders bei zystischen Perikard- und Thymusgeschwülsten. Selbst bei Einflußstauung infolge eines Mediastinaltumors findet die Thorakoskopie als kleiner diagnostischer Eingriff Anwendung (BRANDT 1964; EVANS et al. 1980). Auf den diagnostischen Wert der Thorakoskopie bei mediastinalen Geschwülsten wiesen bereits CHANDLER und MORLOCK (1938) und MATSON (1936) hin. Einzelheiten zur Thorakoskopie: s. Kapitel XI. B. IV., BRANDT u. LODDENKEMPER, S. 356, Teilband IV/4A.

ε) Direkte Nadelbiopsie (Tumorpunktion). Über eine hohe zytologisch-diagnostische Ausbeute von 74% nach Punktion neurogener Mediastinaltumoren berichteten BOLGOVA et al. (1980). FREITAS und COSTA (1978), PIROGOV et al. (1979) und ROSENBERGER und ADLER (1978) empfehlen die Punktion malignomverdächtiger Tumoren des vorderen Mediastinums als ersten Schritt noch vor der Mediastinoskopie bzw. „parasternalen" Mediastinoskopie. In der Thymomdiagnostik hat sich insbesondere bei Malignitätsverdacht nach BETTENDORF und BAUER (1981) die CT-gesteuerte perthorakale Biopsie bewährt.

ζ) Sonographie. Der Sonographie in der pneumologischen Diagnostik sind Grenzen gesetzt, da eine Ultraschalluntersuchung des normalen Lungengewebes wegen ihres Luftgehaltes nicht möglich ist und die knöchernen Strukturen des Thorax den Zugang behindern (KROPP 1981). Dagegen gelingt es, Veränderungen mit vermindertem oder fehlendem Luftgehalt, u.a. hilusnahe zentrale Prozesse des öfteren darzustellen (BOGIN 1970; BOUTIN et al. 1976; HIRSCH et al. 1978; MEIRE 1979; MILLER et al. 1967; POIRIER et al. 1975; ROSS et al. 1968; WOLSON 1976). In begrenztem Umfang können auch mediastinale Tumoren dargestellt werden, vor allem, wenn sie thoraxwandnahe und parasternal bzw. paravertebral lokalisiert sind (KROPP 1981; YEH et al. 1983). Auch die suprasternale bzw. supraklavikuläre Sonographie wurde als Zugang beschrieben (GOLDBERG 1971; KRONZON et al. 1974). Einzelheiten der Sonographie auf pneumonologischem Gebiet: s. SCHLIMMER, Kapitel XI. A. VI., S. 309, Teilband IV/4A.

η) Laborchemische Spezialuntersuchungen. In sehr seltenen Fällen sind hormonaktive, ektop im Mediastinum lokalisierte Geschwülste bei entsprechendem klinischen Verdacht durch laborchemische Spezialuntersuchungen diagnostizierbar. Beispiele: Sympathisches Paragangliom (hohe Katecholamin- und Vanillinsäurespiegel im Serum, Homovanillinsäure und 3-Metoxythyramin im 24-Std-Urin erhöht), teratogenes Chorionepitheliom (Choriongonadotropin im Serum erhöht), intrathorakales Nebenschilddrüsenadenom (Hyperkalzämie, Hypophosphatämie, pathologischer Anstieg der alkalischen Serumphosphatase, Kalzium im 24-Std-Urin erhöht), intrathorakale Struma und toxisches Adenom (PBI und BEI- sowie T_4 Serumspiegel erhöht, pathologischer Ausfall des T_3-Tests) und schließlich Karzinoide (5-Hydroxyindolessigsäure im Urin vermehrt).

b) Differentialdiagnostik

Der röntgenologische Erstbefund einer „Mediastinalverbreiterung" oder eines Mediastinal-„Tumors" ist vieldeutig und bedarf, wie im Kapitel Diagnostik dargelegt, der näheren Abklärung durch eine Reihe von Untersuchungsverfahren. Die Ursachen des Mediastinalbefundes sind ebenso unterschiedlich; es dominiert die tumoröse, entzündliche und traumatische (Gefäßläsion) Ätiologie.

Tabelle 7. Differentialdiagnose der Mediastinaltumoren.[a] (In Anlehnung an DÜX 1977)

Vorderes Mediastinum	
oben	unten
Substernale Struma Lymphknoten (entzündlich, maligne, metastatisch) Mediastinalabszeß, -hämatom Dilatation/Aneurysma des Truncus brachiocephalicus oder der V. subclavia Paramediastinale Lungenatelektase Lobus venae acygos Thymushyperplasie (Kinder) Idiopathische Mediastinalfibrose	Perikarddivertikel, parakardiales Lipom Perikardtumor Thymushyperplasie (Kinder) Basale pleuro-diaphragmale Schwiele Morgagni- bzw. Larrey-Hernie Hiatushernie

[a] Primäre bzw. „echte" Mediastinaltumoren nicht enthalten (s. diesbezüglich Abb. 3)

Tabelle 8. Differentialdiagnose der Mediastinaltumoren.[a] (In Anlehnung an DÜX 1977)

Mittleres Mediastinum	
Paratracheale Lymphome (M. Hodgkin, Non-Hodgkin-Lymphome, M. Boeck, Lymphknotenmetastasen, Silikose) Thorakales Aortenaneurysma (Arteriosklerose, Lues, Trauma) Stark prominenter Aortenknopf Dilatation der Aorta ascendens (valvuläre Aortenstenose, Sinus-Valsalvae-Aneurysma, Lues, Arteriosklerose)	„Kinking" der Aorta ascendens (angeboren, erworben) V. cava-Aneurysma/Dilatation „Riesen-Azygos" Truncus-pulmonalis-Aneurysma/Dilatation Hilusnahe Lungenatelektase Zentrales Bronchialkarzinom Mediastinaler Pleuraerguß Mediastinales Hämatom Mediastinaler Abszeß Struma aberrans Chylomediastinum

[a] Primäre bzw. „echte" Mediastinaltumoren nicht enthalten (s. diesbezüglich Abb. 3)

Neben der Lokalisation im Mediastinum entscheidet die Form der „Verbreiterung" oder des „Tumors" über die differentialdiagnostischen Erwägungen, wobei röntgenologische Methoden einschließlich CT zur endgültigen diagnostischen Klärung von überragender Bedeutung sind. Eine scharfe Kontur der Oberbegrenzung deutet zwar auf Gutartigkeit hin (Zyste, Neurofibrom), beweist sie jedoch keineswegs. Zum differentialdiagnostischen Ausschluß pathologischer Prozesse des Ösophagus und des Tracheo-Bronchialbaumes bieten sich, wie im Kapitel Diagnostik beschrieben, die endoskopischen Untersuchungen dieser Organe an. Von den „echten" Tumoren und Zysten im Mediastinum (s. Absch. B. Spezieller Teil) sind die in Tabelle 7–9 aufgeführten pathologischen Mediastinalprozesse differentialdiagnostisch abzugrenzen, wobei eine räumliche Unterteilung in vorderes, mittleres und unteres sowie oberes und unteres Mediastinum der Übersicht halber eingehalten werden muß. BAUER und STOFFREGEN (1958)

Tabelle 9. Differentialdiagnose der Mediastinaltumoren.[a] (In Anlehnung an DÜX 1977)

Hinteres Mediastinum	
oben	unten
Ösophagustumor (Karzinom, Sarkom, Zyste), Ösophagusdivertikel Dorsaler Lungen- oder Pleuratumor Paravertebrale Verschattung (Erguß, Hämatom, Metastase, Senkungsabszeß) Abgekapselter hinterer Mediastinalerguß Aberrierende Struma (selten) Aberrierendes Nebenschilddrüsenadenom	Ösophagusprozesse (Duplikationszyste, epiphrenisches Divertikel, gastroösophageale Gleithernie, paraösophageale Hernie, intrathorakal dislozierter Magen, Achalasie, Kardiospasmus, Ösophagustumor) Zwerchfellzyste Lungensequestration Rechts deszendierende Aorta Mediastinaler Pleuraerguß Paravertebrale Verschattung (s. oben)

[a] Primäre bzw. „echte“ Mediastinaltumoren nicht enthalten (s. diesbezüglich Abb. 3)

unterscheiden in der Differentialdiagnostik der Mediastinaltumoren 2 Hauptgruppen: Die spezifischen Pseudotumoren des Mediastinums (tuberkulöse Lymphome, Sarkoidose, mediastinale Lues, mykotische Mediastinaltumoren, Echinokokkuszysten) und die Pseudotumoren unspezifischer Genese (chronisch-entzündliche Verschwielungen, Abszesse, Vena Azygos-Dilatation, Herzwandaneurysmen, Rechtslage der Aorta, mediastinale Struma, Ösophaguskarzinome, Bronchialkarzinome, entzündliche tracheobronchiale Lymphknotenkonglomerate). Mit überwiegender Häufigkeit handelte es sich bei den mediastinalen Pseudotumoren um pathologische intrathorakale Gefäßprozesse, wie die Analyse von 45 Pseudotumoren im Krankengut von BOHUT und BOHUTOVÁ (1982) ergab (25 Fälle, davon 22 arteriell und 3 venös).

Besonders im Kindesalter muß bei Feststellung einer „mediastinalen Masse“ neben der Thymushyperplasie (s. Differentialdiagnostik der Thymustumoren) in erster Linie an Lymphome gedacht werden. So fanden ELDER und TOULOUKIAN (1979) unter 72 Mediastinalgeschwülsten bei Kindern in 40 Fällen Lymphome; in 10 Fällen war eine „limitierte Thorakotomie“ zur diagnostischen Klärung erforderlich. MATHEW et al. (1980) berichteten über 68 Kinder mit einer malignen „lymphoblastischen mediastinalen Masse“ (49 Leukämien, 19 Morbus Hodgkin). Auch „Riesen“-Lymphome des Mediastinums wurden wiederholt beschrieben (HAMMOND 1979; BAUDESSON et al. 1980), wobei der benignen lokalisierten angio-follikulären Lymphknotenhyperplasie unbekannter Ursache (CASTLEMAN-Lymphom) eine wichtige Rolle zukommt; Kasuistiken: BIENTZ et al. 1977; CHEVALIER et al. 1979; COLCHEN et al. 1976; GRAEBNER et al. 1980; STARK 1981; OLSCAMP et al. 1980. Als besondere differentialdiagnostische Raritäten wurden mediastinale Pankreas-Pseudozysten (CANTALUPPI et al. 1976; EGEBLAD 1981; MALLARD et al. 1977; OWENS et al. 1980), die im Rahmen einer fistelnden Pankreatitis entstehen, beschrieben: CANTALUPPI et al. sammelten bis 1976 aus dem Schrifttum 28 Fälle. Als weitere Sonderformen mit Lokalisation im Mediastinum seien differentialdiagnostisch sozusagen „wahllos“ erwähnt: Hydatidose (MANJÓN LUENGO et al. 1979), eosinophiles Granulom (MIRAGLIA 1978), Aneurysma des Duktus arteriosus (MATISOFF et al. 1977) und „ungewöhnliche Abszeßbildung“ (STREIDLE et al. 1980). Im neueren Schrifttum wurden wiederholt auch histiozytäre Lymphome des Mediastinums zum Teil mit Sklerosierung und oberer Einflußstauung erwähnt (MILLER et al. 1981).

Besonders einprägsam illustriert NETTER (1982) die Differentialdiagnose der Tumoren des mittleren Mediastinums. Eine übersichtliche Darstellung der rönt-

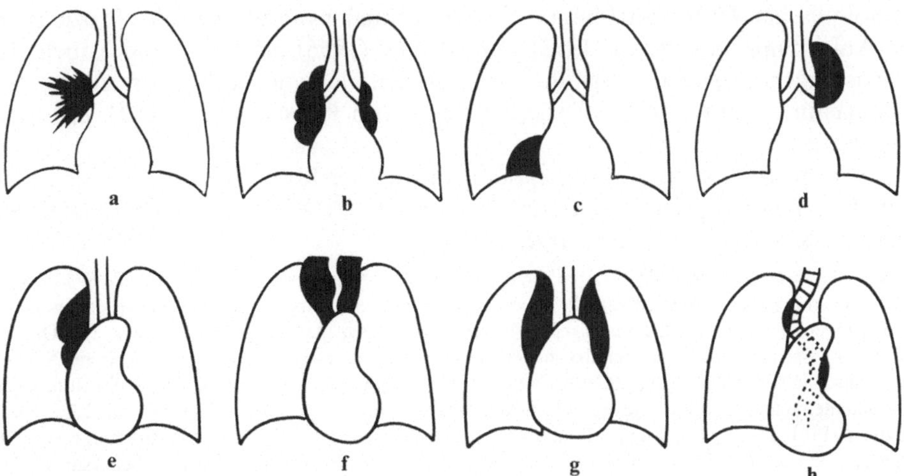

Abb. 4a–h. Röntgenologische Differentialdiagnose mediastinaler Prozesse. **a–h** Text s. Tabelle 10. (Geändert nach Cocchi 1952 und Mülly 1956)

Tabelle 10. Röntgenologische Differentialdiagnose mediastinaler Prozesse (Text zu Abb. 4)

a und b: Vergrößerte Hilusschatten *a) Unilateral* Zentrale Pneumonie (Virus-, Strahlen-, Intoxikationspneumonie, poststenotische Pneumonie) Zentrales Bronchialkarzinom Lungenabszeß Passagäres eosinophiles Infiltrat Lungentuberkulose (z.T. mit Verkalkung) Lymphknotentuberkulose (z.T. mit Verkalkung) Lymphknotenmetastase Zentraler Lungeninfarkt *b) Bilateral* Hiläre und mediastinale Lymphknotenmetastasen Sarkoidose M. Hodgkin Non-Hodgkin-Lymphome Leukämien Hilus-Lymphknoten-Tuberkulose (z.T. mit Verkalkungen) Infektiöse Mononukleose Entzündliche Lymphome (meist Kinder) Silikose („Eierschalen") Herzvergrößerung Hiläre Gefäßstauung (kardiale Insuffizienz) Lungenödem	*c)* Mesothel-, Coelom-, Perikardzysten Ganglioneurom Larrey- oder Morgagni-Hernie Hiatushernie „Leberbuckel" Partielle Relaxatio diaphragmatica Pleuroperikardiale „Schwiele" (entzündlich, lipomatös, fibrös: z.B. bei Asbestose) *d)* Thymom Thorakales Aortenaneurysma Dermoidzyste Ganglioneurom *e)* Aneurysma des truncus brachiocephalicus Lobus venae acygos Anomalien der v. cava superior Thymom *f)* Intrathorakale Struma Thymom *g)* Thymushyperplasie beim Kind *h)* Skoliose der Brustwirbelsäule

genologischen Differentialdiagnostik mediastinaler raumfordernder Prozesse ist in Anlehnung an COCCHI (1952) und MÜLLY (1956) in Abb. 4 und Tabelle 10 wiedergegeben. Auf die ausführliche differentialdiagnostische Darstellung der Mediastinaltumoren in tabellarischer Form von FRASER und PARÉ (1982) wird verwiesen.

Das große Spektrum differentialdiagnostischer Möglichkeiten, das sich hinter dem Begriff „Mediastinaltumor" verbirgt, sei anhand einer *Kasuistik* des eigenen Krankengutes kurz dargestellt:

Fall 1: 35jähriger Ägypter. PkW-Unfall im Frühjahr 1981. Kompressionsfraktur von BWK 12-LWK 5, Unterarmfraktur. Unterarmgips, zweimonatige Ruhigstellung im Gipsbett. Danach Verlegung in die Lungenklinik Havelhöhe wegen eines tumorverdächtigen mediastinalen Prozesses. Bei Durchleuchtung nur geringe Pulsationen der mediastinalen Masse. Lues-Serologie negativ. Weitere Diagnostik einschließlich Ösophagographie, Computertomographie und Aortographie ergab ein thorakales Aortenaneurysma. Erfolgreiche Resektion und Interposition einer Sauvage-Prothese mit Linksherz-Bypass (Prof. Dr. F. BÜCHERL, Klinikum Charlottenburg, Berlin-W.). Frühere Anamnese: vor 10 Jahren Autounfall in Westdeutschland als mögliche Ursache des verkalkten Aortenaneurysmas.

Fall 2: 64jähriger Mann, der unter Pneumonieverdacht mit Fieber über 39° C stationär aufgenommen wurde. Bei Aufnahme leichte Hämoptoe. Mitgebrachte Röntgen-Thoraxaufnahme: Verdacht auf zentrales Bronchialkarzinom oder mediastinalen Tumorprozeß. Im Ösophagogramm: Impression in Höhe des mediastinalen Prozesses. Weder bei Durchleuchtung noch im Gefäßkymogramm Pulsationen der „mediastinalen Masse" nachweisbar. Bronchoskopie: Impression der Trachea von ventral, extrabronchiale Stenose des rechten Oberlappens, Sickerblutung aus dem linken Oberlappen-Ostium. Schnelle Verschlechterung des Allgemeinzustands bei Zunahme der mediastinalen Verschattung und der Hämoptysen, so daß eine geplante Mediastinoskopie und weitere Diagnostik nicht erfolgen konnten. Exitus letalis am 9. Tag nach stationärer Aufnahme. Obduktion (Prof. Dr. F. LINDLAR, Krankenhaus Spandau, Berlin-W.): Verkalktes Aneurysma einer Arteria lusoria (Gefäßanomalie) mit Ruptur kurz hinter dem Abgang aus dem Arcus aortae und rezidivierenden Wühlblutungen in Mediastinum, Pleura und linken Oberlappen. Von dort Anschluß der Wühlblutung an das Bronchialsystem. Todesursache: respiratorische Insuffizienz, Verblutung.

c) Allgemeine Gesichtspunkte zur Therapie

Die operative Entfernung vor allem der benignen Mediastinaltumoren ist ein ungemein dankbares Gebiet der modernen Thoraxchirurgie (BAUER u. STOFFREGEN 1958). Sie ist nach wie vor die wirksamste Behandlungsmethode und sollte, wenn immer möglich, angestrebt werden. Aus Gründen der relativ häufigen „versteckten" primären Malignität und der Möglichkeit der späteren malignen Entartung, die im Schrifttum mit 30% beziffert wird, ist angesichts des hohen Standards der modernen Thoraxchirurgie eine konservativ-„beobachtende" Haltung nicht mehr vertretbar. Aufgrund neuerer thoraxchirurgischer Publikationen kann davon ausgegangen werden, daß etwa 75–80% aller Mediastinaltumoren primär operabel sind, während in den übrigen Fällen „Teilexstirpationen" („incomplete resections") oder in etwa 10% Probethorakotomien mit Probeexzisionen erfolgen. BAY et al. (1982) gaben bei 136 operierten Mediastinaltumoren (davon allerdings 32 „Lymphomen"), Totalexstirpationen in 75,7%, Teilentfernungen in 12,5% und Thorakotomien mit Probeexzisionen in 11,8% an. Die postoperative Sterblichkeit operabler Mediastinaltumoren, die noch von SAUERBRUCH (1931) mit 37,5% und BAUER und STOFFREGEN (1958) mit 3–4% angegeben wurde, liegt heute bei unter 2% (DERRA u. IRMER 1961; KRAFT-KINZ u. FRIEHS 1980; LINDER 1975; WASSNER 1970).

Die Operationsletalität ist aber deutlich höher bei radikalem und superradikalem Vorgehen angesichts maligner Infiltration zentraler Strukturen (Vorhöfe, Vena cava, Pulmonalgefäße, Aorta) und dem Versuch der extensiven Resektion mit anschließender plastischer Deckung bzw. Rekonstruktion der entstehenden Organdefekte. Durch gutes Ansprechen vieler Tumoren auf Bestrahlung und Zytostatika erscheint ein „konservatives" und z.T. sogar „palliatives" Operieren unter Verzicht auf Superradikalität mit gezielter Nachbestrahlung in Abhängigkeit von der Tumorhistologie häufig sinnvoller als chirurgischer Heroismus, der eine hohe Operationssterblichkeit beinhaltet und in der Regel das Frührezidiv oder die Tumorprogredienz nicht verhindern kann. Der operative Zugang der Wahl ist die Standardthorakotomie; nur in Einzelfällen ist bei sehr großen vorderen Mediastinaltumoren die mediane Sternotomie indiziert. Sanduhrgeschwülste erfordern ein kombiniertes operatives Vorgehen mit Laminektomie und transpleuraler Tumorexstirpation.

Das chirurgische Vorgehen im einzelnen richtet sich naturgemäß nach Art, Lokalisation und Ausdehnung der Mediastinalgeschwulst und wird im Speziellen Teil tumorbezogen abgehandelt. Generell läßt sich sagen, daß Thoraxchirurgen eine Probethorakotomie mit Feststellung der Inoperabilität wie Feldherren den Verlust einer entscheidenden Schlacht empfinden. Eine hohe Probethorakotomie-Rate wird ihnen von statistikbewußten Kollegen als „Makel" ausgelegt. Im Falle der Mediastinalgeschwülste jedoch sollte von solch falsch-elitärem Denken Abstand genommen werden und ein Operationsversuch auch bei röntgenologisch vermuteter Inoperabilität unternommen werden, da übereinstimmend mit WASSNER (1970) nicht selten dennoch Operabilität gegeben ist. Dagegen erweisen sich aufgrund sorgfältiger Diagnostik präoperativ operabel erscheinende Geschwülste in Tabula mitunter als inoperabel. Zudem ermöglicht die Probethorakotomie eine optimale histologische Tumoridentifikation, die Grundlage für die sich anschließende gezielte Therapie ist.

Der Einsatz der Bestrahlungs- und Zytostatikabehandlung in Abhängigkeit von der Tumorhistologie ist so variabel, daß praktisch jeder Tumor „seine" artspezifische Therapie benötigt, worauf ebenfalls im Speziellen Teil eingegangen wird. Für einige Gruppen von Mediastinaltumoren existieren gewisse Behandlungsrichtlinien (ZEIDLER 1980).

So benötigen mesenchymale Tumoren bei vollständiger Exstirpation keine postoperative Behandlung, während Weichteilsarkome nachbestrahlt und evtl. einer zusätzlichen Zytostatikatherapie zugeführt werden (Cyvadic-Schema). Myxosarkome sprechen weder auf Strahlentherapie noch auf Zytostatika an. Im Falle mesenchymaler Mischgeschwülste bietet sich die postoperative Bestrahlung an. Ebenfalls postoperativ bestrahlt werden maligne Hämangioendotheliome und Lymphangiosarkome. In Fällen disseminierter Tumorausbreitung wird die Zytostatikatherapie eingeleitet. Bei benignen Keimblattzysten oder Geschwülsten genügt die operative Entfernung. Chorionepitheliome sprechen gut auf Strahlentherapie und auch auf Chemotherapie an. Im Falle maligner Teratome wird die Nachbestrahlung empfohlen, insbesondere beim Seminom. Letztere werden auch zytostatisch behandelt entsprechend den therapeutischen Richtlinien, die für den malignen Hodentumor gelten. Ähnlich wie die Keimblattzysten sind die fast ausschließlich gutartigen Mesothelzysten und Vorderdarmzysten allein operativ zu entfernen. Benigne Neurinome werden chirurgisch entfernt, während maligne neurogene Tumoren, insbesondere Neuroblastome, Sympathikogoniome und Sympathikoblastome und auch Spindelzellsarkome einer postoperativen Bestrahlung bedürfen. Im Falle der Metastasierung wird neuerdings die Zytostatikatherapie mit wechselndem Erfolg eingesetzt. Die in der Regel gutartigen Phäochromozytome und Chemodektome werden problemlos operativ exstirpiert. Im Falle der malignen intrathorakalen Strumen schließt sich an die Totalexstirpation eine Hormonbehandlung mit ^{131}J an, worauf insbesondere gut differenzierte papilläre und follikuläre Karzinome gut ansprechen. Dagegen ist bei medullären undifferenzierten intrathorakalen Karzinomen und Sarkomen der Schilddrüse eine postoperative perkutane Strahlenbehandlung anzuschließen; über Therapieerfolge wurde auch nach Einsatz von Adriamycin berichtet. Für die Thymome wird neuerdings, insbesondere bei Überwiegen des epithelialen Anteils, die prophylaktische Nachbestrahlung immer stärker propagiert wegen der bekannten Rezidivfreudigkeit dieser Tumoren. Auch maligne inoperable Thymusgeschwülste sprechen gut auf die Strahlenbehandlung an. Für die Therapie der Myasthenia gravis im Zusammenhang mit Thymomen wurden besondere chirurgische Richtlinien erarbeitet (s. Abschn. B. Spezieller Teil).

Generell läßt sich sagen, daß trotz aller Fortschritte der Strahlen- und Chemotherapie die Langzeitprognose häufig bei ausgedehntem malignem mediastinalen Tumorwachstum nach wie vor dubiös bzw. infaust ist.

B. Spezieller Teil

Bezüglich der Problematik einer allseits befriedigenden Systematisierung der Mediastinaltumoren wird auf die Ausführungen im Abschn. A. IV verwiesen. Auf eine histologisch-lokalisatorisch orientierte Klassifikation von LEVASSEUR et al. (1976) wies OTTO (1982) hin. Der nachfolgenden Besprechung der einzelnen Mediastinaltumoren liegt die bewährte Einteilung von BAUER und STOFFREGEN (1958), die sich an praktisch-klinischen Gesichtspunkten orientiert, zugrunde, wobei auch spezielle pathologische Gesichtspunkte, die FROBOESE (1969) in seinem Handbuchbeitrag darlegte, berücksichtigt wurden (Tabelle 11). Mediastinale Geschwulstbildungen im Rahmen generalisierter Erkrankungen (z.B. Lymphogranulomatose, Leukämien u.a.) sowie Pseudotumoren, Ösophagustumoren und Tumormetastasierungen in das Mediastinum werden hier nicht abgehandelt (s. Abschn. A. IX. 4. b).

I. Autochthone Mediastinaltumoren

1. Vom mesenchymalen Bindegewebe ausgehend (mesodermale Tumoren)

a) Lipome

Gutartige reine Lipome sind relativ seltene, abgekapselte Tumoren, die jedoch unter den mesenchymalen Tumoren häufiger vorkommen als Fibrome, Myxome und Myome. Es werden nach FROBOESE (1969) „reife“ (Lipozytome, Fibrolipome) und „unreife“ Lipome (Lipoblastome, primitive Fettzell-Lipome, „braune Lipome“, „Hibernome“) unterschieden. Sie sind meist durch langsames Wachstum charakterisiert, bisweilen gelappt und können bei relativer Symptomarmut gigantische Größen erreichen.

So entfernte LEOPARD (1920) ein Lipom, das 17 englische Pfund (ca. 8 kg) wog. Somit sind die Lipome die größten und schwersten Geschwülste im Mediastinum. Bis 1953 stellten KEELY et al. (1953) 57 Fälle des Weltschrifttums zusammen. Lipome werden nach ihrer Lokalisation unterschieden

Tabelle 11. Klassifikation der primären Mediastinaltumoren. (In Anlehnung an: BAUER u. STOFFREGEN sowie FROBOESE 1969)

I. Autochthone Mediastinaltumoren

1. Vom mesenchymalen Bindegewebe ausgehend:
   Lipome, Fibrome, Myome, Chondrome, Xanthome, Myxome, Mischformen, Sarkome
2. Von den mediastinalen Blut- und Lymphgefäßen ausgehend:
   Hämangiome, Lymphangiome
3. Primäre mediastinale Karzinome

II. Fissurale Geschwülste und Zysten des Mediastinums (teratoide Zysten)

1. Zystische Teratome (Epidermoidzysten, Dermoidzysten, Teratomzysten)
2. Chorionepitheliome

III. Zysten versprengter Organanlagen

1. Mesothelzysten (Bursa infracardiaca-Zysten, perikardiale Coelomzysten)
2. Vorderdarmzysten
   a) Gastroenterogene Zysten (Ösophagus-, Magen-, Darmzysten)
   b) Bronchialzysten

IV. Von Nachbarorganen ausgehende Mediastinaltumoren

1. Aus Stützgewebe: Neurinome, Neurofibrome, maligne Neurinome
2. Aus Ganglienzellen: Ganglioneurome, Ganglioneuroblastome
3. Vom Grenzstrang: Sympathikoblastome, Sympathikogoniome
4. Paragangliome: Sympathische Paragangliome (Phäochromozytome), Parasympathische Paragangliome (Chemodektome)
5. Vom endokrinen System: Dystopische Schilddrüsentumoren, Dystopische Nebenschilddrüsentumoren
6. Thymustumoren

V. Sonderformen

Seminome
„Keimzell"-Tumoren (teratoide Mischtumoren)
Karzinoide
Benigne und maligne solide Teratome

in rein intrathorakale (häufigste Form), mediastino-zervikale sowie in- und extrathorakal wachsende Hantel-Lipome mit dünnem interkostal-parasternal reichendem Verbindungsstiel (BAUER u. STOFFREGEN 1958). In seltenen Fällen kann sich bei subkutan-mediastinalen Hantel-Lipomen der Isthmus im Loch des Sternums befinden (MCCORKLE et al. 1940). Einen Sonderfall bildet die symmetrische mediastino-zerviko-faziale Lipomatose (ROCHE et al. 1978). Bevorzugter Sitz der Lipome ist aber das obere vordere Mediastinum. Die Diagnose ist heute durch CT sicher zu stellen, wenngleich differentialdiagnostische Abgrenzungen zu pathologisch veränderten Nachbarorganen bisweilen Schwierigkeiten bereiten, wie die Fälle von DENEFFE et al. (1979) und SHUB et al. (1979) zeigen, in welchen mediastinale Lipome als „Kardiomegalie" fehlinterpretiert wurden. Auch TRUEBER et al. (1979) berichteten über diagnostische Probleme beim seltenen mediastino-zervikalen Lipom. Kombinationsformen mit anderen Geweben kommen vor, sind jedoch selten, z.B. Fibro-Lipome, Fibro-Leiomyo-Lipome. In letzter Zeit fällt eine Häufung von Berichten über Thymolipome auf: Literaturübersicht bei REINTGEN und FETTER (1978), der über 60 Fälle der Weltliteratur berichtete, sowie bei RINGE et al. (1979). Weitere Kasuistiken: DENEFFE et al. (1979), GABRIEL (1979), MUKAI (1979). Dabei wurde der lipomatöse Anteil als überschießende Hyperplasie des Fettgewebes im Rahmen einer akzidentellen und Alters-Involution einer hyperplastischen Thymusdrüse aufgefaßt (SCHAER 1933). Die Entstehung mediastinaler Lipome verlegen HEUER und ANDRUS DE WITT (1940) in einen Zeitraum vor Entwicklung der Knochenstrukturen des Thorax, worauf sich auch das gleichzeitige Vorkommen von Hanteltumoren der Wirbelsäule in Verbindung mit Spina bifida occulta, Dermoidzysten und ähnlichen Tumoren erklären ließe. Andere Autoren vertreten die Meinung, daß nahezu alle Lipome des vorderen Mediastinums vom Fettkörper des Thymus ihren Ausgang nehmen (BAUER u. STOFFREGEN 1958).

Therapeutisch ist die frühzeitige operative Entfernung der benignen Lipome anzustreben, noch bevor nach jahrelangem Wachstum Riesengeschwülste mit mediastinalen Verdrängungserscheinungen entstehen. Maligne Kombinationsformen, z.B. Liposarkome sind ebenfalls primär nicht sicher auszuschließen, so daß eine konversativ-zuwartende Haltung fatale Folgen haben kann.

b) Fibrome

Reine (mesenchymale) Fibrome sind knotige, faserreiche und zellarme Geschwülste von derber Konsistenz. Sie zählen zu den seltenen Mediastinaltumoren.

Es wurden bis 1958 im Schrifttum nur etwa 58 Fälle beschrieben (BAUER u. STOFFREGEN 1958). Ähnlich wie die Lipome sind sie klinisch durch außerordentlich langsames Wachstum charakterisiert, so daß Beschwerden oft erst nach dem 50. Lebensjahr infolge Verdrängungserscheinungen der dann kindskopfgroß gewordenen Geschwülste angegeben werden. CABOT (1937) berichtete autoptisch über ein 10 kg schweres zystisches mediastinales Fibrom. Ein allmählicher Übergang dieser lange bestehenden Fibrome in Fibro-Sarkome wird beschrieben (CLAGETT u. HAUSMANN 1944; FROBOESE 1969). Es werden im Schrifttum verschiedene Ursprungsorte der Fibrome genannt, u.a. der Aortenbogen, das Perikard, die Hinterfläche des Brustbeins und die Wirbelkörper (HEUER u. ANDRUS DE WITT 1940). FROBOESE (1969) betont 2 Eigenschaften der zystischen Fibrome: 1. die Bereitschaft zu regressiven, nekrobiotischen und nekrotisierenden Veränderungen und 2. die direkte Teilnahme am entzündlichen Geschehen in der Umgebung (Pneumonie, Pleuritis).

c) Myome

Mediastinale Myome sind äußerst selten und finden in vielen Statistiken überhaupt keine Erwähnung. Soweit diese Tumoren vom Ösophagus ausgehen, müßten sie dort abgehandelt werden (FROBOESE 1969). Beschrieben wurden im Mediastinum Leiomyome (DI FALCO 1939; FROBOESE 1969), Fibro-Leiomyome (JACOBAEUS u. KEY 1921; HEUER u. ANDRUS DE WITT 1940) und von Lymphgefäßen ausgehende Myome (KAPLAN 1934). Für ein Rhabdomyom, wie erst kürzlich von MILLER und KURTZ (1978) mitgeteilt, bietet das Mediastinum „keine gewebliche Grundlage" (FROBOESE 1969).

d) Chondrome

Ausgangspunkt sind, wie auch bei den Osteomen die Wirbelkörper, die costo-vertebralen und sternokostalen Rippenanteile sowie das Sternum. Sie sind den Tumoren des thorakalen Skelettsystems zuzurechnen. Klinisch können diese seltenen Stützgewebstumoren jedoch wie Mediastinaltumoren imponieren (BAUER u. STOFFREGEN 1958).

Insbesondere Chondrome bedürfen wegen ihrer Rezidivneigung der radikalen operativen Entfernung (VOGT-MOYKOPF et al. 1967). Kasuistiken: DERRA und HERBIG (1951), DUMONT (1949), ROSE (1942).

In diese Gruppe der seltenen Stützgewebsgeschwülste gehören auch die Chordome (CROWE u. MULDON 1951; STRATT u. STEINER 1980).

e) Xanthome, Xanthofibrome

Aus der Sicht des Pathologen werden echte „Xanthome“ als selbständige Geschwulstformen im Mediastinum nicht anerkannt. Die veröffentlichten Fälle hält FROBOESE (1969) nach eingehender Überprüfung für „nur partiell pseudoxanthomzellige Fibrome“, die nach chronisch-abszedierender Entzündung entstanden. Die Bezeichnung „Xanthofibrom“ sei die „äußerste Konzession“ (FROBOESE 1969). Veröffentlichte Kasuistiken von feingeweblich gutartigen „Xanthomen“ bzw. „Xanthofibromen“: HEUER und ANDRUS DE WITT (1940), BRUNNER (1941).

f) Myxome

Es handelt sich um extrem seltene Tumoren, die nur ganz vereinzelt publiziert wurden (DAVIDSON et al. 1951; HEUER u. ANDRUS DE WITT 1940; LEMON 1931), und deren Ausgangspunkt im Mediastinum nicht immer klar ist. Zudem wird in Frage gestellt, ob sie überhaupt „rein“ vorkommen; vielmehr werden sie als schleimige sternzellige Degenerationsherde in Fibromen („Myxofibrome“) und insbesondere Neurofibromen angetroffen (FROBOESE 1969).

g) Mischformen

Für die Geschwülste des Stützgewebes gilt generell, daß sie aufgrund ihres polyvalenten Zellcharakters häufiger in gemischter als in „reiner“ Form vorkommen, was auch ihren präblastomatösen Charakter, d.h. ihren potentiellen Übergang in Malignität bzw. sarkomatöse Entartung erklärt. Beispiele für Mischtumoren sind das Fibro-Myxo-Xanthom (BULL 1931/32) und Fibro-Leiomyom (HEUER u. ANDRUS DE WITT 1940). Wir selbst sahen ein Angio-Osteo-Fibro-Lipom mit Übergang in Malignität und schließlich tödlichem Ausgang.

Einen ähnlichen Verlauf erlebten wir bei einem myxomatösen Fibrolipom des Mediastinums, das nach vielen Jahren sekundär sarkomatös entartete und zum Tode führte.

h) Sarkome

Sie zählen zu den sehr seltenen Mediastinaltumoren. KNIEKE (1936) fand unter 21067 Sektionen nur 1 Spindelzellsarkom.

HERBIG et al. (1952) beschrieben im Weltschrifttum bis 1950 insgesamt 32 Sarkome, darunter hauptsächlich Lympho-Retikulo- und Neurosarkome. GUPTA et al. (1975) berichteten über einen Fall von Lymphosarkom mit IGM-Paraproteinämie. Nach dem Urteil des Pathologen FROBOESE (1969) beruhen zahlreiche Berichte über mediastinale Sarkome, insbesondere der früheren Jahrzehnte auf Fehldeutungen von Lungenkarzinomen. Raritäten sind mediastinale Leiomyo-Sarkome (CATRON 1931; RAU u. COPRA 1978) und ein myoblastisches Sarkom der Lungenschlagader (KUDLICH u. SCHUH 1934). Etwas häufiger kommen Liposarkome des Mittelfells vor, von denen NONOYAMA und TOYAMA (1978) 160 Fälle im Schrifttum zusammenstellten. Dagegen teilten SCHWEITZER und AGUAM (1977) den „50. Fall“ des Schrifttums mit. Nach PROHM et al. (1981) weisen die wenig differenzierten Liposarkome den höchsten Malignitätsgrad auf. DE VOS (1978) beschrieb ein myxoides Liposarkom mit sehr schneller Wachstumstendenz. Wir selbst beobachteten den Fall eines primären Myxo-Fibro-Sarkoms mit Querschnittslähmung und fatalem Ausgang. KUDASZ et al. (1976) teilten einen eigenen Fall von mediastinalem Chondrosarkom mit und stellten aus dem Schrifttum 19 weitere Mitteilungen zusammen. Eine Sonderform des Sarkoms mit multipotentem Metastasierungscharakter, das als Liposarkom imponieren kann, ist das sogenannte *„Mesenchymom“* (STOUT 1948; HEINEMANN u. LEHMANN 1951), über das auch von KARPEL und NESTEROV (1980) kasuistisch berichtet wurde.

2. Von den mediastinalen Blut- und Lymphgefäßen ausgehend

a) Hämangiome

Bereits die in Handbüchern der Pathologie vorgenommene Einteilung dieser seltenen mesodermalen Geschwülste in „Hämangiome und Hämangiosarkome", Hämangioendotheliome, Hämangioblastome und hämangiomatöse Mischtumoren (FROBOESE 1969) läßt ihren häufig primär malignen Charakter erkennen. Selbst in Statistiken mit großen Fallzahlen werden Hämangiome ganz vereinzelt angegeben.

HERBIG et al. (1952) fanden nur 19 vaskuläre Geschwülste unter 1717 Mediastinaltumoren des damaligen Weltschrifttums. KISSIN (1977) teilt einen Fall von kavernösem Hämangiom des Mediastinums mit und stellt 70 weitere Fälle aus dem Schrifttum zusammen. Im Kindesalter seien Hämangiome des Mediastinums nach Beobachtungen von RENAULT et al. (1975), die 10 Fälle publizierten, „gar nicht so selten".

Nach FICHET et al. (1975), die über einen Fall berichteten und 60 weitere des Schrifttums analysierten, handelt es sich überwiegend um benigne Tumoren mit Tendenz zum lokalen invasiven Wachstum, was ihre operative Entfernung rechtfertige.

In einer neueren Übersichtsarbeit von KELLEY et al. (1978) wird auf die modernen diagnostischen Möglichkeiten der Angiographie, Szintigraphie und CT zur diagnostischen Sicherung dieser Tumoren hingewiesen. WESTRA (1978) betont den Wert der Tomographie bei der Diagnostik vaskulärer Mediastinaltumoren. FROBOESE (1969) vermutet, daß es sich nur in wenigen der publizierten Fälle um „reine" Hämangiome handelt, da häufig mesodermale Mischtumoren und Lymphangiome mit Einblutung den Hämangiomen zugerechnet werden. Nach KANESHIRO und WADA (1980) führt eine ekzessive Entwicklung präexistenter Blutgefäße zur Entwicklung mediastinaler Hämangiome.

In zahlreichen Statistiken machen die malignen und semimalignen Hämangioendotheliome und -sarkome etwa die Hälfte aus: SEYBOLD und HARRINGTON (1949), PERÄSALO (1952), RINGERTS und LIDHOLM (1956). Auch die kavernösen Hämangiome, über die in jüngster Zeit wiederholt kasuistisch berichtet wurde (BARDIN u. MOTTA 1978; CYN et al. 1978; KANESHIRO u. WADA 1980) sind häufig inoperabel und können infiltrativ wachsen. Aufgrund ihrer Strahlensensibilität bietet die Strahlentherapie bei Inoperabilität die besten therapeutischen Chancen.

b) Lymphangiome

(Synonyma: Lymphangioma cysticum uni- et multilokulare, Hygroma, Lymphangioma cavernosum, Lymphangioma simplex sive capillare)

Sie zählen ebenso wie die Hämangiome zu den seltenen Mediastinaltumoren. Ihre Häufigkeit wird im Schrifttum mit 0,7 bis 3,5% (FROBOESE 1969; SHENOY et al. 1978) angegeben. Sie bestehen aus dilatierten zystischen Lymphräumen, bedeckt von Endothel, sind mit Flüssigkeit oder Gallerte gefüllt und haben ihren Hauptsitz im oberen vorderen Mediastinum (zerviko-mediastinale Lymphangiome).

Schwierigkeiten macht die Abgrenzung zystischer Lymphangiome von Perikard- und Bursa infrakardiaka, – also mesothelialen, – (Coelom-)Zysten bzw. „Springwater-cysts" (FROBOESE 1969).

Lymphangiome können von proximal her Trachea und Ösophagus umgreifen und Orangengröße, bisweilen jedoch auch „gigantische“ Größe (IONESCU et al. 1976) erreichen. Vereinzelt wurden auch Lymphangiome im hinteren Mediastinum beschrieben (SANES et al. 1945; RINGERTS u. LIDHOLM 1956). Raritäten sind zystische Lymphangiome, die vom Duktus thoracicus ausgehen (HIRSCHFELD 1951; LUOOSTO u. KOIKKALAINEN 1978; TSUCHIYA et al. 1980).

Infolge langsamen Wachstums bleiben Lymphangiome oft jahrzehntelang symptomlos. Das Prädilektionsalter liegt deshalb im Erwachsenenalter; Männer überwiegen (6:2). Es wird postuliert, daß sie von primitiven, verlagerten Jugularis-Lymphsäcken ausgehen (HALL u. BLADES 1957). Die Lymphangiome werden oft zufällig entdeckt; eine rundliche „gelappte“ Verschattung im vorderen Mediastinum sei röntgenologisch hinweisend (MÜLLY 1956), dagegen betonen SHENOY et al. (1978) das Fehlen spezifischer radiologischer Zeichen. Lymphangiome sind in der Regel benigne und gut operabel. Lokale Rezidive wurden selten beschrieben (BROCARD et al. 1978).

Nur ausnahmsweise kommt eine maligne Variante („Lymphangio-Epitheliom“) vor (HERBIG et al. 1952). Auf die Kombination von Lymphangiom und Lipom („Lymphangio-Endothelio-Lipom“) machte FROBOESE (1969) aufmerksam. Einen besonders eigentümlichen lymphographisch geklärten Fall von retroperitonealen und mediastinalen zystischen Lymphangiomen bei einer 40jährigen Frau, – klinisches Bild: Pneumothorax und Chylothorax –, beschrieben CARON-POITREAU et al. (1979). LAROCHE (1976) fand kurz nach operativer Entfernung eines großen zystischen Hygroms aus dem mittleren unteren Mediastinum ein zweites zervikales Lymphangiom, das keine Verbindung zu dem im Mediastinum gelegenen hatte. HECHT und HECHT (1977) teilten den Fall eines 21jährigen Mannes mit multiplen zystischen Lymphangiomen des Mediastinums in Kombination mit einer Knochen-Lymphangiomatosis mit.

3. „Primäre“ mediastinale Karzinome

FROBOESE (1969) weist zu Recht darauf hin, daß das mesenchymale Septum mediastinale keine epithelialen Strukturen enthält und daß hier befindliche epitheliale Tumoren deshalb von vornherein „ortsfremden Charakter“ besitzen. Den von SABISTON und SCOTT (1952) beschriebenen Fall eines mediastinalen Mesothelioms hält er der Beschreibung nach für ein karzinosarkomähnliches Gewächs, offenbar ausgehend von der Pleura mediastinalis, nicht aber für einen Mediastinaltumor im eigentlichen Sinne.

II. Fissurale Geschwülste und Zysten des Mediastinums (Teratoide Zysten)

1. Zystische Teratome (Epidermoidzysten, Dermoidzysten, Teratomzysten)

Diese infolge Störung der Embryonalentwicklung entstandenen Mischgeschwülste zählen zu den häufigsten Zysten des Mediastinums und dominieren auch unter den Tumoren des vorderen Mediastinums (Tabelle 12). In der Gesamtstatistik der mediastinalen Tumoren einschließlich Zysten nehmen sie einen Anteil von etwa 20% ein. Im Krankengut von KOROLEV et al. (1978) machten teratodermoide Tumoren 21% von 436 benignen Neubildungen des Mediastinums aus. ZAKHARYCHEV (1979: 24,4% von 221 Mediastinalzysten und Tumoren). Sehr viel seltener kommen die „soliden“ Teratome vor. Aus der Sicht des

Tabelle 12. Prozentuale Verteilung der Zysten des Mediastinums (=100%) untereinander. (Aus Froboese 1969)

Zystische Teratome	38%	Perikardiale Coelomzysten	11%
Vorderdarmzysten	32%	Nerven- und Ganglionzysten	5%
Bursa infracardiaca-Zysten	11%	Einfache Lymphzysten	3%

Pathologen ist die Trennung in Teratomzysten und Dermoidzysten kaum mehr berechtigt und der Begriff „Epidermoid"-Zyste wird für überflüssig gehalten (Froboese 1969). Der Zusammensetzung nach enthalten die ortsfremden „teratoiden Zysten" (Hedblom 1933) Organanteile von meist 2–3 Keimblättern, wobei einfache von kompliziert gebauten abgegrenzt werden. Die letzteren können außer Haut-, Gefäß-, Zahn- und Knochenanteilen auch Schilddrüsen- und Pankreasgewebe sowie Langerhans'sche Inseln enthalten. Unter den Theorien zur Genese der zystischen Teratome seien die von Budde (1921) und Andrus De Witt und Heuer (1936) erwähnt, wonach die angeborenen Zysten auf versprengte Reste multipotenter Zellen des frühembryonalen Stadiums zurückzuführen sind. Eine Geschlechtsbevorzugung ist nicht bekannt. Hauptsächlich sind Patienten zwischen dem 20. und 30. Lebensjahr sowie während der Pubertät betroffen. Nur 5% kommen präpubertär vor (Froboese 1969). Es sind Teratome von beachtlicher Größe beobachtet worden. So beschrieben Doran und Lester (1938) ein mediastinales Teratom von 5,3 kg Gewicht. Wegen ihrer rundlichen bis ovalen Form und glatten Kapsel stellt der Tumor sich röntgenologisch in der Regel scharf begrenzt dar und bietet hinsichtlich der operativen Exstirpation meist keine größeren Probleme. Letztere können bei den selteneren breitbasigen teratoiden Zysten auftreten, insbesondere, wenn ausgedehnte Adhäsionen zu den großen Gefäßen und zum Herzen bestehen. Aravanis et al. (1980) berichteten über einen Fall mit rezidivierender Perikarditis, die unmittelbar postoperativ verschwand. Ansonsten werden kleinere zystische Geschwülste aufgrund ihres sehr langsamen Wachstums und fehlender Beschwerden sehr oft zufällig entdeckt. Symptome durch Größenzunahme, die infolge Infektion und Nekrose plötzlich erfolgen kann, resultieren aus vorderer mediastinaler kardiovaskulärer Kompression. Erst bei weiterer Tumorprogredienz entstehen Dyspnoe, Husten und Stridor durch Einengung des Tracheo-Bronchialsystems (Binda et al. 1980; Seibert et al. 1976). In relativ seltenen Fällen kommen Perforationen in das Bronchialsystem vor mit Aushusten von Haaren, Talg und Detritus (Ando 1981; Peabody u. Rives 1954; Rusby 1944). Über die bronchographische Darstellung der broncho-zystischen Fistel mit anschließender erfolgreicher operativer Sanierung berichteten Le Vot et al. (1980). Ihre häufigste Lokalisation haben die zystischen Teratome im vorderen Mediastinum und hier vor allem links. Weniger häufig kommen sie im mittleren und extrem selten im hinteren Mediastinum vor (Rusby 1944: 3 von 251 Fällen des Schrifttums).

Im eigenen Krankengut wurde ein kindskopfgroßer zystischer teratoider Tumor und ein faustgroßes Dermoidkystom aus dem Mediastinum operativ entfernt.

Die Rate der malignen Entartung nach vieljährigem Bestehen primär benigner dermoidaler zystischer Teratome des Mediastinums wird im Schrifttum mit bis zu 20% beziffert (PEABODY u. RIVES 1954). Am häufigsten sind davon Männer im 3. Lebensjahrzehnt betroffen.

2. Chorionepitheliome (Choriokarzinome)

Eine seltene ektodermale und meist sehr maligne Tumorform in Teratomen ist das Choriokarzinom, das fast nur bei Männern vorkommt und im Mediastinum 1. primär, 2. durch Entartung eines Teratoms und 3. als Metastase eines Hoden-Choriokarzinoms entstehen kann (FROBOESE 1969). Die Differenzierung zwischen den beiden erstgenannten Entstehungsarten ist nicht immer mit genügender Sicherheit möglich. Klinisch kommt es im Stadium der Metastasierung zu einer hormoninduzierten Sekundärsymptomatik mit Gynäkomastie, Libido- und Potenzstörungen, sexueller Abartigkeit etc. Chorionepitheliome metastasieren mit Vorliebe in die Lunge. Trotz ihrer Sensibilität auf Strahlen und Chemotherapie ist die Prognose bei Metastasierung meist dubiös.

CONOLLY et al. (1979) beschrieben ein primäres extragenitales Choriokarzinom des Mediastinums bei einem 22jährigen Mann als „14. Fall" der Weltliteratur. Demgegenüber geben andere Autoren bereits 1960/62 43 Fälle im Schrifttum an (BARIÉTY 1960; JERNSTROM u. MCLAUGHLIN 1962). Ein extrem seltenes primäres mediastinales Choriokarzinom fanden SANDHAUS et al. (1981) bei einer 26jährigen Frau, wobei aufgrund hoher serologischer Beta-HCG (Human-Chorio-Gonadotropin) diese Diagnose bereits intra vitam vermutet worden war. Die Patientin verstarb nach erfolgloser postoperativer Chemotherapie. Bei der Autopsie fand sich eine Lebermetastasierung; die Ovarien wiesen keine pathologischen Veränderungen auf. Weitere Kasuistiken: FINNEGAN und MILLS (1976), KONNO et al. (1977), STORM et al. (1976), WEISS et al. (1976).

III. Zysten versprengter Organanlagen

1. Mesothelzysten

(Synonyma: Springwater-cysts, simple cysts, Pleuracoelomzysten, diaphragmatic cysts, Coelotheliom-Zysten)

Nach der pathologischerseits anerkannten Einteilung von NYLANDER und VIIKARI (1948) und VIIKARI (1950) werden die Mesothelzysten, die mesodermaler Herkunft sind und sich vom embryonalen Coelom (-mesothel) herleiten in die Bursa Infracardiaka-Zysten und die perikardialen Coelomzysten unterteilt. Malignität oder maligne Entartung sind nicht beschrieben. Im angelsächsischen Schrifttum sind die Mesothelzysten als „Springwater cysts" bekannt (GREENFIELD et al. 1943). Sie sind walnuß- bis faustgroß, vereinzelt sind aber auch Riesenzysten (GERBASI 1954) beschrieben worden. Die Symptome resultieren aus mechanischer Kompression bei entsprechender Größe und Lokalisation. *Häufigkeit:* s. Tabelle 12.

a) Bursa Infracardiaka-Zysten (Pleuracoelomzysten)

Die Zysten liegen gestielt oder breitbasig gemäß der Lokalisation der Bursa nur rechts und unten am Diaphragma im kardiophrenischen Winkel und können

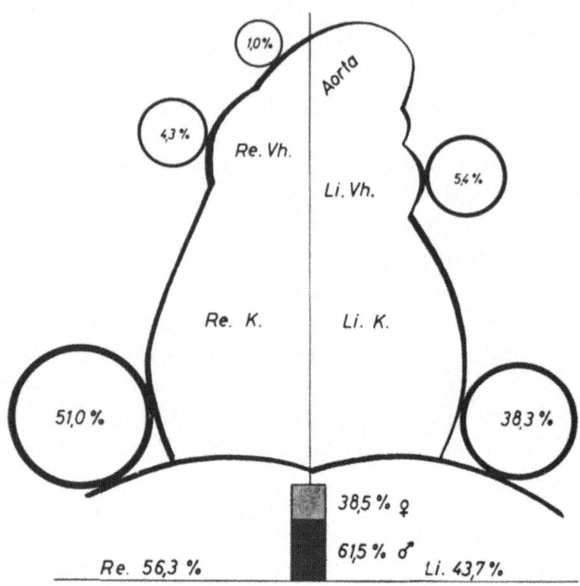

Abb. 5. Häufigkeitsverteilung und Lokalisation von Perikardzysten. (Nach GRUNDMANN et al. 1955)

klinisch bis kokosnußgroß sein. Sie sind einkammerig, enthalten eine seröse wasserklare Flüssigkeit und wölben sich typischerweise je nach Größe vom hinteren in das mittlere und vordere Mediastinum vor.

Nach FROBOESE (1969) sind diese Zysten besonders charakterisiert durch die Auskleidung mit „endotheloiden“ bzw. „flach-kuboiden“ Zellen. Im Gegensatz zu den perikardialen Coelomzysten besteht definitionsgemäß keine Verbindung zum Perikard. Bursa Infracardiaka-Zysten scheinen äußerst selten vorzukommen. Einzige Therapie ist, – schon aus Gründen der Abgrenzung gegenüber anderen potentiell malignen zystischen Prozessen, – die operative Entfernung.

b) Perikardiale Coelomzysten („Perikardzysten“)

Im Gegensatz zu den Bursa Infracardiaka-Zysten besteht bei den perikardialen Coelomzysten, die sich vom perikardialen Mesothel herleiten, stets eine enge Beziehung und Verwachsung zum äußeren Blatt des Perikards. Von der Form und dem geweblichen Aufbau dagegen gleichen sie den Bursa Infracardiaka-Zysten. Der Lokalisation nach kommen sie links wie rechts vor und gehen vom vorderen und mittleren Mediastinum aus.

Bezüglich der Theorien zur embryonalen Genese und der engen genetischen Beziehungen der perikardialen Coelomzysten zu den Divertikeln des Herzbeutels: s. MÜLLY (1956) und FROBOESE (1969). Nach der Statistik von GRUNDMANN et al. (1955), der 92 Herzbeutelzysten aus dem Schrifttum zusammenstellte, liegen 51% im rechten und 38,3% im linken Herz-Zwerchfellwinkel, der Rest verteilt sich im oberen parakardialen hinteren oder vorderen Mediastinum (Abb. 5). In dieser Zusammenstellung waren 41,7% der Patienten asymptomatisch und die Zysten wurden zufällig röntgenologisch entdeckt. In den übrigen 58,3% dominierten pulmonal-pleurale Beschwerden (45,2%), gefolgt von kardialer (28,3%) und indifferenter (26,5%) Symptomatik. Nach BRANDS et al. (1978) ist eine genaue Zuordnung nur nach Exstirpation und histologischer Untersuchung möglich, wie sie an einem eigenen Fall zeigen konnten.

Tabelle 13. Prozentuale Verteilung der mediastinalen Vorderdarmzysten (=100%) untereinander. (Aus FROBOESE 1969)

Tracheo-Bronchoidzysten	65%	Ösophagoidzysten	10%
Gastroidzysten	20%	Enteroidzysten	5%

2. Vorderdarmzysten (Entoderm-Zysten)

Es handelt sich um teilweise dickwandige, geweblich hochentwickelte konnatale Mediastinalzysten von organoidem Bau, die vorwiegend entodermaler Herkunft sind und infolge Entwicklungsstörung des primitiven Vorderarms zwischen der 2.–5. Embryonalwoche durch entodermale Epithelabspaltung entstehen. Die Vorderdarmzysten werden je nach Herkunft aus dem Digestions- oder Respirationstrakt nach rein morphologischen Kriterien, d.h. beim Überwiegen des jeweiligen „organoiden" Aufbaus in 4 Untergruppen eingeteilt: Ösophagus-, Magen-, Darm- und Bronchialzysten. *Häufigkeit:* s. Tabelle 13. Nach einer Übersicht des Weltschrifttums stellten HERBIG et al. (1952) 152 Vorderdarmzysten in folgender Häufigkeitsverteilung zusammen: Bronchialzysten 99, Magenzysten 31, Ösophaguszysten 15, Darmzysten 7. Vorderdarmzysten sind primär gutartig, können aber durchaus infolge Sekundärveränderungen maligne in Richtung Karzinom oder Sarkom entarten.

a) Gastroenterogene Zysten (Ösophagus-, Magen-, Darm-Zysten)

Diese Zysten können ausschließlich mit Epithel des Verdauungstraktes bekleidet sein. Es kommen aber auch Kombinationen mit respiratorischen Strukturen vor, so daß eine exakte Zuordnung oft schwierig ist.

Entscheidend ist offenbar der Zeitpunkt der frühembryonalen Entstehung dieser Zysten, wobei SCHRIDDE (1909) nachweisen konnte, daß sich beim 10 Wochen alten Embryo in der Speiseröhre Flimmerepithel findet. Ihre Größe schwankt zwischen der einer Kirsche und einer Mandarine. In dem wäßrig-gelatinösen Inhalt lassen sich Salzsäure- und Magen-Darmfermente nachweisen. Ihr Vorkommen betrifft vorzugsweise das männliche Geschlecht. Je nach Größe sind sie asymptomatisch oder führen zu Dyspnoe oder Druckbeschwerden.

α) Ösophaguszysten. Sie machen etwa 10% der Vorderdarmzysten aus und werden überwiegend im Kindesalter durch das Leitsymptom Kardiospasmus entdeckt. Ihre Lokalisation betrifft verschiedene Etagen des hinteren Mediastinums und vorwiegend die rechte Seite.

Nach FROBOESE (1969) sind reife von unreifen Ösophaguszysten zu unterscheiden, je nachdem, ob sie geweblich dem erwachsenen- oder dem embryonalen Ösophagusbau entsprechen. Einzelheiten der unterschiedlichen geweblichen Textur: s. FROBOESE (1969). Die erste Operation einer Ösophaguszyste bei einem 13jährigen Jungen, der an Kardiospasmus litt, soll auf SAUERBRUCH (1931) zurückgehen (zitiert nach MÜLLY 1956).

β) Magenzysten. Sie kommen in weniger als 20% der Vorderdarmzysten fast ausschließlich im rechten hinteren Mediastinum vor und wurden überwiegend bei männlichen Säuglingen und Kindern beschrieben, wo sie oft beträchtliche Größe erreichten.

Vom pathologischen Bild her ist die erhebliche Wanddicke dieser Zysten mit Nachweis praktisch aller geweblichen Schichten des Magens charakteristisch. FINSTERBUSCH und STOLZER (1955) stellten aus dem Schrifttum 45 Fälle zusammen. Die Hauptsymptomatik erklärt sich aus Kompression von Nachbarorganen und peptischen Ulzerationen. Es wurden wiederholt Ulkusperforationen und Blutungen in den Tracheobronchialbaum und die Lunge (LINDER 1949; POHLMANN 1951) beschrieben, was die frühestmögliche Operationsindikation dieser Zysten unterstreicht. FROBOESE (1969) weist auf eine „fast regelmäßige Vergesellschaftung mit einer Mißbildung der Hals- oder Wirbelsäule" hin und diskutiert diesen interessanten pathogenetischen Aspekt ausführlich.

γ) Darmzysten. Nach MÜLLY (1956) handelt es sich um die seltensten Mißbildungen im Thorax. Sie machen nur etwa 5% der Vorderdarmzysten aus (LAIPPLY 1945). Geweblich weisen sie eine ähnliche Wandstärke auf wie die Magenzysten. Von den Magenzysten sind sie jedoch abzugrenzen, da den Darmzysten die peptische Aktivität fehlt.

Kombinierte Vorderdarmzysten (Kombinationszysten)

Kombinationen zwischen allen Vorderdarmzysten sind möglich; es können auch alle vier Formen zugleich histologisch vorkommen (Bronchus-, Ösophagus-, Magen-, Darmzysten). Sie sind im hinteren Mediastinum lokalisiert und betreffen relativ häufig Patienten mit diversen anderen Mißbildungen. Selbst maligne Entartungen wurden beschrieben (MOERSCH u. CLAGETT 1947).

b) Bronchialzysten

(Synonyma: bronchogenic cysts, reduplications of respiratory tract, Bronchoidzysten, Bronchuszysten, Flimmerepithelzysten, Lungenknospenzysten, rudimentäre Nebenlunge)

Diese kirsch- bis gänseeigroßen, kugeligen, flüssigkeitsgefüllten, meist unilokulären Zysten sind mit über 65% die häufigsten Vorderdarmzysten. Ihr geweblicher Aufbau ist „bronchoid" mit Flimmerepithelauskleidung, submukösen Schleimdrüsen, glatten Muskelfasern und Knorpelspangen. Infolge sekundärer Infektionen geht das auskleidende Flimmerepithel häufig verloren, so daß die Identifizierung und Zuordnung der Zysten schwierig und bisweilen unmöglich wird. Meist kommen die Zysten im mittleren Mediastinum im Bereich der Hauptbifurkation sowie paratracheal und hilär vor (Abb. 6); eine direkte Verbindung zum Bronchialsystem ist selten. Die langsam wachsenden Zysten werden am häufigsten bei Männern jenseits der Pubertät bis zum 60. Lebensjahr

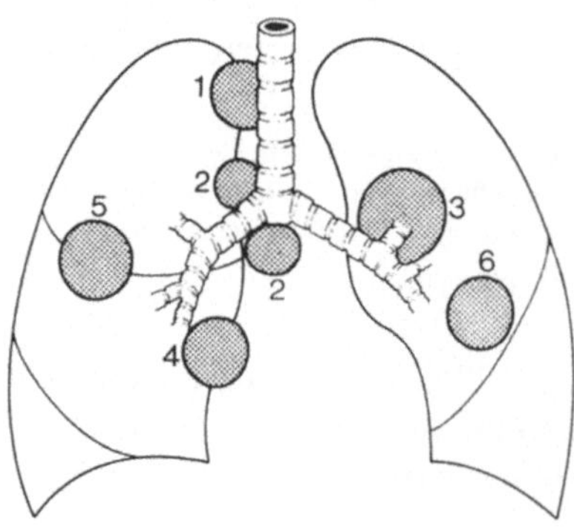

Abb. 6. Lokalisation bronchogener Zysten. (Nach KRAUS et al. 1970)

beobachtet und sind zu mindestens 50% symptomlos, in den übrigen Fällen bestehen rezidivierender Husten, Kurzatmigkeit und bronchostenotische Erscheinungen.

Eine relativ häufige Komplikation ist die allzeit drohende Superinfektion mit Abszeßbildung (Mediastinalabszeß), so daß eine frühzeitige Operation anzuraten ist. Hierbei ist auch die, – wenn auch seltene, – Möglichkeit der karzinomatösen Entartung zu berücksichtigen. Die wenigen Fälle von Bronchialzysten im Kindesalter sind durch eine Vielzahl von Symptomen und Komplikationen charakterisiert (VOGT-MOYKOPF et al. 1966). KERMAEC et al. (1979) berichteten über Komplikationen bei 5 Bronchialzysten mit Fistelbildung im Falle einer subkarinal lokalisierten Zyste, weshalb die Autoren das operative Vorgehen empfehlen. Auch VIARD et al. (1981) sprechen sich aufgrund einer Analyse von bronchogenen Zysten ihres Krankenguts für die Operation als Therapie der Wahl aus. Den seltenen Fall eines Rezidivs einer benignen mediastinalen bronchogenen Zyste mit Bronchus- und Gefäß-Kompression 20 Jahre nach partieller Exzision beschrieben MILLER und KURTZ (1978) unter Hinweis auf die Notwendigkeit der totalen Zystenexstirpation.

IV. Von Nachbarorganen ausgehende Mediastinaltumoren

1. Neurogene Tumoren

Sie werden in einigen Publikationen als die häufigsten Mediastinaltumoren bezeichnet. Auf die sehr unterschiedlichen Häufigkeitsangaben der verschiedenen Mediastinaltumoren im Schrifttum wurde im Kapitel „Häufigkeitsverteilung" hingewiesen, wobei die neurogenen Geschwülste einen prozentualen Anteil zwischen 13% (SABISTON 1970; WASSNER 1970) und 33% (FROBOESE 1969) bzw. 37% (CHERKAOUI u. GALINDO 1980) ausmachen sollen. Folgt man den Zahlenangaben des in sich geschlossenen Krankenguts großer Kliniken (IRMER u. HÖHMANN 1969; KENT u. MAGOVERN 1966; OLDHAM 1971), so dürften etwa 20–30% der primären Mittelfellgeschwülste neurogene Tumoren sein. Über 90% der neurogenen Geschwülste sind im hinteren Mediastinum paravertebral lokalisiert; sie sind abgekapselt, kastanien- bis mannsfaustgroß und von derber Konsistenz.

DAVIDSON et al. (1978) fanden 52 ihrer 55 Fälle im hinteren Mediastinum, nur 3 waren in der seitlichen Thoraxwand gelegen. In über zwei Drittel der Fälle ist das rechte obere hintere Mediastinum betroffen; weiterhin fällt auf, daß es sich in über 70% um weibliche Individuen handelt (SANTY et al. 1954). Die Symptomatik der neurogenen Mediastinaltumoren ist meist durch Kompression mediastinaler Organe oder spino-nervale Erscheinungen charakterisiert. NEIMARK (1978) stellt anhand seiner 38 Patienten vier verschiedene klinische Verlaufsformen fest: 1. latenter Verlauf, 2. primär-neurologische Symptomatik, 3. überwiegende Kompressionssymptomatik und 4. überwiegende allgemeine Symptomatik. Im Krankengut von DAVIDSON et al. (1978) waren 41 der 55 Patienten mit intrathorakalen neurogenen Tumoren symptomlos.

Die neurogenen Mediastinalgeschwülste gehen fast ausschließlich von dem Grenzstrang des Sympathicus und den Spinalnerven bzw. Interkostalnerven aus, in seltenen Fällen auch vom Vagusnerven (HAMPERL 1927).

Im neueren Schrifttum berichteten TANAKA et al. (1978a) über die operative Entfernung eines Schwannoms des Vagusnerven (3. Fall in Japan) aus dem linken paratrachealen Mediastinum bei einem 59 Jahre alten Mann. Zur Vermeidung einer Recurrensparese wurde der weit proximal gelegene Tumor „extrakapsulär" exstirpiert. WEITZNER (1976) teilte neben einem eigenen Patienten mit malignem Schwannom in Verbindung mit Neurofibrom des Vagusnerven 13 früher im Schrifttum doku-

Tabelle 14. Prozentuale Verteilung neurogener Mediastinaltumoren (=100%) untereinander. (Aus FROBOESE 1969)

Neurilemmome und Neurolemmofibrome	63%	Ganglioneuroblastome	7%
Neurilemmo-Fibro-Sarkome	8%	Sympathogoniome,	
Ganglioneurome	16%	Sympathoblastome (maligne)	6%

mentierte Fälle von Neurofibromen des intrathorakalen Nervus vagus mit. RAVIARO und ZAMBURLINI (1979) stellten vier Fälle von Vagusnervtumoren inklusive eines bösartigen Schwannoms zusammen. Wir selbst beobachteten einen eigenen Fall von Neurinom des Vagusnerven.

Eine eigentümliche Sonderform der Neurinome (s. später) bilden die „Sanduhr"-Tumoren (englisch: „dumbbell"-tumors) der Spinalnerven samt Hüllen, wobei der kleinere Anteil im Wirbelkanal und der pflaumen- bis faustgroße im Mediastinum gelegen ist, „hantelförmig" verbunden durch einen schmalen, im foramen intervertebrale gelegenen nabelförmigen Tumoranteil, der zur röntgenologisch sichtbaren Erweiterung des Intervertebralloches führt. Sanduhrtumoren sollen knapp 10% der neurogenen Mittelfellgeschwülste ausmachen. So fanden AKWARI et al. (1978) unter 706 Fällen von neurogenen Mediastinaltumoren 69 Sanduhrformen (9,8%) mit Tumordurchtritt im foramen intervertebrale.

Neben Ausweitung des Intervertebralloches wurden auch tumorbedingte Druckatrophien der Wirbelkörper beschrieben. In erster Linie verursachen diese Sanduhr-Tumoren spinale Kompressionssymptome, erst später kommt es infolge Tumorwachstums zu mediastinalen Verdrängungserscheinungen. Im Krankengut von AKWARI et al. (1978) waren 40% der Sanduhr-Tumoren neurologisch asymptomatisch, die meisten jedoch wiesen Rückenmarkskompressionserscheinungen auf. KAISER und SADOWY (1979) beobachteten bei 9 Sanduhr-Neurinomen sehr frühzeitige neurologische Symptome. Sie empfehlen grundsätzlich die präoperative Myelographie und ein kombiniertes neurochirurgisch (Laminektomie)-thoraxchirurgisches (hintere Thorakotomie) Vorgehen, um die möglichst radikale Exstirpation zu erzielen. Diese Autoren beziffern die maligne Entartung von Sanduhr-Tumoren mit 30% überraschend hoch. Demgegenüber fanden AKWARI et al. (1978) unter 69 Fällen nur in 10% Malignität. Auch sie sprechen sich für die frühzeitige kombinierte neurochirurgisch-thoraxchirurgische Radikaloperation aus, noch bevor es zu irreparablen neurologischen Ausfällen gekommen ist.

Nach FROBOESE (1969) läßt sich das prozentuale Verhältnis neurogener Mediastinaltumoren untereinander wie folgt aufschlüsseln (s. Tabelle 14). Die Angaben über die Frequenz der malignen neurogenen Mediastinalgeschwülste sind im Schrifttum außerordentlich unterschiedlich und schwanken zwischen 9% (WILHELM 1953) und 37% (KENT et al. 1944). In neueren Publikationen wird eine Malignitätsrate von knapp 10% (AKWARI et al. 1978; CHERKAOUI u. GALINDO 1980; DAVIDSON et al. 1978; VISHNEVSKI et al. 1979) angegeben, die realistisch sein dürfte. Interessant ist die Angabe von CHAVEZ ESPINOSA und HOYER (1980), wonach die Malignität im eigenen Krankengut während der letzten Jahre anstieg.

Die mediastinalen *neurogenen Geschwülste* werden unterteilt in Neoplasmen:

a) Aus Stützgewebe

α) Neurinome, Neurofibrome (Synonyma: Neurolemmome, Neurolemmo-Fibrome, Neurinofibrome, Schwannome, Nervenfibrome). Diese aus den Schwann'schen Scheiden und dem Nervenbindegewebe hervorgehenden rundlichen abgekapselten Tumoren, die histologisch aus spindelförmigen Zellen („Pallisadenstellung“, Wirbelbildung) bestehen, bilden mit etwa 70% die zahlenmäßig größte Gruppe neurogener Mediastinaltumoren (DESAIVE 1949).

Unter 45 intrathorakalen neurogenen Tumoren von DAVIDSON et al. (1978) fanden sich 39 benigne Neurinome. CHERKAOUI und GALINDO (1980): 16 Schwannome (davon 2 maligne) unter 27 neurogenen Tumoren, CHAVEZ ESPINOSA und HOYER (1980): 73% Neurolemmome, Neurofibrome und Schwannome.

Diese Tumoren kommen bevorzugt im Erwachsenenalter vor und können beträchtliche Größen erreichen (doppelte Mannsfaust, 1–2 kg schwer). PEABODY und RIVES (1954) beschrieben als relativ typisch das Symptom Schmerzen zwischen den Schulterblättern infolge Interkostalneuralgie bzw. Wurzelreizsyndrom.

Bei den Neurofibromen bestehen auffallend häufig klinische Erscheinungen der von Recklinghausen'schen Neurofibromatose, wobei diese Kombination im Schrifttum mit 20–30% angegeben wird (SANTY et al. 1954; STEWART u. COPELAND 1931; STOUT 1935). In 12–13% der Fälle von Recklinghausen'scher Erkrankung wurden maligne Entartungen der Neurinome beobachtet (HOSOI 1931). Auf die wichtige Tatsache, daß Neurofibrome durch Operations- und andere Traumen maligne entarten können, wies MÜLLY (1956) nachdrücklich hin und sah eine Operation nur aus vitaler Indikation für gerechtfertigt an. Eine weitere Besonderheit der Neurofibromatose Recklinghausen ist ihre relativ häufige Kombination mit einer thorakalen Meningozele, die im Kyphosenbereich der mittleren Brustwirbelsäule lokalisiert ist, worauf besonders FROBOESE (1969) aufmerksam machte. DEL BUONO und OSACAR (1961) fanden bei 35 intrathorakalen Meningozelen des Schrifttums 22mal eine Recklinghausen'sche Erkrankung. Auch JANNI et al. (1978) und SCHLECHTER et al. (1979) beschrieben diese Kombinationsform der intrathorakalen Meningozele, wobei SCHLECHTER et al. sie in 60% asymptomatisch fand und zur Zurückhaltung bei der Operationsindikation mahnte (Gefahr der Liquorfistel, Meningitis, Empyem). Eine ausgesprochene Rarität dürfte ein „melanotisches Schwannom“ sein, das PARIS et al. (1979) operativ entfernten mit Wohlbefinden des Patienten vier Jahre postoperativ.

β) Maligne Neurinome (Synonyma: Neurosarkome, Neuro-Fibro-Sarkome, Neurilemmo-Sarkome, Schwannoma maligna, Schwanno-Sarkome). Der Prozentsatz maligner Entartungen von Neurinomen und Neurofibromen (unabhängig vom Morbus von Recklinghausen) wird mit „mindestens 15%“ (FROBOESE 1969) beziffert unter Hinweis auf die Sammelstatistik von PEABODY und RIVES (1954), die 17% angaben. CHERKAOUI und GALINDO (1980) beschrieben zwei maligne Schwannome unter 27 neurogenen Mediastinaltumoren.

FROBOESE (1969) führt eine Reihe von Fällen des Schrifttums an, in denen es nach „radikaler“ Exstirpation primär gutartiger Nervenhüllengeschwülste über kurz oder lang zum Wachstum maligner Rezidivtumoren kam. Auch DAVIDSON et al. (1978) beschrieben ein Neurosarkomrezidiv 6 Jahre nach „kompletter Resektion“ eines Neurofibroms. VISHNEVSKY et al. (1979) fanden bei der Spätanalyse von 58 operierten Patienten mit neurogenen Mediastinaltumoren in drei Fällen Tumorrezidive, davon zwei Entartungen in Neurosarkome.

Wir selbst entfernten ein mannsfaustgroßes, primär malignes Neurinom des hinteren Mediastinums.

b) Aus Ganglienzellen

α) Ganglioneurome (Synonyma: Gangliome, Gangliozytome, Gangliozytoneurome). Diese gutartigen Nervenzellgeschwülste sind in jeder Hinsicht vergleichbar mit den Neurinomen und Neurofibromen. Auch bilden sie wie diese Sanduhrformen. Im Unterschied zu den Nervenhüllengeschwülsten weisen sie im histologischen Aufbau jedoch Gangliozyten auf. Sie bilden einen Anteil von 20–30% der neurogenen Mediastinaltumoren (DAVIDSON et al. 1978: 15 von

55), in anderen Serien allerdings nur etwa 10% (Cherkaoui u. Galindo 1980; Chavez Espinosa u. Hoyer 1980).

Die Symptomatik ist annähernd identisch wie die der Nervenscheidengeschwülste, gehäuft soll es aber bei den Ganglioneuromen zum Horner-Syndrom kommen (Peabody u. Rives 1954). Swift et al. (1975) berichteten über ein partiell operativ entferntes reifes Ganglioneurom mit reichlich vasoaktivem intestinalen Peptid („VIP“) bei einem 5jährigen Kind, das an wäßrigen Diarrhoen und Stridor litt.

Nach Froboese (1969) gehen Ganglioneurome „wahrscheinlich sämtlich vom Sympathicus aus“. Sie kommen überwiegend bei Kindern vor unter Bevorzugung des weiblichen Geschlechts. Ruiz Jimenez et al. (1979) beschrieben ein großes Ganglioneurom bei einem 2jährigen Mädchen. In der Sammelstatistik von Ganz (1954) sind 100 Ganglioneurome erfaßt. Stout (1947) betonte das überwiegende Vorkommen von Ganglioneuromen in anderen Organen; nur etwa 25% von 273 zusammengestellten Fällen lagen im Mediastinum.

Therapeutisch ist die operative Entfernung ohne anschließende Bestrahlung oder Chemotherapie die Methode der Wahl.

β) Ganglioneuroblastome (Synonyma: Ganglioblastome, Ganglioneuroblastome, unreife Ganglioneurome, Ganglioneuroma maligna). Es handelt sich um Tumoren des hinteren Mediastinums, die überwiegend im Kindesalter vorkommen (Hassan 1977). Geweblich weisen sie primär oder infolge Entdifferenzierung Zeichen einer mehr oder weniger starken Unreife auf, die sich klinisch in verschiedenen Malignitätsgraden äußert.

In extrem seltenen Fällen (2 Fälle der Weltliteratur) gehen diese Tumoren mit einer Myasthenia gravis einher (Hassan 1977). Nach einer Untersuchung von Adam und Hochholzer (1981), die 80 Ganglioneuroblastome pathologisch und klinisch analysierten, soll ihre Prognose verglichen mit den Neuroblastomen jedoch relativ gut sein. Bei 72 ihrer Patienten, von denen 55 über einen Zeitraum von 2–23 Jahren nachuntersucht wurden, betrug die durchschnittliche 5-Jahres-Überlebenszeit 88%. Diese Autoren empfehlen im Stadium I die ausschließliche operative Entfernung, im Stadium II die Operation mit Nachbestrahlung oder zytostatischer Therapie, wobei durch beide Methoden vergleichbar gute Ergebnisse erzielt werden sollen. Nur das bei Diagnosestellung „fatale Primär-Tumor-Stadium IV“ hatte in dieser Studie eine schlechte bzw. infauste Prognose. Zajtchuk et al. (1980), die 31 intrathorakale Ganglioneuroblastome analysierten, erzielten hohe Langzeit-Überlebensraten mit operativer Entfernung und Nachbestrahlung (27 von 31 Fällen). Sie empfahlen eine Zytostatika-Therapie nur im Falle von Fernmetastasierung.

Bereits Ringerts und Lidholm (1956) hatten auf die relative Benignität der Ganglioneuroblastome hingewiesen. Froboese (1969) machte anhand von Arealen stark unreifer Neuroblasten (Sympathoblasten) innerhalb mancher dieser Tumoren auf die Schwierigkeiten der exakten Zuordnung und das Problem der „abgestuften Malignität“ aufmerksam.

Lemoine et al. (1981) berichteten über 78 neurogene Tumoren, die in Abhängigkeit von Histologie und Tumorausbreitung operiert, zytostatisch behandelt oder bestrahlt worden waren. Bei Ganglioneuromen wurden in allen Fällen durch die Operation Heilungen erzielt. Dagegen erfolgte bei Neuroblastomen und Ganglioneuroblastomen in zwei Drittel der Fälle eine Nachbestrahlung oder zytostatische Therapie. Die Letalität der behandelten Ganglioneuroblastome betrug 19%, die der Neuroblastome 24%.

c) Vom Grenzstrang

α) Sympathicoblastome, Sympathicogoniome (Synonyma: Sympathoblastome, Sympathogoniome, Neuroblastoma sympathica maligna). Diese unreifen

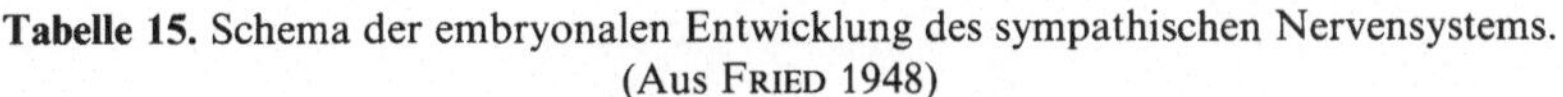

Tabelle 15. Schema der embryonalen Entwicklung des sympathischen Nervensystems. (Aus FRIED 1948)

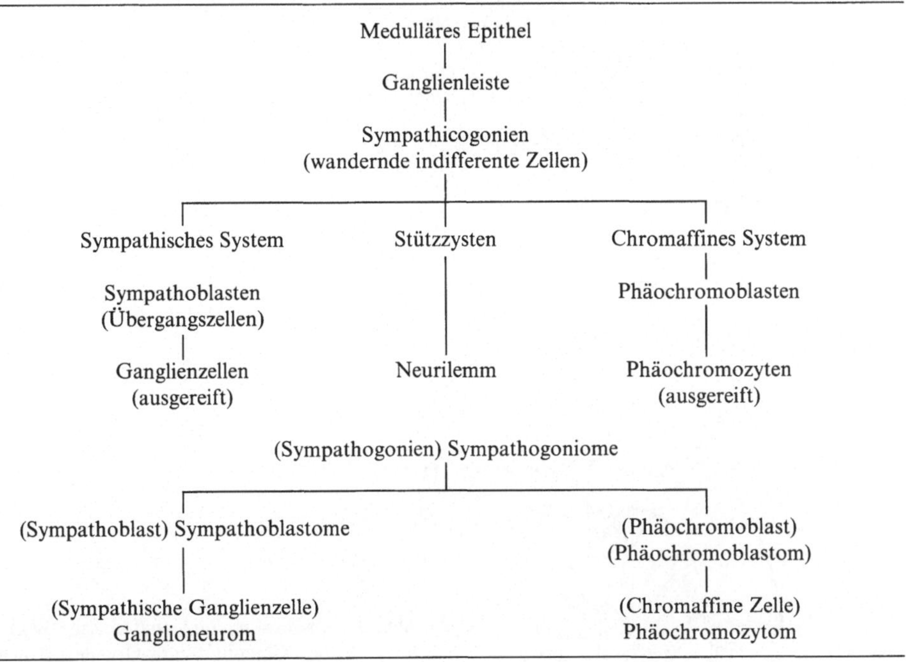

und damit bösartigen neurogenen Tumoren des hinteren Mediastinums gehen vom thorakalen Sympathicus aus (Tabelle 15), wobei die Sympathicogoniome den stärksten Grad der Unreife aufweisen. Wegen der z.T. histologisch starken Durchmischung von Sympathogonien und Sympathoblasten innerhalb ein und desselben Tumors schlug von ALBERTINI die übergreifende Bezeichnung Neuroblastoma sympathicum malignum für beide Tumorformen vor. Demgegenüber legten BAUER und STOFFREGEN (1958) aus klinischer Sicht (größere Strahlensensibilität der Sympathicogoniome) Wert auf eine strenge Abgrenzung im Einzelfall. Diese seltenen Geschwülste, die eine erhebliche Größe erreichen können, kommen meist im Kindesalter vor, eine Geschlechtsprävalenz ist nicht bekannt. Sie setzen frühzeitig Metastasen in Knochen und multiple andere Organe, was vor allem für die extrem malignen Sympathicogoniome zutrifft.

BAR ZIV und NOGRADY (1975) betonen die häufige Rippendestruktion und die („ghost like") unscharfe röntgenologische Darstellung dieser Tumoren. Nach MÜLLY (1956) wurden bis 1953 nur acht Sympathicoblastome und Sympathicogoniome im Weltschrifttum publiziert, zwei weitere Fälle steuerte FROBOESE (1969) bei, und zwar ein Sympathoblastom bei einer männlichen Totgeburt und ein gemischtes Sympathoblastom- und Goniom, das einem 22jährigen Mann nach zuvoriger 7jähriger Beobachtungszeit entfernt worden war. Zum Zeitpunkt der Publikation, $2^1/_2$ Jahre postoperativ, war der wegen lokaler Rezidive nachbestrahlte Mann noch am Leben. Im eigenen Krankengut wurde ein pflaumengroßes Sympathicoblastom aus dem oberen hinteren Mediastinum operativ entfernt. Über den extrem seltenen Fall eines Granularzell-Myoblastoms des thorakalen Nervus sympathicus berichteten ROSENBLOM et al. (1975).

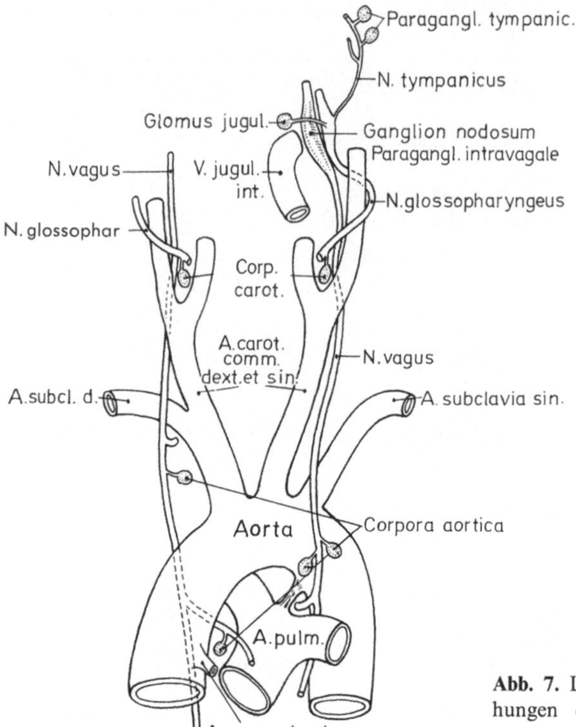

Abb. 7. Lokalisation und anatomische Beziehungen der Chemorezeptor-Organe. (Nach FROBOESE 1969)

d) Paragangliome (Neuro-epitheliale Tumoren)

Nach BARGMANN (1956) werden chromaffine (adrenalinbildende) und nicht-chromaffine (nicht-adrenalinbildende) Paraganglien unterschieden. Im Mediastinum spielen die entlang dem Nervus sympathicus gelegenen chromaffinen Paraganglien und die dem Nervus vagus zuzuordnenden nichtchromaffinen „suprakardialen" Paraganglien bei der Entstehung neuro-epithelialer Tumoren eine Rolle. Die „suprakardialen" Paraganglien sind vorwiegend am Aortenbogen gelegen („aortic bodies", „aortic arch bodies") und verteilen sich auf vier Regionen (BOYD 1937): Ursprung der Arteria anonyma, absteigender Aortenbogen, Ductus Botalli, Stamm der Pulmonalarterie (Abb. 7). Den nicht-chromaffinen Paraganglien kommt die Funktion von „Chemorezeptor"-Organen („Chemodectoren") zu (COMROE 1939; DE CASTRO 1926).

Nach FROBOESE (1969) handelt es sich bei den wenigen bisher publizierten, von den genannten beiden Hauptgruppen von Paraganglien ausgehenden Mediastinaltumoren um echte Raritäten, wobei er auf die Schwierigkeiten des nachträglichen Nachweises der Chromaffinität hinweist. Invasive mediastinale Paragangliome können zur Kompression des Spinalkanals klinisch mit entsprechenden neurologischen Ausfällen führen (REYES et al. 1977).

α) Sympathische Paragangliome (Synonyma: Phaeochromozytome, Phaeochromoblastome). Diese in der Regel gutartigen, hormonaktiven chromaffinen Tumoren sind im histologischen Aufbau mit den überwiegend in den

Nebennieren, aber auch anderen Organen, z.T. dem Zuckerkandl'schen Organ gelegenen Phaeochromozytomen identisch. Klinisch weisen sie die bekannte Symptomatik der paroxysmalen Tachykardien und Blutdruckkrisen infolge Katecholamin-Hypersekretion auf. Die mediastinalen Paragangliome sind entlang dem Verlauf des sympathischen Grenzstranges im hinteren paravertebralen Mediastinum lokalisiert. Sie wurden fast ausschließlich linksseitig beobachtet. Betroffen sind Erwachsene beiderlei Geschlechts vorwiegend im vierten Lebensjahrzehnt.

Neben früheren kasuistischen Publikationen (BAUER u. STOFFREGEN 1958; GODWIN et al. 1950; MAIER 1949; NISSEN 1949; OVERHOLT et al. 1950; PHILIPS 1940) berichten im neueren Schrifttum REVENTOS et al. (1979) über zwei eigene operativ entfernte Paragangliome, von denen eines hormonaktiv war, und stellten 43 Fälle der Literatur zusammen. AROM und NICOLOFF (1976) fanden ein von einem aortikosympathischen Ganglion ausgehendes Paragangliom als 6. Fall des Weltschrifttums in dieser Lokalisation. Extrem selten kommen unreifzellige bösartige sympathische Paragangliome vor, die als „Phaeochromoblastome" bezeichnet wurden (LÖBLICH 1953; NORDMANN u. LEBKÜCHNER 1931).

β) Parasympathische Paragangliome (Synonyma: Chemodectome, Chemorezeptorentumoren, aortic-body-tumors, aortic-arch-body-tumors, Paragangliome aortica thoracale sive suprakardiale, Tumor glomeris aortici). *Lokalisation:* s. Abb. 7. Der histologische Aufbau entspricht den „Glomus-caroticum-Tumoren" mit einer Vielzahl von Spielarten (FROBOESE 1969). Im Schrifttum setzt sich der Begriff „Chemodectom" (MULLIGAN 1950) immer mehr durch, wobei aus der Sicht der Pathologen die starke Ähnlichkeit bzw. „Identität" (FERGESON et al. 1954) dieser Tumoren mit den Hämangioperizytomen betont wird: Einzelheiten s. bei FROBOESE (1969).

Die pathologisch-histologischen Probleme der Zuordnung dieser Tumoren finden auch in der Tatsache ihren Ausdruck, daß FROBOESE (1969) als Kenner der Materie „bis höchstens 7" echte Chemodektome aus dem Schrifttum zusammenstellte, während NIGAM et al. (1981) mitteilten, es seien bisher „nur" 74 Fälle publiziert. Sie selbst berichteten kasuistisch über ein Chemodektom mit Katecholamin-Absonderung; dabei soll es sich um das zweite hormonaktive Chemodektom der Weltliteratur bis dato gehandelt haben. Aufgrund ihrer Erfahrungen mit vier eigenen Fällen von „aortic body tumors" und einer Literaturübersicht beschreiben OLSON und SALYER (1978) eine hohe Rate von aggressivem Wachstum und Letalität dieser Geschwülste (16 Todesfälle von 35 Tumoren). Die Histologie lasse keine Vorhersage über das invasive Wachstum und die Metastasierungstendenz zu. VICTOR et al. (1975) teilten einen Fall von hochmalignem Chemodektoma mit fataler Verlaufsform bei einem 20jährigen Mann mit. DELACROIX et al. (1981) berichteten über vier eigene, operativ bestätigte Chemodektome mit benigner und maligner Verlaufsform in je zwei Fällen; es seien im Schrifttum „weniger als 50" Chemodektome publiziert. LACQUET et al. (1977) fanden einen Fall von intrathorakalem Chemodektom mit multiplen Lokalisationen (paraaortal, intraperikardial).

2. Vom endokrinen System ausgehende Mediastinaltumoren

a) Dystopische Schilddrüsentumoren

Ihr Anteil an den Mediastinaltumoren wird im Schrifttum recht unterschiedlich angegeben (FROBOESE 1969: 5%, GUIBERT et al. 1977: 20%, IRMER u. HÖHMANN 1969: 13% von 431 Fällen; LINDER u. SCHAMAUN 1964: 23% von 150 Fällen), da häufig retrosternale Strumen mit einbezogen werden. In der 15000 Mediastinaltumoren umfassenden Sammelstatistik von WASSNER (1970) rangie-

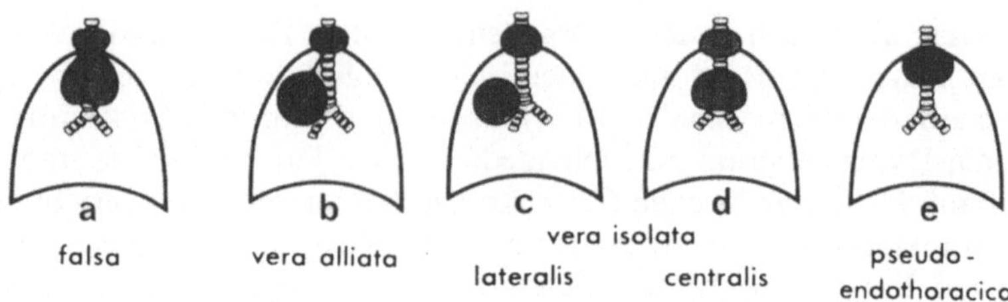

Abb. 8 a–e. Typen intrathorakaler Strumen. (Nach RÖHER u. WAHL 1977; WASSNER 1970)

ren die gutartigen und bösartigen intrathorakalen Schilddrüsen-„Pseudo-Geschwülste“ mit 13,7% auf Platz 4 der Häufigkeitsskala. Nach dem bekannten Lokalisationsschema von HERLITZKA und GALE (1958) gehen 90% aller Neoplasmen im obersten vorderen Mediastinum von der Schilddrüse aus. Aus chirurgischer Sicht (BAUER u. STOFFREGEN 1958; DERRA u. IRMER 1954; SCHEICHER 1957) sollte von „mediastinalen Strumen“ nur dann gesprochen werden, wenn es sich um echte dystopische bzw. aberrierte und isoliert im Mittelfellraum gelegene Strumaknoten handelt, die nur durch Thorakotomie zu entfernen sind. RÖHER und WAHL (1977) fanden unter 3100 Schilddrüsenoperationen der Heidelberger Chirurgischen Klinik (1962–1967) in 14,6% substernale, in 0,4% intrathorakale Strumen und nur in 0,1% eine Struma endothoracica vera. Abbildung 8 zeigt die verschiedenen Formvarianten der endothorakalen Struma (zit. nach RÖHER u. WAHL 1977 u. WASSNER 1970).

α) Struma endothoracica falsa (cervico-mediastinale Struma thyreoidea). Die „falsche“ intrathorakale Struma, die hauptsächlich bei Frauen jenseits des vierzigsten Lebensjahres beobachtet wird, entspricht der weitaus führenden Gruppe der cervico-mediastinalen Struma thyreoidea (BESZNYAK u. NEMES 1978; GAMONDES et al. 1977), wobei das retrosternale Schilddrüsengewebe nur einen kleinen Anteil oder auch die Hauptmasse der Gesamtstruma ausmachen kann. Im letzteren Fall resultieren die typischen Kompressionssymptome von Trachea, Ösophagus und großen Gefäßen, die GUIBERT et al. (1977) in 40% ihrer Fälle beobachteten. AUBERT et al. (1980) beschrieben 6 „akute Fälle“ von intrathorakalen Schilddrüsen mit Asphyxie und Cava-Obstruktion.

Der mediastinale Strumaanteil kann sich retroklavikulär und in seltenen Fällen auch retrotracheal bzw. retrobronchial ausbreiten; diese „interviscerale“ Form (nach SCHEICHER 1953 u. WILHELM 1955) zwischen Luftröhre und Trachea gibt klinisch zu besonders schwerwiegenden druckbedingten dyspnoischen und dysphagischen Beschwerden Anlaß. In seltenen Fällen sind auch prävertebrale und retroviscerale (hinter Ösophagus und Trachea) intrathorakale Strumen beschrieben worden (EBERL 1955; WEISSBERG u. THAU 1981) mit ebenfalls frühen und ausgeprägten Kompressionserscheinungen. In dem „Brustkropf“ stellen sich, wie im zervikalen Kropf, Entzündungen und maligne Entartung als Komplikationen ein, da gewebliche Unterschiede nicht bestehen.

In auffälliger Häufigkeit wird bei der hauptsächlich intrathorakal lokalisierten Struma und der Struma vera alliata (Typ b: Abb. 8) die rechte Mediastinalseite bevorzugt (MÜLLY 1956; PEABODY u. RIVES 1954), obwohl Ausgangspunkt auch der linke Strumalappen sein kann (NISSEN 1950). Diese Tatsache wird erklärt durch eine Art „Barrieren-Wirkung“ der linksgelegenen Aorta mit ihren großen Ästen, wodurch die mediastinale Struma nach rechts hinüber abgedrängt wird (WILHELM 1955). Die klinisch stärkste Kompressionssymptomatik wird von Strumen verursacht, die von links her nach rechts mediastinal vorwachsen.

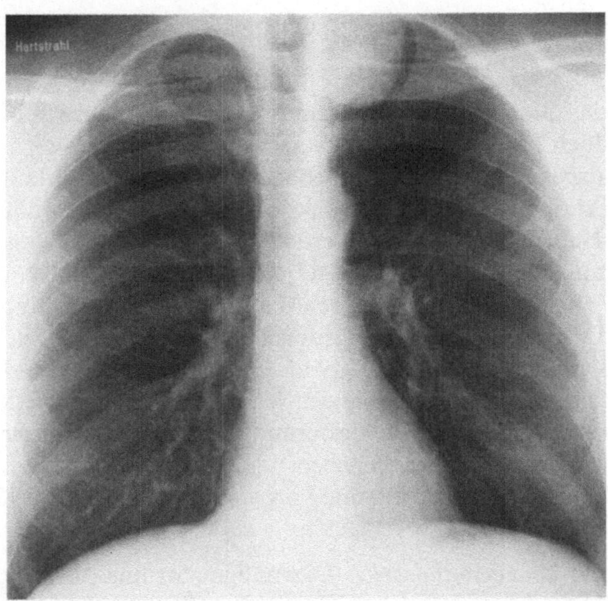

Abb. 9. Kleinapfelgroßer, scharf abgegrenzter Tumor im oberen vorderen Mediastinum bei 45jährigem Mann. Klinisch: seit 5 Jahren Parästhesien in den Fingern der linken Hand. Operative Exstirpation (Krumhaar) der abgekapselten Geschwulst, die eine dünne strangförmige Verbindung zu den Halsweichteilen aufwies. Histologie (Prof. Dr. LINDLAR, Berlin): benigne Struma intrathorakalis („Struma vera alliata“)

Bei der Struma „vera alliata“ (oder „aberrata falsa“) hängt der intrathorakale Anteil nur durch einen fibrösen oder gefäßhaltigen Strang mit der Halsstruma zusammen (RANZI 1931). Sie kommen deutlich häufiger vor als die „echten“ intrathorakalen Strumen (265 Fälle bei HERBIG et al. 1952). Wir selbst operierten eine mediastinale Struma vom Typ der „Struma vera alliata“: s. Abb. 9.

β) Struma endothoracica vera. Es handelt sich um die eigentlichen „echten“ Mediastinaltumoren aus Schilddrüsengewebe. Die Struma endothoracica vera (WÖLFLER 1883) oder Struma aberrata vera (Synonyma: Struma dystopica, Struma vera isolata), die ohne jegliche Verbindung zum Hals intrathorakal lokalisiert ist und ihre Gefäßversorgung von der Aorta und ihren oberen Ästen bezieht, wird sehr selten in der Literatur beschrieben (17 Fälle bis 1951: MCGAVACK 1951, 0,003–3%: MÜLLY 1956). Die stark wechselnden statistischen Angaben erklären sich aus der Tatsache, daß häufig nicht scharf zwischen Struma endothoracica vera und Struma aberrata falsa unterschieden wird.

Nach LECHNER (1950) entstehen sie während der Embryonalzeit aus Keimversprengungen der akzessorischen Schilddrüsenanlage und sind als „Choristoblastome“ (FROBOESE 1969) aufzufassen. Frühsymptom ist die Trachealstenose mit Dyspnoe, Spätfolge die Tracheomalazie. Neben der venösen Gefäßkompression unter dem Bild der oberen Einflußstauung werden im Schrifttum „pseudopectanginöse“ Beschwerden infolge Druck auf das Herz beschrieben (FRANKE u. GANZ 1953) mit Tachykardien und EKG-Veränderungen, die sich nach operativer Entfernung allmählich zurückbilden. Röntgenologisch imponiert neben dem Mediastinaltumor die typische Säbelscheidentrachea. Nach WASSNER

(1970) seien Hyperthyreosen oder echte Thyreotoxikosen bei endothoralen Strumen nicht bekannt. Demgegenüber veröffentlichten NG TANG FUI et al. (1979) den Fall eines solitären toxischen Schilddrüsenadenoms retrotracheal, also im hinteren Mediastinum.

Radiojodtests und Szintigramme sind nur bei positivem Ausfall hilfreich, es bestehen jedoch häufig sekundäre Gewebsveränderungen mit resultierendem Verlust der Jodspeicherfähigkeit. So beobachteten IRMER und HÖHMANN (1969) sowie PEDINIELLI und MAILLET (1981) in etwa der Hälfte ihrer Fälle ein negatives Szintigramm. Neben Szintigraphie werden diagnostisch die Tomographie, das Ösophagogramm, die Angiographie und die Tracheobronchoskopie eingesetzt. RÖHER und WAHL (1977) lehnen jedoch die „routinemäßig empfohlene Angiographie" ab, da sie nach ihren Erfahrungen „keinerlei maßgeblichen Informationswert" besitzt und zudem eine später evtl. erforderliche Radiojodtherapie über längere Zeit blockiert. Therapie der Wahl ist bei echten wie falschen endothorakalen Strumen die operative Entfernung, um die geschilderten schwerwiegenden Symptome wirksam zu beheben und darüber hinaus der Möglichkeit der malignen Entartung rechtzeitig und vorbeugend zu begegnen (KLEIN u. ZEIDLER 1981).

γ) Maligne Struma endothoracica. Die maligne Struma (thyreoidea) mediastinalis isolata (dystopica) gehört nach FROBOESE (1969) zu den „allergrößten Seltenheiten". Das weibliche Geschlecht ist überwiegend befallen (DE QUERVAIN 1941; LAHEY 1931). Gesicherte Kasuistiken publizierten SABISTON und SCOTT (1952) und NISSEN (1950); die Gesamtproblematik wird in der Monographie von WARREN und MEISSNER (1953) beleuchtet. Die Behandlung besteht in möglichst radikaler operativer Entfernung und Nachbestrahlung bzw. postoperativer Radio-Jodtherapie.

KATAOKA (1979) berichtete über einen Patienten, bei dem im 28. Lebensjahr wegen eines heterotopen Schilddrüsen-„Adenoms" im rechten unteren Mediastinum die operative Exstirpation erfolgte. In den nachfolgenden 19 Jahren waren weitere zahlreiche Operationen wegen Metastasen u.a. in Lunge, Schädel, Femur, Mesenterium, Becken und Bauchdecke erforderlich. Histologisch jeweils: papilläres Adeno-Karzinom. Exitus im 47. Lebensjahr infolge thorakaler und abdomineller Metastasierung. GUIBERT et al. (1977) fanden bei ihren 40 intrathorakalen Strumen, die bezüglich Struma vera und falsa nicht näher aufgeschlüsselt wurden, in 12,5% Malignität, AUBERT et al. (1980) in 16%, LAMKE et al. (1979) in 1 von 29 Fällen. Somit kann entsprechend der relativen Häufigkeit der Struma endothoracica „falsa" auch mit einer erhöhten Malignitätsrate solcher Tumoren gerechnet werden.

b) Dystopische Nebenschilddrüsentumoren

Das Adenoma parathyreoideum mediastinale (Synonyma: Dystopisches Epithelkörperchenadenom, parathyreoid adenoma) entsteht aus versprengten Keimen dystopischen embryonalen Schilddrüsengewebes. In einer Sammlung von 322 Nebenschilddrüsenadenomen des Schrifttums (NORRIS 1947) waren 17 im Mediastinum lokalisiert (Abb. 10). Eine Verlagerung der unteren Nebenschilddrüsenadenome in das Mediastinum wird viel häufiger beobachtet als der oberen (CASTLEMAN 1952). Die Pathologie und Pathophysiologie der zervikalen und mediastinalen Schilddrüsenadenome sind identisch mit vermehrter Parathormon-Ausschüttung und ihren Folgen (Hyperparathyreoidismus, Knochenveränderungen und -entkalkungen, Hyperkalzämie, Entstehung der Osteodystrophia

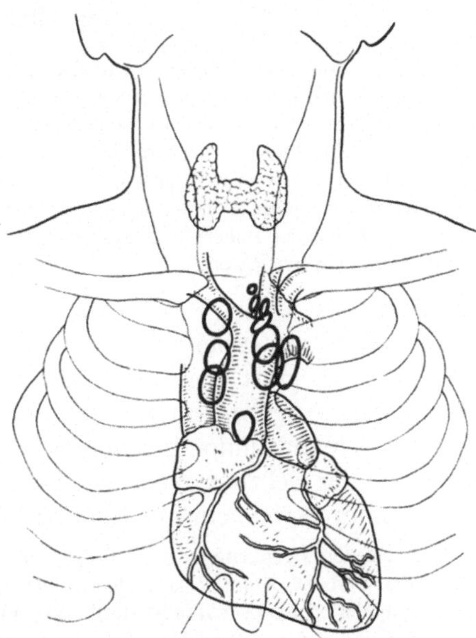

Abb. 10. Lokalisation von 17 mediastinalen Nebenschilddrüsenadenomen. (Nach NORRIS 1947)

fibrosa generalisata von Recklinghausen, Calcinose der Nieren). Histologisch werden 1. das solide medulläre, 2. das trabekuläre und 3. das mikrofollikuläre Adenom voneinander unterschieden, wobei Typ 2 am häufigsten vorkommt und die dritte Form dem metastasierenden Adenom der Epithelkörperchen (VON ALBERTINI 1955) entspricht. Letzteres weist eine nur langsame Wachstumstendenz auf und metastasiert selten, dabei zeigen die Metastasen eine identische hormonelle Aktivität wie der Primärtumor (VON ALBERTINI 1955).

Auch zystische mediastinale Nebenschilddrüsentumoren wurden beschrieben (CRUSE u. DOUK 1978). Nach BAUER und STOFFREGEN (1958) sind etwa 20% der Nebenschilddrüsenadenome im vorderen Mediastinum lokalisiert. DOPPMANN et al. (1978) weisen auf das arteriographische „Überlappungs"-Zeichen der trachealen Luftsäule durch den Tumor hin, das sie in 8 von 10 Fällen bei paraösophagealer und intratrachealer Lokalisation im oberen hinteren Mediastinum fanden. NEEL et al. (1976) beschrieben eine zystische und SELTZER et al. (1978) eine teils zystische und teils kalzifizierte „Riesen-Nebenschilddrüse" im Mediastinum, die röntgenologisch und sonographisch diagnostiziert werden konnte. Selten erreichen die mediastinalen Nebenschilddrüsenadenome eine derartige Größe, daß sie, wie in operativ bestätigten Fällen von DAGGETT et al. (1976) und BRAXEL et al. (1979) bereits im Routineröntgenbild sichtbar sind.

Häufig liegen sie klein und versteckt im Mediastinum und es bedarf dann einer intensiven intraoperativen Suche, um sie aufzuspüren, wobei auch das hintere Mediastinum (seltene Lokalisation) exploriert werden muß. DOPPMANN et al. (1977) empfehlen die bilaterale selektive Arteriographie der arteria thyreoidea inferior und der arteria mammaria interna bei erfolgloser Halsexploration wegen Nebenschilddrüsenadenoms. Über einen tragisch endenden Fall von rezidivierendem Nebenschilddrüsenadenom mit mehreren operativen Eingriffen und schließlich Feststellung eines trabekulären malignen metastasierenden Epithelkörperchenadenoms berichtete UEHLINGER (zit. nach FROBOESE 1969).

c) Thymustumoren

Der Thymus (auch „innere Brustdrüse“ genannt) ist hinter dem proximalen Brustbein zwischen der 1. Rippe und der Aorta aszendenz gelegen und wird beim Tier als Briesel bezeichnet. Der Name soll sich ableiten entweder von der Ähnlichkeit der Blütenköpfchen des Thymians mit dem gekörnelten Thymus geschlachteter Opfertiere oder vom griechischen ϑυμός (Gemüt, Leidenschaften), das in die Brust projiziert wurde (Triepel u. Stieve 1936).

Der als brachiogenes Organ sich aus dem Kopfdarm entwickelnde Thymus hat 2 separate Lappen und ist während der Pubertät am stärksten entwickelt (ca. 20–35 g). Danach erfolgt Atrophie und Umwandlung in Fettgewebe.

Im retrosternalen Raum, d.h. im vorderen oberen Mediastinum, wo sie sich rechts oder links entlang dem Perikard entwickeln, bilden die Thymusgeschwülste 19% der dort vorkommenden Mittelfell-Tumoren (Herlitzka u. Gale 1958). Die Angabe von Bauer und Stoffregen (1958) und Mülly (1956), wonach Thymustumoren sehr selten vorkommen, trifft sicherlich nicht zu. Sie stehen in der viel zitierten Sammelstatistik Wassners (1970) unter 15000 Mediastinaltumoren vielmehr mit 13% an 5. Stelle.

Im eigenen Krankengut beobachteten wir 14 Thymome unter 62 Mediastinaltumoren (Voigt et al. 1981). Mack et al. (1977) fanden in ihrem Krankengut 67 Thymustumoren, die unter Berücksichtigung der echten primären Mediastinaltumoren an 2. Stelle direkt hinter den neurogenen Tumoren (84 Fälle) und noch vor den intrathorakalen Strumen (62 Fälle) rangierten. Unter 143 isolierten Mediastinaltumoren, über die Tschirkov und Satter (1975) berichteten, lagen die Thymusgeschwülste mit 27% sogar an der Spitze. Auch im japanischen Schrifttum wird die Häufigkeit von Thymustumoren betont (Monden 1978: 29% von 355 Mediastinalgeschwülsten).

Thymustumoren betreffen alle Lebensalter gleichermaßen ohne Bevorzugung irgendeiner bestimmten Altersperiode. Über eine geschlechtliche Prädisposition ist nichts bekannt.

Auf die Problematik der exakten histologischen Klassifizierung der geweblich häufig „bizarr“ strukturierten Thymustumoren hat Wassner (1970) in seiner Monographie hingewiesen und die histologisch eindeutige Zuordnung bisweilen als unmöglich bezeichnet. Eine Klassifizierung der Thymustumoren, die sich weitgehend durchgesetzt hat, legte von Albertini (1955) vor. Bezüglich der Problematik der histologischen Einteilung der „Thymome“ aus der Sicht des Pathologen: s. Otto (1982).

Die meisten Thymome sind lymphoepithelialen Aufbaus (Kornfeld et al. 1978; Otto u. Huesselmann 1978). So waren von 57 Thymomen, über die Otto und Huesselmann (1978) berichteten, 37 (65%) lymphoepithelial, 7 (12%) rein epithelial und 4 (7%) atypisch bzw. „anaplastisch“.

Eine Aufschlüsselung der Thymusgeschwülste in einzelnen großen Statistiken ergibt: (Monden (1978) 87 Thymome, 11 Thymuszysten, 2 Thymuskarzinoide, 1 Thymolipom). Otto et al. (1978) fanden 48 Thymome, 3 Thymuskarzinoide, 4 Thymolipome, 1 seminomatösen Thymustumor, 1 Thymuszyste. Vishnevsky et al. (1978) bezeichnen das Vorkommen von Thymuszysten als selten (8 von 67 Patienten mit Thymomen). Thymolipome sollen ebenfalls selten vorkommen. Peake und Zeigler (1977), die 3 eigene Kasuistiken mitteilten, beschrieben im englischen Schrifttum nur etwa 30 Fälle. Auch röntgenologisch erkennbare Verkalkungen innerhalb von Thymomen wurden mitgeteilt. So fand Monden (1978) 7 Verkalkungen bei 94 Thymomen (7,4%). Nach Rastegar et al. (1980) seien „maligne“ Entartungen bei Thymuszysten nie publiziert worden und die Operation berge ein höheres Risiko als die maligne Entartung.

Die pathologisch-histologischen Bewertungen der Thymome als „gutartig“ und „bösartig“ sind aus klinischer Sicht mit äußerster Zurückhaltung zu bewerten, da geradezu „paradoxe Verläufe" zu beobachten sind, d.h., 5- und 10-Jahres-Überlebenszeiten bei inkomplett exstirpierten „epithelial-karzinomatösen" Thymomen und frühen Metastasierungen in Gehirn und Leber bei volldifferenzierten, ausgereiften Thymomen (WASSNER 1970). Anhand von 6 operierten benignen Thymomen unseres Krankengutes machten wir auf die Rezidivfreudigkeit dieser morphologisch „gutartigen" Geschwülste aufmerksam (AUGUSTIN-GROSS u. KRUMHAAR 1976).

MARTIGNE et al. (1980) betonen die unsichere Prognose als besonderes Charakteristikum der Thymome. Auch TANAKA et al. (1978b) kamen aufgrund einer sorgfältigen Analyse ihrer 43 thymomoperierten und langjährig nachuntersuchten Patienten zu dem Schluß, daß keine Korrelation zwischen Therapieergebnis und Zelltyp des Thymoms in der Gruppe der „Kurativ-Resezierten" festzustellen war. Sie konstatierten lediglich die bekannte Prädominanz epithelialer Anteile in invasiven Thymomen. Eine Prävalenz lymphoider Zellen bestand bei den abgekapselten nicht-invasiven Thymomen ihres Krankenguts. In diesem Zusammenhang ist eine Studie von MASAOKA et al. (1977) von Interesse, die durch Zellzählungen das Verhältnis lymphozytärer zu epithelialen Zellen („L/E-ratio") in 25 Thymomen ermittelten und im Falle der Malignität ein Absinken dieses Quotienten feststellten. Einzelkasuistiken belegen jedoch, daß selbst überwiegend lymphozytäre Thymome maligne entarten und metastasieren können (WICK et al. 1981). In ihrem Krankengut von 57 Thymomen fanden OTTO und HUESSELMANN (1978) keine Korrelation zwischen histologischem Typ und Prognose mit Ausnahme der sogenannten anaplastischen Thymome.

Im neueren klinischen Schrifttum wird zunehmend auf den „invasiven" und „nicht-invasiven" Charakter der Tumoren zum Zeitpunkt der Diagnosestellung bzw. der Operation abgehoben (GARCIA u. LINARES 1979; GEREIN u. SRIVASTAVA 1978; MOTTET 1964; OTTO 1978; TANAKA et al. 1978; VAN DER HORST et al. 1980; VIDNE u. LEVY 1973; YOSHITAKE 1980) und hieraus zum Teil ein „staging" in 3–4 Schweregrade (BERGH et al. 1978; NORDSTROM et al. 1979) vorgenommen. Dabei fehlt bislang eine international einheitliche Stadieneinteilung zur vergleichbaren Auswertung.

In einem hohen Prozentsatz sind Thymustumoren, namentlich die nicht-invasiven, asymptomatisch und werden röntgenologisch zufällig entdeckt (WALTHER 1980: 50% Zufallsbefunde.

OTTO und HUESSELMANN (1978) fanden in 35% keine und in 40% systemische Symptome, davon in letzterer Gruppe Zeichen von Myasthenia gravis in 26%. Im eigenen Krankengut (VOIGT et al. 1981) waren nur 3 von 14 Patienten mit Thymustumoren asymptomatisch (Zufallsentdeckung), während in den übrigen Fällen ein ganzes Spektrum von wechselnden Symptomen bestand, u.a. stechende Rückenschmerzen, parasternale Schmerzen, Gewichtsabnahme, Dyspnoe, subfebrile Temperaturen, Schulterschmerzen, Halsvenenstauung, Herzjagen, Übelkeit und Brechreiz sowie Engegefühl im Brustkorb. Die genannten, meist unspezifischen Symptome unterstreichen die Feststellung von MACK et al. (1977), wonach „das Beschwerdebild der Patienten eigentlich nie Rückschlüsse auf die Art des Mediastinaltumors erlaubt".

Bei erheblicher Größenzunahme, insbesondere der invasiven Thymusgeschwülste resultieren Kompressionssymptome umgebender Organe (Herz, thorakale Gefäße, Trachea, Ösophagus).

So beschrieben GARCIA et al. (1979) in 4 Fällen von invasivem Thymom Dysphagie, Trachealstenose, obere Einflußstauung und Paraplegie (osteolytische Wirbelsäulenmetastase) bei je 1 Patienten. MACK et al. (1977) beobachteten Thoraxschmerzen von mehrwöchiger Dauer bei allen malignen Thymustumoren ihres Krankengutes. In einem Falle (SOORAE u. STEVENSON 1980) simulierte ein großes zystisches Thymom, das den rechten Ventrikel und die Pulmonalarterie komprimierte, eine Pulmonalarterienstenose mit typischem Stenosegeräusch. Nach Exstirpation war das Stenosegeräusch nicht mehr nachweisbar. Die Autoren weisen aufgrund ihres Kasus auf die Trias: Thoraxschmerz, Dyspnoe und Pulmonalarterien-Stenosegeräusch hin.

Insbesondere japanische Autoren beschrieben Fälle von schwerer Anämie („Pure red cell aplasia" oder „PRCA") im Zusammenhang mit Thymomen (INOUE 1979; OUCHI et al. 1978). Die genaue Ätiologie dieser Anämie ist noch ein ungelöstes Problem. INOUE (1979) fand bei einer Durchsicht des Schrifttums bis 1977 insgesamt 184 solcher „PRCA"-Fälle. Überraschend ist, daß die genannten Autoren ein Weiterbestehen der Anämie auch nach operativer Thymomexstirpation feststellten mit günstigem Effekt einer postoperativen Kortikoid-Therapie.

Die Diagnostik der Thymome umfaßt die im allgemeinen Teil dargestellten Methoden, dabei sei nochmals auf den großen Wert der seitlichen Thoraxtomogramme hingewiesen, in denen sich der retrosternale Tumor meist besonders scharf konturiert abgrenzt. Über eine spezielle Art der angiographischen Untersuchung des Thymus berichteten FALAPPA et al. (1979). Sie erzielten in 80% ihrer 46 „superselektiven Thymusvenogramme" aussagefähige Ergebnisse über Größe, Form, Lokalisation, Verbindung zur Umgebung und Vaskularisation pathologischer Thymusprozesse. Auch sei mit dieser Methode eine bessere Abgrenzung Thymushyperplasie-Thymom möglich als mit dem Pneumomediastinum. Dem Chirurgen könnten mit dieser Methode wichtige Hinweise zur Frage des Einwachsens in mediastinale Strukturen gegeben werden.

Differentialdiagnostisch ist besonders im Kindesalter die Frage Mediastinaltumor oder Thymushyperplasie ein schwieriges und häufig nahezu unlösbares Problem (Abb. 11).

BARCIA und NELSON (1979), die sich ausführlich mit dieser Fragestellung befaßten und die Literatur der letzten 25 Jahre zusammenstellten, thymektomierten 11 Kinder im Alter zwischen dem 1. und 13. Lebensjahr wegen undiagnostizierter Thymusvergrößerung. Nur 1 Kind (asymptomatisch) hatte ein Thymusneoplasma, die übrigen 10 eine Thymushyperplasie mit „normaler" Histologie. Die Autoren empfehlen abschließend aufgrund der äußerst seltenen Fälle von Thymus-Neoplasmen bei Kindern und ihrer eigenen Ergebnisse eine abwartende Haltung bei asymptomatischen Thymusvergrößerungen im Kindesalter. Dagegen raten BASSI et al. (1980) aufgrund einer eigenen Einzelkasuistik von „echter Thymushyperplasie" (476 g) bei einem 12jährigen Mädchen (präoperative Diagnose: Perikard-Karzinom) zur Operation wegen der Möglichkeit der malignen Entartung. Über die präoperative Entfernung eines „Riesentumors" im vorderen Mediastinum, der 60% des Brustraums einnahm, berichteten LEE et al. (1979). *Histologie:* Thymushyperplasie. LACK (1981) entfernte 2 Riesenthymusdrüsen (324 und 490 g) bei 2 Knaben mit gutem Spätergebnis nach 9 und 7 Jahren postoperativ. HARRIS et al. (1980) bezeichnen die Gesamtproblematik im Titel ihrer Publikation treffend als „The thymic mass as a mediastinal dilemma". Sie beschrieben 5 Kinder mit hyperplastischer „normaler Thymusdrüse", die einen Mediastinaltumor vorgetäuscht hatte. Besonders instruktiv sind 2 Kinder, bei denen der Thymus nach schwerer Infektion (1. Fall) und Strahlentherapie wegen maligner Erkrankung (2. Fall) Rezidivwachstum zeigte. LUDWIG (unveröffentlicht: 1980) bezeichnet die Thymushyperplasie im Kleinkindesalter als „häufigsten Mediastinaltumor überhaupt". WINNICKI et al. (1978) schlugen den „Steroidtest", der einen hyperplasierten Thymus verkleinern soll, zur Abgrenzung gegenüber einer echten Geschwulst vor.

α) Nicht-invasive Thymome

Aus klinischer Sicht hat sich die Einteilung von BERGH et al. (1978) in nicht-invasive und invasive Thymustumoren bewährt. Auf die Problematik der klinischen und histologischen Wertung der Thymome in Richtung Benignität/Malignität wurde eingangs hingewiesen. Nach WALTHER und HÜBENER (1980) ist „jedes Thymom potentiell maligne" und deshalb möglichst total zu beseitigen.

Im Krankengut von TANAKA et al. (1978b) wurden 19 von 42 Thymomen intraoperativ und aufgrund der Beurteilung des Operationspräparats als „nicht-invasiv" eingestuft. Bis auf einen Patienten, der an Myasthenia gravis verstarb, waren die übrigen postoperativ rezidivfrei, davon 11 über einen Zeitraum von 3–5 Jahren unabhängig vom Zelltyp. Nur 2 der nicht-invasiven Thymome waren postoperativ bestrahlt worden. HARA und YOSHIDA (1980) beobachteten unter 14 Thymomen, die

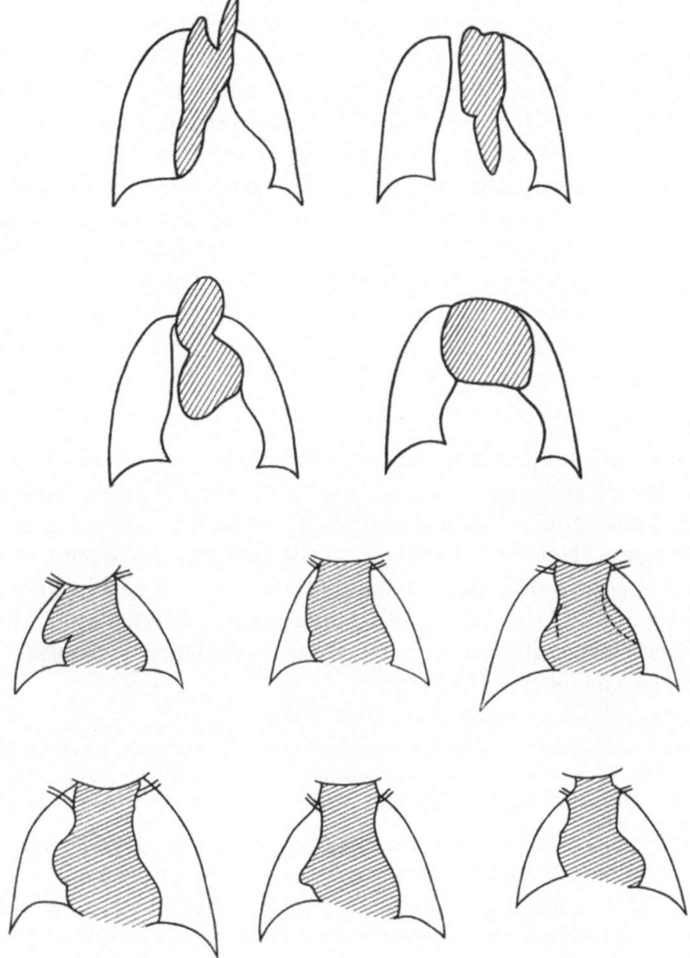

Abb. 11a. Normvarianten der Thymusdrüsen Neugeborener. (Nach MÜLLY 1956). **b** Verschiedene Formen von Thymushyperplasie mit Rückbildung durch Bestrahlungsbehandlung (Nach ZUPPINGER 1952)

sie als benigne klassifizierten, innerhalb einer Beobachtungszeit von 2–14 Jahren keine Rezidive. BERGH et al. (1978) berichteten über 25 nicht-invasive Thymome („Stadium I"), für die sie die alleinige Exstirpation ohne Nachbestrahlung empfahlen. OTTO (1978), der die Prognose von 57 Thymustumoren, darunter 40 nicht-invasiven, analysierte, gab eine 5-Jahres-Überlebensrate von 90% bei nicht-invasiven Thymomen ohne Systemerkrankung und von 60% bei nicht-invasiven abgekapselten Thymomen mit Systemerscheinungen an. Von den 67 Thymustumoren, über die MACK et al. (1977) berichteten, waren 48 benigne (38 Thymome, – davon 16 mit Myasthenia gravis, – 6 Thymuszysten und 4 Thymushyperplasien) mit postoperativer Langzeit-Rezidivfreiheit von 3–5 Jahren in 24 Fällen. Die Autoren hatten „zur Sicherheit" 3 Patienten nachbestrahlt, nachdem der Pathologe invasives Wachstum beschrieben hatte, trotz fehlender Malignität des Tumors selbst. Im eigenen Krankengut wurde 5 Jahre nach Entfernung eines „benignen" Thymoms, ein histologisch ebenfalls „benignes" Rezidiv erneut operativ beseitigt mit anschließender Bestrahlung und zytostatischer Therapie. Exitus letalis weitere 5 Jahre später an einem soliden Thymuskarzinom mit multiplen bilateralen Metastasen in Pleura und Lungen sowie im Pankreas (VOIGT et al. 1981).

Die Frage der prophylaktischen Nachbestrahlung im Anschluß an die Entfernung eines scheinbar benignen Thymoms ist im Schrifttum außerordentlich kontrovers. Einheitliche Richtlinien fehlen. Nach ZEIDLER (1980) und MARTIGNE et al. (1980) wird die Bestrahlung nach Exstirpation epithelialer Thymustumoren relativ häufig durchgeführt. Es scheint dringend ratsam, beim leisesten Zweifel an der Gutartigkeit eines Thymustumors, – sei es basierend auf dem intraoperativen Eindruck oder der Beurteilung des Pathologen, – eine postoperative Radiatio einzuleiten. Der überschwengliche Optimismus zur Prognose „benigner" Thymome, der in manchen Publikationen aufgrund eines häufig kleinen Untersuchungsmaterials und kurzer Nachuntersuchungszeiten zum Ausdruck kommt, wird übereinstimmend mit LE BRIAND et al. (1980) und WASSNER (1970) vom Autor nicht geteilt. Weitere Literatur zur Therapie der Thymome: APPELQVIST et al. (1982) sowie FUJIMURA et al. (1981).

β) Invasive Thymome

Diese Gruppe umfaßt die bösartigen epithelialen Thymome, also die klein- und großzelligen Karzinome wie auch die selteneren Sarkome (VON ALBERTINI 1955). Diese Tumoren durchbrechen meistens die Kapsel und wachsen infiltrativ in Nachbarorgane (Herzbeutel, Pleura, große Gefäße) ein, womit in der Regel eine „radikale" Operabilität nicht mehr gegeben ist und der Wert einer alleinigen erweiterten Exzision (AUREA et al. 1979) prognostisch zweifelhaft ist. Sie können sich lymphogen ausbreiten und hämatogene Fernmetastasen setzen (Lungen, Knochen, Pankreas, Nieren, Gehirn).

Die Metastasierung in das Nervensystem scheint relativ selten vorzukommen, da WICK et al. (1981), die einen Fall mitteilten, in einer Literaturübersicht nur 10 weitere Fälle fanden. Sarkomatöse Thymustumoren zeichnen sich klinisch durch besonders aggressive Malignität aus, kenntlich an rapider infiltrativer Größenzunahme und frühzeitiger Metastasierung.

Die Häufigkeit maligner Thymustumoren wird auf „mindestens 15–20%" (WASSNER 1970) bzw. 25% (SABISTON u. SCOTT 1970) veranschlagt. In der neueren Literatur werden meist weitaus größere Relationen invasiver zu nicht-invasiven Thymusgeschwülsten angegeben: 42% (BERGH et al. 1978), 55% (HARA u. YOSHIDA 1980), 28% (MACK et al. 1977), 30% (OTTO u. HUESSELMANN 1978), 53% (TANAKA et al. 1978b), 30% (TOTZEK u. GRESCHUCHNA 1981), 50% (YOSHITAKE 1980). WICK et al. (1982) berichteten über 20 Thymuskarzinome, die innerhalb der letzten 75 Jahre in der Mayo Clinic beobachtet wurden.

Im Vordergrund der *Symptomatik*, die leider erst im Spätstadium offenkundig und dann recht dramatisch wird, steht die bereits erwähnte Kompression der Organe des oberen Mediastinums mit oberer Einflußstauung, Recurrens- oder Phrenicusparese und Dysphagie sowie Dyspnoe. MACK et al. (1977) machten die wichtige Beobachtung, daß alle Patienten ihres Krankenguts mit malignen Thymustumoren Schmerzen in der Brust von 1–6monatiger Dauer angaben. In einem eigenen Fall von inoperabler maligner Thymusgeschwulst (VOIGT et al. 1981) war über viele Monate neben Brustschmerzen ein Enge- und Fremdkörpergefühl im Thorax angegeben worden, ohne daß daraus rechtzeitig Konsequenzen gezogen wurden.

Diagnostisch hat neben Röntgenaufnahmen in mehreren Ebenen, Durchleuchtung, Tomographie, CT und Ösophagographie die mediastinale Phlebographie einen besonderen Stellenwert, da sie wichtige Hinweise über Tumoreinbruch in benachbarte Strukturen, namentlich Gefäße, gibt und somit Operabilitäts- bzw. Inoperabilitätskriterien vermittelt (ERBE u. BÜCHELER 1977; MACK et al.

1977; SCHMIDT et al. 1980, unveröffentlicht; VALESKY et al. 1977; WASSNER 1970). Die *Mediastinoskopie* sollte Fällen von vermuteter Inoperabilität vorbehalten bleiben, um, – ähnlich wie beim zentralen Bronchialkarzinom –, unnötige Thorakotomien zu vermeiden. Scharf abgegrenzte, vom Aspekt her gut operable Thymome bzw. Mediastinaltumoren sind von einer Mediastinoskopie auszuschließen.

Therapeutisch ist die radikale Tumorexstirpation im Sinne der totalen Thymektomie anzustreben, z.T. unter Mitentfernung umgebender Strukturen wie Perikard, Pleura und Thoraxwandanteilen (AUREA et al. 1979; VORONOV u. VASILIEV 1979); in vielen Fällen besteht jedoch Inoperabilität oder „inkomplette" Operabilität [BERGH et al. (1978): 50% der Patienten im „Stadium III" hatten bereits Pleurametastasen, HARA et al. (1980): nur 2 von 22 malignen Thymomen vollständig und 10 „partiell" resezierbar sowie 10 inoperable Fälle, TANAKA et al. (1978b): nur 30% und YOSHITAKE (1980): nur 38% der invasiven Thymome resezierbar]. Eine besonders schlechte Prognose haben invasive Thymusgeschwülste im Kindesalter. So hatten 4 von 5 Kindern, über die DEHNER et al. (1977) berichteten, einen rapiden und fatalen klinischen Verlauf.

Der operative Zugang ist unterschiedlich: Je nach Ausdehnung und Lokalisation erfolgt die Entfernung der Thymusgeschwulst auf transsternalem (mediane Sternotomie) oder transpleuralem Wege (laterale Thorakotomie), wobei sich zunehmend die Tendenz abzeichnet, für größere Tumoren des vorderen Mediastinums die Sternotomie und für Neoplasmen im mittleren und hinteren Mediastinum die laterale bzw. postero-laterale Thorakotomie zu bevorzugen.

Es herrscht im Schrifttum weitgehende Übereinstimmung, daß sich an die ohnehin fragliche „radikale" bzw. inkomplette „Thymothymomektomie" bei der Behandlung maligner Thymusgeschwülste eine Nachbestrahlung anschließen muß. Auch bei Inoperabilität empfehlen zahlreiche Autoren (PELLECHIA et al. 1979; RICHARD u. WAMBERSIE 1980; TOTZEK u. GRESCHUCHNA 1981) die Strahlentherapie als die beste Behandlungsmethode, da sie in einem relativ hohen Prozentsatz zu langdauernder Tumorremission führt.

So lebten im Krankengut von WALTHER und HÜBENER (1980) von 10 Patienten, die wegen inoperabler Thymome mit 42–65 Gray bestrahlt wurden, sechs zwischen 1–7 Jahre symptomfrei. Eine präoperative Bestrahlungsbehandlung zur Vermeidung der intraoperativen Implantation pleuraler Metastasen hält dieser Autor für sinnvoll. Dagegen lehnen HEHRLEIN et al. (1981) die präoperative Strahlenbehandlung nachdrücklich ab, da sie eine überschießende Vaskularisation des Operationsgebietes nach sich ziehe, ohne die Prognose wesentlich zu beeinflussen. TANAKA et al. (1978b) hatten Überlebenszeiten zwischen 2–5 Jahren nach „radikaler" Operation in Kombination mit der Strahlentherapie, die sie auch deshalb für berechtigt halten, weil nach ihren Erfahrungen selten Fernmetastasen bestehen. OTTO (1978) gibt die 5-Jahres-Überlebenschance nach operativer Malignomexstirpation und zusätzlicher kombinierter Strahlen- und Zytostatikatherapie mit 40–50% an. NORDSTROM et al. (1979) erzielten durch Operation und Bestrahlung invasiver Thymome des „Stadium III" eine 5-Jahres-Heilziffer von 50%. HARA et al. (1980) berichteten über 5- und 10-Jahres-Überlebensraten von 45% bzw. 34% nach Bestrahlung inoperabler und inkomplett entfernter maligner Thymome, während von sechs nicht bestrahlten Patienten nur einer nach radikaler Operation die 10-Jahres-Heilung erreichte. Fünf Patienten, die nicht bestrahlt worden waren, starben innerhalb von 1–3 Jahren postoperativ. Ähnlich günstige Ergebnisse teilten ARIARATNAM et al. (1979) mit, die nach Bestrahlung 11 operierter Patienten mit malignen Thymustumoren in 8 Fällen Überlebenszeiten zwischen 2 und 16 Jahren erreichten.

Eine Kombinationstherapie von möglichst weitgehender operativer Entfernung, Nachbestrahlung und zytostatischer Therapie wird ebenfalls vereinzelt

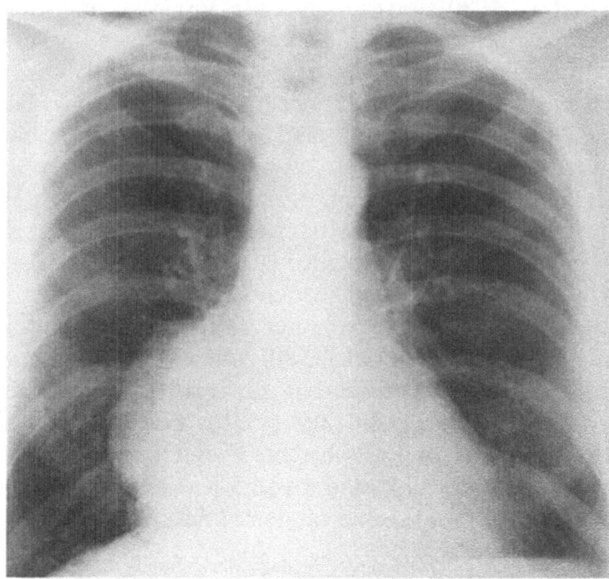

Abb. 12. Großer Tumor im vorderen Mediastinum rechts bei 65jährigem Mann. Klinisch seit $1^1/_2$ Jahren starkes abdomino-thorakales Druckgefühl rechts. Zunächst Annahme einer „Kardiomegalie" und eines Gallensteinleidens. Einweisung nach einjähriger Röntgen-Beobachtung wegen Tumorvergrößerung. Bei der Thorakotomie (Krumhaar) Feststellung eines doppelt mannsfaustgroßen vorderen Mediastinaltumors mit Ummauerung des Lungenhilus; breitflächiges Einwachsen in das Perikard und Sternumperiost. Pflaumengroße Metastasen mit Lymphangiosis carcinomatosa des Sternumperiosts und der angrenzenden Rippen. Inoperabler Befund. Histologie aus einer Tumormetastase (Prof. Dr. LINDLAR, Berlin): Malignes lymphoepitheliales und lymphoretikuläres Thymom. Postoperative Betatronbestrahlung des Mediastinums (Prof. Dr. SCHUMACHER, Berlin) bis 34 Gray. Gute Tumorverkleinerung, jedoch ausgedehnte Strahlenpneumonie. Exitus letalis. Obduktion (LINDLAR): flächenhaftes, regressiv abgewandeltes malignes Rest-Thymom, massive strahlenpneumonische und -fibrotische Lungenveränderungen. Lungenembolie der rechten Pulmonalarterie

durchgeführt (BERGH et al. 1978; OTTO 1978; STÜCKER 1972). Nach den Empfehlungen der Deutschen Gesellschaft für Chirurgie (ZEIDLER 1980) ist eine postoperative Chemotherapie allerdings derzeit noch ohne überzeugenden Effekt.

Auch aus Schweizer Sicht (WALTHER u. HÜBENER 1980) ist der Wert der zytostatischen Therapie beim malignen Thymom noch nicht eindeutig zu beurteilen. Eine interessante Einzelbeobachtung teilten ALMOG et al. (1978) mit: Bei einem Patienten mit malignem lymphoepithelialen Thymom und Pleurametastasen stellte sich eine bemerkenswerte Tumorrückbildung bzw. Remission nach 18monatiger Kortikoidtherapie ein, wobei die Kortisonbehandlung nur „zufällig" wegen einer allergischen Erkrankung erfolgt war.

Über eine besonders problematische und tragische Verlaufsform eines malignen Thymoms informiert Abb. 12 mit Legende. COCCONI et al. (1982) berichteten über die erfolgreiche Behandlung eines malignen Thymomrezidivs mit cis-Platinum.

γ) *Myasthenia gravis (MG)*

Die Pathogenese dieser über lange Jahrzehnte als rätselhaft angesehenen Erkrankung ist in den letzten Jahren zumindest dahingehend teilweise geklärt worden, daß es sich bei der MG um eine Autoimmunerkrankung handelt (LE BRIAND et al. 1980; LEVIN u. SNYDER 1969; SHIELDS 1969), bewiesen durch die

Entdeckung eines spezifischen Antikörpers gegen Acetylcholin-Rezeptoren der motorischen Endplatte.

Nach den Untersuchungen von COHEN, HOHLFELD, KETELSEN und WEKERLE (zit. nach „Periskop“, Fa. Boehringer Sohn, Ingelheim/Rhein; Heft 11, 1, 1980) vollzieht sich die Entstehung der MG als Autoimmunleiden in 3 Schritten:

1. Bildung von Muskelzellen im Thymusgewebe,
2. Autoimmunisierung von Lymphozyten gegen Acetylcholin-Rezeptoren,
3. Ausschüttung der autoimmun sensibilisierten Lymphozyten vom Thymus in den Organismus, wo die Autoimmunreaktion mit den echten Acetylcholinrezeptoren erfolgt. Im einzelnen kommt es durch Ausbildung von Acetylcholinrezeptoren innerhalb der Thymusmuskelzellen zur Sensibilisierung von Lymphozyten, die im Thymus gebildet werden, gegen diese Rezeptoren. Diese sensibilisierten Lymphozyten lösen dann später die Autoimmunreaktion gegen die Acetylcholinrezeptoren der normalen Muskelzellen aus. Eine Rolle soll dabei auch spielen, daß die normalerweise vorhandene Kontrolle der „selbsterkennenden“ Lymphozyten durch „Suppressorzellen“ versagt. Die letzten Ursachen solcher Entgleisungen sind noch nicht geklärt, so daß die immunologische Autoaggression, der „Bürgerkrieg der Lymphozyten“ (WEKERLE et al. 1981) nach wie vor zu den rätselhaftesten Phänomenen der Medizin gehört.

Die Myasthenia gravis entsteht also durch eine Unterbrechung der Signalübertragung an der Kontaktstelle zwischen Nerven und Muskel, wobei die Acetylcholinrezeptoren von Lymphozyten als „Selbstantigene“ angegriffen und zerstört werden (Autoantikörper gegen Acetylcholinrezeptoren).

Die Myasthenia gravis tritt meist bei jungen Frauen vor den Wechseljahren auf, während Männer am häufigsten zwischen dem 50. und 70. Lebensjahr erkranken.

Nur in einem relativ kleinen Prozentsatz ist die MG ursächlich mit einem Thymustumor in Verbindung zu bringen. So beschrieben KORNFELD et al. (1978) in ihrer großen Sammelstatistik nur 163 Thymome bei 1557 Patienten mit MG (10,5%). Im japanischen Krankengut von MONDEN (1978) hatten von 120 Patienten mit MG 37 ein Thymom. HEHRLEIN et al. (1981) gaben 10 Thymome bei 64 Patienten mit MG an (16%). MAASSEN (1982) fand in 20% seiner Patienten mit Thymomen eine MG. MARET et al. (1979) beobachteten bei ihren 50 Patienten mit MG in fünf Fällen (10%) ein Thymom. Die Histologie der Thymome bei MG wird in der genannten Sammelstatistik von KORNFELD et al. (1978) übereinstimmend mit WOLFF (1978) in den meisten Fällen als lymphoepithelial angegeben, wobei häufig „germinale Zentren“ in dem umgebenden Thymusgewebe auffindbar sein sollen. MONDEN (1978) dagegen fanden ausnahmslos Thymome vom „polygonalen“ Zelltyp.

Symptomatisch ist die schnelle Ermüdbarkeit der quergestreiften Muskeln unter geringsten Belastungen mit Erholung in Ruhe typisch. Die Ermüdbarkeit verstärkt sich meist im Laufe des Tages; abends erreichen die Beschwerden den Höhepunkt. Häufig wird der Augenarzt, der die Verdachtsdiagnose stellt, zuerst aufgesucht wegen okulärer Symptomatik mit Doppelbildern und Ptose der Augenlider. Später tritt mit Progredienz des Leidens eine Kraftlosigkeit der Extremitätenmuskulatur hinzu. Bei den schwersten „bulbären“ Formen stehen dysphagische Beschwerden, Sprachstörungen und Kurzatmigkeit im Vordergrund. Schließlich resultieren in der myasthenischen Krise Muskelatonie, Apathie, Dyspnoe- und Erstickungsanfälle.

Diagnostisch ist eine eingehende neurologische Untersuchung einschließlich Elektromyographie, die besonders zur Diagnosesicherung beiträgt, unerläßlich.

Bei wiederholten faradischen Stromreizen kann man im Elektromyogramm die Abnahme der Potentialamplitude beobachten. Im Tensilon-Test, der ebenfalls von diagnostischem Wert ist, kann nach intravenöser Applikation von Edrophonium-Chlorid (Tensilon) der Amplitudenabfall verhindert werden bei subjektiv eindrucksvoller Zunahme der Muskelkraft. Hehrlein et al. (1981) betonen die Bedeutung der Thymusszintigraphie und der Pneumomediastinographie, um die Thymusgröße exakt festzustellen; dagegen hätten mediastinale Lympho- und Venographie in ihrem diagnostischen Aussagewert enttäuscht.

Zur Routinediagnostik gehören neben Tensilontest und Elektromyographie auch Antikörperbestimmungen. Muskelbiopsien und der Nachweis von nukleären und muskulären Antikörpern liefern wichtige differentialdiagnostische Kriterien.

Nach Perlo et al. (1966), die das größte zusammengefaßte Krankengut von 1355 Fällen analysierten, sind folgende Schweregrade bzw. Stadien der Myasthenie abzugrenzen:

I. Rein okuläre Form,

II. a) Milde generalisierte Myasthenie mit okulärer Beteiligung,
b) Mäßig schwere generalisierte Myasthenie mit okulärer Beteiligung und gewöhnlich milden bulbären Symptomen,

III. Akute schwere Myasthenie, die sich innerhalb von Wochen oder Monaten mit bulbärer Symptomatik entwickelt hat,

IV. Späte schwere Myasthenie, die aus den Gruppen 1 und 2 mit bulbärer Symptomatik hervorgegangen ist.

Konservative Therapie. Medikamentös werden Parasympathikomimetika wie Prostigmin, Neostigmin und Mestinon oral oder parenteral eingesetzt. Die Indikation zur medikamentösen Behandlung ist in den Stadien 1 und 2a gegeben, in denen konservative Therapiemaßnahmen bei geringerem Behandlungsrisiko gleichwertige Ergebnisse bringen (Ossermann 1958; Ossermann u. Genkins 1971).

Prophylaktisch ist zu beachten, daß Myasthenie-Patienten keine Medikamente bekommen dürfen, die kurareähnliche Effekte auslösen. Auch Antibiotika wie Streptomycin, Neomycin und Bacitracin sowie sedierende Medikamente, z.B. Valium und Mogadan sollen eine Myasthenie verschlechtern (Kraft-Kinz u. Friehs 1980).

Chirurgische Therapie. Operativ ist bei der Myasthenia gravis die vollständige Entfernung des Thymus mit all seinen Ausläufern und Verzweigungen, also die totale Thymektomie obligat, wobei auch gelegentlich vorkommende dystope Thymusanteile zu exstirpieren sind. Blalock et al. (1939) hatten 1936 als erste bei einem Patienten mit Myasthenie die Thymusexstirpation erfolgreich durchgeführt.

Als optimaler operativer Zugang wird die mediane Sternotomie bevorzugt oder gefordert, wobei einige Autoren die partielle obere (Le Briand et al. 1980; Rubin et al. 1981; Prinz 1968; Sauerbruch 1925; Voronov u. Vasiliev 1979), andere dagegen die totale Sternumdurchtrennung (Gamondes et al. 1981; Hehrlein et al. 1981; Kraft-Kinz u. Friehs 1980; Totzek u. Greschuchna 1981) für unerläßlich halten, um die notwendige Radikalität zu gewährleisten. Die transversale zervikale Operation (Jaretzki et al. 1977; Kark u. Kirschner 1971; Perlo et al. 1971) vermag diese Radikalität nicht zu garantieren und auch die anterolaterale Thorakotomie (Le Briand et al. 1970) ist zumindest bei der MG nicht als optimaler Zugang anzusehen. So erzielte Monden (1978) in einer Nachuntersuchung operierter Patienten mit MG bessere Langzeitergebnisse nach transsternalem Zugang als nach zervikaler Thymektomie.

Nach Kunze (1973, 1980) und Hehrlein et al. (1981), die mit ihrer Gießener Arbeitsgruppe nach den angegebenen Stadien (Perlo et al. 1966, 1971; Osser-

MANN u. GENKIN 1971) klare chirurgische Richtlinien erarbeitet haben, bilden die Schweregrade 2b, 3 und 4 Domänen der chirurgischen Therapie, da in diesen Stadien die Thymektomie die Mortalität der Myastheniekranken senkt und sich die Ansprechbarkeit auf Cholinesterasehemmer nach der Operation deutlich bessert. Diese Autoren konnten in den genannten Gruppen die besten und anhaltendsten Remissionen erzielen.

MARET et al. (1979) empfahlen dagegen die Operation auch schon bei der rein okulären Form „zum frühest möglichen Zeitpunkt". Eine anerkannte Kontraindikation zur operativen Behandlung ist die myasthenische Krise (KRAFT-KINZ u. FRIEHS 1980). Hier haben Respiratorbehandlung und intensiv-pflegerische Maßnahmen ganz im Vordergrund zu stehen. Ausführlich gehen COHEN et al. (1974) aufgrund einer 27jährigen Erfahrung auf die operativen Indikationen und Ergebnisse bei der MG ein.

Die Operationsergebnisse der MG sind bei Frauen besser als bei Männern (HEHRLEIN et al. 1981; KUNZE 1980; LE BRIAND et al. 1980) und auch dann eindeutig günstiger, wenn kein Thymom vorliegt (MARET et al. 1979; WOLFF 1978). SLATER und PAPATESTAS (1978) erreichten bei 141 Patienten mit MG und Thymom durch die Operation eine Remissionsrate von nur 7%, MONDEN (1978) dagegen in 22%. Die besten Operationsresultate werden bei jungen Frauen unter dem 40. Lebensjahr, die erst kurze Zeit an schwerer MG leiden, erzielt. Die Operationsletalität der Thymektomie beträgt weniger als 2%. In dem großen Untersuchungskollektiv von PERLO et al. (1966, 1971), die konservativ und operativ behandelte Patienten mit MG in einer Langzeitstudie verglichen, verstarben innerhalb von 20 Jahren 22% der Nichtoperierten gegenüber nur 9% der Operierten. Vollremissionen wurden durch Operation in 41% erzielt verglichen mit 17% bei konservativer Behandlung. Sehr vorteilhaft hat sich die Kortikoidtherapie in Kombination mit der Operation erwiesen (BOLOOK u. SCHWARTZMANN 1978), insbesondere auch wenn die MG mit einem Thymom kombiniert vorkam. Bei Auftreten einer MG nach Thymothymomektomie fanden KORNFELD et al. (1978) unter Kortikoiden in „100% der Fälle" eine Besserung. In den letzten Jahren ließ sich durch enge Zusammenarbeit von Neurologen, Anästhesisten und Chirurgen und durch die Kombinationstherapie von Operation mit „Dreierbehandlung" (HEHRLEIN et al. 1981): ACTH, Cortison, Immunsuppressiva die Remissionsrate der MG auf 65% (VORONOV u. VASILIEV 1979), 79% (RUBIN et al. 1981), 82% (LE BRIAND et al. 1980) bzw. 90% (HEHRLEIN et al. 1981; MARET et al. 1979) steigern. LE BRIAND et al. (1980) hatten bei 248 operierten Patienten mit MG 3 operative Todesfälle, 41 „Fehlschläge" und 204 „gute Ergebnisse", wobei sie betonen, daß sich die postoperativen Besserungen manchmal erst nach einigen Jahren einstellen. RUBIN et al. (1981) stellten anhand eines kleinen Krankengutes fest, die Operationsergebnisse der Thymektomie seien unabhängig vom Alter und Geschlecht der Patienten; sie bestätigten jedoch die Beobachtungen anderer Autoren, wonach die besten Resultate in der Gruppe der Patienten mit nur kurzer präoperativer Krankheitsdauer und bei Thymushyperplasie erzielt wurden.

δ) Thymuskarzinoide. Als besondere Rarität berichteten CAULET et al. (1981) über einen Karzinoidtumor des vorderen Mediastinums, klinisch ohne Karzinoidsyndrom bei einem 51jährigen Mann. Nach operativer Exstirpation mußten lokale Rezidivtumoren bestrahlt werden. Exitus letalis nach 10 Jahren. Weitere „Thymuskarzinoide" beschrieb TACHUCHI (1979), der 9 Fälle aus der japanischen Literatur zusammenstellte, CANIGIANI et al. (1980) und BLANCHON et al. (1980). Letztere sammelten 35 Fälle aus dem Schrifttum. WICK et al. (1982) berichteten über 15 Karzinoidtumoren aus der Mayo Clinic.

Wir selbst entfernten ein mannsfaustgroßes Thymuskarzinoid aus dem vorderen oberen Mediastinum.

V. Sonderformen mediastinaler Tumoren

1. Benigne und maligne solide Teratome

Die soliden mediastinalen Teratome, die Gewebsanteile aller drei Keimblätter enthalten, werden weitaus seltener beobachtet als die zystischen und neigen sehr viel häufiger als diese zur malignen Entartung (50–70%). Sie bilden im

Kindesalter eine heterogene und problematische Gruppe (GOTTSCHALK et al. 1980; SHACKELFORD u. MCALISTER 1976). Im frühen Kindesalter sind solide Teratome fast immer bösartig. Ähnlich wie die zystischen Teratoide betrifft ihre Lokalisation vorwiegend das vordere und mittlere Mediastinum.

SAURE und FREYSCHMIDT (1976) beschrieben ein im Thymus lokalisiertes Teratom bei einem 6jährigen Knaben. Das interessanteste Beispiel eines gutartigen soliden mediastinalen Teratoms, das einem „fetalen Parasiten" ähnelte, publizierten PEABODY et al. (1957). Das gut orangengroße Gebilde, das einem 31jährigen Mann aus dem vorderen Mediastinum exstirpiert wurde, war von Haut, Haaren und Haarbüscheln bedeckt und enthielt neben Knorpel, Knochen und Zähnen diverse andere ausgereifte organoide Gewebsformationen. Über ein kombiniertes intrapulmonales und mediastinales Teratom bei einem Kind berichteten GOTTSCHALK et al. (1980). Weitere Literatur: LEWIS et al. (1983).

Nach SAYLAM et al. (1974) ist das Mediastinum die zweithäufigste Lokalisation von Teratomen im Körper und Malignität liege in 20–30% vor. Die Prognose wird als generell schlecht bezeichnet mit 50% Letalität innerhalb von sechs Monaten nach operativer Exstirpation.

Röntgenologisch unterscheiden sich die gutartigen soliden Teratome durch ihre glatte Begrenzung von den bösartigen, die eine irreguläre und häufig bizarre Form aufweisen. Innerhalb der Tumorverschattung gelingt es bisweilen, Zähne und knöcherne Strukturen zu erkennen. Solide mediastinale Teratome können eine beträchtliche Größe erreichen und durch Druck auf die Trachea Atemnot erzeugen (THOMPSON et al. 1977; YAMANOTO et al. 1979) oder sogar durch Ruptur in den Herzbeutel zur akuten Herzbeuteltamponade führen (MASTEN et al. 1966). Häufigstes Symptom dieser Tumoren ist der Thoraxschmerz (VIDNE u. LEVY 1973).

Die bösartigen, z.T. unreifen bzw. undifferenzierten Teratome (Teratoblastome) kommen als Terato-Karzinome, Terato-Sarkome oder kombiniert als Terato-Karzinosarkome vor.

Auf die schlechte Prognose der malignen Mediastinalteratome wies WATANABE (1980) hin; TANAKA (1980) machte auf die Häufigkeit extrathorakaler Metastasierung aufmerksam. CANTY und SIEMENS (1978) entfernten bei einem 15jährigen Mädchen, das mit Aszites zur Aufnahme kam, ein „gut differenziertes Teratom" aus dem vorderen Mediastinum, dessen maligne Natur bei der Operation nicht erkannt wurde. Der Tod trat infolge ausgedehnter sarkomatöser Metastasierung ein. Nach PANTOJA und ROSWIT (1975), die über die Ergebnisse der Strahlentherapie von 27 Patienten mit Teratomen berichteten, sind undifferenzierte (embryonale) Teratome strahlensensibel, nicht jedoch die mediastinalen Teratome. Verschiedene Chemotherapieschemata führten auch bei mediastinalen Teratomen zum Teil zu erfreulichen Remissionen (NEWLANDS et al. 1980).

Im eigenen Krankengut beobachteten wir ein ausgedehntes malignes mediastinales Teratom mit schneller Progredienz und fatalem Verlauf.

2. Primäre mediastinale Seminome

FROBOESE (1969) zählt sie zu den „unreifen", bösartigen, selten „noch gutartigen" teratoiden Tumoren mit einseitiger Differenzierung.

Nach IVERSON (1956), der 50 Fälle im Armed Forces Institute of Pathology registrierte und nachuntersuchte, werden nicht selten mediastinale Seminome als „Thymome", „Thymuskarzinome" und „lymphoepitheliale Tumoren" fehlgedeutet. KANIOWSKI et al. (1980), die über 2 Fälle berichteten, bezeichneten die primären mediastinalen Seminome als „ekzessiv seltene Mediastinaltumoren". Immerhin konnten ENNES et al. (1975) 80 und POLANSKI et al. (1979) neben vier eigenen Kasuistiken 103 Fälle bis 1979 aus dem Weltschrifttum zusammentragen. Alle Seminome waren im vorderen Mediastinum lokalisiert. Der Röntgenaspekt dieser Tumoren soll einer „lobulierten" nicht kalzifizier-

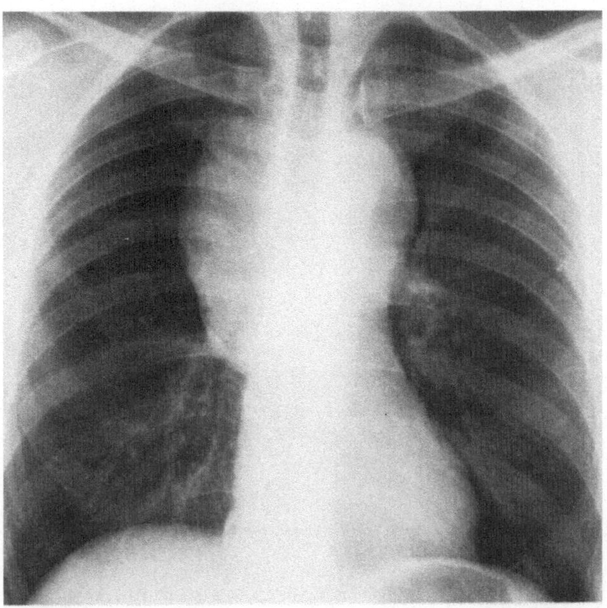

Abb. 13. Mediastinaler Riesentumor bei 45jährigem Mann, der mit oberer Einflußstauung zur Aufnahme kam. Inoperabler Befund. Zytologische Diagnose aus einer PE (Prof. Dr. ATAY, Hannover): Seminom. Wegen Fehlens eines Primärtumors im Hoden mit entsprechender hormoneller Aktivität mußte ein primäres Seminom im Mediastinum angenommen werden

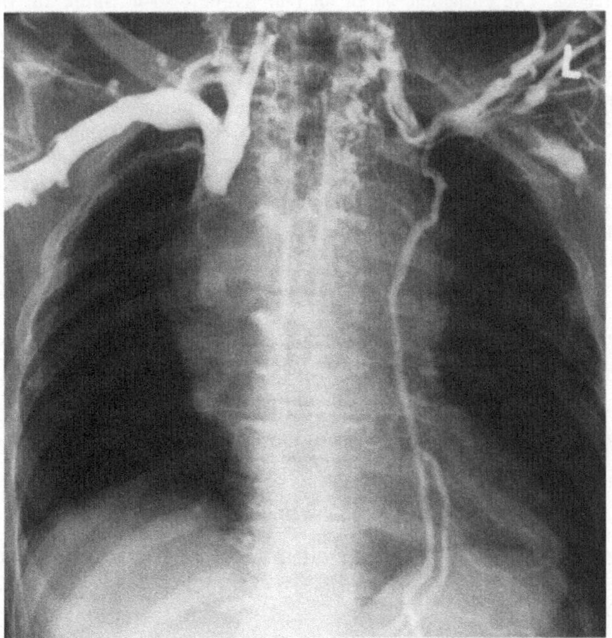

Abb. 14. Gleicher Patient wie in Abb. 13. Mediastinales Phlebogramm (Ch.A. Dr. WICHMANN, Berlin) zeigt die tumorbedingte zentralvenöse Okklusion mit ausgedehnter Kollateralisation. Vollständige Rückbildung der oberen Einflußstauung nach wenigen Betatron-Intensivbestrahlungen (Prof. Dr. SCHUMACHER, Berlin)

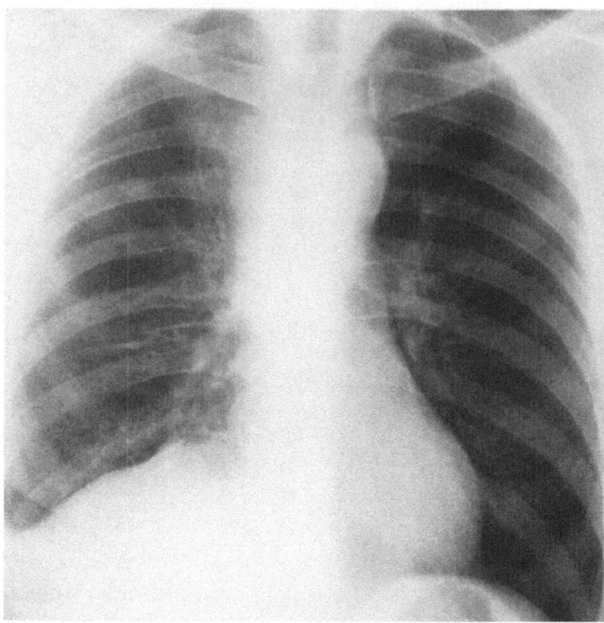

Abb. 15. Gleicher Patient wie in Abb. 13. Schnelle Tumorverkleinerung nach nur 3 Intensivbestrahlungen als Hinweis auf die hohe Strahlensensibilität der mediastinalen Seminome

ten Masse entsprechen. Die Patienten waren im Durchschnitt 30–40 Jahre alt. In 30% waren die Tumoren asymptomatisch, 10% führten zur oberen Einflußstauung. Unter Strahlentherapie, auf die sie sehr sensibel reagieren, erfolgt schnelle Rückbildung mit guter Prognose und 5-Jahres-Heilungen bis zu 75%. Überlebenszeiten bis zu 18 Jahren sind beschrieben. Ihre Prognose ist damit deutlich besser als die der embryonalen Karzinome, Chorionepitheliome oder Teratokarzinome. Über einen „Doppel-Keimzell"-Tumor des Mediastinums und Hodens berichteten JAYET und WERTHEIM (1980). Drei Jahre nach erfolgreicher Exstirpation eines mediastinalen Seminoms mit Nachbestrahlung erfolgte die unilaterale Orchidektomie wegen eines testikulären Embryonalzellkarzinoms, welches ein anderes histologisches Bild bot als das des mediastinalen Seminoms. Der Patient verstarb drei Jahre nach der Hodenoperation infolge generalisierter Metastasierung des malignen Hodentumors.

Weitere Fallmitteilungen: BEKEN und AKIS (1977), BUERKI et al. (1977), CANGENI et al. (1980), CLAMON (1983), DAS (1976), DODI et al. (1978), RAGHAVAN und BARRETT (1980), TOEGEL und PASCU (1976).

Über ein primäres mediastinales Riesenseminom unseres Krankengutes mit schneller Rückbildung unter Strahlentherapie informieren die Abb. 13–15.

Bezüglich der anderen Form des malignen mediastinalen Teratoblastoms, das *Chorionepitheliom (Choriokarzinom)* siehe unter II.: *Fissurale Geschwülste.*

3. Teratoide Mischtumoren

(Synonyma: germ cell tumors, Keimzelltumoren, embryonale Karzinome, Yolc sac tumors, heteroblastische Dysembryome)

Die meisten dieser seltenen Geschwülste zeichnen sich durch besondere Bösartigkeit aus, nur wenige sind „noch" oder bedingt gutartig. Sie können, wie auch die Teratome, beträchtliche Größe erreichen.

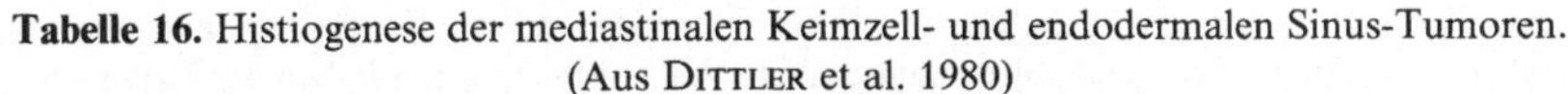

Tabelle 16. Histiogenese der mediastinalen Keimzell- und endodermalen Sinus-Tumoren. (Aus DITTLER et al. 1980)

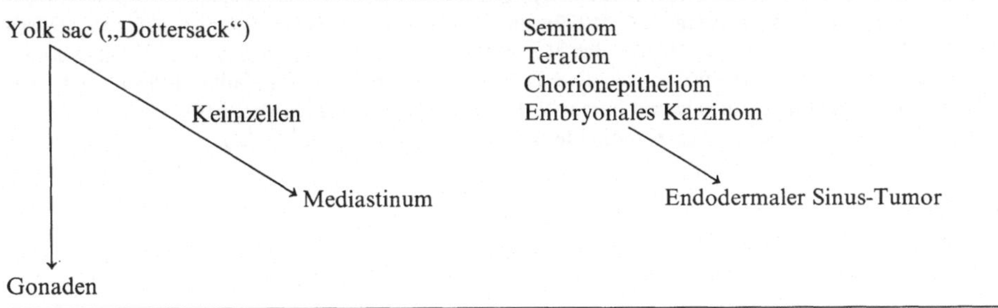

Einen guten allgemeinen Überblick über Klinik, Diagnostik und Metastasierungsmodus mediastinaler Keimzelltumoren geben RECONDO und LIBSCHITZ (1978) und DITTLER et al. (1980): Tab. 16. BEATTIE (1979) berichtete über 30 primäre mediastinale „germ cell tumors" (Memorial Hospital, U.S.A., 1949–1971). Durch radikale operative Entfernung mit Nachbestrahlung und Chemotherapie konnte z.T. langjährige Rezidivfreiheit erzielt werden. Die Prognose war allerdings bei den Patienten schlecht, die im Operationspräparat teratomatöse Anteile neben den Keimzellkarzinomelementen aufwiesen. Ermutigende Erfolge in Form von Vollremissionen mediastinaler „germ cell tumors" erzielten dagegen VAN HOESEL und PINEDO (1980) mit der Kombination Cis-Platinum, Vinblastin und Bleomycin. SAMUELS et al. (1976) teilten gute Therapieerfolge bei Anwendung der Kombination Vinblastin-Bleomycin mit.

MCNEIL et al. (1981) beschrieben ein primäres mediastinales embryonales Karzinom in Verbindung mit einem Klinefelter-Syndrom bei einem 16jährigen Jungen. DITTLER et al. (1980), die drei eigene Kasuistiken mitteilten, fanden nach der Erstbeschreibung durch TEILMANN et al. (1967) im Schrifttum nur 12 Fälle von primärem endodermalen Sinus-Tumor („Yolc sac tumor"), der den embryonalen Karzinomen zugerechnet werden kann (TEILUM 1959, 1965). Der hochmaligne Tumor, der eine ungünstige Prognose hat (DIAMOND u. RUSSO 1976) kommt hauptsächlich bei Männern zwischen dem 13. und 37. Lebensjahr vor. Nur ein Patient überlebte 4 Jahre, während die übrigen nach durchschnittlich 7 Monaten verstarben. Literaturübersicht: DITTLER et al. (1980). MUKAI und ADAMS (1979) gelang bei einem „Yolc sac tumor" des vorderen Mediastinums der immunhistochemische Nachweis von α-Fetoprotein als Zeichen, daß der Tumor von Keimzellursprung war. Die Autoren stellen frühere Fälle zusammen und betonen die schlechte Prognose, falls nicht die komplette operative Entfernung gelang. LUNA und VALENZUELA (1976) teilten postmortale Befunde von 20 „germ cell"-Tumoren mit, die sie wie folgt klassifizierten: 2 Choriokarzinome, 3 Seminome, 3 maligne Teratome, 3 embryonale Karzinome und 9 „gemischte" Keimzelltumoren, was die Unsicherheit in der Klassifizierung dieser Geschwülste unterstreicht. Über 24 „germ cell tumors" des Mediastinums berichteten ECONOMOU et al. (1982) aus 2 großen USA-Kliniken.

Weitere Kasuistiken: AYED et al. (1980), BENARD et al. (1976), BURT und JAVADPOUR (1981), DE SMET et al. (1977), FOX und FIX (1980), KUZUR et al. (1982), LEVITT et al. (1984), Sogge et al. (1979), TALERMAN et al. (1977).

4. Karzinoide des Mediastinums („Mediastinale Bronchialadenome")

Es handelt sich offensichtlich um so große Raritäten, daß einige Autoren (HERBIG et al. 1952; MÜLLY 1956) die Existenz primärer Adenome im Mediastinum schlichtweg negierten.

Demgegenüber berichteten RINGERS und LIDHOLM (1956) über 3 Fälle von „mediastinalen Bronchialadenomen". SALYER et al. (1976), die 3 Fälle mitteilten und das Schrifttum analysierten sowie MARTINET et al. (1977) vermuten die Herkunft der Karzinoide des Mediastinums von den Kulchitsky-

Zellen des Thymus. Histologisch ähneln sie den Karzinoiden anderer Körperregionen. Sie kommen überwiegend bei Männern vor und sollen aggressivere Wachstumstendenz haben als Thymome. Trotz lokaler invasiver Wachstums- und Metastasierungsneigung weisen sie meist einen protrahierten klinischen Verlauf auf. Crinquette et al. (1979), die über eine eigene Beobachtung verfügten, stellten aus dem Weltschrifttum 28 Karzinoide des Mediastinums zusammen, wobei hauptsächlich Männer im 30.–40. Lebensjahr betroffen waren. Die Tumoren wurden in 50% zufällig entdeckt; nur drei von vier Fällen des Schrifttums waren operabel. Einige Patienten wurden nachbestrahlt. Zum Thema mediastinaler Karzinoide: s. auch Karzinoide des Thymus (Abschn. B. IV. 2.c).

Literatur

Abuba EU, Bayer O, Kolmar D (1977) Bilateral peripheral pulmonic stenosis due to tumor compression. Z Kardiol 66:368

Adam A, Hochholzer L (1981) Ganglioblastoma of the posterior mediastinum: a clinicopathologic review of 80 cases. Cancer 47:373

Adler OB, Rosenberger A, Peleg H (1983) Fine-needle aspiration biopsy of mediastinal masses: Evaluation of 136 experiences. Am J Roentgeol 140:893–896

Akwari OE, Payne WS, Onofrio BM (1978) Dumbbell neurogenic tumors of the mediastinum. Mayo Clin Proc 53:6

Albertini A von (1955) Histologische Geschwulstdiagnostik. Thieme, Stuttgart

Almog C, Pik A, Weisberg D (1978) Regression of malignant thymoma with metastases after treatment with adrenocortical steroids. Isr J Med Sci 14:4

Ando H (1981) A case of mediastinal teratoma with expectoration of hairs (in Japanese). Jpn J Thorac Surg 34:467

Andrus de Witt W, Heuer GJ (1936) Surgical treatment of tumors of the mediastinum. Surg Gynecol Obstet 63:469

Appelqvist P, Kostiainen S, Franssila K (1982) Treatment and prognosis of thymoma: a review of 25 cases. J Surg Oncol 20:265–268

Aravanis C, Papasteriades E, Steriotes J (1980) Recurrent pericarditis due to cystic teratoma of the mediastinum. (in Greece). Angiology 31:427

Ariaratnam LS, Kalnicki S, Mincer F (1979) The management of malignant thymoma with radiation therapy. Int J Radiat Oncol Biol Phys 5:1

Arom KV, Nicoloff DM (1976) Intrathoracic paraganglioma arising from aorticosympathetic paraganglion. Arch Surg 111:275

Aubert M, Ohanessian J, Latreille R (1980) An analysis of a series of 31 cases of goiter extending into the thorax. Lyon Chir 76:108

Augustin-Groß K, Krumhaar D (1976) Die Rezidivfreudigkeit morphologisch benigner Thymome. Thoraxchirurgie [Suppl 1] 24:1

Aurea P, Monterossi F, Boi S (1979) Extended excision in surgery of the thymus (in Italian). Chir Torac 32:493

Ayed FB, Droz JP, Caillaud JM (1980) Germinal tumors of the mediastinum in adults (in French). Ann Chir 34:623

Bar Ziv J, Nogrady MB (1975) Mediastinal neuroblastoma and ganglioneuroma in chest roentgenogram. Am J Roentgenol 125:380

Barcia PJ, Nelson TG (1979) Hyperplasia of the thymus and thymic neoplasms in children (in Italian). Milit Med 144:799

Bardin R, Motta GB (1978) Emangioma vavernoso del mediastino. Chir Ital 30:5

Bargmann W (1956) Histologie und mikroskopische Anatomie des Menschen, 2. Aufl. Thieme, Stuttgart

Bariéty M (1960) Les tumeurs choriocarcinomateuses du médiastin. Sem Hop Paris 36:1063

Bassi N, Fazio A, Pigafetta P (1980) An unusual case of enlarged thymus (in Italian). Acta Chir Ital 36:433

Baudesson D, Borelly J, Duprez A (1980) Hyperplasie ganglionnaire géante du médiastin (Castleman). A propos de 2 cas. Ann Chir 34:619

Bauer K-H, Stoffregen J (1958) Geschwülste des Mediastinums. In: Derra E (Hrsg) Handbuch der Thoraxchirurgie, Bd III/II. Springer, Berlin Göttingen Heidelberg, S 796

Bay V, Engel U, Mier C (1982) Chirurgische Behandlung von Mediastinaltumoren. Arzt und Krankenhaus 7:254

Beattie EJ (1979) Mediastinal germ cell tumors. Semin Oncol 6:109

Beken N, Akis M (1977) Primary seminoma of the mediastinum: the report of a case and review of the literature (in Turk). Kanser 7:2

Benard Y, Borel B, Mandard JC (1976) Localisation mediastinale d'une tumeur des sinus endodermiques (yolc sac tumor). Rev Fr Mal Respir 4:969

Bergh NP, Gatzinsky P, Larsson S (1978) Tumors of the thymus and thymic region. Ann Thorac Surg 25:91

Besznyak I, Nemes A (1978) Die intrathorakale Struma. Acta Chir Acad Sci Hung 19:1

Bettendorf U, Bauer KH (1981) Thymomdiagnostik unter besonderer Berücksichtigung der CT-gesteuerten perthorakalen Biopsie. Dtsch Med Wochenschr 106:84

Bientz M, Daussy M, Dessirier JL (1977) Hyperplasie lymphoïde angiofolliculaire (tumeur de Castleman) de localisation médiastinale: 2 cas. Sem Hop Paris 53:667

Binda R, Roviaro GC, Calabro F (1980) Dysembryomas of the mediastinum (in Italian). Minerva Pneumol 19:9

Blades B (1941) Relative frequency and site of predilection of intrathoracic tumors. Am J Surg 54:139

Blalock A, Mason MF, Morgan HJ (1939) Myasthenia gravis and tumors of the thymic region. Ann Surg 110:554

Blanchon F, Vetterl F, Milleron B (1980) Carcinoid tumors of the thymus: report of a case (in French). Poumon Cœur 36:57

Bogin JN (1970) Ultrasound diagnosis of pneumonia. Klin Med (Mosk) 47:123

Bohut V, Bohutová KJ (1982) Mediastinale Pseudotumoren. Prax Klin Pneumol 36:75

Bolgova LS, Melnik AN, Zakharychev VD (1980) Cytological diagnosis of the mediastinum (in Russian). Klin Khir 5:27

Bolook H, Schwartzmann RJ (1978) High dosage steroids for perioperative management of myastenia gravis. J Thorac Cardiovasc Surg 75:754

Boutin OP, Farise R, Aimino R (1976) Intérêt de l'échotomographie en pathologie pleuropulmonaire. Poumon Cœur 23:9

Bower RJ, Kiesewetter WB (1977) Mediastinal masses in infants and children. Arch Surg 112:1003

Boyd JD (1937) The development of the human carotid body. Contrib Embryol Carnegie Inst Washington 26:1

Bradford M, Mahon HW, Grow JB (1947) Mediastinal cysts and tumors. Surg Gynecol Obstet 85:467

Brands W, Saeger HD, Huebner G (1978) Zysten im hinteren Mediastinum. Internist Prax 18:3

Brandt H-J (1964) Die Thorakoskopie bei Erkrankungen der Pleura und des Mediastinums. Internist (Berlin) 10:391

Brandt H-J, Loddenkemper R, Mai J (1983) Atlas der diagnostischen Thorakoskopie. Indikationen, Technik. Thieme, Stuttgart New York

Braxel C, Halmers S, Straeten M van der (1979) Mediastinal parathyroid adenoma detected on a routine X-ray. Scand J Respir Dis 60:367

Briand H Le, Levasseur PH, Rojas Miranda A (1980) The role of the thymectomy in the treatment of myasthenia (in French). Chirurgie (Paris) 106:590

Brocard H, Blanchon F, Vannier R (1978) Isolated cystic lymphangioma of the mediastinum. Poumon Cœur 34:259

Brunner A (1941) Erfolgreiche Operation einer großen, zentral gelegenen Mittelfellgeschwulst. Dtsch Z Chir 254:685

Budde M (1921) Zur Pathogenese cystischer Teratome. Beitr Pathol Anat 68:512

Buerki H, Locher GW, Graepel P (1977) Humoral antibodies against spermatopoetic cells associated with mediastinal germinoma. J Pathol 121:183

Bull P (1931/32) Fibro-Myxo-Xanthom des Mediastinums. Norsk Mag Laegevidensk 92:1110

Buono MS Del, Osacar EM (1961) Intrathoracic meningocele associated with cutaneous neurofibromatosis. Acta Neurochir (Wien) 9:37

Burgener FA, Hamlin DJ (1981) Intrathoracic histiocytic lymphoma. Am J Roentgenol 136:499

Burt ME, Javadpour N (1981) Germ-cell tumors in patients with apparently normal testes. Cancer 47:1911
Cabot RC (1937) Simple cyst of mediastinum. N Engl J Med 217:958
Cangeni V, Galati G, Volpino P (1980) Mediastinal seminoma (in Italian). Chir Torac 33:81
Cangeni V, Volpino P, Galati G (1980) Carcinoid of the thymus (in Italian). Chir Thorac 33:75
Cantaluppi G, Mauri A, Santamaria A (1976) An unusual case of mediastinal pancreatic pseudocyst (in Italian). Atti Accad Med Lomb 31:3
Canty TG, Siemens R (1978) Malignant mediastinal teratoma in a 15 year old girl. Cancer 41:4
Carlens E (1959) Mediastinoscopy: A method for inspection and tissue biopsy in the superior mediastinum. Dis Chest 36:343
Caron-Poitreau C, Racineux JL, Raimbault JP (1979) Lymphangiography in thoracic and retroperitoneal lymphangiomyomatosis. J Radiol 60:33
Castleman BB (1952) Tumors of the parathyroid glands. In: Atlas of tumor pathology, sect VI, fasc 15. Armed Forces Institute of Pathology, Washington DC
Castro F De (1926) Sur la structure et l'innervation de la glande intercarotidienne (glomus caroticum) de l'homme. Trav Lab Rech Biol 24:365
Catron L (1931) Leiomyosarkom der Pleura. Arch Pathol 11:847
Caulet T, Lavaud F, Casola M (1981) Tumeur carcinoïde à la localisation thymique. Arch Anat Cytol Pathol 29:112
Chandler FG, Morlock HV (1938) Thoracoscopy in diagnosis. Br Med J 2:982
Chavez Espinosa JJ, Hoyer OH (1980) Endothoracic neurogenic neoplasm: 30 cases (in Spanish). Rev Interam Radiol 5:49
Cherkaoui O, Galindo R (1980) Endothoracic neurogenic tumors: 27 cases (in French). Rev Maroc Med Sante 2:105
Chevalier JP, Kofman J, Gilly J (1979) Tumors or mediastinal pseudotumors of Castleman? One observation (in French). Poumon Cœur 35:229
Clagett OT, Hausmann PF (1944) Fibroma of the mediastinum. J Thorac Surg 13:6
Clamon GH (1983) Management of primary mediastinal seminoma. Chest 83:263–267
Cocchi U (1952) Mediastinale Veränderungen. In: Schinz HR, Baensch WE, Uehlinger E (Hrsg) Lehrbuch der Röntgendiagnostik, 5. Aufl. Thieme, Stuttgart, S 2677
Cocconi G, Boni C, Cuomo A (1982) Long-lasting response to cis-platinum in recurrent malignant thymoma: case report. Cancer 49:1985–1987
Cohen HE, Solit RW, Schatz NJ (1974) Surgical treatment in myasthenia gravis: a 27 year experience. J Thorac Cardiovasc Surg 68:876
Colchen A, Personne C, Audebaud G (1976) Les formes médiastinales de la tumeur de Castleman. 3 cas. Rev Fr Mal Respir 4:361
Comroe JH (1939) The location and function of the chemoreceptors of the aorta. Am J Physiol 127:176
Condorelli L, Caputi G (1935) Il pneumomediastino anteriore diagnostico. Radiol Fis Med 2:163
Conolly CE, Gillan J, Maguire R (1979) Primary choriocarcinoma of the mediastinum. Ir J Med Sci 148:1
Cova F (1928) Atlas thoracoscopicon. Sperling & Kupfer, Mailand
Crinquette J, Saout J, Creusy C (1979) Carcinoid tumors of the mediastinum (in French). J Sci Med Lille 97:313
Crowe GG, Muldon PB (1951) Thoracic chordoma. Thorax 6:403
Cruse CW, Douk AA (1978) Mediastinal parathyroid cyst. Report of a case and review of the literature. Am J Surg 135:5
Cyn AL, Pang M, Tan NC (1978) Cavernous hemangioma of the mediastinum. Ann Acad Med Singapore 7:4
Daggett P, Johnston ID, Lowe D (1976) A large intrathoracic parathyroid adenoma. Thorax 31:782
Das PB (1976) Vascular hamartoma of the mediastinum. Indian J Cancer 1371:33
Das PB, Deodhare SG (1976) Giant mediastinal seminoma (germinoma). Int Surg 61:563
Davidson KG, Waldbaum PR, McCormack RJ (1978) Intrathoracic neural tumors. Thorax 33:3
Davidson M, Smithers DW, Tubbs O (1951) The diagnosis and treatment of intrathoracic new growths. Oxford Medical Publications, London
Dehner LP, Martin SA, Sumner HW (1977) Thymus related tumors in childhood with rapid clinical progression and death. Hum Pathol 8:53

Delacroix R, Verhaeghe M, Francois Ch (1981) Les chemodectomes intrathoraciques: quatre observations. J Chir 118:29
Deneffe G, Klerck P, Lauweryns J (1979) Thymolipoma. Acta Chir Belg 78:285
Derra E, Ganz P (1954) Operationsindikation und -ergebnis bei Mediastinaltumoren. Med Klin 49:589
Derra E, Herbig H (1951) Mediastinalgeschwülste. Bruns Beitr 183:96
Derra E, Irmer W (1961) Über Mediastinalgeschwülste, ihre Klinik und Therapie. Dtsch Med Wochenschr 86:569
Desaive P (1949) Les tumeurs du médiastin. Acta Chir Belg [Suppl] 3:5
Diamond SM, Russo JF (1976) Endodermal sinus tumor (yolk sac tumor) of the anterior mediastinum: case report. Milit Med 141:111
Dittler HJ, Mack D, Steuer G (1980) Endodermal sinus tumor, seminoma and hemangiopericytoma. Thorac Cardiovasc Surg 28:259
Dodi G, Cechetto A, Nitti A (1978) Seminoma of the mediastinum (in Italian). Surg Ital 8:312
Doppman JL, Marx SJ, Brennan MF (1977) The blood supply of mediastinal parathyroid adenomas. Ann Surg 185:488
Doppmann JL, Brennan MF, Brown E (1978) Tracheal overlap: arteriographic sign of parathyroid adenomas of the posterior mediastinum. Am J Roentgenol 130:6
Doran WT, Lester CW (1938/39) Mediastinal teratoma, with report of unusual case. J Thorac Surg 8:309
Düx A (1977) Erkrankungen und Tumoren des Mediastinums. In: Teschendorf W, Anacker H, Thurn P (Hrsg) Röntgenologische Differentialdiagnostik, 5. Aufl. Thieme, Stuttgart, S 615–744
Dumont A (1949) Tumeurs du médiastin. Acta Chir Belg [Suppl] 3:229
Eberl J (1955) Ungewöhnlich große, zum Teil retroviszeral reichende Struma. Fortschr Roentgenstr 83:731
Economou JS, Trump DL, Holmes EC, Eggleston JE (1982) Management of primary germ cell tumors of the mediastinum. J Thorac Cardiovasc Surg 83:643–649
Egeblad M (1981) Mediastinal pseudocysts. A rare complication of pancreatitis (in Dansk). Ugesk Laeg 143:885
Elder JS, Touloukian RJ (1979) Surgical diagnosis of mediastinal lymphoma in childhood. Arch Surg 114:54
Ennes E, Azevedo DE de, Kane J (1975) Mediastinal seminoma: a case report and review of the literature. Rev Bras Chirurg 65:245
Erbe W, Bücheler E (1977) Radiologische Diagnostik von Mediastinaltumoren. Thoraxchirurgie 25:320
Evans WK, Thompson DM, Simpson WJ (1980) Combination chemotherapy in invasive thymoma. Cancer 46:1523
Falappa P, Danza F, Quilici N (1979) Thymic venography in study of anterior and posterior mediastinum (in French). Ann Radiol 22:546
Falco M di (1939) Mittelfellmyome außerhalb der Speiseröhre. Pathologica 31:381
Fasske E (1977) Zur pathologischen Anatomie der Mediastinaltumoren. Thoraxchirurgie 25:314
Felix W (1928) Topographische Anatomie des Brustkorbes, der Lungen und des Brustfells. In: Sauerbruch F (Hrsg) Die Chirurgie der Brustorgane, 3. Aufl. Springer, Berlin
Fergeson JO, Clagett OT, McDonald JR (1954) Hemangiopericytoma (glomus tumor). Surgery 36:320
Fichet D, Feldmann A, Jagueux M (1975) Hémangiome bénin du médiastin. Rev Fr Mal Respir 3:656
Finnegan OC, Mills AE (1976) Primary mediastinal choriocarcinoma in a black youth. S Afr Med J 50:1515
Finsterbusch W, Stolzer H (1955) Mediastinale gastrogene Cyste. Thoraxchirurgie 2:469
Fontanelle LJ, Armstrong RG, Stanford W (1971) The asymptomatic mediastinal mass. Arch Surg 102:98
Fox MA, Vix VA (1980) Endodermal sinus (Yolk sac) tumors of the anterior mediastinum. Am J Roentgenol 135:291
Franke H, Ganz P (1953) Diagnostik und Therapie der Struma endothoracica (mediastinalis vera). Chirurg 24:5

Fraser RG, Paré JA (1982) Diagnostik der Erkrankungen im Brustraum. Schattauer, Stuttgart New York, S 257–273
Freitas E, Costa M (1978) The role of transbronchial needle-aspiration biopsy in the diagnosis of mediastinal masses (in Portuguese). Med Torac 1:183
Fried B (1948) Bronchogenic carcinoma and adenoma. Williams & Wilkins, Baltimore
Friedmann G, Bücheler E, Thurn P (1981) Ganzkörper-Computertomographie. Thieme, Stuttgart New York
Froboese C (1969) Mediastinum. In: Doerr W, Seifert E, Uehlinger E (Hrsg) Spezielle pathologische Anatomie, Bd IV. Springer, Berlin Heidelberg New York, S 503
Frommhold W, Gerhardt P (Hrsg) (1975) Erkrankungen des Mediastinums, Bd IV. Thieme, Stuttgart, S 5
Fujimura S, Kondo T, Yamaichi A (1981) Thymoma-clinical disorders and results of surgical treatment. J Jpn Assoc Thorac Surg 29:1707–1714
Gabriel S (1979) Mediastinal tumors: thymoma and lipoma (in Swedish). Lakarttidningen 76:3
Gambarelli J, Guérinel G, Chevrot L, Mattéi M (1977) Ganzkörper-Computer-Tomographie. Springer, Berlin Heidelberg New York
Gamondes JP, Clerget-Gurnaud JM, Willems P (1977) Goitres plongeants et endothoraciques. Lyon Chir 73:6
Gamondes JP, Maret H, Maret G (1981) 61 thymectomies pour myasthénie. Tactique opératoire et résultats. Chirurgie 107:215
Ganz P (1954) Die Nervengeschwülste des Thoraxinnenraumes. Chirurg 25:58
Garamella JJ, Stutzmann FC, Varco RL (1955) Subcarinal mediastinal granulomas causing esophageal obstruction. J Thorac Surg 30:187
Garcia Gill JM, Linares J (1979) Invading thymomas (in Spanish). Cir Esp 33:169
Gebauer A (1975) Die Schichtuntersuchung des Mediastinums. In: Frommhold W, Gerhardt P (Hrsg) Erkrankungen des Mediastinums, Bd IV. Thieme, Stuttgart, S 34
Gerbasi FS (1954) Pericardial coelom cyst simulating chronic pericardial effusion: report of a case. Ann Intern Med 41:828
Gerein AN, Srivastava SP (1978) Thymoma: a ten year review. Am J Surg 136:1
Godwin JT, Watson WL, Pool JL (1950) Primary intrathoracic neurogenic tumors. J Thorac Surg 20:169
Goldberg BB (1971) Suprasternal ultrasonography. JAMA 215:245
Gottschalk E, Lichey Ch, Friedrich U (1980) Thorakale Teratome bei Kindern. Z Kinderheilkd Grenzgeb 29:303
Graebner D, Kurpat D, Daniel E (1980) Beitrag zur angiofollikulären Lymphknotenhyperplasie (Castleman Lymphom). Zu Erkr Atmungsorgane 155:66
Greenfield J, Steinberg J, Tourdoff A (1943) Spring water cysts of the mediastinum. J Thorac Surg 12:495
Grundmann G, Fischer R, Griesser G (1955) Kongenitale Herzbeutelcysten. Thoraxchirurgie 2:492
Guibert B, Rivier R, Braillon G (1977) A propos de 40 cas de goitre à développement thoracique. Lyon Chir 73:2
Gupta RM, Khanna MN, Gupta IM (1975) Mediastinal lymphosarcoma with IGM paraproteinemia: case report. Ind J Chest Dis Allied Sci 17:94
Hall ER, Blades B (1957) Lymphangioma of the mediastinum. Dis Chest 32:207
Hammond DI (1979) Giant lymph node hyperplasia of the posterior mediastinum. J Can Assoc Radiol 30:256
Hamperl H (1927) Zur Kenntnis der neurogenen Tumoren des Mediastinums. Wiss Med Wochenschr 77:217
Hara N, Yoshida T (1980) Thymoma: clinicopathologic features, Therapy, Prognosis (in Japanese). Jpn J Surg 10:232
Harris VJ, Ramilo J, White H (1980) The thymic mass as a mediastinal dilemma. Clin Radiol 31:263
Hassan MM (1977) Ganglioneuroblastoma presenting as myasthenia gravis. Child's Brain 3:65
Hasse W (1968) Die Geschwülste des Mediastinums im Kindesalter. Langenbecks Arch Klin Chir 322:1236
Haubrich R (1955) Der heutige Stand der Elektrokymographie. Ergeb Inn Med Kinderheilkd 6:640

Hecht A, Hecht FM (1977) Generalisierte Lymphangiome der Knochen in Verbindung mit multiplen zystischen Lymphangiomen des Mediastinums. Prax Pneumol 31:98
Hecker WCh, Rüter E, Vogt-Moykopf I (1967) Beitrag zur Klinik kindlicher Mediastinaltumore: Analyse von 59 Fällen. Thoraxchirurgie 15:392
Hedblom CA (1933) Intrathoracic dermoid cysts and teratomas with a report of 6 personal and 185 cases collected from the literature. J Thorac Surg 3:22
Hehrlein FW, Scheld HH, Höge R (1981) Myasthenia gravis. Dtsch Aerztebl 22:1091
Heinemann MW, Lehmann WL (1951) Mediastinal mesenchymoma masquerading as liposarcoma. Cancer 4:692
Herbig H, Ganz P, Vieten H (1952) Die Mediastinaltumoren und ihre chirurgische Bedeutung. Ergeb Chir 37:223
Herlitzka AJ, Gale JW (1958) Tumors and cysts of the mediastinum. Arch Surg 76:697
Heuer GJ, Andrus de Witt W (1940) The surgery of tumors of the mediastinum. Am J Surg 50:146
Hirsch JH, Carter SJ, Chikos PM (1978) Ultrasonic evaluation of radiographic opacities of the chest. Am J Roentgenol 130:1153
Hirschfeld K (1951) Tumors and cysts of the mediastinum. Aust NZ J Surg 21:27
Hoesel Q van, Pinedo HM (1980) Complete remission of mediastinal germ cell tumors with cisplatinum combination therapy. Cancer Treat Rep 64:2
Horst W van der, Nier H, Schulte H (1980) Thymustumoren und ihre Rezidivneigung nach operativer Behandlung. Vortrag: Thoraxchir Kongr Bad Nauheim 1980
Hosoi K (1931) Multiple neurofibromatosis (v Recklinghausen) with special reference to malignant transformation. Arch Surg 22:258
Hundeshagen H, Bockslaff H (1975) Nuklearmedizinische Diagnostik des Mediastinums. In: Frommhold W, Gerhardt P (Hrsg) Erkrankungen des Mediastinums, Bd IV. Thieme, Stuttgart
Hunter W (1757) The history of an aneurysm of the aorta, with some remarks on aneurysms in general. Med Observ Inquir 2:390
Inoue M (1979) Pure red cell aplasia and thymoma (in Japanese). Jpn J Thorac Surg 32:149
Ionescu GO, Tuleasca I, Gavrilita N (1976) Infantile giant mediastinal cystic hygroma. J Pediatr Surg 11:469
Irmer W, Höhmann H (1969) Die Chirurgie des Mediastinums. Prax Pneumol 23:242
Iverson L (1956) A review and reclassification of thymoma. Am J Pathol 32:695
Jackson H, Parker F (1944) Hodgkin's disease. N Engl J Med 231:35
Jacobaeus A, Key E (1921) Some experiences in transthoracic tumors. Acta Chir Scand 53:573
Janni A, Mussi A, Angeletti CA (1978) Intrathoracic meningocele (in Italian). Surg Ital 8:3
Jaretzki A, Bethea M, Wolff M (1977) A rational approach to total thymectomy in the treatment of myasthenia gravis. Ann Thorac Surg 24:120
Jayet A, Wertheim V (1980) Double germinal tumor of mediastinum and testis (in French). Acta Chir Belg 79:219
Jernstrom P, McLaughlin H (1962) Choriocarcinoma of the thymus. JAMA 182:147
Kaiser D, Sadowy A (1979) Intrathorakale Neurinome und Sanduhrneurinome. Prax Pneumol 33:957
Kaneshiro A, Wada H (1980) A case of mediastinal cavernous hemangioma (in Japanese). Bull Chest Dis Res Int Kyoto Univ 13:74
Kaniowski T, Albert W, Fukala J (1980) Mediastinal seminomas (in Polish) Pol Przegl Radiol (Warszawa) 44:91
Kaplan S (1934) Un leiomyofibrome de la veine pulmonaire gauche. Rev Fr Pediatr 10:664
Kark A, Kirschner PA (1971) Total thymectomy by the transcervical approach. Br J Surg 58:1220
Karpel GG, Nesterov VM (1980) Mediastinal mesenchymoma (in Russian). Arkh Patol 42:52
Kataoka K (1979) Recurrent papillary adenocarcinoma originated from heterotopic thyroid adenoma in the mediastinum (in Japanese). Jpn J Thorac Surg 32:267
Keat ECB, Twyman VR (1955) Case report: cardiac involvement in lymphosarcoma with spontaneous rupture of the heart. Br Heart J 17:563
Keely JL, Gumbiner STh, Guzauskus AC (1953) The successful removal of 1700 gramm mass. Case report and review of recent literature of intrathoracic lipomas. J Thorac Surg 25:316
Kelley MJ, Mannes EJ, Ravin CE (1978) Mediastinal masses of vascular origin. A review. J Thorac Cardiovasc Surg 76:4
Kent EM, Magovern GJ (1966) Mediastinal tumors. In: Blades B (ed) Surgical diseases of the chest, 2nd edn. Mosby, St Louis, p 209

Kent E, Blades AR, Valle AR (1944) Intrathoracic neurogenic tumors. J Thorac Surg 13:116
Kermaec J, Haguenauer G, Allard P (1979) Characteristics and complications of mediastinal bronchogenic cysts (in French). Ann Med Intern (Paris) 130:1
Kirks DR, Fram EK, Vock P, Effmann EL (1983) Tracheal compression by mediastinal masses in children: CT evaluation. Am J Roentgenol 141:647–651
Kissin MW (1977) Mediastinal cavernous hemangioma. Br J Dis Chest 71:208
Klein F, Zeidler D (1981) Besonderheiten bei der intrathorakalen Struma. Prax Pneumol 35:322
Knieke K (1936) Statistische Untersuchungen über die nicht carcinomatösen bösartigen Tumoren in Düsseldorf. Med Dissertation, Universität Düsseldorf
Konno K, Motomiya M, Nakai Y (1977) Primary mediastinal choriocarcinoma in the male. Sci Rep Res Inst Tohoku Univ 24:43 [Med]
Kornfeld P, Genkins G, Papatestas AE (1978) Steroid therapy in myasthenia gravis associated with thymoma. Mt Sinai J Med (NY) 45:1
Korolev BA, Korepanova NV, Shabaer NG (1978) Mediastinal teratodermoids (in Russian). Khirurgiia (Mosk) 54:8
Kraft-Kinz J, Friehs G (1980) Mediastinum. In: Zenker R, Deucher F, Schink W (Hrsg) Thorax (Chirurgie der Gegenwart, Bd III.) Urban & Schwarzenberg, München Wien Baltimore, S 5
Kraus R, Klemenic J (1975) Röntgendiagnostik der Mediastinalerkrankungen. In: Frommhold W, Gerhardt P (Hrsg) Erkrankungen des Mediastinums, Bd IV. Thieme, Stuttgart, S 23–33
Kraus R, Klemencic J, Keller R (1970) Erkrankungen und Tumoren des Mediastinums. In: Strnad F (Hrsg) Röntgendiagnostik der oberen Speise- und Atemwege, der Atemorgane und des Mediastinums. Springer, Berlin Heidelberg New York (Handbuch der Medizinischen Radiologie, Bd IX/6, S 193–242)
Kronzon I, Mehta SS, Zelefsky M (1974) Cervical aorta presenting as superior mediastinal mass: diagnosis by echography. Br J Radiol 47:900
Kropp R (1981) Die Bedeutung der Sonographie für die pneumologische Diagnostik. Prax Pneumol 35:833
Kubik St (1975) Anatomie des Mediastinalraumes. In: Frommhold W, Gerhardt P (Hrsg) Erkrankungen des Mediastinums, Bd IV. Klinisch-Radiologisches Seminar. Thieme, Stuttgart, S 1
Kudasz J, Besznyak I, Simon K (1976) Mediastinales Chondrosarkom. Thoraxchir Vask Chir 24:139
Kudlich H, Schuh R (1934) Ein Beitrag zum myoplastischen Sarkom der Lungenschlagader. Virchows Arch 294:113
Kunze K (1973) Myasthenia gravis pseudoparalytica. Med Klin 68:723
Kunze K (1980) Die Thymektomie in der Behandlung der Myasthenie. Thorac Cardiovasc Surg 28:380
Kuzur ME, Cobleigh MA, Greco FA (1982) Endodermal sinus tumor of the mediastinum. Cancer 50:766–774
Lack EE (1981) Thymic hyperplasia with massive enlargement. Report of 2 cases. J Thorac Cardiovasc Surg 81:741
Lackner K (1981) Thorax. In: Friedmann G, Bücheler E, Thurn P (Hrsg) Ganzkörper-Computertomographie. Thieme, Stuttgart, S 143–218
Lacquet LK, Moultijn AC, Jongerius CM (1977) Intrathoracic chemodectoma with multiple localisations. Thorax 32:203
Lahey FH (1931) The surgical management of intrathoracic goiter. Surg Gynecol Obstet 53:346
Laipple TC (1945) Cysts and cystic tumors of the mediastinum. Arch Pathol 39:135
Lamke LO, Bergdahl L, Lamke B (1979) Intrathoracic goitre: a review of 29 cases. Acta Chir Scand 145:83
Laroche GP (1976) Mediastinal cystic lymphangioma. Union Med Canada 105:1347
Lautrade Ph, Didier A, Ille H (1980) Thymome malin et acrosyndromes vasculaires. Ann Med Interne (Paris) 131:228
Lechner H (1950) Über das Vorkommen von aortalen, pericardialen und intracardialen Schilddrüsen. Zbl Allg Path Pathol Anat 86:383
Lee Y, Moallem S, Clauss RH (1979) Massive hyperplastic thymus in a 22-month old infant. Ann Thorac Surg 27:356
Lemoine G, Montupet P, Baldeyrou P (1981) Tumeurs neurogènes intra-thoraciques à propos de 78 cas. Traitement et résultats. Ann Chir 35:227
Lemon WS (1931) Rare intrathoracic tumors. Med Clin North Am 15:17

Lenk R (1929) Die Röntgendiagnostik intrathorakaler Tumoren und ihre Differentialdiagnostik. Springer, Wien
Lennert K (1981) Histopathologie der Non-Hodgkin-Lymphome (nach der Kiel-Klassifikation). Springer, Berlin Heidelberg New York
Lennert K, Mohri N (1974) Histologische Klassifizierung und Vorkommen des M. Hodgkin. Internist 15:57
Leopard RS (1920) A case of massive lipoma of the mediastinum. Arch Intern Med 26:274
Levasseur P, Kaswin R, Rojas-Miranda A (1976) Profil des tumeurs chirurgicales du médiastin. A propos de 742 cas. Nouv Presse Med 5:2857
Levin JM, Snyder CC (1969) The thymus gland and immunity. Am Surg 35:317
Levitt RG, Husband JE, Glazer HS (1984) CT of primary germ-cell tumors of the mediastinum. Am J Roentgenol 142:73–78
Lewis BD, Hurt RD, Payne WS (1983) Benign teratomas of the mediastinum. J Thorac Cardiovasc Surg 86:727–731
Lichtenstein AK, Levine A, Taylor CR (1980) Primary mediastinal lymphoma in adult. Am J Med 68:509
Linder E, Schamaun M (1964) Die primären Mediastinaltumoren. Thoraxchirurgie 25:329
Linder F (1975) Die Chirurgie des Mediastinums. In: Frommhold W, Gerhardt P (Hrsg) Erkrankungen des Mediastinums, Bd IV. Thieme, Stuttgart, S 94–102
Linder H (1949) Intrathoracic gastroenteric cysts. Surgery 25:862
Lindskog GF, Liebow AA (1953) Thoracic surgery and related pathology. Appleton Century Crofts, New York
Lissner J (1975) Das Pneumomediastinum. In: Frommhold W, Gerhardt P (Hrsg) Erkrankungen des Mediastinums, Bd IV. Thieme, Stuttgart, S 42
Löblich HJ (1953) Über ein multizentrisches Phaeochromoblastom. Virchows Arch Pathol Anat 324:202
Ludwig R (1980) Mediastinaltumoren im Kindesalter. Vortrag: Frühjtg Bayer Rö Ges, Augsburg
Lukes RJ, Butler JJ (1966) The pathology and nomenclature of Hodgkin's disease. Cancer Res 26:1063
Luna MA, Valenzuela TJ (1976) Germ cell tumors of the mediastinum, postmortem findings. Am J Clin Pathol 65:450
Luosto R, Koikkalainen K (1978) Thoracic duct cyst of the mediastinum. Scand J Thorac Cardiovasc Surg 12:3
Maassen W (1980) Diagnostische Maßnahmen in der Thoraxchirurgie. In: Zenker R, Deucher F, Schink W (Hrsg) Chirurgie der Gegenwart, Bd III/1. Urban & Schwarzenberg, München Wien Baltimore, S 1–64
Maassen W (1982) Lehrbuch der Chirurgie. Mediastinum (einschließlich Thymus). In: Vossschulte K, Kümmerle F, Peiper HJ, Weller S (Hrsg) 7. neubearb. Aufl. Thieme, Stuttgart New York, 20–36
Mack D, Mallinkrodt G, Harlacher A (1977) Diagnostik und chirurgische Therapie der Thymustumoren. Thoraxchirurgie 25:333
Maier HC (1949) Intrathoracic phaeochromocytoma with hypertension. Ann Surg 130:1059
Mallard RE, Stilwell CA, O'Neil JA (1977) Mediastinal pancreatic pseudocyst in infancy. J Pediatr 91:445
Manjón Luengo P, Manrique Chico J, Sánchez Nistal MA (1979) Hydatidosis if the midmediastinum (in Spanish). Radiologia (Madrid) 21:61
Maret G, Garde A, Gamondes JP (1979) Thymectomy in myasthenia gravis (in French). Lyon Chir 75:11
Martigne C, Dumas PJ, Pinoche C (1980) Prognostic et traitement des thymomes. Analyse d'une série de 37 cas. Bordeaux Med 13:1547
Martinet Y, Zuck P, Langlet ML (1977) A propos d'un cas de tumeur carcinoïde médiastinale d'origine thymique. Ann Med Nancy 16:1007
Martini N, Golbey RB, Hajdu SI (1974) Primary mediastinal germ cell tumors. Cancer 33:763
Masaoka A, Nagaoka Y, Maeda M (1977) Study of the ratio of lymphocytes to epithelial cells in thymoma. Cancer 40:3
Masten JL, Cooper AG, Ankaney JL (1966) Acute pericardial tamponade due to perforation of a benign mediastinal teratoma into the pericardial sac. J Thorac Cardiovasc Surg 51:700

Matisoff DN, Hellenbrand WE, Berman MA (1977) Superior mediastinal mass in a neonate. Chest 71:205

Mathew PM, Prangell DR, Cole AJ (1980) Clinical, hematological, and radiological features of children presenting with lymphoblastic mediastinal masses. Med Pediatr Oncol 8:193

Matson RC (1936) The role of thoracoscopy in the diagnosis and management of lung tumors. Surg Gynecol Obstet 63:617

McCorkle R, Koerth J, Donaldson JM (1940) Thoracic lipomas. J Thorac Surg 9:568

McGavack ThH (1951) The thyroid. Mosby, St Louis

McNeil MM, Leong A, Sage RF (1981) Primary mediastinal embryonal carcinoma in association with Klinefelter syndrome. Cancer (Philadelphia) 47:343

Meire HB (1979) Review article: diagnostic ultrasound. Br J Radiol 52:685

Mendez G, Isikoff M, Sinner WN (1979) Fatty tumors of the thorax demonstrated by CT. AJR 133:207

Miller DC, Walter JP, Guthauer DF (1978) Recurrent mediastinal bronchogenic cyst. Chest 74:2

Miller JB, Variakojis D, Bitran JD (1981) Diffuse histiocytic lymphoma with sclerosis: a clinicopathologic entity frequently causing superior vena caval obstruction. Cancer (Philadelphia) 47:748

Miller LD, Joyner CR, Dudrick DJ (1967) Clinical use of ultrasound in the early diagnosis of pulmonary embolism. Ann Surg 166:381

Miller R, Kurtz SM (1978) Mediastinal rhabdomyoma. Cancer (Philadelphia) 42:4

Miraglia A (1978) Eosinophilic granuloma of the mediastinum and of the chest wall (in Italian). Chir Torac 31:615

Moersch HJ, Clagett OT (1947) Pulmonary cysts. J Thorac Surg 16:179

Monden Y (1978) Thymic diseases treated in the surgical clinic. Jpn J Thorac Surg 16:688

Mottet NK (1964) Malignant thymoma. Am J Clin Pathol 41:61

Mukai K (1979) A case of thymolipoma (in Japanese). Jpn J Thorac Surg 32:786

Mukai K, Adams WR (1979) Yolk sac tumor of the anterior mediastinum. Am J Pathol 3:77

Mulligan RM (1950) Chemodectoma in the dog. Am J Pathol 26:680

Mülly K (1956) Die Erkrankungen und Geschwülste des Mediastinums. In: Jaccard G, Mülly K, Spühler O, Staehelin D (Hrsg) Handbuch der inneren Medizin, Bd IV/4 S 391. Springer, Berlin Göttingen Heidelberg, S 391

Nandi P, Wong KC, Mok CK (1980) Primary mediastinal tumors. Review of 74 cases. JR Coll Surg Edinb 25:460

Neel JP, Borel B, François J (1976) A propos d'un cas d'adenome parathyoiden intrathoracique a forme kystique. Ouest Med 29:581

Neimark II (1978) Diagnosis and outcomes in the treatment of neurogenic tumors of the mediastinum (in Russian). Grudn Khir 20:2

Netter FH (1982) Mediastinaltumoren. In: Endres P (Hrsg) Atmungsorgane. Farbatlanten der Medizin, Ciba-Collection, Bd IV. Thieme, Stuttgart New York, S 172

Newlands ES, Begent RH, Kaye SB (1980) Chemotherapy of advanced malignant teratomas. Br J Cancer 42:378

Ng Tang Fui, Prior S, Saunders AJ (1979) Posterior intrathoracic goiter as a cause of thyreotoxicosis. Br Radiol 52:995

Nigam BK, Hyer SL, Taylor EJ (1981) Intrathoracic chemodectoma with noradrenalin secretion. Thorax 36:66

Nissen R (1928) Kreislaufwirkung umschriebener Drucksteigerung im Mittelfellraum. Dtsch Z Chir 208:59

Nissen R (1949) Möglichkeiten der Behandlung der Hypertonie. Monatsschr Psychiatr Neurol 117:321

Nissen R (1950) Seltene mediastinale Geschwülste. Langenbecks Arch Klin Chir 265:431

Nonoyama A, Toyama K (1978) Primary mediastinal liposarcoma: report of a surgical case (in Japanese). J Jpn Assoc Thorac Surg 26:8

Nordmann M, Lebküchner E (1931) Zur Kenntnis der Paragangliome an der Aortengabel und am Grenzstrang. Virchows Arch Pathol Anat 280:152

Nordstrom DG, Tewfix HH, Latourette HB (1979) Thymoma: Therapy and prognosis as related to operative staging. Int J Radiat Oncol Biol Phys 5:2059

Norris (1947) Nebenschilddrüsenadenome. Zit nach Froboese C (1969). In: Köhn et al. (Hrsg) Spezielle pathologische Anatomie, Bd 4. Springer, Berlin Heidelberg New York

Notomi A, Iwamoto Y, Kituchi M (1976) Giant lymph node hyperplasia (Castleman) (in Japanese). Acta Hematol Jpn 39:11

Nylander PE, Vikarii SJ (1948) A study of intrathoracic cysts arising from the diaphragm. Ann Chir Gynecol Fenn 37:99

Oldham H jr (1971) Mediastinal tumors and cysts. Ann Thorac Surg 11:246

Oldham H, Sabiston D (1967) Primary tumors of the mediastinum. Monogr Surg Sci 4:243

Oliva L (1973) Erkrankungen des Mediastinums. In: Schinz HR, Baensch WE, Frommhold W, Glauner R, Uehlinger E, Wellauer J (Hrsg) Lehrbuch der Röntgendiagnostik, Bd IV/2. Thieme, Stuttgart, S 721–786

Oliva L, Albertis J de (1963) Diagnostische Möglichkeiten und Gefahren des Pneumomediastinums. Radiologie 3:58

Olscamp G, Weisbrod G, Sanders N (1980) Castleman disease: unusual manifestation of an unusual disorder. Radiology 13:43

Olson JL, Salyer WR (1978) Mediastinal paragangliomas. Cancer 41:6

Ossermann KE (1958) Myasthenia gravis. Grune & Stratton, New York

Ossermann KE, Genkins G (1971) Studies in myasthenia gravis: a review of a twenty years experience in over 1200 patients. Mt Sinai J Med NY 38:497

Otto HF (1978) Klinisch-pathologische Studie zur Klassifikation und Prognose von 57 Thymustumoren. Prognostische Kriterien. Z Krebsforsch Klin Onkol 91:1

Otto HF (1982) Zur Klassifikation und Prognose mediastinaler Tumoren. Arzt und Krankenhaus 7:246

Otto HF, Huesselmann H (1978) Klinisch-pathologische Studie zur Klassifikation und Prognose von Thymustumoren. Z Krebsforsch Klin Onkol 91:1

Ouchi M, Kanno H, Masamuno R (1978) A case of pure red cell aplasia with thymoma (in Japanese). J Jpn Assoc Thorac Surg 26:212

Overholt RH, Ramsay BH, Meissner WA (1950) Intrathoracic phaeochromocytoma: report of a case. Dis Chest 17:55

Owens GR, Arger PH, Mulhern CB (1980) CT-evaluation of mediastinal pseudocyst. J Comput Assist Tomogr 4:256

Pantoja E, Roswit B (1975) Radiotherapy in malignant teratomas. Cancer Lett 1:103

Paris F, Cabanes J, Munoz C (1979) Melanotic spinothoracic schwannoma. Thorax 34:2

Peabody JW, Rives JD (1954) Mediastinal tumors. A survey of modern concepts in diagnosis and management. Arch Intern Med 93:875

Peabody JW, Strug LH, Buechner HA (1957) Skin-covered mediastinal teratoma simulating a fetal parasite. Am J Med 23:153

Peake JB, Zeigler MG (1977) Thymolipoma: report of three cases. Am Surg 43:477

Pedinielli L, Maillet B (1981) Les goitres plongeants, étude d'une série de 34 cas. J Chir 118:301

Pellechia A, Viterbo M, Brandi M (1979) Treatment of inoperable thymoma. Folia Oncol 2/3:259

Peräsalo O (1952) Mediastinal hemangiomas. Thorax 7:178

Perlo VP, Poskanzer DV, Ossermann KE (1966) Myasthenia gravis: evaluation of treatment in 1355 patients. Neurology 16:431

Perlo VP, Arnason B, Postkanzer D (1971) The role of thymectomy in the treatment of myasthenia gravis. Ann NY Acad Sci 183:308

Philips B (1940) Intrathoracic phaeochromocytoma. Arch Pathol 30:916

Pirogov AI, Polotzky BE (1979) Diagnosis and combined treatment of mediastinal lymphogranulomatosis (in Russian). Probl Gematol Prereliv Krovi 24:7

Pirogov AI, Polosky BE, Simikova LS (1979) Comparative evaluation of surgical methods and puncture biopsy in the diagnosis of malignant tumors of the anterior mediastinum (in Russian). Sov Med 42:62

Pohlmann D (1951) Über zwei ungewöhnliche intrathorakale Cystenbildungen. Frankf Z Pathol 62:1

Poirier R, Rosello R, Kleisbauer JP (1975) Intérêt diagnostique de l'échotomographie dans les affections thoraciques périphériques. Rev Fr Mal Respir 3:263

Polansky SM, Barwick KW, Ravin CE (1979) Primary mediastinal seminoma. Am J Roentgenol 132:1

Prinz H (1968) Zur Frage der Thymektomie bei Myasthenia gravis. Langenbecks Arch Klin Chir 321:284

Prohm P, Winter J, Ulatowski L (1981) Liposarcoma des Mediastinums. Thorac Cardiovasc Surg 29:119
Quervain F de (1941) Die Struma maligna. Neue Dtsch Chir 64:112
Raghavan D, Barrett A (1980) Mediastinal seminomas. Cancer 46:1187
Ranzi E (1931) Zur Chirurgie der neurogenen Mediastinaltumoren. Wien Klin Wochenschr 44:840
Rastegar H, Arger P, Harken AH (1980) Evaluation and therapy of thymic cysts. Ann Surg 46:236
Rau NS, Chopra JS (1978) Brachial neuritis from mediastinal leiomyosarcoma. Neurol India 26:1
Raviaro GC, Zamburlini G (1979) Primary tumors of the intrathoracic vagus nerve (in Italian). Chir Torac 32:267
Ravitch MM, Sabiston DC (1969) Mediastinal infections and tumors, vol I, 2nd edn. Year Book Medical Publishers, Chicago, p 408
Recondo J, Libschitz HM (1978) Mediastinal extragonadal germ cell tumors. Urology 11:4
Reintgen D, Fetter BF (1978) Thymolipoma in association with myasthenia gravis. Arch Pathol Lab Med 102:9
Renault P, Carnot FR, Menez FR (1975) Hemangiomas as congenital tumors of the mediastinum: report of 10 cases (in French). Ann Med Intern 126:719
Reventos F, Castro A, Baro X (1979) Paragangliomas du médiastin. Ann Chir 33:3
Reyes MG, Fresco R, Bruetman ME (1977) Mediastinal paraganglioma causing spinal cord compression. J Neurol Neurosurg Psychiatr 40:276
Richard F, Wambersie A (1980) Radiation therapy of mediastinal tumors (in French). Louvain Med 99:35
Ringe B, Dragojevic D, Frank G (1979) Thymolipoma: a rare benign tumor of the thymus gland. 2 case reports and review of the literature. Thorac Cardiovasc Surg 27:369
Ringerts N, Lidholm SO (1956) Mediastinal tumors and cysts. J Thorac Surg 31:458
Roche G, Wahl D, Pottecher G (1978) Localisations respiratoires de la lipomatose symétrique de Launois-Bensaude. A propos de 3 cas. Poumon Cœur 34:6
Röher HD, Wahl R (1977) Diagnostische und therapeutische Besonderheiten der intrathorakalen Struma. Thoraxchirurgie 25:329
Rose F (1942) Über stumme Neubildungen in der Brusthöhle. Dtsch Z Chir 256:108
Rosenberger A, Adler O (1978) Fine needle aspiration biopsy in the diagnosis of mediastinal lesions. Am J Roentgenol 131:239
Rosenbloom PM, Barrows GH, Kmetz DR (1975) Granular cell myoblastoma of the thoracic sympathetic nerve chain. J Pediatr Surg 10:819
Ross AM, Genton E, Holmes JH (1968) Ultrasonic examination of the lung. J Lab Clin Med 72:556
Rossier PH, Bühlmann A, Schaub F (1955) Pulmonale Hypertonie und chronisches Cor pulmonale. Ergeb Inn Med NF 6:580
Rubin JW, Ellison RG, Moore HV (1981) Thymectomy in myasthenia gravis: the timing of surgery and significance of thymic pathology. Ann Surg 47:152
Ruiz Jimenez JI, Peres Aytes R, Segarra V (1979) Mediastinal ganglioneuroma (in Spanish). An Esp Pediatr 12:151
Rusby NL (1944) Dermoid cysts and teratoma of the mediastinum: a review. J Thorac Surg 13:169
Sabiston DC (1970) Diseases of pleura, mediastinum and diaphragm. In: Wintrobe MM (ed) Harrison's principles of internal medicine, 6th edn. McGraw-Hill, New York, S 86
Sabiston DC, Scott HW (1952) Primary neoplasms and cysts of the mediastinum. Ann Surg 136:777
Salzmann G, Kunz R, Spelsberg F (1976) Zur Diagnostik und Therapie der Mediastinaltumoren. Muench Med Wochenschr 118:1675
Salyer WR, Salyer DC, Eggleston JC (1976) Carcinoid tumors of the thymus. Cancer 37:958
Samuels ML, Lanzotti VJ, Holoye PY (1976) Combination chemotherapy in germinal cell tumors. Cancer Treat Rev 3:185
Sandhaus L, Strom RL, Mukai K (1981) Primary embryonal choriocarcinoma of the mediastinum in a woman. Am J Clin Pathol 75:573
Sanes S, MacManus JE, Scatchard GN (1945) Cystic lymphangioma of the mediastinum. J Thorac Surg 14:253
Santy P, Galy P, Minetta A (1954) Les tumeurs nerveuses du médiastin. Acta Chir Belg 53:674
Sauerbruch F (1925) Die Chirurgie der Brustorgane, Bd II. Springer, Berlin

Sauerbruch F (1931) Die Chirurgie des Mediastinums. Zentralbl Chir 10:218
Sauerbruch F, Fick W (1931) Operative Beseitigung einer kongenitalen Cyste der Speiseröhre. Zentralbl Chir 29:38
Saure D, Freyschmidt J (1976) Verbreiterung des Herzschattens durch ein Teratom im Thymus. Z Kinderchir 1:197
Saylam A, Yurdakul Y, Aytac A (1974) Mediastinal teratomas (in Tukish). Hacettepe Bull Med Surg 7:1
Schaer W (1933) Lipomatöse Hyperplasie. Frankf Z Pathol 44:439
Scheicher A (1953) Zur Strumektomie vom Hals und vom Thorax aus. Langenbecks Arch Klin Chir 276:413
Scheicher A (1957) Substernale Strumen. Langenbecks Arch Klin Chir 287:201
Schlechter FG, Carey ME, Bryant LR (1979) Bilateral apical intrathoracic masses associated with von Recklinghausen's disease. Chest 75:3
Schlumberger HG (1951) Tumors of the mediastinum. In: Atlas of tumor pathology, sect V, fasc 18. Armed Forces Institute of Pathology, Washington DC
Schridde H (1909) Die ortsfremden Epithelgewebe des Menschen. Fischer, Jena
Schweitzer DL, Aguam AS (1977) Primary liposarcoma of the mediastinum. J Thorac Cardiovasc Surg 74:83
Seibert JJ, Marvin WJ, Rose EF (1976) Mediastinal teratoma: a rare cause of respiratory distress in the newborn. J Pediatr Surg 11:253
Seltzer SE, Balikian JP, Birnholz JC (1978) Giant hyperplastic parathyroid gland in the mediastinum. Radiology 127:1
Seybold WD, Harrington StW (1949) Mediastinal vascular tumors. J Thorac Surg 18:503
Seyferth W, Marhaff P, Zeitler E (1982) Digitale Subtraktions-Angiographie (DSA). Electromedica 50:60
Shackelford GD, McAlister WH (1976) Mediastinal teratoma confused with local pleural fluids. Pediatr Radiol 5:118
Shenoy SS, Barnia NR, Patel HR (1978) Mediastinal lymphangioma. J Surg Oncol 10:6
Shields TW (1969) The thymus gland. Surg Clin North Am 49:61
Shub C, Parkin TW, Lie JT (1979) An unusual mediastinal lipoma simulating cardiomegaly. Mayo Clin Proc 54:1
Sinha P, Naik KG, Bhagwat GB (1978) Mediastinal cryptococcoma. Thorax 33:5
Slater G, Papatestas AE (1978) Thymomas in patients with myasthenia gravis. Ann Surg 188:2
Smet AA de, Silver TM, Hart WR (1977) Endodermal sinus tumor of the anterior mediastinum. South Med J 70:757
Sogge MR, McDonald SD, Cofold PB (1979) The malignant potential of the dysgenetic germ cell in Klinefelter syndrome. Am J Med 66:515
Soorae AS, Stevenson HM (1980) Cystic thymoma simulating pulmonary stenosis. Br J Dis Chest 74:193
Stark P (1981) Die Riesenlymphknotenhyperplasie Castleman (angiomatoides Lymphknotenhamartom). Fortschr Geb Roentgenstr Nuklearmed Ergaenzungsband 134:625
Stewart FW, Copeland MM (1931) Neurogenic sarcoma. Am J Cancer 15:1235
Storm PB, Fallon B, Bunge RG (1976) Mediastinal choriocarcinoma in a chromatin positive boy. J Urol (Baltimore) 116:838
Stout AP (1935) The peripheral manifestations of the specific nerve sheath tumor. Am J Cancer 24:751
Stout AP (1947) Ganglioneuroma of the sympathic nervous system. Surg Gynecol Obstet 84:101
Stout AP (1948) Mesenchymoma, the mixed tumor of mesenchymal derivates. Ann Surg 127:278
Stratt B, Steiner RM (1980) The radiologic findings in mediastinal chordoma. Skelet Radiol 5:171
Streidle B, Ahlemann LM, Grehn S (1980) Ungewöhnliche Abszeßbildung im hinteren Mediastinum. Fortschr Geb Roentgenstr Nuklearmed Ergaenzungsband 132:212
Stücker FJ (1972) Die mediastinalen Tumoren und ihre Komplikationen. Dtsch Aerztebl 39:2453
Stücker FJ, Wintzer G (1981) Mediastinaltumoren. In: Heberer G, Schweiberer L (Hrsg) Indikation zur Operation. 2. Aufl. Springer, Berlin Heidelberg New York, S 272–274
Swift PG, Bloom SR, Harris F (1975) Watery diarrhoe and ganglioneuroma with secretion of vasoactive intestinal peptide. Arch Dis Childh 50:896
Tachuchi Z (1979) A case of primary thymic carcinoid (in Japanese). Jpn J Thorac Surg 32:137

Talerman A, Pompe WB van der, Haije WG (1977) Alpha foetoprotein and carcinoembryonic antigen in germ cell neoplasms. Br J Cancer 35:288
Tanaka S (1980) The results of surgical treatment for mediastinal tumors of unvasive growth (in Japanese). Jpn J Thorac Surg 33:408
Tanaka S, Furutani S, Ohishi K (1978a) A case of mediastinal schwannoma originating from intrathoracic vagal nerve (in Japanese). J Jpn Thorac Surg 26:7
Tanaka S, Omoto T, Tanizaki M (1978b) Results of treatment of thymoma. Clinicopathological study on 43 cases (in Japanese). J Jpn Assoc Thorac Surg 26:9
Teilmann I, Kassis H, Pietra G (1967) Primary germ cell tumor of the anterior mediastinum with features of endodermal sinus tumor. Acta Pathol Microbiol Scand 70:267
Teilum G (1959) Endodermal sinus tumors of the ovary and testis. Cancer 12:1092
Teilum G (1965) Classification of endodermal sinus tumor. Acta Pathol Microbiol Scand 64:407
Thompson SI, Veiweg MV, Alpert JS (1977) Enlargement of the right atrium masquerading mediastinal teratoma. Am Heart J 93:375
Toegel H, Pascu F (1976) Das primäre Seminom des Mediastinums. Muench Med Wochenschr 118:1389
Töndury G (1967) Die Anatomie des Brustkorbes in der Sicht des Thoraxchirurgen. In: Brunner A (Hrsg) Die Eingriffe an der Brust und in der Brusthöhle. Springer, Berlin Heidelberg New York (Allgemeine und spezielle chirurgische Operationslehre, 2. Aufl, Bd VI/1, S 1)
Totzek B, Greschuchna D (1981) Die chirurgische Behandlung der Thymome. Prax Pneumol 35:952
Triepel H, Stieve H (1936) Die anatomischen Namen. Bergmann, München
Trueber E, Sadony V, Dohuijsen K (1979) Mediastinales Lipom: ein diagnostisches Problem? Fortschr Geb Roentgenstr Nuklearmed Ergaenzungsband 130:617
Tschirkov F, Satter P (1975) Diagnostik und Therapie der primären Mediastinaltumoren. Chir Praxis 19:617
Tsuchija R, Sigiura Y, Ogata T (1980) Thoracic duct cyst of the mediastinum. J Thorac Cardiovasc Surg 79:856
Turunen M, Kyllönen KEJ (1954) Über Herzsymptome bei teratoiden Mediastinaltumoren. Medizinische 47:1572
Valesky A, Pfeifer KJ, Schaudig A (1977) Mediastinale Phlebographie. Thoraxchirurgie 25:326
Viard H, Paupert A, Billard M (1981) Bronchogenic cysts of the mediastinum (in French). Ann Med Nancy Est 20:79
Victor S, Anand V, Andappan P (1975) Malignant mediastinal chemodectoma. Chest 68:583
Vidne B, Levy MJ (1973) Mediastinal tumors. Scand J Thorac Cardiovasc Surg 7:59
Viikarii SJ (1950) A study of the bursa infracardiaca. Development, anatomy and surgical pathology. Med Dissertation, University of Helsinki
Vishnevsky AA, Adamyan AA, Nikishin AA (1978) Thymic cysts. Grudn Khir 20:2
Vishnevsky AA, Adamyan AA, Goloutev VV (1979) Neurogenic tumors of the mediastinum and remote results of surgical treatment (in Russian). Grudn Khir 21:64
Vogt-Moykopf I, Krumhaar D (1967) Management of primary rib tumors. Surg Gynecol Obstet 125:1239
Vogt-Moykopf I, Krumhaar D, Hecker WC (1966) Kongenitale cystische Lungenkrankheiten. Muench Med Wochenschr 8:414
Voigt R, Krumhaar D, Mollinedo J (1981) Mediastinale Thymome: Klinik, Diagnose, Therapie. Prax Pneumol 35:948
Voronov AA, Vasiliev VN (1979) Surgical treatment of diseases of the thymus (in Russian). Khirurgiia (Mosk) 55:48
Vos M de (1978) Myxoid liposarcoma of the mediastinum. Case report. Tijdschr Geneeskd 34:11
Vot J le, Ducasse B, Kints J (1980) Dermoid cyst of the mediastinum fistulized into the bronchi (in French). Poumon Cœur 36:385
Vuletin JC, Rosen Y, Brigati DJ (1977) Endodermal sinus tumor of the mediastinum. Chest 72:112
Wada H (1982) Malignancy in the mediastinum. A nationwide report of 598 cases. Jpn J Thorac Surg 35:364–371
Walther E (1980) Strahlentherapie des malignen Thymoms. Schweiz Med Wochenschr 110:1764
Walther E, Hübener KH (1980) Computertomographische Charakteristika raumfordernder Prozesse im vorderen Mediastinum und ihre Differentialdiagnose. Fortschr Roentgenstr 133:391

Warren S, Meissner WA (1953) Tumors of the thyroid gland. Armed Forces Institute of Pathology, Washington DC
Wassner UJ (1970) Mediastinalgeschwülste. Schattauer, Stuttgart New York
Wassner UJ, Alai H, Helmstaedt ER (1970) Geschwülste im Mediastinum. Chirurg 1:13
Watanabe T (1980) Results of treatment of invasive mediastinal tumors (in Japanese). Jpn J Thorac Surg 33:432
Weiss AM, Frey N, Andreassian B (1976) Choriocarcinome primitif du mediastin. Sem Hop Paris 55:1235
Weissberg D, Thau M (1981) Intrathoracic retroesophageal struma. Thorac Cardiovasc Surg 29:122
Weitzner S (1976) Adjacent malignant schwannoma and neurofibroma of intrathoracic vagus nerve. Am Surg 42:866
Wekerle H, Cohen IR, Ketelsen UP, Hohlfeld R (1981) Myasthenia gravis als Modellfall der Entstehung eines Autoimmunleidens. Zit nach: Periskop (CH Boehringer Sohn, Ingelheim/Rhein), 11:1–3
Westra D (1978) Vascular pseudo-tumors of the mediastinum in asymptomatic patients. A tomographic study. Radiol Clin 47:3
Wick MR, Nichols WC, Ingle JN (1981) Malignant, predominantly lymphocytic thymoma with central and peripheral nervous system metastases. Cancer 47:2036
Wick MR, Scheithauer BW, Weiland LH, Bernatz PE (1982) Primary thymic carcinomas. Am J Surg Pathol 6:613–630
Wick MR, Carney JA, Bernatz PE (1982) Primary mediastinal carcinoid tumors. Am J Surg Pathol 6:195–205
Wilhelm E (1953) Intrathorakale neurogene Tumoren. Thoraxchirurgie 1:315
Wilhelm E (1955) Über das Wachstum intrathorakaler Strumen und seine klinische Bedeutung. Thoraxchirurgie 2:449
Winnicki S, Potocka K, Nowosadko D (1978) Diagnostic problems in cases of mediastinal tumors in children aged 3 years or less (in Polish). Pol Prezgl Radiol (Warszawa) 42:459
Wolff H (1978) Spätergebnisse nach der Thymektomie bei Myasthenia gravis. Langenbecks Arch Klin Chir 347:637
Wölfler A (1883) Über die Entwicklung und den Bau des Kropfes. Hirschwald, Berlin
Wolson AH (1976) Ultrasonic evaluation of intrathoracic masses. J Clin Ultrasound 4:269
Wychulis AR, Payne WS, Clagett OTh, Woolner LB (1971) Surgical treatment of mediastinal tumors: 40 years experience. J Thorac Cardiovasc Surg 62:379
Yamamoto T (1980) Mediastinal tumors in infancy and childhood. J Jpn Assoc Thorac Surg 28:416–424
Yamanoto M, Ishizuka Y, Unoki S (1979) A case of mediastinal teratoma. The cause of respiratory embarassement (in Japanese). J Jpn Broncho Esoph Soc 30:267
Yeh HC, Gordon A, Kirschner PA, Cohen BA (1983) Computed tomography and sonography of thymolipoma. Am J Roentgenol 140:1131–1133
Yoshitake T (1980) Surgical treatment of invasive mediastinal tumors-thymomas and teratomas (in Japanese). Jpn J Thorac Surg 33:415
Zajtchuk R, Bowen TE, Seyfer AE (1980) Intrathoracic ganglioneuroblastoma. J Thorac Cardiovasc Surg 80:605
Zakharychev VD (1979) Diagnosis and treatment of mediastinal teratomas (in Russian). Vopr Onkol 25:1
Zeidler D (1980) Die Mediastinaltumoren. Beilage zu Mitt Dtsch Ges Chir in Heft 3/1980
Zuppinger A (1952) Erkrankungen des Mittelfelles. In: Schinz HR, Beansch WE, Friedl E, Uehlinger E (Hrsg) Lehrbuch der Röntgendiagnostik, 5. Aufl. Thieme, Stuttgart

VI. Gewächse des Zwerchfells

J. Kraft-Kinz und K.H. Tscheliessnigg

Primäre Tumoren des Zwerchfells wurden in letzter Zeit häufiger chirurgisch angegangen als in früheren Jahren, aus denen im Schrifttum nur vereinzelte Kasuistiken vorliegen. Das mag einmal an der erheblich verbesserten und spezifizierten Diagnostik liegen, zum anderen an dem heute üblichen, weitaus aggressiveren Vorgehen in der Chirurgie. Trotz dieser Prämissen sind primär gutartige und bösartige Geschwülste des Zwerchfells extrem selten. So fanden Crimm et al. (1952) 38 Fälle von Zwerchfelltumoren. Davon waren 16 gutartig und 22 bösartige Geschwülste der Mesenchymreihe. Theuring (1979) und Kühne (1979) fanden dagegen neben ca. 20 gutartigen, 16 primär maligne Gewächse. Überblickt man die spärliche Literatur, so halten sich gutartige und bösartige Neubildungen zahlenmäßig ungefähr die Waage (Niemann 1976). Systematisch können die Zwerchfelltumore in:

1. Primär gutartige Tumoren
2. Primär bösartige Tumoren
3. Metastasen

eingeteilt werden (Theuring 1979; Kühne 1979).

Die Gewächse stammen üblicherweise von dem im Zwerchfell vorkommenden Gewebe ab und sind daher Bindegewebs-, Muskel-, Nerven- und Endothelabkömmlinge (Niemann 1976). Bei den Zysten sind wiederum die echt angeborenen Formen von den erworbenen, bei denen vornehmlich der Echinococcus anzuführen ist, zu unterscheiden. Unter den gutartigen Neubildungen des Zwerchfells dominieren Lipome, Fibrome und Myome, die sich auch kombinieren können, weiters Zysten, Angiofibrome, Lymphangiome, Hämangioendotheliome und ein aus einem embryonalen Zellrest stammendes Hepatom (Spath 1955; Lin 1981; Dubois et al. 1981).

Unter den bösartigen Tumoren rangiert das Sarkom an erster Stelle. Die malignen Gewächse setzen sich daher zusammen aus: Fibrosarkomen, Rhabdomyosarkomen, Neurofibrosarkomen, Leiomyosarkomen und anderen mit mehr oder weniger undifferenzierter Strukturierung (Theuring 1979; Kühne 1979).

Bei den metastatischen Tumoren können kontinuierliche fortgeleitete und metastatische Pleuro- und Peritonealblastome nur im Falle einer intradiaphragmalen Lokalisation gewertet werden. Berge und Lundberg (1977) fanden z.B. 16000 Obduktionen keinen einzigen Primärtumor des Zwerchfells, nur 10 Fälle wiesen Metastasen auf. Auch die Lymphabflußbahn von Abdomen in den Pleuraraum (Thiel u. Hafferl 1969) können zu Absiedelungen im Diaphragma führen. Interessant ist in diesem Zusammenhang zu erwähnen, daß die mediastinale Lymphoszintographie mit autologen ^{99m}Technetium markierten Erythrozyten intraperitoneal in Fällen von Ovarialkrebs intradiaphragmatische Metastasen nachweisen läßt (KAPLAN 1981; YOUNG 1978; PIVER 1976). Dieser Test hatte eine Sensibilität von 0,80 und eine Spezifität von 0,90. Auch endometriotische Ablagerungen im Zwerchfell sind in letzter Zeit häufiger beschrieben worden (YAMAZAKI 1980; STERN 1980).

A. Symptomatik

Die Symptomatik dieser Primärtumore des Diaphragmas ist höchst uncharakteristisch und erst ins Gewicht fallend, wenn sie eine entsprechende Größe erreicht haben. Als Symptome treten schließlich Schmerzen oder Beschwerden im unteren Thoraxbereich, Druckgefühl in der entsprechenden Thoraxhälfte, die unter Umständen auch auf den Magen, das Herz oder die Lungen hinweisen können, da auch Husten und blutiger Auswurf auftreten können, auf (SPATH 1955). Bei größeren Tumoren kommt es zur Behinderung der Zwerchfellexkursion mit dementsprechend verflachter Atmung der entsprechenden Thoraxhälfte und schließlich auch Dyspnoe des Patienten. Dabei können auch Atelektasen des anliegenden Lungengewebes beobachtet werden.

B. Diagnose

Neben den klinisch-physikalischen Befunden wie genauer Auskultation und Perkussion steht an erster Stelle das Thoraxröntgen ap und seitlich. Nicht selten wird die Diagnose durch einen Unfallbefund möglich, wenn aus anderen Gründen Röntgenuntersuchungen des Thorax vorgenommen werden. Hier kann das erste Mal ein Reizerguß, eine Verschattung oder ein Zwerchfellhochstand festgestellt werden. Um die genaue Lokalisation und Ausdehnung des Tumors festzustellen, sowie einen eventuellen Befall von Nachbarorganen zu diagnostizieren, wird die einfache Röntgenuntersuchung durch eine Tomographie, durch Ultraschall so wie das Computertomogramm ergänzt werden müssen. In ganz seltenen speziellen Fällen wird man die Thorakoskopie und die Bronchoskopie zu Hilfe nehmen müssen. Differentialdiagnostisch sind die Tumoren des Zwerchfells einmal gegen einen Zwerchfellbruch (traumatisch oder kongenital) gegen einen intrapulmonalen Prozeß und eventuell auch gegenüber einem Echinococcus oder einem subphrenischen Abszeß abzugrenzen (SPATH 1955; NIEMANN 1976). Weiters wären noch die akuten oder chronischen, spezifischen und unspezifischen entzündlichen Erkrankungen des Zwerchfells, die als solche keine chirurgische Hilfe beanspruchen, zu erwähnen. Bei diesen läuft die Therapie zunächst auf eine adäquate Behandlung des die Zwerchfellbeteiligung verursachenden Grundleidens hinaus.

In Betracht kommen dabei Tuberkulosen, Aktinomykosen oder ähnliches, die nur ausnahmsweise Anlaß zu einem chirurgischen Eingriff geben. Bei subphrenischen Abszessen, Perikarditiden, Leberabszessen, sowie Pleuraempyemen kann es zu einer umschriebenen eitrigen Einschmelzung des Zwerchfells kommen, wobei es über eine Nekrotisierung zu nachfolgender Zwerchfellruptur oder echter Zwerchfellhernie kommt. Differentialdiagnostisch wichtig ist dabei, daß derartige Defekte immer in der dorsalen Zwerchfellhälfte zu liegen kommen (Niemann 1976).

Ein einmal erwiesener Tumor des Diaphragmas oder eine tumorähnliche Verschattung erfordert unbedingt eine chirurgische Abklärung – die Exstirpation und histologische Untersuchung zur Klärung der Qualität.

Präoperative Vorbereitung: Bei Eingriffen am Zwerchfell als wichtigstes Atmungs- und kreislaufförderndes Organ erscheint eine exzessive präoperative Atemgymnastik durch geschulte Physikotherapeutinnen unumgänglich. Daneben sollte der Patient bereits präoperativ einen zentral-venösen Katheter einerseits zur hochkalorischen Ernährung, andererseits zur postoperativen Überwachung des zentral-venösen Druckes erhalten. Als präoperative Untersuchungen sind neben einer kardiologisch-internistischen Operationstauglichkeit die Spirometrie, ein Magenröntgen mit ev. Ösophago-Gastro-Duodenoskopie sowie bei Frauen eine genaue gynäkologische Abklärung zu fordern. Die Irrigoskopie scheint in manchen Fällen bedeutungsvoll. Das entsprechende laborchemische Screening erscheint uns selbstverständlich.

C. Therapie

Der Zwerchfellzugang kann seit Einführung der Intubationsnarkose nur mehr ein transthorakaler sein. Natürlich kann zum Zwecke besserer Übersichtlichkeit ein kombiniertes thoraco-abdominales Verfahren Vorteile bringen. Die Thorakotomie erfolgt im 7. Interkostalraum und kann von dort, wenn nötig, jederzeit nach abdominal verlängert werden. Benigne Tumore lassen sich nach Durchtrennung der Pleura in der Regel mit einem Präpariertupfer oder einem Disektor nach oberflächlicher Freipräparation stumpf ausschälen. Zwerchfellperforationen sind dabei meist vermeidbar. Der verdünnte Tumorboden läßt sich meist durch eine pleuramuskuläre Übernähung versorgen (Niemann 1976). Zwerchfellzysten, die sowohl intra- als auch supra- und subdiaphragmatisch anzutreffen sind, liegen meist supradiaphragmatisch in der Nähe oder auf der Höhe der Zwerchfellkuppel, seltener im vorderen phreniko-kostalen Winkel. Manchmal gehen diese Zysten auch mit Zwerchfelldefekten einher. Auch sie lassen sich ähnlich den gutartigen Tumoren (zu denen sie ja letztendlich auch gehören) stumpf auslösen. Wird bei der Präparation eine Zystenwand verletzt, so muß die von innen her auskleidende Membran restlos stumpf oder scharf nach den Regeln der chirurgischen Kunst entfernt werden. Sind die nach erfolgter Zystenausräumung verbliebenen Zwerchfellränder dünn, so soll nach Niemann das Zwerchfell durch eine die Ränder des Wundbettes adaptierende Seidennaht verstärkt werden. Bei der Operation von Zwerchfellhydatiden ist eine Vorsorge gegen eine Streuung beim Platzen einer derartigen Parasitenhülle empfehlenswert.

Maligne Gewächse müssen ohne Rücksicht auf entstehende Deckungsschwierigkeiten im Interesse der Radikalität ausgedehnt reseziert werden. Bei Metastasen kann selbstverständlich nur von palliativen Operationen die Rede sein (NIEMANN 1976; PIVER 1980). Bei tragbarer Größe des Tumors sollte die Entfernung der Gewächse keine Probleme verursachen. Der primäre Verschluß des entsprechenden Defektes erfolgt in den meisten Fällen durch eine zweireihige Naht, wobei wir U-Nähte und darübergelegte einfache Nähte als sicheren Verschluß verstehen. Wenn die Größe des Defektes eine primäre Naht unmöglich macht, oder wenn die Lokalisation des Gewächses einen zentralen oder ganz peripheren Defekt verursacht hat, muß ein Ersatz für das verlorengegangene Areal gesucht werden. Dafür können naheliegende benachbarte Weichteile herangezogen werden (NIEMANN 1976; HAHNLOSER 1976). Auf der rechten Thoraxseite wird von einigen Autoren mit gutem Erfolg die Leber in den Defekt eingenäht. Auf der linken Seite finden sich in der Literatur autoplastische Maßnahmen mit Hilfe von Faszien- oder Kutislappen, sofern eine dementsprechende Defektdeckung nicht durch Muskellappen der Brustwand möglich sein sollte (NIEMANN 1976).

Auch alloplastische Materialien wurden in mehreren Fällen verwendet. Dabei sind feinmaschige Gitternetze aus Dakron, Nylon oder Teflon zu erwähnen, letztere jedoch mit zweifelhaftem Erfolg, da dieses Gewebe durch einsprießendes Granulations- und späteres Narbengewebe zu harten unbeweglichen Platten umgewandelt wird, die die Atemexkursion erheblich beeinträchtigen. Schließlich wurde in letzter Zeit außerdem als homoioplastisches Material, fabriksmäßig verpackte und sterilisierte lyophilisierte Dura in Form von Gewebsplatten implantiert (BAMLER u. MAASSEN 1974; STOLF 1976). Die in der Literatur darüber berichteten Ergebnisse sind als sehr gut anzusehen. Nach Drainage der Pleurahöhle wie üblich am tiefsten Punkt des Brustraumes in der mittleren Axillarlinie erfolgt der Verschluß der Thorakotomie mit resorbierbarem Nahtmaterial. Die ersten 24 postoperativen Stunden sollte der Patient monitorisiert auf einer Wachstation verbringen. Postoperativ stehen die frühzeitige Mobilisation und dementsprechende Atemgynmnastik im Vordergrund. Thromboembolieprophylaxe und entsprechende Flüssigkeitsbilanzierung sind die weiteren Grundpfeiler der postoperativen Behandlung. Nach Erhalt des histologischen Befundes sollte im Falle von malignen Tumoren mit dem internistischen Onkologen zwecks adäquater adjuvanter Chemotherapie Rücksprache gehalten werden.

D. Prognose

Prognostisch ist bei der histologischen Fülle der Tumoren nur schwer eine bindende Aussage zu machen. Allgemein kann jedoch gesagt werden, daß die primären Tumoren ähnlich den primären Pleuratumoren prognostisch besser liegen als die sekundären, weitstreuend diffus auftretenden Tumoren. Der Erfolg scheint aber nicht allein an der Überlebenszeit zu messen zu sein, sondern er liegt vor allem auch darin, Exsudationen zu beseitigen, die dringende Atemnot des Patienten zu erleichtern und damit das Leben des Patienten erträglicher zu machen (SCHUSTER 1976; SPINELLI 1979; MORROW 1980).

Literatur

Bamler KJ, Maassen W (1974) Über die Verteilung der benignen und malignen Pleuratumoren im Krankengut einer lungenchirurgischen Klinik mit besonderer Berücksichtigung des malignen Pleuramesothelioms und seiner radikalen Behandlung einschließlich der Ergebnisse des Zwerchfellersatzes mit konservierter Dura mater. Thoraxchirurgie 22/5:386–391

Berge T, Lundberg S (1977) Cancer in Malmö 1958–1969. Acta Pathol Microbiol Scand [A] 260:11–234

Crimm P, Laumonier PD, Depaulis S (1952) Fibrosarcomes du cordon. J Thorac Surg 23:360–366

Crimm P, Laumonier PD, Depaulis S (1953) Fibrosarcomes du cordon. Ref Z Org Chir 128:356

Dubois P (1981) Bronchogenic cyst presenting as a supraclavicular mass. Ont Can J Surg (Canada) 24/5:530–531

Hahnloser P (1976) Der Zwerchfellersatz mit Perikard bei Radikaloperation des Pleuramesothelioms. Thoraxchirurgie 24/1:1–5

Kaplan WD (1981) Mediastinal lymphoscintigraphy in ovarian cancer using intraperitoneal autologous technitium-99 m – labelled erythrocytes. Br J Radiol 54/638:126–131

Kühne W (1979) Gedanken zu einer Pathologie des Zwerchfells. Die Pathologie des Zwerchfells als Teil einer patholog Atmung. Z Erkr Atmungsorgane 153/3:327–330

Lin YT (1981) Calcified cyst of the diaphragm – case report. Taiwan I Hsueh Hui Tsa Chih (Taiwan) 80/2:280–288

Morrow CE (1980) Surgical resection for metastatic neoplasms of the lung: experience at the University of Minnesota Hospitals. Cancer 45:2981–2985

Niemann F (1976) Operationen am Zwerchfell. In: Bier, Braun, Kümmel (Hrsg) 8. Aufl, Bd 3/1. Derra E, Huber P, Schmitt W (Hrsg) Barth, Düsseldorf Innsbruck Rostock. Operationen an Hals und Brustkorb, S 551–616

Piver MS (1976). Preoperative and intraoperative evaluation in ovarian malignancy. Obstet Gynecol 48/3:312–315S

Schuster G (1974) Operative Behandlung von primären und sekundären diffusen Pleuratumoren. Thoraxchirurgie 22:394–397

Spath F (1955) Die Chirurgie des Zwerchfells. In: Verhandlungen d Dt Gesellsch f Chir 72. Tagung, Langenb Arch Bd 282. Springer, Berlin Göttingen Heidelberg, S 341–357

Spinelli P (1979) Laparoscopy combined with peritoneal cytology in staging and restaging ovarian carcinoma. Tumor 65/5:601–610

Stern H (1980) Catamenial pneumothorax. Chest 78/3:480–482

Stolf NA (1976) Homologous dura mater used to close thoracis wall and diaphragmatic defects. Int Surg 61/11–12:606

Theuring F (1979) Gedanken zu einer Pathologie des Zwerchfells. 2. Mitteilung: Systematik der Zwerchfellkrankheiten. Z Erkr Atmungsorgane 153/3:331–337

Thiel W, Hafferl A (1969) Lehrbuch der topographischen Anatomie. Springer, Berlin Heidelberg New York, S 434–435

Yamazaki S (1980) Catamenial pneumothorax associated with endometriosis of the diaphragm. Chest 77/107–109

Young RC (1978) The staging and treatment of epithelias ovarian cancer. Can Med Assoc J 119/3:249–256

VII. Neoplasmen der Brustwand

I. VOLKMER

A. Einleitung und Definition der Neoplasmen der Brustwand

Das augenfälligste Zeichen für das Vorliegen eines Brustwandtumors ist eine Anschwellung, die mehr oder weniger schmerzhaft sein kann. Allerdings darf die Bezeichnung „primärer Brustwandtumor" im streng pathologisch-anatomischen Sinne nur für solche Neubildungen im Thoraxbereich gebraucht werden, bei denen es sich – entsprechend der embryonalen Entwicklung der Brustwand – um mesenchymale Neubildungen handelt. Differentialdiagnostisch abzugrenzen sind epitheliale Neoplasien, die von der Haut und ihren Anhangsgebilden ausgehen, von benachbarten Organen übergreifen oder als Metastasen in die Thoraxwand gelangen. Ausgenommen werden sollten Neubildungen des lymphoretikulären Systems (ENGELMANN u. STANULLA 1972).

Unter klinischen Aspekten läßt sich jedoch diese Einteilung vorwiegend mit Rücksicht auf die therapeutischen Konsequenzen nicht immer einhalten. Daraus ergibt sich, daß eine Vielzahl von Einteilungen der Brustwandtumoren im Gebrauch ist, so nach dem Ursprungsort, nach der Dignität oder nach der Strahlenempfindlichkeit. BALOGH et al. (1976) reihen tumoröse Veränderungen aller Thoraxwandschichten in die Gruppe der Brustwandtumoren ein, weil sich nach ihrer Ansicht präoperativ häufig nicht klären läßt, aus welchem Element der Thoraxwand ein Tumor seinen Ausgang nimmt.

GROFF und ADKINS (1967) fanden aus der Literatur 56 Klassifikationen und Diagnosen von Brustwandtumoren allein entsprechend histologischer Kriterien. Diese uneinheitliche Nomenklatur, verbunden mit einer relativ geringen Fallzahl der Beschreiber, erschwert vergleichende Untersuchungen durch Sammelstatistiken und läßt den Wunsch nach einer Vereinheitlichung der Nomenklatur der Brustwand-Neoplasmen aufkommen (FABRE u. GORGUET 1978).

Unter rein klinischen Gesichtspunkten werden im folgenden die primären Brustwand-Neoplasmen eingeteilt in gut- und bösartige Neoplasmen der knöchernen Brustwand sowie gut- und bösartige Neoplasmen der Weichteile der Brustwand.

B. Neoplasmen der knöchernen Brustwand

Primäre Tumoren der knöchernen Brustwand sind selten. Von 2000 primären Knochentumoren fanden PASCUZZI et al. (1957) 7% im Bereich des knöchernen

Thorax, TEITELBAUM (1969) 8%. Anteilmäßig überwiegen dabei die Rippentumoren mit 86% bei PASCUZZI et al. (1957) bzw. 95% bei TEITELBAUM (1972), gegenüber 14% bzw. 5% Sternumtumoren. Auch die Sammelstatistik von WITZ et al. (1978) aus den Jahren 1954 bis 1976 zeigt bei 816 primären Brustwandtumoren 95,7% Rippentumoren und 4,3% Sternumtumoren. OCHSNER et al. (1966) fanden, daß Tumoren der knöchernen Brustwand bei Männern doppelt so häufig auftreten wie bei Frauen.

Was die Dignität angeht, scheinen zunehmendes Alter der Patienten und Tumorgrößen über 4 cm Durchmesser statistisch gesehen das Verhältnis gutartig zu bösartig zu Gunsten bösartig zu beeinflussen (WITZ et al. 1978; STELZER u. GAY 1980; MARCOVE u. HUVOS 1971).

I. Von den Rippen ausgehende Neoplasmen

Von den Rippen ausgehende Neoplasmen sind von der statistischen Verteilung her gleich oft gutartig wie bösartig: BLADES und PAUL (1950) und TEITELBAUM (1972) fanden 40%, WITZ et al. (1978) 49,3%, O'NEAL und ACKERMAN (1951) 60% und OCHSNER et al. (1966) 67% gutartige Rippentumoren. 63% der Rippentumoren sind kartilaginären Ursprungs (TEITELBAUM 1969).

1. Gutartige Rippentumoren

a) Gutartige kartilaginäre Rippentumoren

Die gutartigen kartilaginären Tumoren der Rippen rekrutieren sich nach TEITELBAUM (1969) in überwiegender Zahl zu gleichen Teilen aus Osteochondromen oder sogenannten kartilaginären Exostosen und Chondromen. Seltener sind Chondromyxoidfibrome und Chondroblastome (TEITELBAUM 1972; TURCOTTE et al. 1962). WITZ et al. (1978) fanden unter 152 gutartigen kartilaginären Tumoren 42% Osteochondrome, 54% Chondrome und 4% Chondromyxoidfibrome.

α) Osteochondrome. Feingeweblich handelt es sich bei den Osteochondromen um echte Kombinationsgeschwülste, charakterisiert durch eine hyaline Knorpelkappe und darunterliegende osteogene Umbauzonen. Klinisch treten sie in der Regel als asymptomatische Schwellungen in Erscheinung, können allerdings durch Druck auf das umgebende Gewebe Schmerzen hervorrufen. In der Mehrzahl der Fälle findet man solitäre Rippentumoren. Erblich bedingt können sie auch als multiple Osteochondromatosis auftreten (PASCUZZI et al. 1957). TEITELBAUM (1969) gibt das Durchschnittsalter der Patienten mit 18 Jahren an.

β) Chondrome entwickeln sich in der Knorpelknochengrenze der Rippen entweder solitär oder multipel als Chondromatose. Aufgrund unterschiedlicher Reifestufen der Geschwulstzellen kann das mikroskopische Bild uneinheitlich sein. Auch sekundäre Verknöcherungen sind möglich (Chondroma ossificans). Klinisch imponieren sie als schmerzlose oder mit leichtem Schmerz verbundene

Schwellungen. Nach GROFF und ADKINS (1967) besteht ein Häufigkeitsmaximum im 2. und 3. Lebensjahrzehnt, nach O'NEAL und ACKERMAN (1951) wird das Durchschnittsalter der Patienten mit 40 Jahren angegeben.

Obwohl Osteochondrome und Chondrome vom morphologischen Bild her keine Malignitätskriterien aufweisen, ordnen sie GOTTSCHALK und STOLTZE (1969) wegen ihrer Rezidivneigung, verbunden mit der Möglichkeit der malignen Degeneration als semimaligne Geschwülste ein. JUNGINGER und SPELSBERG (1971) berichten über eine 50%ige Rezidivquote beim Chondrom.

b) Gutartige nichtkartilaginäre Rippentumoren

α) Fibröse Dysplasie. Unter den gutartigen, nicht kartilaginären Rippentumoren nimmt die fibröse Dysplasie (Synonyma: Knochenzyste, fibröses Osteom, Fibrosis ossificans, Osteofibrom, Osteoblastom, Riesenzellfibrom, Riesenzelltumor) in der Zusammenstellung von WITZ et al. (1978) mit 70,2% den breitesten Raum ein, gefolgt vom eosinophilen Granulom mit 9,7%. Es handelt sich um eine besondere Form osteogener Fibrome, gekennzeichnet durch große spindelförmige und mehrkernige polymorphe Riesenzellen, netzartig wie retikuläres Bindegewebe angeordnet (ENGELMANN u. STANULLA 1972). Durch Hämosiderindepots ergibt sich die gelegentlich ausgesprochen braune Farbe. Klinisch besteht eine sich in Schüben vergrößernde, derbe, und solange keine Infiltration der Umgebung erfolgt ist, schmerzlose Rippenschwellung, die im Gegensatz zu den anderen Tumoren am häufigsten im dorsalen Anteil der Rippen gelegen ist, entfernt von den chondrokostalen Übergängen. Vorwiegend sind junge Erwachsene befallen. In der Regel ist eine einzelne Rippe betroffen (monostotische fibröse Dysplasie), der Befall mehrerer isolateraler Rippen ist jedoch auch möglich. Tritt in diesen Fällen eine Dyspigmentation der Haut hinzu und eine Pubertas praecox (2% der fibrösen Dysplasien nach GAILLARD et al. 1978), so spricht man vom Albright-Syndrom.

Aufgrund des möglichen Auftretens von Mitosen und der klinischen Rezidivneigung wird die fibröse Dysplasie gelegentlich auch als semimaligner Tumor eingestuft (ENGELMANN u. STANULLA 1972). GOTTSCHALK und STOLTZE (1969) ordnen die fibröse Dysplasie bei den tumor-simulierenden Thoraxwandprozessen ein.

β) Das eosinophile Granulom wird – vor allem in der angloamerikanischen Literatur (OMELL et al. 1973; TEITELBAUM 1972; THRELKEL u. ADKINS 1971; GROFF u. ADKINS 1967) als nächsthäufigster „Brustwandtumor" angeführt, der es zahlenmäßig verdient, in eine Systematik aufgenommen zu werden. Dabei handelt es sich in der Tat nicht um eine Neubildung im pathologisch-anatomischen Sinne, sondern um eine tumorsimulierende ossäre Manifestation einer Histiosis X (GAILLARD et al. 1978). Die Erkrankung führt in der Regel als solitäre Läsion zu wie ausgestanzt wirkenden Rippendefekten, verbunden mit einer Vermehrung der Eosinophilen und der Histiozyten. Das eosinophile Granulom findet sich in der Regel bei Kindern und bei jüngeren Erwachsenen und ist nach dem 30. Lebensjahr praktisch nicht mehr zu sehen (OMELL et al. 1973).

2. Bösartige Rippentumoren

a) Das Chondrosarkom

ist der am häufigsten auftretende maligne Rippentumor. Bei PASCUZZI et al. (1957) stellt es 46,5% aller malignen Rippentumoren mit einem Verhältnis Männer zu Frauen wie 2:1. TEITELBAUM (1972) fand unter den primär-malignen Rippentumoren 31% Chondrosarkome. Dies entsprach einem Anteil von 15,6% aller Chondrosarkome des Skelettsystems. Die Sammelstatistik von WITZ et al. (1978) aus den Jahren 1954 bis 1976 verzeichnet von 430 malignen Rippentumoren 156 Chondrosarkome, entsprechend 36,3%. Mikroskopisch ist die Diagnose des Chondrosarkoms nicht immer leicht zu stellen. Nach FABRE und GORGUET (1978) ist in der Hälfte der Fälle die Malignität durch Kernanomalien, Mitosen und myxoide Entdifferenzierung nachweisbar. Bei den gut differenzierten Tumoren macht allerdings die Abgrenzung zu den Chondromen Schwierigkeiten. Auch die Klinik zeigt gleichermaßen Gemeinsames wie Trennendes: wie die Chondrome sitzen die Chondrosarkome meist am chondrokostalen Übergang, letztere können allerdings auch im gesamten Rippenverlauf eintreten. Ein Größenwachstum von 4 cm im Durchmesser mit langsamer, jedoch stetiger Wachstumstendenz spricht aber ebenso mit großer Wahrscheinlichkeit für ein Chondrosarkom (MARCOVE u. HUVOS 1971) wie die ausgesprochene Schmerzhaftigkeit sowie die Neigung zur Infiltration von angrenzenden Rippen, Muskulatur, Pleura und sogar Lunge (STELZER u. GAY 1980). Der Häufigkeitsgipfel zwischen dem 40. und 50. Lebensjahr liegt dicht bei dem des Chondroms. All diese diagnostischen bzw. differentialdiagnostischen Überlegungen sind klinisch allerdings von untergeordneter Bedeutung: wegen der bekannten Rezidivhäufigkeit der Chondrome und deren Möglichkeit zur malignen Degeneration muß das chirurgische Vorgehen gleichermaßen radikal sein.

b) Das solitäre Plasmozytom

gilt als der nächsthäufigste primärmaligne Rippentumor. PASCUZZI fand 1957 unter 186 primärmalignen Rippengeschwülsten 15 Myelome, entsprechend 17,4% der malignen Rippentumoren, 14 der 15 Plasmozytome fanden sich bei Männern. WITZ et al. (1978) berichten über einen Anteil von vergleichbaren 13,7%. Dem gegenüber erscheint ein Anteil von 30% der malignen Rippentumoren bei TEITELBAUM (1969) relativ hoch, ein Umstand, den STELZER und GAY (1980) damit erklären, daß die Diagnose des Plasmozytoms in der Regel durch Nadelbiopsie gestellt wird, und das Plasmozytom damit statistisch nicht mehr als primärer Rippentumor eingeordnet wird, zumal bei kostaler Manifestation auch keine tastbaren Schwellungen vorliegen. Hauptsymptom ist der lokalisierte Schmerz bei 50- bis 70jährigen Patienten (OMELL et al. 1973). Als Systemerkrankung kann das Myelom einhergehen mit allgemeinen Krankheitszeichen wie Fieber und Abgeschlagenheit. Die Plasmaelektrophorese, der Nachweis des Bence-Jones'schen Eiweißkörpers und die wie ausgestanzt wirkenden Knochendefekte im Röntgenbild bringen den Verdacht nahe, der dann über eine Knochenmarks-Biopsie in der Regel zur Diagnose führt, mit dem Ziel, den Patienten vor weiteren chirurgischen Maßnahmen zu bewahren. Therapie der Wahl ist die systemische Chemotherapie (GROFF u. ADKINS 1967).

c) Das Osteosarkom

tritt in der Aufstellung von TEITELBAUM (1972) mit einem Anteil von 35% als häufigster primärmaligner Tumor des Skelettsystems auf, findet sich in der gleichen Aufstellung nur mit 3% im Bereich der Rippen, eine Zahl, die auch von PASCUZZI et al. (1957) bestätigt wird. Die relative Häufigkeit von 10% unter den primärmalignen Rippentumoren bei TEITELBAUM (1972) wird präzise auch in der Sammelstatistik von WITZ et al. (1978) angegeben. Mikroskopisch ist die Abgrenzung von einem Chondrosarkom oder einem Fibrosarkom nicht einfach. Als Kriterium für die Diagnose gilt der Nachweis von Osteoid (TEITELBAUM 1969). Klinisch imponiert das Osteosarkom als ein schmerzhafter, schnell wachsender Tumor, der von jeder knöchernen Struktur seinen Ausgang nehmen kann. Monströse knochenharte Auftreibungen der Rippen sind möglich. Aufgrund der schnellen Gefäßeinsprossung kann es früh zu einer ausgiebigen hämatogenen Metastasierung kommen, so daß mit dem Stellen der Verdachtsdiagnose eine ausgiebige Metastasensuche verbunden sein muß (GROFF u. ADKINS 1967). Röntgenologisch hochverdächtig ist der Nachweis strahliger Knochenspießbildungen, sogenannter Spiculae. Unter alleiniger chirurgischer Behandlung war bisher die Prognose schlecht. Ergebnisse mit anfänglicher zytostatischer Therapie und verzögerter Operation nach bis zu 2,5 Monaten lassen hoffen (ROSEN et al. 1979).

d) Das Ewing-Sarkom

bei GROFF und ADKINS (1967) der nächsthäufigste Knochentumor nach dem osteogenen Sarkom, wurde von TEITELBAUM (1972) unter 304 primärmalignen Knochentumoren 27mal beschrieben, bei 2 Patienten war der Tumor in den Rippen lokalisiert. PASCUZZI et al. (1957) und O'NEAL und ACKERMAN (1951) finden mit einem Anteil von 10% unter den primärmalignen Rippentumoren ähnliche Verteilungen. Die Sammelstatistik von WITZ et al. (1978) weist eine Häufigkeit von 14% aus, wobei die dort zitierte Zusammenstellung von HOCHBERG und CRASTNOPOL (1951) einen Anteil von 25% beschreibt. Mikroskopisch fällt der Tumor auf durch eine rosettenförmige Anordnung basophiler Zellen. Seine Abgrenzung zum Retikulumzellsarkom, zum Osteosarkom und zum undifferenzierten kleinzelligen Karzinom kann schwierig sein (TEITELBAUM 1969). Klinisch findet sich ein schmerzhafter Tumor im Bereich der Thoraxwand, der durch seine lokale und systemische Temperaturerhöhung eher an einen entzündlichen Tumor denken läßt. Die Patienten haben ein deutliches Krankheitsgefühl. Der Tumor hat einen Häufigkeitsgipfel zwischen dem 10. und 20. Lebensjahr. Röntgenologisch fällt eine typische zwiebelschalenartige Verkalkung auf (GROFF u. ADKINS 1967). Da auch das Ewing-Sarkom zur ausgiebigen Metastasierung neigt, ist mit dem Stellen der Diagnose eine sorgfältige Metastasensuche angezeigt. Das Erstellen einer präoperativen Diagnose, z.B. durch eine Nadelbiopsie, ist von großer Wichtigkeit, da der Tumor einerseits eine hohe Strahlenempfindlichkeit hat, andererseits radikale chirurgische Eingriffe keine Lebensverlängerung bringen (GROFF u. ADKINS 1967).

e) Andere primärmaligne Rippentumoren

deren Häufigkeitsverteilung jedoch unter 10% liegt, sind das Retikulumzellsarkom, das Fibrosarkom, der maligne Riesenzelltumor und der Morbus Hodgkin.

II. Vom Sternum ausgehende Neoplasmen

Primäre Neubildungen im Bereich des Sternums sind ausgesprochen selten: 18 Sternumtumoren unter 2000 primären Knochentumoren (PASCUZZI et al. 1957) entsprechen einem Anteil von 0,9%. TEITELBAUM (1972) fand unter 750 primären Knochentumoren 3 Sternumtumoren, entsprechend einem Anteil von 0,4%.

Am häufigsten finden sich Neubildungen im Bereich des Manubrium sterni, seltener im Corpus sterni und noch seltener im Xyphoid. Gutartige Neubildungen im Bereich des Sternums sind geradezu rar. Von 52 Sternumtumoren, die WITZ et al. 1978 aus der Literatur von 1957 bis 1976 zusammengestellt haben, waren 8 – entsprechend 15,4% – gutartig und 44 – entsprechend 84,6% – bösartig. Die gutartigen Sternumtumoren waren im wesentlichen Chondrome und eosinophile Granulome. Den Hauptanteil der malignen Sternumtumoren stellt mit 59% das Chondrosarkom gefolgt vom Plasmozytom mit einem Anteil von 13,5%. Ähnliche Zahlen finden MARTINI et al. (1974): von 14 primärmalignen Sternumtumoren waren 8 Chondrosarkome, 2 Plasmozytome und jeweils einer ein Fibrosarkom, ein osteogenes Sarkom und ein Retikulumzellsarkom.

C. Neoplasmen der Weichteile der Brustwand

I. Gutartige Neoplasmen der Weichteile der Brustwand

1. Lipome

sind die zahlenmäßig am häufigsten auftretenden gutartigen Weichteilgeschwülste der Thoraxwand. GOTTSCHALK und STOLTZE (1969) geben ihre Häufigkeit mit 52% an. Lipome finden sich am häufigsten zwischen dem 50. und 70. Lebensjahr (OMELL et al. 1973; TEITELBAUM 1969). Sie sind vorwiegend im subkutanen Bereich lokalisiert, können jedoch als sogenannte Sanduhr- oder Hantel-Lipome durch den Interkostalraum in die Pleurahöhle oder das Mediastinum vordringen (GOTTSCHALK u. STOLTZE 1969). Klinisch bleiben Lipome in der

Regel symptomlos, können jedoch durch ihr Größenwachstum – vor allem als Sanduhr-Geschwülste – durch Verdrängung symptomatisch werden.

2. Hämangiome

am nächsthäufigsten in der Gruppe der gutartigen Weichteil-Geschwülste anzutreffen, fallen röntgenologisch auf durch eine Hypertrophie der angrenzenden Rippen oder durch ihre Eigenschaft als pulsierender Tumor (TEITELBAUM 1969). ESTRERA et al. (1981) haben in einer Literaturübersicht, die bis 1949 zurückreicht, allerdings nur 15 dieser pulsierenden Sternumtumoren zusammenstellen können und dabei gezeigt, daß man in diesen Fällen eher an Metastasen eines Hypernephroms oder eines Schilddrüsen-Karzinoms, an ein multiples Myelom oder an ein malignes Hämangiom denken muß.

3. Neurinome

können ausgehend von den Interkostalnerven im Bereich der anterioren oder lateralen Thoraxwand ebenfalls im Sinne von Sanduhr-Geschwülsten unter Aufweiterung der Interkostalräume nach intra- und extrathorakal wachsen, können aber auch am hinteren kostovertebralen Übergang im Sinne der sogenannten Ganglioneurome auftreten. Neurofibrome kommen als Einzelgeschwülste vor, häufiger sind jedoch multiple Neurofibrome (Morbus Recklinghausen).

II. Bösartige Neoplasmen der Weichteile der Brustwand

1. Liposarkome

gelten als die häufigsten bösartigen Weichteilgeschwülste der Thoraxwand (OMELL et al. 1973). Wieweit sie sich als primärmaligne Geschwülste entwickeln oder durch maligne Degeneration aus Lipomen entstehen ist unklar. Ein Häufigkeitsgipfel liegt zwischen dem 40. und 50. Lebensjahr (TEITELBAUM 1969).

2. Fibrosarkome

mit einem Häufigkeitsgipfel zwischen dem 30. und 40. Lebensjahr sind vorwiegend expansiv wachsende Tumoren, die in einer Pseudokapsel wachsend in der Regel die Weichteile der Thoraxwand nicht überschreiten und sich durch gute Operabilität auszeichnen (GOTTSCHALK u. STOLTZE 1969). Im Thoraxbereich wird über eine relativ niedrige Rezidivquote von 7% berichtet, während die Rezidivquote in den übrigen Regionen mit 75% angegeben wird (OMELL et al. 1973).

3. Desmoide

werden von OMELL et al. (1973) nicht in die Gruppe der malignen Tumoren eingeordnet, da – ausgenommen nach Radiotherapie – maligne Degenerationen nicht bekannt seien, ein Umstand, der von DUTREIX und SARRAZIN (1978) im übrigen als bisher unerwiesen bestritten wird. TEITELBAUM (1969) dagegen ordnet sie bei den malignen Tumoren ein, die durch Infiltration der Umgebung ein aggressives Wachstum zeigen und durch die Brustwand hindurch Lunge und Pleura infiltrieren können.

4. Neurofibrosarkome

treten häufig bei Patienten mit einer Neurofibromatosis auf, wenn es zur malignen Degeneration kommt. Eine beschleunigte Wachstumszunahme eines Knotens bei einer Neurofibromatose muß an eine maligne Degeneration denken lassen. Schmerzen, verbunden mit Parästhesien sind die auffälligsten Symptome. Die Abgrenzung vom Fibrosarkom ist schwierig.

5. Rhabdomyosarkome

kommen mit einem Anteil von weniger als 10% (TEITELBAUM 1969) vor. Es handelt sich um schnell wachsende hochmaligne Tumoren mit hämatogener Metastasierung in Lunge, Lymphknoten und Pleura.

D. Diagnose und Differentialdiagnose der Neoplasmen der Brustwand

Die Symptomatik der Brustwandtumoren ist so uneinheitlich, wie die sie verursachenden Erkrankungen. 30% nach OCHSNER et al. (1966) und 40–60% nach WITZ (1978) der Brustwandtumoren sind symptomlos. In der Gruppe der malignen Brustwandtumoren fanden O'NEAL und ACKERMAN (1951) bei 67% der Patienten als erstes Symptom einen Tumor. 27% klagten über Schmerzen. In der Gruppe der benignen Tumoren klagten nur 11% über Schmerzen, während bei 80% ein Tumor zu finden war. Daraus zu schließen, daß ein schmerzhafter Tumor eher als maligne angesehen werden sollte, ist jedoch nicht erlaubt: durch Druck auf Nerven können auch gutartige Tumoren Schmerzen verursachen, gelegentlich noch bevor sie zu tasten oder zu sehen sind.

Schwellung und Schmerz im Thoraxbereich sollte neben der Diagnose primärer Brustwandtumor auch differentialdiagnostische Überlegungen induzieren, da z. B. bei Frauen Tumoren der Brustdrüsen die häufigsten „Brustwandtumoren“ überhaupt darstellen (STELZER u. GAY 1980). Knochenmetastasen klinisch noch verborgener Karzinome sind nach Wirbelmetastasen im knöchernen Thorax mit einem Anteil von 15% am zweithäufigsten zu finden (GAILLARD et al. 1978). Davon abzugrenzen sind außerdem Pleura- und Bronchialmalignome oder Malignome aus dem Bereich der Haut, die die Brustwand per continuitatem erreichen können. Entzündlich bedingte Tumoren, wie die Rippenosteomyelitis, tuberkulöse Prozesse (kalter Abszeß) oder die Actinomycose spielen differentialdiagnostisch ebenso eine Rolle, wie der Kallus vergessener Rippenfrakturen, sowie Rippen- oder Sternummißbildungen.

Spontanfrakturen von Rippen oder Sternum, Dyspnoe, Pleuraergüsse, Horner'sches Syndrom und allgemeine Krankheitszeichen sind eher Ausdruck eines fortgeschrittenen Zustandes als Hinweis auf die Diagnose. Ebenso wenig hilfreich sind Laboruntersuchungen.

Diagnostisch wertvoll ist das Röntgenbild, wobei durch die Kombination von posterior-anteriorem, seitlichem und halbachsialem Strahlengang sowie Schichtaufnahmen Aussagen über Lokalisation und Ausdehnung möglich sind. ROMANYCČEV et al. (1981) konnten röntgenologisch bei Brustwandtumoren in 42% Verdachtsdiagnosen stellen und in 23% die Diagnose stellen. Die Computertomographie kann zur Klärung der Lokalisation eines Brustwandtumors, zur Erkennung der Lagebeziehung zu benachbarten Organen und zur Kontrolle eines Therapieverlaufes gute Dienste leisten und stellt sicher eine Bereicherung der diagnostischen Möglichkeiten dar (KREEL 1978). Auch durch die Anwendung ergänzender Untersuchungen, wie Arteriographie oder Szintigraphie bleibt die Sicherung der Qualitätsdiagnose allerdings der histologischen bzw. zytologischen Untersuchung vorbehalten. Das Material zur Sicherung der Diagnose läßt sich dabei durch Nadelbiopsie oder durch eine offene chirurgische Entnahme gewinnen.

Die Nadelbiopsie hat den Vorteil, daß sie ohne größeren Aufwand zu entnehmen ist und daß die Entnahmestelle beliebig gewählt werden kann. Ein Nachteil besteht in der je nach Erfahrung des Punktierenden mehr oder weniger ungezielten Entnahme und in der relativ geringen Menge bioptischen Materials, wodurch die pathologisch-histologische Aufarbeitung erschwert werden kann.

Die offene chirurgische Biopsie dagegen sichert die gezielte Entnahme einer adäquaten Menge Untersuchungsmaterials. Der Nachteil besteht jedoch darin, daß im Rahmen dieses Eingriffes bereits eine Tumoraussaat riskiert wird.

Darüber hinaus muß bereits bei der offenen Biopsie die Schnittführung mit Rücksicht auf die spätere Deckung des Hautdefektes gewählt werden, wobei schlecht heilende Biopsiewunden gerade bei Malignomen sicher eine Infektionsquelle sein können. Während es noch angeht, einen kleineren Brustwandtumor, insbesondere wenn er zur Unterlage hin gut verschieblich ist, ohne Qualitätsdiagnose in toto zu entfernen, sollte man bei Tumoren mit einem Durchmesser von mehr als 4 cm oder bei Sternumtumoren davon ausgehen, daß diese Tumoren maligne sein können. Gerade bei einem Tumor der knöchernen Brustwand hilft auch die peroperative Schnellschnittuntersuchung nicht weiter, da die Beurteilung knöcherner Strukturen hier nicht möglich ist (FABRE u. GORGUET 1978).

E. Therapie der Neoplasmen der Brustwand

I. Operative Behandlung

Vor dem Einleiten chirurgisch-therapeutischer Maßnahmen sollte nach Möglichkeit die Qualitätsdiagnose feststehen, schon um zu vermeiden, daß Erkrankungen wie das Plasmozytom oder das Ewing-Sarkom überflüssigerweise primär chirurgisch angegangen werden. Allein die Kenntnis benigner oder maligner Tumor ist ebenfalls wenig befriedigend, da die Möglichkeit der malignen Degeneration primär benigner Brustwandtumoren besteht. Der Kenntnis der geometrischen Ausdehnung eines Brustwandtumors müssen Erkenntnisse bezüglich der funktionellen Resektabilität hinzugefügt werden: Funktionsprüfungen von Herz-Kreislauf und Lunge sind für die Operationsplanung unerläßlich. Die Prinzipien der chirurgischen Behandlung von Brustwandtumoren hat DUPON (1978) formuliert, als die mehr oder weniger großzügige Entfernung des Tumors in Abhängigkeit von seiner Lokalisation und seiner Dignität und die Wiederherstellung der Morphologie und der Physiologie der Thoraxwand durch (wasser-) dichten und festen Verschluß der Thoraxwand und durch Sicherung der Wiederausdehnung der Lungen durch effektive Drainagen.

Ein gutartiger Weichteiltumor oder ein gutartiger Tumor der knöchernen Thoraxwand werden in toto entfernt, bei letzterem unter Mitnahme der ihn tragenden Rippe.

Ein maligner Weichteiltumor oder ein maligner Tumor der knöchernen Thoraxwand werden weit im Gesunden entfernt. Es ist erforderlich, neben den tumortragenden Rippen wenigstens noch jeweils eine benachbarte Rippe samt Interkostalmuskulatur zu resezieren. Mitinfiltrierte Muskelgruppen sowie infiltrierte Haut und infiltriertes Subkutangewebe werden auch entfernt. Bei Infiltration von Pleura und Lunge erfolgt eine en bloc-Resektion, gegebenenfalls in Verbindung mit einer Lobektomie oder einer Pneumonektomie. Tumortragende Sternumanteile – Manubrium, Corpus oder Xyphoid – werden mitreseziert.

Selbstverständlich können durch ausgedehnte Resektionen erhebliche Thoraxwanddefekte entstehen. Bei gegebener Indikation darf jedoch der Grundsatz der radikalen Resektion im Gesunden nicht durch die Größe des zu deckenden Thoraxwanddefektes relativiert werden. Diese Forderung verlangt bei der Indikationsstellung von dem Chirurgen eine sehr kritische Einstellung bei der Einschätzung der Operabilität – sowohl was die Resektabilität als auch was seine technischen Möglichkeiten angeht. Das Hauptproblem liegt dabei in der Rekonstruktion der Stabilität der Thoraxwand nach ausgedehnter Resektion von Rippen oder des Sternums. Die Resektion von einer oder zwei Rippen ist für die Thoraxstabilität bedeutungslos, ebenso die Teilresektion der 1.–7. Rippe im dorsalen Anteil, wenn die Scapula und die dorsale Rückenmuskulatur zur Defektdeckung herangezogen werden können. Auch eine Resektion des Manubrium sterni ist funktionell von geringer Bedeutung.

Folgenschwerer sind die Resektionen der lateralen und der anterioren Rippen oder des Corpus sterni (WITZ et al. 1978). In diesen Fällen sind plastische

Rekonstruktionen notwendig, um ein gutes funktionelles und kosmetisches Ergebnis zu erzielen.

Zur Rekonstruktion eines stabilen Thoraxgitters stehen körpereigene Materialien, wie Tibia, Rippenspäne oder Fascia lata zur Verfügung. Anfangs benutzte Fremdmaterialien wie Silber- oder Tantalplatten wurden zugunsten netzartiger Implantate aus Nylon, Teflon oder Dacron verlassen. Die weiteste Verbreitung findet heute ein in den 50er Jahren durch die Philipps-Petroleum-Company auf Polyethylen-Basis entwickeltes Netz, sogenanntes Marlex mesh, welches ggfls. durch Methylmetacrylat als sogenanntes „Marlex sandwich" verstärkt und formbar gemacht werden kann (YAP et al. 1981; MCCORMACK et al. 1981; HUBBARD et al. 1979; DINEEN u. BOLTAX 1966).

Die Deckung des Hautdefektes läßt sich bei einer gut durchdachten Schnittführung gelegentlich primär erzielen, da sich die Haut im Thoraxbereich wegen der guten Blutversorgung nach ausgedehnter Mobilisation gut verschieben läßt. Weitere Möglichkeiten ergeben sich durch eine plastische Deckung mit freien oder gestielten Transplantaten (DINGMAN u. ARGENTA 1981).

II. Strahlentherapie von Neoplasmen der Brustwand

Der Schwerpunkt der Strahlenbehandlung von primären Brustwandtumoren liegt im Bereich der malignen Geschwülste, wobei die Osteosarkome und die Chondrosarkome wegen ihrer Strahlenunempfindlichkeit bekannt sind, während das Retikulumzellsarkom und Ewing-Sarkom als die eigentlich strahlenempfindlichen Tumoren angesehen werden (DUTREIX u. SARAZIN 1978).

Während eine präoperative Bestrahlung weniger üblich ist, spielt die postoperative Strahlenbehandlung eine größere Rolle, vor allem dann, wenn die Resektion makroskopisch oder mikroskopisch nicht bis in gesundes Gewebe erfolgt ist.

Generell soll jedoch noch einmal betont werden, daß die Therapie der Wahl bei primären Brustwandtumoren die operative Behandlung durch Resektion im Gesunden sein muß. Es entspricht nicht den Grundsätzen einer fürsorglichen Behandlung, wenn das wissentliche Zurücklassen von Tumorgewebe aus Furcht vor einem zu großen Brustwanddefekt als Tumorreduktion deklariert wird, der sich dann eine Strahlenbehandlung anschließt.

Literatur

Balogh A, Nemes A, Besznyák I (1976) Über die Tumoren der Thoraxwand. Acta Chir Acad Sci Hung 17:189–202

Blades B, Paul JS (1950) Chest Wall Tumors. Ann Surg 131:976–984

Dineen JP, Boltax RS (1966) Problems in the management of chest wall tumor. J Thorac Cardiovasc Surg 52:588–594

Dingman RO, Argenta LC (1981) Reconstruction of the chest wall. Ann Thorac Surg 32:202–208

Dupon H (1978) Traitement chirurgical des tumeurs ostéo-cartilagineuses primitives de la paroi thoracique. Principes généraux et technique. Ann Chir Thorac Cardiovasc 17:31–37

Dutreix J, Sarazin D (1978) Indication et problèmes de la radiotherapie des tumeurs osteó-cartilagineuses primitives de la paroi thoracique. Ann Chir Thorac Cardiovasc. 17:28–30
Engelmann C, Stanulla H (1972) Zur Diagnose und Therapie der primären Brustwandgeschwülste. Zentralbl Chir 97:905–920
Estrera AS, Platt MR, Mills LJ, Shaw RR (1981) Pulsatile sternal tumor: Report of three cases and a review of the literature. Ann Thorac Surg 31:244–250
Fabre J, Gorguet B (1978) Les tumeurs osseuses de la paroi thoracique. Apport de l'anatomie pathologique. Ann Chir Thorac Cardiovasc 17:25–27
Gaillard J, Fournial G, Berthoumieu F (1978) Fausses tumeurs ostéo-cartilagineuses primitives de la paroi thoracique. Ann Chir Thorac Cardiovasc 17:18–22
Gottschalk E, Stoltze D (1969) Zur Systematik und Klinik von Thoraxwandprozessen. Bruns Beitr Klin Chir 217:577–588
Groff DB, Adkins PC (1967) Chest wall tumors. Ann Thorac Surg 4:260–281
Hochberg LA, Crastnopol P (1951) Tumors of the ribs. Dis Chest 28:406–415
Hubbard SG, Todd EP, Carter W, Zeok J, Dillon ML, Luce E (1979) Repair of chest wall defects with prosthetic material. Ann Thorac Surg 27:440–444
Junginger Th, Spelsberg F (1971) Brustwandtumoren, Erfahrungen bei 138 operierten Fällen. Klin Wochenschr 49:628–634
Kreel L (1978) Computed tomography of the thorax. Radiol Clin North Am 16:575–584
McCormack P, Bains MSB, Beattie EJ, Martini N (1981) New trends in skeletal reconstruction after resection of chest wall tumors. Ann Thorac Surg 31:45–52
Marcove RC, Huvos AG (1971) Cartilaginous tumors of the ribs. Cancer 27:794–801
Martini N, Huvos AG, Smith J, Beattie EJ (1974) Primary malignant tumors of the sternum. Surg Gynecol Obstet 138:391–395
Ochsner A, Lucas GL, McFarland GB (1966) Tumors of the thoracic skeleton. J Thorac Cardiovasc Surg 52:311–321
Omell GH, Anderson LS, Bramson RT (1973) Chest wall tumors. Radiol Clin North Am 11:197–214
O'Neal LW, Ackerman LV (1951) Cartilaginous tumors of rib and sternum. J Thorac Surg 21:71–108
Pascuzzi CA, Dalin DC, Clagett OT (1957) Primary tumors of the ribs and sternum. Surg Gynecol Obstet 104:390–400
Romanyčev JA, Trachtenberg ACh, Mamontov AS, Baryšnikov AA, Zacharčenkov AV (1981) Die röntgenologische Differentialdiagnostik der lokalisierten Pleura- und Thoraxwandtumoren. Radiol Diagn (Berl) 22:169–177
Rosen G, Marcove RC, Caparros B, Nirenberg A, Kosloff C, Huvos AG (1979) Primary osteogenic sarcoma. Cancer 43:2163–2177
Stelzer P, Gay WA (1980) Tumors of the chest wall. Surg Clin North Am 60:779–791
Teitelbaum SL (1969) Tumors of the chest wall. Surg Gynecol Obstet 129:1059–1073
Teitelbaum SL (1972) Twenty years' experience with intrinsic tumors of the bony thorax at a large institution. J Thorac Cardiovasc Surg 63:776–782
Threlkel JB, Adkins RB (1971) Primary chest wall tumors. Ann Thorac Surg 11:450–459
Turcotte B, Pugh DG, Dahlin DC (1962) The roentgenologic aspects of chondromyxoid fibroma of the bone. Am J Roentgenol 87:1085–1095
Witz JP, Wihlm JM, Morand G (1978) Panorama clinique et radiologique des tumeurs ostéo-cartilagineuses primitives de la paroi thoracique. Ann Chir Thorac Cardiovasc 17:10–17
Yap S, Ravitch MM, Pataki KI (1981) En Bloc Chest Wall Resection for candidal costochondritis in a Drug Addict. Ann Thorac Surg 31:182–187

Sachverzeichnis

Pathologie der Lunge

Von S. Blümcke, A. Burkhardt, W. Doerr, E. Fasske, J.-O. Gebbers, W. Hartung, R. Herbst, G. Könn, C. Mittermayer, K. Morgenroth, K.-M. Müller, W. L. P. Oellig, F. Pfannkuch, H. Schäfer, V. Schejbal, M. Vogel

(Spezielle pathologische Anatomie, Band 16, Teil I und II)

1983. 609 Abbildungen in 920 Einzeldarstellungen. XLVII, 1424 Seiten. (In zwei Bänden, die nur zusammen abgegeben werden)
Gebunden DM 980,-
Subskriptionspreis Gebunden DM 784,-
Der Subskriptionspreis gilt bei Verpflichtung zur Abnahme aller Bände des Handbuches. ISBN 3-540-11538-2

Inhaltsübersicht: Anatomie, Histologie und Ultrastruktur. - Grundlagen der Lungenphysiologie. - Entwicklungsgeschichte. - Mißbildungen und Anomalien der Lunge. - Krankheiten des Bronchialsystems. - Störungen des Luftgehaltes. - Perfusionsstörungen. - Lungenentzündungen. - Lungentuberkulose. - Lungenmykosen. - Parasitäre Lungenkrankheiten. - Pneumokoniosen. - Pathogenetisch komplexe Lungenerkrankungen (mit Betonung der Alveolitis und Fibrose). - Stoffwechselstörungen. - Lungenbeteiligung bei Systemkrankheiten. - Lungentumoren. - Pleura. - Sachverzeichnis zu Teil I und Teil II.

Der vorliegende Doppelband über die spezielle Pathologie der Lunge gibt einen aktuellen Überblick über die Pathomorphologie des Bronchialsystems und Lungengewebes und verbindet die pathophysiologischen und funktionellen Befunde der Klinik mit den strukturellen Veränderungen. Einleitend werden die Anatomie, Histologie, Ultrastruktur, Physiologie und Mißbildungen in knapper, reichlich bebilderter Form abgehandelt. Weitere spezielle Kapitel befassen sich mit dem bronchitischen Syndrom und den damit eng verbundenen Ventilationsstörungen einschließlich des Emphysems, mit den Perfusionsstörungen, den Lungenentzündungen sowie anderen infektiösen Lungenkrankheiten (Tuberkulose, Mykosen, parasitäre Krankheiten). Bei den Pneumokoniosen wird besonders auf Fragen der Begutachtung und der beruflichen Noxen eingegangen. Von Bedeutung ist auch die Beteiligung der Lunge bei Stoffwechsel- und Systemerkrankungen. Den Abschluß bilden die Tumoren der Lunge sowie die Veränderungen der Pleura. Die einzelnen Kapitel sind von kompetenten Autoren gestaltet und berücksichtigen die modernsten Ergebnisse der morphologischen und klinischen Forschung.

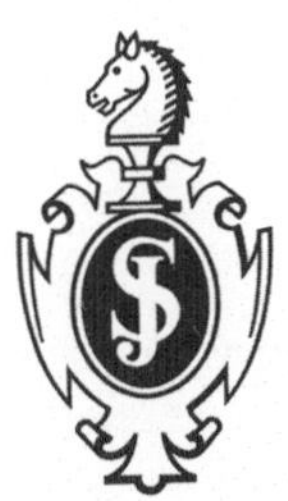

Springer-Verlag
Berlin
Heidelberg
New York
Tokyo